普通高等教育“十一五”国家级规划教材
北京大学口腔医学教材

口腔组织学与病理学

Oral Histology and Pathology

（第2版）

主　　编　高　岩　李铁军

编　　者（按姓名汉语拼音排序）
陈　艳（北京大学口腔医院）
高　岩（北京大学口腔医院）
李斌斌（北京大学口腔医院）
李翠英（北京大学口腔医院）
李铁军（北京大学口腔医院）
罗海燕（北京大学口腔医院）
孙开华（北京大学口腔医院）
于世凤（北京大学口腔医院）
周传香（北京大学口腔医院）

北京大学医学出版社

KOUQIANG ZUZHIXUE YU BINGLIXUE

图书在版编目（CIP）数据

口腔组织学与病理学 / 高岩，李铁军主编．—2 版．—北京：北京大学医学出版社，2013. 9

ISBN 978-7-5659-0587-2

Ⅰ．①口… Ⅱ．①高… ②李… Ⅲ．①口腔科学－组织（生物学）－医学院校－教材 ②口腔科学－病理学－医学院校－教材 Ⅳ．① R329.44 ② R780.2

中国版本图书馆 CIP 数据核字（2013）第 115271 号

口腔组织学与病理学（第 2 版）

主　　编：高　岩　李铁军

出版发行：北京大学医学出版社（电话：010-82802230）

地　　址：（100191）北京市海淀区学院路 38 号　北京大学医学部院内

网　　址：http://www.pumpress.com.cn

E-mail：booksale@bjmu.edu.cn

印　　刷：北京画中画印刷有限公司

经　　销：新华书店

责任编辑：安　林　　**责任校对：**金彤文　　**责任印制：**张京生

开　　本：850mm × 1168mm　1/16　　**印张：**29　　**字数：**837 千字

版　　次：2013 年 9 月第 2 版　2013 年 9 月第 1 次印刷

书　　号：ISBN 978-7-5659-0587-2

定　　价：98.00 元

口腔医学长学制教材编委会名单

第2版序

2001年教育部批准北京大学医学部开设口腔医学（八年制）专业，之后其他兄弟院校也开始培养八年制口腔专业学生。为配合口腔医学八年制学生的专业教学，2004年第一版北京大学口腔医学长学制教材面世，编写内容包括口腔医学的基本概念、基本理论和基本规律，以及当时口腔医学的最新研究成果。近10年来，第一版的14本教材均多次印刷，在现代中国口腔医学教育中发挥了重要作用，反响良好，应用范围广泛：兄弟院校的长学制教材、5年制学生的提高教材、考研学生的参考用书、研究生的学习用书，在口腔医学的诸多教材中具有一定的影响力。

社会的发展和科技的进步使口腔医学发生着日新月异的变化。第一版教材面世已近10年，去年我们组织百余名专家启动了第二版教材的编写工作，包括占编委总人数15%的院外乃至国外的专家，从一个崭新的视角重新审视长学制教材，并根据学科发展的特点，增加了新的口腔亚专业内容，使本套教材更加全面，保证了教材质量，增强了教材的先进性和适用性。

说完教材，我想再说些关于八年制教学，关于大学时光。同学们在高考填报志愿时肯定已对八年制有了一定了解，口腔医学专业八年制教学计划实行“八年一贯，本博融通”的原则，强调“加强基础，注重素质，整体优化，面向临床”的培养模式，目标是培养具有口腔医学博士专业学位的高层次、高素质的临床和科研人才。同学们以优异成绩考入北京大学医学部口腔医学八年制，一定是雄心勃勃、摩拳擦掌，力争顺利毕业获得博士学位，将来成为技艺精湛的口腔医生、桃李天下的口腔专业老师抑或前沿的口腔医学研究者。祝贺你们能有这样的目标和理想，这也正是八年制教育设立的初衷——培养中国乃至世界口腔医学界的精英，引领口腔医学的发展。希望你们能忠于自己的信念，克服困难，奋发向上，脚踏实地地实现自己的梦想，完善人生，升华人性，不虚度每一天，无愧于你们的青春岁月。

我以一个过来人的经历告诉你们，并且这也不是我一个人的想法：人生最美好的时光就是大学时代，二十岁上下的年纪，汗水、泪水都可以尽情挥洒，是充实自己的黄金时期。你们是幸运的，因为北京大学这所高等学府拥有一群充满责任感和正义感的老师，传道、授业、解惑。你们所要做的就是发挥自己的主观能动性，在老师的教导下，合理支配时间，学习、读书、参加社团活动、旅行……“读万卷书，行万里路”，做一切有意义的事，不被嘈杂的外界所干扰。少些浮躁，多干实事，建设内涵。时刻牢记自己的身份：你们是现在中国口腔界的希望，你们是未来中国口腔界的精英；时刻牢记自己的任务：扎实学好口腔医学知识，开拓视野，提高人文素养；时刻牢记自己的使命：为引领中国口腔的发展做好充足准备，为提高大众的口腔健康水平而努力。

从现在起，你们每个人的未来都与中国口腔医学息息相关，“厚积而薄发”，衷心祝愿大家在宝贵而美好的大学时光扎实学好口腔医学知识，为发展中国口腔医学事业打下坚实的基础。

这是一个为口腔事业奋斗几十年的过来人对初生牛犊的你们——未来中国口腔界的精英的肺腑之言，代为序。

徐　韬

二〇一三年七月

第 1 版序

北京大学医学教材口腔医学系列教材编审委员会邀请我为 14 本 8 年制口腔医学专业的教材写一个总序。我想所以邀请我写总序，也许在参加这 14 本教材编写的百余名教师中我是年长者，也许在半个世纪口腔医学教学改革和教材建设中，我是身临其境的参与者和实践者。

1952 年我作为学生进入北京大学医学院口腔医学系医预班。1953 年北京大学医学院口腔医学系更名为北京医学院口腔医学系，1985 年更名为北京医科大学口腔医学院，2000 年更名为北京大学口腔医学院。历史的轮回律使已是老教授的我又回到北京大学。新中国成立后学制改动得频繁：1949 年牙医学系为 6 年，1950 年毕业生为 5 年半，1951 年毕业生为 5 年并招收 3 年制，1952 年改为 4 年制，1954 年入学的为 4 年制，毕业时延长一年实为 5 年制，1955 年又重新定为 5 年制，1962 年变为 6 年制，1974 年招生又决定 3 年制，1977 年再次改为 5 年制，1980 年又再次定为 6 年制，1988 年首次定为 7 年制，2001 年首次招收 8 年制口腔医学生。

20 世纪 50 年代初期，没有全国统一的教科书，都是用的自编教材；到 50 年代末全国有三本统一的教科书，即口腔内科学、口腔颌面外科学和口腔矫形学；到 70 年代除了上述三本教科书外增加了口腔基础医学的两本全国统一教材，即口腔组织病理学和口腔解剖生理学；80 年代除了上述五本教科书外又增加口腔正畸学、口腔材料学、口腔颌面 X 线诊断学和口腔预防 · 儿童牙医学，口腔矫形学更名为口腔修复学。至此口腔医学专业已有全国统一的九本教材；90 年代把口腔内科学教材分为牙体牙髓病学、牙周病学、口腔黏膜病学三本，把口腔预防 · 儿童牙医学分为口腔预防学和儿童口腔病学，口腔颌面 X 线诊断学更名为口腔颌面医学影像诊断学，同期还增设有口腔临床药物学、口腔生物学和口腔医学实验教程。至此，全国已有 14 本统一编写的教材。到 21 世纪又加了一本殆学，共 15 本教材。以上学科名称的变更，学制的变换以及教材的改动，说明新中国成立后口腔医学教育在探索中前进，在曲折中前进，在改革中前进，在前进中不断完善。而这次为 8 年制编写 14 本教材是半个世纪口腔医学教育改革付出巨大辛劳后的丰硕收获。我相信，也许是在希望中相信我们的学制和课程不再有变动，而应该在教学质量上不断下功夫，应该在教材和质量上不断再提高。

书是知识的载体。口腔医学教材是口腔医学专业知识的载体。一套口腔医学专业的教材应该系统地、完整地包含口腔医学基本知识的总量，应该紧密对准培养目标所需要的知识框架和内涵去取舍和筛选。以严谨的词汇去阐述基本知识、基本概念、基本理论和基本规律。大学教材总是表达成熟的观点、多数学派和学者中公认的观点和主流派观点。也正因为是大学教材，适当反映有争议的观点、非主流派观点让大学生去思辨应该是有益的。口腔医学发展日新月异，知识的半衰期越来越短，教材在反映那些无可再更改的基本知识的同时，概括性介绍口腔医学的最新研究成果，也是必不可少的，使我们的大学生能够触摸到口腔医学科学前沿跳动的脉搏。创造性虽然是不可能教出来的，但是把教材中深邃的理论表达得深入浅出，引人入胜，激发兴趣，给予思考的空间，尽管写起来很难，却是可能的。这无疑有益于培养大学生的创造性思维能力。

本套教材共 14 本，是供 8 年制口腔医学专业的大学生用的。这 14 本教材为:《口腔组织学与病理学》《口腔颌面部解剖学》《牙体解剖与口腔生理学》《口腔生物学》《口腔材料学》《口腔颌面医学影像诊断学》《牙体牙髓病学》《临床牙周病学》《儿童口腔病学》《口腔颌面外科学》《口腔修复学》《口腔正畸学》《预防口腔医学》《口腔医学导论》。可以看出这 14 本教材既有口腔基础医学类的，也有临床口腔医学类的，还有介于两者之间的桥梁类科目教材。这是一套完整的、系统的口腔医学专业知识体系。这不仅仅是新中国成立后第一套系统教材，也是 1943 年成立北大牙医学系以来的首次，还是实行 8 年制口腔医学学制以来的首部。为了把这套教材写好，编辑委员会遴选了各学科资深的教授作为主编和副主编，百余名有丰富的教学经验并正在教学第一线工作的教授和副教授参加了编写工作。他们是尝试着按照上述的要求编写的。但是首次难免存在不足之处，好在道路已经通畅，目标已经明确，只要我们不断修订和完善，这套教材一定能成为北京大学口腔医学院的传世之作！

张震康

二〇〇四年五月

第2版前言

自2004年我校的长学制教材《口腔组织学和病理学》首次出版以来，近10年已经过去，此期间是世界范围内生命科学、医学以及口腔医学的快速进展阶段。口腔医学特别是口腔基础医学的发展更是日新月异，因此有必要对原有的教材进行必要的更新和充实。

作为普通组织学和病理学的分支学科，口腔组织学主要介绍正常口腔各器官、组织的结构以及口腔颌面部和牙的发育过程；而口腔病理学从细胞和组织水平（有时是分子水平）反映口腔疾病的本质。疾病的临床表现基本上都能从其病理变化上得到解释，好的口腔医生应该掌握或熟悉口腔临床常见病的病理变化，从本质上而不是单凭经验认识疾病。因此，口腔组织学和口腔病理学是口腔医学专业学生从普通医学过渡到口腔医学的必修课程，它在口腔医学教育中占有重要的位置。国外相关的教材有口腔组织学和胚胎学、口腔病理学。它们都是相互独立、分开论述的。将口腔组织学和口腔病理学的内容合并为一本教材，体现了正常口腔组织结构和疾病状态下，彼此间组织结构的密切联系，有助于学生更好地将基础知识和病理改变进行比较、联系，加深学习印象，提高学习效率。

在总结之前的教学过程和经验的基础上，对本书的结构和内容进行了一定调整。将上一版中的口腔黏膜癌一章的内容分别并入了口腔黏膜病和口腔相关肿瘤的章节；舍去了附录口腔病理实验研究简介，此部分的内容可以参考章魁华和于世凤教授主编的《实验口腔病理学》。全书的镜下HE染色图片均改为彩色图片。衷心感谢第1版的所有作者特别是主编于世凤教授，他们的辛勤工作为此版工作打下了良好的基础。

如第1版前言中所述，本版作者的目的是编写一本高水平的教材，但由于时间的仓促和编写者的水平所限，难免会存在诸多不足之处，恳请各位专家及同仁们批评、指正。本书的编写是在各位编委密切合作的基础上共同完成的，同时得到了院、校相关机构和人员的大力支持与热情帮助，在此致以由衷的感谢。

高 岩　李铁军

2013年4月

第1版前言

口腔病理学是现代病理学发展过程中的一门分支学科。口腔组织学与病理学是口腔医学专业学生从普通医学过渡到口腔医学的必修课程，是口腔疾病正确诊断和治疗的基础，它在口腔医学教育中占有重要的位置。本教材根据教育部对于“十五”期间高等教育教材建设的精神，面向21世纪，为适应长学制学生的素质教育和创新能力的培养，适应现代教育教学改革的要求，着眼培养新世纪的医学人才，体现本学科教学的最好水平，既适用于培养长学制的高层次专业人才，又适用于不同学制的人才培养。力求突破原有教材的编写框架，有利于培养学生的思维能力及创新意识。

本书共分为三篇，为了便于理解和应用，依次介绍了口腔胚胎学、口腔组织学、口腔病理学及附录口腔疾病的实验研究四大部分共23章。着重介绍口腔的胚胎发育、组织学特征；病理学重点介绍病理特点，适当联系疾病的病因与临床表现及其组织发生等内容。每章后附有本章的英文摘要，全书后附主要参考书目。本教材对国外教材中好的经验及最新进展都做了概括性的介绍。其中的线条图及绝大部分图片基本上采用我国自己的标本及资料。部分彩图集中放在全书最后，与黑白图统一随文排序。对专有名词以全国自然科学名词审定委员会审定、公布的医学名词为准进行了统一。本教材的内容较丰富、全面。除作为长学制教材外，也可以作为其他口腔医学专业人员参考之用。

本书的编写目标是使之成为一本高水平的教材，但编写之后仍感到还存在不足之处，恳请各位专家及同仁们批评、指正。本书的编写是在各位编委密切合作的基础上共同完成的，同时得到我院、室相关老师及同仁的大力支持与热情帮助，在此致以由衷的感谢。

于世凤　高　岩

2004年4月

目　录

第一篇　口腔胚胎学
Oral Histology and Embryology

第二篇 口腔组织学
Oral Histology

第三篇 口腔病理学
Oral Pathology

第一篇　口腔胚胎学
Oral Histology and Embryology

口腔颌面部外表面被覆以皮肤，内表面衬覆黏膜，中间为结缔组织如骨、横纹肌等。这些组织构成唇、颊、舌、腭、涎腺、颌骨及口腔特异性器官——牙。口腔是消化道的起始端，后部与咽延续。其中，牙通过特殊的结合方式附着在颌骨上发挥功能；涎腺分泌的涎液使口腔黏膜保持湿润并对食物进行初步消化；黏膜的味蕾发挥味觉感受作用。口腔组织学主要研究各种口腔组织如牙及其支持组织、口腔黏膜、涎腺及颞下颌关节的形态及功能；口腔胚胎学主要研究口腔颌面部组织和器官的发生、发育过程及其机制。本篇主要介绍面、腭、舌、颌骨、涎腺、颞下颌关节及牙的发育。

第一章　口腔颌面部发育
Development of Oral and Maxillofacial Region

口腔颌面部发育与颅的发育密切相关。一般可人为地将出生前的发育分为三个阶段：①增殖期（proliferation period）：此期为自受孕至受孕后 2 个星期，包括受精、植入和二胚层胚盘的形成；②胚胎期（embryonic period）：指受孕后第 3 ~ 8 周，此期分化出三个胚层的组织并构成器官、系统，胚胎初具人形。口腔颌面部发育基本在此期完成。③胎儿期（fetal period）：受孕后第 9 周至出生，主要是胎儿的生长期，以出现最初的骨化中心为标志。腭部的发育在此期的开始阶段完成。

第一节　神经嵴、鳃弓和咽囊
Neural Crest，Branchial Arches and Pharyngeal Pouches

一、神经嵴的分化

胚胎第 3 周时，发育中的脊索和邻近的间充质诱导其表面的外胚层形成神经板。神经板在发育中，其柱状细胞变为上窄下宽的楔形，使神经板的外侧缘隆起，神经板的中轴处形成凹陷称神经沟，隆起处称神经褶。神经褶的顶端与周围外胚层交界处称神经嵴。在胚胎第 4 周，两侧神经褶在背侧中线汇合形成神经管的过程中，位于神经嵴处的神经外胚层细胞，未进入神经管壁，而是离开神经褶和外胚层进入中胚层，这部分细胞即为神经嵴细胞（图 1-1），是特殊的多潜能干细胞。它们位于神经管和表面外胚层之间，形成沿胚胎头尾走向的细胞带，以后分为两条细胞索，列于神经管背外侧。这些细胞将发生广泛的迁移，并形成许多重要的间充质结构，这些间充质组织因来源于神经嵴外胚层，所以称外间充质（ectomesenchyme）或外胚间叶组织。这种由外胚层上皮转化为间充质的过程称上皮 - 间充质转化（epithelial-mesenchymal transformation），是胚胎发生的关键因素。由于神经嵴细胞在胚胎发育中的重要性，有人称之为第四胚层。

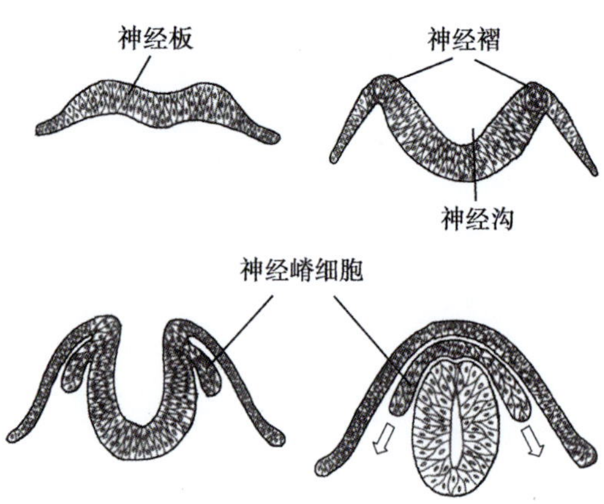

图 1-1　神经嵴细胞的发生
（箭头示神经嵴细胞的迁移方向）

胚胎第 4 周，神经嵴细胞发生广泛的迁移，演化成机体不同的细胞并形成许多重要组织成分。神经嵴细胞的分化对于头颈部的正常发育尤为重要。它们分化成的组织及细胞有：

1．神经系统组织　Schwann 细胞、面神经的膝状节、舌咽神经的上节和迷走神经颈节、与Ⅴ、Ⅶ、Ⅸ、Ⅹ各脑神经相联系的植物性神经节如睫状神经节、筛神经节、蝶腭神经节和颌下神经节、神经节内神经元周围的卫星细胞、脑膜。

2．内分泌组织　甲状腺的滤泡旁降钙素细胞、颈动脉体的化学感受器细胞和颈动脉窦的压力感受器细胞。

3．软硬结缔组织　头面部的大部分结缔组织都来自于神经嵴细胞，由于它们起源于外胚层的神经嵴细胞，所以这些结缔组织又称外胚间叶组织或外间充质。它们包括面部所有的骨、颅骨、鳃弓软骨、牙本质、牙骨质、牙髓、牙周韧带、血管周细胞、血管平滑肌。横纹肌、腺体及皮肤脂肪组织的周围组织也来自神经嵴细胞。此外，眼角膜、巩膜和睫状肌，以及甲状腺、甲状旁腺、泪腺和涎腺的结缔组织也来自于神经嵴细胞。

4．皮肤组织　皮肤及黏膜的黑色素细胞、真皮及其平滑肌。

神经嵴细胞的上皮间充质转化过程中，细胞黏附性质和细胞骨架的组成发生了改变，使其具备迁移能力。在分子水平，神经嵴细胞能力的标志是表达 Snail（Snail 和 Slug）锌指转录因子家族成员，钙黏蛋白的表达受到抑制。目前认为，骨形成蛋白、Wnt 和成纤维细胞生长因子在神经嵴细胞的转化中起重要作用。

颅面复合体及鳃弓结构中大部分骨和结缔组织都来自于神经嵴细胞的迁移和分化。神经嵴的分化和迁移过程中易受到内外因素的作用而发生异常。如较严重的前脑单脑室畸形（holoprosencephaly），最轻微的唇裂和颊部的酒窝。在维 A 酸综合征（retinoic acid syndrome，RAS）中，患者母亲在妊娠早期服用过量 13- 顺 - 维 A 酸，会造成神经嵴细胞迁移前（特别是第二鳃弓）和迁移过程中的死亡，导致此综合征的发生。患儿表现为外耳、中耳发育异常，下颌骨发育不全，有时有腭裂（8%），小脑发育缺陷，心血管系统、胸腺、甲状旁腺发育缺陷。DiGeorge 综合征（有外、中耳发育异常，不同程度的上、下颌骨发育缺陷，约 10% 可伴有唇、腭裂，脑发育缺陷）中，患者常常有 22q11.2 的缺失，部分患者与酒精中毒有关。半侧面部过小畸形（hemifacial microsomia）的病因还不清楚，可能属多病因性，主要是第二鳃弓神经嵴细胞选择性死亡。神经嵴细胞在头部神经始基发生异常时也可受到影响，如在 Treacher Collins 综合征（表现为外、中耳轻度发育异常，颧骨对称性发育不全或缺失，上、下颌骨后部发育缺陷，约 35% 的患者可出现腭裂，以软腭裂为主），其原因可能是神经节原基（ganglionic placode）细胞死亡，邻近的神经嵴细胞吞噬了许多死亡细胞的碎片，而使本身的迁移和分化受到影响，导致发育上的异常。

二、鳃弓及咽囊的发育

胚胎第 4 周时，原始咽部的间叶细胞迅速增殖，形成左右对称的背腹走向的 6 对柱状隆起，称鳃弓（branchial arch）。它们由头至尾端依次发生。前 4 对在人胚发育中较明显（图 1-2B）。第 5 对形成后很快消失。鳃弓的形成是神经嵴细胞迁移和增殖的结果。第 1 对鳃弓与面部发育关系密切称下颌弓（mandibular arch）；第 2 对与舌骨的发育有关称舌弓。第 1 对和第 2 对鳃弓生长较快并在中线联合；第 3、4、5 对鳃弓由于中线处有发育中的心脏而未达到中线。相邻的鳃弓之间有浅沟，在体表侧者称鳃沟（branchial grooves）；与之相对应的鳃弓的内侧是原始咽部，其表面衬覆的内胚层上皮向侧方增殖呈囊样，形成与鳃沟相对应的浅沟，称咽囊（pharyngeal pouches）（图 1-2A）。鳃弓和鳃沟的外表面被覆外胚层上皮；咽侧除第 1 鳃弓被覆外胚层外，余者由内胚层被覆。鳃弓内部中央为原始中胚层轴心，周围有弓动脉和相伴的神经、鳃弓软骨、迁移来的神经嵴细胞围绕。

第 1 鳃弓软骨与下颌骨的发育有关（见下颌骨的发育）。第 2 鳃弓软骨又称 Reichert 软骨，其背侧部分将发育成中耳的镫骨和颞骨茎突，腹侧发生骨化形成舌骨小角和舌骨体上部。茎突与舌骨之间的部分分化成茎突舌骨韧带。第 3 鳃弓软骨形成舌骨大角和舌骨体下部。第 4 鳃弓软骨形成甲状软骨，第 6 鳃弓软骨形成环状软骨等。

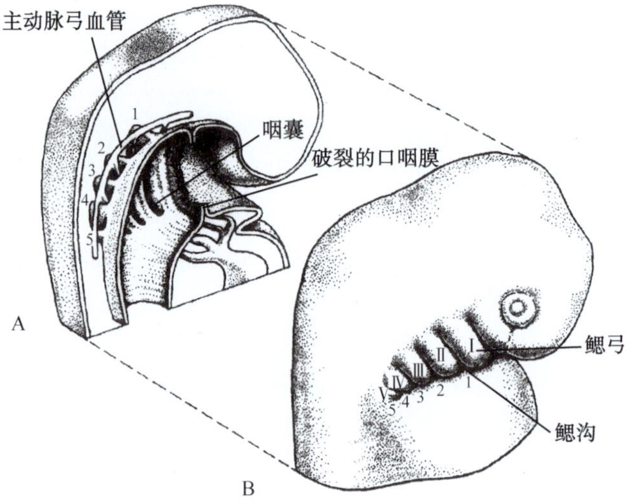

图 1-2 咽囊（A）和鳃弓（B）的结构

第 1 鳃沟在发育中加深形成外耳道、耳丘、耳廓，在沟的底部，表面的外胚层与邻近的中胚层和第 1 咽囊的内胚层一起形成鼓膜。与之对应的第 1 咽囊形成中耳鼓室和咽鼓管。此时的第 2 鳃弓生长速度快，朝向胚胎的尾端，并覆盖了 2、3、4 鳃沟和 3、4、5 鳃弓并与颈部组织融合。被覆盖的鳃沟与外界隔离，形成一个暂时的由外胚层覆盖的腔称颈窦（cervical sinus），颈窦在以后的发育中消失。

与鳃弓相对应的咽囊表面的内胚层也分化出一系列组织或器官（表 1-1、图 1-3）。

在发育过程中，如果某些原因造成颈窦未消失就会形成颈部囊肿。如果囊肿与外部相通，即形成鳃瘘，其开口可位于颈部胸锁乳突肌前缘任何部位。少见情况下，开口可位于扁桃体隐窝处或有颈部及扁桃体处双开口。第 1 鳃沟和第 1、2 鳃弓发育异常时，可在耳屏前方形成皮肤的狭窄盲管或点状凹陷。此种异常多为先天性，称先天性耳前窦道。如果此盲管继续向深部延长，与鼓室相通，即为耳前瘘管。

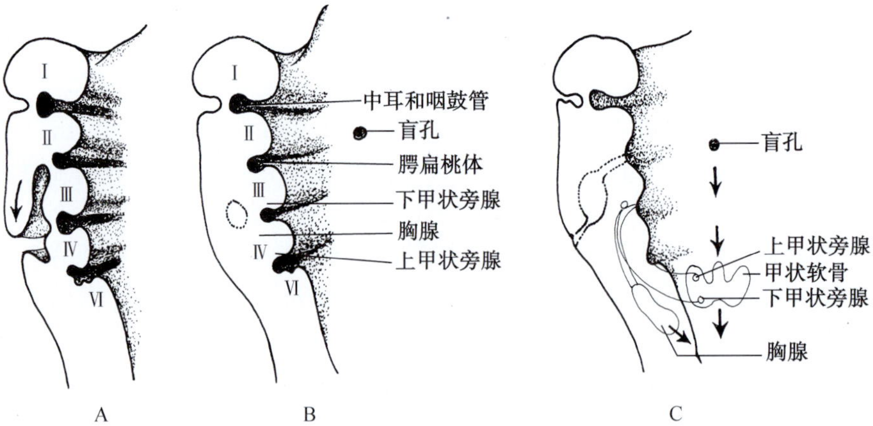

图 1-3 鳃弓和咽囊发育示意图

A．示第 2 鳃弓生长迅速，即将掩盖第 3、4 鳃弓并形成颈窦；B．各咽囊将形成的结构，虚线示颈窦闭合（颈囊）后的位置；C．示咽囊衍化形成的结构的部位，虚线示颈部窦道和瘘管开口的位置

表1-1　鳃弓、咽囊及其衍化物

鳃弓	脑神经	肌衍化物	骨等衍化物	咽囊	咽囊衍化物
1	V	咬肌、腭帆张肌、鼓膜张肌、二腹肌前腹、下颌舌骨肌	上、下颌骨、砧骨、蝶下颌韧带、锤前韧带、麦克尔软骨	1	中耳、咽鼓管
2	Ⅶ	表情肌、二腹肌后腹镫骨肌、茎突舌骨肌	镫骨、茎突、舌骨小角、舌骨体上部、茎突舌骨韧带	2	腭扁桃体
3	Ⅸ	茎突咽肌	舌骨大角、舌骨体下部	3	胸腺、下对甲状旁腺
4	Ⅹ	喉部肌肉、咽缩肌	甲状软骨	4	上对甲状旁腺
6	Ⅺ	胸锁肌、斜方肌	环状软骨	5	滤泡旁细胞

鳃弓、咽囊及面部发育（包括舌）的调控非常复杂，所涉及的信号分子和基因很多。主要的信号分子有维 A 酸、成纤维细胞生长因子（FGF）、转化生长因子（TGF-α，TGF-β）、SHH 基因等；主要的靶基因有 Hox 基因家族、Msx 基因、Dix 基因家族、Pax 基因、AP-2 和 Twist 等。这些调节因子在面部的模式发育（patterning）、面突和鳃弓的分化、融合过程中有严格的时间和空间表达顺序。如 Hox 基因在模式发育中起主要作用，它决定在某部位产生某种特定的细胞类型及这些细胞的形态。在发育过程中，还涉及鳃弓和各面部突起表面的外胚层上皮和间充质细胞的相互作用，这种相互作用对于鳃弓和面部的发育是必需的。如在面突表面上皮表达的 SHH 基因对于维持其相应部位的间叶组织的增殖是必需的，SHH 的异常将导致畸形的形成。

第二节　面部的发育 Development of the Face

一、面部发育过程

面部发育与鳃弓的分化和鼻的发育密切相关，包括面突的分化及面突的联合、融合。胚胎第 3 周，发育中的前脑生长迅速，其下端出现了一个突起称额鼻突（frontonasal process）。此时由于迁移的神经嵴细胞的增殖，在额鼻突两侧的下方出现第 1 鳃弓，此时形成了最初的口腔即原口（stomatodeum）或口凹（oral pit）。原口的上界为额突、下界为心脏膨大，两侧为第一鳃弓。由于鳃弓向正中腹侧生长，取代了发育中的心脏作为原始口腔下界的位置。约在胚胎 24 天，第一鳃弓上出现另一个突起即上颌突（maxillary process）。此时的原口界限是上有迅速增大的额鼻突、下有第一鳃弓（此时称下颌突（mandibular process）），两侧为上颌突（图 1-4A）。口凹的深部与前肠相接，二者之间有一薄膜即口咽膜（oropharyngeal membrane）相隔，此膜来自于胚胎早期的索前板，由内外两胚层构成。

约在胚胎第 3 周末，在口咽膜前方口凹顶端正中出现一个囊样内陷（图 1-5），称拉特克囊（Rathke pouch），此囊不断加深，囊中的外胚层细胞增殖并向间脑腹侧面移动进而分化成垂体的腺垂体细胞。拉特克囊与原口上皮间有上皮性柄相连，囊的起点由于原口的发育，最后位于鼻中隔后缘。此后，上皮性柄和拉特克囊退化消失。此囊的残余称颅咽管，可发生囊肿和肿瘤如颅咽管瘤。

胚胎第 4 周，口咽膜破裂（图 1-2A），口腔与前肠相通。胚胎第 5 周，额鼻突末端两侧的外胚层上皮出现椭圆形局部增厚区，称嗅板（olfactory placode）或鼻板（nasal placode）。鼻板由于细胞的增殖，边缘隆起，特别是在其外侧缘，隆起更明显，使鼻板中央凹陷，称鼻凹（nasal pit）

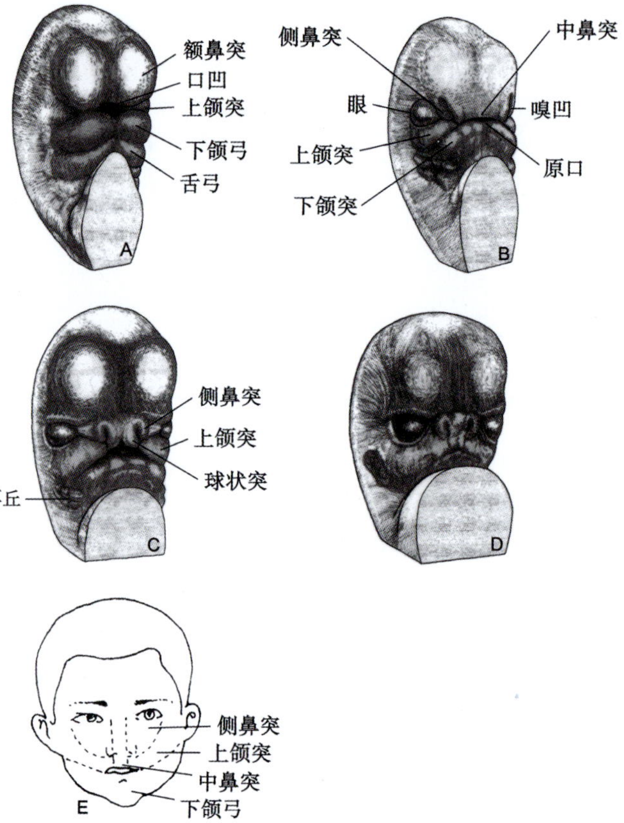

图 1-4 颌面部的发育

A：胚胎第 4 周；B：胚胎第 5 周；C：胚胎第 6 周；D：胚胎第 8 周；E：面部各突起融合的位置

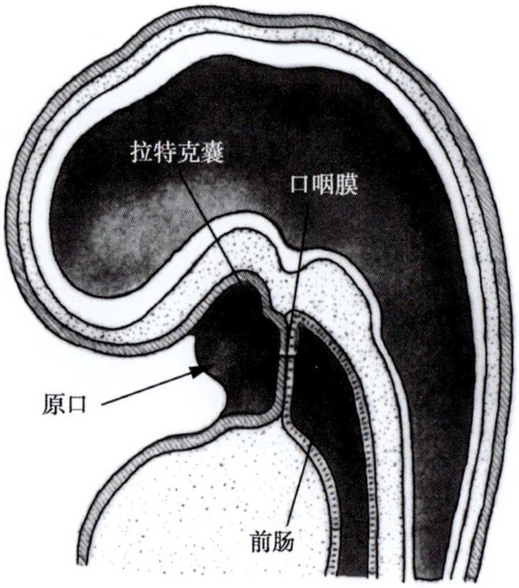

图 1-5 拉特克囊

或嗅窝。嗅窝将额鼻突分成 3 个突起：两个嗅窝之间的突起称中鼻突（medial nasal process）；嗅窝两侧的 2 个突起称侧鼻突（lateral nasal process）（图 1-4B）。侧鼻突由于嗅凹的出现，迅速向前方增殖，几乎与中鼻突持平并与上颌突紧密接触。鼻凹周围组织增大使鼻凹和周围组织形成马蹄形，其下方的缺口开口于原口。鼻凹将来发育成鼻孔；鼻板细胞形成鼻黏膜及嗅神经上皮。

胚胎第 5 周，中鼻突生长迅速，其末端出现两个球形突起称球状突（globular process）。此时，面部发育所需的突起已齐备。面部即由上述突起发育而来（图 1-4）。

面部突起由外间充质细胞增殖和基质聚集而成，表面被覆以外胚层。突起之间为沟样凹陷。随着面部的进一步发育，突起之间的沟随面突的生长而变浅、消失，称面突联合（merge）；有的突起之间在生长过程中发生表面的外胚层相互接触、然后上皮破裂、消失（图 1-6），两个突起的间充质相互融合，此过程称融合（fuse）。

胚胎第 6 周，面部的突起一面继续生长，一面与相邻或对侧的突起联合。中鼻突的两个球状突向下生长并由于上颌突生长的推挤在中线处联合，形成人中和带有切牙的上颌骨和原腭；上颌突自两侧向中线方向生长与球状突融合形成上唇，其中球状突形成上唇的近中 1/3 部分，上

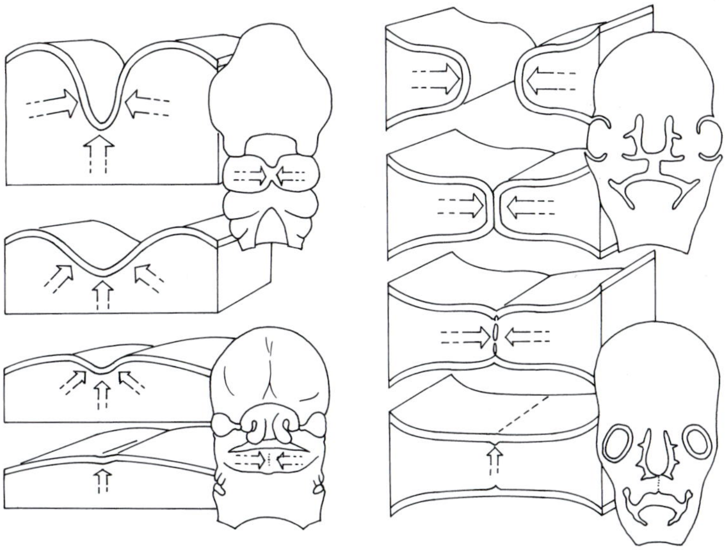
A　　B

图 1-6　面突的联合及融合

A：面突的联合；B：面突的融合

颌突形成远中 2/3 部分。上颌突和球状突融合处开始时为两个突起上皮的接触，形成一个鼻鳍（nasal fin），为前后走向的垂直的上皮片，以后由于组织的生长使其裂解消失。两侧的结缔组织融合（图 1-7）。侧鼻突与上颌突形成鼻梁的侧面、鼻翼和部分面颊。上颌突和侧鼻突之间的沟称鼻泪沟，以后分化成鼻泪管；上颌突和下颌突由后向前联合，形成面颊部，其联合的终点即口裂的终点（口角）。下颌突在中线联合形成下唇、下颌软组织、下颌骨和下颌牙齿。额鼻突形成额部软组织及额骨；中鼻突形成鼻梁、鼻尖、鼻中隔、附有上颌切牙的上颌骨（前颌骨）及邻近的软组织；侧鼻突形成鼻侧面、鼻翼、部分面颊、上颌骨额突和泪骨；上颌突形成大部分上颌软组织、上颌骨、上颌尖牙和磨牙。

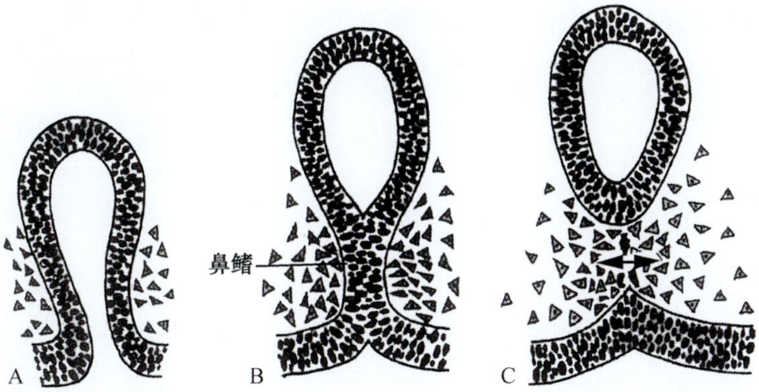

图 1-7　鼻鳍的形成及结局

胚胎第 7 ~ 8 周，面部各突起已完成联合，颜面各部分初具人的面形。但此时鼻宽而扁，鼻孔朝前，彼此分离较远；两眼位于头的外侧，眼距较宽（图 1-4D）。胎儿期的颜面进一步生长，主要是面部正中部分向前生长，面部垂直高度增加，鼻梁抬高，鼻孔向下并相互接近，鼻部变得狭窄。由于眼后区的头部生长变宽，使两眼由两侧移向前方，近似成人的面形（图 1-4E）。

妊娠 24 ~ 38 天时，已能识别面部突起某些部分的被覆上皮具有成牙性（odontogenic or tooth forming）。它们是上颌突的下缘和下颌突的上缘以及中鼻突的侧面，这些部分的上皮开始增厚，但一直到胚胎的第 37 天才可识别出原发性上皮板。

综上所述，面部的发育来自于第 1 鳃弓和额鼻突衍化出的面突，它们是额鼻突衍化出的一个中鼻突（包括球状突）和两个侧鼻突；第 1 鳃弓即两个下颌突及其衍化出来的两个上颌突。各突起及其衍生物如表 1-2。

表 1-2 面突及其衍生组织

起源	突起	软组织形成物	硬组织形成物
额鼻突	中鼻突（球状突）	鼻梁、鼻尖、鼻中隔各软组织、上颌切牙牙龈、腭乳头、上唇中部	筛骨、犁骨、前颌骨、上颌切牙、鼻骨
	侧鼻突	鼻侧面、鼻翼、部分面颊	上颌骨额突、泪骨
第 1 鳃弓	上颌突	上唇、上颌后牙牙龈、部分面颊	上颌骨、颧骨、腭骨、上颌磨牙及尖牙
	下颌突	下唇、下颌牙龈、面颊下部	下颌骨及下颌牙齿

二、面部发育的分子调控

颅面部发育涉及 4 个基本机制：生长、形态发生、细胞分化和模式形成（pattern formation）。后者使分化的细胞在空间分布上有序。上述 4 个机制是目前研究的热点。研究表明面突细胞群体的发育受生长因子的控制。形成额鼻突、上颌突和下颌突的神经嵴细胞表达 Dlx 和 Msx 家族基因，如 Hoxa2 表达在第二鳃弓，但不表达在第一鳃弓。Hoxa2 功能丧失会在第一鳃弓形成第二鳃弓的结构。面突神经嵴细胞从周围上皮细胞获得重要的模式信号。在启动额鼻突生长方面，表面外胚层起重要作用。Shh（sonic hedgehog）是由维 A 酸启动的蛋白，在面突的生长中起重要作用，与其相互作用的包括 FGF、Wnt 和 BMP 的信号通路。

三、面部发育异常

各种致畸因子可影响面突的生长和发育，使其生长停止或减缓，导致面突不能如期联合而形成面部畸形。面部的发育畸形主要发生在胚胎第 6 至第 7 周的面突联合期，常见的有唇裂、面裂等（图 1-8）。

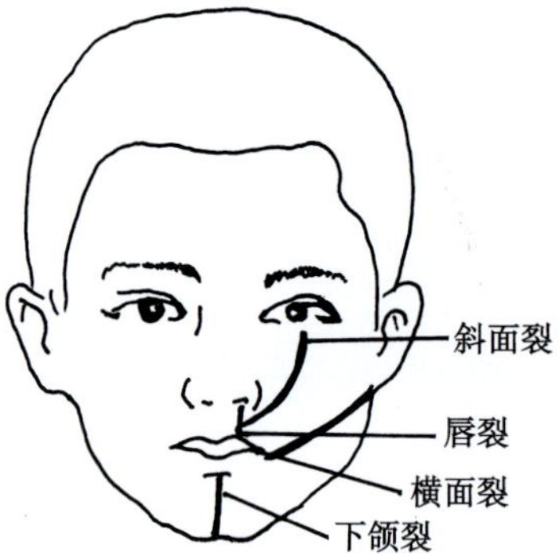

图 1-8 面裂发生的部位

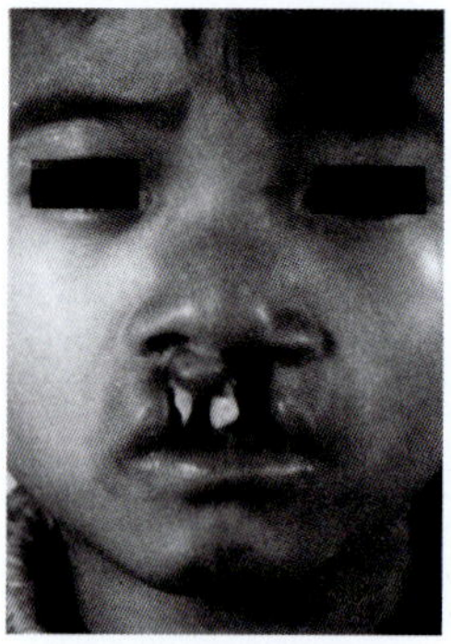

图 1-9 双侧唇裂

1．唇裂（cleft lip） 唇裂多见于上唇，是由于球状突和上颌突未联合或部分联合所致。此种唇裂发生在唇的侧方，可以是单侧的，也可以是双侧的（图 1-9），单侧者较多。依病变程度可分为完全性和不完全性两种。前者从唇红至前鼻孔底部完全裂开；后者中最轻微的只在唇红缘有一小切迹。由于唇的发育与前颌骨及腭的发育有关，所以此种唇裂常伴有切牙和尖牙之间的颌裂及腭裂。两侧球状突中央部分未联合或部分联合形成上唇正中裂；两侧下颌突在中线处未联合则形成下唇裂，这两种唇裂罕见。

约 10% 的唇裂是面部发育异常性综合征的一部分，称综合征性唇裂，其余的为非综合征性唇裂。唇裂（非综合征性者）的病因目前还不十分清楚，可能主要涉及遗传学和环境两个方面的因素。

2．面裂（facial cleft）　较唇裂少见得多。上颌突与下颌突未联合或部分联合将发生横面裂，裂隙可自口角至耳屏前，较轻微者可为大口畸形（图 1-10）；如联合过多则形成小口畸形。上颌突与侧鼻突未联合将形成斜面裂，裂隙自上唇沿着鼻翼基部至眼睑下缘。还有一种极少见的情况，因侧鼻突与中鼻突之间发育不全，在鼻部形成纵行的侧鼻裂（图 1-11）。

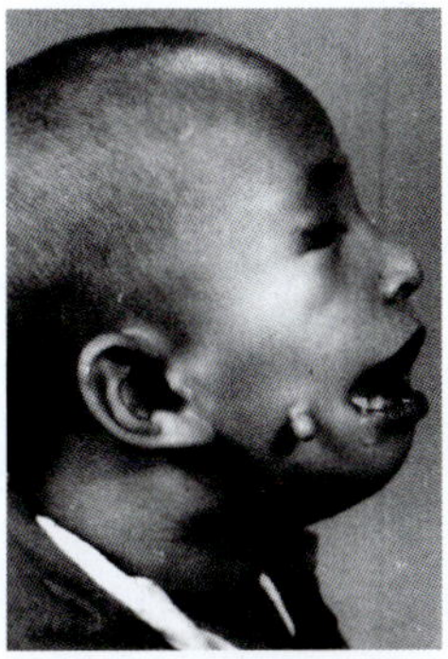

图 1-10　大口畸形

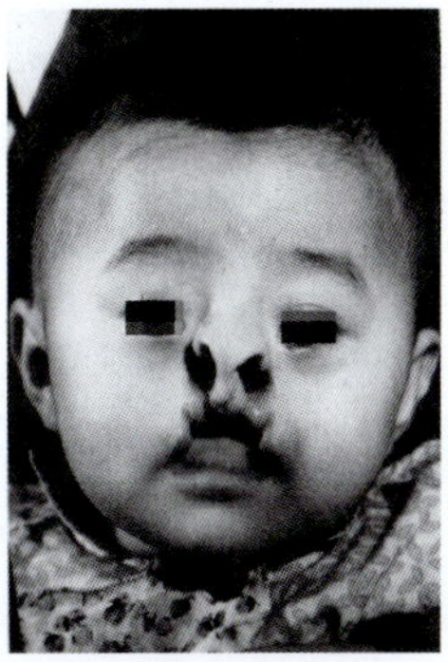

图 1-11　侧鼻裂

第三节　腭的发育
Development of the Palate

一、腭部发育过程

腭指介于口腔和鼻腔之间的组织。胚胎早期原始鼻腔和口腔是彼此相通的，腭的发育使口腔与鼻腔分开。腭的发育来自于原腭（前腭突）及继发腭（侧腭突）。其中前腭突的发生早于侧腭突，因此称原腭（primary palate）。

前腭突来自中鼻突，它的发生与鼻板、鼻凹及侧鼻突、上颌突的发育有密切关系。在胚胎第 4 周末，额鼻突下端出现了鼻板，继而发育为鼻凹。其外侧为侧鼻突。在胚胎第 6 周时，由于侧鼻突、上颌突向中线方向生长，将中鼻突的两个球状突向中线推移，并使其相互联合，使鼻凹外口不断抬高，变成了一个盲囊，称嗅囊。以后由于嗅囊深部各突起联合部位的上皮变性，嗅囊延长，与口腔直接借口鼻膜相隔，最后与口腔相通。此时，在嗅窝下方，球状突在与对侧球状突及上颌突联合过程中，不断向口腔侧增殖，形成了前腭突（图 1-12）。前腭突将形成前颌骨和上颌

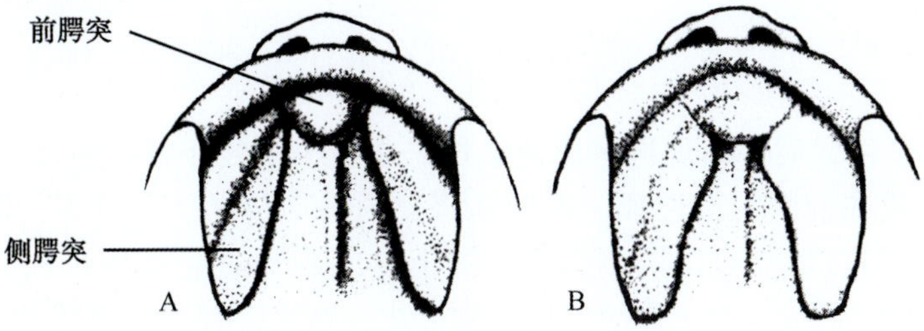

图 1-12　前腭突的形成

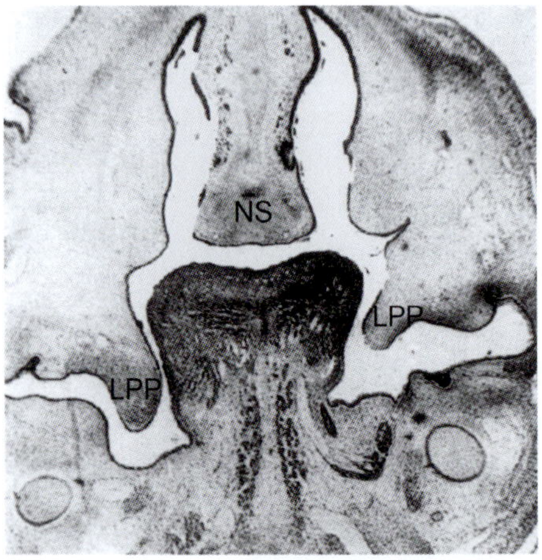

图 1-13 侧腭突（LPP）在发育中的舌两侧生长

切牙。

在胚胎第 6 周末，从左右两个上颌突的口腔侧中部向原始口腔内各长出一个突起，称侧腭突（lateral palatal process）或继发腭（second palate）。最初侧腭突向中线方向生长，但此时由于舌的发育很快，形态窄而高，几乎完全充满了原始口鼻腔，并且与发育中的鼻中隔接触，所以侧腭突很快即向下或垂直方向生长，位于舌的两侧（图 1-13）。

胚胎第 8 周，由于下颌骨长度和宽度增加，头颅由于发育向上抬高以及侧腭突内的细胞增殖等因素使舌的形态逐渐变为扁平，位置下降；侧腭突发生向水平方向的转动并向中线生长。侧腭突自垂直位置至水平位置的转变非常快。可能的机制有舌和颌骨运动产生的力的推动，或是来自侧腭突上下的不同压力所致。研究目前集中在侧腭突间充质内部及本身的力的形成。认为侧腭突抬高的力的形成是间充质成分（主要是透明质酸）水合作用的结果，或者是间充质细胞激活的结果。可能为多因素的。实验结果证明透明质酸对于腭突的抬高很重要。其他基质成分包括蛋白多糖也是重要的。尽管发育中其他突起的间充质表达连接蛋白，但侧腭突的基质中无连接蛋白表达。这可能对腭突的抬高也是有意义的。因为连接蛋白起稳定蛋白多糖的作用，连接蛋白缺失意味着腭发育过程中有蛋白多糖的集聚和降解。抬高与细胞的关系：有证据说明抬高需要相当数量的细胞，AgNOR 染色表明，腭发育时蛋白合成增强，抬高前较抬高后更强，与 GAG 合成一致。透明质酸受体 CD44 在细胞的表达在腭发育时增强。(图 1-14)。

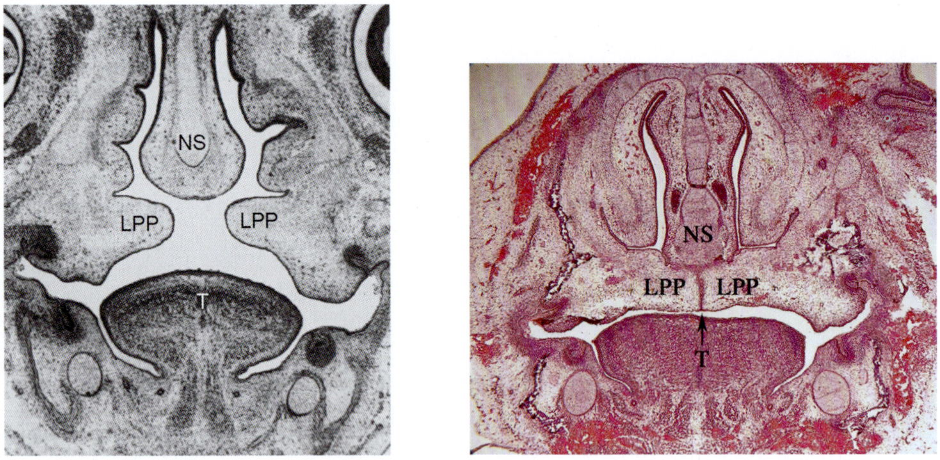

A　　　　B

图 1-14 侧腭突的融合

A．侧腭突呈水平状生长（"NS"示鼻中隔，"T"示舌）；B．侧腭突融合（箭头示融合线）

侧腭突到达水平位置后，出现再次快速生长，并在中线处接触（融合）。最初的接触位置在紧靠前腭突的后方或在前腭突的位置。两侧侧腭突的运动包括 2 个过程：即最初的融合和后来的联合（图 1-15）。在接触点处，两侧侧腭突的上皮细胞通过黏性糖蛋白黏附，细胞间形成桥粒，这样在两个突起间形成一个上皮缝，称中缝上皮。这个上皮必须消除才能保证 2 个突起的完全融合。此时的上皮细胞虽然仍有分裂，其生长速度仍不及侧腭突本身的生长，导致上皮条索变

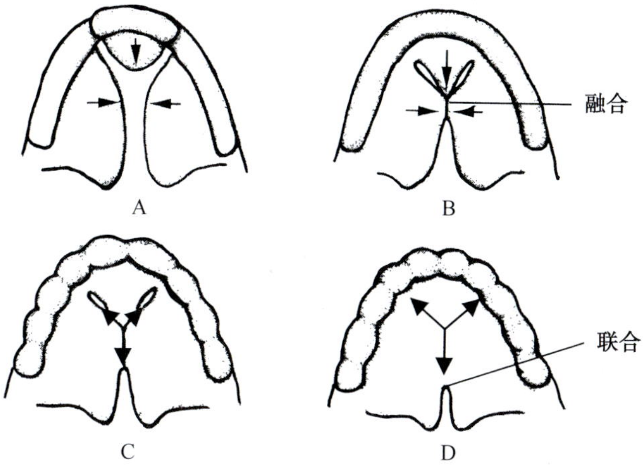

图 1-15 侧腭突融合过程的示意图

薄至单层上皮，最后破裂成为分散的上皮岛。有观点认为围绕这些上皮岛的基底膜分解，上皮细胞失去其原来的特性，具有了成纤维细胞的特点。即上皮细胞转变为间充质细胞，也就是所谓的上皮 - 间充质转化（对于此观点也有反对意见）。此时两侧的间叶细胞混合，即融合。从这个融合点开始，侧腭突与前腭突向前联合，两侧侧腭突互相向后联合，此过程持续数周。侧腭突也同鼻中隔发生融合（图 1-16）。前腭突和侧腭突联合的中心，留下切牙管（incisive canal）或鼻腭管（naso-palatal canal），为鼻腭神经的通道。切牙管的口腔侧开口为切牙孔，其表面有较厚的黏膜覆盖，即切牙乳头。腭突融合在胚胎第 12 周完成。

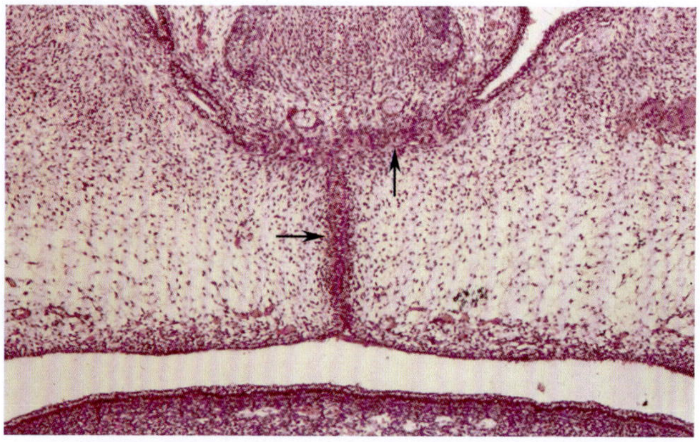

图 1-16 侧腭突间的融合（横箭头）及侧腭突与鼻中隔的融合（竖箭头）

腭骨的骨化和上颌骨的发育关系密切，所以此部分内容将在上颌骨发育中讨论。

二、腭发育的分子调控

前腭突的发育受 FGF8、Shh 和 BMP 等的调控。有研究发现，在维 A 酸造成的前腭突裂的动物实验中，Shh 在前腭突的表达明显下降。此外，面部早期形态发生过程中的运动，特别是侧鼻突的生长运动以及中鼻突表面上皮在同侧鼻突、上颌突接触时的状态对前腭突的发育都有影响。

开口反射和外部舌肌的活动参与舌位置的下降。由于 HOX 基因突变导致的舌骨舌肌功能丧失可使舌的位置偏高，阻碍侧腭突抬高，形成腭裂。两侧侧腭突融合处的上皮间充质转化（图 1-16）是腭发育的重要步骤。许多基因（Hoxa1、Hoxa2）和信号分子（TGFβ3、EGF 和基质金属蛋白酶）与此种转化有关。TGFβ3 通过介导中缝上皮基底膜的消失发挥作用。中缝上皮的中胚层

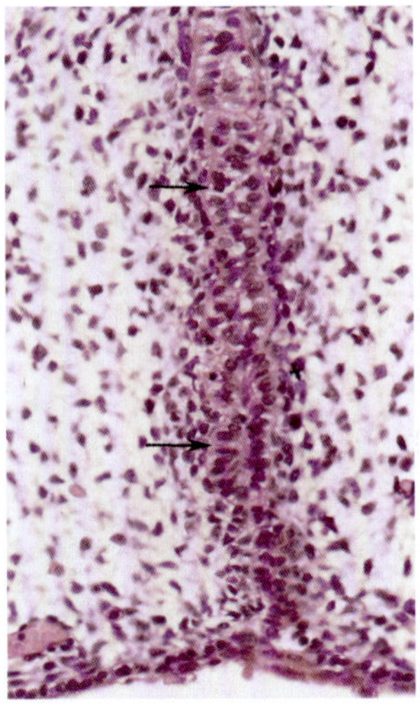

图 1-17 侧腭突融合处残存的上皮

（箭头所示）

转化需要与细胞外基质接触，此时上皮的基底膜可能是一个物理障碍。而 TGFβ3 裸突变时，可见动物中缝上皮的基底膜不消失，并发生腭裂。在表皮生长因子受体（EGFR）缺陷的小鼠，可见中缝上皮残留较多，由 EGFR 调节的基质金属蛋白酶表达下降，并有腭裂形成。这说明 EGF 可增强中缝处基质金属蛋白酶的表达，而此酶对中缝上皮的中胚层转化是必需的。Shh 在外胚层上皮中的表达可能也与中缝上皮的转化有关。

三、腭部发育异常

1．腭裂（cleft palate） 腭裂是口腔较常见的畸形，为一侧侧腭突和对侧侧腭突及鼻中隔未融合或部分融合的结果（图 1-18）。与唇裂一样，属于多因素性畸形，涉及多基因遗传和环境因素。腭裂的发生可来自于腭部发育的任何环节的异常（如腭突生长缺陷、腭突抬高延迟或失败、腭突融合缺陷、中缝上皮变性障碍、间充质融合或分化异常等）。腭裂可发生于单侧，也可发生于双侧。约 80% 的腭裂患者伴有单侧或双侧唇裂。腭裂也常常伴有颌裂。腭裂的程度在轻者可仅为悬雍垂裂；在重者从切牙孔至悬雍垂全部裂开。与腭裂发生有关的因素有感染、射线、药物、激素和营养等。

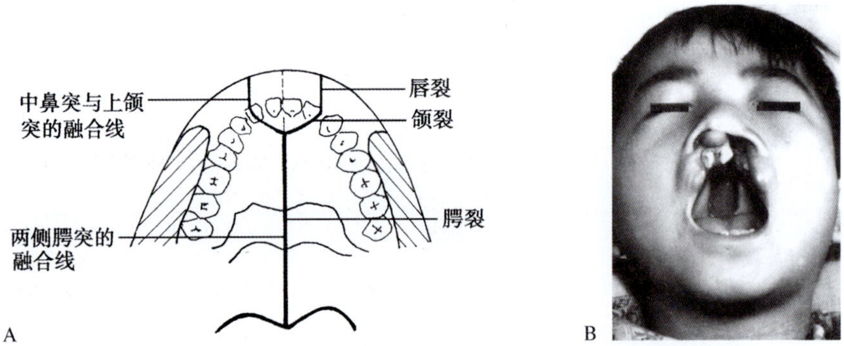

图 1-18 腭裂及颌裂发生的部位

A：示意图；B：腭裂伴颌裂

2．颌裂（cleft jaw） 颌裂可发生于上颌，也可发生于下颌，但上颌裂较常见。上颌裂为前腭突与上颌突未能联合或部分联合所致，常伴有唇裂或腭裂。下颌裂为两侧下颌突未联合或部分联合的结果。

在腭突的融合缝隙中，有时有上皮残留，可发生发育性囊肿，如鼻腭囊肿、正中囊肿。

第四节 舌的发育
Development of the Tongue

一、舌的发育过程

舌发育自第 1、2、3 鳃弓形成的隆起。在胚胎第 4 周时，两侧第 1、2 鳃弓在中线处联合。此时，在下颌突的原始口腔侧，内部的间充质不断增殖，形成 3 个膨隆的突起。其中两侧两个对称的隆起体积较大，称侧舌隆突（lateral lingual prominence/swelling）；在侧舌隆突稍下方中线处为一个小突起，称奇结节（tuberculum impar）。约在胚胎第 6 周，侧舌隆突生长迅速，很快越过奇结节，并在中线联合（图 1-19），形成舌的前 2/3 即舌体。奇结节由于被侧舌隆突所覆盖，仅形成盲孔前舌体的一小部分，或退化消失，不形成任何结构。

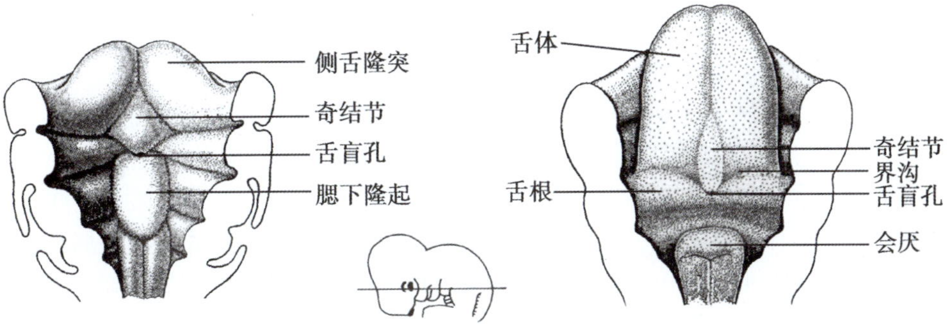

图 1-19　舌发育的示意图

舌根来自于 2、3、4 鳃弓形成的一个大的位于中线的突起。这个突起由一个来自第 2 鳃弓的联合突（copula）和一个较大第 3、4 鳃弓形成的鳃下隆起（hypobranchial eminence）构成。随着舌的发育，鳃下隆起掩盖了联合突（最后消失），形成舌根。舌体和舌根联合线处形成一个浅沟称界沟（sulcus terminalis）。舌体表面被覆外胚层上皮，舌根表面被覆内胚层上皮。界沟所在部位就是口咽膜所在的位置。第 4 鳃弓的后份将发育成会厌。

胚胎第 7 周，枕部肌节细胞群已经分化并向前方迁移，形成舌部肌组织（图 1-20）。这种迁移与舌的发育相伴随。同时第 9 和第 12 脑神经纤维也进入这部分肌群，在肌细胞迁移和分化过程中可能起引导作用或只是伴随舌肌细胞。舌肌在向前迁移时有第 5 和第 7 脑神经纤维的加入。舌的神经支配比较复杂。第 5 脑神经纤维支配舌前 2/3 即舌体的感觉，舌后 1/3 的感觉由第 9 脑神经纤维支配。第 7 脑神经纤维分化为味觉纤维的前部分，其后部分由第 9 脑神经分化而来。第 12 脑神经纤维支配舌的固有肌纤维包括纵向、横向和垂直走向的肌纤维和舌外部肌纤维如茎突舌肌、舌骨舌肌和颏舌肌。舌肌的增殖使舌增大、前伸，并与下颌分开。胎儿第 11 周左右，舌背的菌状乳头开始分化，稍后丝状乳头发生（图 1-21）。味蕾约在胎儿 14 周时开始发育。

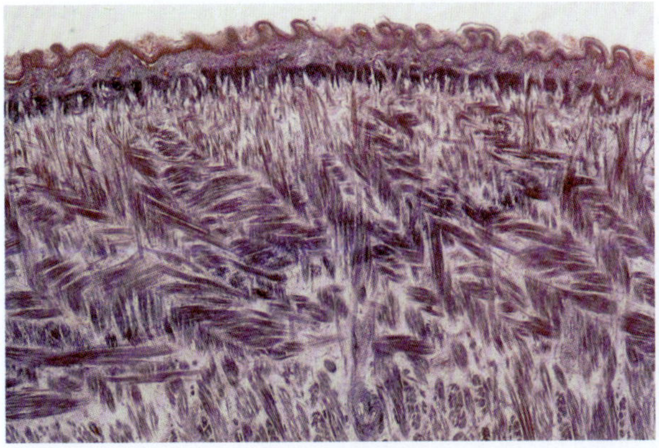

图 1-20　舌肌的发育

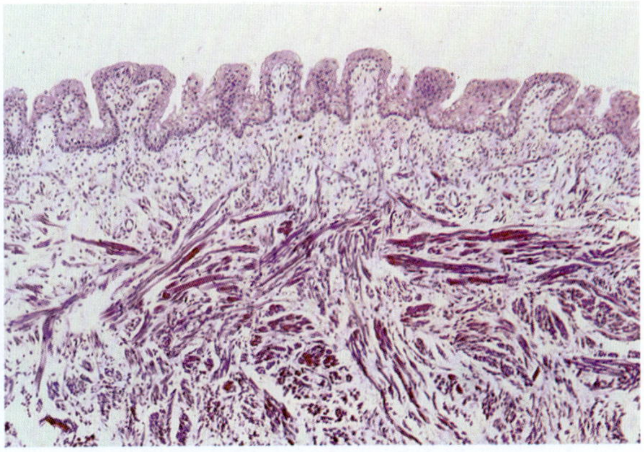

图 1-21　舌乳头的发育

甲状腺发育自奇结节和联合突之间中线处的表面内胚层上皮。胚胎第 4 周，此部位上皮沿中线向深部增殖，形成管状上皮条索，称甲状舌管（thyroglossal duct）。第 7 周时甲状舌管增殖至颈部甲状软骨处，迅速发育成甲状腺。直至甲状舌管到达甲状腺的位置时，甲状舌管仍保持与口底区上皮的联系。此管以后变成实性上皮细胞条索并逐渐解体退化，与舌表面失去联系。但在其发生处的舌背表面留下一浅凹，即舌盲孔（foramen cecum），位于界沟的前端。甲状腺在胚胎第3个月时有含胶质的滤泡出现，开始发挥功能。

二、舌的发育异常

如侧舌隆突未联合或联合不全，可形成分叉舌，罕见。

在舌盲孔前方，有时可见小块菱形或椭圆形红色区域。此区域的舌乳头呈不同程度的萎缩，称为正中菱形舌。以前认为这是舌发育时，奇结节未消失形成的残留，对健康无害。近年来的研究证实正中菱形舌与局限性慢性真菌感染，特别是白色念珠菌感染有关。

甲状腺的早期发生过程中，从甲状腺始基形成甲状舌管至甲状软骨要经历一个下降过程。如在下降过程中发生停滞，则形成异位甲状腺。常见于舌盲孔附近的黏膜下、舌肌内，也见于舌骨附近和胸部。多数异位甲状腺位于中线上，少数可偏离中线甚至偏离较远。如在下降过程中只有部分甲状腺始基滞留，则形成异位甲状腺组织，可出现在喉、气管、心包等处。如甲状舌管未退化，其残留部分可形成甲状舌管囊肿。

第五节 涎腺及口腔黏膜的发育
Development of Salivary Glands and Oral Mucosa

一、涎腺的发育

（一）涎腺发育过程

涎腺的发育主要是胚胎期间上皮和间充质相互作用的结果。除发育的部位和时间不同外，所有涎腺的发育过程都基本相似。上皮 - 间充质相互作用是指邻近组织间的相互作用，其含义是紧靠上皮的间充质对于上皮的正常发育是必要的。涎腺组织的发生、细胞生长和分化是由邻近的间充质调节的，同时间充质还形成腺体的支持组织。

涎腺发育的开始是在将要发生涎腺始基处的原始口腔上皮在其深部间充质的诱导下，基底细胞向间充质增殖，形成一个芽状上皮团。此上皮团借基板与邻近密集的间充质细胞分隔。上皮团不断向间充质增殖、延伸并形成较长的上皮条索。同时在条索周围的间充质细胞排列密集。此后上皮条索迅速增殖并通过反复的上皮分叉的形式形成许多末端膨大的分支，呈树枝状。同时，分支周围的间充质不断增殖，最后形成许多小叶状结构及未来腺体的被膜。在大涎腺，约在胚胎第6个月，实性的上皮条索中央变空，形成导管系统。末端膨大的部分将形成腺泡（图 1-22）。根据发育过程中的形态变化，可将发育分为6个阶段：

1. 间充质诱导口腔上皮形成上皮蕾　此期邻近口腔上皮的间充质诱导上皮增殖，局部增厚形成上皮芽状突起，称上皮蕾。上皮蕾周围借基底膜与周围密集的间充质细胞分开。

2. 上皮索形成及生长　由于上皮蕾细胞的不断增殖、延长，形成实性上皮条索，周围间充质细胞密集。二者之间可见基底膜。基底膜和周围的间充质组织对涎腺的形态发生和分化起调节作用。

3. 上皮索末端分支　上皮索快速增殖、延长，同时形成末端膨大的分支。

4. 上皮索反复分支、腺小叶形成　此期上皮索末端继续发出分支，形成树枝状分支系统。随分支的形成，间充质围绕某部分分支形成腺小叶。

5. 前期导管形成　上皮索中央出现腔隙（图 1-23）。管腔首先出现在主导管、分支导管的

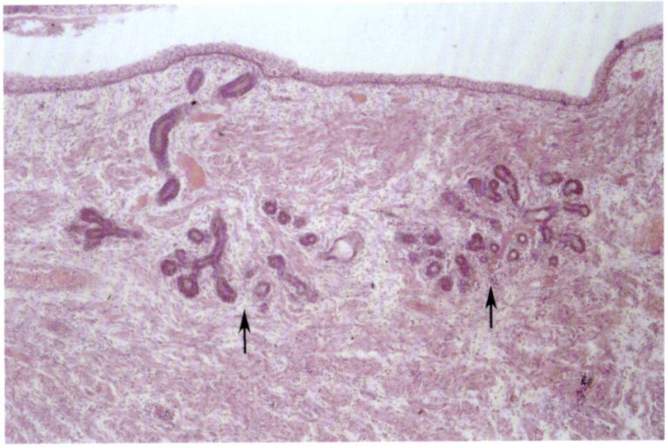

图 1-22 涎腺的发生
（箭头所示）

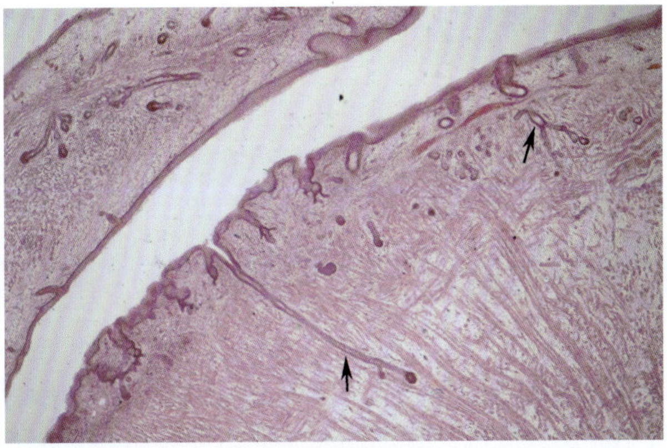

图 1-23 涎腺的发生
上皮索中央出现空隙

近、远端，然后是中间部分。最后在末端膨大的处出现腺腔。此时并无分泌颗粒出现。导管的形成与上皮索细胞间简单的间隙分化为细胞间的紧密连接密切相关。此时，导管的分支生长仍在继续，一直到涎腺的细胞分化阶段。

6．细胞分化 涎腺形态发生的最后是功能性腺泡和闰管的细胞分化。在这个阶段，细胞分裂从整个上皮部分转至上皮条索终末膨大区。此区的细胞是干细胞，它们将分化为腺泡细胞和导管细胞。肌上皮细胞也来自于这些干细胞并与腺泡细胞同时发育。腺泡细胞的成熟根据分泌颗粒和细胞器的形态特点有所不同，浆液性腺泡和黏液性腺泡的发育也不同。因此三大涎腺的细胞分化模式也不尽相同。上皮末端膨大区部分细胞最终分化为闰管细胞，成为腺泡细胞、导管细胞和肌上皮细胞的干细胞。

腮腺在胚胎第 6 周开始发育，起源于上、下颌突分叉处的外胚层上皮。上皮芽最初向外生长，然后转向背侧，到达发育中的下颌升支和嚼肌的表面，再向内侧进入下颌后窝。在嚼肌表面和下颌后窝发育成腺体。其上皮芽最初形成处为腮腺导管的开口。此开口的位置随个体发育而稍有变化，最初在上颌第一乳磨牙相对的颊黏膜处；在 3 ~ 4 岁时即位于上颌第二乳磨牙相对的颊黏膜；12 岁时位于上颌第一恒磨牙相对的颊黏膜处；成人时在上颌第二恒磨牙相对的颊黏膜处（图 1-24）。

颌下腺在胚胎第 6 周末开始发育，可能起源于颌舌沟舌下肉阜处内胚层上皮。上皮芽沿口底向后生长，在下颌角内侧、下颌舌骨肌的后缘转向腹侧，然后分化成腺体。也有人认为颌下腺及舌下腺来自于内胚层上皮。

舌下腺在第 7 ~ 8 周开始发育，起源于颌舌沟近外侧的内胚层上皮，由 10 ~ 20 个分开的上

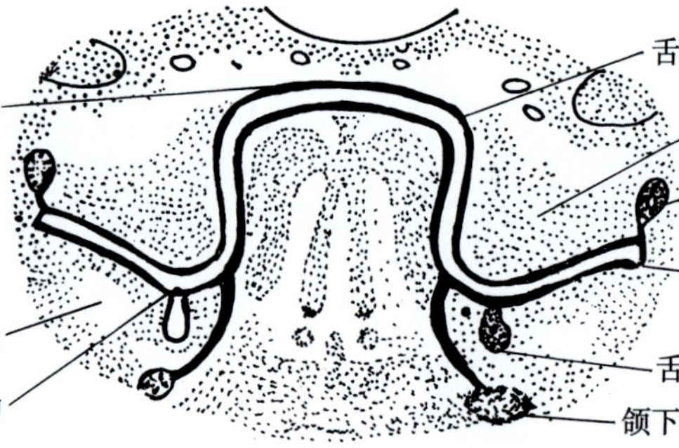

图 1-24 涎腺发生部位示意图

皮芽发育而成。这些上皮芽向舌下区生长，各自形成小腺体，并分别保留各自的导管，开口于颌下腺导管开口的外侧，但有时与颌下腺主导管相通而不单独开口。

小涎腺发育较晚，约在胎儿 12 周。上皮芽长入黏膜下层即分支并发育成腺体。导管较短，直接开口于口腔黏膜。

涎腺发育过程中，与淋巴组织有密切关系，特别是腮腺和颌下腺。腮腺发育的部位与颈部淋巴结的发育部位在同一区域内，以后才逐渐分开，所以在腮腺内和腮腺表面都会有淋巴组织并形成淋巴结。同样，在颈部淋巴结内也偶尔混有少量涎腺组织。颌下腺导管周围也有淋巴组织，但仅仅是弥散存在，并不形成淋巴结。

（二）涎腺发育的调控机制

1．涎腺发育过程中的上皮和间充质的相互作用非常重要且不可缺少。如将涎腺形成部位的间充质与非涎腺形成部位的上皮结合，仍能形成涎腺；反之，将非涎腺形成部位的间充质与涎腺形成部位的上皮结合，将不能形成涎腺。说明间充质的诱导作用非常重要。间充质的诱导作用对于增殖上皮基板的形成起主要作用。间充质中的细胞外基质如基底膜成分，由上皮细胞分泌，起支持和过滤作用，能调节上皮细胞的迁移、极化和分化。细胞外基质中还有糖蛋白、胶原纤维和蛋白多糖如硫酸软骨素等，它们对涎腺发育过程中的细胞增殖、细胞分化和形态发生具有调节作用。

2．涎腺发育受内源性和外源性因子的影响，它们可调节细胞增殖、分化和形态发生过程。内源性因子为特定的基因表达预设程序，此程序决定基因开启和关闭的时间和顺序，为每种特定的细胞类型的发育、组织和器官的生长提供引导；外源性因子是细胞与细胞、细胞与间充质相互作用所产生的信号及细胞因子、激素和生长因子所形成的细胞外信号，这些信号决定不同的细胞群体的发育。涎腺发育的定位调节机制还不清楚。对果蝇的研究发现，涎腺的发育定位与同源异形基因 Scr 的表达有关。而在人 HOX 基因的表达可能与涎腺的定位发生有关，BMP4 也可能参与调节涎腺定位时的上皮间充质相互作用。

3．分支形态发生是机体许多器官如涎腺、乳腺、肺、胰和肾的基本发育模式。涎腺发生时的上皮索分支是其显著的特点。Ⅲ型胶原在将分支处聚集对分支的形成非常重要。Ⅰ型和Ⅳ型胶原具有维持和保护已形成的分支的作用。而基底膜对于分支处的细胞增殖、分化具有调节作用，无基底膜时，分支不能形成。发育过程中也出现选择性的基底膜降解。体外实验表明，FGF 可使培养的上皮索变长，而 EGF 则使其出现分支。FGF 和 EGF 的共同使用可诱导出现类似正常的体内发育的形态。在小鼠的颌下腺发生过程中，EGF、IGF、TGF、PDGF、IL-6、TNF 及其它们的受体，通过复杂的网络形式参与腺体发育过程的调节。

二、口腔黏膜的发育

口腔黏膜的发育与皮肤相似，主要来自于胚胎的外胚层。有些部位的黏膜来自于内胚层，如舌根黏膜和口底黏膜。在胚胎第 3 周，原始口腔衬覆单层外胚层细胞。胚胎第 5 ～ 6 周时，上皮从单层变为双层（图 1-25）。胚胎第 8 周时，前庭处的上皮明显增厚，以后增厚的上皮表面细胞退化，口腔前庭形成，唇黏膜与牙槽黏膜分开。此时口腔黏膜上皮均为复层，硬腭和牙槽嵴处黏膜的基底细胞为柱状，胞质内出现张力细丝，部分胞质突入其下方中胚层。胚胎第 14 ~ 20 周，口腔黏膜上皮增厚，可辨别出棘细胞，桥粒已形成。咀嚼黏膜区上皮表层细胞扁平，含散在的透明角质颗粒并出现不全角化，正角化在出生后 6 个月才出现。此期出现半桥粒和基板，咀嚼黏膜区出现上皮钉突。胚胎第 12 周后，黑色素细胞和朗格汉斯细胞出现，麦克尔细胞出现在第 16 周。

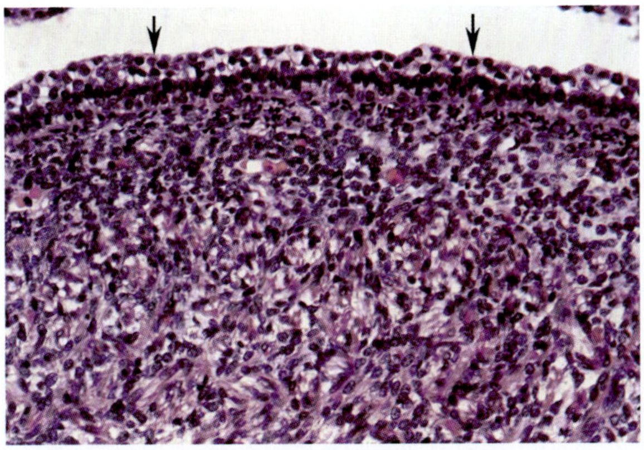

图 1-25　双层口腔黏膜上皮
（箭头所示）

口腔黏膜的发育也是上皮与间充质相互作用的结果。胚胎第 3 周即可见上皮下出现密集的间充质细胞。6 ~ 8 周时出现网状纤维；8 ~ 11 周出现胶原纤维、毛细血管；14 周时成纤维细胞出现；16 ~ 20 周出现弹力纤维。

第六节　颌骨和颞下颌关节的发育
Development of the Jaws and Temporomandibular Joint

一、下颌骨的发育

下颌骨发育自第 1 鳃弓。在胚胎第 6 周，第 1 鳃弓软骨（Meckel 软骨或下颌软骨）分别为左右第 1 鳃弓中的条形软骨棒。此时面部上方的鼻囊软骨明显。下颌软骨为实性柱状的透明软骨，外被纤维被膜，从发育中的耳囊延伸至中线，但左右软骨在中线处并未相接，而有间充质相隔。下颌神经出颅后，游离端的 1/3 与下颌软骨并行，在下颌软骨后、中 1/3 交界处上方分为舌神经和下牙槽神经（图 1-26）。舌神经沿下颌软骨的舌侧走行，下牙槽神经在软骨的颊侧上缘走行，

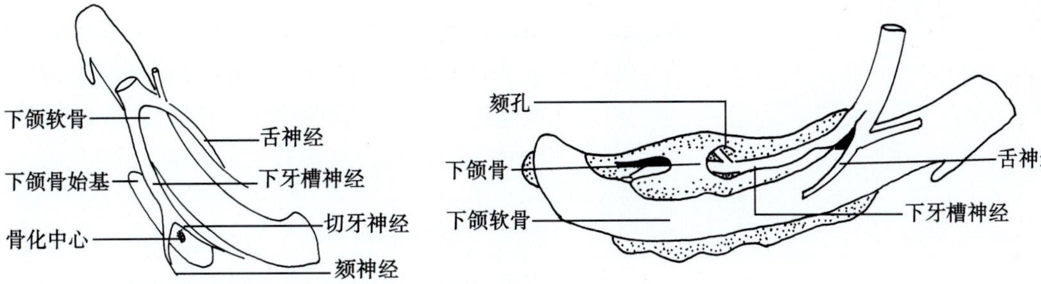

图 1-26　下颌骨发育的示意图

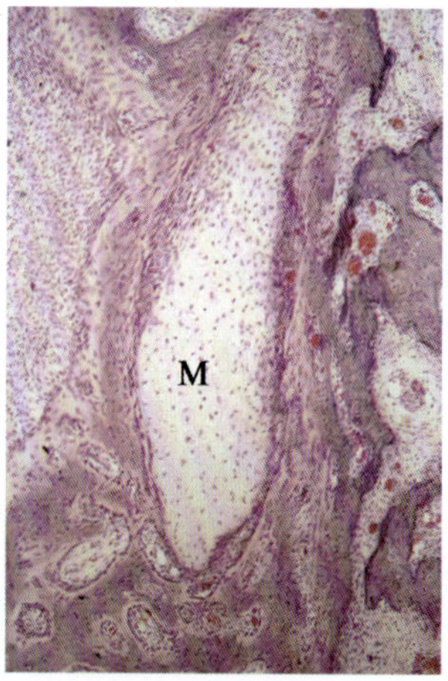

图 1-27 下颌软骨（M）与下颌骨体中部融合

最后分支为切牙神经和颏神经。下颌软骨的后端膨大形成锤软骨，锤软骨与砧软骨形成关节。这 2 块小软骨被包绕在听泡中，以后发育成听小骨。该关节称为锤砧关节或原发性下颌关节，此时的婴儿开口主要靠此关节，其功能维持至宫内第 16 周。第 14、15 周时锤骨和砧骨发生骨化，它们的关节功能随之转变为听小骨功能。镫骨来自于第 2 鳃弓软骨。下颌软骨作为鳃弓软骨除主要起支持作用并形成锤骨和砧骨外，其前部发生软骨内骨化并与下颌骨体中部融合（图 1-27，图 1-30），耳前区部分还形成锤前韧带和蝶下颌韧带（图 1-28），其余部分消失。

胚胎第 6 周时，在 Meckel 软骨的侧方位于切牙神经和颏神经的夹角处，出现结缔组织细胞致密区，第 7 周时，细胞致密区分化出成骨细胞、出现膜内骨化，形成最初的下颌骨（图 1-29）骨化中心。由此骨化向前方中线方向扩展；向后扩展至下颌神经和舌神经分支处。向后方扩展的骨化沿 Meckel 软骨的侧面形成槽状，以后成为下牙槽神经管及下颌骨的内、外骨板。此时下牙槽的上方有发育中的牙胚及相关的牙槽骨，下牙槽神经发出分支分布至每个牙胚相关的牙槽骨板。这样每个牙胚都占据一个继发性骨槽，以后随着牙槽骨的发育，可将牙胚包绕至骨中。至此下颌骨体基本形成。下颌支的发育是骨化迅速向第 1 鳃弓后方扩展而成的。此时的升支转而离开下颌软骨，离开的点位于成体的下颌小舌（lingula），即下牙槽神经进入下颌骨处。

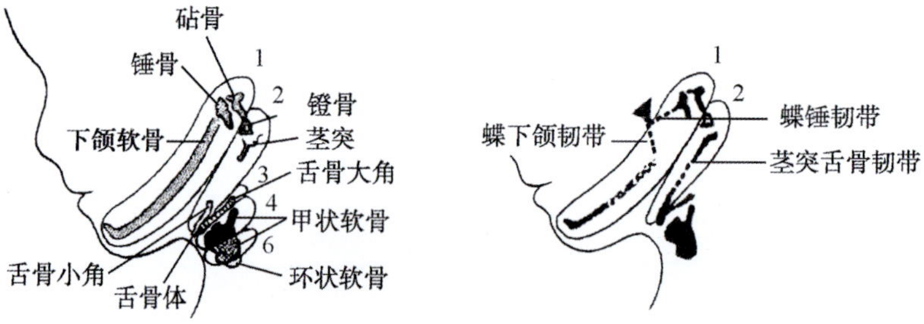

图 1-28 下颌软骨与舌骨的发育（阿拉伯数字代表鳃弓）
A：骨的发育；B：相关韧带的发育

胚胎第 10 周时下颌骨发育基本完成，下颌软骨对下颌骨发育几乎无贡献，只是作为下颌骨发育的一个支架。其命运是：后部形成中耳的砧骨和锤骨、蝶锤韧带。从蝶骨至下颌神经分支为下牙槽神经和舌神经这段软骨完全消失，但其纤维囊形成蝶下颌韧带。从下颌小舌至下牙槽神经分支为切牙神经和颏神经的这段软骨退化消失。自此至中线处的下颌软骨可能通过软骨内骨化对下颌骨中缝处的骨发育有一定贡献。

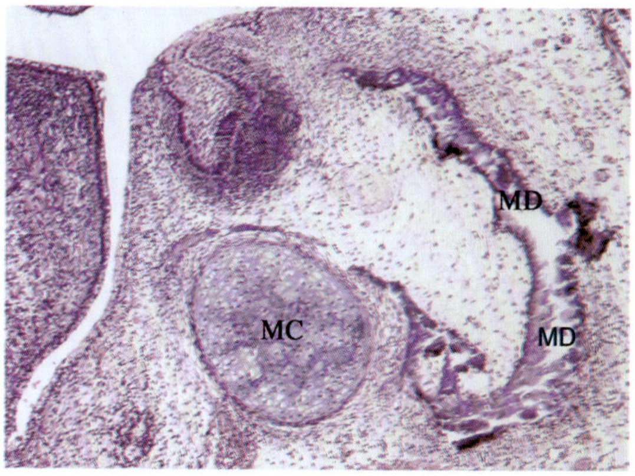

图 1-29 下颌骨的发育
MC：下颌软骨；MD：发育中的下颌骨

下颌骨至出生的继续生长主要受 3 个继发性软骨（也称生长软骨）和肌附着发育的影响。继发性软骨是相对于原发性 Meckle 软骨而言，最主要的是髁突软骨，其次还有冠状软骨（喙突软骨）

和中缝软骨。继发性软骨与原发性软骨的不同之处在于它们的细胞较大，细胞间质形成较少。

髁突软骨出现在胚胎第12周，迅速形成一个锥形（或胡萝卜形）软骨团，占据了发育中升支的大部分。该软骨团很快通过软骨内骨化转变为骨组织，至20周时，仅有薄层软骨覆盖在髁突头部。这部分软骨一直持续至生后20岁，维持下颌骨的生长。喙突软骨出现在发育的第4个月，位于喙突的前缘和顶端，是暂时的生长软骨，在出生前消失。中缝软骨（symphyseal cartilages）有2块，出现在Meckle软骨两端之间的结缔组织中，与该软骨无关。在生后1年消失。不同数量的小的软骨岛也可作为发育中牙槽突的暂时结构。

下颌骨形成后，随生长发育的进程不断生长，一般来说，下颌骨高度的增长主要来自于牙槽骨的形成，但下颌骨下缘也有骨沉积；下颌骨长度的增加主要是升支后缘的骨沉积，前缘的吸收。同时有髁突后缘和前缘相似的变化。下颌骨宽度的增加是由于下颌骨外面的骨沉积、内面的骨吸收的结果。

关于髁突软骨在下颌骨生长中的作用尚有争论。一种观点是髁突软骨的连续性增生是下颌骨长度和升支高度增加的主要原因。相反，有人认为髁突软骨的增生只是对颌骨生长的反映而不是原因。支持的证据有髁突切除后，如果保持正常下颌骨的功能，下颌骨的生长一般不受影响。

胎儿第3个月时，已形成的骨性髁突表面出现继发性软骨。此软骨一面与骨融合；一面与髁突表面致密的纤维细胞层移行。纤维细胞此时不断增殖，使软骨增厚，呈圆锥形；同时靠近骨组织侧的软骨逐渐发生骨化。上述过程持续至胎儿五个月。以后，在髁突关节面增殖层下，只有一薄层软骨区保留。这个软骨区一直到20～25岁后，完全由骨组织取代。由于髁突软骨的不断增殖和骨化，使下颌升支逐渐变长。

胎儿第14～16周，喙突顶部和前缘也出现继发性软骨。16周后由于颞肌分化，喙突软骨发生骨化。由于软骨的增殖、骨化，使喙突逐渐变长、增宽。另外，在发育中的牙胚周围常出现小软骨块（图1-30），特别是在颊侧，它们很快骨化形成骨板，有保护牙胚的功能。有时下颌骨未发育或发育过小，称为无颌或小颌畸形。

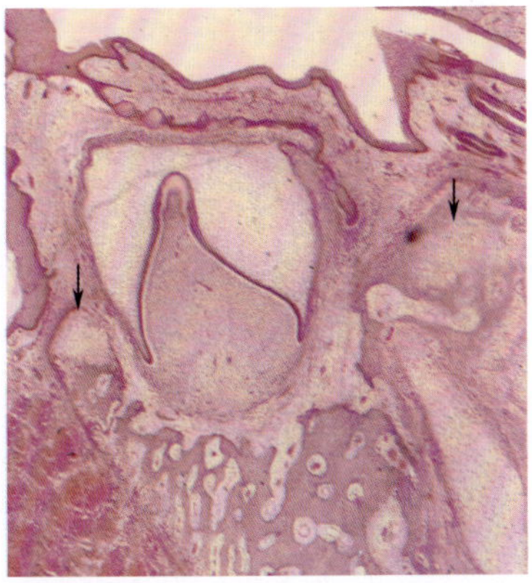

图1-30　牙胚周围出现的小软骨块（箭头所示）

二、上颌骨及腭骨的发育

上颌骨也发育自第1鳃弓上颌突的间充质骨化中心。与下颌骨一样，骨化中心出现在神经分支的夹角处（即眶下神经发出前上牙槽神经分支处）。骨化自这个骨化中心自眶下向后下方扩展至发育中的颧骨，向前至发育中的切牙区。骨化也向上扩展至额突。通过此种骨化，形成了眶下神经的骨性通道，自这个通道，骨化向下延伸形成上颌牙胚的牙槽骨侧板。骨化也扩展至腭突参与形成硬腭。腭突和上颌骨体的交界处形成牙槽骨的间板。牙槽骨间板和侧板一起形成包绕上颌牙胚的骨性腔隙。

一个继发性软骨颧软骨（zygomatic or malar cartilage）也参与了上颌骨的发育。它出现在发育中的颧突，在短时间内很大程度上参与了上颌骨的发育。出生时，上颌骨额突发育的很明显，但是上颌骨体很小，只是含有牙胚的牙槽突和可辨认的颧突和腭突。上颌骨较小的原因是上颌窦尚未发育。上颌窦在胚胎第16周时为发育中上颌骨背侧面的一个浅沟，出生时只是小豌豆大小的基本结构。12～14岁时上颌窦发育基本完成。以后由于上颌窦向牙槽突方向生长，使上颌窦与牙根十分靠近。

腭突一旦完成融合，硬腭即开始骨化。硬腭的形成来自于4个骨化中心：前部2个来自于上颌骨腭突（图1-31，图1-32），后部2个来自于腭本身。在胚胎第8周，上颌骨的骨化中心位于发育中的乳尖牙胚的上方，腭部的骨化中心位于未来的垂直板处。以这些骨化中心发展的骨化相交处留有未骨化的正中和横行的骨缝。在人的原腭可能无独立的骨化中心。原腭和继发腭之间在中线的未骨化区为骨管称切牙管，有血管和神经通过。

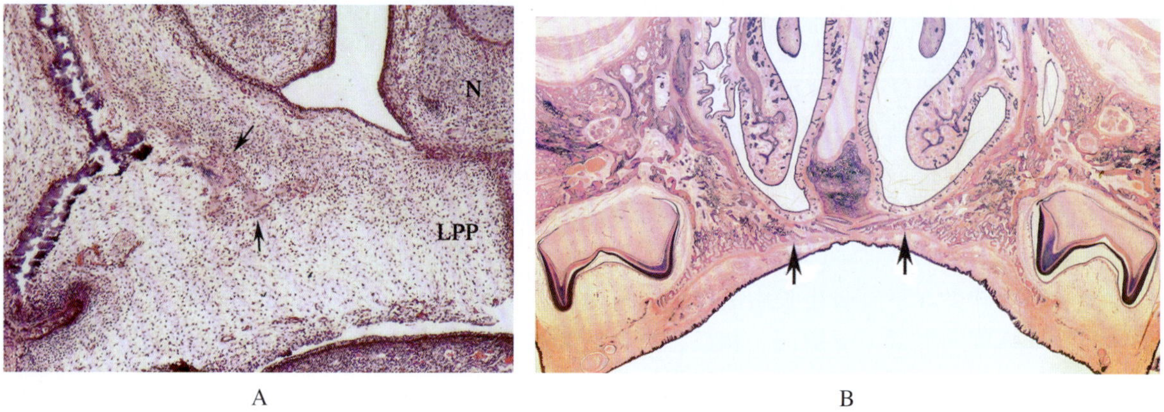

图 1-31 腭骨的发生

A：骨化中心（箭头所示）；B：大部分骨已形成

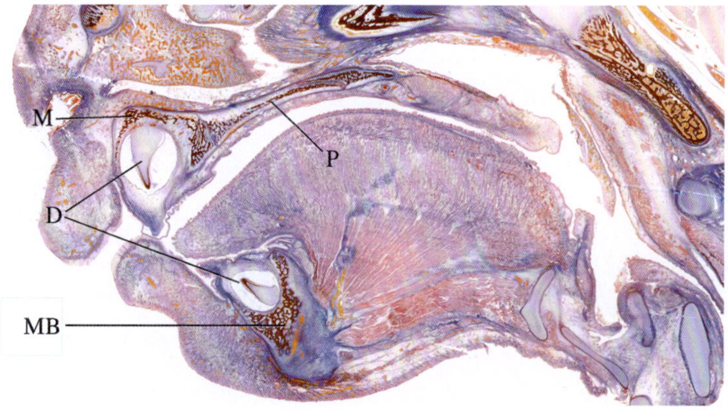

图 1-32 上颌骨和腭骨的发育

上颌骨（M）和腭骨（P）已经形成，MB 为发育中的下颌骨；D 为发育中的上下颌切牙

三、颞下颌关节的发育

下颌软骨提供下颌骨发育的支架，其后端膨大形成锤软骨，锤软骨与砧软骨形成关节。该关节称为锤砧关节或原发性下颌关节，此时的婴儿开口主要靠此关节，其功能维持至宫内第 16 周。第 14、15 周时锤骨和砧骨发生骨化，它们的关节功能随之转变为听骨功能。受孕第 3 个月时继发性下颌关节开始发育。首先是在关节区出现 2 个间充质密集区即颞原基和髁突原基。颞原基先于髁突原基出现。开始时 2 个原基间有一定距离，髁突原基生长较快，很快弥合了这个距离。颞原基首先出现骨化，而这时髁突原基仍然是致密的间充质，在其上方很快出现一个裂隙，成为关节下腔。以后髁突原基分化为髁突软骨，然后在颞骨骨化区出现第二个裂隙，分化为关节上腔。此时，也形成了原始关节盘（图 1-33）。上述 2 个裂隙以后形成滑膜腔，围绕髁头。出现裂隙的机制不清，可能是由于细胞凋亡。以后随着骨的不断形成，一些小块的颞骨形

成了关节窝。

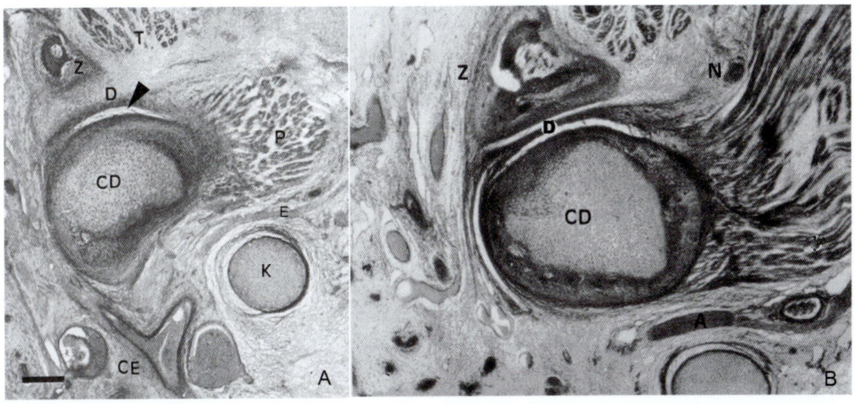

图 1-33 颞下颌关节的发育

A．人胚第 10 周，48mm，关节下腔出现；Z：发育中的颞骨；D：关节盘；CD：髁突；K：麦克尔软骨；P：翼状肌；CE：颈外动脉分叉；E：耳颞神经；B．人胚第十一周，65mm，关节上腔发育。CD：髁突；N：咬肌神经 标尺 = 200 μm（引自 J.R. MERIDA-VELASCO 等）

颞下颌关节的基本结构建立后，主要的变化是髁突和关节窝的进一步分化和生长。关节表面不断有新的软骨形成，其深层不断发生软骨内骨化。组织学上可见髁突由表面至深部有以下几层：

1．表面的分化带（软骨骨膜）不断分化出新的软骨细胞；

2．可见核分裂的增殖带；

3．成熟带，此区软骨细胞体积增大，分化成熟；

4．成熟带的深层是肥大带；

5．钙化带和软骨内骨化带。

软骨的增殖和骨化使髁突及髁突颈部增大，22 周时关节窝上前壁骨量增加，而在 16 周时颞下颌关节即开始发挥功能。胚胎后期颞下颌关节的形态和体积的变化与咀嚼肌的分化和功能有关。在软骨形成较快时，自髁状突软骨膜起向软骨区出现结缔组织裂隙，并带有血管与软骨区接触。胎儿第 8 和第 9 个月时，髁状突软骨内骨化的速度快于表面软骨形成的速度，因此表面的软骨帽变薄。所有的结缔组织裂隙消失。新生儿颞下颌关节的颞骨部分仍较平坦，经过若干年的发育，才具有成人颞下颌关节的特征。

四、颌骨发育的分子调控

无论是骨的新生还是重塑都依赖骨本身或邻近组织产生的局部生长因子或组织发生因子调节细胞的增殖、分化、基质合成及矿物质的沉积。骨的重塑也受全身因素的影响，这些因素可引起局部生长因子及其受体的变化。

生长因子的主要作用是促进骨细胞的增殖和分化，形成新骨；同一些矿物元素结合蛋白共同释放时，结合蛋白使其处于非活性状态，且不降解。生长因子可分为活化或抑制成骨细胞增殖、分化、基质形成和矿化的两类，有些具有双重作用或多重作用。许多生长因子可活化成骨细胞的前体细胞或成熟的成骨细胞，但起重要作用的是 TGFβ 家族、胰岛素样生长因子家族（IGFs）和 BMP 家族。它们可影响成骨的各个方面，也可以影响其他与骨形成相关的因子。BMP 对早期前体细胞向成骨细胞分化、增殖起重要作用；而 TGFβ 诱导成骨细胞增殖、形成骨基质的能力较强；IGFs 可协同或扩大上述两个因子的作用。其他生长因子在骨形成中的作用较上述 3 个小。

PDGFs 参与炎症存在情况下的成骨调节；FGF 可调节早期软骨内成骨过程。成骨细胞也可对多种细胞因子如 IL-1 起反应。

激素如肾上腺皮质激素、性激素、甲状腺（甲状旁腺）激素和前列腺激素对骨的形成也有影响。

目前，通过下列研究对下颌骨生长和形态发生的调节得到了许多新的认识：

1．信号分子表达的类型；

2．对信号分子和下颌上皮间的相互作用的异同点进行功能分析；

3．研究候选基因失活后导致的下颌发育异常；

4．影响到下颌骨的颅面发育异常相关基因突变的鉴定。

上述研究的结果说明，与下颌生长和形态发生相关的信号因子的作用相似于许多其他器官在形态发生时的特点，即依赖于上皮结缔组织的相互作用。

Summary

At end of the 3th week, neural crest cells from vicinity of neural tube begin to migrate in dorsoventral direction. They give rise to a lot of important tissues and cells including some tooth tissues and periodontal tissues. Although the neural crest tissues arise from ectoderm, they exhibit properties of mesenchyme. As a result, the tissue they form is called "ectomesenchyme" . The primitive oral cavity (oral pit or stomodeum) appears during the fourth prenatal week, initially as a pit located between the growing forebrain cranially and the growing heart ventrally. The pharyngeal arches develop as five or six pairs of horizontally positioned mesenchymal bars surrounding the oropharynx. The facial region including its all soft and hard tissues formed from the middle and lateral processes, mandibular and maxillary processes. The ectodermal lining of the oral cavity provides two endocrine glands, the thyroid gland from the tongue and the anterior pituitary gland from the roof of the mouth. Tongue begins to develop from 2 lateral lingual swellings and 1 hypobranchial eminence at 4th week. Formation of the palate from primary palate and lateral palatine processes separates the oral cavity and nasal cavity. At first, lateral palatine processes growth beside the tongue and they elevate from beside the tongue to position themselves above it when tongue slide forward. Major and minor salivary glands arise from their corresponding oral mucosa. Developmental regulation of oral maxillofacial region is extremely complicated. The advances on molecular biology and sequencing of the human genome have revolutionized our understanding of the developmental mechanism. Derangement of any of these complex mechanisms results in dysmorphogenesis and consequent anomalies. There are many kind of deformities related to maxillofacial development. Among them, the most common anomalies are lip and palate cleft.

Definition and Terminology

外间充质（ectomesenchyme）：Neural crest cells in the head region have an important role. In addition to assisting in the formation of the cranial sensory ganglia, they also differentiate to form most of the connective tissue of the head. Embryonic connective tissue elsewhere is derived from mesoderm and is known as mesenchyme, whereas in the head it is known as ectomesenchyme, reflecting its origin from neuroectoderm.

参考文献

1．Antonio Nanci. Ten Cate's Oral histology. Development，structure，and function. Seventh Edition Mosby. St. Louis，Missouri，2008：32-56.

2．B.K.B. Berkovitz，G.R. Holland，B.J. Moxham. Oral anatomy，Histology and Embryology. Fourth Edition. Mosby Edinburgh，London，New York，Oxford，Philadelphia，St Louis，Sydney，Toronto，2009：278-296.

3．Creuzet S，Couly G，Le Douarin NM.Patterning the neural crest derivatives during development of the vertebrate head：insights from avian studies. J Anat，2005，207：447-459.

4．Brugmann SA，Tapadia MD，Helms JA.The molecular origins of species-specific facial pattern. Curr Top Dev Biol，2006，73：1-42.

5．Liu B，Rooker SM，Helms JA. Molecular control of facial morphology. Semin Cell Dev Biol，2010，21：309-313.

（高　岩）

第二章　牙及其支持组织的发育
Development of Tooth and Its Supporting Tissues

与许多器官的发育一样，牙的发育是一系列复杂的上皮及上皮下间充质相互作用的结果。约在胚胎的第六周，20个乳牙首先开始发育，然后是32个恒牙发育。最后的恒牙发育完成约在20多岁时。所以牙的发育是一个长期的过程。在此过程中容易受到各种因素的影响而发生发育的异常。

虽然每个牙的发育都有自己的特定的解剖学部位，但它们的发育过程基本一致。每个牙胚的发育都经历蕾状期、帽状期和钟状期。早期发育阶段，牙胚生长增大，将形成牙组织的细胞进行分化。一旦这些细胞分化成熟，它们便开始形成牙体组织。随后，形成的牙将萌出至口腔。牙萌出期间，牙根及围绕牙根的牙周韧带及牙槽骨也开始发育，牙根的形成一直持续至牙到达功能部位及支持组织发育完成。

第一节　牙的早期发育
Early Tooth Development

牙发育的最早征象是原始口腔上皮相当于未来牙列部位出现增厚，以及上皮下方的外胚间充质组织的聚集（condensation），约发生在胚胎的第6周。此时，口腔表面被覆的上皮有2～3层细胞，在相当于未来牙槽嵴的部位的上皮开始增生、变厚，形成马蹄形的上皮带（图2-1），称为原发性上皮板（primary epithelial band）。第七周时上皮板分为2部分，颊侧的为前庭板（vestibular lamina），与口腔前庭的发生有关；舌侧的上皮板称牙板（dental laminae），与牙发育相关（图2-2）。第八周时马蹄形的上皮板的深部继续增生，形成膨大的上皮团，上下颌各10个，共20个，称牙蕾（dental buds）。牙蕾的周围有间充质组织的聚集，牙蕾及周围聚集的间充质是乳牙的始基。

在以后的发育中，乳牙牙板的舌侧分化出恒牙的牙蕾，可称为继承性牙蕾（successional tooth buds）。恒中切牙的牙蕾在胎儿5个月时出现，前磨牙的牙蕾在第10个月出现。恒磨牙的发育在乳磨牙的后方。乳牙板向后生长、形成恒牙板后，再形成恒磨牙牙蕾（图2-3）。第一恒磨牙的牙蕾在胎儿第4个月时发生，第二、三恒磨牙牙蕾约分别出现于生后6个月和4～5年。可以看出，牙发育的顺序是由前向后，在时间上，前牙的发育要稍早于后牙。

牙蕾的发育是连续的，为叙述的方便，根据其上皮成分的形态和细胞分化的特点，将其分为蕾状期、帽状期和钟状期，所提及的时间为下颌乳中切牙的发育时间。从牙板的出现到钟状期这段时间内，牙胚在体积和外形上的变化迅速，细胞处于不断分裂状态。至钟状晚期，硬组织开始形成，细胞分裂减少。

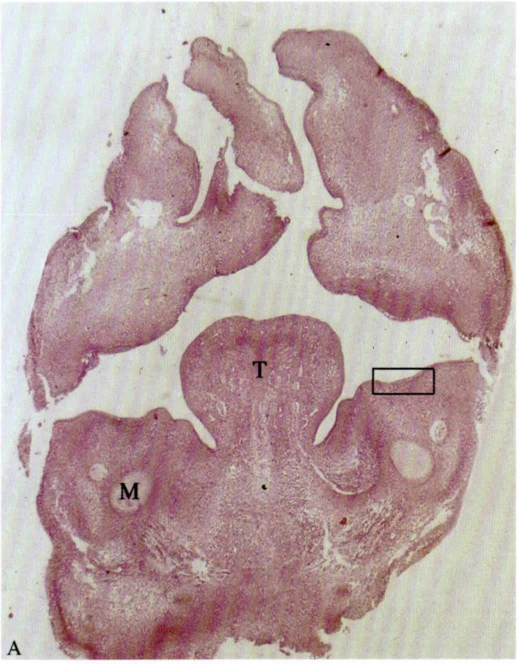

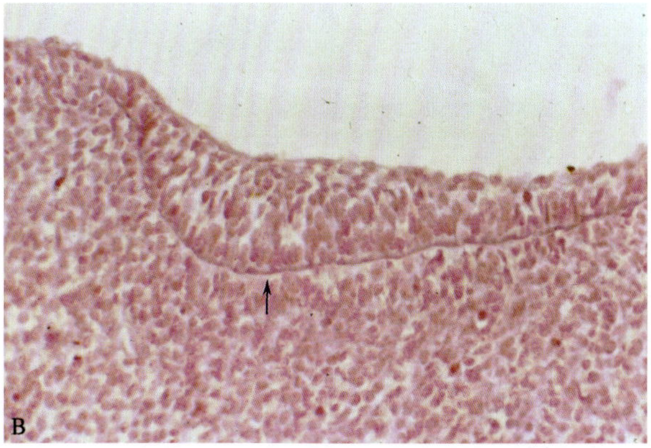

图 2-1　胚胎早期头部冠状切面

A．低倍镜下所见（“T”为发育中的舌，“M”为下颌软骨）；B．A 图中方框的放大可见原发性上皮板（箭头所示）

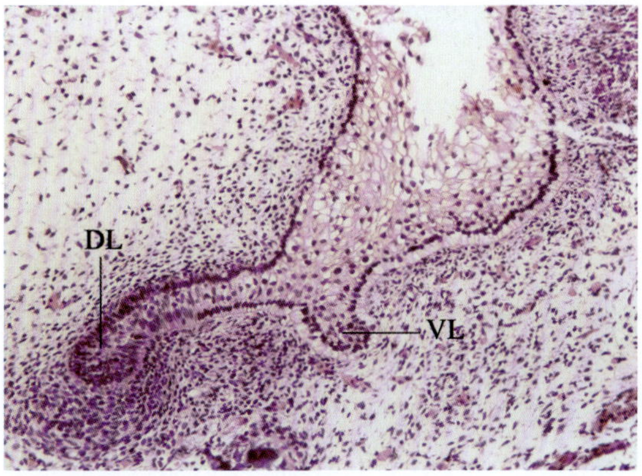

图 2-2　牙板（“DL”所示）和前庭板（“VL”所示）

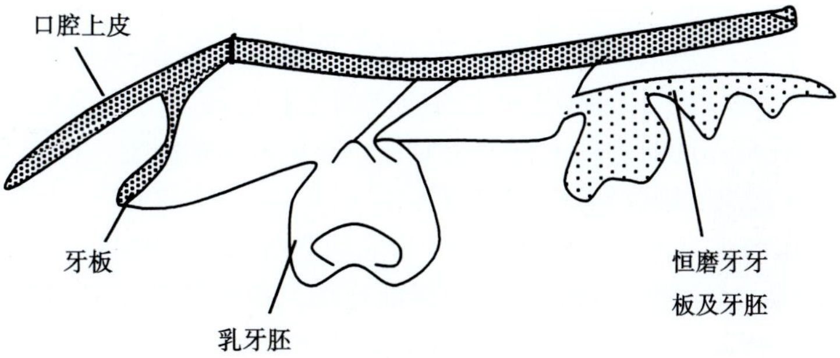

图 2-3　乳牙牙板和恒磨牙牙板示意图

一、牙发育的蕾状期、帽状期和钟状期

（一）蕾状期

牙板是上皮的增厚，尚不能辨别牙的位置。随着进一步的发育，牙板局部上皮增生，形成球形的上皮细胞团，状似花蕾，称蕾状期（bud stage）或牙蕾（dental buds），是最早期的成釉器（图 2-4），此阶段的发育称蕾状期，是确切的牙发育的开始阶段。细胞团的细胞核浆比例大、核深染、胞质少，似原始口腔黏膜的基底细胞。上皮团与间充质之间有基板相隔。上皮团周围的间充质细胞也增生、聚集，围绕牙蕾。

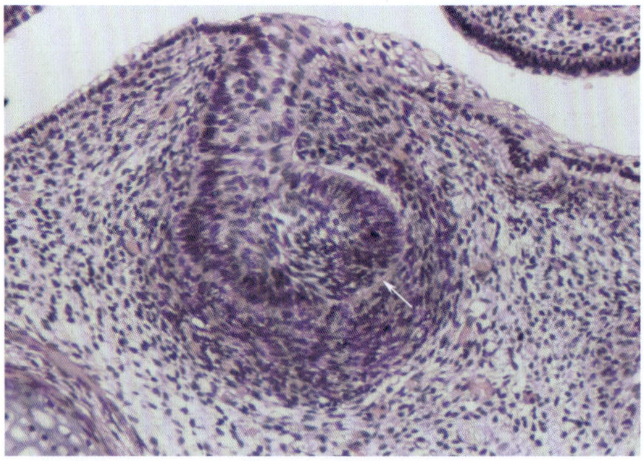

图 2-4 牙发育的蕾状期

（箭头示牙蕾）

（二）帽状期

蕾状期的成釉器上皮不断生长、增大。约在第 11 周时，上皮团的形态及细胞的形态开始发生变化。由于成釉器上皮外围的细胞生长较快，上皮团最深处细胞生长较慢，使细胞团中央近间充质部分向内凹陷。此时的成釉器形状似帽子，称帽状期（cap stage）成釉器。约 12 周时，帽状期成釉器的细胞形态也发生变化。衬覆成釉器凹陷处的上皮呈柱状，称内釉上皮（inner enamel epithelium）；成釉器其余部分即外围的上皮细胞为立方状，称外釉上皮（outer enamel epithelium）；成釉器中央的上皮细胞开始为圆形，后来细胞间隙增大，细胞彼此分离但仍有桥粒连接，细胞间有大量糖胺聚糖。此时的细胞呈星形，彼此之间借胞质突相连接，称星网状层（stellate reticulum）。成釉器凹陷的部分围绕的间充质部分称为牙乳头（dental papillae）。在牙乳头和成釉器外围的间充质细胞也增生、包绕牙乳头和成釉器，称牙囊（dental sac or dental follicle）。外釉上皮借牙板与口腔上皮相连（图 2-5）。

成釉器、牙乳头和牙囊这 3 个结构合称牙胚（tooth germ）。因此，牙胚是在成釉器的帽状期形成的，它们将形成牙及牙的支持组织。上皮成分即成釉器将形成釉质；牙乳头形成牙本质和牙髓；牙囊形成牙骨质、牙周韧带和邻近的牙槽骨。其中除釉质为上皮性来源外，牙及其支持组织均来自于外胚间充质。

（三）钟状期

随着成釉器和牙乳头不断增大，牙胚从帽状期向钟状期转变。内釉上皮向成釉器方向的凹陷加深、牙乳头增大，使成釉器的外形似吊钟，故称钟状期（bell stage）（图 2-6）。这是内釉上皮细胞不均等分裂的结果。未来牙尖和切缘部位的内釉上皮细胞较早成熟，分裂停止，而与咬合面裂隙及牙边缘区对应的细胞仍在分裂，因此，牙尖的高度与裂隙处及牙冠边缘的内釉上皮细胞的增殖关系较大。

钟状期的牙胚有 2 个特征：1）内釉上皮和牙乳头交界处的外形确定了未来牙冠的形态。此过程是未分化的帽状期牙胚向更分化的成熟的牙胚的转变，称为形态分化（morphodifferentiation）；2）与牙乳头邻近的内釉上皮细胞变长，分化为成釉细胞，即未来形成釉质的细胞。此期牙胚的成釉器由 4 层上皮细胞构成（图 2-7）：

1．外釉上皮（external enamel epithelium） 为成釉器凸面外层细胞，立方状。细胞含少量有蛋白合成功能的细胞器。细胞间有桥粒连接和缝隙连接。与牙囊组织之间有 1 ~ 2μm 的基板相隔，此基板比普通的基板薄。外釉上皮与内釉上皮的交界处称颈环（cervical loop），是未来的牙颈部区（图 2-6）。颈环处的细胞增殖活跃。外釉上皮在钟状期的早期为较平齐排列的细胞，至钟状期晚期，上皮形成许多皱褶，其间可见含血管的牙囊组织。外釉上皮的主要功能是维护成釉器

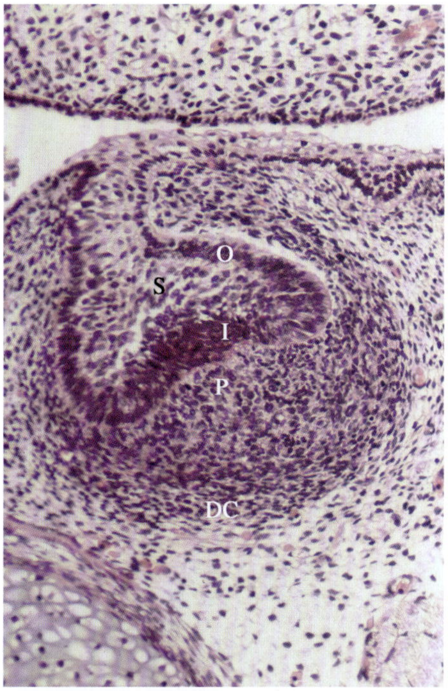

图 2-5　牙发育的帽状期

O：外釉上皮；I：内釉上皮；S：星网状层；P：牙乳头；DC：牙囊

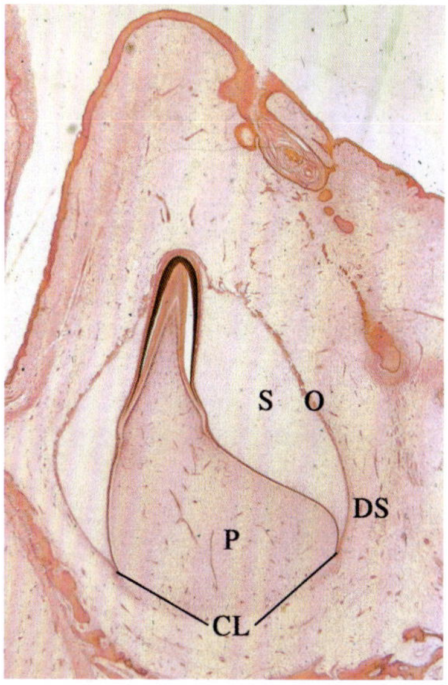

图 2-6　牙发育的钟状期

O：外釉上皮；S：星网状层；I：内釉上皮；P：牙乳头；DS：牙囊；CL：颈环

的外形，还具有物质交换功能，从牙囊的毛细血管网处吸取营养物质给成釉细胞和其他的成釉器细胞。

2．星网状层（stellate reticulum）　星网状层细胞在钟状期发育充分，有许多胞质突起，不同细胞的突起彼此借桥粒相连接，形成网状。细胞排列疏松，间隙较大，充满液体成分（图 2-7），可能与高浓度糖胺聚糖产生的渗透作用有关。细胞几乎不含内质网和线粒体，高尔基体较成熟。细胞表面有微绒毛，提示该细胞可分泌细胞外物质。细胞内张力丝较多，细胞核明显，胞质含碱性磷酸酶，RNA 和糖原含量少。另外此细胞具有间充质样细胞的特征，表达Ⅰ、Ⅱ、Ⅲ型胶原，其功能意义不清。

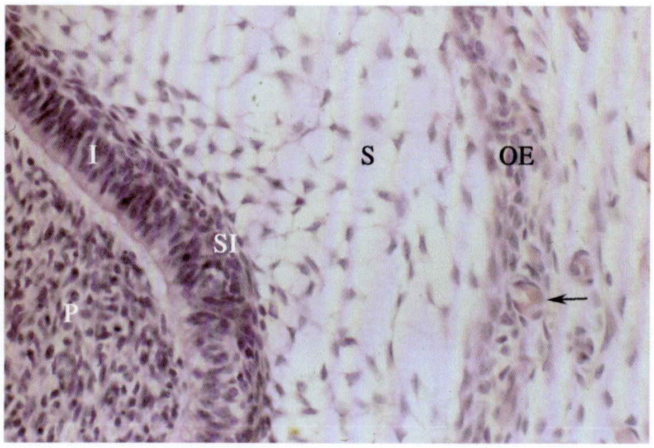

图 2-7　钟状期牙胚的高倍镜下图

P：牙乳头；I：内釉上皮；SI：中间层；S：星网状层；OE：外釉上皮，箭头示血管

星网状层的功能主要是机械性保护，防止发育中的牙冠变形。有人提出星网状层的静水压与牙乳头的相等，可使内釉上皮正常增殖以确定牙冠的形态。压力的改变可能导致内釉上皮细胞排列的外形发生改变，影响牙冠的形态发生。

3．中间层（stratum intermedium）　钟状期成釉器的内釉上皮和星网状层之间新增加 2 ～ 3 层扁平细胞，称为中间层（图 2-7）。细胞的长轴与内釉上皮细胞的长轴垂直。细胞的形态相似于星网状层细胞，但细胞间隙小，细胞含较多的碱性磷酸酶。中间层细胞与内釉上皮的蛋白质合成、物质的转运和浓缩有关，也可能参与釉质的矿化。

4．内釉上皮（internal enamel epithelium） 是衬覆在成釉器凹面的上皮细胞。细胞呈高柱状，借半桥粒与基板结合。从颈环处至未来的牙尖或切缘区，细胞分化的程度逐渐加强。与牙尖或切缘相对应的区域，内釉细胞的高度首先增加。开始时的柱状或立方状细胞，胞核大而居中，高尔基体分布于细胞的远端。随着成釉器的发育，至钟状期晚期，内釉细胞分化为成釉细胞（ameloblast），细胞高达 40μm，直径 4 ～ 5μm，与中间层细胞以桥粒相连。在分泌活动开始前，细胞核移向细胞的远端即远离基底膜；高尔基体分化充分，从细胞的远端向基底膜端移动；粗面内质网数量明显增加；线粒体集中在细胞的邻近中间层的一端，少数分散在细胞其他部位。在相邻的内釉细胞之间，有一特化的称终棒（terminal web）的附着结构，即一种细胞连接复合体，在细胞的两端包绕细胞。含有肌动蛋白的细丝由连接复合体进入细胞的胞质中。这种细胞连接复合体在釉质形成中起重要作用。这时的成釉器为釉质的形成做好了准备。

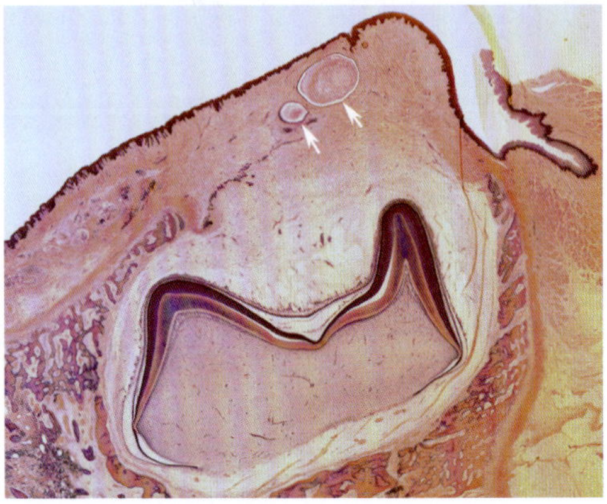

图 2-8 牙板断裂形成的上皮珠

（箭头所示）

钟状期牙板发生破裂，牙胚失去与口腔上皮的联系，牙胚之间的牙板也发生变性，其残余可留在颌骨或牙槽黏膜中，内含角化物，称上皮珠。由于这些上皮类似于腺体，又称 Serre 腺或 Serre 上皮剩余，但不是真正的腺体。婴儿出生后不久，偶见牙槽黏膜上出现针头大小的白色突起，即为上皮珠，俗称马牙，可自行脱落。某些情况下，残留的牙板上皮可成为牙源性肿瘤或囊肿的起源（图 2-8）。

牙囊位于成釉器、牙乳头和发育中的骨隐窝之间。此时的牙囊可分为 3 层：紧挨成釉器和牙乳头的富于血管的、致密排列的纤维层，有 3 ～ 4 列细胞；衬覆在发育中的牙槽窝的一层；以及上述 2 层之间的疏松的结缔组织，血管丰富。

钟状期的牙乳头体积增大，但细胞分化不如成釉器显著。一直到钟状期的晚期，致密排列的间充质细胞间才有少许纤细的细胞外原纤维出现，细胞外含有较多的糖胺聚糖。

约在第 18 周，牙胚的发育进入钟状期晚期。此时在乳牙胚的舌侧可见恒牙的牙胚。钟状期晚期的牙胚开始出现牙体硬组织形成，首先是牙本质的形成（后述），开始于未来的牙尖或切缘处。在发育中的成釉细胞（前成釉细胞）的诱导下，邻近牙乳头的间充质细胞变为柱状并分化为成牙本质细胞，开始形成前期牙本质和牙本质。牙本质的出现又诱导成釉细胞分泌釉质基质。成釉器和牙乳头中各种细胞分化的过程即牙早期发育的形态发生（morphogenesis）过程，也有人称细胞分化（cytodifferentiation）。硬组织形成时，即是组织发生（histogenesis）的开始，也可以称组织分化（histodifferentiation）。

二、牙发育早期的临时性结构

牙发育早期的临时性结构包括釉结（enamel knot）、釉索（enamel cord）和釉龛（enamel niche）。

（一）釉结

釉结是内釉上皮中心处的上皮细胞团，形成一个突起凸向牙乳头。釉结出现于成釉器的帽状期。曾有人认为它在牙冠中央的点隙的形成上起作用，但它很快即消失并且与釉索的形成相关。最近的研究表明，釉结可能是牙发育中的一个重要的信号中心，调节牙尖的形态发生。釉结细胞与周围的细胞不同的是，它们本身并不增生，而是表达大量的信号分子，包括 BMP 家族、FGF 家族、p21、Shh（sonic hedgehog）、Wnt 和转录因子如 Msx-1 等。釉结在钟状期消失，可能与细胞凋亡有关（图 2-9）。而在磨牙的牙尖区又有继发性釉结的形成。

（二）釉索

釉索见于钟状期早期，是一个上皮条索，自中间层延伸入星网状层。发出的部位相当于未来的切缘或牙尖。可达到外釉上皮，将星网状层分为2部分，此时可称为釉隔（enamel septa）。有时在釉索与外釉上皮的相交处，可见外釉上皮有小的内陷，称为釉脐（enamel navel）。釉索的细胞核呈长梭形，与周围的细胞不同。釉索可能与成釉器从帽状期向钟状期转换有关，或者是形成星网状层细胞的中心。

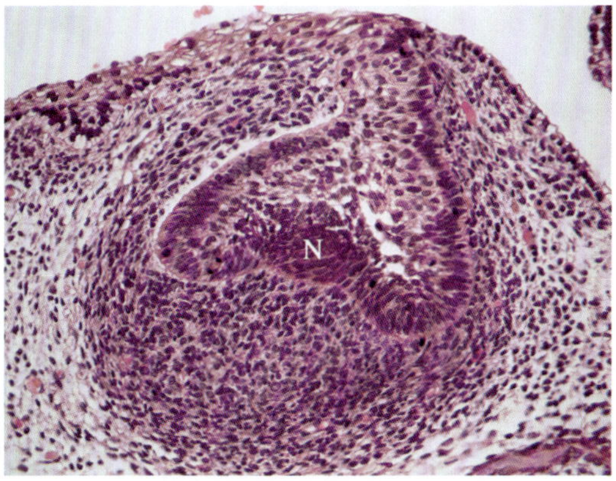

图2-9　釉结（“N”所示）

（三）釉龛

釉龛是牙板上皮片向内凹陷形成的腔隙，在切片上使牙胚看起来像有2个牙板。有人将其分为侧索和中间索（lateral and medial enamel strand）。2个上皮索围绕的即釉龛，为包含在上皮中的漏斗形结缔组织。釉龛的意义尚不清楚。

三、牙发育的分子调控

牙发育过程涉及成釉器上皮和牙间充质之间的许多相互作用，这种作用称为上皮-间充质相互作用。这种作用始终贯穿在牙胚的形态分化和组织分化过程中。控制牙发生和模式发育的连续性相互作用非常复杂，包括调控牙发育的启动、模式发生和形态发生有关的分子和信号通道目前尚未完全清楚，可能涉及上百个基因的表达。目前的研究结果主要来自动物实验（鼠）。

许多信号分子包括诱导性和形态发生刺激因子都在牙发育过程中表达，其中最主要的有SHH（sonic hedgehog）、Wnt（vertebrate homolog of drosophila wingless）成员、FGF和TGF家族。后者也包括BMPs。目前该方面的研究热点有：

1．牙发育是怎样启动的　研究发现，当在小鼠前眼室植入第一鳃弓上皮与神经嵴结合体时，有牙形成，而将这些神经嵴与肢芽上皮结合时，则不会形成牙。将小鼠躯干水平的神经嵴与下颌上皮结合时，也有牙形成。这些实验说明牙形成的起始因子位于下颌上皮即第一鳃弓上皮内。而其他上皮如第二鳃弓的上皮不能引发牙发育的过程。但是在胚胎第12天，第一鳃弓就失去了这种成牙潜能，这种能力转移至了外胚间充质。例如此时的第一鳃弓间充质与胚胎的足垫上皮再结合时，足垫上皮会改变分化方向而形成牙釉质；相反，如果成釉器上皮与皮肤的间充质再结合时，此成釉器会失去成牙能力而形成表皮。

2．牙发育的第一步是什么信号激发的　目前所知的牙发育最早的间充质标志物是转录因子基因Lhx（Lim-homeobox domain gene）-6和Lhx-7，表达在第一鳃弓口腔侧的间充质中。实验证明，如果第二鳃弓间充质与第一鳃弓上皮结合，间充质也会表达Lhx-6和Lhx-7，但是如果表达Lhx-6和Lhx-7的第一鳃弓间充质与第二鳃弓上皮结合，Lhx-6和Lhx-7的表达很快下调。说明Lhx-6和Lhx-7的表达源于第一鳃弓上皮的信号分子。这个分子的候选者是Fgf-8（分泌性成纤维细胞生长因子）。Fgf-8在固定的位置和时间表达在第一鳃弓上皮，在体外还可诱导Lhx-6和Lhx-7的表达。

3．谁控制牙胚的位置和数量　基于实验的证据表明，信号仍然来自于口腔上皮。Fgf-8在决定牙胚位置上也发挥作用。Pax-9是最早表达的与牙胚位置相关的间充质基因。Pax-9表达的位置即是牙胚形成的位置。Pax-9的表达由Fgf-8诱导，受BMP-2和BMP-4的抑制。Pax-9表达在有Fgf-8表达的区域，而不会表达在有BMP-2和BMP-4表达的区域。牙发育启动的候选信号还包括Shh和Ldf-1。

4．牙型是怎样决定的　在正确的位置上形成特定的牙型称为牙列的模式发育（patterning

of the dentition)。关于牙型的确定有 2 个模型假说即区域模型（field model）和克隆模型（clone model）。区域模型也 称同源异形盒基因编码模型（homeobox code model），认为与牙型相关的因子存在于外胚间充质，支持该模型的事实是，每种牙都有独特的模式发育相关的同源异形盒基因的组合表达，有人称为牙源性同源异形盒密码（the odontogenic homeobox code）（图 2-10）。这些同源异形盒基因有 Msx1、Msx2、Dlx1、Dlx2 和 Barx1。其中 Barx1 的表达限于牙发育的磨牙区。Dlx1 和 Dlx2 在磨牙区共同表达，这 2 个基因敲除的小鼠无上颌磨牙，但下颌磨牙正常，说明上、下颌牙列的模式发生机制不同。

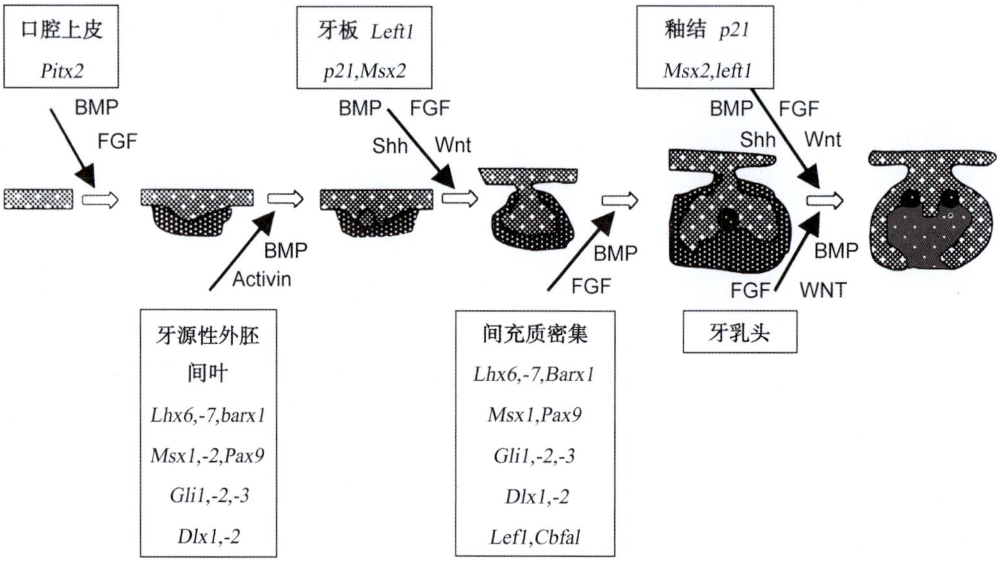

图 2-10 牙早期发育上皮 - 间充质相互作用中出现的 HOX 转译因子与生长因子

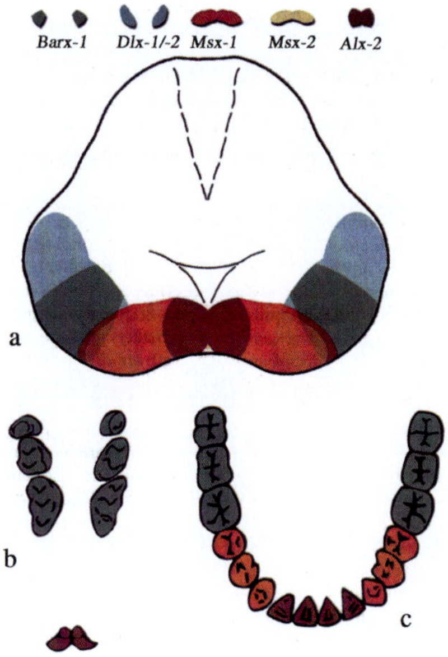

图 2-11 下颌间充质 HOX 基因表达与牙型的关系

A. 小鼠下颌间充质 HOX 基因表达，Msx1 和 Msx2 的表达有重叠；B. 小鼠牙型发育，磨牙区表达 Bax1，切牙区表达 Msx1、Msx2 和 Alx2；C. 推测的人牙型发育，切牙区表达 Msx1、Msx2 和 Alx2；尖牙区表达 Msx1 和 Msx2；磨牙区表达 Bax1

在下颌，BMP4 表达在切牙区上皮并且诱导间充质表达 Msx1 和 Msx2，而 FGF8 表达在磨牙区上皮并且诱导 Barx1 和 Dlx2。在适当的时间消除或抑制上皮 BMP4 的表达将导致间充质 Barx1 而不是 Msx1 表达，最终在切牙区形成磨牙（图 2-11）。

克隆模型认为牙型是预先特化的（可能在神经嵴细胞的原始部位），不取决于颌骨内的环境。每种牙都来自于一个神经嵴细胞克隆，在口腔上皮的指令下，形成特定的牙型。实验证明，如果将帽状期的第一磨牙胚分离，在远离颌骨的情况下培养，可见这个磨牙正常发育，而且第二磨牙和第三磨牙也发育了。

实验表明，外胚间充质表达同源异形盒基因的空间分布特点是对外胚层空间信号的反应。即模式发育的指令性信号（FGF8、BMP4）来自于外胚层即口腔上皮，但持续的时间很短，间充质一旦获得信号后即可独立决定牙型。如在牙发育的帽状期重新组合成釉器、牙乳头时，将切牙的成釉器与磨牙的牙乳头结合，结果将发育成磨牙牙型（molariform）；将磨牙的成釉器与前牙的牙乳头结合时，将形成切牙牙型（incisiform）。因此对于组织发生来说，牙乳头是帽状期确定牙形态的主要组织成分（图 2-12）。

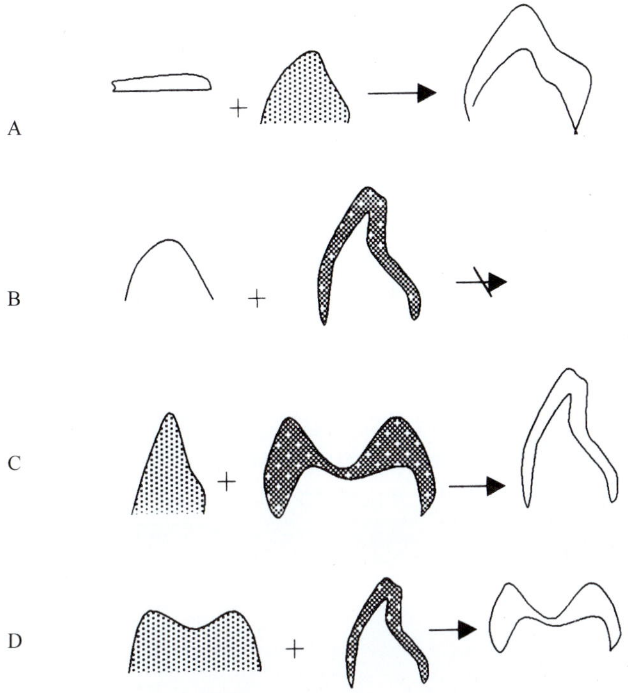

图 2-12　牙乳头在确定牙形态方面作用的移植实验

A．胚胎足垫上皮与牙乳头结合；B．胚胎足垫上皮与成釉器结合；C．前牙牙乳头与磨牙成釉器结合；D．磨牙牙乳头与切牙成釉器结合

牙的特定的形态（包括牙尖）信号来自于牙发育的蕾状期和帽状期。最近认为这种形态发生与釉结的形成有很大关系。成釉器的形态（形成牙冠的形态）与内釉上皮内的折叠（folding）类型和 / 或内釉上皮两侧受的力相关。釉结与每个牙尖的发育相关，具有模式发育相关的分子表达。因此与成釉器的形态发生相关。釉结受其下方的间充质信号的诱导，BMP4 通过刺激 p21 的表达来形成釉结。釉结本身也表达信号分子（FGF4、Shh、BMPs 和 Wnt）。Shh 与帽状期的形成特别相关，在蕾状期向帽状期的转化过程中，可以调节成釉器尖端的细胞存活。釉结本身的存在也是增生和凋亡间的平衡所致（FGF4 刺激增生；BMP 诱导凋亡）。帽状期釉结细胞发生凋亡后，在多尖牙的牙尖顶部出现继发性釉结，也产生与原发性釉结相同的信号分子，控制牙尖周围的细胞增生和分化（表 2-1）。

牙发育中蕾状期向帽状期转化似乎需要 Pax9 和 Msx1 的表达。表达缺乏的牙会阻断在发育的蕾状期。

信号分子维 A 酸与牙发育关系较密切，其在牙发育中的作用尚不清楚。除信号分子、受体、转录因子外，细胞外基质在牙发育中也起重要作用。基底膜是位于成釉器和牙乳头两个相互作用组织间的独特的细胞外基质，其中的分子或通过基底膜扩散的分子在调节牙发育过程中起重要作用，特别是对 FGF 家族更是如此。FGF 在基板中与硫酸肝素结合，对于 FGF 的信号转导非常重要。基底膜中的蛋白多糖对 Wnt 的浓度有调节作用。另外，细胞外基质腱蛋白、胶原等都在牙发育中起作用。

表2-1 牙发育中分子——组织相互作用

发育阶段	形态	组织相互作用	有关的分子
发育前	双层口腔上皮	神经嵴细胞迁移	Wnt 与神经管和神经嵴细胞迁移有关
起始	牙发育开始（上皮增厚）	出现上皮板	上皮 FGF8 诱导间充质 Msx-Dlx-Barx 表达，牙蕾将形成
蕾状期	出现牙蕾	上皮 - 间充质相互作用，釉结将出现	Pax9 在间充质表达，诱导牙蕾形成，蕾状末期间充质 MBP4 表达诱导釉结形成
帽状期	成釉器游离端凹陷，牙胚形成	形态发生开始，牙乳头形成，间充质开始起主导作用	釉结为信号中心，通过产生 SHH、BMP2，7 和 FGF4 诱导牙尖形成，牙型由间充质确定
钟状期	成釉器分化出 4 层	牙冠形态得到确定，原发釉结消失，继发釉结位于未来牙尖处，牙乳头、成釉器出现组织分化	继发性釉结产生信号分子，主要有 FGF 和 BMP 家族，细胞外基质硫酸化蛋白多糖出现在基底膜，有利于生长因子的活性
硬组织形成期	牙本质、釉质形成	继发性釉结释放多种信号分子，始于牙尖区向牙颈部蔓延，成牙本质细胞和成釉细胞分化，形成硬组织基质	成牙本质细胞和成釉细胞终末分化，分泌牙本质和釉质的基质蛋白

第二节 釉质发生 Amelogenesis

釉质形成于牙胚的钟状期晚期。形成釉质的成釉细胞来自成釉器的内釉上皮。成釉器的其他成分如外釉上皮、星网状层和中间层起重要的支持作用。釉质形成时，内釉上皮不同部位的细胞处于釉质形成的不同阶段，但是在釉质发育完成时，每个成釉细胞都经历了一个相似的生命周期。因此本节将根据成釉细胞生命周期的各个阶段来阐述釉质的形成。在不同的牙，釉质形成的时间、速度以及牙的形态有所不同。

一、成釉细胞的生命周期

成釉细胞的发育一般可分为 5 个期（图 2-13）：

- 分泌前期（presecretory stage）
- 分泌期（secretory stage）
- 转化期（transition stage）
- 成熟期（maturation stage）
- 成熟后期（post-maturation stage）

1. 分泌前期（presecretory stage） 包括成釉细胞分泌釉基质前的所有活动，包括前成釉细胞分化、基板的形成和吸收。在钟状期，内釉上皮停止分裂，分化为成釉细胞，此分化开始于对侧的牙本质形成后，即未来的牙尖或切缘部，向牙颈部扩展。内釉上皮细胞从立方形变为柱状并发生极化，即细胞核从近基底膜处转向星网状层的方向。这些变长了的细胞称为前成釉细胞（preameloblast）（图 2-14）。

前成釉细胞核大、椭圆形，高尔基体较小，位置靠近中间层；近牙乳头侧的胞质中出现粗面内质网、大量的游离核糖体、线粒体及小泡。相邻的内釉上皮细胞之间有缝隙连接，与牙乳头之

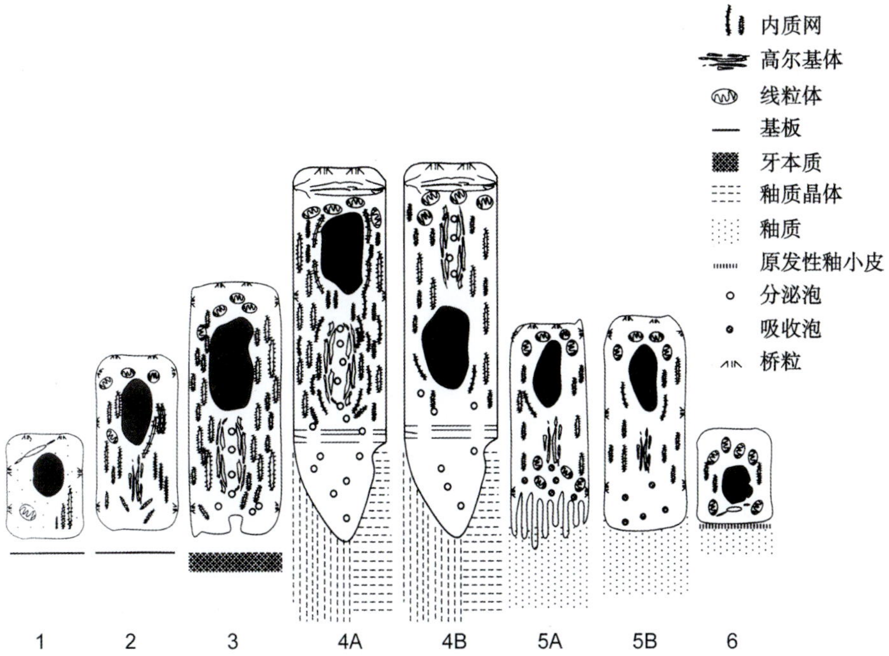

图 2-13　成釉细胞的发育分期

1．内釉上皮；2．开始分化，细胞核远离基底膜，细胞内邻近基底膜区出现分泌相关的细胞器；3．开始分泌最初的无釉柱釉质；4．细胞向后退缩，Tomes 突形成，釉质持续分泌。细胞核位置可有不同（4a、4b）；5．釉质厚度完成后，成釉细胞失去 Tomes 突，釉质进入成熟期，此时细胞出现刷毛缘和平滑缘交替现象；6．釉质发育完成，细胞变短，对釉质起保护作用

间有基板分隔。一旦牙乳头中的成牙本质细胞分化完成，基板就会消失。前成釉细胞通过胞吐作用释放酶，降解基板，然后通过内吞作用吸收降解产物。基板降解后的短时间内，前成釉细胞和成牙本质细胞直接接触，相互诱导。随釉基质继续形成，进入成釉细胞间的成牙本质细胞突的尖端就被釉基质包围，结果形成釉梭。

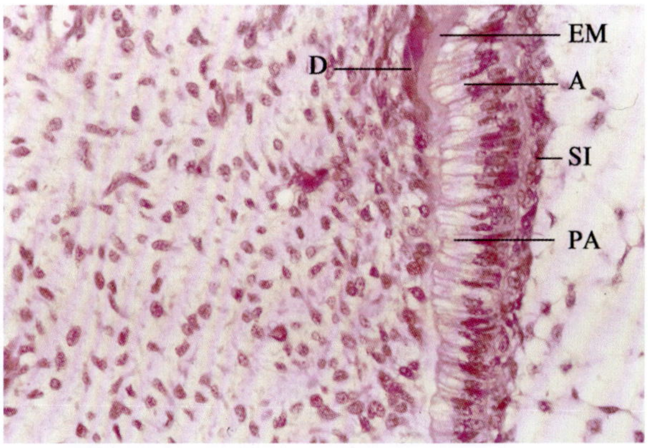

图 2-14　前成釉细胞

PA：前成釉细胞；SI：中间层；A：成釉细胞；D：新形成的牙本质；EM：新形成的釉基质

终末分化的前成釉细胞，内质网和高尔基体增大，位于近牙乳头的胞质中即以后釉基质分泌处。前成釉细胞长约 40μm，宽约 5μm。细胞与中间层细胞借桥粒连接，形成近端终棒（terminal web）。近牙本质处的胞膜变得不规则，出现许多突起和小凹，胞质中出现小泡。分泌前期的结束意味着细胞分化的完成，即形成了成釉细胞。当成牙本质细胞分泌第一层牙本质基质后，成釉细胞即进入分泌期。

前成釉细胞也合成并分泌少量类似于釉基质的蛋白质。这些早期分泌的蛋白可能被牙乳头发育中的成牙本质细胞吞噬，其意义尚不清楚，有人认为与上皮——间充质相互作用有关。

2．分泌期（secretory stage）　成熟的分泌期成釉细胞长 35 ～ 50μm，宽 5 ～ 10μm，核位于近中间层方向，核的近牙本质侧有许多成串的粗面内质网，平行于细胞长轴，之间有发达的高尔基体。在成釉细胞的远端，托姆斯突（Tomes process）基底部的细胞间为终棒，由成排的桥粒和紧密连接构成，与桥粒连接的张力细丝在细胞内走行，在托姆斯突和细胞其余的部分之间形成不完全的隔。终棒为环绕细胞的带状，有效地隔离开发育中的釉质和成釉器。成釉细胞与中间层细胞之间有缝隙连接和桥粒。缝隙连接为成釉细胞间、成釉细胞和中间层细胞间的通讯和协调细胞的活动提供了基础。基质的釉蛋白在内质网中组装，由转运泡携带至高尔基体进行糖化和硫酸化，然后包装至分泌颗粒中。分泌颗粒直径约 0.25μm，沿微管被转运至细胞的分泌端分泌出细胞。

最初的釉质形成在已分泌的牙本质表面，位于牙尖或切缘的部位，并以此为中心向外周成层扩展，层与层之间留下生长线（图 2-15A）。随着釉基质的形成，成釉细胞后退。最初的釉基质分泌后，成釉细胞的分泌端变成锥体形，即所谓的托姆斯突。新释放的釉基质蛋白在电镜下为点状物（stippled material）。最初形成的釉质无釉柱，称无釉柱釉质。在成釉细胞获得托姆斯突后，釉柱开始出现。

托姆斯突的形态与釉柱的结构有关。在不断生长延长的托姆斯突之间，出现新的釉基质，由托姆斯突近端分泌，与托姆斯突交错排列，这些釉基质构成釉柱外围的壁（即釉柱的尾部），而托姆斯突占据釉基质的凹陷处，开始形成釉柱的核心部分（即釉柱的体部），所以成釉细胞有 2 个主要的分泌部位。切片上见成釉细胞在釉质中留下三角形形态（图 2-15B）。此种表现实际上是托姆斯突轮廓的假相。但托姆斯突尖端的确为三角形，有一个形成面和一个非形成面。去除托姆斯突后，暴露的釉质表面由许多坑（pits）构成。坑内容纳托姆斯突。此坑有 3 个相对倾斜的壁和一个倾斜较小的底。坑的底代表釉柱，由托姆斯突远端倾斜的形成面所形成。坑的壁代表由托姆斯突的近端部分的面分泌的柱间质。由于坑底是斜的，底部的釉质与柱间质相混（图 2-15C）。

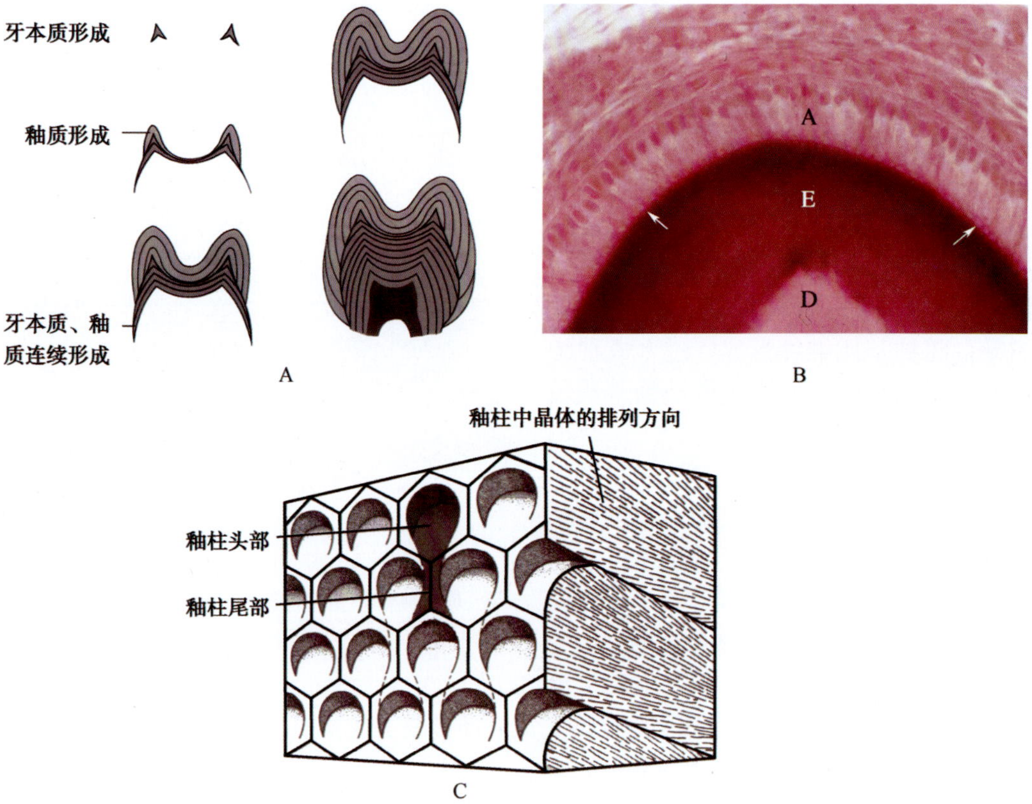

图 2-15 釉质形成

A．釉质、牙本质形成方式；B．釉质形成期切片示成釉细胞及釉基质（A：为成釉细胞，箭头示 Tomes 突；D：牙本质；E．釉质；C．釉质表面形成的“坑”

当基质的分泌达 50nm 时，出现最初的磷灰石晶体，呈薄而小的针状。发育中的釉质晶体与成釉细胞托姆斯突的表面呈直角排列，托姆斯突锥体外方的晶体方向发生突然变化，可以解释光学显微镜下釉柱部分和边界部分（即釉柱和柱间质）。在人的釉质，釉柱体部的晶体与釉柱长轴平行；在釉柱尾部与釉柱长轴倾斜约 60°。从三维角度看，一个釉柱由一个以上的成釉细胞形成；每个成釉细胞与一个以上的釉柱发育有关。但在釉柱与成釉细胞数量上的关系是："一个釉柱，一个成釉细胞"。

一旦釉质基质达到成牙的厚度，分泌期即结束。此时托姆斯突消失，成釉细胞在釉质表面形成一层无釉柱釉质。关于控制分泌期开始和结束的信号目前还不清楚。

3．转化期（the transition stage）　刚形成的釉质中水和蛋白的含量高，矿化程度低。将此釉质转化为充分矿化的过程为釉质的成熟，也是由成釉细胞完成的。成釉细胞由分泌期向成熟期的转变的一段时间称转化期。此期开始于分泌期结束。有两个标志：1）成釉细胞形态学变化；2）成釉细胞凋亡。釉基质形成后，成釉细胞失去托姆斯突，变短，蛋白合成相关的细胞器由于自吞噬减少，许多成釉细胞（25% ～ 50%）凋亡。成釉细胞和釉质间出现有半桥粒的基板。多数釉原蛋白被移除。

星网状层细胞也有显著变化。这些以前星状并且由细胞外间隙分开的细胞变得排列紧密，与中间层及外釉上皮一起，在成釉细胞下方形成一个乳头层。

4．成熟期（maturation stage）　釉质厚度完成后，矿化只达 30%，釉质由此时转化为釉质最终形式的过程即成熟。此过程中，无机成分（主要是羟磷灰石）增加使晶体宽度、厚度增加，晶体间隙减小。釉质中有机物和水减少，蛋白含量从原来的 30% 减至 1% 以下，剩余的蛋白种类也有变化，小的肽类和氨基酸分子、大的蛋白（非釉原蛋白）与晶体结合。成熟期大多数水也被移除。成熟实际上是一个持续的过程，早在分泌期就开始了。

釉质成熟期的变化由成釉细胞完成。此期开始的标志是成釉细胞远端出现刷毛缘（ruffle-ended，RE），也称纹状缘（striated border）。此种形态与远端胞膜的平滑缘（smooth-ended，SE）交替，在整个成熟期交替 5 ～ 7 次。在刷毛缘时，细胞远端有紧密连接，将细胞连接在一起，使细胞间为非渗透性的，而细胞的近端无连接复合体。刷毛缘细胞的功能可能与矿物离子进入釉质有关，此时细胞的钙 ATP 酶活性增加、钙离子运动活跃，局部 pH 正常，有利于钙化。当局部 pH 呈微酸性时（低至 5.8），成釉细胞失去刷毛缘，变为平滑缘状，此变化很快，常导致细胞间大的间隙出现，近端的细胞连接变得疏松或消失，而基底部的细胞连接变得更紧密，可能有利于有机物和水的吸收（图 2-16）。

成熟的另一个过程是一组釉基质蛋白酶降解釉质蛋白为小分子蛋白，此过程是连续的，不受成釉细胞控制。釉质溶解素（enamelysin）是一种基质金属蛋白酶，其活性受组织金属蛋白酶抑

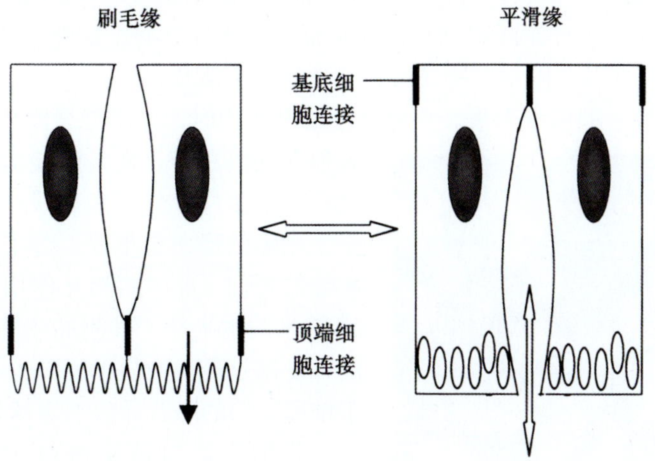

图 2-16　釉质成熟期的成釉细胞形态
刷毛缘（ruffle ended）形成时有助于矿物质进入釉质，平滑缘（smooth ended）时有助于釉质有机物的吸收

制剂调节，在釉质形成的分泌期随釉基质一同分泌，可能与此期限制性蛋白溶解有关。分泌期的基质变化包括釉原蛋白羧基端的劈裂（cleavage）、enamelin 和鞘蛋白的初加工，所以该酶于釉柱鞘区活动。在分泌后转化期釉质溶解素的产生减少；活性更强的丝氨酸蛋白酶开始发挥作用，持续于整个成熟期。丝氨酸蛋白酶去除釉质晶体间的釉原蛋白，使晶体的宽度和和厚度增长。成釉细胞也吸收和降解这些蛋白的降解产物。此过程的机制不清，可影响釉质后期的矿化。

釉质成熟活动的直接结果是获得矿物含量（大部分为钙和磷），失去蛋白质和水。在脱矿切片中容易见到基质蛋白的失去和矿物质的获得。牙尖处有机基质含量少，矿物质含量多，因此染色浅或完全无染色（釉质空隙）；相比之下颈部有较高的蛋白含量，染色深。成熟过程中，釉柱的中心或头部矿化较强。釉柱的周围区和釉柱的尾部仍可见有机物。用 Grenz X 线可见釉柱间的间隙，说明其矿物质含量低。颈部和中央沟区最后矿化，很少达到牙尖的矿化程度。此区的成釉细胞在矿化完成前失去功能。不完全矿化区如点隙和牙尖的基底区可能与龋的好发有关。

5．成熟后期（post-maturation stage） 釉质成熟后，成釉细胞即呈扁平状，偶见在釉质窝沟深部仍为柱状。在釉质和细胞间有 1μm 厚的无定形蛋白质层，称为原发性釉小皮（primary enamel cuticle），可能是釉质成熟期挤出的物质，或者是由蜕变的成釉细胞所分泌。成釉细胞本身借半桥粒和基板附着在牙面。成釉器的其他层也不明显，可能与牙囊融合。此时的成釉器上皮称缩余釉上皮，在牙萌出时保护釉质。缩余釉上皮在牙萌出过程的其他功能尚不清楚。一旦牙萌出至口腔，其表层与唾液相互作用，使矿化程度增强，有人称之为萌出后成熟（post-eruptive maturation）。

二、发育中釉质的蛋白质

成熟釉质中的蛋白质和肽类占釉质重量的 1% 以下，而在不成熟釉质中可占 25% ~ 30%。发育中釉基质几乎全部为蛋白质。釉基质蛋白在释放后很快降解因此纯化和鉴定困难。一些血清中的蛋白特别是白蛋白也可进入釉质。因此釉基质是复杂的蛋白质混合体。组织特异性蛋白（产自成釉细胞）和成釉细胞的活性在釉质成熟中是该矿化组织发育的关键。釉基质蛋白可分为 2 类：釉原蛋白和非釉原蛋白。

釉原蛋白（amelogenins）是一组主要的釉基质蛋白，占发育中釉基质蛋白的 80% ~ 90%。釉原蛋白基因位于 X 和 Y 染色体，X 染色体的釉原蛋白基因有 106 个碱基对，Y 染色体的釉原蛋白基因有 112 个碱基对，形成的蛋白稍有不同。新分泌的为 25kDa 蛋白，疏水性富脯分子，组氨酸、谷氨酸和亮氨酸含量也高。从釉质表面至深部依次被降解为 20kDa、13kDa、11kDa 和 5kDa。5kDa 分子的釉质蛋白富于酪氨酸，具有相对的不溶性，而 13kDa 和 11kDa 者为相对可溶性。

釉原蛋白一旦分泌马上开始降解并且持续至整个釉质分泌期。这种降解只是移出基质，为晶体生长提供空间，还是小分子降解产物还有特殊功能尚不清楚。

釉原蛋白为疏水性，倾向于聚集。当分泌至釉基质中时，并不像牙本质基质和骨基质那样形成独立的沉积带，而是弥漫地分布在整个发育中的釉质，呈胶样，分子和离子在期间扩散迅速，这对于大晶体的形成很重要。分子间的折叠允许 C 端和 N 端的蛋白 - 蛋白的相互作用，形成自组装的直径 20 纳米的纳米球。推测晶体的形成最初在纳米球之间。证据是最初的晶体间隔也是 20 纳米。随后，由于釉原蛋白的降解导致纳米球减小，晶体增大。

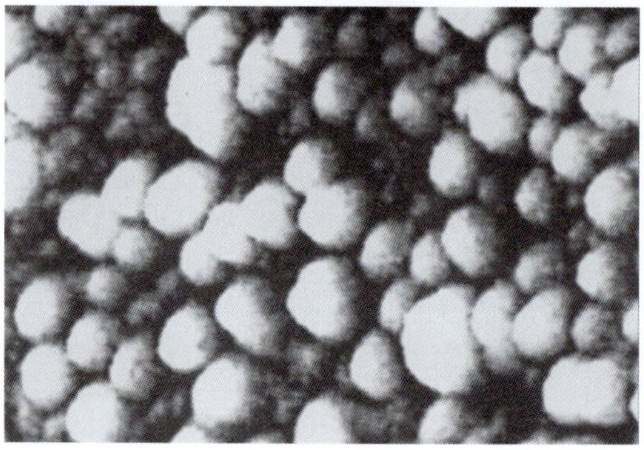

图 2-17 釉基质中的纳米球

非釉原蛋白釉质蛋白（Non-amelogenin enamel proteins）：约占成熟釉质蛋白的 10%。确切功能不详。主要有釉蛋白（enamelin）、成釉蛋白

(ameloblastin，amelin，sheathlin)、釉丛蛋白（tuftelin）、蛋白酶（protease）、硫酸化釉质蛋白（sulphated enamel proteins）和衍生蛋白（derived）。与釉原蛋白一样，也有交替剪切和分泌后的降解。

釉蛋白：是最大的釉质蛋白，富于甘氨酸，分子量 142kDa 和 89kDa。见于新形成釉质的最外层，很快降解为 30kDa-40kDa 和 13-17kDa。有的小分子者为磷酸化的糖蛋白，富于脯氨酸、亮氨酸、甘氨酸、谷氨酸和天冬氨酸。釉蛋白主要位于釉柱核心处。可以与其他釉质蛋白形成聚集。也见于釉牙本质界，有人推测可以通过抑制作用控制晶体生长。

成釉蛋白：这个由交替剪切形成的幼稚蛋白有 2 个转录子，富于脯氨酸、甘氨酸和亮氨酸，分子量 62kDs。最初位于成釉细胞附近的釉柱核心处，小的降解产物分布在釉柱边界处，因此有人推测与釉柱结构形成有关。基因位于 4 号染色体。裸突变的小鼠的釉质有缺陷，成釉细胞与分泌的釉质表面分离，极性丧失，因此可能在细胞粘附上起作用。牙根形成时，上皮根鞘也可以分泌成釉蛋白。

釉丛蛋白：富于天冬氨酸和谷氨酸，分子量在 58 ～ 66kDa。也发生交替剪切。基因定位于 1 号染色体。由于该蛋白是釉质中最早形成的蛋白，先于釉原蛋白和成釉细胞分化，因此功能之一可能是上皮 - 间充质相互作用的信号分子。釉丛蛋白位于釉牙本质界，可能是釉质矿化启动的成核者。釉质成熟后有些蛋白仍存在于釉丛蛋白的部位，可能是釉丛蛋白的降解产物，但脯氨酸含量较少而酪氨酸含量较多。

磷酸化釉质蛋白：少。分泌后 1 ～ 2 小时降解，功能不详。

蛋白溶解酶：釉质溶解素（enamelysin）和釉基质丝氨酸蛋白酶（kallikrein）。也有碱性磷酸酶存在。这些酶的活性在釉质成熟早期最高。

来自血清的蛋白：非分泌蛋白。主要为白蛋白。由于其与羟磷灰石有亲和性，所以被吸收至发育中的釉质中，有抑制晶体生长的作用。

Amelotin（AMTN，4q13.3）是新近鉴定的釉质蛋白，由成釉细胞在转化期分泌在基板表面，沿层粘连蛋白 5 分布，也见于结合上皮与牙连接处的基板。可能参与调节成釉细胞与釉质间的黏附，也可能与矿物质进出釉质有关。

釉基质蛋白在釉质发育中的确切作用尚未彻底阐明。目前提出的假说主要有：釉原蛋白和非釉原蛋白可结合矿化离子使之成为晶体，控制晶体生长，给生长中的晶体提供支持，在矿化期起保护作用。成釉蛋白可能与釉柱外形确定有关，也可能有细胞信号作用（包括釉丛蛋白），蛋白裂解产物可能有控制分泌的作用（图 2-18）。

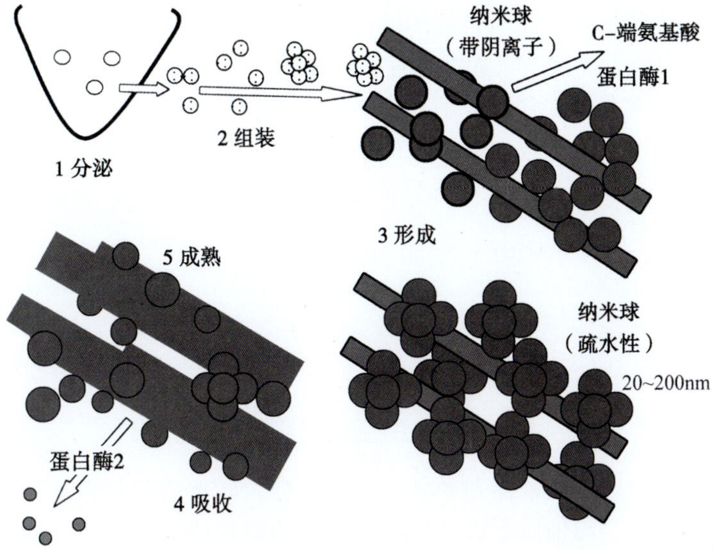

图 2-18　釉原蛋白控制晶体生长的示意图

三、釉质的矿化

如前所述，釉质的矿化在釉基质形成 50nm 时就开始了。至分泌期结束釉质的矿化达牙萌出时矿化程度的 30%。釉质发育的成熟期完成了绝大部分的矿化。随着蛋白质和水分的移除，釉质中无机成分（主要是羟磷灰石）增加使细小的晶体宽度、厚度增加，晶体间隙减小。

分泌期和成熟期均有较多矿物离子进入釉质，特别是成熟期进入的量很大。来自于血管的钙通过成釉器进入釉质可能涉及细胞间和跨细胞 2 个途径。釉质晶体生长发生在矿化牙本质和成釉细胞远端的紧密连接之间的范围内。成釉细胞远端的紧密连接和 Tomes 突胞膜上的钙 ATP 酶活性说明成釉细胞可能控制着釉质沉积区的液体环境。成熟的成釉细胞远端胞质内也有钙 ATP 酶。人成釉细胞分泌期和成熟早期还存在 Ca^{2+} 泵蛋白，该蛋白在成釉细胞远端近矿化釉质处最多，提示成釉细胞有质膜钙泵结构。最近的研究结果提示钙的通道是成釉细胞的高储藏力相关内质网（high-capacity stores associated with the endoplasmic reticulum）。在分泌期和成熟期成釉细胞的内质网有 2 种低亲和力、高能钙结合蛋白（calreticulin 和 endoplasmin）提示钙的转细胞作用可能涉及内质网和肌醇三磷酸调节的钙通道。内质网可作为高容量钙转运管道而不必改变正常的胞质钙浓度。可以避免胞质内过高的钙造成的细胞毒作用。这也可解释成熟期成釉细胞为什么有大量的内质网，而分泌蛋白合成量较少的现象。

分泌期成釉细胞有骨涎蛋白的高表达。骨涎蛋白是钙结合蛋白，其在釉质矿化中的作用有待于确定。有人认为，釉丛蛋白和骨涎蛋白能启动釉质晶体成核。

釉质矿化的特异性启动因子尚未得到确定。有人提出釉丛蛋白引导最初的晶体生长及成核，也有人认为最初的成核可能发生在牙本质并且越过了釉牙本质界，基质小泡在一些部位的牙本质参与矿化的启动，但在釉质尚未报道。有人提出最初的晶体在釉原蛋白自组装成的纳米球间形成，通过这种釉原蛋白间隙的构建，为釉柱定向并控制其生物矿化。

四、釉质形成缺陷

釉质形成缺陷常见。人群中 8% ~ 80% 至少有一个牙受累。目前有 100 种以上的釉质形成缺陷。釉质发育不全（amelogenesis imperfecta）为一组相当常见的遗传性病变，只累及釉质。发病情况在 1/14 至 1.4/1000 不等。根据所累及的釉质发育的阶段的不同，可分为三种：1）发育不全性（hypoplastic），表现为釉质薄，表面多沟、凹，但颜色正常；2）钙化不全性（hypocalcified），釉质矿化程度低下，色暗，容易碎裂；3）成熟不全性（hypomaturation），釉质色暗，表面斑点状，易碎裂。还有一些包括系统代谢异常的遗传性疾病，可见釉质薄，有凹陷，同时伴其他组织病变，而系统性外胚层或表皮病变（如大疱性表皮松解症）有许多亚型，都伴有釉质发育不全。

最重要的影响釉质发育的饮食因素是氟化物（> 5ppt），釉质有不同程度的表层下矿化不全。发热性疾病可影响釉质发生，导致形成不良的釉质条带。某些药物如四环素可影响釉质发生，掺入釉质，形成黄色区。Rh 因子不匹配时导致的胎儿成红细胞增多症，血红蛋白残基掺入发育中的釉质，使釉质有褐色色素沉着。

第三节 牙本质发生
Dentinogenesis

牙胚发育至钟状期晚期，成釉器和牙乳头分化充分，牙本质首先形成。一般一旦牙本质开始形成，牙乳头即成为牙髓。与釉质不同，牙本质形成活动将持续终生，并根据需要可形成新生牙本质。牙本质形成是连续性过程，为了便于叙述，将其分为成牙本质细胞分化、牙本质基质形成和基质的矿化几个阶段。

一、成牙本质细胞分化

牙发育期间，牙乳头细胞不断分裂，包括牙乳头外围的细胞，它们位于近基底膜处，为椭圆形或多角形细胞，称前成牙本质细胞（图2-19）。最初的成牙本质细胞出现在未来的切缘或牙尖处。前成牙本质细胞开始无发达的细胞器，也没有特殊的方向性。它们向成牙本质细胞分化时，变化迅速。细胞增大，核位于基底部，即离内釉上皮最远处。高尔基体变发达，位于核上方；粗面内质网增大，变扁，平行于细胞的长轴。细胞变长，排列整齐即发生明显的极性化。细胞变长及极性化排列伴随细胞内骨架的重新分布。成牙本质细胞的骨架有肌动蛋白、黏着斑蛋白（vinculin）和波形蛋白，还有巢蛋白（nestin）和细胞角蛋白的表达。成牙本质细胞是结缔组织形成细胞中极性最强的细胞。从来不被致密的基质环绕（病理情况除外），始终都处于牙本质牙髓侧表面，只将分泌产物释放在其尖端区。在这些方面成牙本质细胞更相似于分泌性上皮细胞，而不像间充质细胞。其极性的另一个特点是具备特殊的细胞连接。尖端区的终棒 结构由紧密连接和桥粒构成。某些神经纤维和von Corff纤维穿过成牙本质细胞进入前期牙本质提示此封闭结构不是完全紧密的。分子示踪实验证明成牙本质细胞层有轻微的渗透性。缝隙连接也在成牙本质细胞间形成，这些通讯连接可使成牙本质细胞层作为一个整体或细胞群对生理刺激作统一反应。分化中的成牙本质细胞有许多朝向内釉上皮基板的小突起。随着分化的进展，突起的数量减少，剩下一条最明显者（图2-20）。

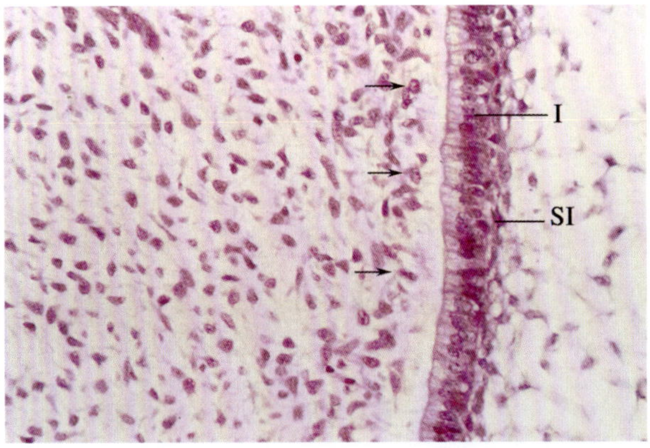

图2-19　前成牙本质细胞（箭头所示）
I：内釉上皮；S1：中间层

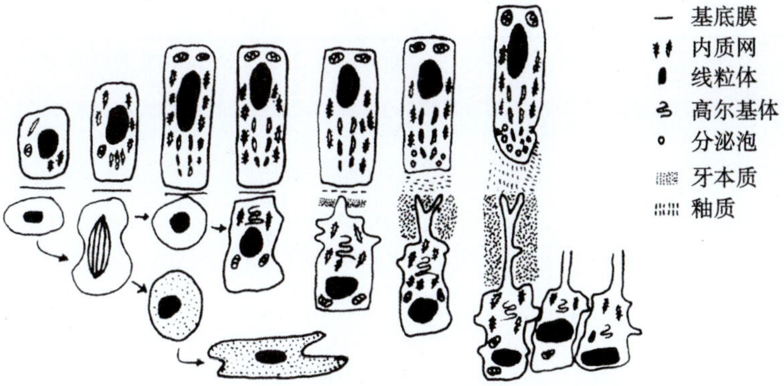

图2-20　成牙本质细胞分化示意图

成牙本质细胞的分化有特定的时间、空间模式，开始于未来的牙尖和切缘处，向根方不断扩展。这种进展的控制可能是内釉上皮对其诱导的能力，或者是前成牙本质细胞对某种信号的反应能力，目前的证据支持后者。

成牙本质细胞的分化依赖上皮间充质的相互作用。内釉上皮的基板对成牙本质细胞分化很重要。其分化过程伴随有基板成分的改变，这些改变包括层粘连蛋白、含硫酸软骨素蛋白多糖和釉质蛋白的表达及定位。纤维粘连蛋白和核心蛋白聚糖也聚集在分化的成牙本质细胞远端。目前尚不知道哪种变化启动或控制分化，可能一些未知因子通过基板过快，难以检测。成牙本质细胞分化时，内釉上皮表达 TGF、IGF 和 BMP。内釉上皮形成、位于基板中的 TGF-β 作用于前成牙本质细胞，通过一系列步骤，调节细胞骨架相关基因的表达。细胞骨架是细胞分化过程中细胞器定位的前提，与细胞形态改变有关。

二、牙本质基质沉积

成牙本质细胞一旦完成分化，即开始形成牙本质基质。基质成分很多，主要为Ⅰ型胶原纤维（表 2-2），还分泌Ⅲ型胶原。最初的牙本质形成的表现是出现明显的较大直径的胶原原纤维（直径 0.1 ~ 0.2μm），称为科尔夫纤维（Korff's fibers），由Ⅲ型胶原构成，伴有纤维连接蛋白。这些纤维来自于成牙本质细胞的深面，穿过成牙本质细胞伸向内釉上皮，紧邻内釉上皮下方在无结构的基质中成扇面分布。随着成牙本质细胞的增大，它们也合成一些小的Ⅰ型胶原纤维平行于未来的釉牙本质界排列。这种最初形成的牙本质称罩牙本质（mental dentine）。随着牙本质基质的沉积，成牙本质细胞向后退缩，留下胞质突起在基质中。伸长的牙本质细胞突起周围的基质最终发生矿化，形成包绕胞质突起的牙本质小管。随成牙本质细胞后退、突起变长，突起的末端和侧方形成许多末端分支及侧支。在成熟牙，这些分支在牙本质中形成许多牙本质小管的分支。成牙本质细胞在牙本质小管中延伸的程度仍有争论。

最初形成的罩牙本质基质纤维与 DEJ 呈垂直排列，在成熟牙用偏光显微镜观察为双折射的。以后形成的牙本质为髓周牙本质，位于罩牙本质深部，其胶原纤维排列更随机。在牙根部最初形成的胶原纤维平行于牙长轴，因此无罩牙本质存在。

新的基质沉积与矿化的幅度相似，所以在牙本质的牙髓侧始终有一层未矿化的基质即前期牙本质。胶原纤维主要由成牙本质细胞的胞体分泌，细胞的突起分泌其他非胶原蛋白，所以胶原和非胶原蛋白复合体形成于前期牙本质和钙化牙本质交界处，即矿化前沿。

成牙本质细胞分泌的牙本质磷蛋白（dentine phosphoprotein，DPP）和牙本质涎蛋白（dentine sialoprotein，DSP）在牙本质基质中是含量仅次于胶原的蛋白，为牙本质特异性蛋白。DPP 在牙本质矿化中有重要作用。

表2-2　牙本质细胞外有机基质成分

胶原 　Ⅰ型、Ⅴ型、Ⅲ型、Ⅵ型	釉质溶解蛋白（基质金属蛋白酶 20）
蛋白多糖	脂类
核心蛋白聚糖（PG1）	磷脂
双糖链蛋白聚糖（PG2）、	胆固醇
其他含硫酸软骨素 4 的蛋白多糖	胆固醇脂
硫酸皮肤素、硫酸角质素（？）	三酰甘油
基底膜聚糖（？）	
糖蛋白 / 涎蛋白	血清源性蛋白
骨连接蛋白、牙本质涎蛋白（DSPs）	α2HS- 糖蛋白
骨涎蛋白、骨桥蛋白	白蛋白
骨酸性糖蛋白 75、多配体聚糖	免疫球蛋白
磷蛋白	生长因子
牙本质磷蛋白（DPPs）	转化生长因子 β 家族（TGFβs）
牙本质基质蛋白 1	成软骨（chondrogenic）诱导因子
含 γ 羧基谷氨酸蛋白、骨钙素	骨形成蛋白（BMPs）
基质 GLA 蛋白	成纤维细胞生长因子（FGF）
	胰岛素样生长因子（IGFs）
釉蛋白 1（amelin-1，瞬时表达）	

三、牙本质的矿化

前期牙本质的矿化有两种方式：①在牙本质胶原沉积的同时，成牙本质细胞与内釉上皮相对的细胞膜伸出钝性的突起进入正在形成的牙本质细胞外基质。偶尔这些突起穿过基板伸入内釉上皮细胞间而形成后来的釉梭。随着成牙本质细胞突的形成，这些细胞也以出芽的方式排除许多小的、称为基质泡（matrix vesicles）的膜被泡至基板附近。牙本质最初的矿化发生在基质泡内，为单个的晶体，可能形成自泡壁的磷脂。这些晶体迅速生长，穿破基质泡，扩展成晶体簇并且与邻近的晶体簇融合，形成连续的矿化基质层。矿化的形成晚于牙本质基质的形成，所以在矿化的牙本质和成牙本质细胞间总是有一层未矿化的有机基质，称为前期牙本质。最初的矿化发生后，成牙本质细胞合成的非胶原基质蛋白开始调节矿物质的沉积。这就是牙冠部的罩牙本质，15 ~ 20μm 厚。②髓周牙本质矿化：是成牙本质细胞通过分泌调节矿物质沉积的蛋白来控制矿物质在矿化前沿的沉积。成牙本质细胞摄取血清钙，聚集在远端胞体和突起中，多数与细胞器结合（过多的钙有细胞毒性，但对成牙本质细胞不造成危害）。只有少许钙通过细胞外途径进入。细胞内途径转运可以主动控制矿化区钙的浓度。成牙本质细胞转运的钙在 I 型胶原的微孔内和表面形成晶体，矿物质首先沉积在胶原分子的有孔区。最初的钙化后，所有的晶体都位于胶原纤维内或纤维的表面，晶体沿胶原纤维的长轴排列（图 2-21）。这些小的晶体不断生长，扩展至所有的前期牙本质，只有刚刚形成的前期牙本质是非矿化的。晶体平均约 100nm 长，3nm 宽。基质的形成和矿化是密切相关的，通过增加牙本质中矿物质的密度矿化逐渐进展。随着每天前期牙本质的增加，在髓腔侧形成新的一层，外围的前一天形成的前期牙本质发生矿化成为牙本质。随着前期牙本质矿化为牙本质，矿化牙本质——前期牙本质界的建立，牙乳头即变成了牙髓。牙冠形成期及牙萌出后，前期牙本质持续形成并矿化，使牙髓的体积缩小。

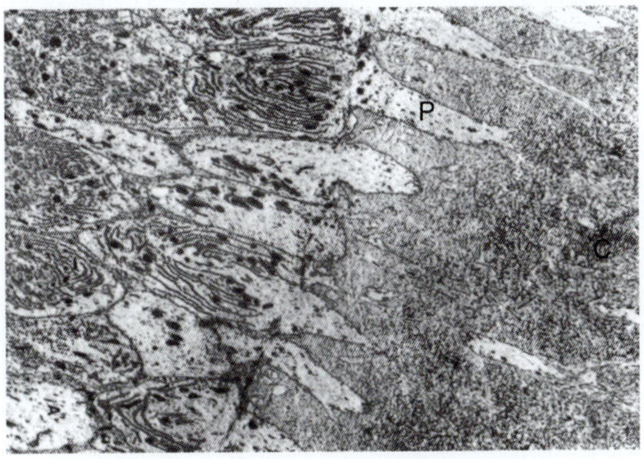

图 2-21 成牙本质细胞及牙本质

P. 成牙本质细胞突起；C. 矿化牙本质

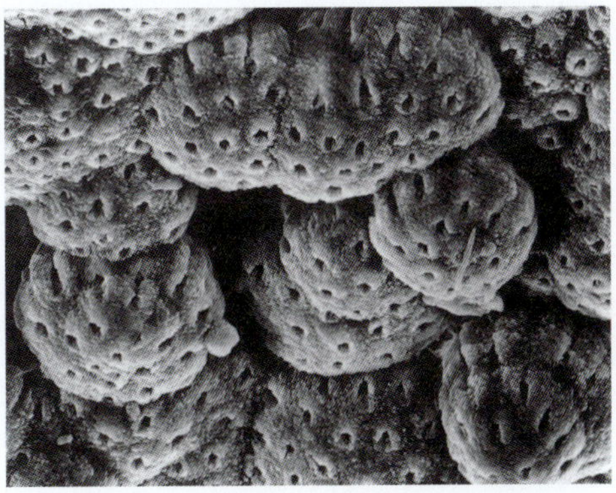

图 2-22 牙本质矿化前沿的钙球

牙冠发育和萌出期，牙本质每天形成的量约 4μm 厚。在牙达到咬合后，下降为每天 1 微米。增生线的形成据认为是基质形成停顿和矿化改变所致。可能发生在每天代谢最低的时候。较大的代谢变化如出生或疾病可导致此线的增大。牙本质增生性的沉积开始于 EDJ 髓角的尖端处，呈锥形节律性沉积直至牙冠形成。牙冠形成后牙本质发生持续至牙萌出后很久。

在组织学切片上。始终可见发育中的牙本质的矿化带，其与前期牙本质的交界不规则，常呈球形（图 2-22），最后融合成完全矿化的牙本质。球形矿化是所有部位牙本质矿化的特点，此种方式的矿化可能是先形成矿化中心，然后矿化围绕此中心进行，再与邻近的矿化球融合，融合的失败将导致球间牙本质。

牙本质矿化机制较复杂，有多种因素参与，但主要受成牙本质细胞的控制。在髓周牙本质，成牙本质细胞转运钙离子至矿化部位，沉积到Ⅰ型胶原上，此过程主要受DPP的控制。DPP为阴离子蛋白质，可结合钙，使晶体生长。DPP浓度高时，可抑制晶体的生长，因此通过控制DPP的释放，成牙本质细胞控制牙本质矿化的启动和速度。DPP在前期牙本质中不存在，主要在矿化前沿聚集。体外可以与钙结合，诱导羟磷灰石成核，控制晶体生长。在牙本质发育不全的患者，DPP消失。总之，DPP在矿化中的作用主要有①转运钙离子至矿化前沿；②将成核定位于特定区域的胶原纤维；③稳定已经形成的晶体。

除DPP外，牙本质基质中还有一些蛋白质在体外具有矿化特性，但由于含量少，在牙本质矿化中的作用较难确定，它们有骨连接蛋白、骨桥蛋白、DSP、硫酸软骨素等。在罩牙本质中，成牙本质细胞分泌基质泡，内含各种酶包括碱性磷酸酶，使磷离子在泡中浓集，在泡内有矿物晶体发育，泡破裂后启动矿化。

第四节 牙髓的发育
Development of the Dental Pulp

牙髓来自于牙乳头。牙乳头是成釉器下方密集分布的间充质细胞团，细胞分裂多，细胞间质少。当成釉器进入钟状期时，牙乳头外围的细胞在内釉上皮的诱导下，分化为成牙本质细胞，一些不成熟的树枝状抗原呈递细胞出现在成牙本质细胞周围。一旦成牙本质细胞开始形成牙本质，牙乳头就称为牙髓（图2-23）。此时的牙髓中为密集的小而未分化的间充质细胞，呈星状，细胞间质少，细胞核相对较大。随牙髓的发育，这些中心处的细胞将分化为成纤维细胞，胞质增多，出现蛋白合成相关的细胞器，细胞产物释放至细胞外间隙，形成胶原，包埋在基质中。胶原束在牙发育成熟时才出现。早期阶段，基质中糖胺聚糖含量高并且一直增加，至萌出时下降，主要为硫酸软骨素。中央部分一些细胞维持不分化状态，为未分化的间充质细胞，保留其以后再分化的潜能。随着牙本质的不断形成以及上皮根鞘的发生，最后确定了冠髓和根髓的形态。牙囊、上皮根鞘以及上皮根鞘以内的牙乳头间的相互作用导致牙骨质和根部牙本质的形成。一旦牙根的全长已经形成，牙齿达到与对合牙的功能位置，牙髓的发育即完成。但牙本质的形成将持续终生。牙萌出时在成牙本质细胞层下方会形成多细胞区，原因是牙髓中心的细胞向此处迁移而不是细胞分裂所致。牙萌出时在冠髓会形成乏细胞区，但有人认为是人工假象。牙髓的干细胞一直维持分化成成牙本质细胞、形成修复性牙本质的潜能。

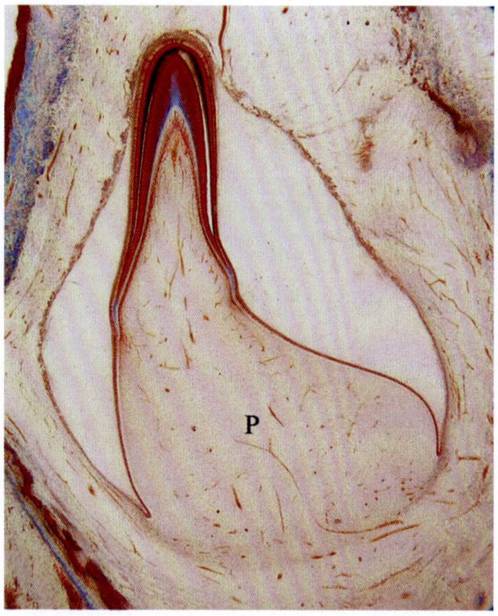

图2-23 牙髓的发育（“P”区所示）

牙髓中的血管分布始于钟状期早期，为颌骨血管自牙乳头基底部进入的细小分支。这些小血管中的部分变为牙髓血管的主干，在牙髓中增大向牙尖部走行，在此处发出许多小分支，在成牙本质细胞层下和围绕成牙本质细胞形成静脉床、小动脉和毛细血管。牙本质持续形成时，成牙本质细胞层的血管增加，可能是成牙本质细胞向血管床迁移的结果。有些毛细血管与前期牙本质紧贴，偶有血管袢进入牙本质。牙髓中淋巴管发育的时间和发育特点不明。成熟牙髓含有巨噬细胞、血管周细胞和淋巴样细胞，可能来自于血管。

牙发育征象出现前，三叉神经分支即进入上颌突和下颌突并分布在牙形成区。牙发育的帽状期，牙囊中即有神经分布，但神经 轴突直到牙本质和釉质开始形成后才进入牙髓。所以牙髓的神经分布晚于邻近组织，可能与神经抑制分子的存在相关。刺激神经生长的因子包括神经生长因子和脑源性神经营养因子表达在发育中牙髓的成牙本质细胞层，但在早期不发挥作用。最早进入牙髓的神经分布在血管附近，虽然这些神经在解剖学上为感觉神经，但可通过轴突反射控制血流。

自主神经进入牙髓较晚，主要限于根髓，分布在动脉的平滑肌。牙根形成前有许多神经进入牙髓，但最终的神经分布如成牙本质细胞下丛一直到牙根完全形成才完成。在牙冠，特别是在牙尖处，有些神经末梢分布在成牙本质细胞间和进入牙本质小管。这是一个主动过程，并非是继发性牙本质形成埋入的轴突。

第五节　牙根及牙支持组织的发育
Development of the Root and Tooth Supporting Tissues

牙根的发育晚于冠形成，涉及上皮根鞘与牙乳头的相互作用。牙根发育的开始与牙萌出的轴向运动是同时进行的。三种牙胚成分都参与牙根的发育。随着牙冠的持续发育，成釉器颈环细胞继续生长，形成上皮根鞘。上皮根鞘内层细胞诱导牙乳头分化为成牙本质细胞，形成根部牙本质。上皮根鞘还决定牙根的数量即单根牙或多根牙。其他牙乳头细胞将成为牙髓细胞。牙胚的第三个成分即牙囊围绕成釉器、牙乳头和牙根，其细胞将形成牙的支持组织，即在牙根表面的牙骨质，牙周膜和牙槽骨的表层。牙槽骨最初包绕发育中的牙冠，以后包绕牙根，它与牙周膜附着，牙周膜再附着于牙骨质。

一、根部牙本质的形成

（一）发育过程

牙冠发育完成后，颈环游离端的内、外釉上皮细胞增生成双层细胞的上皮根鞘（Hertwig's root sheath）。上皮根鞘的游离端即最初的根尖孔。先形成的上皮根鞘向内弯曲 45 度，形成盘状结构，此结构称上皮隔（图 2-24）。上皮隔使最初的根尖口缩小，最后将成为根尖孔。上皮隔的大小在牙根发育期间维持不变，因为上皮根鞘的生长发生在上皮隔与上皮根鞘的夹角处而不是在上皮隔的尖端。新形成的垂直部分的上皮根鞘诱导邻近的牙乳头细胞分化为成牙本质细胞，形成牙本质。随着牙根的增长，牙冠开始从隐窝的底部移动。为牙根的继续生长提供空间，而上皮隔仍维持与隐窝底部的位置关系。因此，牙根变长与牙冠的颌向移动的速率相同（图 2-25）。

根部牙本质形成基本同于冠部牙本质。不同之处在于最初的形成的牙本质。最初的基底膜和牙本质胶原基质间有无定形的物质存在，是上皮根鞘细胞分泌的细纤维样非胶原基质，部分为釉质蛋白，它们形成约 10μm 的透明层。过去曾被归于牙本质或牙骨质。最初沉积的胶原纤维大致与牙本质牙骨质界（cementum-dentin junction）平行，相当于冠部的罩牙本质。根部的成牙本质细胞与冠部者稍有不同，有数个小的分支突起，形成伞样的袢，形成所谓的颗粒层（也可能是小的球间牙本质）。根部外周的牙本质中，上皮根鞘破坏可导致的较大量的球间牙本质区并且有上皮根鞘的碎片掺入其中。根部牙本质形成速度较冠部稍慢，矿化形式相同，钙球较小而且多。

牙根的形成是通过上皮根鞘的生长实现的。单根牙发育时，上皮根鞘似袖口或管子围绕牙髓细胞。根鞘内层细胞诱导牙乳头细胞分化为成牙本质细胞，形成牙本质。随第一层基质矿化，根鞘细胞与牙本质表面分离。根鞘由于变性中断，根鞘细胞离开牙本质进入牙囊中。牙囊细胞再移向根部牙本质，与牙本质接触后，分化为成牙骨质细胞，分泌牙骨质基质、然后矿化形成牙骨质。随牙骨质形成，根鞘细胞继续移动，其残余细胞留在发育中的牙周膜中成为上皮剩余（图

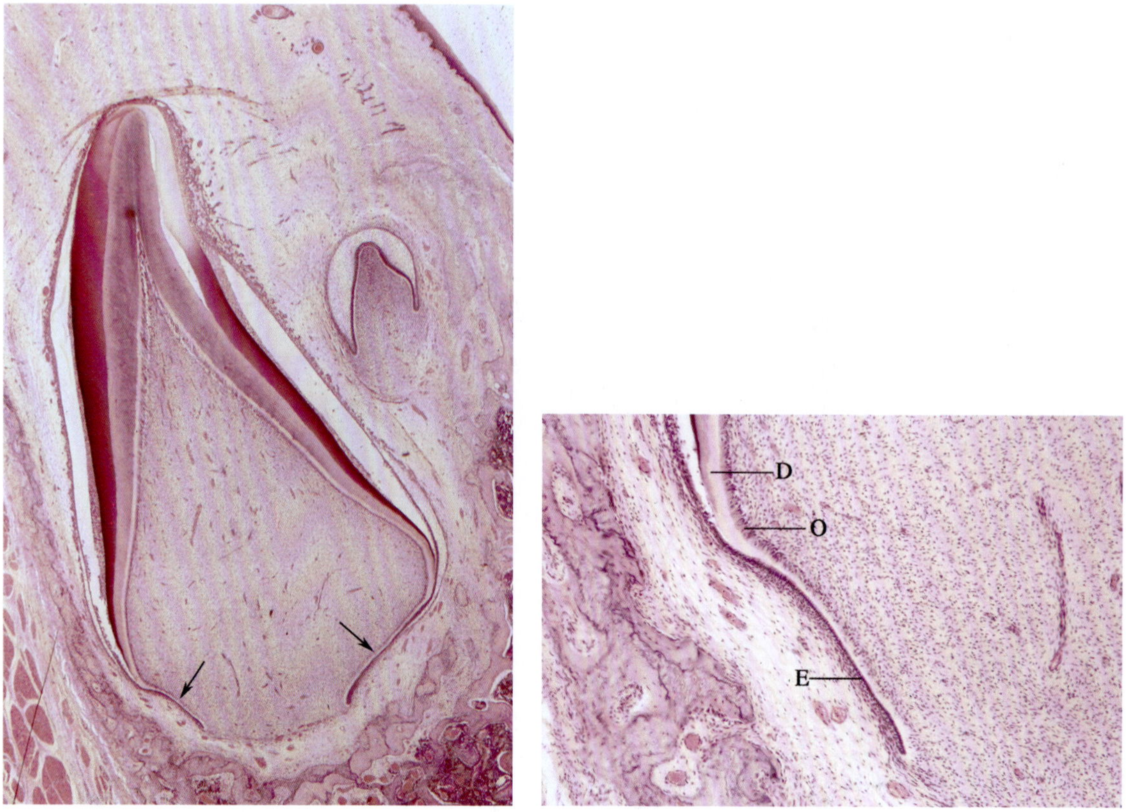

A B

图 2-24 上皮隔的结构

A．低倍镜下表现（箭头所示）；B．高倍镜下所见（“O”示根部成牙本质细胞，“D”示牙本质，“E”示上皮隔）

2-26）。上皮隔夹角处细胞增生，牙根不断延长，同时伴牙乳头及牙囊细胞的增生。牙的萌出运动为进一步的牙根发育提供空间。

因为根部牙本质一旦形成，上皮根鞘就断裂，所以见不到完整的根鞘。但是上皮隔维持恒定，至牙根发育完成后才断裂。牙萌出至口腔后牙根发育的过程仍在持续。

人的多根牙有一个共同的根干，是颈部釉质与牙根分叉之间的部分，位于牙根基底部。一直到根分叉之前，多根牙的牙根发育基本与单根牙相似。多根的形成是由于上皮隔的不一致的生长。上皮隔出现舌状突起，一直生长至与对侧的一个或两个舌状突起联合，将原来的根干的一个开口变成 2 个或 3 个开口。上皮隔的细胞在每个开口处继续增生，形成新的上皮隔，随牙根的伸长，为多根牙的每个牙根的形态勾画出轮廓。舌状突起接触的区域在根分歧处形成上皮桥（图 2-27）。上皮桥处内层细胞诱导形成成牙本质细胞，形成髓室底部连接各个牙根的牙本质。以后根鞘细胞断裂，如单根牙一样，在此区牙本质表面将形成牙骨质。

（二）根部牙本质形成异常

正常时上皮根鞘两层细胞间无星网状层和中间层分化，出现时可能与根面局部釉质形成有关。此时，内层的根鞘细胞可分化为有功能的成釉细胞并形成少许釉质，称釉珠（enamel pearls）。常见于恒磨牙的牙根间。上皮根鞘的延续性和增生、变性的时间对于正常根发育非常重要。如果在牙本质形成之前上皮根鞘的连续性中断，如上皮细胞缺乏或缺陷，成牙本质细胞将不能分化，在上皮的缺陷处将不能形成牙本质，结果是形成与牙周韧带相通的侧支根管（accessory root canal），可发生于根的任何部位，特别是根尖区 1/3（图 2-28A），也见于多根牙的根分歧区，这是由于上皮隔的舌状突起不完全融合所致，也形成侧支根管。另一方面，如果上皮根鞘不在适当的时间变性，仍附着于根部牙本质表面，牙囊的间充质细胞就不能与牙本质接触，此处就不会

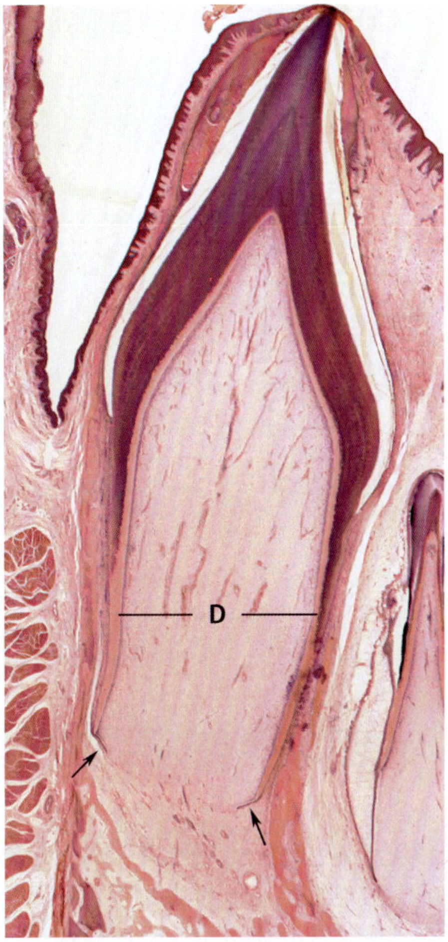

图 2-25　根部牙本质形成，牙根变长

D. 根部牙本质，箭头示上皮隔

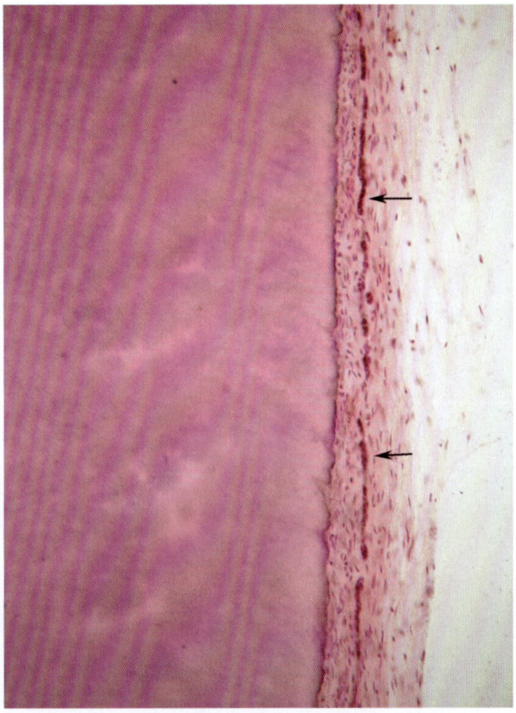

图 2-26　上皮根鞘断裂后，牙囊中的上皮剩余（箭头所示）

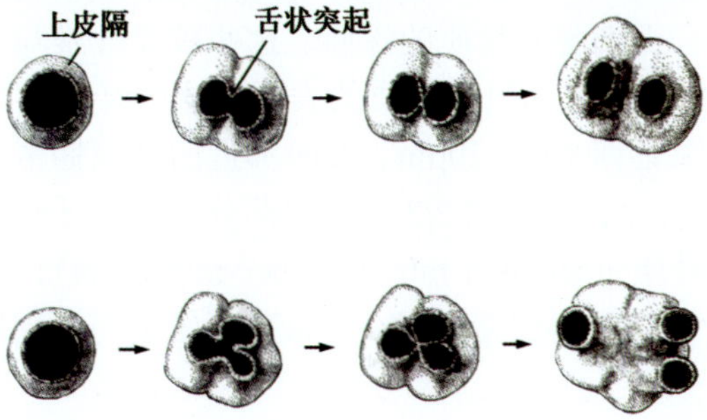

A

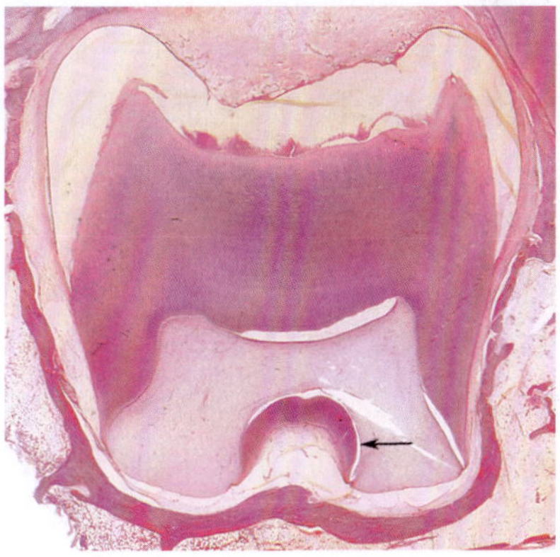

B

图 2-27　多根牙牙根的形成

A. 多根牙牙根形成示意图；B. 多根牙的根分歧处牙本质形成（箭头所示）

有成牙骨质细胞分化及牙骨质形成，因此根部出现无牙骨质附着区，导致牙本质暴露，可发生在根面任何区域，颈部多见（图 2-28B）。随增龄变化导致的牙龈退缩，可出现此区的颈部牙本质过敏。如果在根部发生部分矿化后发生上皮根鞘异位，最终可导致其余部分牙根弯曲或扭曲，称弯曲牙（dilaceration）或牙根变形（root distortion）。此情况多见于恒牙列。通常由对乳牙的外力打击，造成其下方部分矿化的恒牙根的异位引起。弯曲牙根可能妨碍牙的萌出，也可造成矫正和拔牙的困难。

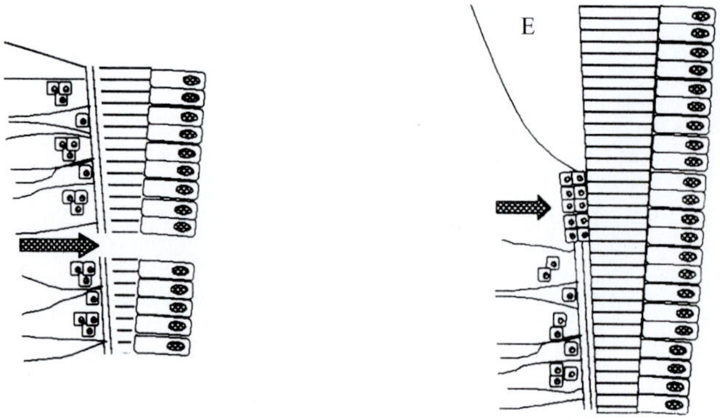

图 2-28 上皮根鞘发育异常示意图

左图：上皮根鞘局部断裂将造成侧支根管形成；右图：上皮根鞘局部黏附在牙本质上将造成根部牙骨质缺乏

二、牙骨质发生

（一）无细胞牙骨质

无细胞牙骨质（acellular cementum）也称原发性牙骨质。根据基质中是否含细胞，牙骨质可分为细胞性和无细胞性。基质形成期，成牙骨质细胞的行为决定牙骨质的类型。当一些成牙骨质细胞释放基质，同时细胞被埋在基质中时即形成细胞性牙骨质。另一方面，当所有的成牙骨质细胞均后退，无陷入基质的细胞时，则形成无细胞性牙骨质。一般无细胞性牙骨质覆盖牙根近牙颈部的一半，细胞性牙骨质见于根尖区的一半。但无细胞性和细胞性牙骨质可呈交替的层存在于任何部位。在细胞性牙骨质，陷入的成牙骨质细胞发育出胞质突起，位于牙骨质基质中成为牙骨质细胞。

牙骨质的形成首先在牙颈部，逐步向根方扩展。根部牙本质开始形成后，上皮根鞘接触到刚形成的前期牙本质，便断裂失去其连续性。牙囊中的成纤维细胞样细胞穿过上皮根鞘破裂洞孔至尚未矿化的前期牙本质表面，即成牙骨质细胞（有人认为一些成牙骨质细胞来自于转化的上皮根鞘细胞），分泌胶原纤维形成无细胞牙骨质。无细胞牙骨质的深面，这些胶原纤维与透明层交叉，以后钙化形成牙骨质与牙本质的牢固结合。在无细胞牙骨质的表面，这些纤维形成纤维穗（fibrous fringe），类似头发的刘海，向牙周间隙延伸 10 ～ 20μm。此时邻近的牙周韧带的胶原纤维与牙根表面平行排列，尚未与纤维穗附着。至牙根形成约 2/3 时，这部分无细胞牙骨质只有约 10μm 厚，有人称之为无细胞性内源性纤维牙骨质（acellular intrinsic fiber cementum）。内源性纤维即由成牙骨质细胞形成的纤维。这部分牙骨质以后将缓慢增厚、根面的纤维穗与牙周韧带中的纤维相连以及发生缓慢的矿化。

在形成的牙骨质邻近，成纤维细胞形成胶原纤维，这些纤维被埋入牙骨质基质，使牙附着于牙槽骨。埋入牙骨质的牙周韧带纤维称为穿通纤维或 Sharpey 纤维。这些是牙骨质外源性纤维，与根面呈直角。一旦牙周韧带纤维附着于牙骨质表面，此时的牙骨质即为无细胞外源性纤维牙骨质（acellular extrinsic fiber cementum）。此后，一生中都在缓慢增加，约 2.5μm/ 年。

牙骨质的矿化似乎不受细胞的控制。矿化时无基质泡。可能是邻近的牙本质中的磷灰石晶体启动了牙骨质矿化。牙骨质附近的呈碱性磷酸酶阳性的成纤维细胞可能也在牙骨质矿化中起作用。牙骨质矿化为线形，无钙球形成。牙骨质发生的活跃期和静止期交替存在，因此结构线明显。无细胞牙骨质形成非常慢，增生线较细胞性牙骨质排列更密集。而且在其表面无类似于前期

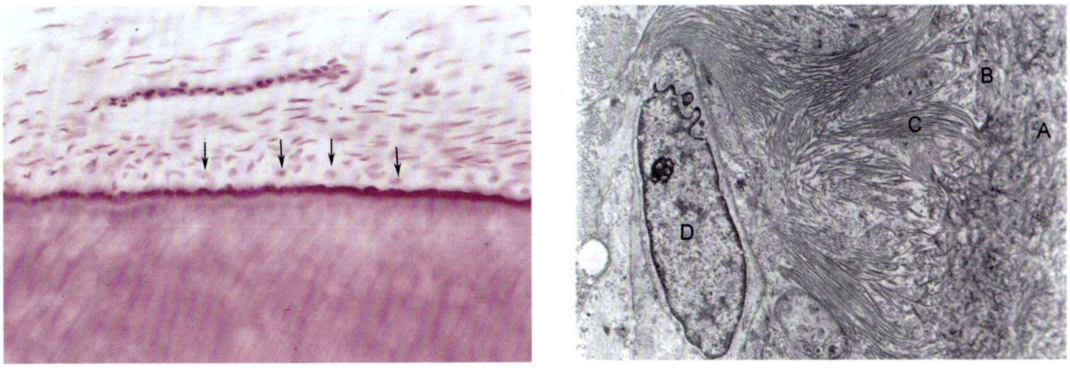

A　　　　B

图 2-29　牙骨质形成

A．根面的成牙骨质细胞（箭头所示）；B．成牙骨质细胞形成的牙骨质纤维与牙本质纤维交错排列（牙骨质纤维“C”与牙本质纤维“B”；“A”为牙本质，“D”为成牙骨质细胞）

牙本质或类骨质的类牙骨质。

与骨组织一样，早期形成的无细胞牙骨质伴有各种非胶原分子如骨桥蛋白、牙骨质附着蛋白（cementum-attachment protein）、骨涎蛋白、细胞因子和生长激素等的分泌。这些因子在趋化作用、细胞黏附、细胞生长、细胞分化和矿化中的作用有待澄清。此外上皮剩余也表达许多生物活性分子如糖氨聚糖、骨桥蛋白、细胞因子、生长激素、基质金属蛋白酶等，它们在牙骨质发生中的作用也有待证明。在骨硬化症中，由于根面缺乏骨涎蛋白，牙根形成受到很大影响。在人的低磷酸酯酶症（特点是碱性磷酸酶水平低），牙骨质形成受限或者无牙骨质形成，未表现出牙骨质类型的特异性。相反在细胞外焦磷酸盐水平低下的基因突变的小鼠，可见丰富的细胞牙骨质形成，即使是在牙根发育的早期。提示磷酸盐在控制牙骨质形成中起重要作用。

颈部釉质表面有时形成一种无细胞无纤维牙骨质（acellular afibrillar cementum），可能是缩余釉上皮局部丧失的结果。此时牙囊中的成纤维细胞与釉质表面接触，分化为成牙骨质细胞，分泌基质，再发生矿化。此种牙骨质也可能来自于釉基质的诱导。

（二）细胞牙骨质

细胞牙骨质（cellular cementum）也称继发性牙骨质。紧接无细胞牙骨质，形成于根尖区及后牙的根分歧处。在上皮根鞘连续性丧失后，从邻近牙囊中分化出大的嗜碱性细胞，这些细胞在根部表面形成较明确的一层。较无细胞牙骨质区的细胞的胞质更多。光镜下的嗜碱性与细胞内的粗面内质网有关，说明这些细胞合成能力强。这些细胞形成细胞性牙骨质基质和胶原，其纤维为内源性纤维，与牙根表面平行排列。细胞性牙骨质形成速度快，所以表面有一层未矿化的牙骨质即类牙骨质（cementoid）约 5μm 厚。此牙骨质的深层矿化程度较无细胞牙骨质低。成牙骨质细胞多极向分泌基质，导致细胞本身被埋在形成的基质中，转变为牙骨质细胞。由于牙骨质细胞的形成，需要牙周韧带中的干细胞分化出新的成牙骨质细胞。继发性牙骨质也有增生线，由于形成速度快，增生线的间隔较无细胞牙骨质宽。

细胞性牙骨质的纤维为内源性的，称有细胞内源性纤维牙骨质（cellular intrinsic fiber cementum）。由于其无 Sharpey 纤维插入，并无支持作用。但在根尖及根分歧处，此型牙骨质常与无细胞外源性纤维牙骨质相交替存在，形成所谓的有细胞混合性分层牙骨质（cellular mixed stratified cementum）。当无细胞外源性纤维牙骨质位于牙骨质表面时，则有 Sharpey 纤维的附着。当有细胞内源性纤维牙骨质中有牙周韧带纤维附着时，称为有细胞混合性纤维牙骨质（cellular mixed fiber cementum）。

三、牙周韧带及牙槽骨的发育

牙囊（dental follicle；dental sac）最初围绕成釉器和牙乳头，以后它围绕牙冠，最终包绕牙根。牙囊细胞启动牙支持组织的发育。牙囊的细胞将形成牙骨质、牙周韧带和牙槽骨。也可以说牙囊细胞控制未来牙周结构的形成，出现于成釉器的帽状期。

在牙发育的所有阶段，牙受牙囊的保护。当恒牙胚刚出现时，它们与乳牙在同一个牙囊的包绕中。此种关系一直维持到乳牙开始萌出，这时恒牙胚分化出自己的牙囊，并在自己的骨隐窝中（牙槽窝）中发育。骨隐窝为骨性腔，包绕一个发育中的牙。每个骨隐窝都有一个开口，牙囊的纤维通过此开口与口腔黏膜相连。牙囊的纤维性延伸将恒牙胚与口腔黏膜连接，称为引导索（gubernacular cords）。有人认为，乳牙萌出后，引导索位于骨性管中，称为引导管（gubernacular canals）。是恒牙骨性隐窝的延伸部分。虽然引导索是纤维性的，但它可含有上皮细胞，可能是牙板的残余。其中有些可增生形成由角化物构成的上皮团，称为上皮珠，上皮巢或上皮囊肿。牙囊最初围绕发育中的牙，随牙根形成和牙的萌出，牙囊分化为牙支持组织：牙骨质、牙周韧带和支持性牙槽骨。因此牙囊的功能是，在牙发育和萌出时保护和使牙稳定，为发育中的牙提供营养和神经供应，分化出形成牙骨质、牙周韧带和牙槽骨内壁的细胞。牙囊的细胞受许多局部自分泌和旁分泌因子活动的影响，如前列腺素、表皮生长因子，转化生长因子等。

牙囊在牙萌出中起重要作用，去除牙囊将导致萌出完全停止。

（一）牙周韧带的发育

当牙根开始形成时即有一些形成牙周韧带的细小纤维束出现。此时牙囊细胞增殖活性增强。邻近牙根的最内层细胞分化为成牙骨质细胞并沉积牙骨质。最外层细胞分化为成骨细胞形成牙槽窝的内层骨。中央的细胞分化为成纤维细胞，形成胶原纤维，分别埋入牙骨质和骨（图 2-30）。最初，所有的牙周韧带纤维都斜行朝向牙冠。根尖区的成纤维细胞是干细胞，在此处增生并向牙颈部迁移，形成第一组胶原纤维。随着牙萌出的进行，纤维的斜度逐渐降低，位于牙槽骨嵴根尖方向的釉质牙骨质界的位置变成水平向，而后位于牙槽骨嵴的冠方。釉质牙骨质界和牙槽骨嵴之间关系的变化可能与其在牙萌出中的功能作用相关。这种关系的变化也使成熟牙周韧带中主纤维束的位置得到确定（图 2-31）。

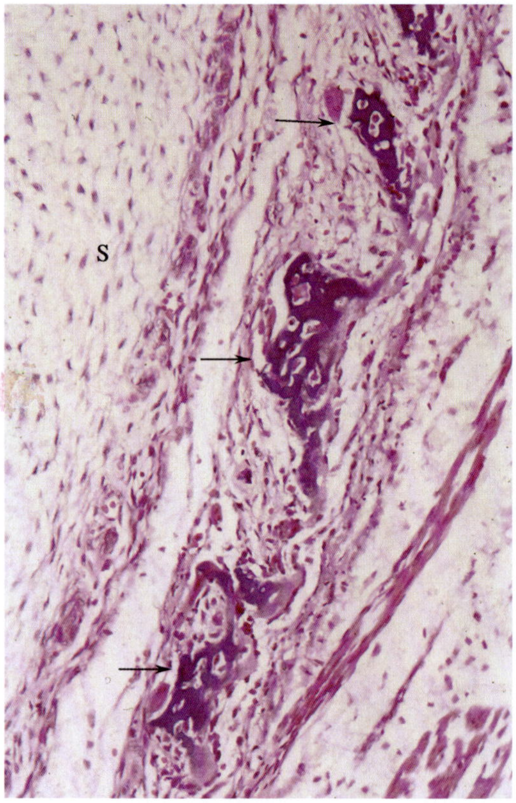

图 2-30 牙槽骨的发育（箭头所示）
S：成釉器星网状层

牙周韧带处于连续的重塑（remodeling）状态，不论是发育阶段还是在牙的一生中。该韧带持续地维持对牙功能性萌出的支持。重塑是成纤维细胞快速合成和分泌胶原完成的。在整个牙周韧带中，从牙骨质至牙槽骨，胶原的更新（turnover）都很迅速。更新不限于代谢活跃的中间区（有时称为中间丛 intermediate plexus）。韧带中胶原更新的速度在根尖区最快，颈部最慢。牙达到功能性咬合位后，牙周韧带的纤维束成熟、增厚。

（二）牙槽骨的发育

随着牙的发育，发育中的上下颌骨延伸形成牙槽突包绕并保护牙齿。牙槽突与发育中的成釉

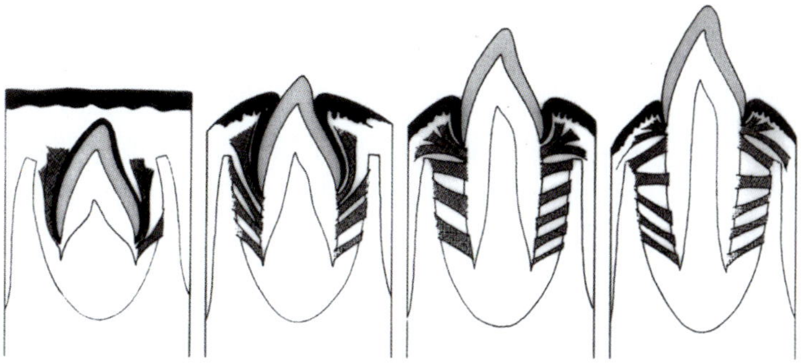

图 2-31　牙周韧带发育示意图

器间有牙囊相隔。与牙的发育相适应，牙槽窝的内壁骨板发生吸收，外侧骨板有新骨沉积。因此发育中的牙位于骨槽中。以后由于牙槽间隔的发育，将每个牙都分隔开来。牙根形成时，多根牙的根尖骨隔也开始发育。新形成的牙槽骨中的胶原纤维直径不同，排列无方向性，在偏光显微镜下呈缠绕的表现。这种骨称为编织骨，骨细胞多且大，形成、更新速度快。编织骨以后转化为成人的层板骨。形成牙槽骨的细胞可能来自于牙囊的神经嵴细胞。

牙冠形成过程中，牙槽突内面的适当吸收和沉积使位于生长的颌骨内的牙胚可以重新定位。牙萌出时，牙冠表面的牙槽骨发生吸收，提供萌出通路。此外，随着牙萌出和颌骨增大，牙槽嵴部位的骨沉积明显。牙槽底部的主要活动是骨吸收。偶见牙槽窝的内壁有骨形成，可能与牙在牙槽窝内的重新定位有关。牙萌出时，牙周韧带的穿通纤维附着至牙槽骨壁，此时的牙槽骨可称为束骨。

第六节　牙的萌出及替换
Tooth Eruption and Shedding

萌出是牙从颌骨中发育的位置到达其在口腔的功能位置的过程。此过程涉及牙通过骨隐窝及表面被覆的口腔黏膜进入口腔，并达到咬合平面的运动，也称萌出运动。萌出运动开始于牙根形成早期、牙齿出现在口腔之前。牙自牙龈露出只是萌出的一个临床征象。牙露出口腔黏膜后以最快的速度达咬合平面，如恒上中切牙每月可达 1mm。牙列拥挤时萌出速度可能少于 1mm/6 个月。牙萌出到功能位以后，仍以缓慢的速度萌出以补偿颌骨生长和咬合磨耗。

一、牙萌出的分期

牙萌出可分为萌出前期，功能前萌出期或称萌出期，以及萌出后期。3 个萌出期可分别在同一时间、牙列中不同的牙见到。

（一）萌出前期

萌出前期（preeruptive phase）为萌出期作准备。为牙根形成前，发育中的牙胚在牙槽突内的运动。此期生长中的牙胚作不同方向的运动，以维持其在生长中的颌骨中的位置。包括整体运动和偏心运动。整体运动是整个牙胚的移动，导致牙胚运动方向的骨吸收及相反方向的骨新生。此种运动随颌骨的生长持续发生。偏心运动指牙的一部分相对生长，而其余部分维持不变，结果是牙的中心发生变化。这种运动与牙冠与其他牙冠的关系的调整、与颌骨长宽高的增加有关。因此在牙槽突中的乳牙朝面部咬合方向或面部生长方向运动。同时也有近中和远中运动。恒牙也通过运动调节其在牙槽骨中的位置。

萌出前期，恒牙在其相应的乳牙舌侧发育。在萌出前期结束时，发育中的前恒牙位于相应乳牙舌侧并且在近根尖的 1/3 处。前磨牙位于相应乳牙根下方。前磨牙胚位置的改变主要是乳牙萌出和支持组织高度增加的结果，并不是前磨牙胚根尖移动的结果。恒磨牙与乳牙无类似的位置关系，上颌磨牙在上颌结节中发育，颌面向远中倾斜；下颌磨牙在升支底部发育，咬合面向近中倾斜。随着颌骨和牙槽突的生长，恒磨牙发生相当大的偏心运动，以调整其位置。此期所有的运动都发生在牙根形成前的隐窝中。

（二）功能前萌出期

也称萌出期，随牙根形成开始而开始，结束于牙齿达到咬合接触。此期有 5 个特点：

1．釉质发育的分泌期刚结束。

2．上皮根鞘、牙乳头及牙囊间的相互作用导致牙根开始形成，随之萌出运动开始。此时为牙发育骨内阶段。

3．当萌出的牙穿出骨隐窝和口腔黏膜结缔组织时，覆盖牙冠的缩余釉上皮与口腔上皮接触，此为骨上阶段。此时缩余釉上皮增生并与口腔上皮形成坚实的附着，形成融合的双层上皮于牙冠上方（图 2-32）。

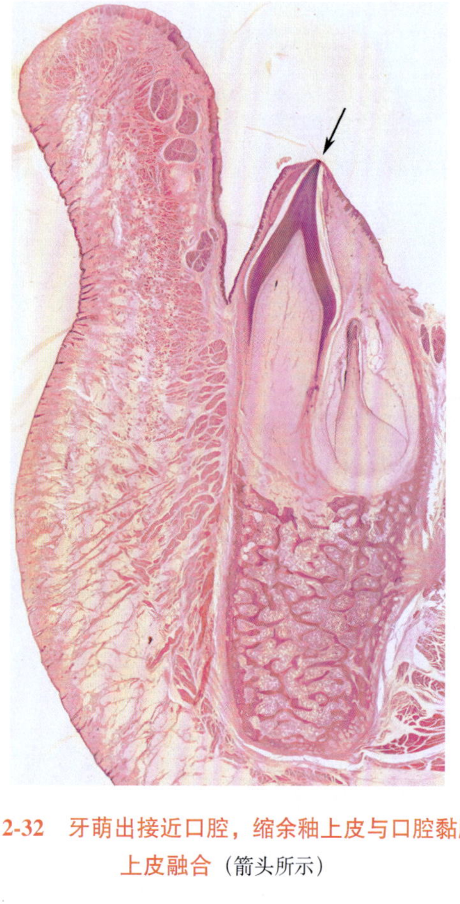

图 2-32 牙萌出接近口腔，缩余釉上皮与口腔黏膜上皮融合（箭头所示）

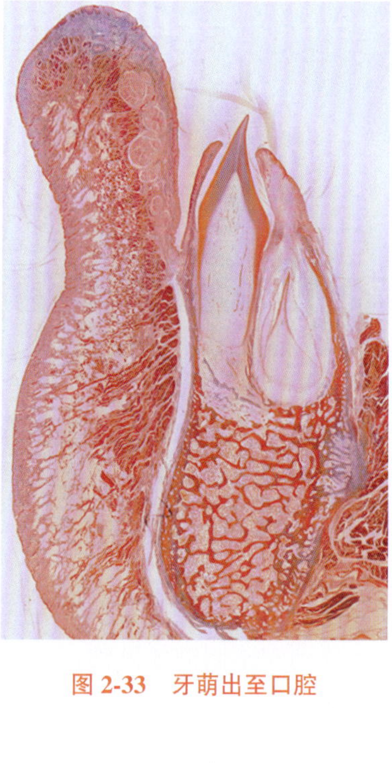

图 2-33 牙萌出至口腔

4．牙冠尖部突破双层上皮的中心处，进入口腔（图 2-33）。为临床萌出阶段的开始。萌出进一步发展，口腔黏膜的侧缘形成牙 - 龈结合。缩余釉上皮似袖口状围绕牙冠，称为结合上皮或附着上皮。当牙尖出现在口腔时，牙根约形成 1/2 至 2/3。

5．萌出中的牙以最快的速度颌向运动，临床冠逐渐暴露。殆向运动是主动萌出的结果。临床冠的逐渐暴露伴随附着上皮与牙冠的分离，牙龈向根方移动。临床冠是牙暴露于口腔的部分，与解剖冠不同。

功能前萌出期或萌出期也包括牙上方、底部及侧方组织的明显变化。牙冠萌出前，上方组织的最初变化是牙囊结缔组织的改变，结果形成萌出通道。通常此现象在萌出的恒牙更明显。镜下可见，牙冠方牙囊组织出现密集的单核细胞，有破骨细胞骨吸收，进而形成萌出通道。单核细胞的出现由集落刺激因子 1 受体蛋白及转化生长因子 β1 诱导。萌出通道表现为结缔组织纤维消失、细胞变性、数量减少、血管减少、神经末梢断裂及变性的带状区，原因可能是该区血液供应的丧失，以及组织降解酶的释放等。临床上，牙萌出可能伴有不适和疼痛、敏感和 / 或轻微的体温升高。

牙萌出通道最初较小，然后增大，有益于牙穿出口腔黏膜。多数恒牙的萌出与相应的乳牙相似，但由于有乳牙的存在使其萌出较为复杂。恒切牙和尖牙的萌通道在相应乳牙的舌侧。此处明显增大以适应移动的牙冠。恒前牙的萌出通道在上、下颌骨留有明显的小孔。这些小孔称引导孔（gubernacular foramina）见于恒切牙舌侧，是引导索（gubernacular cords）的开口。前磨牙位于乳磨牙根间。乳磨牙根的吸收方式与骨吸收相似。当牙根完全吸收时，牙冠即脱落，同时也为前磨牙的萌出建立了萌出通道。乳磨牙根大多数吸收完全，牙髓变性。混合牙列期（6 ~ 12 岁期间），牙根吸收和形成同时并列存在，此时牙仍维持有效咀嚼。

当牙接近口腔上皮时，缩余釉上皮外层细胞与口腔上皮基底层细胞活跃增生并融合成一个膜。牙的进一步移动使此膜在牙尖处变薄、变性，使牙冠通过一个上皮衬覆的通道进入口腔。然后是活跃的萌出运动，伴随口腔上皮与釉质表面的分离，结果是牙冠在口腔的部分增多。缩余釉上皮附着于牙冠未萌出的部分，形成的上皮性封闭区即结合上皮。一般认为，缩余釉上皮形成的结合上皮最终为口腔上皮所取代（图 2-34）。对人前磨牙萌出的观察表明，萌出运动多发生在夜间，白天有明显的减慢或静止。

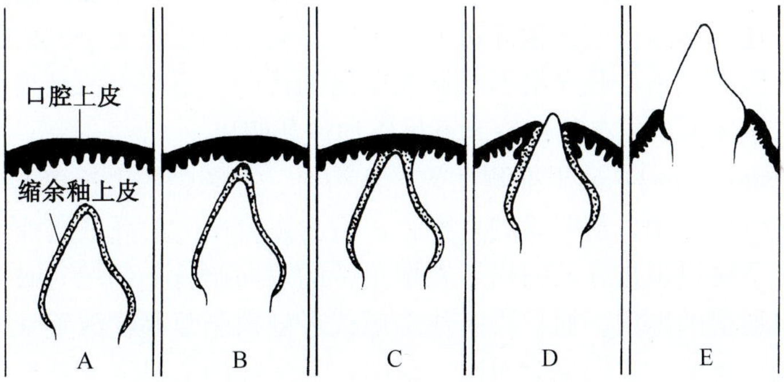

图 2-34　牙萌出过程示意图

牙萌出时，牙囊胶原纤维逐渐明显，在发育中的牙根和牙槽骨表面穿行。牙周韧带纤维束先出现在牙颈部，以一定的角度从牙冠向牙槽突延伸。随进一步的萌出，沿牙根出现新的胶原纤维束，成纤维细胞多。据报道牙周韧带中也出现肌纤维母细胞，有收缩功能。在萌出的早期就有穿通纤维附着于牙骨质及牙槽骨表面。在整个萌出过程中，牙的稳定是通过纤维的更迭达到的，成纤维细胞进行的胶原形成和纤维更新迅速（约 24 小时）。萌出过程中牙槽骨的重塑也是持续的。随牙向咬合面移动，牙槽骨高度增加，形态发生变化以适应牙冠通过。

萌出时，根尖下方的牙囊组织也发生变化，包括软组织和基底骨（fundic bone，围绕根尖的骨），可能主要是补偿根部生长。在萌出前期和萌出早期，牙囊成纤维细胞及纤维与根基底部成一个平面平行排列。牙快速萌出时，基底部出现细的骨小梁补偿牙萌出并对根尖组织提供支持。随骨质及结缔组织成层地沉积变得越来越密。牙达到咬合关系时，骨性阶梯逐渐吸收，每次一个平面，为牙根的继续发育提供空间。牙达到功能位置后此过程持续的时间相当长，在乳牙为 1 ~ 1.5 年，在恒牙为 2 ~ 3 年。牙露出口腔时，根尖孔呈开放的喇叭口状，待牙达到与对颌牙

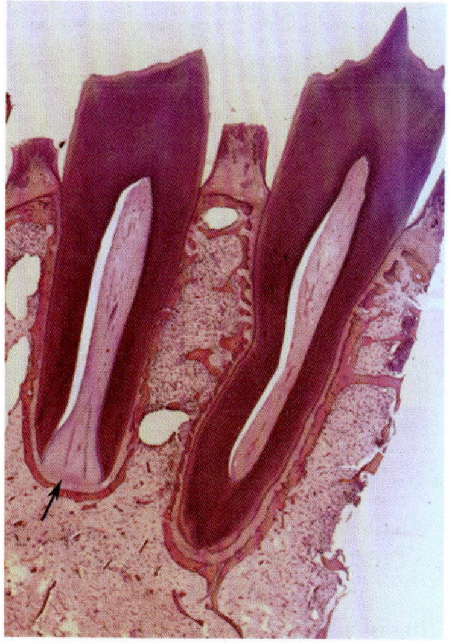

图 2-35 萌出后牙的根尖孔

接触的功能位置后，根尖孔才完全形成（图 2-35）。

（三）萌出后期

牙达到咬合后，最后的功能萌出期一直在持续。此期的开始阶段牙槽突高度增加，牙根持续生长。牙继续进行殆向移动，以适应颌骨生长和牙根伸长。最明显的变化是咬殆的建立。牙槽骨密度增加，牙周韧带主纤维分出不同的组，分布于牙槽骨，牙槽嵴和牙根。纤细的纤维束直径增加成为粗大的束。动脉呈环行和纵向分布于牙周韧带的中间区。感受痛、热、冷、本体感受和压力的神经见于牙周韧带中并沿血管走行。根尖孔形成时，根尖纤维发育，可以抵御咬合创伤。以后由于磨耗使咬合面降低，牙仍轻微萌出以补偿这种牙结构的丧失。如果咬合磨耗过大，根尖 1/3 区及根分歧区沉积牙骨质，可补偿咬合高度及牙齿过萌。牙槽嵴有骨的沉积。除轻微的咬合向移动外，牙还要有前方移动，称为近中移动（mesial drift），牙槽窝近中骨壁吸收，远中骨壁有骨沉积。

二、萌出机制

较萌出前移动机制了解得多，但未完全清楚。多数人认为是多因素过程。曾提出许多理论，包括牙根变长、牙槽骨重塑、牙周韧带形成。

牙根形成（root formation）：似乎合理。但将萌出中的牙钉在颌骨上，其牙根继续生长，使底部的牙槽骨吸收。说明牙根形成能产生力，但不能转化为萌出力，除非其根部的牙槽骨可以抵抗这种力造成的吸收。还有实验证明无根牙可以萌出，牙萌出的距离大于它的牙根长度，牙根完全形成后牙仍可萌出。因此，结论是牙根形成是对萌出的适应、是萌出的结果而不是原因。根形成不是牙萌出必需的，但牙根形成在某种情况下可以加速牙萌出。

骨重塑（bone remodeling）：属于推测性的，认为上、下颌骨的生长可能通过牙胚周围骨的选择性沉积和吸收使牙发生运动。最明显的证据是，将狗发育中的磨牙取出而不破坏牙囊、或者用金属丝将牙拉向下颌下缘以阻止牙的萌出，在取出牙的表面颌骨上仍然有破骨细胞性骨吸收、引导管增宽形成的萌出通道的出现。而且将一块金属或者硅树脂复制物放置在牙胚的位置，只要牙囊存在，萌出通道仍可形成，它们也会萌出。说明在无牙胚的情况下，骨的程序性重塑的确发生了（萌出通道的形成）；这个过程有牙囊的参与。因此结论并不能说明骨内的萌出通道的形成就是骨重塑导致了牙的运动。用四环素标记骨的形成显示隐窝底部均为骨吸收，而不是骨沉积。如在人的第一和第三磨牙萌出时，隐窝底部的骨均发生连续性吸收，因此骨重塑使牙萌出的说法不能成立。

牙囊（dental follicle）：牙萌出时，牙囊有利于结缔组织降解和骨吸收。缩余釉上皮能分泌蛋白酶，有助于降解结缔组织而形成阻力小的萌出通道。患骨硬化症的动物缺乏破骨细胞分化的集落刺激因子而牙萌出受阻，外源性因子可以恢复破骨细胞分化，牙恢复萌出。有人认为缩余釉上皮和牙囊间有信号传导，因为缩余釉上皮是成釉细胞生命周期的程序的一部分，因此可以使萌出发生的时间一致。也有人认为星网状层细胞释放一些因子，起生物钟的作用，调节萌出的时间（萌出时星网状层细胞大部分消失）。这种信号也能解释为何与缩余釉上皮无关的根部牙囊并不发生降解而是形成 PDL。

牙周血管 / 组织静水压假说（the periodontal vascular/tissue hydrostatic pressure theory）此假说认为血管在萌出中起作用，血管 / 组织压产生的力足以使牙向适当的方向萌出。如用降压药后，使毛细血管和牙周组织静水压升高，可产生明显的萌出样运动；刺激颈部交感神经可导致萌出停止，一旦解除刺激，萌出即恢复；去除交感神经引起的血管扩张可导致早萌。牙周炎导致的局部高血压也引起牙周组织血管增加，使邻近的牙萌出加快。其他因素如垂体功能低下、血管减少可延迟萌出。牙萌出时有血管网的增加、毛细血管的孔增加。萌出期间，胶原的含量增加 25%，蛋白多糖增加 45%。

牙周韧带（periodontal ligament）：PDL 形成和更新曾被认为是萌出的因素，这基于成纤维细胞具有牵拉力，以及用连续萌出的大鼠切牙实验得出的结果。但是这与生长期有限的牙不同，在这些牙，牙周膜的存在并不是始终伴随萌出。如在 PDL 存在的情况下，牙可以不萌出；无根牙也可以萌出。这些都否定 PDL 与萌出的关系。

牙萌出的相关分子（molecular determinants of tooth eruption）：如前所述，牙萌出是一个精细的调控过程，涉及牙胚（成釉器、牙囊）及周围的牙槽骨组织。牙的运动来自于组织破坏（骨、软组织和上皮）和组织形成（骨、PDL 和牙根）间的平衡。骨重塑时，来自于血液的单核细胞在骨吸收部位分化成破骨细胞。牙囊形成集落刺激因子 1 启动单核细胞向巨噬细胞和破骨细胞分化。成釉器在表皮生长因子的作用下合成白介素 1α，启动骨吸收。白介素 1α 也能诱导牙囊细胞形成集落刺激因子 1。单核细胞趋化蛋白 1 也可能参与诱导单核细胞向牙萌出通道集中。破骨细胞形成受 RANKL 和 OPG 信号通路控制。OPG 抑制破骨细胞形成，其表达在牙囊的顶部下调。最后在牙槽隐窝的底部成骨细胞分化较多。转录因子 Rux-2 参与成骨细胞分化和功能，表达在牙囊的基底部。TGFb 下调牙囊顶端的 Rux-2 的表达，有利于牙萌出通道的骨重塑。表皮生长因子能增加 TGFb 的表达，在啮齿类可能加速切牙萌出。

三、牙萌出的时间

牙发育及萌出的时间见表 2-3，表 2-4。乳牙列中男孩萌出较女孩早；恒牙列反之。萌出顺序相同。一般在恒牙列中的下颌牙先于上颌牙萌出。而在乳牙列，只有下颌中切牙，偶尔下颌第二磨牙先于同名上颌牙萌出。正常情况下，牙萌出倾向于稍晚而不是早萌出。按表中标出的时间前后差 1 ~ 2 个月并不属于异常。同一牙弓上的同形牙萌出时间相近。切牙萌出早的儿童其他牙萌出一般也早。另一方面，如果切牙萌出晚，其他牙萌出未必也晚。牙穿出口腔黏膜至功能位置需 1.5 ~ 2.5 个月时间。尖牙萌出的时间通常较长。

表2-3　Chronology of development of the primary dentition

乳牙萌出顺序	矿化开始（宫内 / 月）	牙冠完成（生后 / 月）	出黏膜（生后 / 月）	根完成（年）	根吸收开始	脱落
下中切牙	3 ~ 4	2 ~ 3	6 ~ 8	1 ~ 2	5	7
上中切牙	3 ~ 4	2	7 ~ 10	1 ~ 2	5	7
上侧切牙	4	2 ~ 3	8 ~ 11	2	5	8
下侧切牙	4	3	9 ~ 13	1 ~ 2	5	8
上一磨牙	4	6	12 ~ 15	2 ~ 3	6	10
下一磨牙	4	6	12 ~ 16	2 ~ 3	6	9
上尖牙	4 ~ 5	9	16 ~ 19	3	8	11
下尖牙	4 ~ 5	9	17 ~ 20	3	7	9
下二磨牙	5	10	20 ~ 26	3	7	10
上二磨牙	5	11	25 ~ 28	3	7	10

萌出时间变异较大，前后差 1 ~ 2 个月并不意味异常。只有距此范围相差过大时才可视为异常。

表2-4 Chronology of development of the permanent dentition

恒牙萌出顺序	矿化开始	冠完成（年）	露出口腔（年）	根完成（年）
下第一磨牙	birth	3～4	6～7	9～10
上第一磨牙	Birth	4～5	6～7	9～10
下中切牙	3～4mo	4	6～7	9
上中切牙	3～4mo	4～5	7～8	10
下侧切牙	3～4mo	4～5	7～8	9～10
上侧切牙	10～12mo	4～5	8～10	10～11
下尖牙	4～5mo	5～6	8～10	12～13
上尖牙	1～2y	6～7	10～12	12～14
上第一前磨牙	1～2y	6～7	10～12	12～14
下第一前磨牙	2～3y	7～8	10～12	13～14
上第二前磨牙	2～3y	7	11～13	14～15
下第二前磨牙	4～5mo	6～7	11～13	14～15
下第二磨牙	2～3y	7～8	11～13	14～15
上第二磨牙	2～3y	7～8	11～13	15～16
下第三磨牙	8～10y	12～16	17～20	18～25
上第三磨牙	7～9y	12～16	17～20	18～25

四、乳牙脱落

与大多数哺乳动物一样，人有两套牙齿，即乳牙和恒牙各一套。乳牙小而少，适应儿童较小的颌骨。因为牙一旦形成后就不能再增大，所以乳牙必须脱落由较大的恒牙代替以适应成人较大的颌骨。乳牙脱落由乳牙根生理性吸收所致。其位置将由恒牙取代。

乳牙脱落有3个原因：

● 牙根丧失：恒牙生长和萌出的压力诱导破骨细胞分化，吸收乳牙根（图2-36）。吸收使乳牙根变短，并引起牙周韧带纤维附着的丧失；

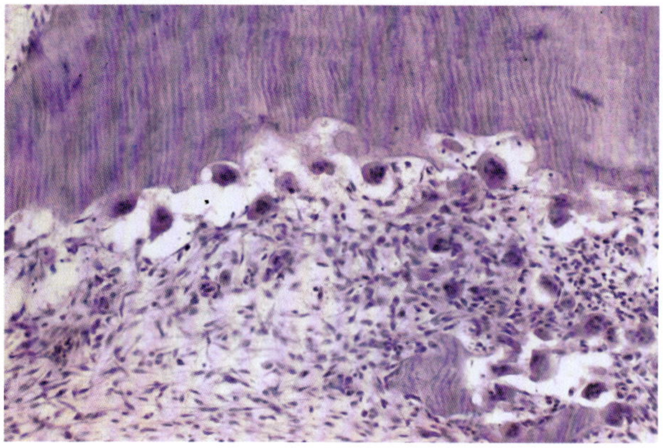

图2-36 多核巨细胞所致的乳牙吸收

● 骨丧失：由于根吸收和牙槽骨改建所造成的乳牙支持组织减弱。牙槽骨的生长（提供恒牙足够的空间位置）也使乳牙的支持组织减弱；

● 压力增加：肌组织的发育导致咀嚼力增加，作用于支持组织弱化的乳牙，使牙周韧带的压力增大，启动牙及牙槽骨的吸收。

（一）牙根及骨吸收

吸收过程由破骨细胞或破牙细胞（odontoclast）完成，此细胞由循环血中的单核细胞出血管后融合而成。破骨细胞一般是大的多核细胞，见于硬组织吸收前沿的杯状凹陷区。此凹陷称豪希普隐窝（Howship's lacunae）或吸收陷窝。破骨细胞形成是不同细胞融合的结果，不是由细胞分裂形成的。破骨细胞的形态及功能见第 7 章牙槽骨。破牙细胞的前体细胞只有直接接触将要被吸收的牙本质时，才能充分分化并形成明显的刷毛缘。刷毛缘形成时，细胞内开始形成并储存许多酸性磷酸酶于小泡中。

目前的资料表明，硬组织吸收有两个阶段。细胞外阶段：小区域硬组织破坏，形成部分溶解的片段；细胞内阶段：破骨细胞消化，使这些片段完全溶解。随着破骨细胞作用于硬组织基质，胶原网破坏并释放出晶体。此期在电镜下可见胶原纤维的周期性横纹。游离的晶体似乎被吸收入破骨细胞内的泡内逐渐消化。胶原纤维由牙周韧带中成纤维细胞破坏，此细胞能合成和降解胶原纤维。

吸收过程中恒牙萌出的压力直接作用于乳牙和恒牙之间的隐窝骨。此区域吸收后，萌出力直接作用于乳牙根，导致牙骨质和牙本质的吸收。破骨细胞吸收矿化组织而不是非矿化组织。成骨细胞在骨吸收中，通过分泌中性蛋白酶包括胶原酶降解位于骨表面的非矿化胶原基质即类骨质发挥作用。此过程使破骨细胞可以与骨矿化物（刺激吸收活性）直接接触。与萌出一样，吸收不是一个连续过程，而是活跃期与静止期交替。静止期一些有限的区域可以发生骨和牙骨质的沉积，可产生牙的部分再附着。这可解释儿童乳牙松动和固定交替出现的现象。吸收过程大于修复过程最终导致乳牙脱落。

（二）牙根吸收方式

乳切牙在 4 ～ 5 岁开始吸收，尖牙在 6 ～ 8 岁（上下尖牙吸收时间有所不同）。此时相应的恒牙牙冠发育完成，位于乳牙根 1/3 处舌侧骨隐窝中。

随恒牙唇向萌出运动的开始，压力首先作用于恒牙与乳牙之间的隐窝骨。骨隔失去后，压力作用于乳牙根。因此乳前牙的吸收首先沿牙根 1/3 的舌侧面进行（图 2-37），然后向唇侧进展，一直到萌出的恒牙直接位于相应乳牙的根尖下方（图 2-38）。以后，吸收向切缘方向进展，导致乳牙脱落，恒牙在脱落处萌出。

有时，恒牙的唇侧移动并未引起乳牙根（特别是在下颌）完全丧失，可导致乳牙滞留于颌骨，附着于唇侧牙槽骨。当相应的恒牙露出牙龈时，位于乳牙的舌侧。此时拔除乳牙有助于恒牙位置的纠正。在上颌，恒尖牙如果错位，通常在相应乳牙的唇侧。上颌恒尖牙在相应乳牙舌侧萌出罕见，因为恒尖牙可能埋没在腭骨中。

发育中的前磨牙冠位于乳磨牙根之间（图 2-39）。牙冠周围最初的吸收出现在根间骨隔，然后是邻近乳牙根面的吸收。同时，骨性牙槽突高度增加以补偿加长的恒牙根，同时乳磨牙向咬合向移动，使前磨牙更近于乳牙根尖。前磨牙随乳磨牙的吸收进一步萌出，最后乳牙脱落，前磨牙在乳磨牙位置

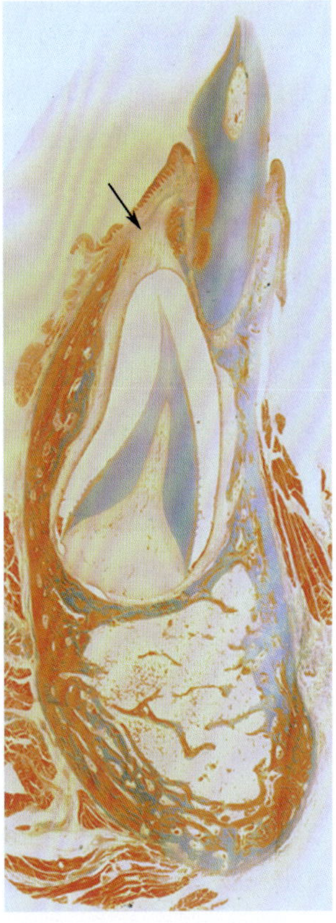

图 2-37　恒切牙萌出及乳切牙吸收
恒牙位于乳牙的舌侧（箭头示引导管）

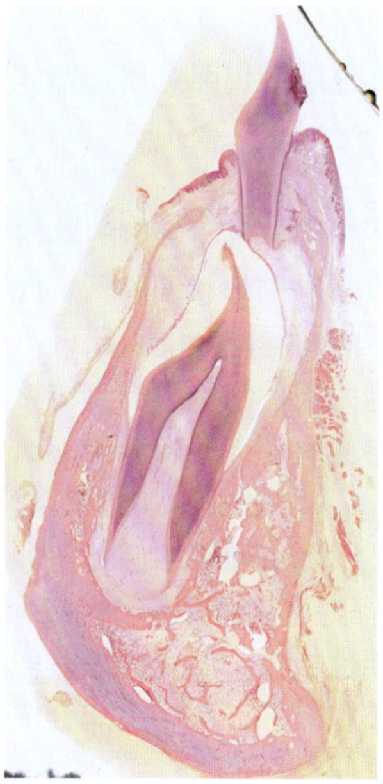

图 2-38 恒切牙萌出及乳切牙吸收
恒牙达乳牙根的下方

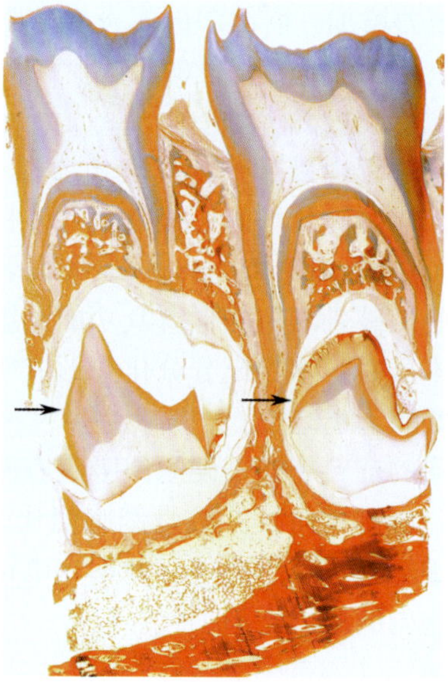

图 2-39 恒前磨牙在乳磨牙的根分歧下方发育
（箭头示恒牙胚）

萌出。

五、乳牙萌出及脱落的异常

乳牙滞留（retained primary teeth）最常见原因是恒牙缺失或阻生。最常受累的牙是上侧切牙，其次是下第二磨牙，下颌中切牙最少受累。滞留的乳牙常可行使功能许多年，直至根吸收脱落。脱落据认为是由于成人的大的咀嚼力，相对较小的牙根及持续的主动性萌出、临床冠的加长。

乳牙埋没（submerged primary teeth）有时乳牙发生强直，不能主动萌出。由于邻近牙的萌出和牙槽嵴高度增加，导致淹没在牙槽骨中。此种牙应尽快拔除，特别是相应的恒牙存在时。乳牙滞留和乳牙淹没的主要区别是后者与牙槽骨融合（ankylosed），而前者无强直。淹没较深者说明强直发生较早。

乳牙残留（remnants of primary teeth）是乳牙部分牙根没有吸收，可仍埋没在颌骨中。最常见于第二前磨牙牙间隔区。通常无症状。可见于 X 线片。如果邻近颌骨表面可脱落，也可以发生吸收，由骨组织取代而完全消失。

前乳牙（preprimary teeth）罕见情况下，新生儿口腔可见前乳牙，常见于下颌牙槽嵴切牙区，通常为 2 ~ 3 个。由于无牙根，附着不牢固，常常在出生后数周脱落。这些牙应尽快拔除以防止哺乳时的不适。拔除不会影响乳牙。但有时见于新生儿口腔的牙为发育不成熟的乳牙，不应去除。

Summary

Tooth development can be divided into three overlapping phases：initiation，morphogenesis，and histogenesis. During initiation，the sites of the future teeth are established with the appearance of tooth germs along an invagination of the oral epithelium called the dental lamina. During morphogenesis，the shape of the tooth is determined by a combination of cell proliferation and cell movement. During histogenesis, differentiation of cells (began during morphogenesis) proceeds to give rise to the fully formed dental tissues, both mineralized (i.e. enamel, dentine and cementum) and unmineralized (i.e. dental pulp and periodontium). Tooth development is characterized by complex interactions between epithelial and mesenchymal tissues.

Tooth germs are classified into bud, cap and bell stages according to the degree of morphodifferentiation and histodifferentiation of their epithelial components (enamel organs). Leading up to the late bell stage, the tooth germ changes rapidly both in its size and shape; the cells are dividing and morphogenetic processes are taking place. At the late bell stage, the proliferating cells differentiate into the tooth formative cells. Ameloblasts arise from the inner enamel epithelial cells and induce the adjacent cells of the dental papilla to differentiate into odontoblasts, which form dentin first. The formation of enamel occurs soon after dentin formation.

Root development begins after enamel formation nears completion and has reached the cementoenamel junction. An extension of the enamel organ has an important role in root development by forming the epithelial root sheath, which consists of an epithelial extension of the cervical loop. The epithelial diaphragm is the bent first-formed part of the root sheath. The inner cells of the sheath induce the adjacent mesenchymal cells to differentiate into odontoblasts, which form the root dentin.

Development of the supporting tissues of the tooth and root development occur simultaneously. The cementum, periodontal ligament, and bone of the inside lining of the crypts or alveoli have a common origin, the cells of the dental follicle.

Eruption is essentially the process whereby a tooth moves from its developmental position in the jaw into its functional position in the mouth. These eruptive movements can be divided into three phases: preeruptive, prefunctional eruptive, and functional eruptive.

Shedding of he primary teeth is the result of progressive resorption of their roots through the activity of the osteoclasts or odontoclasts. The process of resorption is not continuous; periods of activity alternate with periods of rest. Disturbance of the resorption process results in abnormal behavior of the primary teeth; some primary teeth may be retained because of the absence or impaction of their permanent successors, others may be ankylosed and submerged.

Definition and Terminology

牙列的模式发育 (patterning of the dentition) The determination of specific tooth types at their correct positions in the jaws is referred to as patterning of the dentition. Patterning is key in development from the initial axial (head-to-tail) specification of the embryo through its segmentation and ultimately to the development of the dentition. Patterning is a spatial and temporal event as exemplified by regional development of incisors, canines, premolars, and molars, which occurs at different times and involves the classical processes of induction, competence, and differentiation.

参考文献

1. Nanci A. Ten Cate's Oral histology. Development, structure, and function. Seventh Edition Mosby. St. Louis, Missouri, 2008: 79-106; 141-190; 191-238; 268-289.
2. Berkovitz BKB, Holland GR, Moxham BJ. Oral anatomy, Histology and Embryology. Fourth Edition Mosby Edinburgh, London, New York, Oxford, Philadelphia, St Louis, Sydney, Toronto, 2009: 299-357.
3. Garant P.R. Oral cells and tissues. Quintessence Publishing Co, Inc. Chicago, 2003: 1-80; 179-194.
4. Lisi S, Peterková R, Peterka M, et al. Tooth morphogenesis and pattern of odontoblast differentiation. Connect Tissue Res, 2003; 44 Suppl 1: 167-170.
5. Liu F, Chu EY, Watt B, et al. Wnt/beta-catenin signaling directs multiple stages of tooth morphogenesis. Dev Biol, 2008, 1; 313 (1): 210-224.
6. Thesleff I. The genetic basis of tooth development and dental defects. Am J Med Genet A, 2006, 140 (23): 2530-2535.
7. Bei M. Molecular Genetics of Tooth Development. Curr Opin Genet Dev, 2009, 19 (5): 504-510.

（高 岩）

第二篇　口腔组织学
Oral Histology

第三章　釉　　质
Enamel

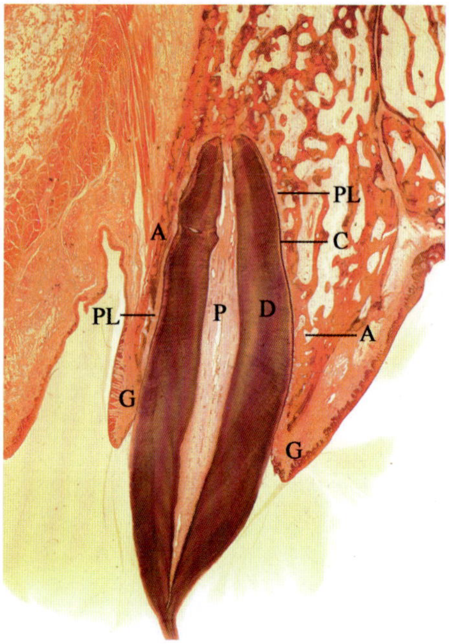

图 3-1　牙及牙周组织切片

D：牙本质；C：牙骨质；P：牙髓；G：牙龈；PL：牙周韧带；A：牙槽骨

釉质是牙体组织之一。牙体组织即构成牙的所有组织的总称，包括三种矿化组织釉质、牙本质、牙骨质和一种位于牙中心的牙髓。釉质为外胚层来源，牙本质、牙骨质和牙髓为外胚间充质来源。

牙本质构成牙的主体，其表面由釉质覆盖的部分为牙冠，牙骨质覆盖的部分则为牙根。牙本质中央有一空腔，称为髓腔，牙髓位于其中，牙髓来自于牙乳头，可以终生形成牙本质；牙髓也作为感觉器官，通过沉积牙本质发挥有限的对有害刺激反应的作用。牙髓的血管和神经通过根尖孔与牙周组织相通连。

牙通过其支持组织附着于颌骨，发挥作用。牙的支持组织称牙周组织（periodontium），包括形成牙槽窝的牙槽骨、附着于牙根及牙槽骨的牙周韧带和围绕牙颈部的袖口状结构牙龈（图 3-1）。

釉质为覆盖于牙冠的高度矿化的硬组织，最先受龋的侵害，所以受到特殊的关注。釉质是全身唯一的无细胞性、由上皮细胞分泌，继而矿化的组织，而且其基质由蛋白质构成而不含胶原。釉质对咀嚼压力和摩擦力具有高度的耐受性。釉质的基本结构釉柱及其内部的晶体有序排列，使其脆性降低并且有一定的韧性；而釉质内的微量元素和非羟磷灰石可改变釉质对酸侵蚀的敏感性。

第一节　釉质的理化特性
Physical and Chemical Properties of Enamel

一、物理特性

釉质覆盖牙冠，在切牙的切缘处厚约 2mm，磨牙的牙尖处厚约 2.5mm（乳牙尖厚约 1.3mm），自切缘或牙尖处至牙颈部逐渐变薄，颈部呈刀刃状（图 3-2）。釉质是最硬的生物组织，高度矿化，可以承受剪切力和撞击力，耐磨性强（这些特性很重要，因为釉质不能自身再生和修复）。釉质张力强度较小，易碎裂，但有较高的弹性系数，与其下方牙本质的柔韧性支持结合，可减小其折断的可能性。釉质的比重较高，约为 3。釉质的特性有部位的差别，其表面较硬，致密少孔，从表面至深部，从牙尖至牙颈部，其硬度和密度逐渐下降。由于釉质无机物含量、硬度都很高，无法用常规组织学方法观察，一般采用磨片观察其组织学结构。原子力显微镜（atomic force

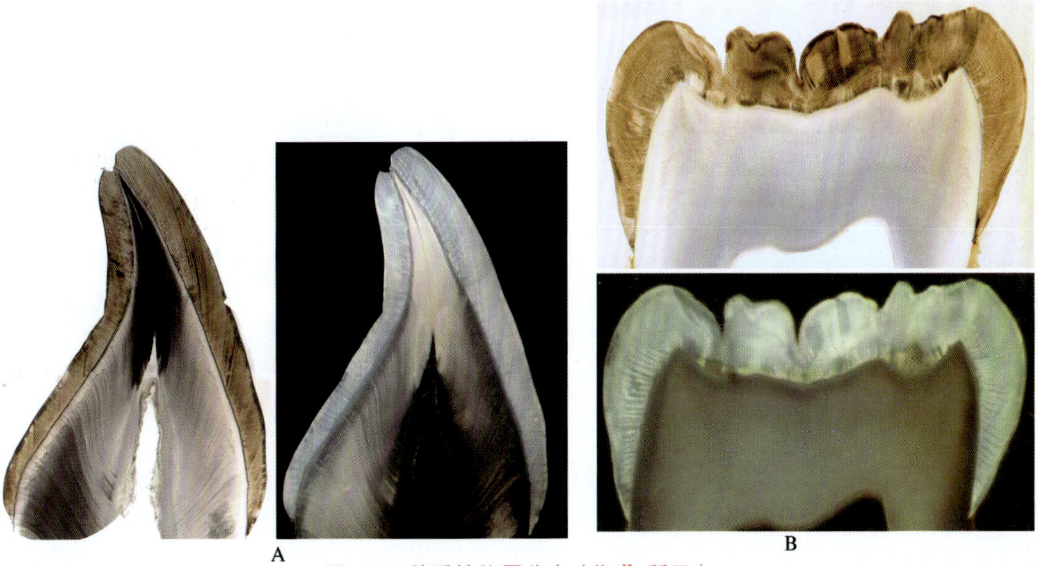
A　B

图 3-2　釉质的位置分布（"E" 所示）

A．切牙唇舌向剖面的釉质，左图透射光观察，右图落射光观察；B．磨牙近远中向剖面的釉质，上图 透射光观察，下图 落射光观察

microscope）和纳米刻痕技术已经用来测定单个釉柱的硬度和弹性模量。釉柱边界的纳米硬度和弹性模量较釉柱核心分别低 75% 和 50%。

釉质由晶体物质构成，其晶体对不同方向的光的反射不同。年轻釉质为白色，虽然光易进入釉质，但几乎全部为内部反射，无波长吸收差别，因此为低透明度的白色。釉质的透明度随年龄升高，其深部牙本质的颜色反射出来后，使其呈现黄色。釉质的平均折射系数为 1.62。釉质的颜色与釉质的矿化程度有关，矿化程度越高，釉质越透明。乳牙釉质矿化程度比恒牙低，故乳牙呈白色。釉质的一些物理特性见表 3-1。

表3-1　釉质、牙本质的物理特性

	釉质	牙本质
比重	2.9	2.14
硬度（hardness，Knoop no）	296	64
劲度（stiffness，Young's modulus）	131GN m^{-2}	12 GN m^{-2}
耐压强度（compressive strength）	76MN m^{-2}	262 MN m^{-2}
抗张强度（tensile strength）	46 MN m^{-2}	33 MN m^{-2}

GN=giganewtons（$N \times 10^9$）；MN=meganewtons（$N \times 10^6$）

二、化学特性

成熟釉质重量的 96% ～ 97% 为无机物，其余的为有机物和水。按体积计，其无机物占总体积的 86%，有机物占 2%，水占 12%。

（一）羟磷灰石（hydroxyapatite）

羟磷灰石 [$Ca_{10}(PO_4)_6(OH)_2$] 是釉质中最主要的无机成分。羟磷灰石以晶体（也称微晶）形式存在，宽 60 ～ 70nm，厚 25 ～ 30nm，长度很大，有些可能达整个釉质的厚度（而牙本质、牙骨质和骨中的晶体要小得多；图 3-3）。晶体的横断面多为六角形，有些因拥挤而变形（图 3-4）。值得注意的是在釉质晶体形成时，最初形成的矿化物是碳磷灰石。而且釉质晶体的核心较

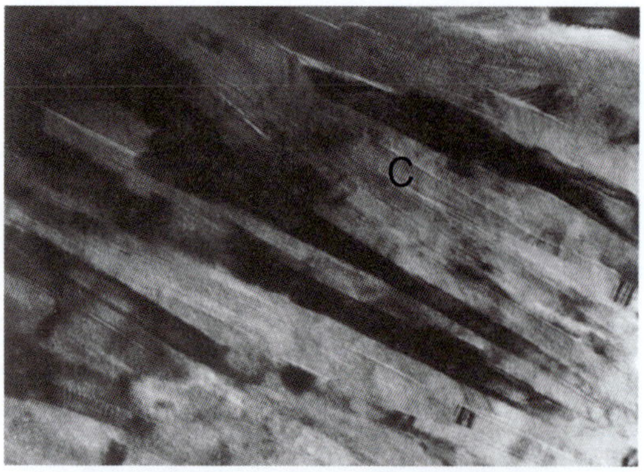

图 3-3 釉质晶体的纵向剖面

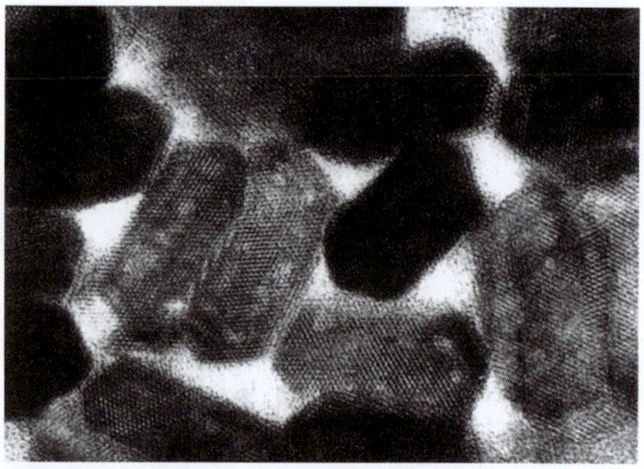

图 3-4 釉质晶体的横断面

外周区含有较多的碳酸盐和镁，晶体核心部位较多的碳磷灰石使晶体的中心较外围容易溶解。

晶体的分子单位排列为：中央有一个羟基，外围以 3 个等距离的钙离子，再外层有 3 个等距离磷离子，再外侧有 6 个钙离子以六角形包绕磷离子。晶体由上述排列成平面的离子不断重复排列成柱状。

釉质晶体的基本分子排列具有高度组织性，但也有变异。正常的离子可被不同的离子所代替。碳磷酸盐可出现在磷酸盐或六角形位置上（90% 在磷酸盐位），镁可能替代钙离子或其他晶格位置。氟可能替代羟基离子，提供较大的稳定性和抗溶解性。此外，氯化物、铅、锌、钠、锶和铝等也出现在磷灰石的晶格中。这些微量元素有的可使晶体具有耐龋潜能（cariostatic potential）如氟，其他具有耐龋潜能的元素有硼、钡、锂、镁、钼、锶和钒；另外的一些元素和分子可以使釉质对龋更敏感，它们包括碳酸盐、氯化镉、铁、铅、锰、硒、锌等。

（二）水（water）

水约占釉质重量的 2%，相当于体积的 5% ～ 10%。水的存在可能与釉质的多孔性有关。有些水位于晶体之间、有机物周围，有些位于晶体结构的缺陷中，其余的部分形成晶体的水化层。由于一些离子如氟通过水而运动，所以水的分布较有意义。

（三）有机基质（organic matrix）

成熟釉质中的有机物仅占釉质重量的 1%，主要为蛋白质和脂类。釉质中有许多有机分子，从游离的氨基酸到大的蛋白复合体如釉原蛋白和非釉原蛋白（见釉质发生一节），其中釉原蛋白基因的异常可导致性连锁型釉质发育不全。釉蛋白和成釉蛋白基因被认为是常染色体型釉质发育不全的候选基因。釉牙本质界的釉丛处含蛋白最多，在其他区也有少量分布。上述蛋白可能与晶体形成、矿化启动、生长控制、细胞黏附等有关，确切功能有待于进一步确定。

釉基质蛋白酶包括釉质溶解蛋白（enamelysin）即基质金属蛋白酶 20（matrix metalloproteinases 20，MMP20）和丝氨酸蛋白酶（serine proteinases，kallikrein-4），在釉质成熟早期活性最高，分解晶体之间的釉原蛋白等基质蛋白，有利于成釉细胞对它们的再吸收，为釉质晶体的进一步生长提供空间。

釉质中并不存在象牙本质中那样的孔，所以其渗透性很低。但釉质的晶体之间的确存在微小的缝隙，可能含有水分和有机物。同时，在釉丛、釉梭和釉质牙本质界等处有机物分布较多，这些结构形成了釉质营养的通道。包括钙、磷离子在内的营养物质可由牙髓和牙本质经这些通道输送。有学者用落射光观察新鲜离体牙，见到完整的釉质表面有成滴的釉液从釉质内部逸出。用放射性核素示踪实验证明，^{45}Ca、^{32}P 等均能由牙髓经牙本质或从唾液进入釉质，并且能很缓慢地移去。进入釉质中的放射性核素量与机体的状况如年龄、营养状态等有关。临床上，随着年龄的增长，因有机物等进入釉质而使其颜色变深和通透性下降，釉质代谢减缓。当牙髓发生坏死，其釉质代谢将进一步受到影响，釉质失去正常的光泽，变为灰黑色，质变脆易裂。

第二节　釉质的组织结构
Structural Features of Enamel

一、釉质的基本结构单位

釉质的基本结构是釉柱（enamel rod or prism），是由上百万个羟磷灰石晶体组成的细长的柱状结构，直径 5 ~ 6μm（图 3-5）。釉柱自釉质牙本质界起，贯穿釉质全层而达釉质表面。其走行方向反映了成釉细胞形成釉质时向后退缩的路线。此路线不是径直的，因此釉柱彼此横跨缠绕，其长度大于相应部位釉质的厚度。在窝沟处，釉柱由釉质牙本质界向窝沟底部集中，呈放射状；而在近牙颈部，釉柱排列几乎呈水平状（图 3-6）。由于釉质表面积比釉质牙本质界处宽大，因此，釉柱的直径在表面者较深部为大。釉柱的边界反映了晶体方向的突然变化，产生了与釉柱核心区不同的光学效果。

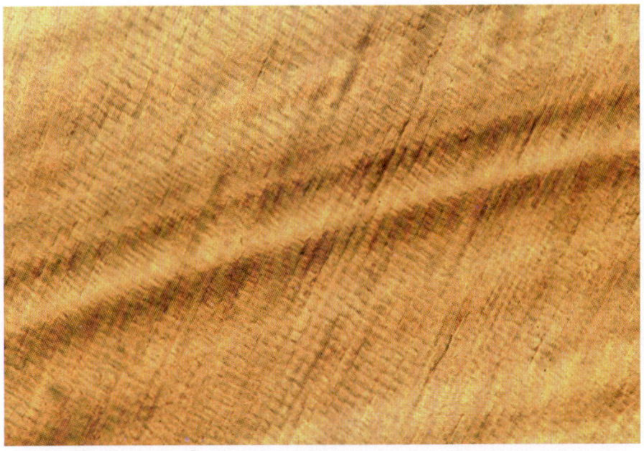

A

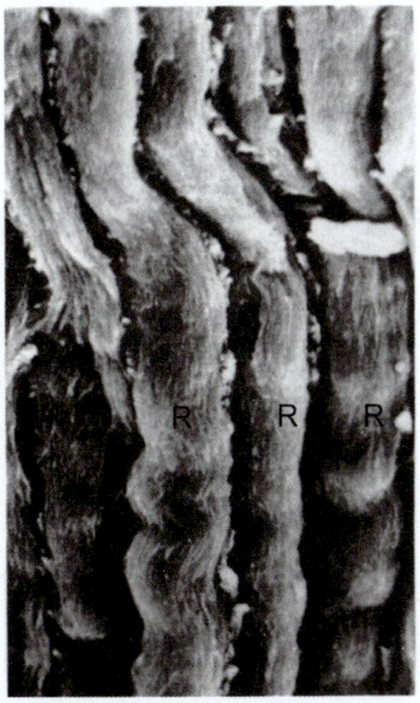

B

图 3-5　釉柱的形态

A．磨片所见；B．扫描电镜下所见（“R”所示）

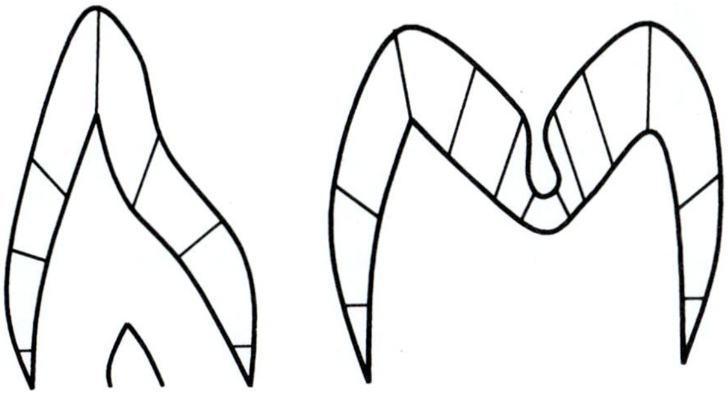

图 3-6　釉柱排列方向的示意图

光镜下釉柱的横剖面呈鱼鳞状（图 3-7），电镜下观察釉柱横断面大致有三种类型，其分布有种属差别。所有三种类型都可在人的釉质中出现，但第三种即钥匙孔型最多见，与一型一起见于

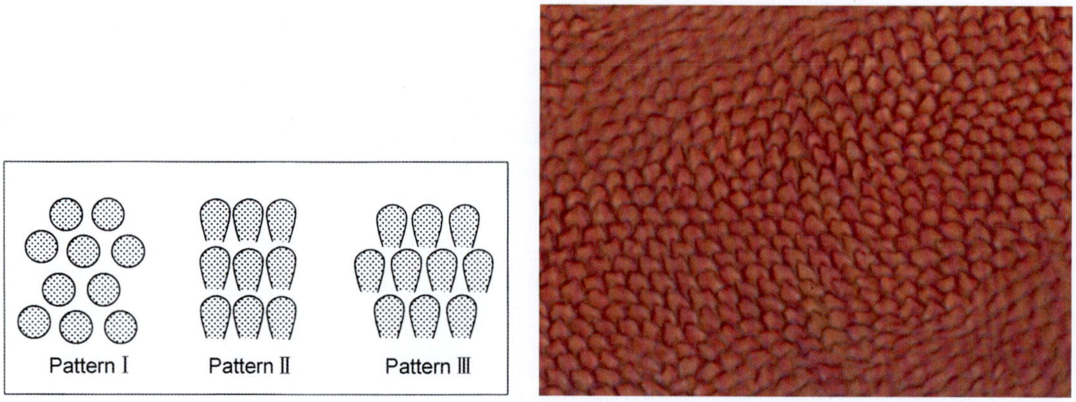

A B

图 3-7 釉柱横断面形态特点

A. 横断面的形态类型；B. 釉质横断面切片下的表现

近釉牙本质界及近釉质表面的大部分釉质。

一型釉柱为环状，釉柱之间的釉质称柱间质（interprismatic），其构成与釉柱内部相似，但晶体较釉柱内的晶体倾斜 40º ~ 60º。第三种釉柱即钥匙孔型有明确的“头部”和“尾部”。头部近圆形，朝向咬合面。一个釉柱的尾部位于相邻的两个釉柱的头部之间，为细长形，朝向牙颈部。晶体的方向有突然变化，与光的反射有关，也与釉柱的边界形态有关。

在釉柱的头部，晶体排列平行于釉柱长轴；在釉柱的尾部，釉柱晶体逐渐倾斜至与釉柱长轴呈 65º ~ 70º（图 3-8）。一个釉柱内部的晶体方向的变化是逐渐的，以至于不能将釉柱的头和尾截然分开，但在尾部的晶体与邻近釉柱的头部晶体相比，则显示了方向的突然变化。所构成的釉柱头部清晰的弧形边界，有人称之为釉柱鞘（enamel rod sheath；图 3-9）。组织切片制备时，釉质可能被不同程度地斜切，形成形态上的变化，所谓的柱间质实际上多为釉柱的尾部。

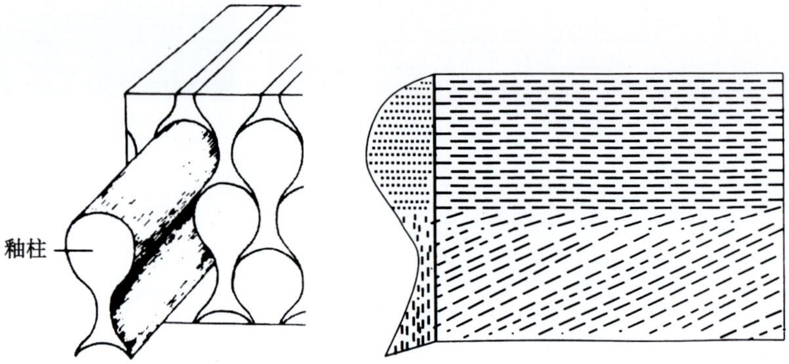

A B

图 3-8 釉柱及晶体排列示意图

A. 钥匙孔型釉柱；B. 釉柱内晶体的排列

二、无釉柱釉质

在近釉质牙本质界最先形成的釉质和多数乳牙表面（20 ~ 100μm）及恒牙表层（20 ~ 70μm）的釉质均看不到釉柱结构，电镜下可见晶体相互平行排列，称无釉柱釉质（aprismatic enamel）。无釉柱釉质的矿化程度较其他釉质高，因为不含有机物较多的釉柱边界。内层无釉柱釉质被认为可能是成釉细胞在最初分泌釉质时，Tomes 突尚未形成；而外层则可能是成釉细胞分泌活动停止以及Tomes突退缩所致。提示Tomes突的形成可能影响其所分泌晶体的排列方向，造成釉柱内出现不同方向排列的晶体，而形成釉柱结构。

三、釉质牙本质界及其相关的结构

釉质牙本质的交界面简称釉牙本质界（enamel-dentinal junction，EDJ），它代表来自于上皮和外间充质两种不同矿化组织的交界面。其外形呈连续的贝壳状而不是一条直线。此种连接增大了釉质和牙本质的接触面，有利于两种组织更牢固地结合。扫描电镜见釉质牙本质界处的釉质形成许多弧形外突，与其相对的是牙本质表面的小凹（图3-10），小凹间有突出的嵴。这些嵴在咬合力最大的冠部牙本质更突出。此种交界的形态和性质可以降低釉质行使功能时所受到的剪切力。电镜观察见釉牙本质界处的釉质晶体和牙本质晶体混杂排列。釉牙本质界区还有许多结构特点，从交界处向釉质延伸，包括釉梭、釉丛和釉板。

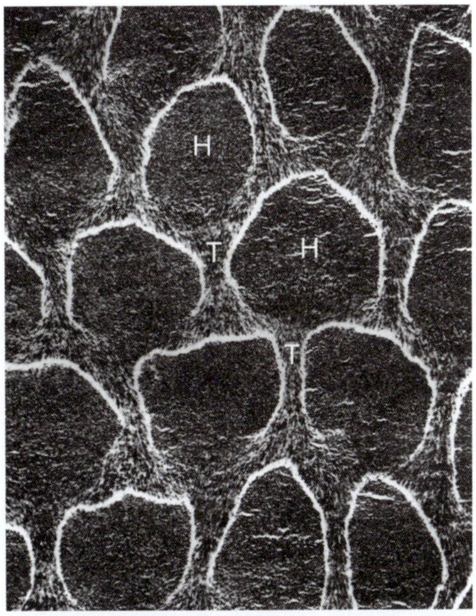

图3-9 釉柱横断面的扫描电镜下所见

H. 釉柱的头部；T. 釉柱的尾部

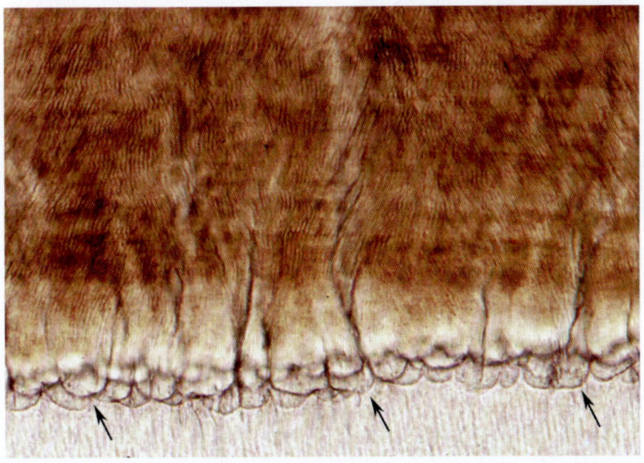

图3-10 釉牙本质界的形态特点（箭头所示）

（一）釉梭（enamel spindle）

是细的圆形、有时为棒状的小管，起始于釉牙本质界伸向釉质。多数人认为釉梭形成于釉质发生的早期，此时成牙本质细胞的突起穿过基底膜，伸向前成釉细胞之间。釉质形成时此末端膨大的突起即留在釉质内。也有人认为是牙本质胶原或者是死亡的成牙本质细胞的残留物。釉梭在牙尖及切缘部位最常见，因为此处在牙本质发生时，成牙本质细胞最拥挤。在干燥的牙磨片中，釉梭的有机物分解代之以空气，在透射光下，此空隙呈黑色（图3-11，3-12）。

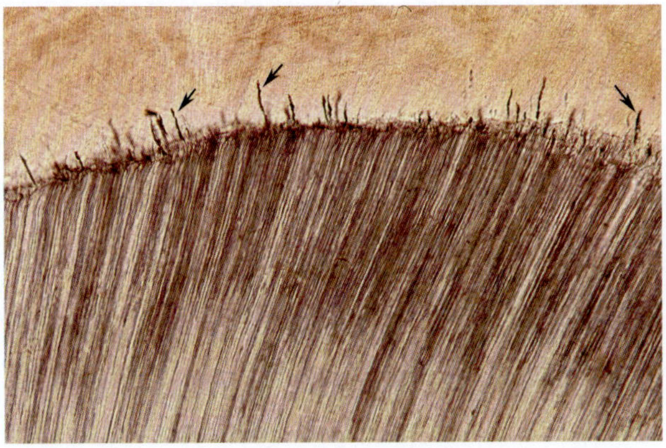

图3-11 釉梭（箭头所示）

（二）釉丛（enamel tufts）

在磨片上近釉牙本质界内1/3的釉质

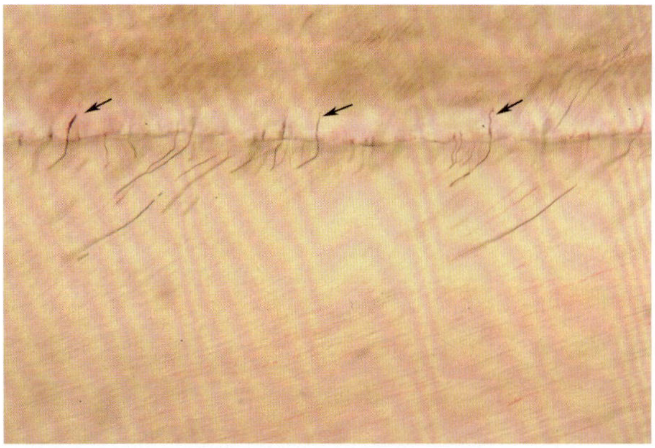

图 3-12 釉梭与牙本质小管的关系
可见釉梭与牙本质小管相连续（箭头）

中，类似于草丛的结构称釉丛，有分支（图3-13）。其走行方向与釉柱相同，在厚磨片上随成片的釉柱而起伏。釉丛可能属于釉质发育的缺陷，钙化程度低，在釉牙本质界的间隔约为100μm。每个釉丛大概有数个釉柱宽。有猜测釉丛的出现是由于釉质钙化不良，导致釉柱间釉质基质蛋白残留所致。也有人认为是釉柱的方向突然改变所致，与釉柱起自贝壳状的釉牙本质界的不同位置有关。由于其排列的关系，在横断面上更容易观察。釉丛蛋白（tuftlin）为釉质非釉原蛋白成员之一，在釉丛中含量最高。临床意义不明。

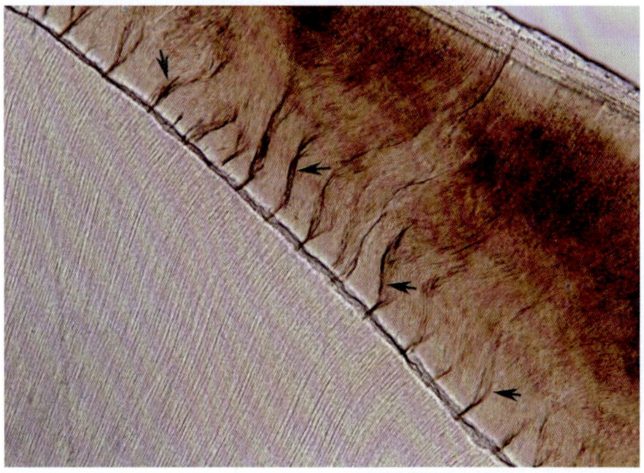

图 3-13 釉丛（箭头所示）

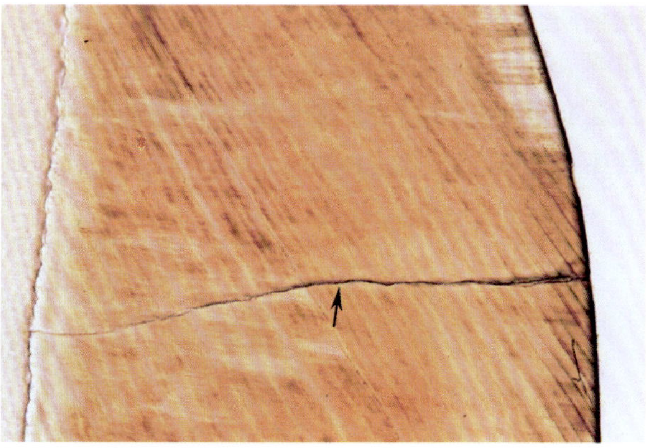

图 3-14 釉板（箭头所示）

（三）釉板（enamel lamellae）

是片状、贯穿整个釉质厚度的结构缺陷，自釉质表面延伸至釉质不同的深度，可达釉牙本质界。在磨片中观察呈裂隙状结构（图3-14）。釉板钙化程度低、窄而细长，数量较釉丛少，在釉质横断面容易观察。常规磨片中，许多釉板样结构实际上是制片过程中的人为裂隙，这在磨片脱矿中可以得到证实，此时裂隙（非真正釉板）将消失。釉板的发生可能来自于一组釉柱的成熟不全，此情况下釉质蛋白的含量较高，或者是由于萌出后釉质因负重而产生的裂隙，其中含有来自唾液和口腔的有机物。

在光镜观察时，有时易将釉板与磨片标本制作时所产生的人工裂隙相混淆。裂隙中的有机物是外源性的，来自于口腔。其成分类似于唾液薄膜，也可以有菌斑和食物碎片。

釉板内含有较多的有机物，可成为龋（一种发生于牙硬组织，以组织溶解破坏为特征的感染性疾病）致病菌侵入的途径。特别是在窝沟底部及牙邻面的釉板，被认为是龋发展的有利通道。可以解释某些隐性龋的发生。但绝大多数釉板是无害的，而且也可以因唾液中矿物盐的沉积而发生再矿化。

四、与釉质周期性沉积相关的结构

釉质的形成呈不断叠加的形式，活跃期和静止期相互交替，因此形成称为生长线的结构标志。分短期的结构标志即横纹和长期结构标志即生长线。

1．横纹（cross striations） 是釉柱上与釉柱的长轴相垂直的细线，透光性低。横纹在釉柱上呈规律性重复分布，间隔 2 ～ 6μm（平均 4μm）（图 3-15）。横纹的此种分布使釉柱看起来像梯子。横纹的形成与成釉细胞每天的周期性形成釉质有关，代表每天釉质形成的速度。它可能反映了釉柱中有机物、无机物在含量和密度上的变化。有研究表明釉柱中碳酸盐和钠含量呈周期性变化，并且与横纹的分布吻合。横纹也可能代表釉柱中晶体堆积方式的改变即晶体的紧密堆积间穿插着有机物聚集区。横纹处矿化程度稍低，故当牙轻度脱矿时横纹较明显。

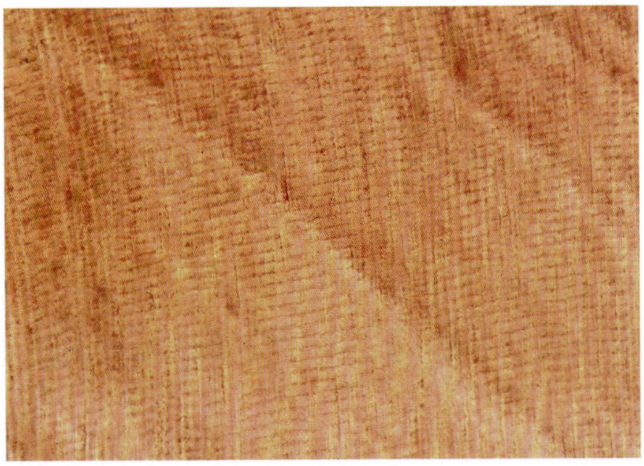

A

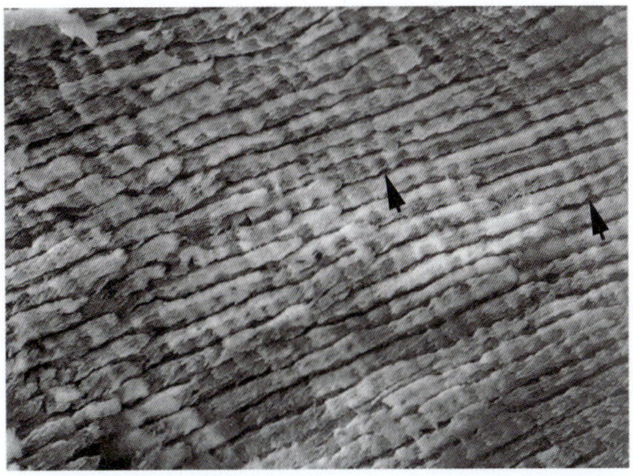

B

图 3-15 釉柱的横纹

A．磨片所见；B．扫描电镜下所见（箭头所示）

2．生长线（incremental lines） 釉质生长线又名芮氏线（lines of Retzius），低倍镜下观察釉质横断磨片时，此线呈深褐色同心环状排列，类似树的年轮。在纵向磨片中，生长线自釉质牙本质界向外，沿着釉质形成的方向，在牙尖和切缘呈环形，不达到釉质表面；近牙颈处渐呈斜行线，横跨过釉柱达釉牙本质界（图 3-16，3-10）。

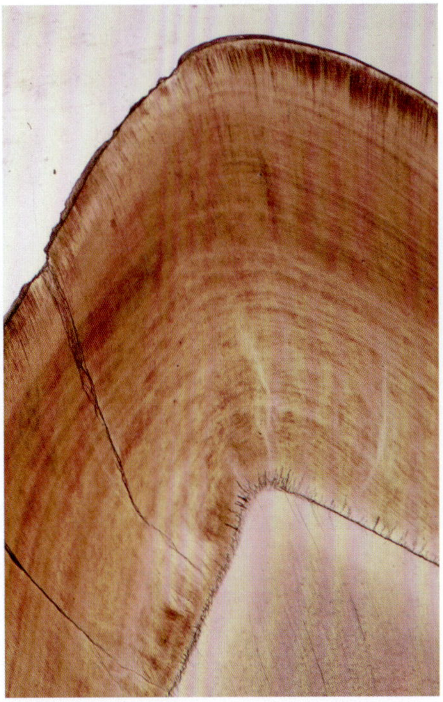

图 3-16 牙尖区的釉质生长线（似树的年轮）

相邻两条生长线间有 7 ～ 10 条横纹，因此生长线的形成约为一个星期的间隔。因为横纹的间距约 4μm，所以生长线的间距为 25 ～ 35μm。牙颈部的釉质形成较慢，生长线的距离较近，可达 15 ～ 20μm。生长线的宽度和间距因发育状况变化而不等，在发育不良的牙其生长线更为明显。扫描电镜观察，该处晶体排列不规则，孔隙增多，有机物增加，故光镜下因折光率改变而呈褐色。生长线到达釉质表面时，形成横行的嵴状结构即牙面平行线（perikymata），因此平行线的距离相当于生长线的距离，近牙尖处间距可达 100μm，在牙颈部为 15 ～ 20μm。利用釉质的生长标志即横纹、生长线和牙面平行线可测定牙冠形成所用的时间。

在乳牙和第一恒磨牙的磨片上，常可见一条加重了的生长线。这是由于乳牙和第一恒磨牙的釉质一部分形成于胎儿期，另一部分形成于婴儿出生以后。当婴儿出生时，由于环境及营养的变化，该部位的釉质发育一度受到干扰，特称其为新生线（neonatal line）。电镜下可见该部位晶体的密度减低。生长线是研究釉质发育状况的一个标志。

五、与釉柱排列方向相关的结构

1．绞釉（gnarled enamel） 釉柱自釉牙本质界至牙表面的行程并不完全呈直线，近表面 1/3 较直，而内 2/3 弯曲，在牙切缘及牙尖处绞绕弯曲更为明显，称为绞釉（图 3-17）。绞釉可以增强釉质对咬合力的抵抗。

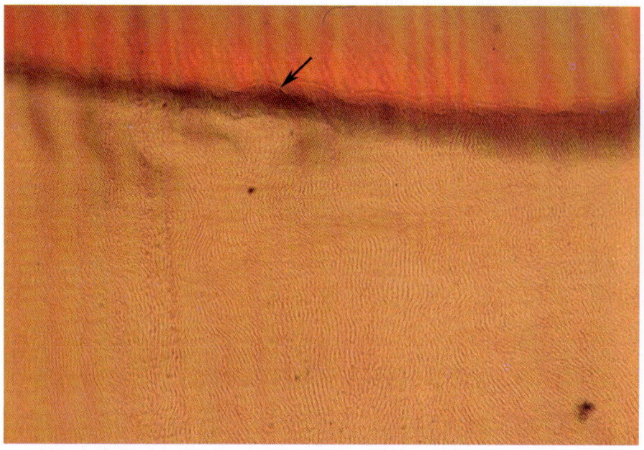
A

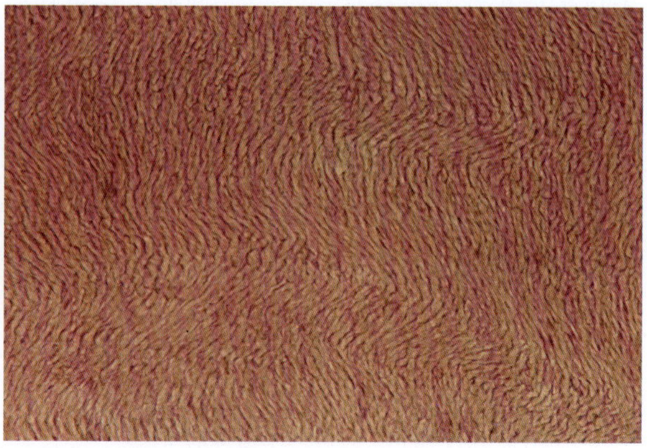
B

图 3-17 绞釉

A．低倍所见 起自于釉牙本质界（箭头）；B．高倍所见

2．施雷格线（Schreger line） 用落射光观察牙纵向磨片时，可见宽度不等的明暗相间带，分布在釉质厚度的内 4/5 处，改变入射光角度可使明暗带发生变化，这些明暗带称为施雷格线。这是由于规则性的釉柱排列方向改变而产生的折光现象（图 3-2B，图 3-18），釉柱的横断区称暗带（diazone），纵断区称明带（parazone）。每个区有 10 ～ 13 层釉柱厚，50μm 宽。

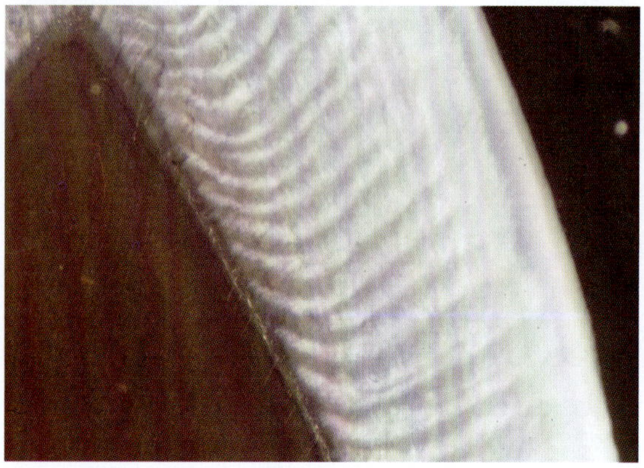
A

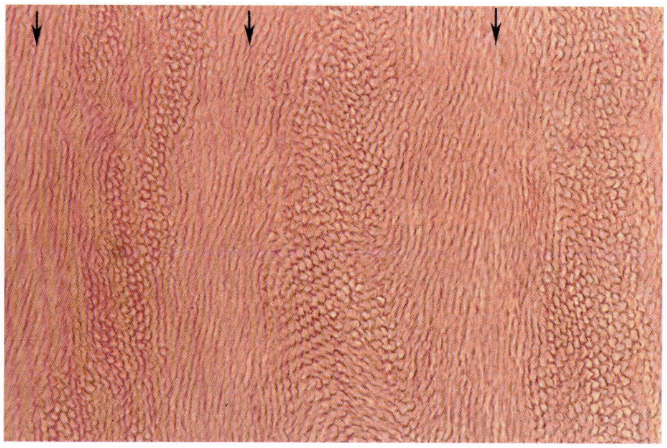
B

图 3-18 施雷格线

A．落射光下所见；B．釉柱排列方向的交替改变（箭头示纵断区）

六、表面釉质

釉质的表面是临床上最重要的区域。此处与食物接触，是龋的始发部位。修复体的附着或邻接、正畸块的黏附、牙膏作用、漂白及再矿化物的应用等都涉及此层。

在物理、化学方面明显不同于深部釉质，表面釉质较硬、少孔、溶解性低，某些微量元素如氟化物的含量高，碳酸盐含量低。表面釉质有无釉柱釉质，牙面平行线、釉柱的终端，点隙与窝沟、微裂等。

未磨耗的外层釉质的大部分区域为无釉柱釉质，矿化程度高，抗龋性强。因此在酸蚀时，如果达不到有釉柱釉质，则较难增加黏附性。釉质表面虽然无釉柱，但生长线仍达到釉质表面，称为牙面平行线。表现为平行沟（perikymata grooves），呈同心圆状平行于釉牙骨质界（图 3-19）。平行沟由波浪状的平行嵴（perikymata ridges）分隔。磨耗可使这些特点消失，但一般在牙颈部可持续存在。

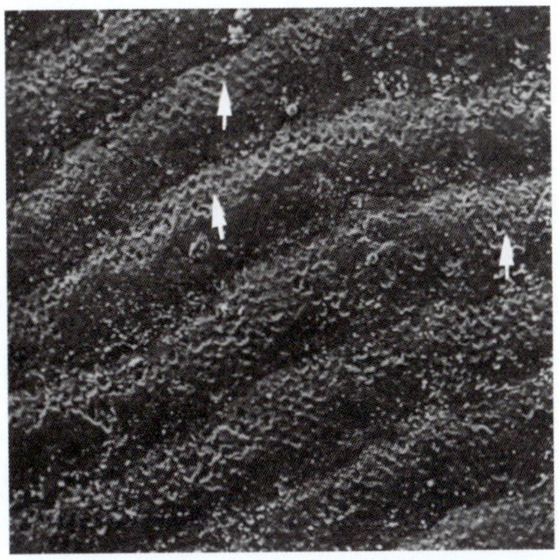

图 3-19 牙面平行线

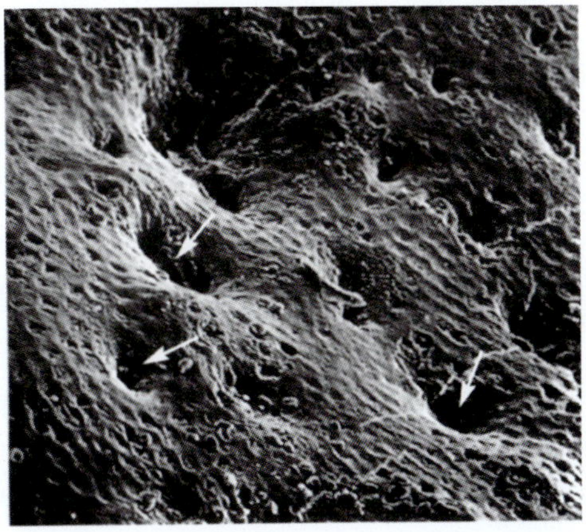

图 3-20 釉质表面的灶性孔（箭头所示）

釉质表面常见一些小的裂隙，是真正的结构还是人工假相还不清楚。在釉质的侧面可见一些小的突起（10 ~ 15μm 宽）称釉帽（enamel caps）和称为灶性孔的小的凹陷（图 3-20），前者可能是发育后期，釉质沉积于非矿化碎片顶端所致，后者是釉帽被磨耗后留下的痕迹。

在新萌出牙表面有一层有机薄膜称釉小皮（enamel cuticle），结构与上皮下的基板相似，可能是成釉细胞在形成釉质后所分泌的基板物质。一经咀嚼即易被磨去，但在牙颈部仍可见残留。

第三节 釉质结构的临床意义 Clinical Considerations

釉质发育缺陷在人群中的比例很高，可能是环境造成的或是遗传性的，主要有形成不全和矿化不全（见第二章）。形成不全常见于儿童期的感染性疾病如麻疹，使与感染期相对应的牙发育部分留下缺陷，这取决于感染的时间。矿化不全与釉质成熟期釉原蛋白的清除障碍有关，难产、营养缺乏也是常见原因。

临床上常用氟化物来预防釉质龋的发生。这是因为龋的始发往往和釉质磷灰石晶体的溶解破坏有关，而氟离子进入磷灰石晶体中，将与其 HCO3- 和 OH- 等发生置换，使釉质的晶体结构变得更为稳定，从而可增强釉质的抗龋能力。但食物中氟含量过高会造成氟斑牙。在釉质的咬合面，有小的点隙和狭长的裂隙。剖面观这些裂隙的形状不一，大多为窄而长，也有的较浅，开放呈漏斗状或口小底大，深度可达釉质深部（图 3-21）。裂隙的直径或宽度一般为 15 ~ 75μm，不能为探针所探入。由于点隙裂沟内细菌和食物残渣较易滞留而不易清洁，故常成为龋的始发部位，且一旦发生龋，则很快向深部扩展，因而如能采取措施早期封闭这些点隙裂沟，对龋的预防有一定帮助。随着年龄的增长，点隙裂沟可逐渐磨平，该部位龋的发生率也趋于下降。

釉柱的排列方向在临床上也具有一定的意义。绞釉的排列方式可增强釉质的抗剪切强度，咀

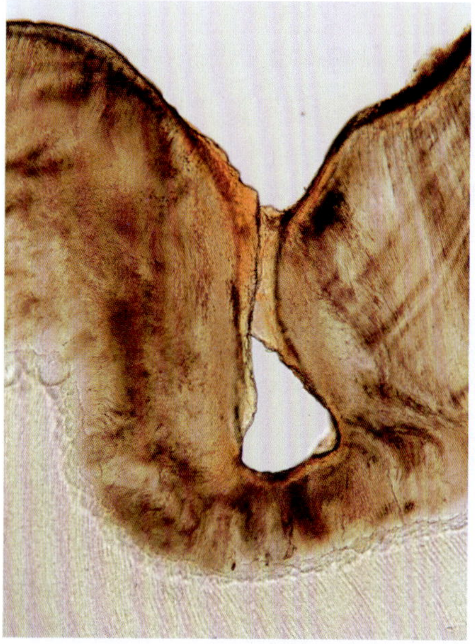

图 3-21 釉质表面的裂隙

嚼时不易被劈裂。在手术时如需劈裂釉质，施力方向必须尽量与釉柱排列方向一致。在治疗龋齿制备洞型时，一般不宜保留失去牙本质支持的悬空釉柱，否则充填后，当牙受压力时，此种薄而悬空的釉质常易碎裂，使窝洞边缘产生裂缝，而易引起继发龋。

釉质表面酸蚀是临床进行树脂修复、点隙裂沟封闭或矫正时带环粘固前的重要步骤。其机理在于通过酸蚀使釉质无机磷灰石部分溶解而形成蜂窝状的粗糙表面，以增加固位力。脱矿的部位首先在碳磷灰石集中的晶体中心区。在晶体的横断面，最初的脱矿表现为“油炸圈”样（the appearance of doughnut）；在斜断的晶体为发卡样。而釉质表面的溶解往往与釉柱和晶体的排列方向有关。因此，在对无釉柱釉质，尤其是乳牙进行酸蚀处理时应适当延长酸蚀时间以清除无釉柱釉质，因为无釉柱釉质的晶体排列方向一致，酸蚀后釉质表面积变化不理想。

扫描电镜观察，用过氧化物漂白牙面可在牙面形成微孔，它们可以相当快地发生再矿化。在过度漂白的牙面，停留在微孔内的氧可能对某些复合材料产生影响，因此应用复合材料的修复工作应在漂白 2 周至 1 个月后进行。

Summary

The tissue that covers the crown of the tooth is enamel, a highly mineralized substance. It is thickest over cusps and incisal edges and thinnest at the cervical margin. Calcium hydroxyapatite $Ca_{10}(po_4)_6(OH)_2$ is the principal mineral component of enamel, comprising about 95% ～ 96% of the tissue by weight, remainder being organic material and water. Enamel crystals are the largest crystals found in the body. The primary structural unit of enamel is the enamel rod, formed as a result of the secretory activity of ameloblasts. The structural features of enamel can be categorized as those associated with the DEJ, the appositional growth of enamel, enamel rod orientation, or the surface of enamel. The structural features of the DEJ-increased surface area due to scalloping, presence of tufts and spindles are believed to be important in joining enamel and dentine, initiating mineralization during development, or contributing to structural weakness of the enamel. Structures related to appositional growth include cross striations (daily growth lines) and Retzius' striae. These form as a result of cyclical activity of ameloblasts, and are enhanced during times of physiologic stress. Perikymata surface features are related to appositional growth.

参考文献

1. Nanci A. Ten Cate's Oral histology. Development, structure, and function. Seventh Edition Mosby. St. Louis, Missouri, 2008: 141-190
2. Berkovitz BKB, Holland GR, Moxham BJ. Oral anatomy, Histology and Embryology. Fourth Edition Mosby Edinburgh, London, New York, Oxford, Philadelphia, St Louis, Sydney, Toronto, 2009: 105-122
3. Garant PR. Oral cells and tissues. Quintessence Publishing Co, Inc. Chicago, 2003: 53-80
4. Warshawsky H. Organization of crystals in enamel. Anat Rec, 1989, 224 (2): 242-262.
5. Boyde A. Microstructure of enamel. Ciba Found Symp, 1997; 205: 18-27

（高 岩）

第四章　牙 本 质
Dentin

牙本质（dentin）是构成牙主体的矿化组织（图 4-1）。牙本质硬而有弹性，结构上由大量平行的小管和矿化的胶原性基质构成。小管内含成牙本质细胞的突起及少量细胞外液，而成牙本质细胞位于牙本质围成的牙髓中。牙本质和牙髓由于其胚胎发生和功能上相互关系密切，故二者常合称为牙髓牙本质复合体（pulpo-dentinal complex）。牙本质和釉质的结合形成了稳固的、抗磨耗及抗折裂的结构，并且借根部的牙骨质附着于牙周组织。牙本质与其他两种硬组织有特殊的交界。与釉质的主要区别是，牙本质具有敏感性，在一生中不断形成。

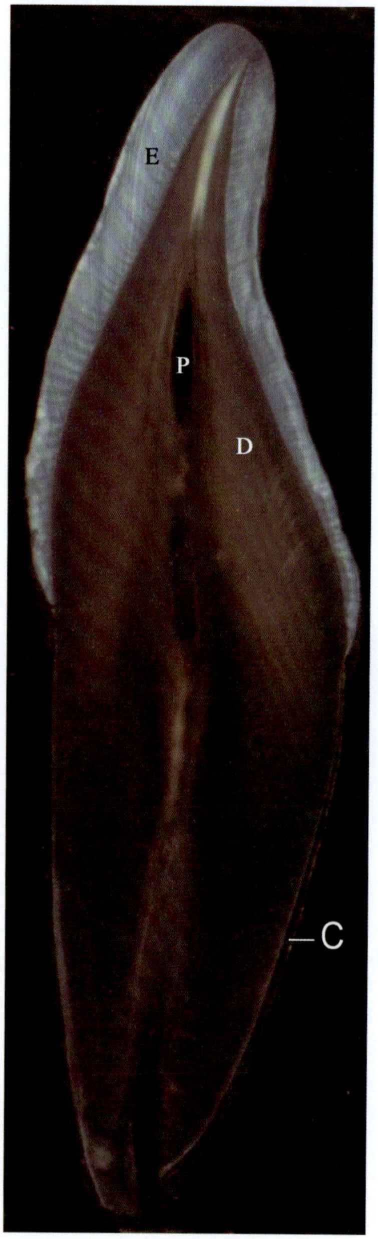

图 4-1　牙本质构成牙的主体（落射光观察）

E. 釉质；D. 牙本质；P. 髓腔；C. 牙骨质

第一节　牙本质的理化特性
Physical and Chemical Properties of Dentin

一、物理特性

新鲜的牙本质呈淡黄色，能通过较透明的釉质使牙冠看起来亦为淡黄色。牙本质较骨及牙骨质硬，较釉质软，平均约为 68KHN（硬化牙本质为 80KHN，因龋脱矿的牙本质和死区约为 25KHN）。其较高的有机基质的含量和管状结构使其较釉质有较大的压缩性、弹性和延伸性，因而给硬而易碎的釉质提供了一个良好的缓冲环境。牙本质组织结构的多孔性使其具有渗透能力，组织液和牙局部微环境中的许多液体介质和离子可经过牙本质。渗透性取决于小管的大小和开放程度。

二、化学特性

（一）无机物

成熟牙本质重量的 70% 为无机物，有机物为 20%，水为 10%。如按体积计算，无机物、有机物和水分的含量约为 50%、30% 和 20%。牙本质的有机成分、矿物质含量及硬度在不同部位也不尽相同。牙本质无机物的存在形式也为磷灰石晶体，与纯的羟磷灰石晶体相比，钙少碳多。晶体比釉质中者小得多（长 60 ~ 70nm，宽 20 ~ 30nm，厚 3 ~ 4nm），与骨和牙骨质中的相似，分布于胶原原纤维之间及纤维的表面。微量元素有碳酸钙、氟化物、镁、锌、金属磷酸盐和硫酸盐。

（二）有机物

牙本质中的有机基质相似于骨，由无定形基质及胶原纤维构成。

1．胶原（collagen） 有机物中胶原约占 18%，为所有有机物的 85% ～ 90%。主要为Ⅰ型胶原，还有少量Ⅴ型和Ⅵ型胶原。在发育中的前期牙本质中可见Ⅲ型胶原。牙本质中大部分胶原与髓腔表面平行。矿化牙本质中纤维的直径较大，达 100nm，较前期牙本质中的纤维排列紧密，但不形成束。Ⅰ型胶原作为支架在其纤维孔隙中容纳了大量（约占 56%）矿物质。

2．非胶原蛋白（non-collagenous proteins） 牙本质中非胶原大分子物质有几大类（表 1-1）：磷蛋白、含 γ 羧基谷氨酸蛋白（Gla）、混合性酸性糖蛋白、生长因子、血清源性蛋白、脂类和蛋白多糖。非胶原基质蛋白调节矿物质在牙本质中的沉积，可作为矿化的抑制、启动或稳定因子。它们分布的位置常常提示它们的作用。

牙本质磷蛋白（dentin phosphoproteins，DPP or phosphophoryn）：约占所有非胶原有机成分的 50%，为高度磷酸化蛋白。约 80% 的氨基酸残基携带阴性电荷磷酸基团和羟基，具有高度钙离子结合能力。与牙本质矿化过程有关。在牙本质矿化前沿分布，与胶原纤维关系密切，而不存在于前期牙本质中。一般认为 DPP 定位于原胶原（tropocollagen）分子间，起矿化成核者作用，与此功能有关的是 DPP 中高度重复的 Asp-Ser-Ser 模体。

牙本质涎蛋白（dentin sialoprotein，DSP）：是一种磷酸化的、含大量涎酸的高度糖基化的蛋白质，与牙本质基质蛋白 -1（dentin matrix protein-1，DMP-1）一起，主要位于管周牙本质，抑制管周牙本质的增厚，防止牙本质小管的闭塞。DPP、DSP 和 DGP（牙本质糖蛋白，dentin glycoprotein）在基因水平上为一个分子，再经修饰成为各自分开的各自具备特殊化学特点的蛋白。DPP 是牙本质涎磷蛋白 C 端蛋白溶解性剪切的产物，而 DSP 则位于牙本质涎磷蛋白的 N 端，DPP 和 DSP 之间为 DGP。

含 γ 羧基谷氨酸蛋白（Gla）：因其含有独特的 γ 羧基谷氨酸而得名。羧基化反应依赖于维生素 K。此蛋白的羧基有结合钙的能力。牙本质中有两种 γ 羧基谷氨酸蛋白，骨 Gla 即骨钙素（osteocalcin）和基质 Gla。骨钙素型 Gla 见于成牙本质细胞突，可能在牙本质矿化中起作用。

蛋白多糖：也是牙本质非胶原蛋白的重要成分，也称蛋白聚糖（proteoglycans），含有硫酸软骨素 4 和 6、硫酸角质素及硫酸皮肤素。具有代表性的是分子量较小的核心蛋白聚糖（decorin）和双糖链蛋白聚糖（biglycan），前者与胶原纤维关系密切，后者含有两个糖胺聚糖侧链。前期牙本质中的蛋白多糖往往比牙本质中的大。蛋白多糖可能在胶原纤维的发生中和基质矿化中起作用。

其他酸性蛋白：牙本质中还含有一些富含酸性基团和涎酸的酸性糖蛋白，主要的为骨连接素（osteonectin）和骨桥蛋白（osteopontin）。骨连接素见于牙本质和前期牙本质，与钙及羟基磷灰石表面结合能力强，可以抑制矿化。骨桥蛋白为磷酸化糖蛋白，含有精氨酸 - 氨基乙酸 - 天冬氨酸整合素受体结合序列。整合素是细胞表面的与细胞外基质结合的受体。骨连接素和骨桥蛋白也见于许多其他的矿化和非矿化组织中。

生长因子：牙本质中可分离出许多生长因子，可能吸收自循环的组织液。主要的生长因子有转化生长因子 β、胰岛素样生长因子和成纤维细胞生长因子。牙本质中还有一种由成纤维细胞形成的特殊的骨形成蛋白，有人称之为牙本质骨形成蛋白或牙本质基质蛋白。这些生长因子可能在诱导新的成牙本质细胞形成、创伤修复中起重要作用。

脂类：牙本质中脂类和血清源性蛋白含量很小，约占非胶原蛋白的 2%。主要分布在矿化前沿。脂类可能通过形成钙 - 磷脂复合体参与矿化。

表1-1 牙本质中的有机成分及其可能的功能

成分	说明	功能
胶原	牙本质主要有机成分（占91%～92%），以Ⅰ型为主，有少量Ⅴ型；Ⅲ型见于牙髓、牙本质形成早期	可能在牙本质矿化开始时起作用。提供牙本质结构支架、强度和弹性
磷蛋白	主要非胶原蛋白，分泌在矿化前沿，前期牙本质中无	在牙本质矿化中起重要作用
涎蛋白	主要位于管周牙本质	抑制矿化
蛋白多糖	包括硫酸软骨素、硫酸皮肤素、硫酸角质素、核心蛋白聚糖和双糖链蛋白聚糖	可能控制矿化及胶原纤维合成。有些可抑制矿化
含γ羧基谷氨酸蛋白	羧基反应为维生素K依赖性	可结合钙，可能通过控制局部钙水平启动或控制矿化过程
酸性糖蛋白	骨桥蛋白，65kd/95kd糖蛋白	骨桥蛋白在成牙本质细胞与ECM之间起连接作用
生长因子	TGF-β、FGF、BMP、胰岛素样生长因子等	损伤和病理过程中控制新分化成牙本质细胞增生和分化，刺激修复
脂类	无特异性脂肪	磷脂可能参与矿化

第二节 牙本质的基本组织结构
The Structure of Dentin

牙本质主要由牙本质小管、成牙本质细胞突起和细胞间质所组成。

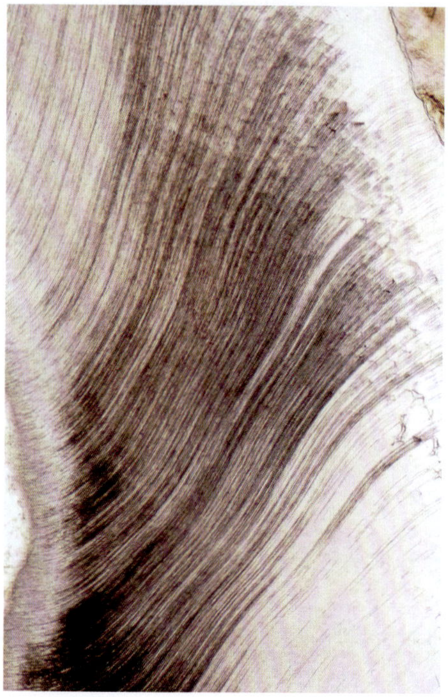

图4-2 近牙颈部的牙本质小管排列呈“～”形

一、牙本质小管

牙本质中充满细管称牙本质小管（dentinal tubule），贯通牙本质全层。小管内为成牙本质细胞突起和组织液。牙本质小管自牙髓表面向牙釉质牙本质界呈放射状排列，在牙尖部及根尖部小管较直，而在牙颈部则弯曲呈“～”形，称为初级弯曲（primary curvature）近牙髓端的凸弯向着根尖方向（图4-2，4-3）。牙本质小管也有小幅度的方向的变化，称为次级弯曲（secondary curvatures）。小管近牙髓一端较粗，其直径约2.5μm，越向表面越细，近表面处为0.9～1μm，且排列稀疏。因此牙本质在近髓侧和近表面每单位面积内小管数目之比约为2.5：1。这个数字会因所测量的牙的不同和牙本质厚度的不同而有所变化。牙本质小管在横断切片上大致为圆形，形态取决于切片的平面。小管之间的牙本质称管间牙本质（intertubular dentin）。牙本质小管的直径在牙髓侧为2.5μm，走行过程中逐渐变细，至外围为1μm。这是由于形成牙本质小管的成牙本质细胞在向后移动时所占据的空间越来越小。因此在牙本质的外围，牙本质小管间的距离也变大。在牙髓侧，牙本质小管占牙本质横断面面积的22%，而在釉牙本质界处只占2.5%。牙本质小管的数量在不同的牙型、牙龄和牙本质厚度间会有不同。近牙本质表面处有2万/mm^2，牙髓侧为5万/mm^2，中间约为4万/mm^2。

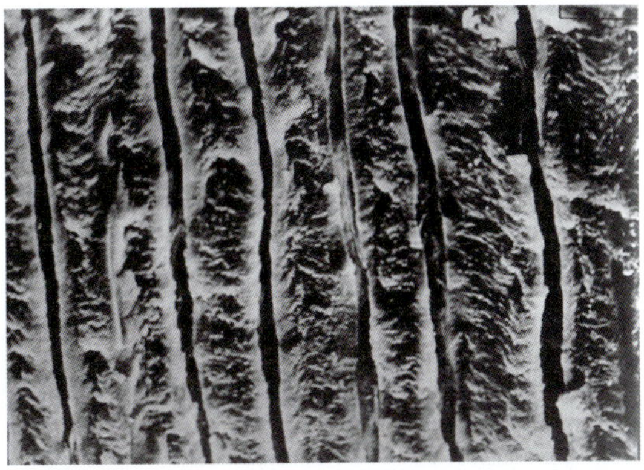

图4-3　扫描电镜下的牙本质小管

牙本质小管自牙髓端伸向牙本质表面，沿途分出许多侧支，在近釉牙本质界处最明显，可能反映了成牙本质细胞最初的突起的数量（图4-4）。许多小的分支的末端为盲端，也有与邻近的分支吻合的。在根部，牙本质小管的末端呈分支的袢，可能与磨片下的颗粒层形成有关。

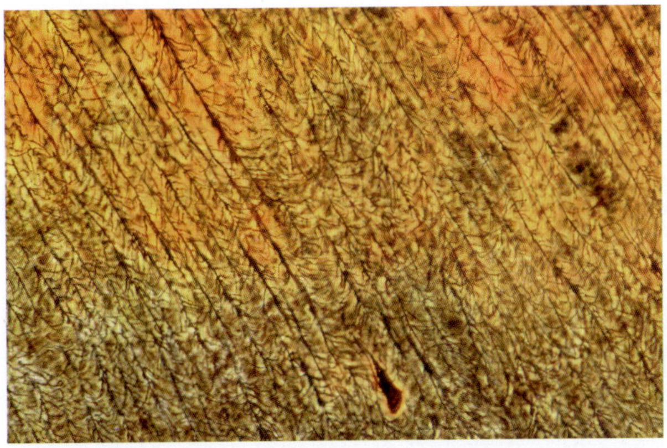

图4-4　牙本质小管的分支（银染法）

二、牙本质小管的内含物

牙本质小管中含有成牙本质细胞突起、某些部位含传入神经末梢及牙本质液。

（一）成牙本质细胞突起

成牙本质细胞突起（odontoblastic process）是成牙本质细胞的胞质突，其胞体位于髓腔近牙本质侧，它们的突起伸入牙本质小管内。由于方法上的限制，关于成牙本质细胞突起在小管内的延伸长度的假说有：

1. 全长　随着胞体退缩，胞突生长、延长；

2. 达到一定长度后随细胞退缩而退缩，遗留部分的小管有非细胞成分参与的管周牙本质形成；

3. 随着成牙本质细胞的退缩，最远端成牙本质细胞突起变性，变性部分参与管周牙本质形成。

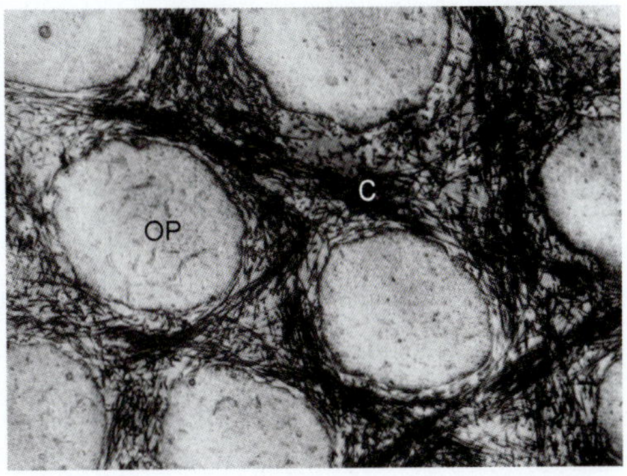

图4-5　成牙本质细胞突（"OP"）中的细胞器很少

成牙本质细胞突在牙本质中不同的区域有不同的结构。在前期牙本质中的细胞器较多，而在矿化牙本质中几乎无细胞器。主要有微管（直径20～25nm）及微丝（直径5～7nm）。在前期牙本质处有时见线粒体，偶见内质网，各种大小的泡，泡的数量随突起的伸长而减少（图4-5）。前期牙本质处和近前期牙本质处的矿化牙本质中，成牙本质细胞突起占据整个小管。

（二）牙本质液

成牙本质细胞突起和牙本质小管之间有一小的空隙，称为成牙本质细胞突周间隙（periodontoblastic space），也有人称远端无成牙本质细胞突起的小管为成牙本质细胞后间隙。间隙内含所谓的牙本质液（dentinal fluid），确切成分不祥。有些研究提示其成分不同于其他组织液，有相对较高的钾和较低的钠含量。这些离子的平衡可影响小管内的神经末梢和成牙本质细胞突膜的性质。如果牙本质折断，液体自小管溢出，在牙本质表面形成小滴。这提示牙本质小管有一个正压力，可能源于牙髓的组织压。这种向外的压力可帮助限制化学物质和毒性物质进入牙本质或自牙本质向牙髓靠近。

牙本质小管的内壁衬有一层薄的有机膜，称为限制板（lamina limitans），它含有较多的糖胺聚糖（glycosaminoglycans），可能代表矿化低下的管内牙本质。容易与成牙本质细胞突相混。

（三）神经末梢

前期牙本质小管中也见传入神经纤维的轴突，距成牙本质细胞突起很近。轴突中含一些线粒体。偶见小泡，但数量不像神经突触中的那样多。神经末梢伸入小管中的长度不祥，在牙尖区相对应的牙本质中，80% 的小管内都有其分布，而牙颈部和根部牙本质中分布少。神经末梢未见与成牙本质细胞间形成突触。

三、管周牙本质

镜下观察牙本质的横剖磨片时，可清楚地见到围绕成牙本质细胞突起的间质与其余部分不同，呈环形的透明带，称为管周牙本质（peritubular dentin）（图 4-6）。新形成的管间牙本质的小管壁由矿化的胶原纤维构成。随着牙本质的成熟，另一型牙本质在原有的小管内壁形成，使管腔变窄。此型牙本质称为管周牙本质（管内牙本质，intratubular dentin），它的形成可最终造成小管的闭塞。管周牙本质与管间牙本质不同的是无胶原纤维，晶体较管间牙本质的小。较管间牙本质矿化程度高 5% ~ 12%（图 4-7）。未萌出牙也有管周牙本质，在根尖区分布更明显，提示其是一种增龄性相关的结构，而不是反应性组织。

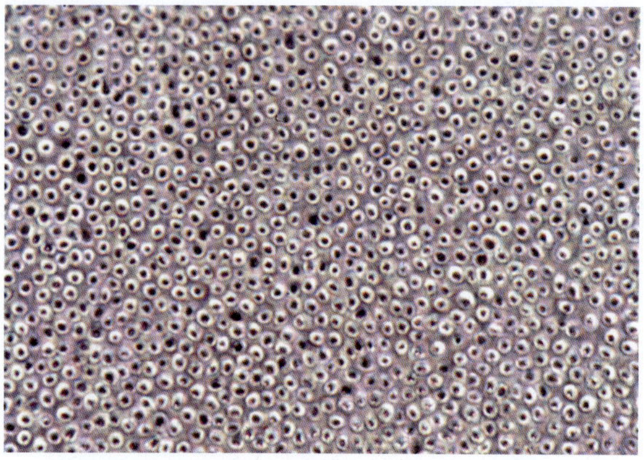

图 4-6 管周牙本质

亮圈所示，亮圈中央为牙本质小管，亮圈之间为管间牙本质

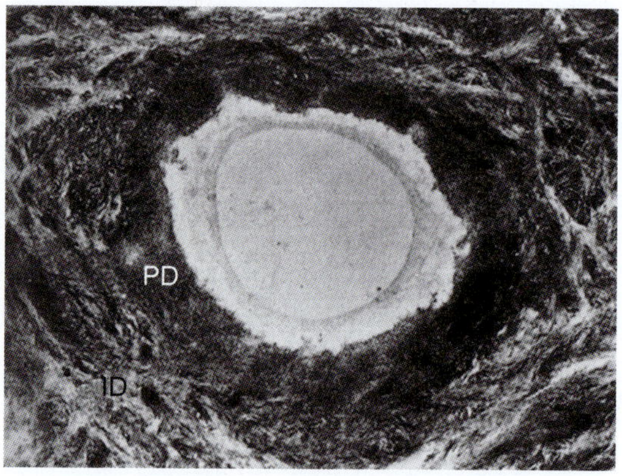

图 4-7 管周牙本质的电镜下表现

PD. 管周牙本质；ID. 管间牙本质

电镜下，脱矿的管周牙本质为无定形的非纤维性基质，由糖蛋白、蛋白多糖、脂类、骨连接蛋白、骨钙素和骨涎蛋白构成虽然与管间牙本质不同，但结构上是延续的。不含管间牙本质的磷蛋白。虽然大部分矿化较管间牙本质高，但内外表面的钙化较低。形成时间与管间牙本质相同或在管间牙本质形成稍后开始。在外围的牙本质，管周牙本质占牙本质横断面的 2/3，在近前期牙

本质处只占 3%。

随生理性增龄，牙本质小管可由于管周牙本质的沉积而闭塞。形成透明牙本质。此时小管的内含与管间牙本质的反射指数相似，将磨片置于水中时，管周牙本质阻塞小管的区域为透明区，而其他牙本质小管内有水进入则不透明。此种透明牙本质（translucent dentin）的量随年龄增多，并且不受牙的功能和外界刺激的影响。此特点已经被用于法医中鉴定齿龄。

四、管间牙本质

除管周牙本质和牙本质小管外，牙本质的细胞间质大部分为矿化的间质即管间牙本质，其中有细小的胶原纤维，主要为 I 型胶原。纤维的排列大部分与牙本质小管垂直而与牙表面平行，彼此交织成网状。管间牙本质位于管周牙本质之间，其矿化较管周牙本质低（图 4-6）。牙本质中的非胶原基质分布在其中。晶体沉积在胶原纤维间和胶原纤维表面。在管周牙本质和管间牙本质之间，磨片观察时可见有一较清楚的交界面。以往认为此是一特殊的结构，称之为诺伊曼鞘（Neumann sheath），而电镜未能证实此鞘的存在，但其对染色和酸、碱处理反应与两侧的牙本质不同，其本质还有待证实。

第三节　牙本质结构和成分的区域差别
Regional Variations in Dentin Structure and Composition

不同部位的牙本质在结构上具有不同的特点。牙冠部最先形成的牙本质称罩牙本质，相应的区域在根部称透明层，其来源尚存在争论。透明层的内侧有颗粒层。罩牙本质和前期牙本质之间的牙本质称髓周牙本质。靠近罩牙本质的髓周牙本质为矿化不全的、有特征性表现的球间牙本质。在最靠近牙髓腔处的未矿化牙本质称前期牙本质。另外，在牙根尖孔发育完成前形成的牙本质称原发性牙本质，此后形成的牙本质为继发性牙本质，与增龄有关。外界刺激引起的牙本质沉积限于刺激的局部，由新分化的成牙本质细胞样细胞形成，称第三期牙本质。

（一）罩牙本质

罩牙本质（mantle dentin）是牙冠部最先形成的紧靠釉牙本质界的一层原发性牙本质，厚 20 ~ 150μm（图 4-8）。与髓周牙本质相比有以下特点：

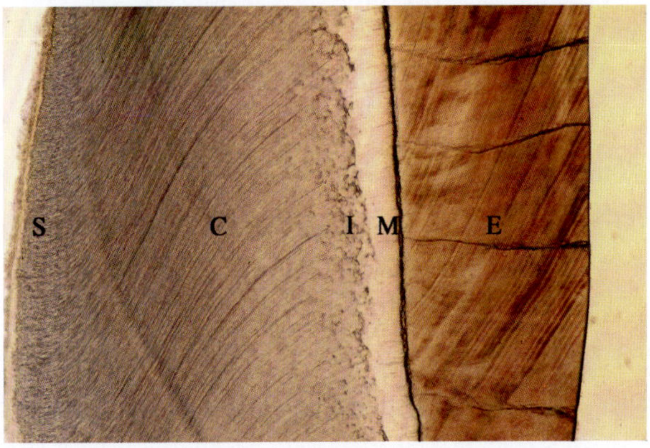

图 4-8　牙本质分区

M：罩牙本质；I、C、S：髓周牙本质，其中“I”为球间牙本质、“S”为继发性牙本质

- 矿化程度较低（5%）
- 其基质胶原纤维排列与小管平行，与釉牙本质界垂直。偏光显微镜观察与髓周牙本质不同

- 牙本质小管分支多
- 通过基质泡发生矿化

根部最外层的牙本质称透明层（hyaline layer）。位于颗粒层外侧，约 20μm 宽，无小管，无结构样。可能有助于牙本质与牙骨质结合。

（二）髓周牙本质

髓周牙本质（circumpulpal dentin）指罩牙本质和前期牙本质之间的牙本质，占牙本质的大部分（图 4-8）。牙本质基本结构中描述的就是髓周牙本质，结构基本一致，但在其外周部分有球间牙本质近髓处有矿化前沿。随年龄的增长还出现继发性牙本质。

（三）球间牙本质

球间牙本质（interglobular dentin）主要分布于牙冠部近牙釉质牙本质界处。牙本质的钙化主要是球形钙化，由很多钙质小球融合而成。在牙本质钙化不良时，钙质小球之间遗留些未被钙化的间质，此未钙化的区域称为球间牙本质，其中仍有牙本质小管通过，但没有管周牙本质结构。大小形态不规则，其边缘呈凹形，很像许多相接球体之间的空隙（图 4-9）。氟牙症和维生素 D 缺乏时球间牙本质明显增多。

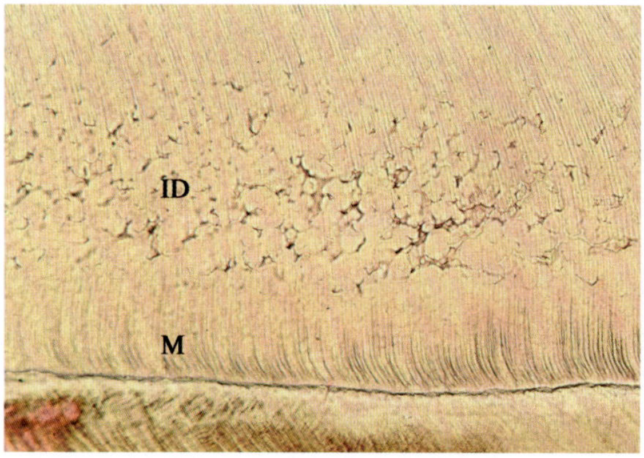

A

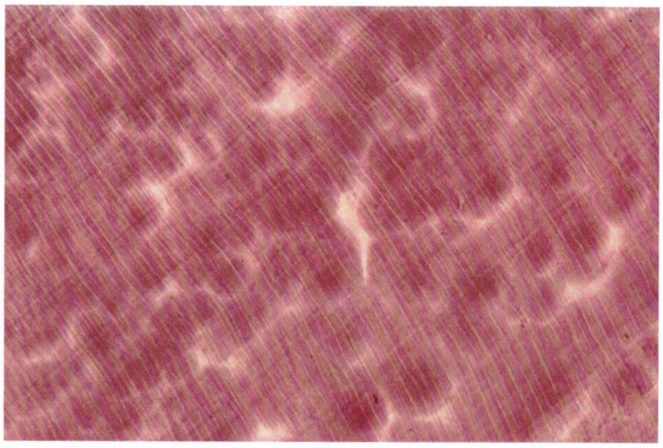
B

图 4-9 球间牙本质

ID. 球间牙本质；M. 罩牙本质；A. 磨片下所见；B. 切片下所见，牙本质小管在球间牙本质区延续

（四）颗粒层

颗粒层（granular layer）又称托姆斯颗粒层（Tomes' granular layer）：牙纵剖磨片中位于根部牙本质透明层的内侧，表现为一层暗色颗粒状未矿化区（图 4-10）。关于其形成的原因，有人认为是成牙本质细胞突起末端的膨大，或为牙本质小管末端形成的袢，磨片中有空气进入所致（图 4-11）；也有认为是小的球间牙本质，或者是真正的空隙，最近也有人认为是牙本质和牙骨质交界处胶原和非胶原基质的特殊排列所致。

（五）前期牙本质

常规脱矿切片中，可见牙本质的最内层为明显的浅染区。为刚形成、尚未矿化的牙本质，称前期牙本质（predentin）。由于牙本质在一生中始终在形成，因此，在成牙本质细胞和矿化牙本质之间总是有一层前期牙本质（图 4-12），厚度为 10 ~ 40μm 不等，取决于牙本质的沉积速度。在发育完成的牙，牙本质形成较正在发育的牙慢，所以前者的前期牙本质较后者薄。前期牙本质的染色特点反映了其基质成分不同于矿化牙本质的基质成分。在邻近矿化前沿处可见牙本质的矿化小球。前期牙本质中的成牙本质细胞突主要分泌基质成分，而矿化牙本质中的细胞突参与基质的重塑及矿化。

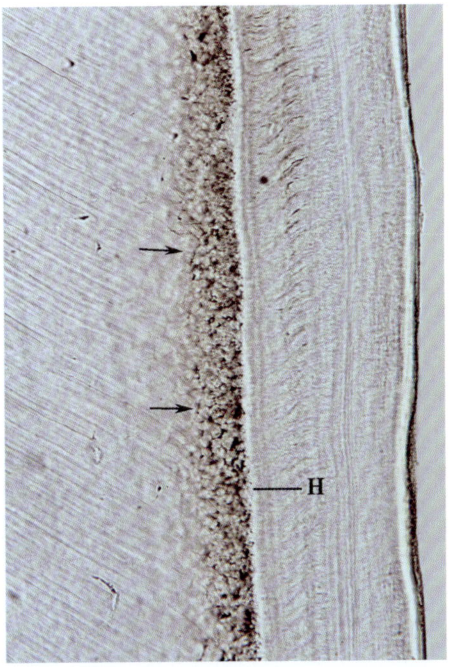

图 4-10 颗粒层磨片下所见

（箭头所示，“H”为透明层）

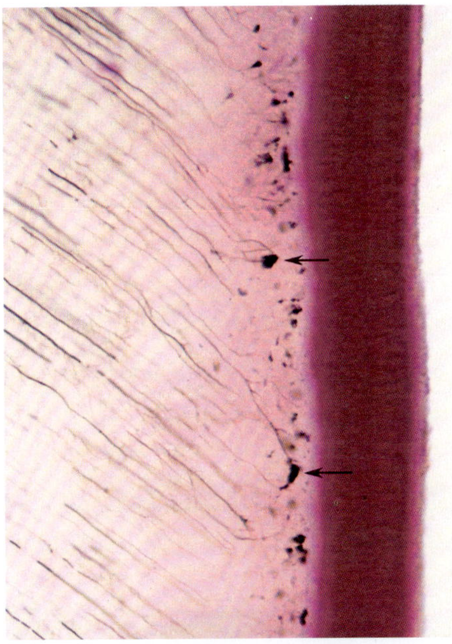

图 4-11 颗粒层与牙本质小管的关系（箭头所示）

（六）生长线

生长线（incremental line）又称埃布纳（von Ebner）线，是一些与牙本质小管垂直的间歇线纹（图 4-13）。此周期性变化可能是由于控制成牙本质细胞的营养物质供应的神经元的日间节率性活动造成的。牙本质形成时，原发性牙本质基质的节律性沉积速率约为每天 4 微米，在每天沉积的基质间，用特殊染色方法可证明有胶原纤维方向的改变，有人称之为短时生长线（short time incremental line），反映

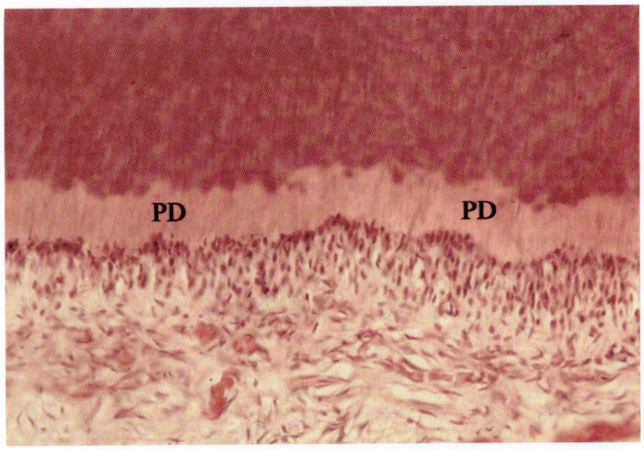

图 4-12 前期牙本质（“PD”区所示）

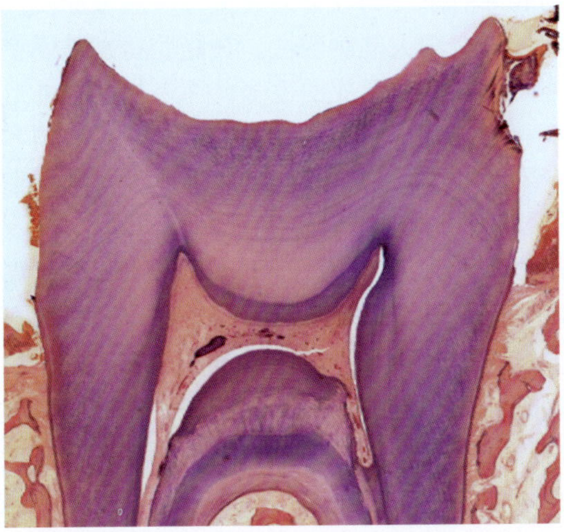

A

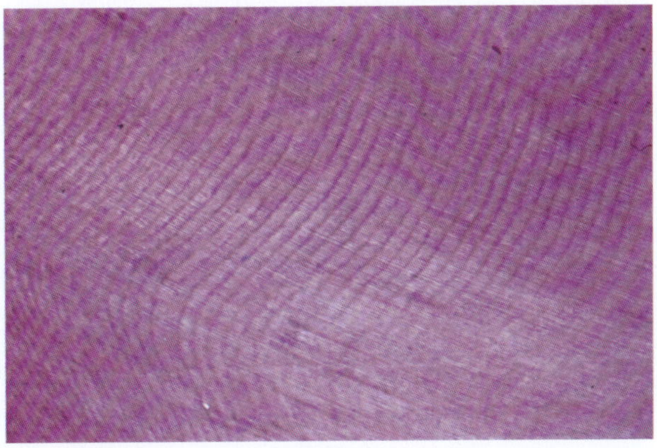

B

图 4-13 牙本质生长线

A．低倍；B．高倍

了牙本质每天的沉积量。牙本质中还有与该短时生长线相重叠的、约每隔 5 天的周期性生长线，其中的胶原纤维方向的改变更加明显。有人称之为长期生长线（long period incremental line）或 5 天生长线。上述 2 种生长线均与牙本质小管成直角，是牙本质节律性、线性朝向根方沉积的标志。5 天生长线容易在常规切片和磨片中观察，线与线之间的间隔约 20 微米。在乳牙和第一恒磨牙，其牙本质也因部分形成于出生前，部分形成于出生后，两者之间有一条明显的生长线，即新生线。

（七）萌出后及与增龄相关的变化

牙发育完成、萌出后，牙本质发生许多与年龄相关的或与刺激相关的变化。生理性年龄变化有继发性牙本质和透明牙本质；对刺激的反应主要有第三期牙本质、硬化牙本质和死区。

1．继发性牙本质（secondary dentin） 牙根发育完成，与对殆牙建立咬合关系后形成的牙本质为继发性牙本质（图 4-14）。是牙本质最明显的增龄性变化，其结构相似于原发性牙本质，可根据小管方向的变化来区分。继发性牙本质小管方向稍呈水平，使其与牙发育期所形成的原发性牙本质之间常有一明显的分界线。继发性牙本质与原发性牙本质小管是延续的，因为它们为同一成牙本质细胞形成。有报道指出埋伏牙也有继发性牙本质形成。

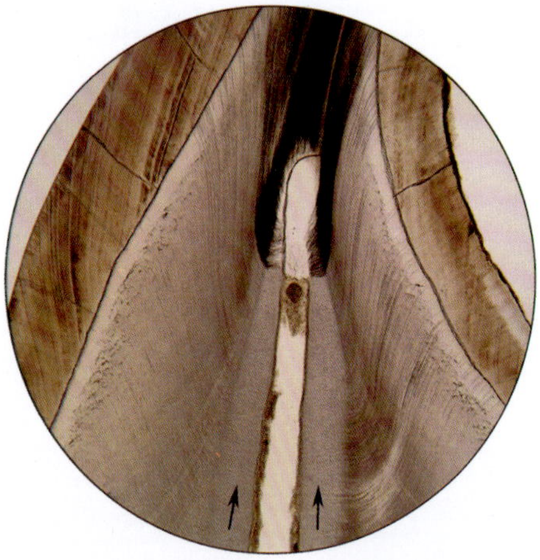

图 4-14 继发性牙本质（箭头区）

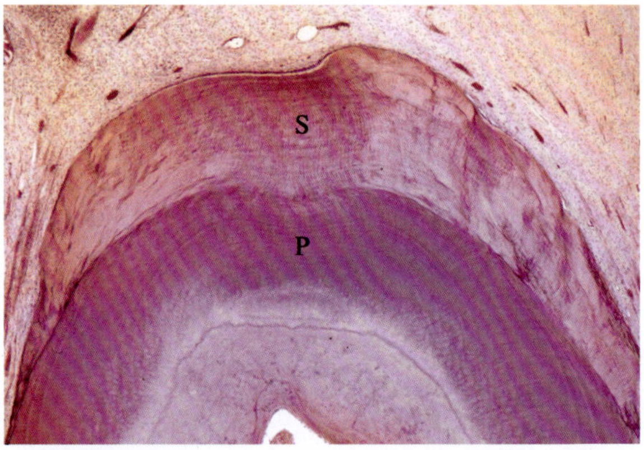

图 4-15 髓腔底部的继发性牙本质
S．继发性牙本质；P．原发性牙本质

继发性牙本质形成的速度较慢，形成的速率与食物和牙所承受的咬合力有关，一般较原发性者低。较大摩擦性食物和大的咀嚼力对继发性牙本质的形成有较大的刺激性。在髓腔特别是髓室内侧，继发性牙本质呈不均匀分布，受刺激大的区域继发性牙本质形成的也多。原来与牙冠外形相对应的髓室形态由于继发性牙本质的不规则沉积也变得不规则。在磨牙和前磨牙中，髓腔顶和底部的继发性牙本质比侧壁的厚（图 4-15）。随继发性牙本质的形成，牙髓腔变小，成牙本质细胞变得拥挤，有些可能消失，其小管发生硬化（透明牙本质，见管周牙本质）。

2．第三期牙本质（tertiary dentin） 各种外界刺激如龋、磨损、窝洞制备、修复体和创伤周围的微裂均可导致第三期牙本质的形成（图 4-16）。刺激的类型、程度以及牙的发育或成熟状态均对第三期牙本质的形态和结构成分有相当大的影响。此类牙本质可以类似继发性牙本质，小管排列规则；也可以有较少的不规则的小管；或者小管很少。多数情况下，这部分牙本质的小管与原来的小管间无延续性。由于表现多种多样，所以有许多名称：不规则继发牙本质（irregular secondary dentin）、修复性牙本质（reparative dentin）、反应性牙本质（reactionary dentin or response dentin）、骨样牙本质（osteodentin）。将这些牙髓对刺激反应所形成的牙本质统称为第三期牙本质较合适。

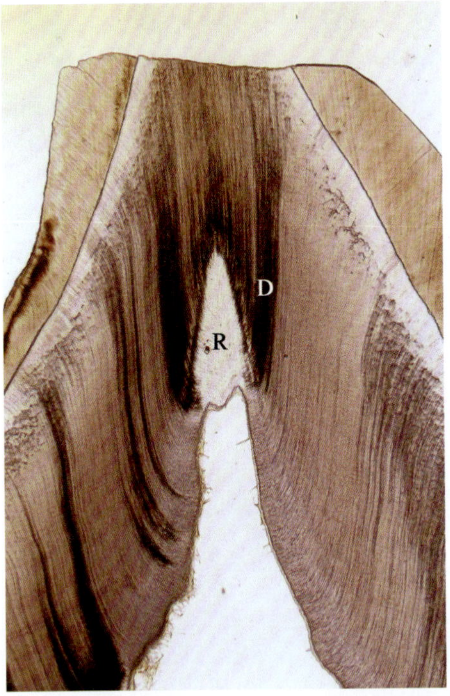

图 4-16　磨损致的第三期牙本质

R. 第三期牙本质或修复性牙本质；D. 死区

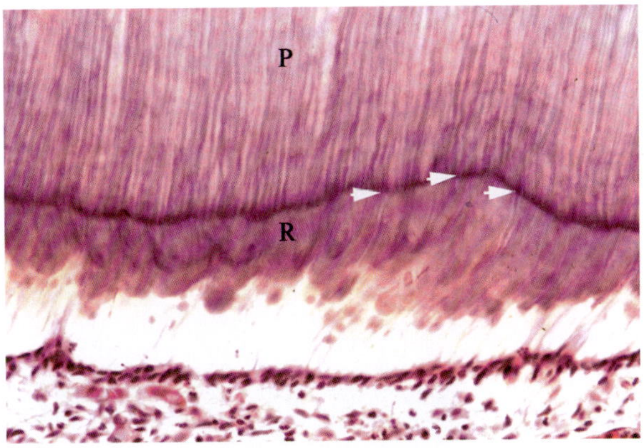

图 4-17　修复性牙本质

部分小管与原来的牙本质小管相延续（箭头所示）；P. 原来的牙本质；R. 修复性牙本质

牙髓对刺激的反应似乎不是增加继发性牙本质的沉积速度，而是诱导先前较静止的成牙本质细胞样细胞产生矿化组织。所以第三期牙本质与继发性牙本质的主要不同是，它由新分化的成牙本质细胞样细胞形成，可能来自于牙髓干细胞。新分化的细胞非常相似于成牙本质细胞，形成Ⅰ型胶原和牙本质涎蛋白，而不形成牙本质磷蛋白。与第三期牙本质形成相关的信号分子可能是TGFβ 和 BMP。TGFβ 可能存在于牙本质或前期牙本质中，细菌产的酸可能使其释放并诱导牙本质下层细胞分化。信号分子的性质、量及作用方向的不同，所形成的反应产物也不同。TGFβ 似乎诱导形成有较多牙本质小管的组织，而 BMP 诱导的是骨样组织。无小管的第三期牙本质在进展较快的龋的髓腔侧更常见。

第三期牙本质中的反应性牙本质与修复性牙本质可能在含义上稍有不同。反应性牙本质有原来的成牙本质细胞参与（图 4-17），修复性牙本质无原来的成牙本质细胞参与。修复性牙本质指牙本质受到刺激后，成牙本质细胞死亡，由新分化的成牙本质细胞样细胞形成的牙本质。修复性牙本质中的成牙本质细胞样细胞的分化无上皮的诱导，其分化需要生物活性分子如生长因子、细胞因子。许多因子在实验动物中可诱导修复性牙本质的形成，这些因子有原来的牙本质、脱矿的牙本质、牙本质的提取物、纤维粘连蛋白、BMP 等。

由于刺激往往沿着牙本质小管传导，因此，修复性牙本质仅沉积在受刺激牙本质小管相对应的髓腔侧。修复性牙本质与原发性牙本质或继发性牙本质之间常由一条着色较深的线所分隔（图 4-18）。

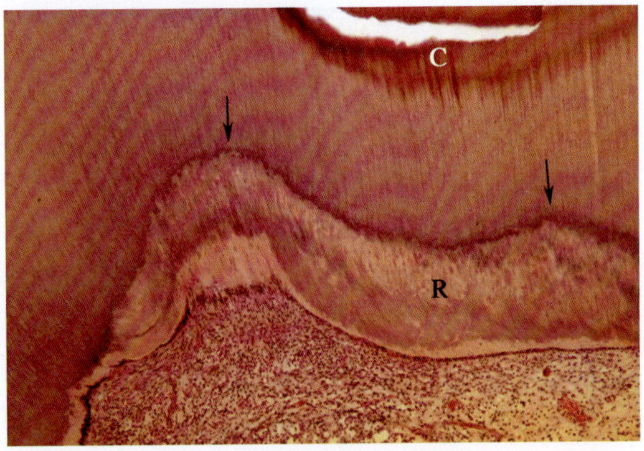

图 4-18　修复性牙本质与原来的牙本质之间有明显的分界（箭头所示）

C. 龋坏区；R. 修复性牙本质

3. 硬化牙本质（sclerotic dentin） 管周牙本质不断形成造成的牙本质透明性改变为透明牙本质（图 4-19）。牙本质对龋及磨耗等刺激的反应也可以是封闭小管，与透明牙本质的表现基本相同，但是由于病理刺激所引起，称硬化牙本质。小管中的沉积物不明确，可能由成牙本质细胞产生的磷灰石晶体，其中有些可能来自唾液。

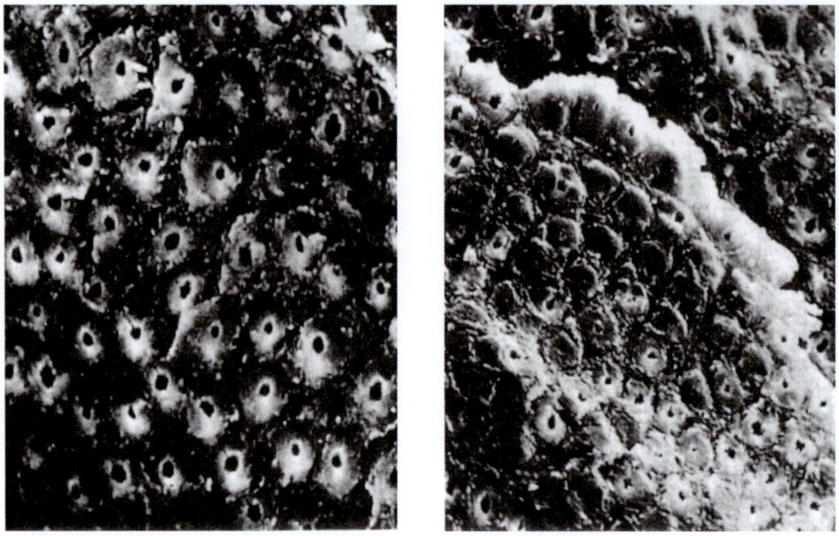

A B

图 4-19 管周牙本质形成所致的透明牙本质

A. 管周牙本质尚未封闭小管；B. 牙本质小管接近被封闭

4. 死区（dead tracts） 是牙因磨损、酸蚀或龋等较重的刺激，使小管内的成牙本质细胞突起逐渐变性、分解，小管内充满空气所致。在透射光显微镜下观察时，这部分牙本质呈黑色，称为死区（图 4-16）。此区的敏感度减低。这种改变常见于狭窄的髓角，因该处成牙本质细胞拥挤。死区的周缘常有透明牙本质围绕，其近髓端则可见修复性牙本质。在正常牙本质的干燥磨片中，由于成牙本质细胞突起的分解，空的小管被空气所充满，也可出现像死区一样的变化，但与其相对应的髓腔壁上，没有修复性牙本质。

第四节 牙本质的神经分布与感觉
Innervation and Sensation of Dentin

由于研究方法的困难，关于牙本质内的神经分布，目前认识尚不一致。电镜观察显示在前期牙本质和靠近牙髓的矿化牙本质中的成牙本质细胞突周围间隙中有神经纤维。无髓鞘神经纤维偶尔出现在年轻牙近 EDJ 处。神经纤维常常部分环绕成牙本质细胞突起，但是神经纤维与成牙本质细胞突起之间无确定的连接如缝隙连接或突触连接。虽然当神经末梢与成牙本质细胞突起产生切迹时，神经末梢和突起之间的面积增大，二者之间有 20 ~ 25nm 的裂隙，类似于其他部位突触连接的裂隙，但不存在突触连接的其他结构特征。这些结构是否有突触连接的基本功能还不清楚。小管内有些伴随突起的神经末梢膨大和收缩交替出现，电镜下呈泡状表现，含少数线粒体，周围有特征性裂隙。虽然国内学者的研究曾提示，不仅在前期牙本质、矿化牙本质间质和小管内有神经纤维分布，其神经末梢甚至可越过牙釉质牙本质界，但对此论点目前尚有很大的争议。牙本质的神经分布在不同的部位其密度不同。许多研究已经表明，感觉神经的 40% 分布于冠部髓角处牙本质小管内，而牙釉质牙骨质界和牙根中部的小管内感觉神经的分布只分别占了 0.2% ~ 1.0% 和 0.02% ~ 0.2%。交感神经的分布情况与感觉神经相类似。

牙本质无论对外界机械、温度和化学等刺激都有明显的反应，特别在牙釉质牙本质交界处和近髓处尤为敏感。这类反应所产生的唯一感觉就是“痛觉”，而且这类痛觉常难以有明确的定位。

关于牙本质痛觉的感受和传递机制，目前主要存在三种有一定代表性的解释：

（一）神经传导学说

神经传导学说（direct innervation theory）的基础是刺激直接作用于牙本质小管内的神经末梢并传导至中枢。然而，有人曾经在暴露的牙本质表面应用蛋白凝固剂或局部麻醉剂封闭，并未能缓解疼痛。而且釉牙本质界处的牙本质较深层的牙本质对这类刺激更为敏感的现象也无法用该学说解释。

（二）转导学说

转导学说（transduction theory）认为成牙本质细胞是一个受体，感觉可以从牙釉质牙本质界通过成牙本质细胞突起至细胞体部，细胞体与神经末梢紧密相连，得以转导至中枢。该学说的依据是成牙本质细胞来自于胚胎时期的神经嵴细胞，具有神经传导的潜在能力。有人还发现成牙本质细胞与近髓腔的神经有缝隙连接（gap junction）。

（三）流体动力学说

流体动力学说（hydrodynamic theory）认为牙本质小管内有液体，这种液体对外来的刺激有机械性反应，当牙本质内的液体受到冷刺激时，由内向外流，而受到热刺激时则由外向内流，这种液体的流动引起了成牙本质细胞和其突起的舒张或压缩，从而影响到其周围的神经末梢。这不仅解释了为何局部麻醉剂不能缓解疼痛，同时牙釉质牙本质界处牙本质小管分支多而使其对痛的敏感性增高也印证了这一学说。

目前流体动力学说为多数人所接受。

第五节 临床意义
Clinical Considerations

一、牙本质的渗透性

牙本质小管使牙本质具有渗透性。牙本质表面的物质可通过小管，达到牙髓并影响牙髓，此过程涉及许多因素：

1．龋、磨损、磨耗或创伤所致的牙本质暴露。

2．牙本质小管是否开放，生理性管周牙本质，外源性物质沉积可封闭小管，第三期牙本质也可以在髓腔侧形成，封闭小管。

3．牙本质小管内的“牙本质液”能否将外来物质冲出管外。

4．外来物质能否通过成牙本质细胞层。

能克服以上因素，沿小管行进的最重要的物质是龋病中的细菌，可能更重要的是其毒素。一些分子可能使一些牙髓感觉神经兴奋，产生疼痛。牙科材料和酸蚀剂可能通过小管杀死或损害牙髓，应引起足够重视。牙髓对某些修复材料的不良反应更可能是由于材料本身的边缘封闭性不佳，使牙本质表面存在微裂及细菌，其毒素进而影响到牙髓。在体外虽然一些牙科材料可通过牙本质，但在体内有时牙本质液的外流可阻止其进入。

牙本质是一种敏感的组织，特别是在牙根由于牙龈退缩，根部牙骨质的缺失或由于磨耗使牙本质暴露时，牙就特别敏感。修复材料或牙本质硬化可减轻牙本质的渗透性和敏感性。

二、牙本质对外界刺激的反应

牙本质对外界刺激如龋、磨损等的反应可作为屏障，对牙髓具有保护作用。其反应发生在牙髓，表现在牙本质即第三期牙本质的形成，是阻止致龋菌及其毒素的屏障。继发性牙本质在一生中都在形成，虽然不是反应性的，但也可发挥屏障的作用。

三、牙科材料与牙本质的黏附

釉质和牙本质粘接材料的发展带来了修复牙科学的进展。可允许更保守的窝洞制备，减少牙髓损伤并改善美学效果。牙本质中有机物含量高，使牙本质的粘接较釉质更复杂。用牙钻切割牙本质，在其表面由融化和再固化的牙本质形成研磨层，其中也可能埋入细菌。研磨的优点是封闭牙本质小管，缺点是保留细菌并形成难以粘接的界面。去除研磨层是应用黏结剂的前提。一般用强酸酸蚀去除，使牙本质表面有孔，以便黏结剂的充入。

Summary

Dentin is the mineralized tissue that forms the bulk of the tooth and is a vital mineralized tubular tissue organized by odontoblasts. It is a rigid but elastic tissue consisting of large number of small parallel tubules (dentinal tubules) in a mineralized collagen matrix. The dentinal tubules provide space for the odontoblastic process, tissue fluid, and sometimes nerve endings. The cell bodies of odontaoblast line the deep surface of the dentin defining the outer border of the dental pulp. The odontoblastic process plays an important role in maintaining the qualitative differences in the dentinal and predentinal matrix, by controlling the release of phosphoproteins at the mineralization front and the formation of peritubular dentin. Dentin is incrementally deposited throughout life as circumpulpal dentin, unless environmental factors stimulate a localized production of reparative dentin. This incremental deposition coupled with a lack of internal remodeling effectively reduces the size and architecture of the pulp chamber with aging. Dentine types can be classified according to their developmental pattern and location. These common types are called primary, secondary, mantle, circumpulpal, tertiary, interglobular, and the Tomes granular layer in root dentin, as well as intertubular and intratubular (peritubular dentin) . Dentinal composition may be altered by environmental and iatrogenic influences such as caries, sclerosis, dead tracts, and/or irregular reparative dentin.

参考文献

1. Nanci A. Ten Cate's Oral histology. Development, structure, and function. Seventh Edition Mosby. St. Louis, Missouri, 2008: 191-238.
2. PiescoNP. Histology of dentin. In: Avery JK. ed. Oral development and histology. 3th ed. New York. Theme, 2002: 172-189.
3. Berkovitz BKB, Holland GR, Moxham BJ. Oral anatomy, Histology and Embryology. Fourth Edition Mosby Edinburgh, London, New York, Oxford, Philadelphia, St Louis, Sydney, Toronto, 2009: 129-151.
4. Garant P.R. Oral cells and tissues. Quintessence Publishing Co, Inc. Chicago, 2003: 25-52.
5. Goldberg M, Kulkarni AB, Young M, Boskey A.Dentin: structure, composition and mineralization. Front Biosci (Elite Ed), 2011, 3: 711-735.
6. Maciejewska I, Chomik E. Hereditary dentine diseases resulting from mutations in DSPP gene. J Dent, 2012, 40 (7): 542-548.
7. Prasad M, Butler WT, Qin C. Dentin sialophosphoprotein in biomineralization. Connect Tissue Res, 2010, 51 (5): 404-417.

（高 岩）

第五章　牙　　髓

Dental Pulp

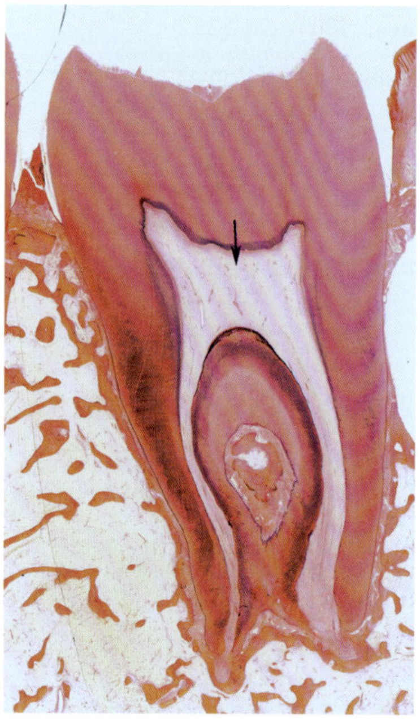

图 5-1　位于髓腔内的牙髓
（箭头所示）

牙髓（dental pulp）是位于牙髓腔内（髓室和根管）的疏松结缔组织，来源于外胚间充质，是形成牙本质的组织。牙髓可能在发育期起主要作用，但在整个生命过程中都维持活性。形成继发性牙本质，并且对各种刺激作出有限的反应如形成修复性牙本质。

牙髓属于特殊的结缔组织，本身被硬组织环境包围。牙本质形成细胞位于牙髓的外围，此区还分布神经末梢和特化的抗原呈递细胞，可以发现外界的刺激并对其作出反应。牙髓的其余部分主要起支持作用，有重要的功能。牙髓通过根尖孔与牙周韧带纤维组织相连，牙髓中的血管、淋巴管和神经通过根尖孔进入牙髓（图 5-1）。

一、牙髓的结构成分

牙髓是疏松结缔组织，由细胞和半液体状态的纤维性基质构成。其中水占重量的 75%，有机成分占 25%。因此基质较细胞更丰富。由细胞分泌的纤维、多糖和蛋白构成与细胞关系密切的复杂网架。基质不仅构成网架，在控制其中的细胞活性方面起重要作用，影响它们的发育、迁移、分裂、形态和功能。胶原是基质中主要的成分，占牙髓干重的 25% ～ 32%。

（一）牙髓的纤维

牙髓中的纤维以Ⅰ型胶原为主，在年轻牙中为细的原纤维，分散在牙髓中。纤维的直径约 50nm，长有数微米。它们结合成不同大小的纤维，排列不规则。在靠近牙髓的外围区，纤维大致与前期牙本质平行。在早期发育阶段，一些纤维束与前期牙本质成直角，参与形成外层牙本质中的 von Korff 纤维。牙髓中也有较多的Ⅲ型胶原，有与Ⅰ型胶原相似的 67nm 的周期性横纹，但Ⅲ型胶原只有 α1 链，无 α2 链。在牙髓胶原中，Ⅰ型胶原占 56%，Ⅲ型占 41%，如此多的Ⅲ型胶原含量的意义尚不清楚。在其他部位，Ⅲ型胶原与组织快速更新及控制胶原纤维的直径有关。此外牙髓中还有少许Ⅴ型和Ⅵ型胶原。所有胶原占牙髓湿重的 3% ～ 5%，较其他疏松结缔组织中胶原的含量低。

（二）牙髓中非纤维性基质

牙髓中的大分子细胞外基质有两类：糖胺聚糖和其他黏附分子。

糖胺聚糖（glycosaminoglycans，GAG）由重复的双糖构成多糖链。以共价键形式与蛋白质结合，形成蛋白多糖。牙髓中有所有 4 种结缔组织糖胺聚糖：硫酸软骨素、硫酸皮肤素、硫酸肝素和透明质酸。糖胺聚糖为亲水大分子，它们形成充填于细胞外间隙的胶样物，发生水化后可膨胀，可能与牙髓中较高的组织压有关。GAG 可发挥机械支持作用，也使水溶性分子及细胞易于运动。透明质酸是唯一不结合蛋白的GAG，除机械特性外，还有利于细胞的迁移。成熟牙髓中60%的GAG为透明质酸，20%为硫酸皮肤素，12%为硫酸软骨素。在发育中的牙髓，硫酸软骨素是主要的GAG，而透明质酸的量较少。

牙髓中的蛋白多糖（proteoglycans）丰富，有不同大小的蛋白核心，周围围绕以GAG。蛋白多糖是一组具有广泛作用的分子。许多蛋白多糖如多功能蛋白聚糖（versican）与基质的组成有关，有些如多配体蛋白聚糖（syndecan）整合或附着于细胞膜作为黏附分子，或者可与信号分子如生长因子结合（表5-1）。

表5-1 牙髓中的蛋白多糖

蛋白多糖	可能的功能
核心蛋白聚糖（decorin）	结合Ⅰ型胶原和TGFβ
双糖链蛋白聚糖（biglycan）	对胶原纤维的发生起调节作用
多功能蛋白聚糖（versican）	参与大的亲水蛋白多糖聚合物的形成
多配体蛋白聚糖（syndecan）	将细胞黏附至胶原纤维或其他基质，结合生长因子
腱蛋白（tenascin）	启动或抑制细胞黏附，引导细胞运动

纤维粘连蛋白（fibronectin）为一种糖蛋白，可以将细胞黏附至细胞外基质，也可调节细胞与某些信号分子的结合。层粘连蛋白（laminin）是基底膜成分，只见于血管内皮和神经纤维施万细胞周围。虽然成牙本质细胞无基底膜，但它们的胞体及突起周围有层粘连蛋白的包绕。

（三）牙髓的细胞

1．成牙本质细胞（odontoblast） 位于牙髓周围，呈柱状紧接前期牙本质排列成一层，是呈极性分布的终末分化细胞。其细胞顶端有一细长的突起伸入牙本质小管内，因此成牙本质细胞层实际上由成牙本质细胞的胞体构成。成牙本质细胞排列成栅栏状，并且细胞彼此拥挤，细胞核并不在同一水平，在光学显微镜下，似由数层成牙本质细胞构成（图5-2）。在整个牙髓中，成牙本质细胞的形状并不完全一致，在年轻恒牙的冠部为较高的柱状细胞，反映了细胞的高活性状态；在牙根中部逐渐变为立方形细胞；接近根尖部的成牙本质细胞为扁平状，呈现相对休止状态。在成牙本质细胞之间，有时可见毛细血管、神经纤维和树枝状细胞分布。

电镜下，成牙本质细胞有长的细胞突起伸入牙本质小管。胞体约长50μm，宽5～10μm。胞核位于近牙髓侧的胞质中，核的上方有粗面内质网和高尔基复合体。胞质内线粒体和溶酶体散

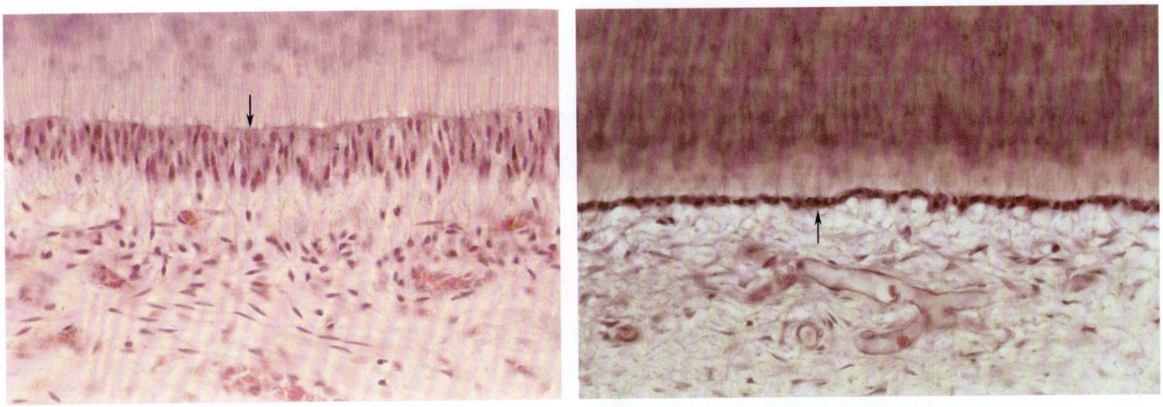

A B

图5-2 位于牙髓外周的成牙本质细胞

A．冠部的成牙本质细胞排列密集，多层样；B．根髓中的成牙本质细胞呈单层立方形

在分布，还可见其他成分如细胞骨架和分泌泡。在牙本质形成活跃期，细胞内高尔基复合体显著，粗面内质网丰富，线粒体遍布于整个胞质内。成牙本质细胞体之间有连接复合体，包括桥粒（desmosome）、缝隙连接（gap junction）和紧密连接（tight junction）等。紧密连接对维持成牙本质细胞层的完整性非常重要，同时可防止外来物质进入。缝隙连接可使成牙本质细胞间进行物质交换，可能在调节细胞生长和分化以及成牙本质细胞的活动方面发挥作用。除一个主要的突起外，还有一些小的突起，与周围的成牙本质细胞和牙髓细胞连接。

成牙本质细胞的主要功能是形成牙本质（包括牙本质中的纤维、基质和牙本质的生物矿化），在充分分化的牙形成继发性牙本质。正常情况下只要牙髓保持活力，牙本质在牙的一生中都在形成（图 5-3）。成牙本质细胞是终末分化细胞，对严重刺激如龋的反应能力有限，刺激或损伤常导致其死亡。此时成牙本质细胞层深层的干细胞可分化为成牙本质细胞，形成修复性牙本质。

成牙本质细胞的功能除形成牙本质外，还能作为选择性屏障抑制到达牙髓的毒性物质的扩散，同时允许牙髓中的组织液进入牙本质小管，形成具有外向型压力的牙本质液，但牙本质液的成分与牙髓组织也不同，成牙本质细胞有控制牙本质液成分的作用。在细菌毒素脂多糖的刺激下，成牙本质细胞能分泌炎症介质如白介素 8，参与募集中性粒细胞。成牙本质细胞还可能作为感觉受体传导牙本质信号至牙髓外周的神经，这可能与成牙本质细胞膜存在的钙通道、一些牙本质小管内成牙本质细胞突与神经轴突共同位于狭窄的牙本质小管内有关。

2．成纤维细胞（fibroblast） 是牙髓中数量最多的细胞，故又称为牙髓细胞，在牙髓中呈网状分布。细胞形态变化较大。一般为星状，突起与其他成纤维细胞或成牙本质细胞相连。细胞核染色深，胞质淡染、均匀（图 5-4）。电镜下有丰富的粗面内质网和线粒体以及发达的高尔基复合体等，这说明它有活跃的合成胶原的功能。主要合成Ⅲ型胶原和其他细胞外基质如蛋白多糖和糖胺聚糖，成纤维细胞也能降解细胞外基质。牙髓成纤维细胞的形态往往反映了牙髓组织的功能和活性。随着年龄的老化，牙髓成纤维细胞数量减少，形态呈扁梭形，细胞器减少，合成和分泌功能下降。

3．干细胞（stem cells） 常规组织学切片中成牙本质细胞层以下的细胞形态相似，实际上这些细胞中有功能上明显不同的细胞即干细胞。牙髓中许多细胞如成牙本质细胞、防御细胞和一些成纤维细胞是终末细胞，不能分化为其他细胞类型。长期以来公认的是牙髓中有一些细胞可以形成第三期牙本质，它们被冠以许多名称如未分化间充质细胞、多潜能间充质细胞、外间充质细胞。目前认为它们就是牙髓干细胞，在适当刺激下，可分化为成牙本质细胞，形成牙本质。在体内它们属于组织特异性干细胞。牙髓干细胞的意义是显而易见的，可以用来启动或增强牙本质的修复过程。牙髓干细胞可能与所谓的在受到刺激时可分化成结缔组织中任何一种类型的细胞的未分化间充质细胞有关。

4．防御细胞（defence cells）

（1）巨噬细胞（macrophages）：这些细胞通常位于小血管及毛细血管周围，常规切片中与成纤维细胞不易区别。特殊染色或免疫染色易于识别。在活体染色中，可见其胞质内储有染料颗粒。电镜下胞质含溶酶体。巨噬细胞在牙髓成纤维细胞更新时能吞噬死亡细胞，也在炎症时发挥作用。

（2）树突状细胞（dendritic cells）：分布于整个牙髓，但主要分布在牙髓中央区的血管周围和牙髓的外周区如成牙本质细胞周围。此细胞常常有 3 个以上的胞质突起，长径可达 50μm。树突状细胞表达 HLA-DR 抗原，在功能上属抗原呈递细胞，与牙髓中的淋巴细胞一起，构成牙髓免疫防御系统中重要的组成部分。成牙本质细胞与树突状细胞关系密切，其功能意义还不清楚。最近的研究表明，成牙本质细胞能产生针对细菌毒素的前炎症（proinflammantory）介质（图 5-5）。

（3）淋巴细胞：以往认为正常无炎症牙髓组织中无淋巴细胞。但研究证明，T 淋巴细胞是正常牙髓中的一种重要的细胞，包括 CD4 和 CD8 阳性细胞。它们是牙髓中主要免疫反应细胞。

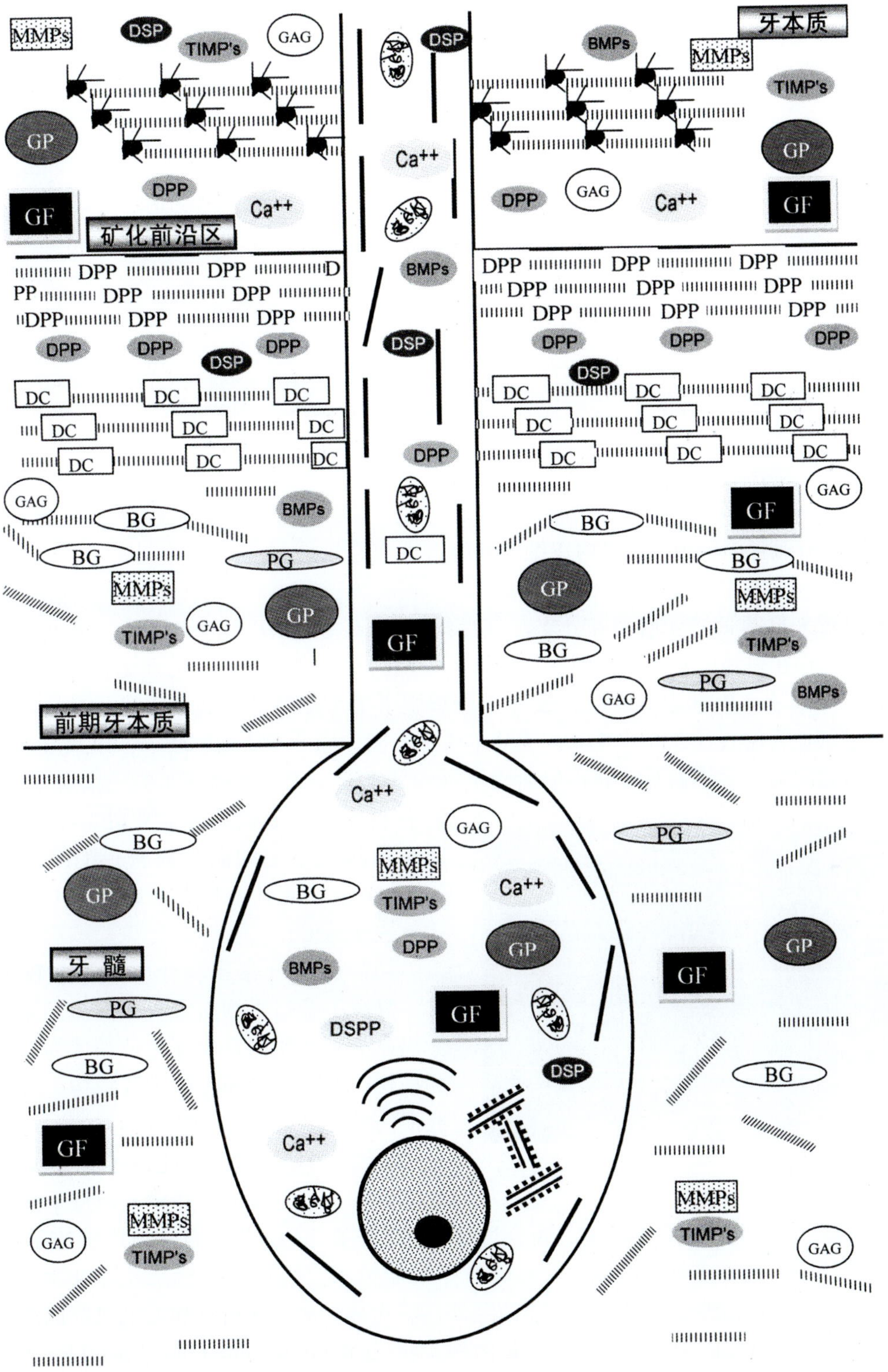

图 5-3 成牙本质细胞合成的各种成分及其分布示意图

DPP. 牙本质磷蛋白；DSP. 牙本质涎蛋白；GAG. 糖胺聚糖；MMPs. 基质金属蛋白酶；TIMPs. 金属蛋白酶组织抑制剂；BG：双糖链蛋白聚糖；DC：核心蛋白聚糖；DPP：牙本质磷蛋白；DSP：牙本质涎蛋白；GAG：糖胺聚糖；GF：生长因子；GP：糖蛋白；PG: 蛋白聚糖；MMPs：基质金属蛋白酶；TIMPs：金属蛋白酶组织抑制剂

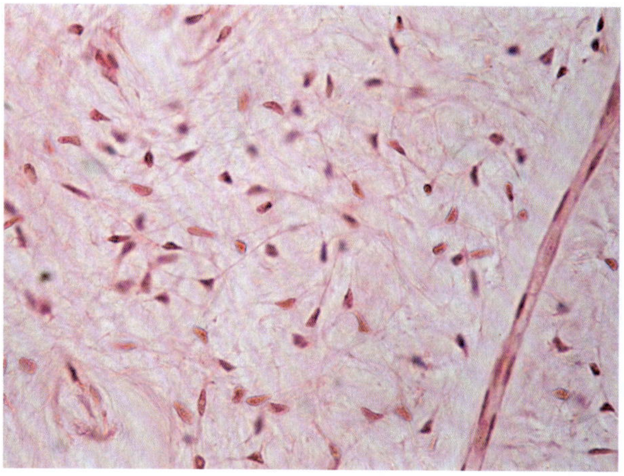

图 5-4 牙髓中的成纤维细胞
（可见许多细胞突起）

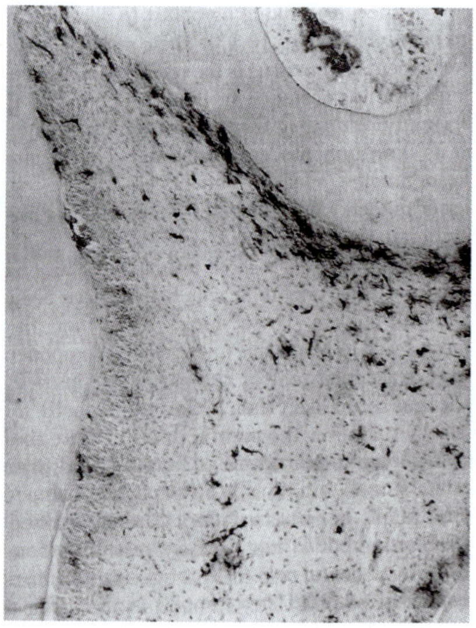

图 5-5 牙髓中的树突状细胞呈黑色
（特殊染色）

牙髓中还有血管周细胞、血管内皮细胞和施万细胞等。

（四）牙髓的血管

牙髓血管来自颌骨的牙槽动脉分支，直径约 150μm。经根尖孔进入牙髓，也可通过一些副根管进入。血管在根髓中发出一些侧支，走行至冠髓时有更多的分支。毛细血管袢延伸至前期牙本质附近，在成牙本质细胞下方形成成牙本质细胞下毛细血管丛（the subodontoblastic capillary plexus）。毛细血管的直径在 6 ~ 8μm。成牙本质细胞间、成牙本质细胞层下、以及成牙本质细胞与前期牙本质间均有毛细血管分布，但血管不进入牙本质小管。此种分布的毛细血管可携带氧、营养至牙本质形成的最需要处。4% ~ 5% 的成牙本质细胞下毛细血管为有孔毛细血管，孔径 60 ~ 80nm，有孔处只有基底膜，可使血管内物质更快地运出。

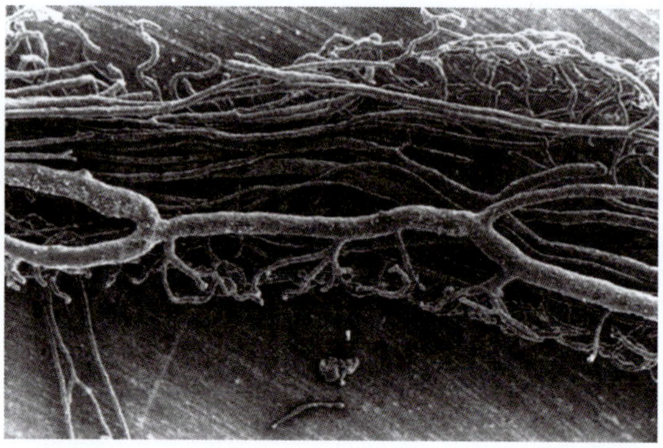

图 5-6 牙髓血管中的动静脉吻合（扫描电镜）

动静脉吻合在牙髓外周血管中较多见，是动、静脉不经过毛细血管直接交流的通道，可使牙髓血液灌注快速发生变化，被认为在牙髓炎症和损伤时调节血液循环的重要结构，可减轻炎症或损伤时的组织压力（图 5-6）。

牙髓中的淋巴管难以区分，类似于身体他处的淋巴管，与毛细血管相像，内皮不完整，基底膜发育不完整。进入牙髓中的示踪物，可在区域淋巴结中查出，证明牙髓中淋巴管的存在。

健康牙髓中的血流受神经控制。牙髓动脉平滑肌分布交感神经末梢，维持血管张力。神经递质为去甲肾上腺素和神经肽 Y。除交感神经外，传入神经对扩张血管和毛细血管的渗透性有影响。这些神经中最重要的神经肽是降钙素基因相关肽（calcitonin gene-related peptide，CGRP）和 P 物质，其主要功能是使血管扩张、毛细血管渗透性增加。一氧化氮也有血管扩张作用。

牙髓中的血液灌注 20 ~ 60ml/min/100g 组织。牙髓有较高的搏动性组织液压力。此压力有助于牙髓中的液体在牙本质小管开放处向外流动，可以减慢龋病进展过程中，刺激向牙髓的运动。

（五）牙髓的神经

牙髓内神经分布密集。成熟前磨牙约有 2500 根轴突进入根管口。感觉神经和节后交感神经分别来自三叉神经和颈上神经节。伴同血管自根尖孔进入牙髓，并逐渐分成很多更细的分支。牙髓的两种感觉神经为有髓 A-δ（直径 1 ～ 6μm）和 A-β（直径 6 ～ 12μm）纤维。有髓纤维与各种伤害的感受有关；无髓 C 纤维为传入纤维或自主神经纤维。虽然牙髓神经进入牙髓时为束状，但很少有神经束膜或神经外膜。

牙髓神经进入根管后，沿中央伴血管走行，有的在根髓内发出分支，多数在冠髓及髓角处分支，终止于成牙本质细胞及成牙本质细胞下区，在成牙本质细胞下形成显著的神经丛，称为神经壁丛（parietal plexus of nerves）或 Raschkow 丛。神经丛的分支进入成牙本质细胞层并且在成牙本质细胞和前期牙本质之间形成边缘丛，其他分支继续走行进入牙本质小管，伴随成牙本质细胞突。成牙本质细胞下丛可能是牙髓感觉激活部位，许多轴突在此处失去施万细胞包绕，对外环境的变化更敏感。此处轴突分支多，能增大激活面积，信号可在轴突间传导。牙髓内的神经大多数是有髓神经，传导痛觉，少数为无髓神经，系交感神经，可调节血管的收缩和舒张。

牙髓中大多数无髓 C 纤维也是伤害传入纤维，但有些 C 纤维为传出自主纤维，支配血管平滑肌。牙髓中只有数条动脉，所以此神经纤维较少，可能通过释放去甲肾上腺素和神经肽 Y 来调节血管的收缩。牙髓中副交感神经分布的证据较少，其主要的神经介质乙酰胆碱尚未在牙髓中发现。因此血管扩张似乎受轴突反射的影响，涉及传入神经以及局部代谢产物的形成。低氧而产生的一氧化氮及组织损伤可能是诱导血管扩张的信号分子。

位于牙本质小管内、牙髓 - 前期牙本质界以及成牙本质细胞间的神经纤维几乎都是去髓鞘神经，轴突直接暴露于外环境。细胞外液的变化、运动都会影响到这些末梢，导致轴突反射性神经肽的释放。牙髓中有多种神经肽，分布广泛，可能有重要作用的是 CGRP。CGRP 是强有力的血管扩张剂，可能是牙髓外周区主要控制局部血流的因子。它合成于三叉神经节处的胞体，由牙髓外周传导至神经节胞体的信息如神经生长因子可调节 CGRP 的形成。除调节牙髓血流外，CGRP 可能还参与启动和控制硬组织的形成。培养的牙髓细胞对 CGRP 的反应是增加 BMP2（与牙本质形成有关的信号分子）的形成。神经生长因子由成纤维细胞合成，在牙髓损伤时表达升高，可能对白细胞有趋化作用。

正常牙髓中还有一些其他的神经肽和神经递质，对它们的功能及相互作用了解很少（表 5-2）。

表5-2 牙髓中的神经肽和神经递质及其可能的作用

神经肽 / 小分子神经递质	可能的作用
降钙素基因相关肽（CGRP）	血管扩张，刺激牙髓成纤维细胞分裂
P 物质	血管扩张？伤害感受递质，刺激成纤维细胞分裂
神经肽 Y	自主性血管收缩
去甲肾上腺素	自主性血管收缩
脑啡肽	Silencer of nociceptors
生长激素抑制素	Silencer of nociceptors
内啡肽（endorphin）	Silencer of nociceptors
多巴胺	血管活性或者是肾上腺素前体
肾上腺素	使动脉平滑肌收缩
缩胆囊素，缩胆囊肽，肠促胰酶肽	不明
血管活性肠肽	？副交感性
神经分泌素（secretoneurin）	轴突反射
神经激肽（neurokinin）	血管扩张？伤害感受递质，刺激成纤维细胞分裂
组氨酸异亮氨酸肽（peptide histidine isoleucine amide）	？副交感性
？乙酰胆碱	？副交感性

二、牙髓的分区

牙髓的结构可以根据不同区域来描述（图 5-7）。

1．成牙本质细胞上区（supraodontoblast region） 指成牙本质细胞体与前期牙本质之间的潜在区域。在多数组织学切片中可见此区有人工的裂隙。活体组织并无此裂隙。此区有两个重要结构：① 无髓鞘轴突的聚集处，有人称之为前期牙本质丛（predentinal plexus）。目前认为此区为非末梢区，可能多数进入并终止于牙本质小管。此区为感受小管及细胞外液体运动的理想部位，因为其下方的成牙本质细胞层是阻碍液体变化运动达牙髓中央的屏障。② 树枝状抗原呈递细胞。因此此区为发现外界刺激的第一道防线。

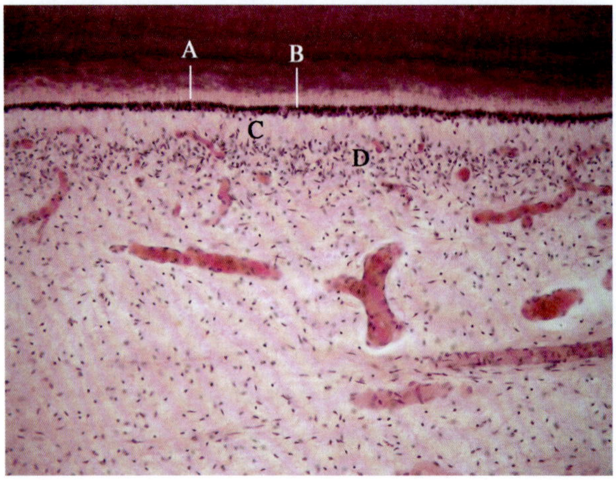

图 5-7 牙髓的分区

A．成牙本质细胞上区；B．成牙本质细胞层；C、D．成牙本质细胞下层，C 代表乏细胞层、D 为多细胞层。其余部分为固有牙髓

2．成牙本质细胞层（odontoblastic layer） 是牙髓的效应系统，牙髓中所有其他成分都起支持和保护这层细胞的作用。当这些细死亡时，由牙髓其他的细胞取而代之，可继续形成牙本质。

3．成牙本质细胞下层（subodontoblastic zone） 紧邻成牙本质细胞下方有一无细胞层（ cell-free layer）或称 Weil 层。石蜡切片中此层无细胞，电镜下此区有许多成牙本质细胞、成纤维细胞突起，神经纤维和毛细血管穿越此区，因此更确切地说应是无核区。此区通常在萌出中的牙才有，在根髓往往不存在。形成的原因不清。

无细胞层下方有一个多细胞层（cell-rich zone），为较密集分布的成纤维细胞，有较多的毛细血管即成牙本质细胞下毛细血管丛和神经轴突。

4．固有牙髓（pulp proper）或髓核（pulp core） 为成牙本质细胞下区至牙髓中央的牙髓大部分，相似于其他疏松结缔组织，含较多的血管和神经。

三、牙髓的增龄性变化及牙髓组织结构的临床意义

牙髓是形成牙本质的器官，在发育期间形成牙本质的速度快，在成人形成慢。在对刺激反应时可突然加快形成速度。牙发育完成后，牙髓一生都在缓慢地形成继发性牙本质，使牙髓的体积变小（图 5-8）。同时，牙髓中的血管减少，纤维成分增加，细胞成分逐渐减少。

成牙本质细胞由高柱状变为矮柱状或扁平，部分成牙本质细胞死亡，剩余的成牙本质细胞对刺激的反应缓慢。血管中可出现机体它处出现的胆固醇沉积，可使管壁粘附性增加并引起局部炎症反应。牙髓活力降低，出现退行性改变。

老年人牙的敏感性降低，可能是由于牙本质厚度的增加，或者是神经分布减少。有时修复性治疗不需要麻醉。

虽然牙髓位于髓腔内，但凭借成牙本质细胞突起与外界有着密切的联系。任何物理和化学的刺激加到牙本质表面时，与该部位相应的牙髓组织必然发生反应。若所受刺激是慢性的、较弱的，则可引起修复性牙本质形成，并可部分造成牙髓组织的各类退行性变；若所受的刺激强烈，则可发生炎症反应。当牙髓发生炎症时，由于牙髓内的血管管壁薄，易于扩张、充血及渗出，使髓腔内的压力增大，而四周又为坚硬的牙本质壁所包围，无法相应扩张以减轻压力，牙髓神经末梢受压而产生剧烈疼痛。

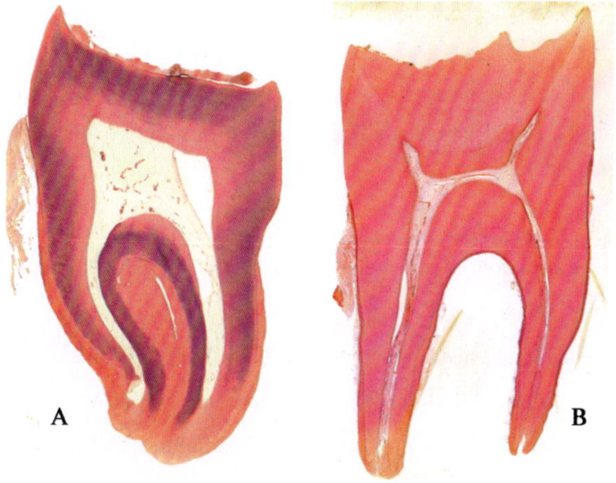

图 5-8 继发性牙本质的不断形成使牙髓的体积变小

A. 年轻恒牙；B. 老年人的恒牙

牙髓内的神经在受到外界刺激后，常反应为痛觉，而不能区分冷、热、压力及化学变化等不同感受。这可能是因为牙髓缺乏对这些刺激的感受器。当发生龋时，牙髓的反应相对早，当龋还限于釉质时，牙髓就可发生炎症。有时牙髓炎症的疼痛使患者产生终生难忘的感觉。来自牙髓的疼痛难以定位并且常反射至其他部位（其他的牙或部位），有时其他部位的疼痛反射至牙髓（甚至心绞痛也可以反应为牙痛）。

牙髓是结缔组织，有修复再生的能力。但由于牙髓的解剖条件所限，其修复再生能力是有限的。当牙髓受到非感染性的较轻损伤时，可达到较好的修复。对于新鲜暴露的牙髓，经适当的临床治疗如用氢氧化钙封闭露髓处后，在此处可形成新的牙本质即所谓的牙本质桥，封闭穿髓孔。由于成牙本质细胞目前被认为是一种“终止细胞”，即一旦分化后就不再分裂，因此，在成牙本质细胞遭损伤后，相应部位牙髓内的未分化间叶细胞可分化为成牙本质样细胞而形成新的牙本质。而当牙髓因为感染而发生炎症时，形成“桥”的可能性大大下降，完全的修复性再生很困难。

Summary

The dental pulp is the connective tissue responsible for the formation of dentin. It is contained within the pulp chamber and root canals of the tooth. At the apical constriction of the root canal it become continuous with the periodontal ligament. The most peripheral aspect of the dental pulp contains three layers of cells including the odontoblastic layer, the cell-free layer and cell-rich zone. Next to the cell-rich zone there is a parietal plexus of nerves. Deep within these layers is the pulp proper, composed of fibroblasts and ECM. The pulp is densely innervated with sensory and postganglionic sympathetic nerves. Some nerves are associated with maintenance of vascular tone, whereas other nerves are associated with the conduction of nociceptive stimuli. The most dense innervation is in the pulp horns. Arterioles, venules, and lymphatics vessels are also present. The Dental pulp remains active throughout life as secondary dentin is formed and it is able to respond to applied stimuli such caries, trauma and restorative producers by producting tertiary dentin.

参考文献

1. Luukko K, Kettunen P, and Berggreen E. Structure and functions of the dentin-pulp complex. In: Hargreaves KM, Cohen S, and Berman LH. Eds. Cohen's pathways of the pulp. Tenth edition. Mosby Elsevier, 2011: 452-503
2. Nanci A. Ten Cate's Oral histology. Development, structure, and function. Seventh Edition Mosby. St. Louis, Missouri, 2008: 191-238
3. Avery JK. Oral development and histology. 3th ed. New York. Theme 2002: 190-212
4. Berkovitz BKB, Holland GR, Moxham BJ. Oral anatomy, Histology and Embryology. Fourth Edition Mosby Edinburgh, London, New York, Oxford, Philadelphia, St Louis, Sydney, Toronto, 2009: 152-168
5. Garant PR. Oral cells and tissues. Quintessence Publishing Co, Inc. Chicago, 2003: 25-52
6. Arana-Chavez VE, Massa LF. Odontoblasts: the cells forming and maintaining dentine. Int J Biochem Cell Biol, 2004, 36 (8): 1367-1373.
7. Hahn CL, Liewehr FR.Update on the adaptive immune responses of the dental pulp. J Endod, 2007, 33 (7): 773-781.
8. Caviedes-Bucheli J, Muñoz HR, Azuero-Holguín MM, Ulate E. Neuropeptides in dental pulp: the silent protagonists. J Endod, 2008, 34 (7): 773-788.
9. Magloire H, Couble ML, Thivichon-Prince B, Maurin JC, Bleicher F. Odontoblast: a mechano-sensory cell. J Exp Zool B Mol Dev Evol, 2009, 15; 312B (5): 416-424.

（高 岩）

第六章 牙 骨 质

Cementum

牙骨质（cementum）是覆盖根部牙本质的薄层矿化组织（图 3-1）。牙骨质在解剖学上属于牙体组织，在功能上属于牙周组织。

牙骨质在近牙颈部较薄，为 10 ~ 15μm，在根尖和磨牙根分叉处较厚，为 50 ~ 200μm。最厚的区域可超过 600μm。牙骨质外表面与牙周韧带相邻，其内面牢固地附着于牙本质。主要功能是附着牙周韧带的胶原纤维，建立牙和牙周组织的联系。因此牙骨质是高度反应性的矿化组织，维护牙根的完整性，并参与牙的修复与再生。牙骨质一生不断形成，允许牙周韧带的再附着。牙骨质在发育上来自于牙囊的最内层。

一、牙骨质的理化特性

牙骨质为淡黄色，表面钝圆。硬度较牙本质低。渗透性较牙本质强，有细胞牙骨质渗透性较无细胞牙骨质强。渗透性随年龄的增长而降低。由于牙骨质相对较软，并且在牙颈部较薄，容易被磨耗。当牙龈退缩时，易使根部牙本质暴露。牙骨质的理化特性与骨相似，但不同的是无血管、无神经分布。无骨的层板和骨髓腔。不易吸收（正畸牙移动的基础）。

牙骨质所含无机盐约为干重的 45% ~ 50%，有机物和水 50% ~ 55%。不同部位的矿化程度有所差别。一些无细胞牙骨质可能较牙本质的矿化程度还高。无机盐与牙釉质、牙本质中的一样，以钙、磷离子为主，并主要以磷灰石晶体的形式存在，但其中的钙也有其他存在方式。牙骨质中的磷灰石晶体为薄的板状，宽约 55nm，厚约 8nm，长度不一。此外，还含有多种微量元素，如氟的含量较其他矿化组织多。微量元素主要分布在外表面区。

牙骨质中的有机基质主要为胶原蛋白。最主要的为 Ⅰ 型胶原，主要起结构和形态作用并为矿化晶体提供框架，占所有胶原的 90%。牙骨质中也有少量Ⅲ、Ⅴ、Ⅵ、Ⅻ型胶原，其功能主要为参与牙骨质的矿化。牙骨质中非胶原蛋白与骨中的相似。有骨涎蛋白、牙本质基质蛋白 1、牙本质涎蛋白、纤维粘连蛋白、巢蛋白（tenascin）、骨桥蛋白、骨钙素和数种生长因子。可能还有其他的牙骨质特异性蛋白，与牙周韧带附着和矿化相关。涎蛋白位于牙骨质基质中，骨桥蛋白位于结构线处。牙骨质附着蛋白（cementum-derived attachment protein，CAP）是一个 56kDa 或 65kDa 的胶原蛋白，能启动间充质细胞附着至细胞外基质。该蛋白位于成熟牙骨质基质和成牙骨质细胞中（不存在于成骨细胞），因此可以作为牙骨质的标志物。牙骨质富含糖氨聚糖，主要是硫酸软骨素，主要围绕牙骨质陷窝分布。此外也含硫酸皮肤素和透明质酸，主要位于陷窝和小管周围。纤调蛋白（fibromodulin）和光蛋白聚糖（lumican）在牙骨质中含量丰富。

二、牙骨质的分类及结构

牙骨质的分类较复杂。分类的根据是牙骨质中有无细胞、牙骨质中有机基质的性质和来源以及将上述二者结合起来进行分类。

（一）根据牙骨质中有无细胞的分类

根据牙骨质中有无细胞可将牙骨质分为无细胞牙骨质和细胞牙骨质。

无细胞牙骨质（acellular cementum）顾名思义，无细胞牙骨质指不含牙骨质细胞的、由细胞外基质构成的牙骨质。多数情况下分布于自牙颈部到近根尖1/3处（图6-1）。无细胞牙骨质在发育上先形成，可称为原发性牙骨质，后形成的细胞性牙骨质称为继发性牙骨质。无细胞牙骨质主要由牙骨质层板构成，相对呈无结构样。在牙根部的牙本质外层可见Tomes颗粒层，再向外为透明层。透明层和无细胞牙骨质之间有暗的线，可能与斑块状的无纤维牙骨质有关。无细胞牙骨质中含牙周韧带的穿通纤维，在牙与牙周组织的附着上起主要作用。

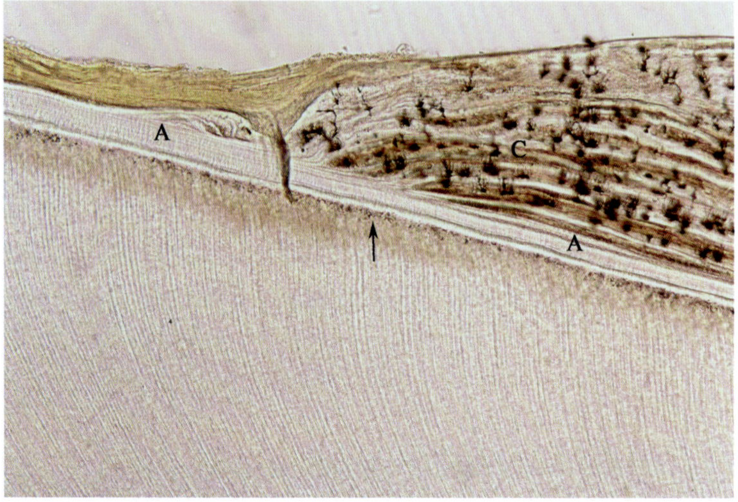

图6-1 无细胞牙骨质的分布（“A”区所示）

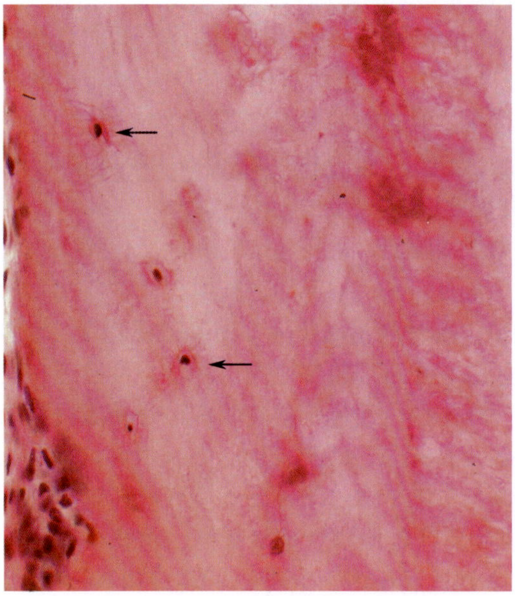

图6-2 牙骨质切片中的牙骨质细胞

（注意朝向牙周韧带的细胞突起）

细胞牙骨质（cellular cementum）常位于无细胞牙骨质的表面，或者细胞牙骨质和无细胞牙骨质交替排列（图6-1）。但在根尖部1/3可以全部为细胞牙骨质。牙骨质表面有一层刚形成尚未钙化的牙骨质即类牙骨质（cementoid）。细胞牙骨质与无细胞牙骨质的许多区别可能与细胞牙骨质形成速度较快有关。细胞牙骨质发育时，成牙骨质细胞被埋在组织中称为牙骨质细胞（图6-2）。在脱钙切片上可较清楚地显示牙骨质分层的生长线（图6-3）。

细胞牙骨质中的牙骨质细胞占据的空间称为陷窝（lacunae），牙骨质细胞的突起延伸的管道称小管（canaliculi），邻近的小管常常是相通的，牙骨质细胞突起之间有缝隙连接。磨片下细胞消失，空气进入使之呈黑色（图6-4）。在较厚的细胞牙骨质层，许多陷窝内可能不含活的牙骨质细胞。与骨细胞相比，牙骨质细胞的分布更广泛、更随机，它们的小管倾向于指向牙周韧带，即它们的营养来源。与骨不同的还有，牙骨质中不含骨单位（osteon）。脱矿切片中，牙骨质陷窝内含细胞，常呈皱缩样表现。电镜下牙骨质细胞的超微结构显示其为相对不活跃的细胞。核、质比例低，可见细胞器较稀疏，内质网可扩张，线粒体稀少（图6-5）。在陷窝周间隙（perilacunar space）中可见一些未矿化基质，突起延伸的长度可达细胞体的数倍。更深部的细胞则因营养吸收困难而明显变性或细胞消失，陷窝也可变空（图6-3）。

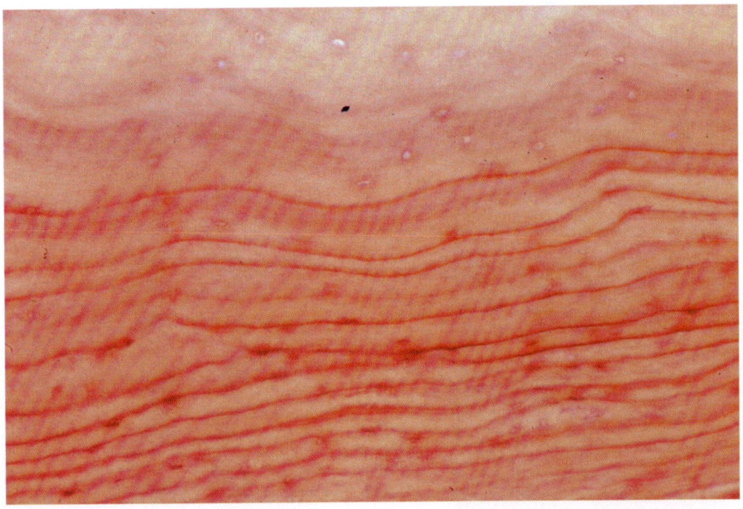

图 6-3　牙骨质生长线

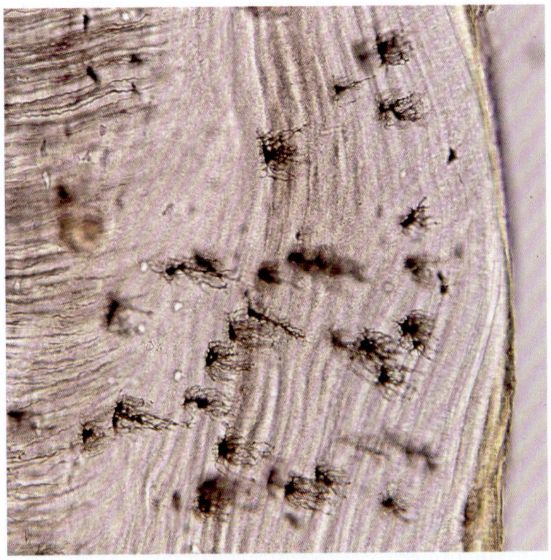

图 6-4　牙磨片中的牙骨质陷窝及小管
（注意小管的方向）

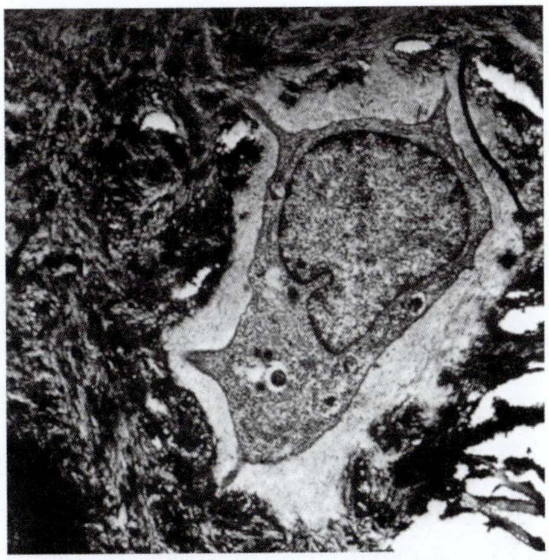

图 6-5　牙骨质细胞的电镜下所见

牙骨质细胞间质内的纤维主要由成牙骨质细胞和牙周膜成纤维细胞产生的胶原纤维所构成。前者纤维排列与牙根表面平行，后者又称为穿通纤维（perforating fiber）或沙比纤维（Sharpey's fiber），与牙根表面垂直并穿插于其中（图 6-6，6-7）。

牙骨质沉积的节律不规则，所以其生长线分布也不规则，不具备如釉质和牙本质那样的周期性。无细胞牙骨质的生长线排列较密、较细，也比较规律；细胞牙骨质的生长线间距离较远，生长线较宽，排列不规律。生长线的出现主要是因为矿化程度不同，同时也反映了基质成分的不同。表 6-1 总结了无细胞牙骨质与细胞牙骨质的不同。

表6-1　无细胞牙骨质与细胞牙骨质的区别

无细胞牙骨质	细胞牙骨质
无细胞	有含细胞的陷窝、小管
与牙本质的界限不明显	与牙本质交界清楚
发育速度相对较慢	发育速度相对较快
增生线距离近	增生线距离远
一般无类牙骨质	有类牙骨质

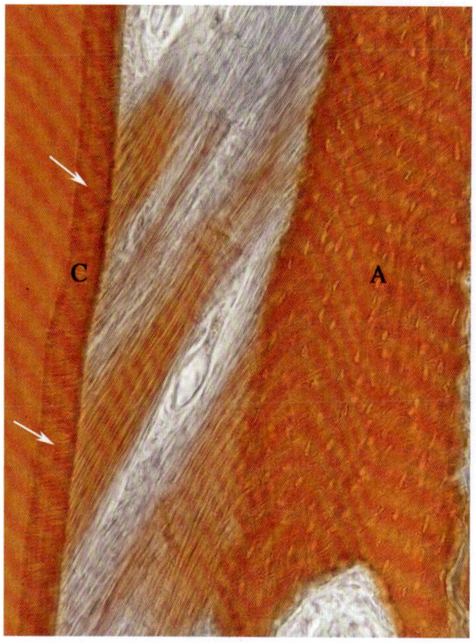

图 6-6 示牙周韧带中的纤维埋入牙骨质（箭头所示）
C. 牙骨质；A. 牙槽骨

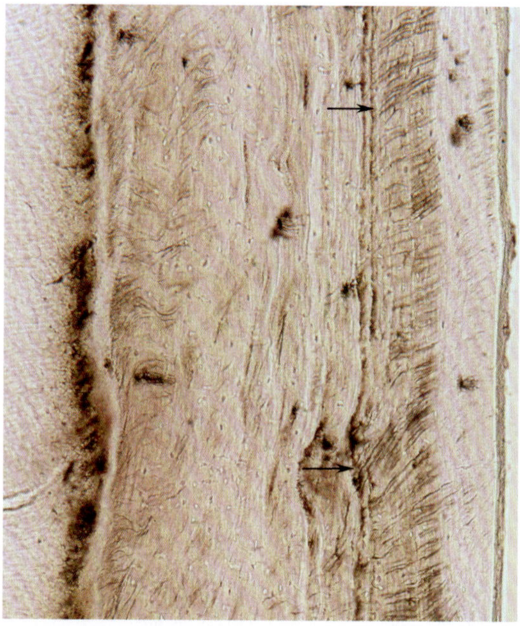

图 6-7 牙骨质中的穿通纤维（箭头所示）

无细胞牙骨质与细胞牙骨质的化学成分不同，无细胞外源性纤维牙骨质中不含牙本质涎蛋白、纤维粘连蛋白和巢蛋白，而有细胞内源性纤维牙骨质则含有。此外无细胞外源性纤维牙骨质中的多功能蛋白聚糖（versican）、核心蛋白聚糖（decorin）、双糖链蛋白聚糖（biglycan）和纤调蛋白（fibromodulin）的含量少。可能是由于两种牙骨质的形成细胞的分泌活性不同所致。有报道称上皮根鞘细胞分泌的釉基质成分及其衍生物可能导致细胞合成无细胞外源性纤维牙骨质。

（二）根据有机基质的性质及来源分类

牙骨质基质纤维有两种来源：牙周韧带插入的纤维和成牙骨质细胞分泌的纤维。来自牙周韧带的纤维称为外源性纤维（extrinsic fibers）。这些纤维的方向与牙周韧带纤维一致，与牙面垂直或倾斜；来自于成牙骨质细胞的纤维称内源性纤维（intrinsic fibers），与根面平行排列，与外源性纤维垂直。当外源性和内源性纤维均存在时称为混合性纤维牙骨质（mixed fiber cementum）。来自于外源性和内源性的纤维容易区别。内源性纤维走行于外源性纤维之间，并且方向不同于外源性纤维。内源性越少，外源性纤维排列越紧密。外源性纤维为圆形或椭圆形纤维束，直径为 5 ~ 7μm，内源性纤维直径为 1 ~ 2μm。

（三）根据有无细胞及有机基质的性质和来源分类

此种分类正在逐渐被广泛接受。可有许多类型的牙骨质，对人来讲，有主要的两种：无细胞外源性纤维牙骨质（acellular extrinsic fiber cementum，AEFC）和有细胞内源性纤维牙骨质（cellular intrinsic fiber cementum，CIFC），也有人称为有细胞固有纤维牙骨质。另外还有一种称为无细胞无纤维牙骨质（acellular afibrillar cementum，AAC）。

1．AEFC 主要位于根部近牙颈部的 1/2 ~ 2/3，是最先形成的牙骨质，厚度约为 15μm。其中主要的纤维来自于牙周韧带的 Sharpey 纤维，基质由成牙骨质细胞形成，相当于原发性无细胞牙骨质。此种牙骨质形成缓慢，表面较平滑，纤维矿化良好。但在磨片中可见外源性纤维可有未矿化的核心（图 6-8）。在磨片制备过程中，核心部分丧失后，由空气或碎屑替代，在光学显微镜下形成反射，为细的黑线。此种牙骨质的基质中含小的胶原纤维束。其长度和密度随发育不断增加。最终纤维互相平行并发生矿化，随矿化的进展，纤维不断增长，与主纤维相连接（图 6-9）。

2．CIFC 中的内源性纤维平行于根面排列（图 6-9）。其中无 Sharpey 纤维说明其无牙附着功能。可能是一种暂时现象，以后有外源性纤维附着，也可能长期无附着纤维。一般为继发性牙骨质，位于根尖区 1/3 和多根牙的根分歧处。虽然内源性纤维一般形成速度快，含有细胞，但有时形成的速度较慢，无细胞埋入，可称为无细胞内源性纤维牙骨质（acellular intrinsic fiber cementum，AIFC）。

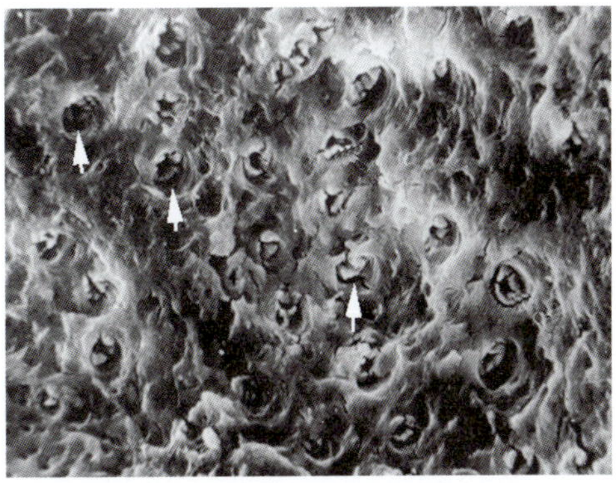

图 6-8　牙骨质扫描电镜下见穿通纤维

中央有未矿化的核心

在根尖区 1/3 和多根牙的根分歧处，无细胞外源性纤维牙骨质和有细胞内源性纤维牙骨质常呈交替的层状，称为有细胞混合性分层牙骨质（cellular mixed stratified cementum，CMSC；图 6-9A）。最靠近牙本质的区域为有细胞内源性纤维牙骨质，其纤维与牙本质纤维呈交错混合排列，起附着作用。在此基础上发生的矿化增强了此种附着作用；无细胞外源性纤维牙骨质位于近牙周膜侧，含大量穿通纤维，这些

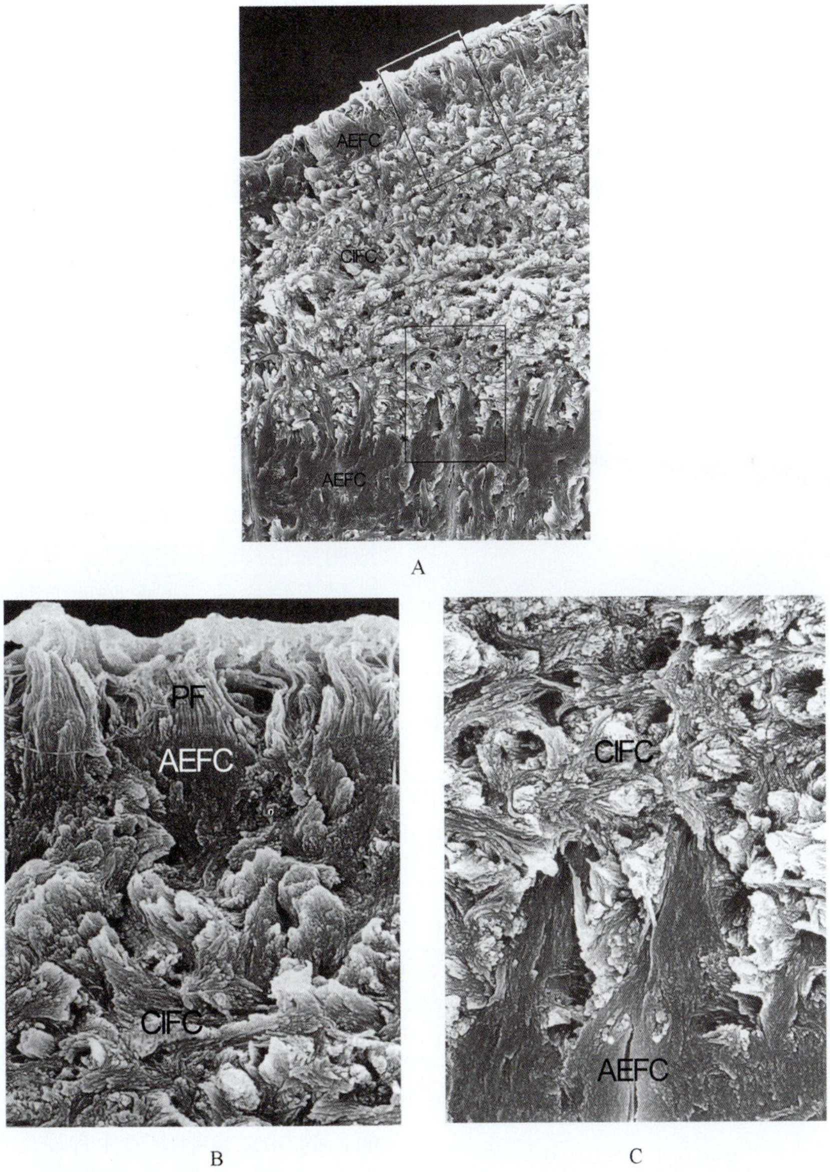

图 6-9　AEFC 和 CIFC 的分布

B 为 A 图上方方框区的放大，C 为 A 图下方方框区的放大

纤维插入其深面的有细胞内源性纤维牙骨质。有细胞内源性纤维牙骨质除参与构成有细胞混合性分层牙骨质外，还是修复性牙骨质的一种形式。它由成牙骨质细胞形成，常常修复牙骨质吸收区或缺陷区和根折区。其中不含插入的 Sharpey 纤维。

3．AAC 见于成熟牙釉质表面。可能形成于牙体组织形成期、牙萌出期或牙萌出之后。光镜下不能与其他含有纤维的牙骨质鉴别。此种牙骨质少见，常表现为牙骨质刺或岛。由于其中无纤维插入且不参与牙与牙周膜的附着，所以无功能意义。它更像是发育过程的异常，由于缩余釉上皮的断裂，使牙囊中的细胞与暴露的牙釉质基质相接触，进而分化为成牙骨质细胞，形成牙骨质。同时说明牙釉质基质成分在诱导牙骨质形成中有重要作用。

鉴别牙骨质的类型对于牙骨质的再生有重要意义。因为再生的最终目的是诱导无细胞外源性纤维牙骨质和有细胞混合性纤维牙骨质的形成。在很多情况下，牙周再生的尝试的结果是有细胞内源性纤维牙骨质（修复性牙骨质）的形成，并没有外源性 Sharpey 纤维牙骨质的功能。

三、牙周韧带纤维与牙骨质的附着

牙周韧带纤维插入成牙骨质细胞分泌的前牙骨质基质中。以后前牙骨质发生矿化将这些外源性纤维（沙比纤维）整合在牙骨质中。有人统计在每平方毫米的无细胞外源性纤维牙骨质中约有30000 条牙周韧带主纤维附着至牙骨质。

四、牙骨质牙本质界

牙骨质牙本质界也可称牙本质牙骨质界（dentino-cemental junction），是在两种同时发育的、性质非常不同的矿化组织间形成的界面。在临床上修复病变根面，维持牙的功能方面，此界面显得十分重要。

一些研究报道，牙骨质和牙本质之间有一个中间层（intermediate layer），参与固定牙周韧带纤维。同义词还有：最内层牙骨质（innermost cementum layer）、根部牙本质表层（superficial layer of root dentine）、中间牙骨质（intermediate cementum），有时牙本质透明层也用来描述此层。有人认为中间层是一层无结构的、不含胶原及细胞的薄层牙骨质。它类似于上皮性来源的无釉柱牙釉质，由上皮根鞘细胞在裂解并离开牙本质前形成，而后发生矿化。其矿化程度较邻近的牙本质和牙骨质高。功能是封闭敏感的根部牙本质。但关于此层的来源还存在争议。在很多人牙，AEFC 层的胶原与牙本质基质交错，无此中间层存在。

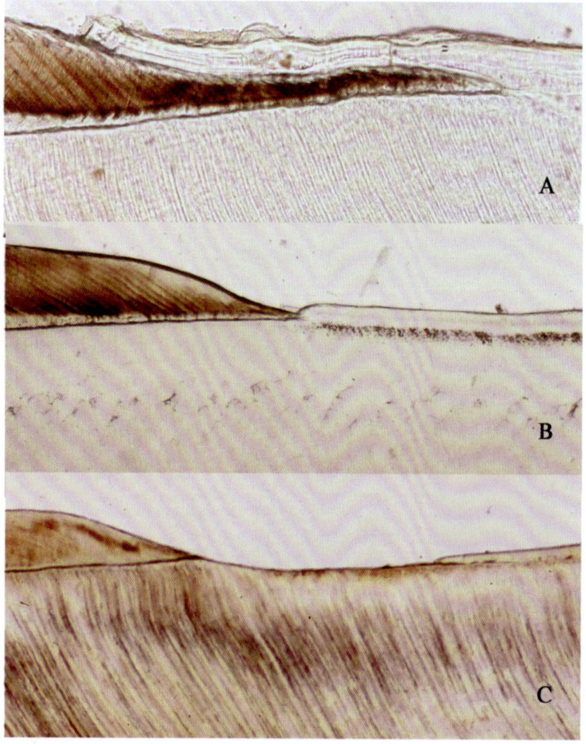

图 6-10 牙骨质与釉质的连接方式
A．牙骨质覆盖釉质；B．牙骨质与釉质端端相接；C．牙骨质与釉质分离

五、釉质牙骨质界

釉质牙骨质界也称釉牙骨质界。釉质和牙骨质在牙颈部相接，其相接处有三种不同情况：约有 60% 是牙骨质少许覆盖在釉质表面；约 30% 是釉质和牙骨质端端相接；还有 10% 左右是二者不相接（图 6-10），该处牙本质暴露，而为牙龈所覆盖。在后一种情况

下，一旦牙龈萎缩，暴露的牙本质易发生过敏。

六、牙骨质的增龄变化和临床意义

牙骨质的增龄性变化：生理情况下，牙骨质一直在缓慢形成，可保证牙周韧带纤维不断地附着，适应牙周韧带的更新。随年龄增长，牙骨质表面变得不规则，可见刺状突起突入牙周膜。一般有较多的牙骨质沉积在根尖区。附着的纤维束减少。仅在近牙周膜处的牙骨质细胞有活性，其他的陷窝空虚。可见附着的牙骨质小体。

牙骨质的理化特性相似于骨，但牙骨质无血管分布，也较少有吸收，此特性是临床正畸治疗时牙移动的基础。当牙的切缘和咬合面受到磨损时，也可通过根尖部继发性牙骨质的形成而得到一定的补偿。在牙髓和根尖周病治疗后，牙骨质能新生并覆盖根尖孔，重建牙体与牙周的连接关系。牙骨质还可以修复牙本质的缺损（图 6-11）。在特殊情况下，如乳恒牙交替，或根尖有炎

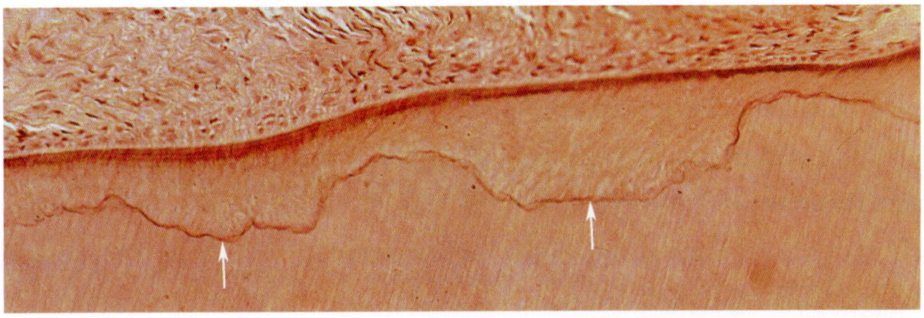

图 6-11 牙骨质修复牙本质缺损（箭头所示）

症和创伤时，则可见牙骨质的吸收，这种吸收甚至还可波及牙本质。牙骨质的吸收由多核破骨样细胞完成，可以由新生的牙骨质充填修复，在新形成的牙骨质与原有吸收区之间有一深染的分界线称反转线。修复性牙骨质相似于有细胞牙骨质，结构上与正常牙骨质相似，但表面的类牙骨质较厚，矿化程度低，晶体较小，矿化不均匀，可有钙球出现。局部炎症时，常有明显的牙骨质增生（图 6-12），甚至与牙槽骨融合，导致拔牙困难。

骨 Paget 病时可有全口牙的牙骨质增生。低磷酸酯酶血症（hypophosphatasis）中，组织非特异性碱性磷酸镁水平低下。该酶的基因位于 1 号染色体。临床表现为牙骨质（无细胞和有细胞牙骨质）形成的量明显减少，牙周韧带主纤维束附着受累，乳牙成熟前丧失。恒牙也同样受累。

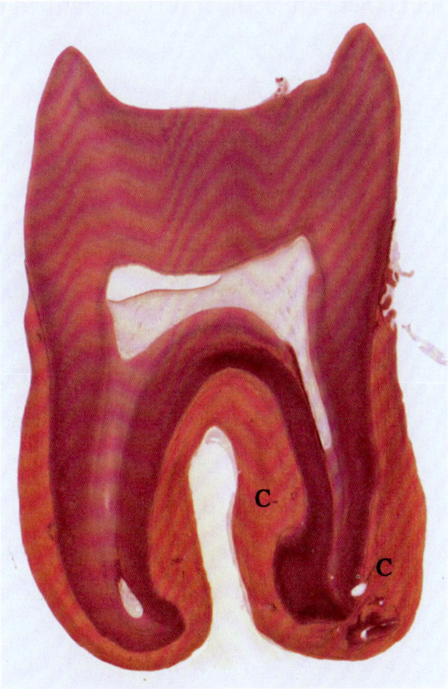

图 6-12 牙骨质增生（“C” 区所示）

Summary

Cementum is the thin layer of calcified tissue covering the dentin of the root. Cementum is continuous with the periodontal ligament on its outer surface and is firmly adherent to dentin on its deep surface. Its prime function is to give attachment to collagen fibers of the periodontal ligament. It therefore is a highly responsive mineralized tissue, maintaining the integrity of the root, helping to maintain the tooth repair and regeneration. Cementum is slowly formed throughout life and this allows for continual reattachment of the periodontal ligament fibers. Developmentally, cementum is derived from the investing layer of the dental follicle. Similar in chemical composition and physical properties to bone, cementum is, however, avascular and has no innervation. It is also less readily resorbed, a feature that is important for permitting orthodontic tooth movement.

Acellular cementum often covers the root adjacent to the dentin and is sometimes termed primary cementum. Cellular cementum is found mainly in the apical area and overlying the acellular cementum. The main difference between cellular and acellular cementum is that, as cellular cementum develops, the formative cells (the cementoblast) become embedded in the tissue as cementocytes. The different rates of cementum formation are also reflected in the presence of a precementum (cementoid) layer and in the more widely spaced incremental lines in cellular cementum. Based on the presence or absence of cells and on the nature and origin of the organic matrix cementum can been classified three main types: acellular extrinsic fiber cementum, cellular intrinsic fiber cementum and acellular afibrillar cementum. The extrinsic fibers are Sharpey fibers from periodontal ligament fibers bundles. Derived from these fibers there are cellular mixed stratified cementum, acellular intrinsic fiber cementum.

参考文献

1. Antonio Nanci. Ten Cate's Oral histology. Development, structure, and function. Seventh Edition Mosby. St. Louis, Missouri, 2008: 239-253.
2. Avery JK. Oral development and histology. 3th ed. New York. Theme, 2002: 226-242.
3. Berkovitz BKB, Holland GR, Moxham BJ. Oral anatomy, Histology and Embryology. Fourth Edition Mosby Edinburgh, London, New York, Oxford, Philadelphia, St Louis, Sydney, Toronto, 2009: 169-178.
4. Garant P.R. Oral cells and tissues. Quintessence Publishing Co, Inc. Chicago, 2003: 179-194.
5. Saygin NE, Giannobile WV, Somerman MJ. Molecular and cell biology of cementum. Periodontol, 2000, 24: 73-98.
6. Yamamoto T, Li M, Liu Z, et al. Histological review of the human cellular cementum with special reference to an alternating lamellar pattern. Odontology, 2010, 98 (2): 102-109.
7. Bosshardt DD.Are cementoblasts a subpopulation of osteoblasts or a unique phenotype? J Dent Res, 2005, 84(5): 390-406.

（高　岩）

第七章　牙周韧带
Periodontal Ligament

牙周韧带又称牙周膜，是位于牙根和牙槽骨之间的牙周间隙中的纤维结缔组织（图 7-1）。胚胎学上自牙囊发育而来。牙周韧带与牙槽嵴表面的牙龈组织延续；在牙根尖孔与牙髓相连。与牙龈的延续是牙龈炎进展至牙周炎的基础；与牙髓的延续可解释牙髓炎症为何常扩散至牙周韧带及其他根尖周组织。牙周韧带、牙槽骨、牙龈统称牙周组织（periodontal tissues）或牙支持组织（在功能上也可包括牙骨质）。

牙周韧带的宽度在 0.15 ~ 0.38mm，平均约 0.2mm，在不同的牙以及同一牙的不同部位、不同的年龄有很大的变异。在根中部的牙周韧带最窄，此处相当于牙冠承受压力时，牙运动的支点。牙周韧带的宽度还和牙周组织的功能状态有关，在非功能性牙和未萌出牙较窄，在咬合力大者增宽。随年龄的增长，牙周韧带有轻度变窄。乳牙的牙周间隙较恒牙宽。

牙周韧带主要由纤维、基质、细胞构成，另有丰富的血管供应和神经支配。

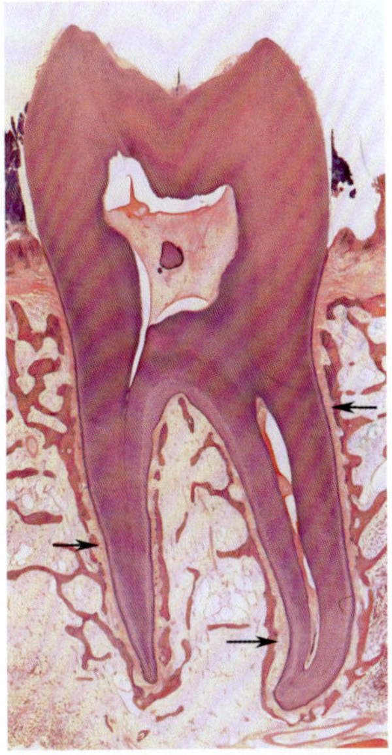

图 7-1　牙周韧带的分布
（箭头所示）

一、牙周韧带的纤维

牙周韧带中的纤维主要为胶原纤维，也有少量的耐酸纤维（oxytalan）和网状纤维。

（一）胶原纤维

牙周韧带中的胶原纤维（collagen fibers）主要为Ⅰ型和Ⅲ型胶原，其中Ⅰ型胶原占 70% 以上，是结缔组织的主要蛋白成分。Ⅰ型胶原由 2 条相同的 α_1 Ⅰ链和 1 条 α_2 链构成，羟赖氨酸和糖化羟赖氨酸含量低。牙周韧带中的Ⅲ型胶原含量相对较高（约 20%），含 3 条相同的 α_1 Ⅲ链，羟脯氨酸含量高，羟赖氨酸含量低并且含有半胱氨酸。Ⅲ型胶原以共价键形式与Ⅰ型胶原结合，常见于 Sharpey 纤维的周围。牙周韧带中还有少量Ⅴ型和Ⅵ型胶原以及少量与上皮剩余和血管相关的Ⅳ型和Ⅶ胶原。

牙周韧带中的成纤维细胞分泌原胶原蛋白，在细胞外聚合成微纤维后形成胶原原纤维，直径约 50nm，胶原原纤维再形成胶原纤维。牙周韧带中的胶原纤维多数形成直径约 5μm 的束，并有一定的排列方向，称为主纤维（principal fibers）束，一端埋入牙骨质，另一端埋入牙槽骨。埋在牙骨质和牙槽骨中的纤维即称为穿通纤维或 Sarpey 纤维。埋入牙骨质的主纤维较埋入牙槽骨者多而小。在主纤维束之间为疏松的纤维组织，称间隙纤维，其中有相互交叉的胶原纤维束分布。牙周韧带的血管、淋巴管和神经走行于其中。

不同部位的主纤维束有不同的方向和功能，可将其分为以下几组：

1．牙槽嵴组（alveolar crest group）　纤维自牙槽嵴顶，呈放射状向牙冠方向走行，止于牙颈部牙骨质。分布在唇（颊）、舌（腭）侧，在牙的邻面无此纤维（由牙龈的越隔组纤维代替）。功能是将牙向牙槽窝内牵引，对抗侧方力，保持牙直立（图 7-2）。

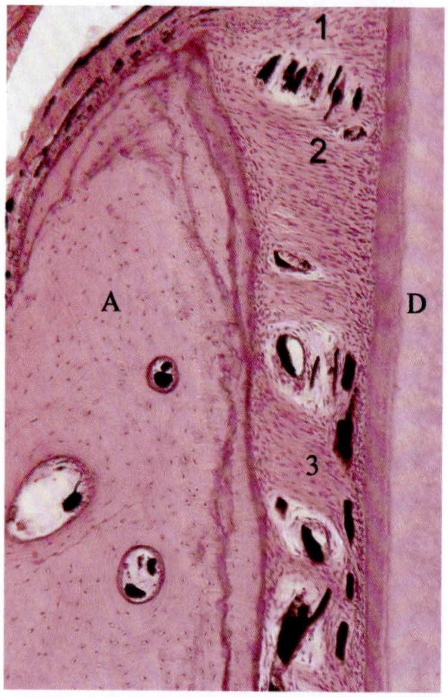

图 7-2 牙周韧带中的部分主纤维束

1．牙槽嵴组；2．水平组；3．斜行组；
A．牙槽骨；D．牙本质

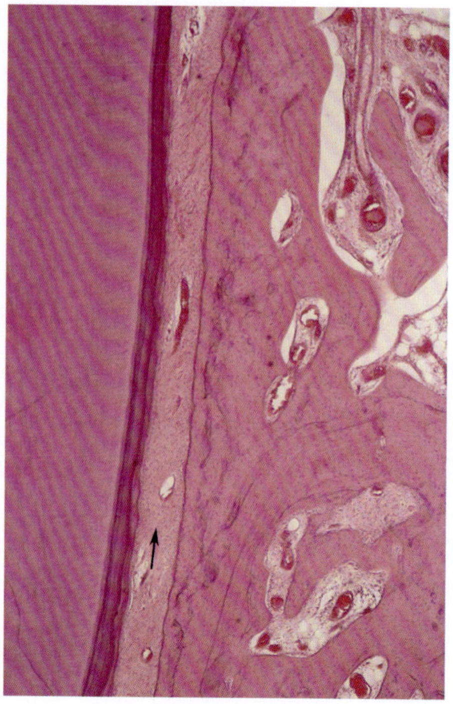

图 7-3 牙周韧带主纤维的斜行组（箭头所示）

2．水平组（horizontal group） 位于牙槽嵴组的根方，呈水平方向分布，是维持牙直立的主要力量，并与牙槽嵴纤维共同对抗侧方力，防止牙侧方移动（图 7-2）。

3．斜行组（oblique group） 是牙周膜中数量最多、力量最强的一组纤维。分布于牙颈部和根尖区以外的全部牙周间隙。纤维方向向根方倾斜约 45°，埋入牙槽骨的一端近牙颈部，附着牙骨质一端近根尖部。此组纤维具有悬韧带的作用，可将咀嚼压力转变为牵引力，均匀地分散到牙槽骨上。在水平切面上，斜纤维的排列呈交织状，而不是直的放射状，这可限制牙的转动（图 7-2，7-3）。

4．根尖组（apical group） 起于根尖区牙骨质，呈放射状止于根尖周围的牙槽骨，具有固定牙根尖的作用，保护进出根尖孔的血管和神经（图 7-4）。

5．根间组（interradicular group） 只存在于多根牙，起于根分叉处的牙根间骨隔顶，止于根分叉区牙骨质，有防止牙根向冠方移动的作用（图 7-5）。

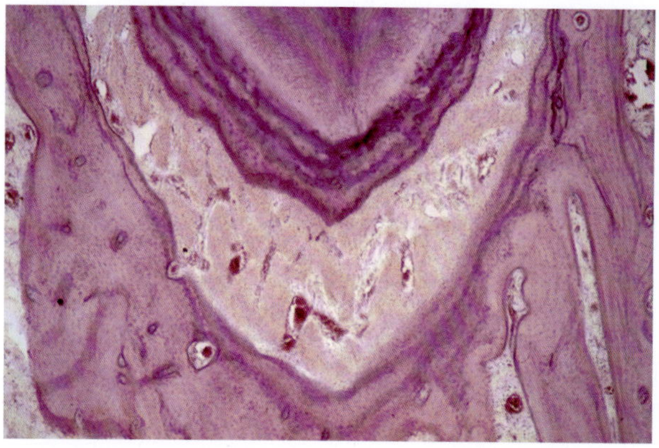

图 7-4 牙周韧带主纤维的根尖组

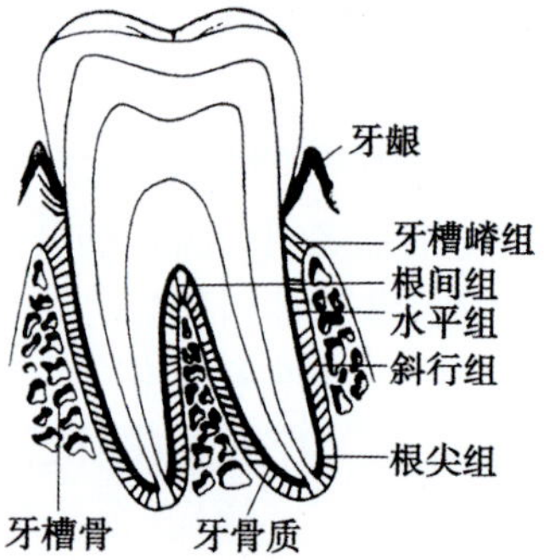

图 7-5 牙周韧带主纤维分布示意图

（二）耐酸纤维

人的牙周韧带无成熟的弹性纤维，但含两种不成熟的弹性纤维即 oxytalan 和 eluanin 纤维。占牙周韧带纤维成分的 3% 以下，在牙周韧带中广泛分布。Oxytalan 为耐酸水解纤维，邻近牙骨质处数量多，并与牙体长轴平行排列。切片经强氧化，再经过组织化学染色后，可在光学显微镜下观察，其直径为 0.25 ～ 0.5μm（图 7-6）。Oxytalan 附着于牙槽骨上，以不同方向进入牙周韧带。在牙颈部走行方向与牙龈纤维一致；在深部牙周韧带纵向排列，常附着于血管和神经。有的纤维一端埋入牙骨质和牙槽骨中，另一端在血管壁上，围绕血管形成网状，具有调节血液流量和在咀嚼压力下保持血液循环通畅的作用。

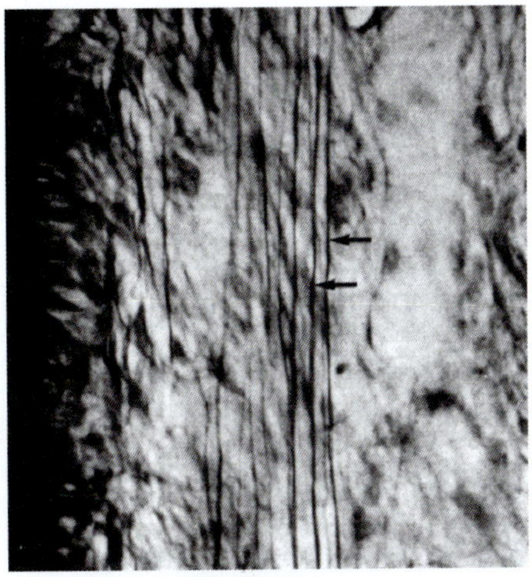

图 7-6　牙周韧带中的 oxytalan 纤维
（箭头所示）

电镜下 oxytalan 无周期性横纹，原纤维直径约 15nm，内含无定形物，横断面为椭圆形。Oxytalan 的微纤维超微结构相似于纤维粘连蛋白，而且对于纤维粘连蛋白的免疫组织化学染色呈强阳性反应。因为纤维粘连蛋白对于成纤维细胞的迁移和黏附非常重要，所以 oxytalan 纤维可能有助于牙周韧带中成纤维细胞的迁移。

除上述的纤维类型外，存在一些与主纤维相关的细胶原纤维网络，可能起支持主纤维的作用，称一般纤维丛（indifferent fiber plexus）。

二、牙周韧带中的基质

牙周韧带中含大量的基质，充填于纤维和细胞之间，主要由糖胺聚糖透明质酸、蛋白多糖、糖蛋白及水构成。牙周韧带中有两种蛋白多糖，一种是硫酸蛋白皮肤素（proteodermatan sulphate），另一种是含硫酸皮肤素和硫酸软骨素混合体的蛋白多糖，称为 PG1。这些基质可能都由成纤维细胞分泌。

基质有许多重要功能，如结合、交换离子和水，控制胶原原纤维的形成和定位等。其液体压力高于大气压 10mmHg。组织液可能与牙的支持及萌出机制有关。自牙囊发育至牙周韧带的过程中，透明质酸的含量有明显的变化。牙萌出期间蛋白多糖的数量有明显增加。

糖蛋白纤维粘连蛋白广泛分布与牙周韧带，位于胶原表面或胶原之间。由于它可以启动细胞与基质的附着，与细胞迁移及定位有关，它的存在可能对于更新速率快的牙周韧带来说有重要意义。在许多结缔组织的终末成熟过程中纤维粘连蛋白都会消失，它在牙周韧带中持续存在，提示其牙周韧带维持一种不成熟状态。

三、牙周韧带的细胞

牙周韧带中既有具备合成功能的细胞如成纤维细胞、成骨细胞和成牙骨质细胞，又有具备吸收功能的细胞如破骨细胞和破牙骨质细胞，以及未分化间充质细胞、防御细胞和上皮细胞。

（一）成纤维细胞

成纤维细胞（fibroblast）是牙周膜中最常见，也是最重要的细胞。呈卵圆形或梭形，与纤维束的长轴平行排列。细胞外形似扁盘状。细胞核较大，含 1 ～ 2 个核仁，胞质嗜碱性。电镜下细胞有丰富的蛋白质合成和分泌相关的细胞器如粗面内质网、核糖体和高尔基复合体（图 7-7）。还有许多伪足样胞质突起，相邻的胞质突起间有简化桥粒（simplified desmosome）连接（图 7-8）和缝隙连接。其中简化桥粒较多。体外培养证实该细胞具有运动和收缩的潜能。

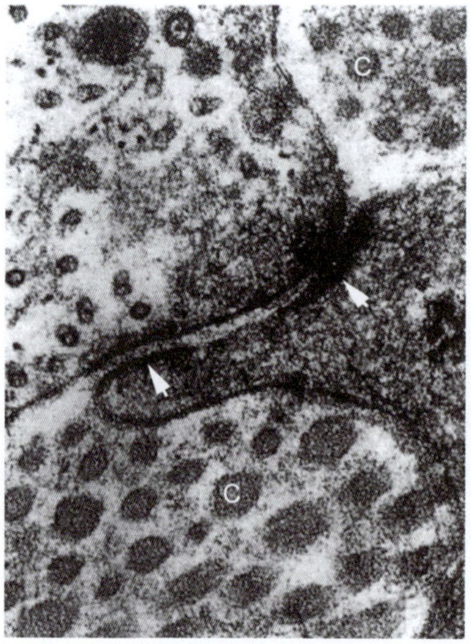

图 7-8 牙周韧带中成纤维细胞间的简化桥粒连接（箭头所示）

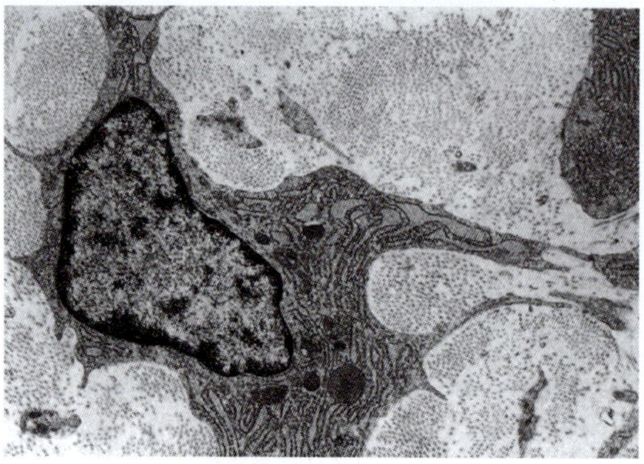

图 7-7 电镜下牙周韧带中的成纤维细胞周围有许多胶原纤维

成纤维细胞遍布于牙周韧带中，与主纤维的关系十分密切。电镜下常见到成纤维细胞分布在主纤维之间，其突起围绕或包绕纤维束，并且与其他临近的细胞突形成细胞连接，形成主纤维间的细胞网络。一些成纤维细胞内还见含有胶原碎片的小泡。

成纤维细胞的功能是合成胶原，同时也具有对旧胶原的吞噬、降解功能。牙周韧带中胶原的降解可发生在细胞内和细胞外。成纤维细胞内含胶原原纤维小泡，说明细胞内的降解作用。电镜下，被吞噬的原纤维最初外围以低密度区，然后转变为电子致密区围绕，再与溶酶体融合成吞噬体，失去周期性纹即被降解。此过程约为 30 分钟。牙周韧带成纤维细胞可分泌基质金属蛋白酶和基质金属蛋白酶的组织抑制因子。前列腺素 E2、白细胞介素 1 或凝集素 A 可以使前者上调，导致胶原在细胞外降解。因此成纤维细胞通过合成、降解胶原维持牙周韧带的稳定，并且在牙对外力的适应性反应中起重要作用。成纤维细胞的细胞骨架能使细胞移动和形状发生变化，以适应功能的需要。

成纤维细胞在一定条件下还可能发育成成骨细胞和成牙骨质细胞，不断形成新的主纤维和牙骨质，并改建牙槽骨。这种功能对牙周组织病损后的修复至关重要，是牙周病治疗后形成牙龈与牙根面之间新附着的主要细胞来源。

牙周韧带的成纤维细胞还具有纤毛，不同于一般组织细胞的纤毛，不含 9+2 的微管特征。意义不清。纤毛及细胞间的连接在其他结缔组织少见，后者是胚胎性结缔组织的特征。

（二）成牙骨质细胞

成牙骨质细胞（cementoblasts）是位于牙骨质表面的牙骨质形成细胞。形态上接近立方状。胞质丰富，细胞核呈泡状，含一个或多个核仁。与成纤维细胞相似，有蛋白质合成和分泌的细胞器。其形态取决于细胞的活性状态。在活跃合成无细胞牙骨质时无明显胞质突起；合成有细胞牙骨质时有丰富的嗜碱性胞质和突起，细胞核不规则且有皱褶（图 7-9）。

（三）成骨细胞

成骨细胞（osteoblasts）是衬覆于牙槽窝表面的骨形成细胞，来源于间充质，与成牙骨质细胞很相似。只有在活跃的骨形成区才有明显的成层排列的成骨细胞，位于骨的表面，如骨的内、外表面、哈弗管的表面及骨小梁的表面（图 7-10）。活跃的成骨细胞为立方形，胞质嗜碱性，核旁的苍白区为高尔基体所在位置。电镜下，含许多粗面内质网、线粒体和小泡，高尔基体较局限但较大。在分泌面细胞膜附近有许多微丝，近骨面的胞质有许多细小的突起，与骨细胞有紧密连

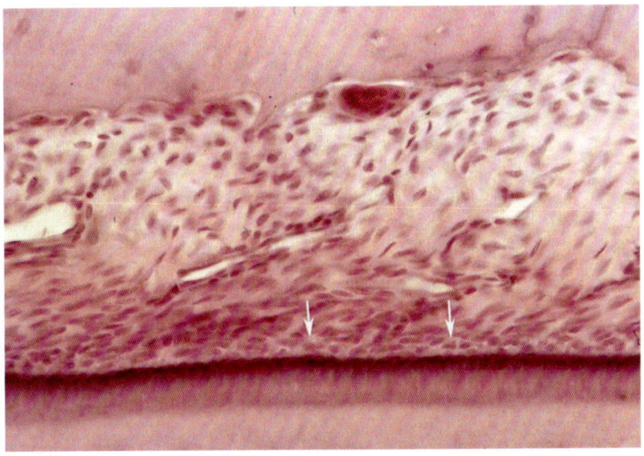
A

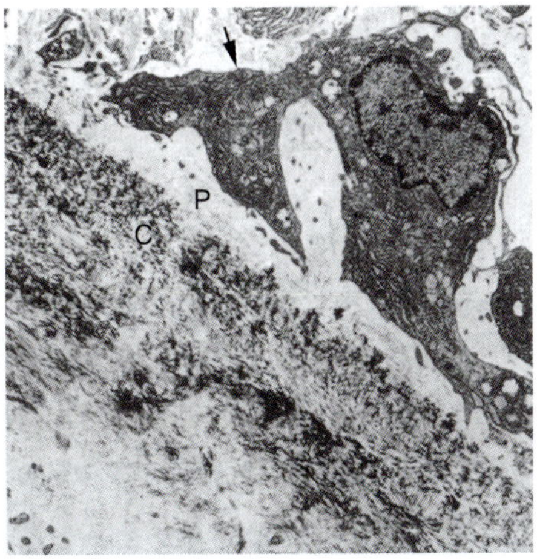

B

图 7-9　牙周韧带中的成牙骨质细胞

A．光学显微镜下所见（白箭头所示）；B．电镜下所见（箭头所示，“P”为类牙骨质、“C”为矿化牙骨质）

接。当骨不形成时，表面有一层扁平的静止细胞即骨衬细胞。

成骨细胞间有缝隙连接和紧密连接，它们又与微丝及细胞内第二信使系统相关的酶连接。这种方式提供细胞间的黏附和细胞间的通讯，有助于成骨细胞层完全覆盖于骨表面及保持功能的协调。

成骨细胞分泌Ⅰ型胶原和骨基质蛋白（bone matrix proteins，BMPs），显微镜下表现为骨表面的未矿化层即类骨质（osteoid），为 5 ~ 10μm 厚。内源性胶原平行于骨面。邻近牙周韧带处，外源性 Sharpey 纤维呈较垂直的方向进入类骨质。约 15% 的成骨细胞被埋在有机基质中成为骨细胞。目前，临床上可通过检测循环血中碱性磷酸酶和骨钙素（osteocalcin）的含量作为成骨细胞活性的观察指标。

成骨细胞在骨基质矿化方面也起作用，通过分泌 50 ~ 250nm 大小的基质小泡（matrix vesicles，MVs）至基质中来启动矿化过程。

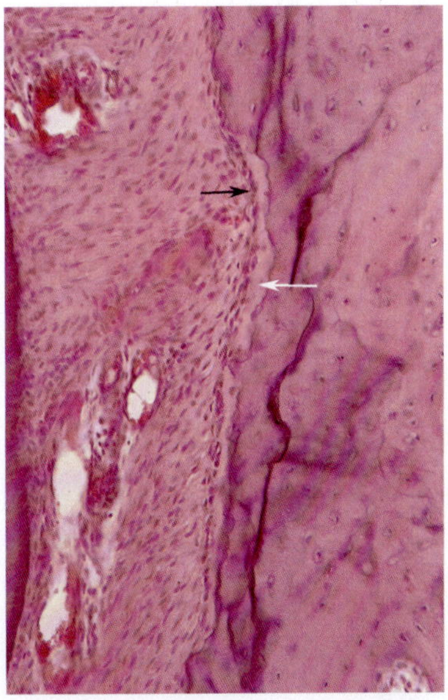
图 7-10　牙周韧带中的成骨细胞

黑箭头示成骨细胞，白箭头示类骨质

除参与骨形成外，成骨细胞在活化破骨细胞方面起主导作用。肿瘤坏死因子（TNF）配体和受体家族成员中的骨保护因子（osteoprotegerin，OPG）、破骨细胞分化因子（receptor activator of NF-κB ligant，RANKL）、细胞核因子 κB 受体活化因子（receptor activator of NF-κB，RANK），被认为是细胞外调节骨吸收的关键因子。成骨细胞细胞膜表达 RANKL 分子，通过其与破骨细胞前体细胞膜上受体 RANK 的直接结合，将信号传入破骨前体细胞，引起级联瀑布反应，使破骨细胞分化成熟和激活。炎症过程可以激活 T 淋巴细胞产生膜结合型和可溶型 RANKL 分子。因此，牙周炎的炎症过程促进了破骨细胞介导的骨吸收过程。另外，成骨细胞与破骨细胞的直接接触和相互作用是诱导破骨细胞形成的必要条件，此过程与受体酪氨酸激酶亚家族（erythropoietin-producing hepatocyte kinases，Eph）及其配体（Eph receptor interacting proteins，Ephrins）密切相关。

（四）破骨细胞和破牙骨质细胞

破骨细胞（osteoclasts）和破牙骨质细胞（cementoclasts）是分别位于骨和牙骨质的吸收处的细胞。二者具有相同的形态表现。培养时有高度的运动能力。生命周期为 10 ~ 14 天。骨吸收时，

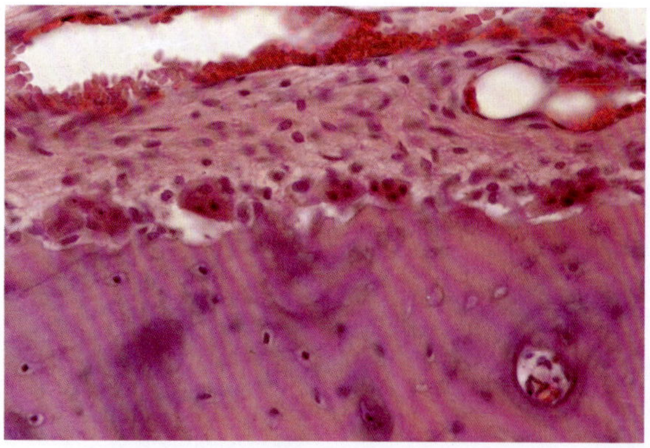

图 7-11 牙周韧带中的破骨细胞

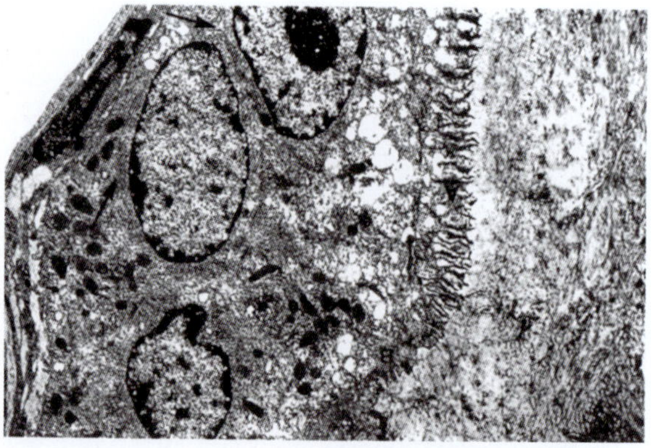

图 7-12 破骨细胞的电镜下所见

牙槽骨表面形成凹陷称 Howship 陷窝，破骨细胞衬覆于陷窝表面（图 7-11）。破骨细胞的形态、大小有相当的变异，从小的单核细胞至大的多核细胞。近骨面部分有纹状表现，称刷毛缘（brush border），由许多紧密排列的微绒毛构成（图 7-12）。刷毛缘周围的细胞膜平滑，其内的胞质致密，含许多可收缩的肌动蛋白丝，形成环行的封闭区（也称透明带），以限制水解酶扩散，形成骨吸收所需的微环境。破骨细胞胞质中分布许多线粒体。粗面内质网不明显，高尔基体显著。胞质中还含有不同的泡，其中的一些含溶酶体酶如酸性磷酸酶和半胱氨酸蛋白酶。

破骨细胞吸收矿物质的结构是质子泵，通过其产酸溶解矿物质。破骨细胞产酸主要是通过Ⅱ型碳酸酐酶（carbonic anhydrase Ⅱ，CA Ⅱ），将 CO_2 和 H_2O 结合成 H_2CO_3，并分解为 H^+ 和 HCO_3^-，通过其胞膜上的质子泵分泌到局部微环境中。脱矿后的残余骨基质，又被 OC 分泌的各种加水分解酶消化、降解、破坏。由此可见破骨细胞具有脱矿、降解有机基质分泌、吞噬、运输、消化等功能。临床上，已经将 35KD 大小的抗酒石酸酸性磷酸酶作为破骨细胞活性和分化的生化指标。

破骨细胞有特异的降钙素受体，用降钙素可阻止破骨细胞黏附的肌动蛋白封闭区形成，抑制骨吸收。破骨细胞的胞膜在封闭区与骨基质的黏附是通过膜蛋白整合素（integrin），特别是 αvβ3 整合素。它们与骨基质中特异性的氨基酸序列如 Arg-Gly-Asp（RGD）发生特异性结合。干扰整合素的形成或用竞争性合成肽也可抑制骨吸收。

（五）Malassez 上皮剩余

Malassez 上皮剩余（epithelial rest of Malassez）是牙发育期间上皮根鞘破裂后的残余。常规切片中为条索状或小团状细胞（图 7-13）。细胞排列紧密，胞质少，核圆形，染色深。距离牙骨质约 25μm。在 20 岁以前，细胞主要分布于根尖区，30 岁以上位于近牙颈部。电镜下，上皮剩余细胞团有明显的基板。细胞核常有凹沟，胞质少，内含张力丝，线粒体散在，粗面内质网和高尔基体发育不良。细胞间为桥粒连接和紧密连接，与基板间为半桥粒连接。

组织化学、电镜研究显示上皮剩余细胞不活跃，代谢慢。但当受到刺激时，这些细胞可增生，成为形成部分囊肿和牙源性肿瘤的上皮来源。

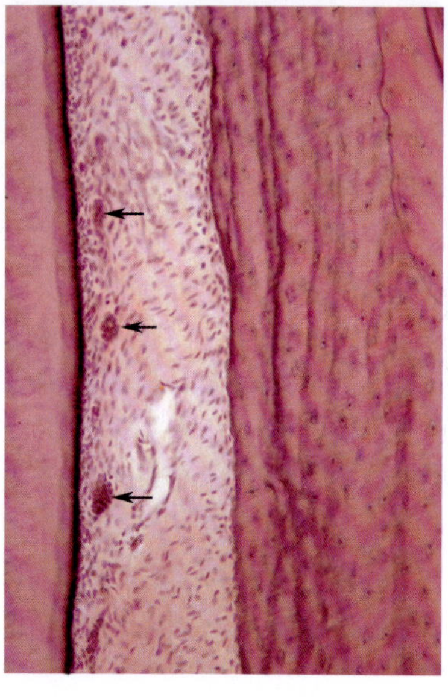

图 7-13 牙周韧带中的上皮剩余
（箭头所示）

（六）防御细胞

防御细胞（defense cells）包括淋巴细胞、巨噬细胞、肥大细胞和嗜酸性细胞。其中巨噬细胞占牙周韧带中细胞的 4%，来自于血单核细胞，可吞噬颗粒物质及微生物。巨噬细胞可合成一系列重要分子如干扰素、前列腺素和促成纤维细胞及内皮细胞生长的因子。肥大细胞位于血管周，胞质内含单位膜包绕的致密颗粒。嗜酸性细胞偶见于牙周韧带，含有一个或多个晶体样结构组成的颗粒。嗜酸性细胞具有噬菌作用。

（七）未分化间充质细胞

未分化间充质细胞（undifferentiated mesenchymal cells）位于近牙槽骨面的血管附近和骨内膜间隙中。血管附近的细胞具有干细胞的特点：体积小，细胞更新慢，对刺激因子发生反应，能形成多种类型的细胞。这些细胞是牙周韧带新生细胞的来源，也是牙周组织再生的组织来源。当存在适当刺激时，位于血管处的细胞分裂，然后向牙槽骨或牙骨质方向移动，可分化为成纤维细胞、成骨细胞和成牙骨质细胞。

牙周韧带是处于不断更新的组织，更新细胞与凋亡细胞及移出细胞间维持平衡。牙周韧带中有细胞的新生，也有细胞凋亡。

牙周韧带中还可见圆形矿化小体，称为牙骨质小体（cementicle）。镜下呈同心圆状，可游离于牙周韧带中或附着在牙骨质表面（图 7-14），可能由变性的上皮细胞发生钙化而来。

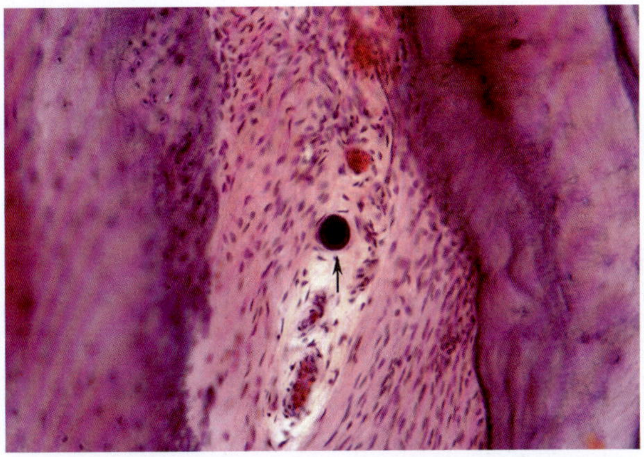

图 7-14 牙周韧带中的牙骨质小体
（箭头所示，呈同心圆状）

四、牙周韧带的血管和神经

（一）牙周韧带的血液供应

牙周膜血液供应丰富，来自牙槽动脉的分支，主要有三方面来源：①来自牙龈的血管；②来自通过筛状板进入牙周膜的牙槽动脉分支；③来自牙槽动脉进入根尖孔前的分支。牙周韧带主要的血管位于纤维束间，靠近牙槽骨，平均直径 20μm。血管走行方向与牙根的长径一致（图 7-15）。血管分支吻合成血管丛围绕牙根，体积相当大。

在牙颈区，牙周膜毛细血管袢形成缝丛（crevicular plexus），这些毛细血管有大量的孔（fenestration），位于牙龈沟的下方，围绕牙根。每个血管袢由 1 ~ 2 条直径 8 ~ 10μm 的毛细血管，1 ~ 2 条毛细血管后静脉构成。缝丛与表面牙龈毛细血管袢相吻合。此血管结构可能与牙 - 牙龈封闭（dentogingival seal）有关。有孔毛细血管在牙周韧带较多，使毛细血管床的扩散和滤过能力大大增强，可适应于牙周韧带高更新速率的需要。

牙周韧带的静脉不伴随动脉，而是直接进入牙槽骨孔，与骨内的静脉汇合。有些与牙龈的静脉汇合。

淋巴管在牙周膜中呈网状分布，与血管相伴，行至于根尖部，与来自牙龈、牙髓的淋巴管吻合，注入颌下和颏下淋巴结。当牙周膜发生炎症时可引起上述淋巴结肿大。

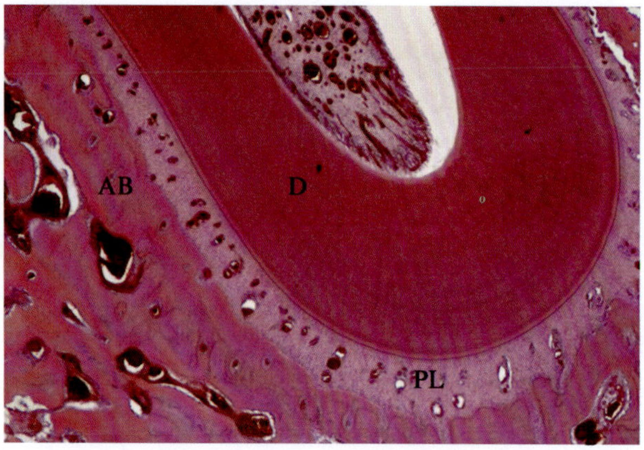

图 7-15 牙周韧带中的血管分布特点（血管灌注的水平切面，注意血管走行方向）

D. 牙本质；PL. 牙周韧带；AB. 牙槽骨

（二）牙周韧带的神经分布

牙周韧带的神经纤维在功能上分为感觉神经和自主神经两种。感觉神经主要为伤害感受器和机械感受器，能感觉和判断加于牙体的压力大小、位置和方向；故当牙周韧带发生急性炎症和临床叩诊时，患者能明确指明患牙位置。而自主神经与牙周韧带的血管有关。牙周韧带的神经分布很丰富，与牙髓中的结缔组织不同，牙周韧带可以精确地传递痛觉、压力感觉、温度感觉和触觉。

牙周韧带的神经有两个来源。有些神经束从根尖区上行进入牙周韧带，其他的神经束来自于牙槽骨孔，分布于牙周韧带中部及牙颈部。

牙周韧带的神经分有髓神经和无髓神经。有髓神经的直径平均为 5μm，有些可达 15μm，属于感觉纤维；无髓神经的直径平均为 0.5μm，属于感觉纤维或自主神经纤维。

关于牙周韧带中的痛觉感受器了解较少。可能与身体他处一样，为纤细的无髓游离神经末梢。自主神经分布于血管，对于控制局部血流很重要。

五、牙周韧带的功能

牙周韧带有支持和保护、形成、感觉、营养等功能。

（一）支持和保护功能

牙周韧带的支持和保护功能体现在以下几个方面：

1. 它是牙和牙槽骨的附着组织，将牙附着在牙槽窝内。

2. 牙周韧带形成软组织框（casing） 抵抗各种外力包括咬合力的冲击，保护血管、神经以及牙体组织特别是根尖免受机械力的伤害。

3. 将咬合力传导至颌骨。

4. 维持牙龈组织与牙齿的关系。

目前关于牙周韧带对牙支持的机制有两种理论：张力理论和黏弹性系统理论。张力理论（tensional theory）认为，牙周韧带主纤维在牙支持中起主要作用，将力传导至骨。当力施加至牙冠时，主纤维首先伸展、拉直，然后将力传导给牙槽骨，引起牙槽窝的弹性形变（elastic deformation）。最后，当牙槽骨形变达到其限度时，再将力传导至基底部的颌骨。但是此理论不能充分解释许多实验证据。

黏弹性系统理论（viscoelastic system theory）主张，牙的位移在很大程度上受液体运动的控制，纤维的作用是第二位的。当力施加至牙时，牙周韧带的细胞外液通过筛状板进入骨髓。连接牙周韧带和松质骨的筛状板的孔在近牙颈部 1/3 较牙根中部和根尖多。液体移出后，纤维束承受牙周韧带的松弛和紧张，导致血管的狭窄。动脉的回压引起血管充盈，血液通过超滤过进入组织中，补充组织液。

牙周韧带的组织学和生物化学方面的特点说明，牙周韧带即有承受张力的特点，也有承受压力的特点，以承受压力为主（表 7-1）。因此牙支持机制可能不是单因素的，应作为整体考虑。

表7-1 牙周韧带超微结构与机械特性的关系

与张力相关的特点	与压力相关的特点
Sharpey 纤维结构（结节，矿化与纤维长轴呈直角）	胶原原纤维直径小
扁盘状成纤维细胞	胶原大小及分布一致
基质中富含硫酸皮肤素	Sharpey 纤维分布于牙槽窝
	成纤维细胞膜表面平滑
	基质含量高

（二）形成功能

牙周韧带始终处于改建状态。旧的细胞和纤维发生凋亡或降解并且由新的代替。这些可以通过成纤维细胞分裂及合成新的胶原，降解旧的胶原来完成。牙周韧带的未分化间充质细胞可以分化成为成骨细胞及成牙骨质细胞形成骨及牙骨质。这一方面能使正常情况下的牙周组织的改建得以完成，如新生的牙周韧带纤维被埋在新形成的骨和牙骨质中，保证牙和牙周韧带的正常附着联系；另一方面在病理情况下可以对组织的缺损的骨、牙槽骨进行修复。

（三）感觉功能和营养功能

牙周韧带具有丰富的神经支配，可以感受触觉、压力和疼痛。通过神经系统的传导和反射，调整颌骨、肌肉和关节的运动，因此牙周韧带具有调节和缓冲咀嚼力的功能。在某种程度上，感觉功能具有保护性作用。

牙周韧带的血管为牙槽骨、牙骨质和牙龈提供营养和淋巴引流。

六、牙周韧带的增龄性变化及临床意义

（一）牙周韧带的增龄性变化（aging of the periodontal ligament）

随着年龄的增长，牙周韧带中胶原纤维增多，直径增大，细胞成分减少，成纤维细胞形态不规则。基质形成减少。出现特性纤维。重建新附着的时间相对延长。

牙周韧带厚度的改变是重要的增龄变化。随着年龄的增长，牙周韧带厚度变薄。如在青年人（11 ~ 16 岁）中牙周韧带厚约为 0.21mm，在成人（32 ~ 52）厚为 0.18mm，到老年时（51 ~ 67 岁），厚度减少到 0.15mm。这种变化可能由咀嚼功能降低引起。

正常时，结合上皮附着牙骨质与釉质结合处。随着年龄增加和炎症的刺激，结合上皮附着的位置缓慢向根方移动（又称为被动萌出），常达到根部牙骨质表面。此时，除牙龈、牙槽骨外，也包括牙周韧带的萎缩。

（二）临床意义

牙周韧带与牙的功能特别是牙的支持和萌出机制密切相关。由于临床方面的原因，关于牙周韧带的结构、功能和构成成分是研究的热点。牙周韧带常受炎症性牙周病的累及，此病后的牙周韧带再附着也是人们感兴趣的课题。

牙周病的一个主要特点是牙龈及牙周韧带的炎症性破坏，形成深牙周袋，是牙齿丧失的主要原因。治疗原则首先要去除当前的病变，其次是使尚存的组织再生、修复和再附着。可能最好的修复来自于牙周韧带组织，但牙龈的附着上皮及结缔组织的增生会影响再附着，所以采取一些技

术防止牙龈组织接触伤口的深部，以获得所谓的引导性组织再生。

生物活性分子如生长因子和细胞因子可对牙周的细胞发生诱导作用，在伤口中放置含生物活性分子如BMP的物质，有助于牙周组织的再生。釉蛋白在牙骨质发生的早期过程有重要作用，应用至根面时有助于牙骨质的增生，促进再附着。

正畸力使牙周韧带发生明显的变化。在受牵拉侧，牙周间隙增宽，纤维束伸展，牙槽骨被拉向同一方向。结缔组织中细胞数量增多，特别是在牙槽窝侧壁附近。成纤维细胞呈梭形，接近骨壁者较圆。血管扩张，骨组织一般沿纤维厚的区域沉积。同时新的胶原纤维参与形成新的Sharpey纤维和主纤维。在受压侧，牙周间隙变窄，牙槽骨轻度变形，相当于牙移动方向的牙槽骨吸收。血管活动下降，白细胞和巨噬细胞少见。受压侧大概可分为直接吸收和透明样变两种。压力相对轻者发生破骨细胞性直接吸收；压力大者无破骨细胞出现，有牙周韧带水肿、血管闭塞、成纤维细胞变性等。

Summary

The periodontal ligament (PDL) is the fibrous connective tissue joining the tooth to its surrounding bone. It contains areas of both dense and loose connective tissue.

The dense connective tissue consists briefly of collagen fibers and fibroblasts that are elongated parallel to the long axis of the collagen fibers. The main types of collagen are type I and Ⅲ. Most of these fibers are principal fibers, which are organized into five groups or bundles according to their orientation to the mature tooth and related function. They are dentoalveolar crest fibers, horizontal fibers, oblique fibers, apical fibers and interradicular fibers.

The loose connective tissue in the PDL contains blood vessels, nerve endings, fibroblasts, thin collagens fibers and oxytalan fibers.

The ground substance of the periodontal ligament consists mainly of hyaluronate glycosaminoglycans, proteoglycans, including proteodermatan sulphate and PG1, and glycoproteins such as fibronectin and tenascin. The ground substance is thought to have important functions.

Fibroblast is the most common cell in the PDL. It can both form and resorb collagen. Simultaneously, a line of cementoblasts or cementoclasts is along the cemental surface with osteoblasts or osteoclasts at the periphery of the alveolar bone proper. Additionally, the PDL has undifferentiated mesenchymal cells, defense cells and epithelial cells (rests of Malassez).

The periodontal ligament had blood vessels that provide nutrition for the cells of the ligament and surrounding cells of the cementum and alveolar bone. The PDL and its nerve supply provide a most efficient proprioceptive mechanism related with touch pressure, pain, and temperature sensations.

The PDL provides for the following: tooth attachment, tooth support, bone remodeling, movement of a tooth, proprioception, tooth eruption, nutritional, and sensory.

参考文献

1. Ross MH, Pawlina W. Histology: a text and atlas: with correlated cell and molecular biology. 6th ed. Philadelphia: Lippincott Williams &Wilkins, 2011: 526-566.
2. Antonio Nanci. Ten Cate's Oral histology. Development, structure, and function. Seventh Edition Mosby. St. Louis, Missouri, 2008: 239-67.
3. Avery JK. Oral development and histology. 3th ed. New York. Theme, 2002: 226-242.
4. Berkovitz BKB, Holland GR, Moxham BJ. Oral anatomy, Histology and Embryology. Fourth Edition Mosby Edinburgh, London, New York, Oxford, Philadelphia, St Louis, Sydney, Toronto, 2009: 179-204.

（李斌斌）

第八章　牙 槽 骨

Alveolar Bone

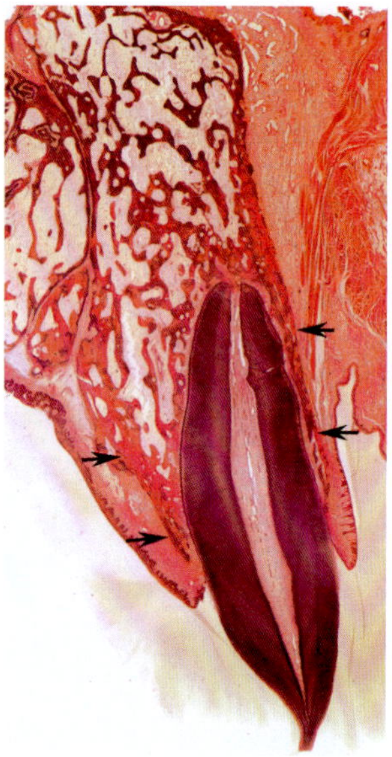

图 8-1　上颌切牙牙槽骨的分布

大体形态（箭头所示）

牙槽骨（alveolar bone）是颌骨包围牙根的突起部分（图 8-1），又称为牙槽突（alveolar process），分上颌和下颌两部分。从功能和位置上看，牙槽骨是支持牙齿的重要骨组织，直接同上下颌骨相连接，成为颌骨的延续部分，其间没有明显的分界线。牙槽骨的组织学结构与其他部位的骨基本相似，其特殊之处在于通过埋入的牙周韧带纤维将牙固定在颌骨上，以发挥其功能。除了其有明显的强度外，牙槽骨的结构还受牙齿功能状态的影响，因牙的动度而常发生自身的改建。牙槽骨的存在取决于牙的存在。先天性缺牙部位的牙槽骨往往发育不良；牙脱落后，牙槽骨也将发生萎缩。

牙槽骨的发育是从一种原始的、富含血管和神经的纤维结缔组织直接化骨，属于膜内成骨（intramembraneous ossification）过程。新骨形成过程并非是连续不断的。在组织结构上，骨可分为密质骨或皮质骨（compact or cortical bone）、松质骨或海绵样骨（cancellous or spongy bone）。前者由致密排列的骨板构成，如固有牙槽骨；后者为疏松排列的、围绕软组织的骨小梁及骨髓构成。编织骨（woven bone）指新形成的骨，其内的胶原纤维的直径、排列方向不一，含较多的细胞成分，常见于骨折修复及愈合中的牙槽窝。

不同部位的牙槽骨其结构不尽相同，上颌牙槽骨的唇侧面骨皮质很薄，而且有较多的神经、血管穿过；下颌牙槽骨唇侧面骨皮质厚而致密，特别是外斜线所在部位，神经血管少，相对组织改建缓慢。下颌牙槽骨舌（腭）侧骨板比颊侧厚，磨牙区颊侧骨板也增厚。

一、牙槽骨的大体形态

牙槽骨含许多容纳牙根的牙槽窝（socket），牙槽窝之间可见骨隔，每个牙之间的骨隔称牙间隔（interdental septa）；多根牙牙根之间的骨隔称根间隔（interradicular septa）。牙槽窝在冠方的游离端成为牙槽嵴，其最冠方，即邻近牙颈处，称为牙槽嵴顶。

牙槽骨的内板即牙槽窝内壁，为密质骨，称为固有牙槽骨（alveolar bone proper），厚度约 0.1 ~ 0.5mm。固有牙槽骨还有一些其他的同义词。从固有牙槽骨的表面观察，可见有许多小孔，像筛子一样，所以又称为筛状板（cribriform plate）。在筛状板的孔内走行的为含血管（Volkmann’s canals）的结缔组织。牙周韧带中的主纤维束埋在固有牙槽骨中，在组织学切片中可观察到埋入的纤维束，因此固有牙槽骨又称束骨（bundle bone）。在 X 线片上，固有牙槽骨表现为线状阻射的骨板，无骨小梁结构，称为硬骨板（lamina dura），但是并不代表其矿化程度高，实际上是由于射线投射方向所致（图 8-2）。当牙周韧带发生炎症或外伤时，硬骨板首先消失。

除固有牙槽骨外，其余的牙槽骨部分称支持性骨（supporting bone）。外板是牙槽骨外表面的密质骨，与固有牙槽骨、颌骨相延续。厚度为0.5～3mm。牙槽骨咬合面方向的游离缘称牙槽嵴（alveolar crest），在釉牙骨质界下1～1.5mm的水平。在牙偏向于唇侧或舌侧时，该侧的牙槽骨会很薄，甚至牙根有部分露出。根尖区域露出时称牙槽骨窗（fenestration），冠方露出称牙槽骨裂（dehiscence）。牙槽骨内、外板间有松质骨，含骨髓，有些部位只有密质骨，不含松质骨。

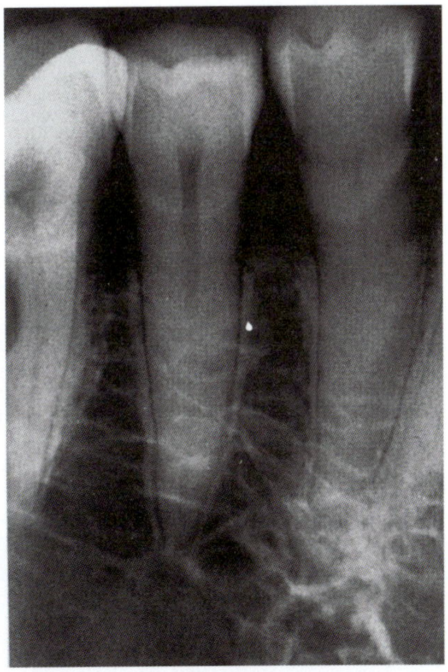

图 8-2　固有牙槽骨的 X 线所见

二、牙槽骨的化学特性

牙槽骨的化学特性相似于一般骨。湿重情况下，骨的60%为无机物，25%为有机物，15%为水。无机物占骨体积约36%，有机物占约36%，水占约28%。无机物主要为碳磷灰石晶体，约50nm宽、8nm厚，长度不一，分布于胶原纤维之间或胶原纤维表面。骨中的细胞占骨重量极小，但在维持基质稳定上起重要作用。

骨中有机物的90%为胶原，主要为Ⅰ型胶原，也有少许Ⅲ型胶原，特别是在未成熟骨或愈合骨。Ⅰ型胶原的3条螺旋结构肽的突变有重要的临床意义，可能产生骨形成不全和牙本质形成不全的遗传病。多数胶原是成骨细胞分泌的内源性（intrinsic）胶原，除此之外还有由成纤维细胞分泌的外源性（extrinsic）胶原。

骨中的非胶原蛋白（non-collagenous proteins）约有200种，占骨基质成分的10%左右，其中大多数由成骨细胞、骨细胞产生。主要包括以下四种：①蛋白多糖大分子（proteoglycan macromolecules）；②多粘糖蛋白（multiadhesive glycoproteins），其中代表性的有骨连接蛋白（osteonectin）、骨桥蛋白（osteopontin）和骨涎蛋白（sialoprotein）；③骨特异性维生素K依赖性蛋白，包括骨钙素（osteocalcin），蛋白S和谷氨酸蛋白（Matrix Gla-protein，MGP）；④生长因子和细胞因子，包括TGFβ、胰岛素样生长因子家族和血小板源性生长因子。其中最重要的是可诱导间充质细胞分化成成骨细胞的BMPs。目前，重组BMP7（即osteogenic protein 1，OP1）已经用于手术后大面积骨缺损后的临床治疗。

三、牙槽骨的组织结构

与其他骨组织一样，牙槽骨由矿化的骨基质和细胞构成。牙槽骨在结构上分为密质骨和松质骨。牙间隔和根间隔从形态上看，均既具有密质骨又有松质骨，但前者在牙根尖片和颌片上都能体现出来，而后者只能部分体现出来。

（一）密质骨

密质骨包括内板，即固有牙槽骨及其与牙槽嵴相连的外板。

1．固有牙槽骨　固有牙槽骨即牙槽骨内板（inner alveolar plates），为衬覆牙槽窝部分的密质骨。在组织学切片上，可见由平行排列的骨板构成，骨板一般较薄，走行方向一般与牙根表面平行。构成骨板的内源性胶原纤维较粗大。固有牙槽骨中还含有大量的埋入的外源性牙周韧带纤维，称穿通纤维（perforating fibers）或Sharpey纤维，其走行方向与骨表面垂直或有一定的角度。穿通纤维在牙颈部区较多，较牙骨质中的穿通纤维粗，但数量较少。在穿通纤维的周围还有少许Ⅲ型胶原。由于有大量外源性胶原纤维束的插入，所以固有牙槽骨又称束骨（bundle bone；图8-3）。在牙间隔的近牙颈部区，主要为密质骨而无松质骨，此处的穿通纤维在近、远中方向直接

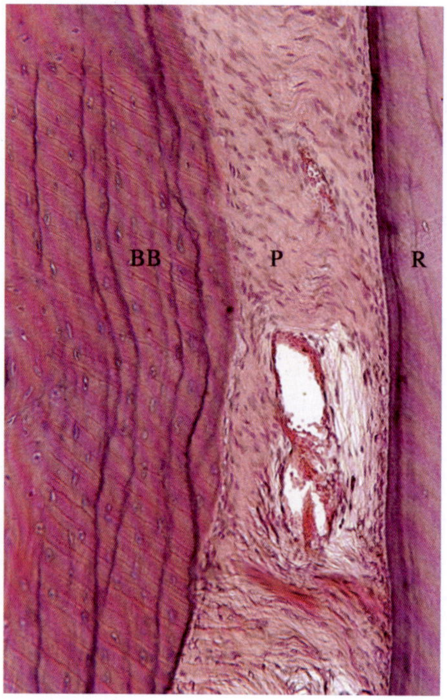

图 8-3　束骨的镜下表现

BB．束骨；P．牙周韧带；R．牙根

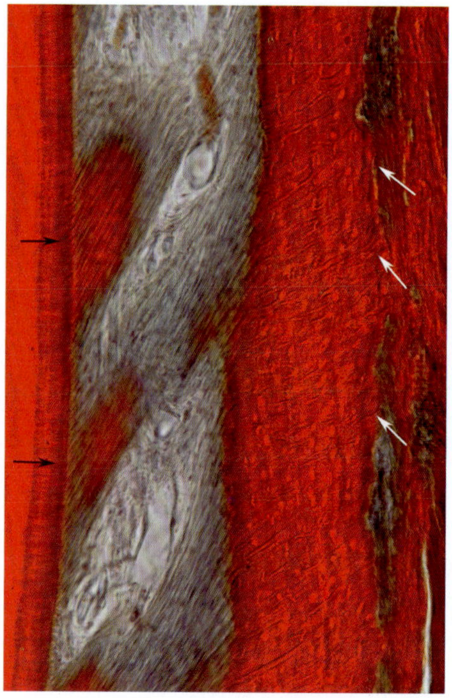

图 8-4　穿牙槽纤维

白箭头所示，黑箭头示牙骨质中的穿通纤维

通过骨的全层，同邻牙的穿通纤维相延续。有人称之为穿牙槽纤维（transalveolar fibers；图 8-4）。此种纤维也见于根间隔。在颊舌向，穿牙槽纤维可与牙龈固有层骨膜胶原纤维相延续。在有松质骨的区域无穿牙槽纤维。固有牙槽骨的深部邻近骨髓，骨板由哈弗系统所构成。由于骨的形成是以节律性沉积为特点，每层骨板矿化后约有 10 天的间歇期，新、旧骨板间有染色较深的间歇线。研究表明，束骨比层板状骨更容易被吸收。

扫描电镜观察固有牙槽骨表面时，穿通纤维的矿化程度不同。一些穿通纤维的中心仍未矿化，有机物去处后，留下空的中心；另一种穿通纤维完全发生矿化并突出于骨表面，表现为矿化的小突起。

2．牙槽骨外板　牙槽骨外板（outer alveolar plates）的厚度不一，上颌的唇侧、特别是前牙区很薄，血管和神经穿过的孔多，而舌侧较厚；在下颌骨，密质骨比上颌厚而致密，小孔很少，所以在施行局部麻醉时，在上颌前牙用局部浸润麻醉的效果比下颌好。通常下颌舌侧的密质骨骨板比颊侧厚，但在磨牙区由于担负较大的咀嚼力，磨牙颊侧骨板也增厚。

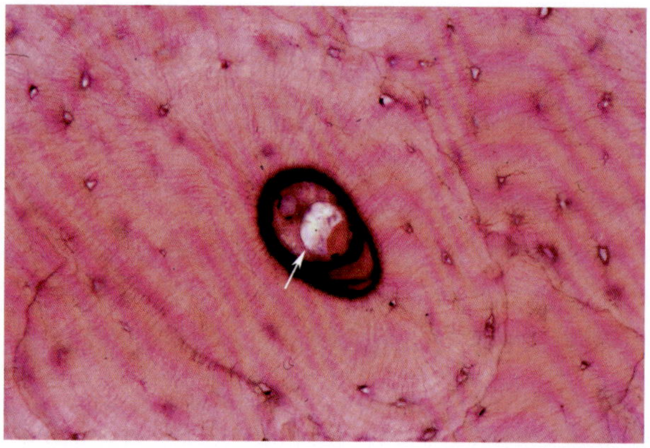

图 8-5　牙槽骨外板的骨单位

箭头示骨单位中央的血管图

骨外板的表面为平行排列的骨板，称周围板（circumferential lamellae）。其深层骨板围绕血管性软组织同心圆状排列。血管与骨板合称哈弗系统（Haversian's system）或骨单位（osteon）。骨单位中央的管称哈弗管（Haversian canal）。每个哈弗系统含 4 ~ 10 个同心圆骨板（图 8-5）。骨板的数量受中心血管的营养扩散至最外层骨板中的骨细胞能力的限制。哈弗系统一般呈垂直走行，哈弗管之间有横行的血管相连。在成熟骨，由于重建的原因，哈弗系统间可见以前的哈弗系统的片段，称中间板（interstitial lamellae）。

（二）松质骨

前牙区松质骨少，有时无松质骨，甚至在唇面有骨部分缺失而形成裂隙。后牙松质骨量多。

松质骨由骨小梁及骨髓构成。骨小梁由相互叠加的骨板构成，厚约 50μm。偶见内有哈弗系统。骨小梁的粗细、数量和排列方向与所承担的咀嚼力密切相关。承受较大咀嚼力的区域，骨小梁粗大致密，骨髓间隙小；承担较小咀嚼力者，骨小梁细小，骨髓间隙大。骨小梁的排列方向一般与咬合力相适应，以最有效地排列来抵抗外来的压力。两牙间的骨小梁呈水平排列（图 8-6），根尖周围的骨小梁为放射状排列。无功能牙周围的骨小梁排列无规律。小梁间为营养小梁的骨髓。年轻时的红骨髓含造血干细胞（产生破骨细胞），有造血能力。红骨髓还含有成纤维细胞 / 间质细胞的干细胞，可分化为成纤维细胞、成骨细胞、脂肪细胞、成软骨细胞和髓母细胞。成年时脂肪细胞多，为黄骨髓。

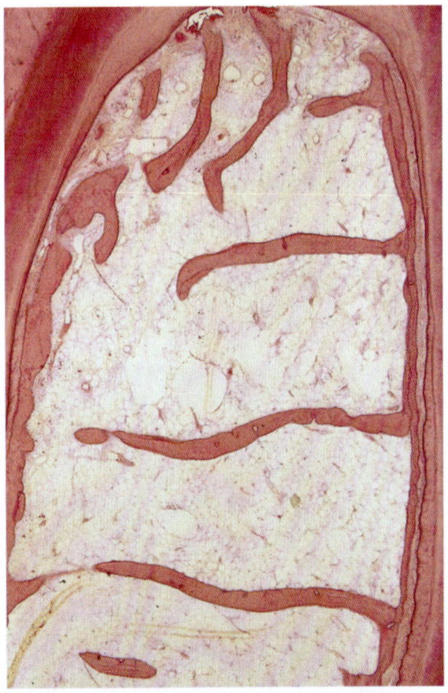

图 8-6　磨牙根分歧区的骨小梁分布

（三）骨的细胞

1．骨细胞（osteocytes）　位于骨陷窝内，来自于埋入骨组织的成骨细胞。每立方毫米骨组织中约有 25000 个骨细胞。在脱矿切片中，骨细胞圆形，细胞核深染，胞质不很清楚。实际上，骨细胞有许多细长的突起，位于围绕骨陷窝呈放射状分布的骨小管中。骨细胞在骨组织中分布均匀，细胞间通过骨小管相互联系，可能具有发现及感受外力的机械感受器作用。

骨细胞来自于成骨细胞，因此表达与成骨细胞相似的抗原，如骨桥蛋白、骨钙素、骨连接蛋白、纤维连接蛋白等。

骨细胞在电镜下的表现与其位置有关，刚埋入的似成骨细胞，深在者不活跃，胞质沿细胞核分布，细胞器很少。有许多细胞突起进入骨小管，细胞突起间有缝隙连接，有助于细胞间通讯及协同活动。骨细胞与骨陷窝的骨之间有小的间隙，含一些非矿化基质和胶原原纤维。近表面的骨细胞与成骨细胞有交通。

2．骨衬细胞（bone-lining cells）　骨表面无新生骨形成、也无吸收时，其表面由一层称为骨衬细胞的扁平细胞衬覆。这些细胞相对静止，细胞器较少，几乎无合成活性，被认为是增殖后的成骨细胞。被覆骨外表面的骨衬细胞称为骨外膜细胞（periosteal cells），被覆骨内表面的是骨内膜细胞（endosteal cells）。这些细胞对骨形成保护层，可维持和营养骨细胞调控钙、磷的摄取和流失，必要时可重新成为成骨细胞（图 8-7）。

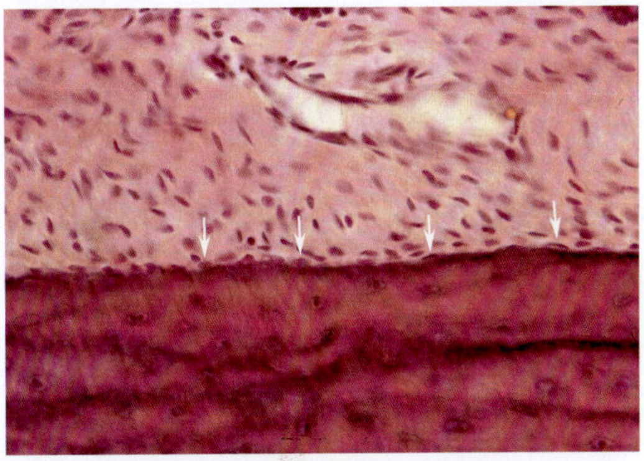

图 8-7　骨衬细胞（箭头所示）

3．骨前体细胞（osteoprogenitor cells）　在牙槽骨区，能分化为成骨细胞的、具有自我更新能力的干细胞称骨前体细胞，也叫成骨细胞前体细胞，来源于间充质干细胞。启动其向成骨细胞分化的关键因子是成骨细胞转录因子（core binding factor alpha-1，CBFA1）。

4．成骨细胞和破骨细胞（见牙周韧带）

（四）牙槽骨的形成及吸收

牙槽骨是牙周组织中，也是全身骨骼系统中代谢和改建最活跃的部分。牙槽骨为适应内、外环境的变化，在一生中不断发生改建。改建是通过骨的形成和吸收完成的，骨的形成及吸收与上述骨的细胞有关。实际上牙槽骨的改建在牙冠发育完成、牙开始萌出时就开始了。在成熟牙槽骨常规切片中，经常见到骨的形成及吸收的改建活动。一般骨在受压的情况下发生吸收（图 8-8），在受到牵拉时新生（图 8-9）。牙骨质在使骨吸收的压力下不易吸收，因此可允许牙在正畸治疗中进行移动。牙生理性近中移动时，牙根远中面的固有牙槽骨受到牙周膜传递的力的牵引而有骨形成，而近中面的固有牙槽骨因受到压力而吸收，导致牙连同牙槽窝一起逐渐向近中移动。

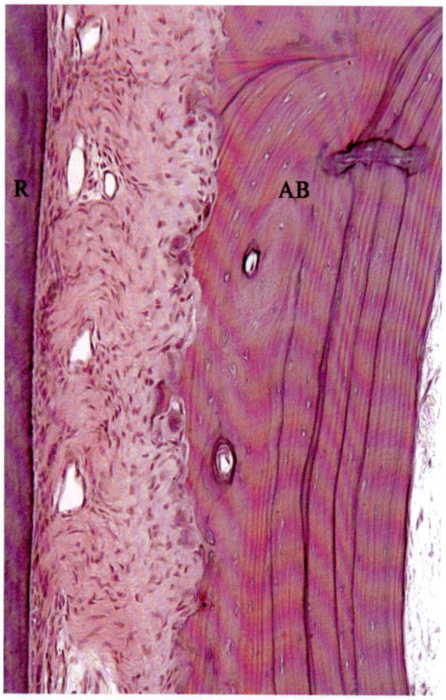

图 8-8 受压侧牙槽骨吸收

可见吸收陷窝及破骨细胞，AB．牙槽骨；R．牙根

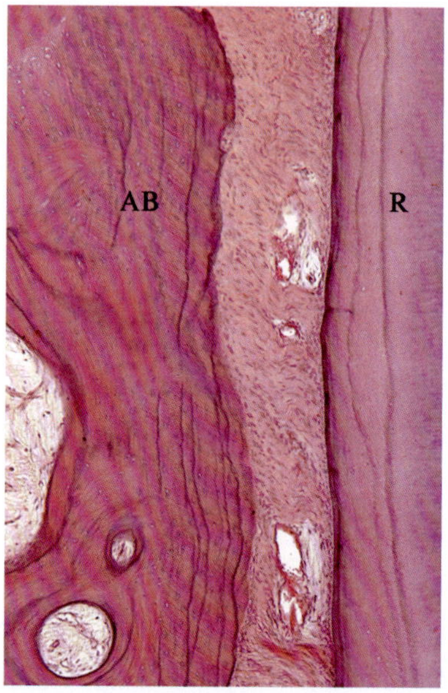

图 8-9 受牵拉侧骨沉积

可见较多沉积线，AB．牙槽骨；R．牙根

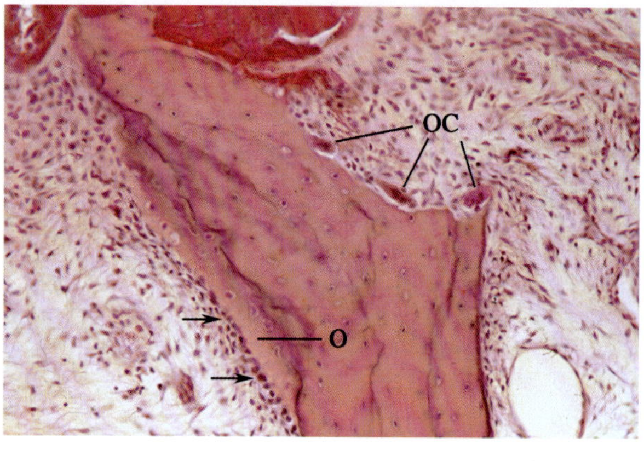

图 8-10 骨的新生和吸收

箭头示成骨细胞，O．类骨质；OC．破骨细胞

任何正在形成的骨表面都有一层新沉积的、尚未矿化的骨基质，称为类骨质（osteoid；图 8-10），与前期牙本质相似。光镜下，类骨质位于骨表面，染色浅，与深部的矿化骨不同。在类骨质的表面可见一层成骨细胞排列。因此类骨质及其表面排列的成骨细胞是骨形成的组织学依据。类骨质由成骨细胞分泌，其厚度达到 5 ~ 10μm 后发生矿化。矿化前沿在光镜下呈线性，与牙本质矿化前沿的球形不同。类骨质与矿化骨在常规染色上的不同提示类骨质需发生生物化学变化达到矿化。

在骨吸收区，骨表面有蚕食状或坑状凹陷，称 Howship 陷窝或吸收陷窝，凹陷处可见多核巨细胞即破骨细胞（图 8-8，8-10）。在相对静止的吸收区，只见吸收陷窝而无破骨细胞存在。骨吸收由破骨细胞完成，成骨细胞也参与此过程（见牙周韧带）。骨吸收后可由新生骨修复，在原来吸收区及新骨交界处的骨间歇线称反转线，呈扇贝样外形，反映了 Howship 陷窝的位置（图 8-11）。

四、牙槽骨的增龄变化

随着年龄增长，牙齿部分或全部脱落，牙槽嵴也随之萎缩、消失，面部高度相应降低。但牙槽骨下构成颌骨体部的基骨部分不受影响。另外，牙槽骨吸收常发生于绝经后骨质疏松女性人群的松质骨区域。

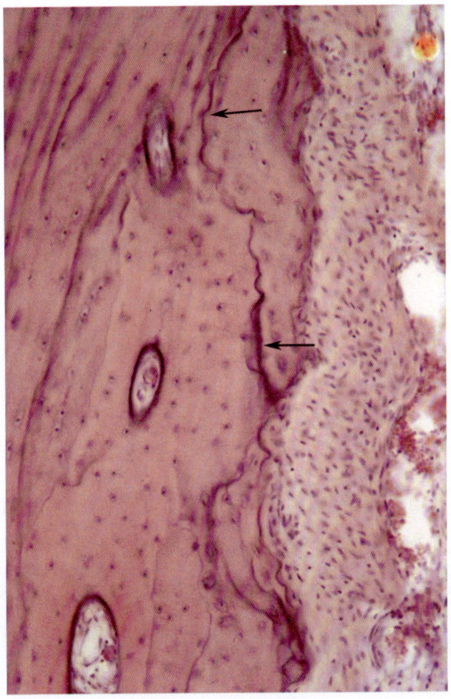

图 8-11 吸收陷窝由新生骨充填所形成的反转线（箭头所示）

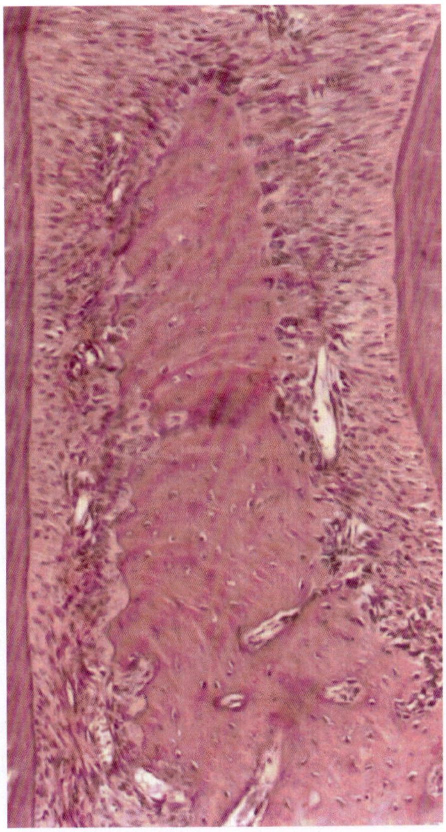

图 8-12 牙周炎牙槽骨吸收

五、牙槽骨的临床意义

牙槽骨的存在取决于适当的功能刺激，失去功能刺激时将发生萎缩。因此牙拔除后，剩下的牙槽骨如果不承重将被吸收，即使有义齿放置在剩余牙槽嵴上也只能延缓骨吸收。

面部骨折以颌骨为多见。对于骨折愈合原理的理解对临床工作非常重要。同样，拔牙后遗留的牙槽窝也将由新骨充填。骨创伤时，受到刺激的骨前体细胞将分化为成骨细胞，此过程涉及细胞与间质的相互作用。在各种细胞因子的刺激下、前体细胞增值、分化、迁移及黏附。首先形成编织骨，编织骨经过改建成为成熟骨。骨折愈合速度随年龄增高而下降。

炎症情况下牙槽骨会发生吸收，常见于牙周病及根尖脓肿（图 8-12）。

除炎症外，也存在骨形成与骨吸收间不平衡的情况。例如，骨硬化症是一种异质性破骨细胞功能不全的疾病，其中的一种类型的原因是Ⅱ型碳酸酐酶的缺陷。虽然有骨形成，但破骨细胞不能吸收骨，导致骨不断形成、增厚。一个类似的情况发生在啮齿类动物，由于牙表面的骨吸收缺陷，牙不能萌出。

骨生物学知识对于口腔种植学领域也非常重要。种植体与邻近的骨组织的结合称骨整合(osseointegration)。骨与种植体之间有 20 ~ 40nm 的交界面，含有非胶原骨基质蛋白如骨桥蛋白和骨涎蛋白等。种植体骨稳定性取决于种植体相关因素、宿主反应及外科技术。种植体相关因素有：种植体的形状、topography、结构及表面化学特性；外科技术方面要保证创口小、种植体微动度小；骨整合的宿主反应首先是血凝块的形成，血凝块中含骨形成的必要因素如细胞因子、生长因子、骨前体细胞等。最初，靠近种植体的骨（约 1mm）会发生坏死，然后由新骨取代。骨与种植体界面的建立约需 17 周的时间。根据骨的生物学特性，将种植体表面包被一层物质如细胞黏附分子及羟磷灰石晶体可能有利于骨整合。另外，自体或异体移植骨或使用引导性组织再生膜(guided tissue regeneration，GTR）也有利于提高种植体的骨稳定性。

Summary

Alveolar bone (process) is the bony portion of the maxilla and mandible where the teeth are embedded and by which tooth roots are supported. It is divided into the alveolar bone proper and the supporting alveolar bone. The alveolar bone depends on the functional stimulation from teeth during mastication and speech for preservation of its structure.

The alveolar bone proper, a thin layer of compact bone forms the wall of alveoli and is the bone to which the principal fibers of the periodontal ligament are attached. It may be called the cribriform plate or bundle bone. The alveolar bone proper consists of plates of compact bone that surround the tooth and assume the shape of the tooth. The surrounding alveolar bone consists of both cortical bone and trabecular bone. The cortical bone composes of plates of compact bone on the facial and lingual surface of the alveolar bone. The trabecular bone consists of cancellous one that is located between the alveolar bone proper and the plates of cortical bone.

Like long bones, alveolar bone is a connective tissue characterized by a mineralized extracellular matrix. All collagen molecules constitute about 90% the total weight of the bone matrix proteins. Only 10% of bone matrix is noncollagenous proteins that constitute the ground substance of bone, but they are essential to bone development, growth, remodeling, and repair. Five designated cell types are associated with bone tissue. they are osteoprogenitor cells, osteoblasts, osteocytes, bone-lining cells, and osteoclasts.

参考文献

1. Bath-Balogh M, Fehrenbach MJ. Illustrated dental embryology, histology and anatomy. 3rd ed. St Louis, Missouri：Elsevier Saunders，2011：168-169.
2. Antonio Nanci. Ten Cate's Oral histology. Development, structure, and function. Seventh Edition Mosby. St. Louis, Missouri, 2008：239-267.
3. Avery JK. Oral development and histology. 3th ed. New York. Theme，2002：226-242.
4. Berkovitz BKB, Holland GR, Moxham BJ. Oral anatomy, Histology and Embryology. Fourth Edition Mosby Edinburgh, London, New York, Oxford, Philadelphia, St Louis, Sydney, Toronto, 2009：205-222.

（李斌斌）

第九章　口腔黏膜

Oral Mucosa

皮肤为体表提供干性被覆，黏膜则为消化道表面提供湿性衬覆组织。黏膜一般指与外界相通的体腔表面衬覆的组织。有腺体的分泌保持其湿性。口腔黏膜（oral mucosa，oral mucous membrane）覆盖于口腔表面。涎腺分泌的唾液使口腔黏膜经常保持湿润。上皮和固有层是口腔黏膜的基本结构。部位及功能的不同又使其结构特点有所不同。口腔黏膜前借唇红与唇部皮肤相连；后与咽部黏膜相延续。组织发生学上，口腔黏膜大部分来自于外胚层，少部分来自于内胚层。

第一节　口腔黏膜的基本组织结构 General Histological Structure of Oral Mucosa

口腔黏膜由上皮和固有层构成，其中上皮相当于皮肤的表皮；固有层相当于皮肤的真皮，但口腔黏膜无皮肤附属器。部分黏膜深部还有黏膜下层（图 9-1）。

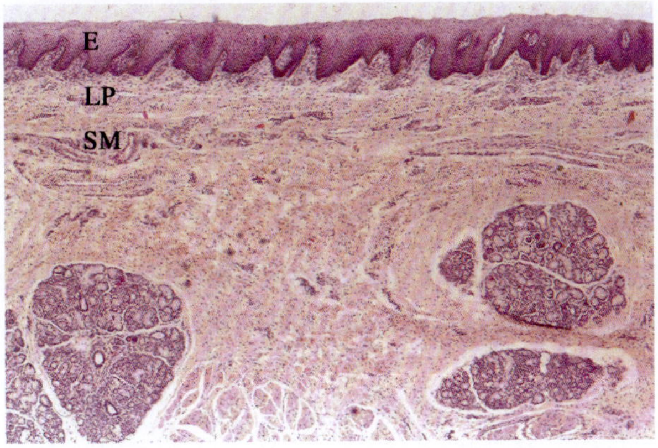

图 9-1　口腔黏膜的一般结构

E．上皮；LP．固有层；SM．黏膜下层（含小涎腺）

一、上皮

（一）口腔黏膜上皮的分层 Stratification of the Oral Epithelium

口腔黏膜上皮属于复层鳞状上皮，主要由角质形成细胞和少数非角质形成细胞组成。根据所在部位及功能的不同，可分为角化或非角化复层鳞状上皮。典型的口腔上皮由四层细胞构成，从深层至表面依次为：

基底层（stratum basale，stratum germinativum，basal layer）

棘层（stratum spinosum，prickle layer）

颗粒层（stratum granulosum，granular layer）

角化层（stratum corneum，keratinised or cornified layer）

口腔上皮处于不断更新的状态，基底层细胞不断地分裂、向上皮表面迁移，迁移过程中形态发生一系列变化即分化或成熟。因此不同的层代表细胞处于不同成熟阶段。角化层细胞为终末分化细胞，将脱落至口腔中。不同部位的上皮有不同的更新速度，在牙龈为 41 ～ 57 天、颊部上皮为 25 天。相比之下，表皮为 52 ～ 75 天，肠道为 4 ～ 14 天。咀嚼黏膜更新更慢些。正常情况下脱落的细胞数量与新生的细胞数量保持平衡，如此平衡被打破，将产生上皮增生或萎缩性病变。

1．基底层（stratum basale） 位于上皮的最深面，其中的细胞称基底细胞，在上皮中分化最低，是一层立方形或矮柱状细胞，借基底膜与固有层结缔组织相连（图 9-2）。电镜下基底细胞与结缔组织相连接处形成半桥粒，附着在基板上。细胞器有线粒体、核糖体、高尔基体、张力细丝等。光镜下见胞核圆形，染色深，胞质相对较少。

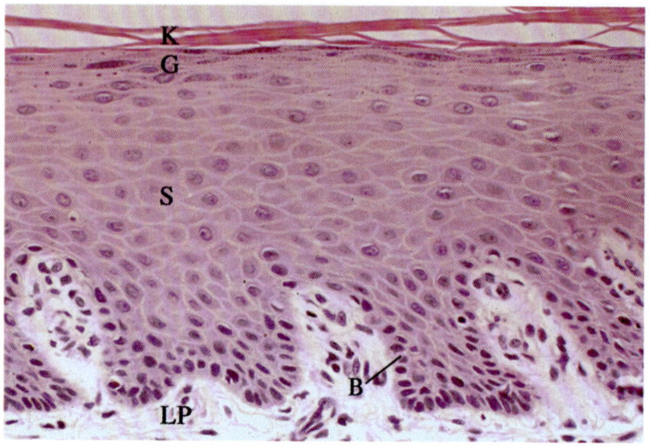

图 9-2 口腔黏膜上皮的结构

B．基底层；S．棘层；G．颗粒层；K．角化层；LP．固有层

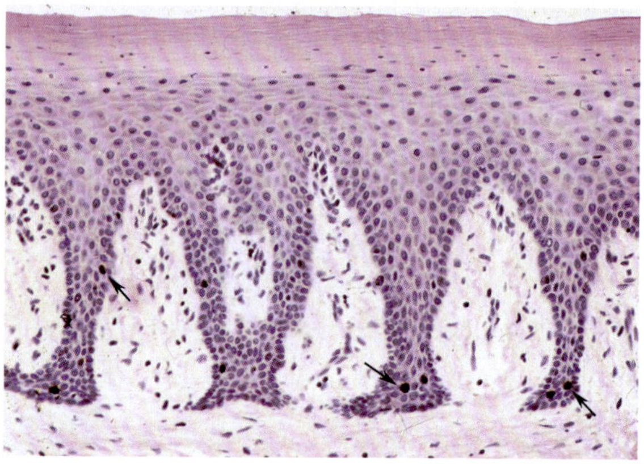

图 9-3 口腔黏膜上皮中的 DNA 合成细胞

（箭头所示，^{3}H-TDR 标记放射自显影法）

基底细胞和邻近的棘层细胞有增殖能力（图 9-3），因此称为生发层（stratum germinativum）。基底层含干细胞，干细胞分裂后可形成短暂扩增细胞（transit amplifying cell），再经数次分裂后进入成熟细胞群，不断向上皮表面移动。干细胞表达细胞角蛋白 19、β1 整合素和 Bcl-2 蛋白，在保持上皮组织的遗传信息上具有重要作用。口腔黏膜干细胞还表达低亲和性神经营养因子受体 p75，在颊黏膜干细胞位于结缔组织乳头顶端处的上皮基底层，偶尔表达在钉突深部，而在牙龈位于乳头顶端和钉突深部的基底层。无论是何种细胞，其增殖均是通过细胞周期完成的。口腔黏膜的上皮增殖由局部分泌的生长因子或细胞因子调控。它们包括表皮生长因子（EGF）、角质细胞生长因子、白介素 -1 和转化生长因子 α 和 β（TGF-α、TGF-β）。其中有些有对抗作用，如 EGF 上调分裂，而 TGF-β 则抑制分裂。细胞因子的活性受上皮细胞间黏附分子（钙粘蛋白）和上皮 - 间充质黏附分子（整合素）调节。整合素与 EGF 相互作用可增强增殖信号，而钙粘蛋白可降低细胞对 EGF 的反应。

口腔上皮细胞从增殖状态向分化状态的转化可能受非编码小 RNA 调控。非编码小 RNA 可能启动细胞离开细胞周期。

2．棘层（stratum spinosum） 位于基底层浅层，由多层体积较大的多边形细胞组成。在上皮中层次最多。基本形态是胞核圆形或卵圆形，位于细胞中央，含 1 ～ 2 个核仁。胞质常伸出多而小的棘刺状突起与相邻的细胞相接，此突起称为细胞间桥（图 9-4）。细胞间桥之间为迂回的细胞间腔隙，此腔隙在牙龈和硬腭上皮更大些，所以细胞间桥更明显。电镜下见细胞间桥即细胞间的桥粒连接。此处细胞膜内有致密物质组成的附着斑（attachment plaque），其中有张力细丝附着并折返回胞质。构成桥粒的蛋白质主要有两组，第一组为桥粒钙依赖性黏附蛋白，有桥粒芯蛋白（desmogleins）和桥粒胶蛋白（desmocollins）。它们是一组跨膜蛋白，在黏膜上皮细胞间的黏附中起重要作用，像“胶水”一样将上皮细胞粘结在一起；另一组蛋白是位于细胞膜内侧的构成附着斑的蛋白质，属于连接蛋白，功能是连接桥粒钙依赖性黏附蛋白和角蛋白丝即张力细丝。它们主要有桥粒斑珠蛋白（plakoglobin）和桥粒斑蛋白（desmoplakins），此外还有斑菲素蛋白（plakophilin），包斑蛋白（envoplakin），周斑蛋白（periplakin）等（图 9-5）。桥粒对于维持上皮的完整性有重要作用，在某些疾病如寻常性天疱疮，钙依赖性桥粒蛋白、桥粒芯蛋白 3 成为自身抗原，诱发产生自身抗体，桥粒的结构受到破坏，形成疱性病变。

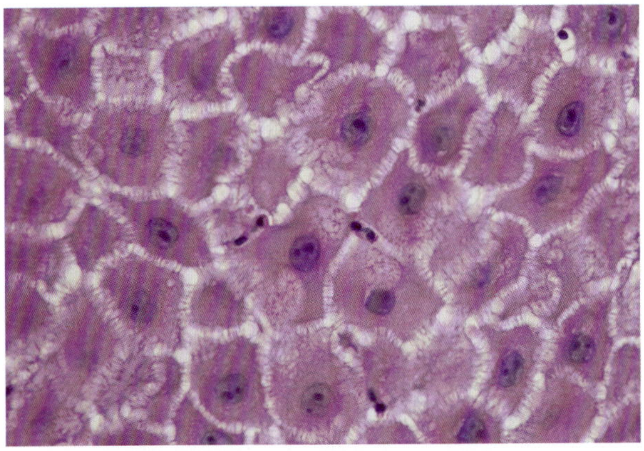

图 9-4 口腔上皮中的细胞间桥

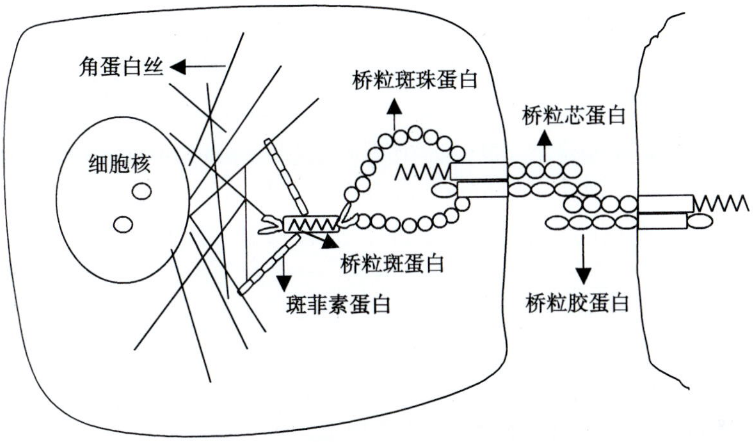

图 9-5 桥粒结构的示意图

棘层细胞较基底细胞成熟、体积大。从基底层至转化为棘层的特征是细胞内出现新的角蛋白类型（后述），它们参与形成较粗的、更明显的张力细丝（图 9-6）。角化层的前体物质总苞蛋白（involucrin）出现。随着向表层移动，细胞的合成能力逐渐下降。在棘层细胞中，出现一种小的膜包绕的颗粒称膜被颗粒（membrane-coating granules or Odland bodies）富含磷脂，约 0.25μm 大小。在角化上皮中的膜被颗粒由平行排列的板层构成。在接近上皮表面的细胞中，这些颗粒接近细胞膜，有的见于细胞外间隙；非角化口腔上皮中的膜被颗粒不呈层板状（图 9-7）。棘层细胞的桥粒较基底层数量多且明显。在组织处理过程中，细胞发生轻度的收缩，导致细胞在不含桥粒的部位彼此分开，使细胞具有棘刺样外观。

与基底层紧挨的棘层细胞可称为副基底（“parabasal”）层细胞，具有生发层细胞的增殖能力。

3．颗粒层（stratum granulosum） 与棘层相比，细胞更成熟。位于角化层深面，一般由 2 ~ 3 层细胞组成。胞质内含嗜碱性透明角质颗粒，染色深。胞核浓缩。其表面为正角化时，此层明显；表面为不全角化时，此层可不明显。电镜下见近角化层的粒层细胞内张力细丝（tonofilament）致密并且与透明角质颗粒关系密切。透明角质颗粒 0.5 ~ 1μm，主要成分是纤丝聚集蛋白原（profilagrin），是在棘细胞层形成的蛋白质，形成包埋张力细丝的基质，有利于细胞内钙的贮存。膜被颗粒位于细胞外，成为限制细胞外物质运动的屏障。

4．角化层（stratum corneum） 是上皮成熟的最后阶段。位于上皮最表层，由数层排列紧密

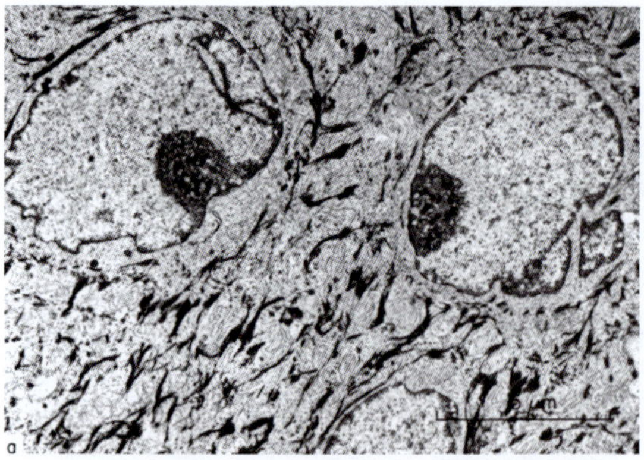

图 9-6 咀嚼黏膜上皮细胞内含较多的张力细丝束

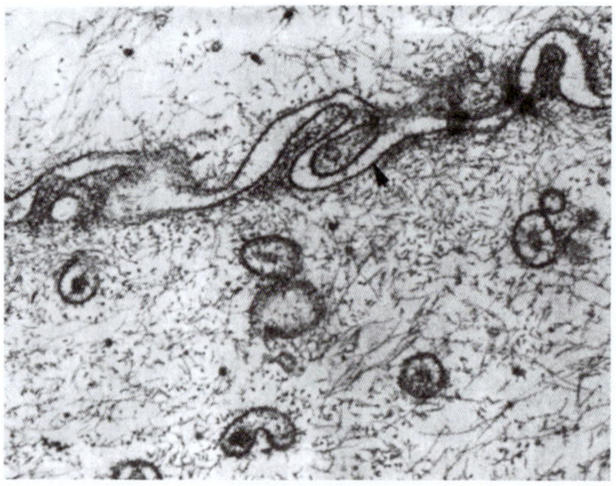

图 9-7 非角化口腔上皮中的圆形膜被颗粒

（箭头示细胞间隙）

的细胞构成。此层细胞扁平，体积大。细胞器及细胞核消失，胞质内充满角蛋白。苏木素 - 伊红染色为均质嗜酸性物。细胞间桥消失。此种角化称正角化（orthokeratinization），如在硬腭；如果上述细胞中含有浓缩的未消失的细胞核，则称不全角化（parakeratinization），如在牙龈。此层细胞膜消失，取而代之的是由交联的蛋白质和脂类形成的所谓的角化包膜（cornified envelope）。此包膜约 15nm 厚，是上皮屏障的主要构成成分。构成此包膜的蛋白质有很多，主要有兜甲蛋白（loricrin，占交联蛋白的 65% ~ 85%）、小富脯蛋白（small proline-rich proteins）、总苞蛋白（involucrin）和晚包膜蛋白（late envelope proteins）。角化包膜蛋白还和细胞内的角蛋白相交联（图 9-8）。角化包膜具有高度的抗溶解性，同时具有较强的柔韧性，能很好地保护深层的上皮细胞。

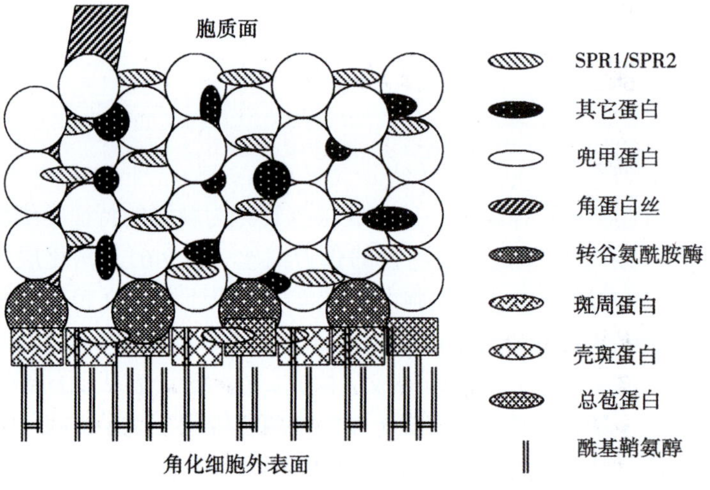

图 9-8 角化胞膜结构示意图

非角化上皮由基底层、中间层和表层构成。基底层细胞形态同角化上皮；棘层细胞体积大，细胞间桥不明显，胞质中张力细丝分散而不成束；表层细胞扁平，有细胞核，胞质含糖原，染色浅，细胞器少。中间层为棘层和表层的过度。非角化上皮无颗粒层和角化层（图 9-9）。

（二）口腔上皮的细胞角蛋白

在细胞从基底层向表面移动过程中，细胞内不断合成蛋白质，其中很重要的一种是中间丝角蛋白，也称细胞角蛋白（cytokeratin），是主要的细胞骨架蛋白，相当于电镜下所见的张力细丝。

对维持细胞的形态很重要。目前已得到证实的角蛋白有 20 多种。它们分为碱性和酸性两型。碱性为Ⅱ型（角蛋白 1 ~ 8，分子量 53 ~ 67kD）；酸性为Ⅰ型（角蛋白 9 ~ 20，分子量 40 ~ 55kD）。在上皮中角蛋白都是碱性和酸性成对表达。角化口腔上皮中，基底层表达角蛋白 5 和 14；棘层中表达角蛋白 1，10 和 6，16，近颗粒层表达角蛋白 2（图 9-10A）。在非角化口腔上皮，基底层表达角蛋白 5，14 和 19；棘层表达角蛋白 4，13（图 9-10B）。正常状态下基底层细胞中角蛋白的分子量小，越靠近上皮表面角蛋白的分子量越大。病理状态下的口腔上皮常常有角蛋白类型的改变，如在白色海绵状斑痣，角蛋白 4 和 13 的基因发生突变，棘层细胞内角蛋白丝断裂并在细胞核周围聚集。

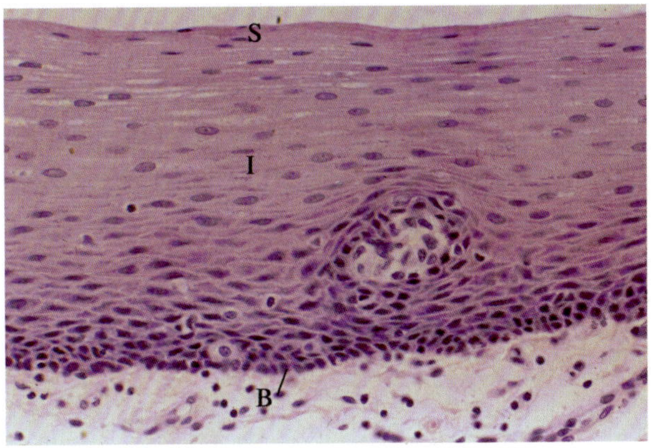

图 9-9　非角化口腔上皮结构

B．基底层；I．中间层；S．表层

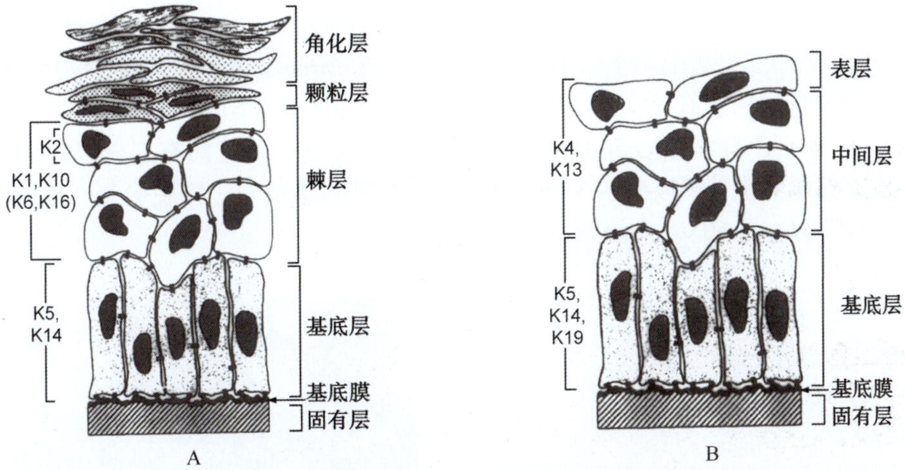

图 9-10　角蛋白在口腔上皮中的表达特点示意图

A．角化口腔上皮；B．非角化口腔上皮

（三）口腔上皮的非角质形成细胞

口腔黏膜上皮内还分布一些非角质细胞（non-keratinocytes），约占上皮中细胞的 10%。包括黑色素细胞、朗格汉斯细胞和梅克尔细胞。除梅克尔细胞外，这些细胞无张力细丝和桥粒。在普通切片下，它们的胞质不着色，因此称为透明细胞。

1．黑色素细胞（melanocyte）　位于口腔黏膜上皮的基底层（图 9-11）。在胚胎第 8 周由神经嵴细胞迁移而来，并在此自身复制，体外培养可分裂。光镜下胞质透明，胞核圆形或卵圆形。特殊染色见胞质有树突状突起伸入基底细胞或棘细胞之间。电镜下除含线粒体、内质网外，胞质内含黑色素小体（图 9-12）。每个黑色素细胞和 30 ~ 40 个角质细胞接触。角质细胞释放的许多因子对黑色素细胞的正常活动很重要。酪氨酸酶活性可促进黑色素细胞成熟，使细胞内黑色素增多。通过角质细胞对黑色素细胞突起尖端的吞噬，黑色素进入角质细胞内。黑色素细胞对银染色、多巴染色、S-100 蛋白染色呈阳性反应。

黑色素细胞的数量在不同的部位不同。种族差别不在于细胞的绝对数量，而是与细胞的体

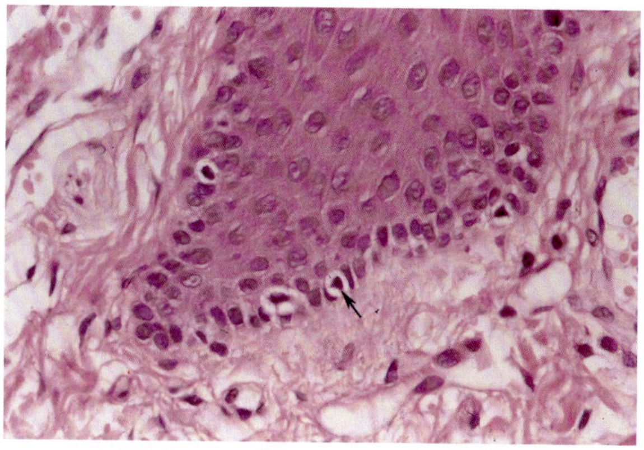

图 9-11 光学显微镜下的黑色素细胞
（箭头所示）

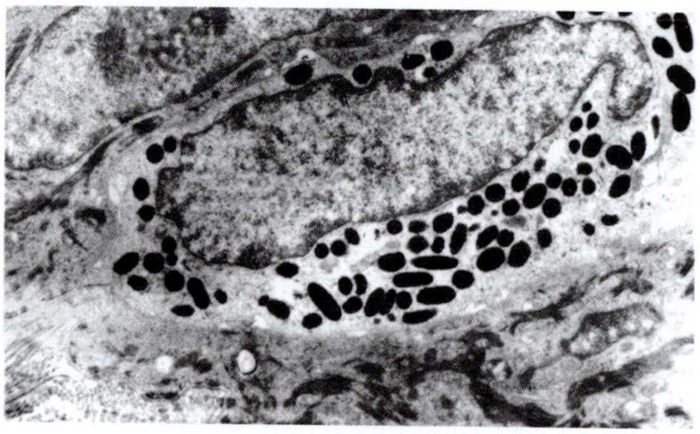

图 9-12 电镜下的黑色素细胞，胞质内见许多黑色素颗粒

积、突起的分支程度、黑色素小体的大小和数量、在细胞内聚集的程度和降解率有关。临床上，牙龈、硬腭、颊和舌常见黑色素沉着。因此这些部位也是黑色素性病变的好发部位。

2．朗格汉斯细胞（Langerhans cell） 也是一种有树突状突起的细胞（图 9-13）。主要位于棘层，也见于基底层，来自于造血组织。可能与上皮角质细胞释放的趋化因子有关。该细胞在上皮内不同部位其数量和功能均有所不同。常规染色胞质透明，核深染。对多巴染色呈阴性反应。电镜下，胞质内有特殊的棒状或球拍样颗粒，称朗格汉斯颗粒或 Birbeck 颗粒（图 9-14），有单位膜包绕。此细胞与黏膜的免疫功能有关，其细胞表面特征与巨噬细胞很类似，含 Ia 抗原、ATP 酶、HLA-DR 抗原和 CD1 抗原，有 Fc-IgG 和 C3 受体。朗格汉斯细胞可通过固有层淋巴管至局部淋巴结。作为一种抗原呈递细胞，可以激活 T 淋巴细胞。在皮肤过敏反应、抗肿瘤免疫和移植排斥中起重要作用；同时它们也是 HIV-1 传播至 T 细胞的传播者。

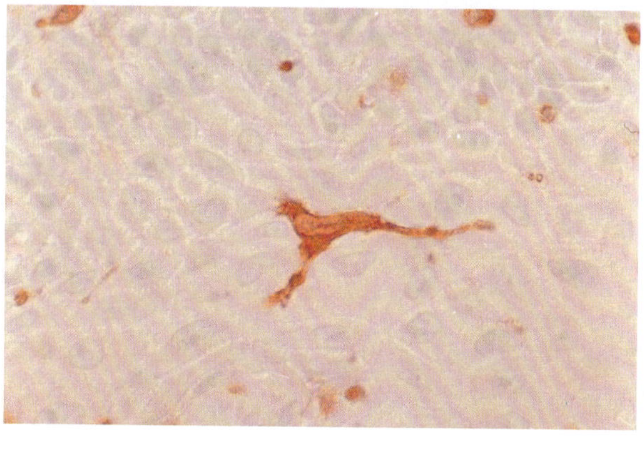

图 9-13 光学显微镜下的朗格汉斯细胞

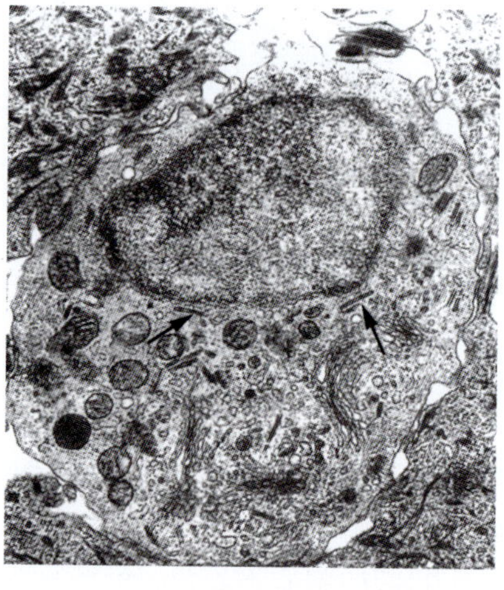

图 9-14 电镜下的朗格汉斯细胞胞质内见朗格汉斯颗粒
（箭头所示）

3．梅克尔细胞（Merkel cell） 此细胞来自于神经嵴，位于基底层，常成群分布，在咀嚼黏膜上皮中较多。H-E 染色切片中，染色较角质细胞浅，含角蛋白 8/18 和角蛋白 20。电镜下一般无树枝状突起，细胞内有少量张力细丝，偶见借桥粒与邻近角质形成细胞形成细胞连接。电镜下，细胞核有内陷，胞质内可见发达的高尔基体和小而圆的电子致密性膜被小泡，内含神经递质（图

9-15）。在邻近与神经末梢形成的突触样连接的胞质中，常见此种小泡，可释放神经递质，引发冲动。此种细胞是一种压力或触觉感受细胞。

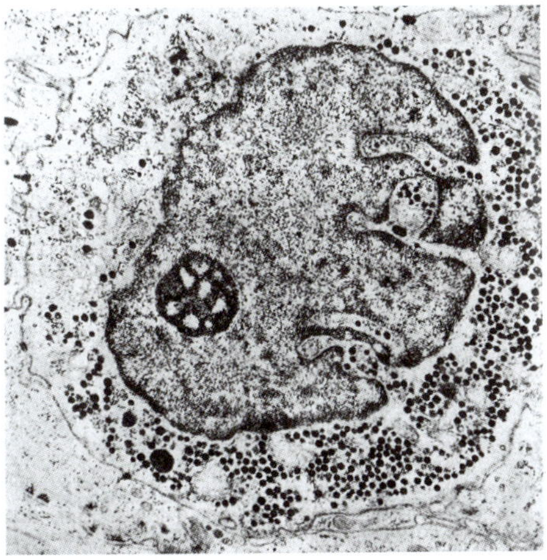

图 9-15　电镜下的梅克尔细胞

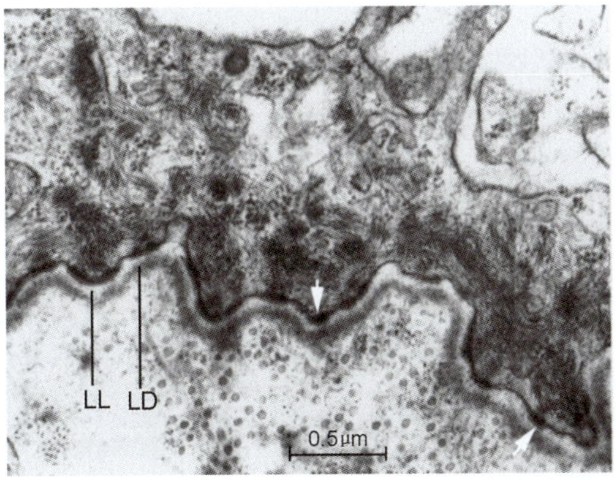

图 9-16　口腔上皮与结缔组织交界的结构

LL．透明板；LD．密板，箭头示半桥粒

（四）上皮与结缔组织交界——基底膜区

口腔黏膜上皮与其深面的固有层结缔组织紧密结合，上皮与结缔组织的交界处称基底膜区（basement membrane zone）。它们之间的交界面并不是一条直线，而是固有层结缔组织形成许多乳头状突起，上皮深面形成许多上皮嵴（epithelial ridges），二者紧密镶嵌在一起。常规切片中与固有层乳头交错的上皮嵴称上皮钉突（epithelial rete peg；图 9-2）。

光镜下可见上皮和固有层之间有一膜状结构，称基底膜（basement membrane），厚约 1 ～ 4μm，PAS 染色阳性。电镜下可见上皮基底细胞和结缔组织之间的交界由特殊的结构即半桥粒和基膜以及深部的部分纤维构成。半桥粒不仅见于上皮和结缔组织的结合，也是牙龈上皮和牙表面结合的重要结构。半桥粒的结构特点是在基底细胞的胞膜内侧可见电子致密的附着斑，细胞内的角蛋白丝插入该附着斑内。位于上皮和结缔组织之间的基底膜由以下 3 个部分构成（图 9-16）：

1．透明板（lamina lucida）　厚约 45nm，紧邻上皮基底细胞，为电子密度小的板状结构。在与基底细胞半桥粒相对应的区域电子密度较高。

2．密板（lamina densa）　厚约 50nm，位于透明板深面，为颗粒状或细丝状物质。电子密度较高。透明板和密板统称基板，来自于上皮基底细胞。

3．网板（lamina reticularis）　较透明板和密板厚。紧邻固有层，电子密度较密板低。由相对纤细的半环形纤维构成，半环形纤维的两端埋入密板中。此纤维称锚纤维（anchoring fibril，即Ⅶ型胶原）。固有层的胶原纤维穿过锚纤维形成的环状空隙与密板紧密连接。

目前所说的基底膜区，通常包括半桥粒和基底膜。半桥粒的主要成分是 BP230（BP 为大疱性类天疱疮的英文缩写，BP230 和 BP180 为分子量 230kD 和 180kD 的蛋白，在大疱性类天疱疮中成为自身抗原）、网蛋白（plectin）、BP180、整合素 α6，β4。其中 BP230、网蛋白是半桥粒附着斑蛋白，起连接角蛋白丝的作用；BP180（也称ⅩⅦ型胶原）、整合素 α6，β4 是跨膜蛋白，与基底细胞和基底膜的黏附有关。整合素 α6，β4 在基底细胞和细胞外基质的信号转导中起重要作用，可调节细胞骨架的结构、细胞增殖、分化和凋亡。透明板和密板的主要成分有层粘连蛋白和Ⅳ型胶原以及起连接作用的多种糖蛋白如巢蛋白（nidogen）、基底膜聚糖（perlecan）和 fibulins。其中最重要的是层粘连蛋白 5，它与基底细胞跨膜蛋白整合素 α6、β4 及网板的Ⅶ型胶原关系密切，对维护基底膜的稳定非常重要。网板主要成分是Ⅶ型胶原，连接密板与下方的结缔组织（图 9-17）。某些疾病时如在大疱性类天疱疮，BP230 和 BP180 成为自身抗体攻击的目标，上皮和结缔组织在透明板处分离而形成上皮下疱；在部分类天疱疮型扁平苔藓，BP180 为自身抗原；在非角蛋白性大疱性表皮松解症（一种遗传性疾病）中的半桥粒型表现为半桥粒蛋白的突变，在结合型（junctional type）为层粘连蛋白 5 基因的突变，在发育不良型为Ⅶ型胶原的突变。它们都形成疱性病变。在癌前病变时，基底膜中的Ⅳ型胶原等成分也会发生改变，有利于癌变细胞向结缔组织中浸润。

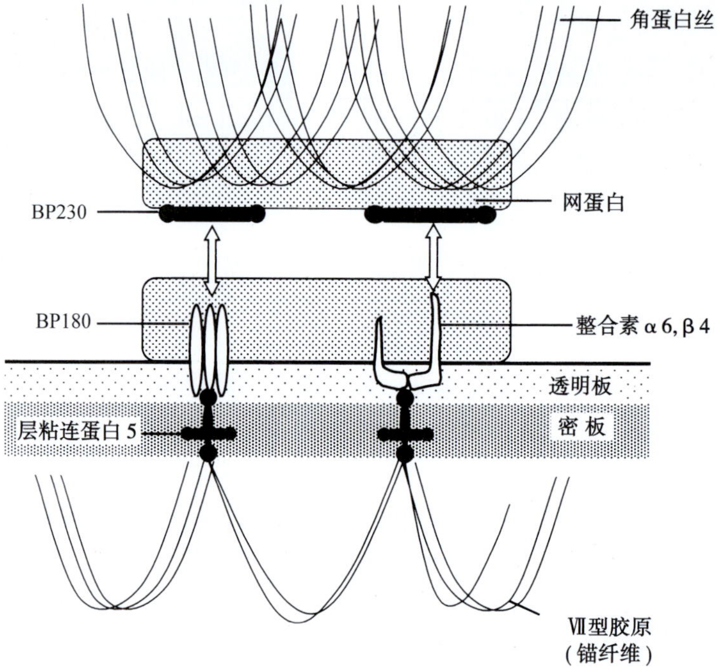

图 9-17 基底膜区结构的示意图

二、固有层

固有层（lamina propria）由致密的结缔组织组成。其中伸入上皮部分的乳头称为乳头层，其余部分称网状层。乳头层胶原纤维较细，排列疏松；乳头的长短依所在部位有所不同，在咀嚼黏膜较长，在被覆黏膜网状层较发达。血管和神经纤维通过网状层进入乳头层，形成毛细血管网和神经末梢，部分神经末梢可进入上皮内。固有层深面可有与之过度的黏膜下层，或直接附着在骨膜上。

固有层的基本细胞成分是成纤维细胞，有合成和更新纤维及基质的功能。除此之外还有组织细胞、未分化的间充质细胞、肥大细胞等。固有层细胞外间质主要是胶原纤维，其中Ⅰ型胶原纤维占 90%，Ⅲ型胶原占 8%，还有少量非纤维性胶原。此外还有弹力纤维及耐酸纤维（oxytalan）。基质为无定型物，主要成分是透明质酸、蛋白多糖、糖蛋白和血清蛋白等。固有层对上皮细胞的分化具有调控作用。

三、黏膜下层

黏膜下层（submucosa）为疏松结缔组织，内含小涎腺、较大的血管、淋巴管、神经及脂肪组织。其功能主要是为固有层提供营养及支持。黏膜下层主要分布在被覆黏膜，在牙龈、硬腭的大部分区域及舌背无黏膜下层，固有层与其深部的骨或肌肉直接紧密相连。

第二节　口腔黏膜结构的区域性差别
Regional Variations in the Structure of the Oral Mucosa

不同部位的口腔黏膜具有不同的功能，因此它们的结构也有所不同。主要的差别是上皮的厚度、有无角化、结缔组织和上皮交界处的交叉程度、固有层的构成及有无黏膜下层等。硬腭和牙龈黏膜在咀嚼过程中经常受摩擦，所以有角化层；与味觉感受和咀嚼有关的舌背黏膜具有特殊的结构味蕾及乳头；其他部位黏膜主要起衬覆作用，结构疏松，无角化。口腔黏膜根据所在的部位和功能可分为三类，即咀嚼黏膜、被覆黏膜和特殊黏膜。

一、咀嚼黏膜

咀嚼黏膜（masticatory mucosa）包括牙龈和硬腭黏膜，在咀嚼时承受压力和摩擦。咀嚼黏膜的上皮有角化，正角化时有明显的粒层；不全角化时粒层不明显。棘层细胞间桥明显。固有层厚，乳头多而长，与上皮嵴呈指状镶嵌，形成良好的机械附着；胶原纤维束粗大并排列紧密。固有层深部或直接附着在骨膜上，形成粘骨膜；或借黏膜下层与骨膜相连。咀嚼黏膜与深部组织附着牢固，不能移动。

（一）硬腭

腭的前2/3为硬腭（hard palate），后1/3为软腭。硬腭黏膜呈浅粉红色。表面角化层较厚，以正角化为主。固有层结缔组织致密。根据有无黏膜下层可将其分为牙龈区、中间区、脂肪区和腺区四部分（图9-18）。牙龈区和中间区无黏膜下层，固有层与骨膜紧密相连；脂肪区和腺区有黏膜下层，胶原纤维将脂肪和腺体分成若干大小不一，形状各异的小隔。腺区内的腺体与软腭的腺体连为一体，为纯黏液腺（图9-19）。

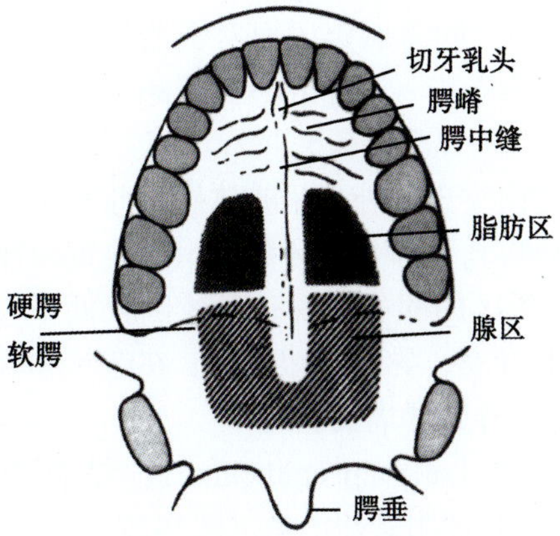

图9-18　腭部的分区

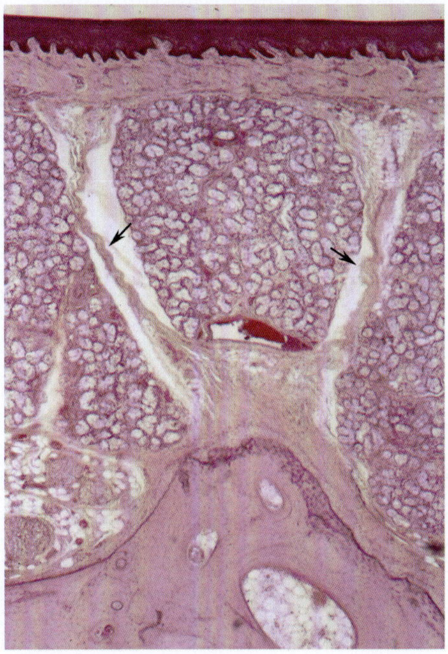

图9-19　硬腭的腺区可见纤维间隔（箭头所示）

硬腭前方正中有切牙乳头。乳头的上皮下为致密的结缔组织，其中有退化的鼻腭管的口腔部分。这是一条盲管，长度不定，内衬假复层柱状上皮。上皮内还有许多杯状细胞，并有黏液腺体开口至此管腔内。硬腭前方侧部有黏膜皱襞，称腭皱襞，其隆起部分由固有层致密的结缔组织组成。在中间区即腭中缝的固有层内有时可见上皮珠，在切牙乳头处更常见，细胞呈同心圆状排列，中央常发生角化，是腭突胚胎融合时留下的上皮残余。

硬腭黏膜与软腭黏膜相延续，二者有明显的分界。软腭黏膜无角化，固有层乳头少而短，黏膜下层疏松，含腭腺。

（二）牙龈

牙龈（gingiva）是口腔黏膜围绕并附着于牙颈部及牙槽骨的部分，与牙槽黏膜相延续。上颌腭侧无牙槽黏膜，牙龈与腭黏膜无明显界限。

1．牙龈的表面解剖　牙龈在解剖学上可分为边缘龈（marginal gingiva）或游离龈（free gingiva）、附着龈（attached gingiva）和龈乳头（gingival papilla）或牙间乳头（interdental papilla）三部分（图 9-20）。

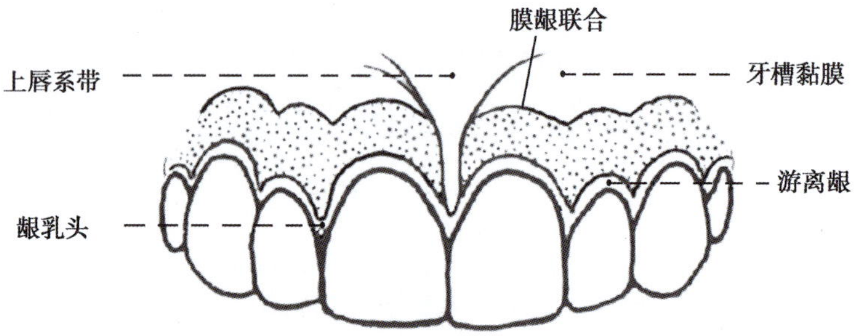

图 9-20　牙龈表面解剖示意图

（1）边缘龈：也称游离龈，是牙龈袖口样围绕牙颈部的游离可动的部分，约 1mm 宽。与附着龈之间有游离龈沟为界且颜色较红。游离龈沟出现的频率在 40% ~ 50%，其位置与釉牙骨质界相对应。在游离龈和牙表面之间有浅的间隙，称牙龈沟（gingival sulcus）或龈沟，在健康人平均约 1.8mm（不同的测量样本有不同的结果）。无菌饲养的动物，在无菌斑的情况下无游离龈即无牙龈沟。龈沟内含有类似血清的多种成分，对于牙龈组织即有抗菌和增强免疫的能力，同时又是微生物的培养基，有利于菌斑和牙石形成。

（2）附着龈：占牙龈组织的大部分，呈粉红色。在冠方与边缘龈延续，在根方与深红色牙槽黏膜延续，其交界明显，称膜龈联合（mucogingival junction）。附着龈牢固而紧密地附着于深部的牙槽骨骨膜。健康的牙龈表面可见有相对小而浅的凹陷，称点彩（stippling）。牙龈炎症时，点彩往往消失。

（3）龈乳头：充填于相邻牙之间间隙的牙龈并向牙冠方向突出，外形呈锥体样。此突出的部分称龈乳头。位于牙的接触点下方。同一部位连接颊、舌侧龈乳头部分的牙龈组织的位置较龈乳头低，向根方凹下似低谷样，称龈谷（gingival col）。前磨牙区的龈谷较深，后牙区较低平（图 9-21）。龈谷是牙周组织的薄弱区，不易清洁，易形成菌斑和牙石，导致牙龈炎症。在老年和疾病情况下，由于牙间乳头退缩使牙间隙暴露，易引起食物嵌塞，导致牙周炎。

2．牙龈上皮的组织学特点　牙龈上皮可分为沟上皮（sulcular epithelium）、结合上皮（junctional epithelium）和口腔龈上皮（oral gingival epithelium）即附着龈上皮（图 9-22）。

（1）沟上皮：也可称口腔沟上皮（oral sulcular epithelium），是被覆牙龈沟内壁的牙龈上皮。上皮薄，无角化、无钉突。在沟的底部与结合上皮连接。沟上皮表达角蛋白 4，13，和 19。正

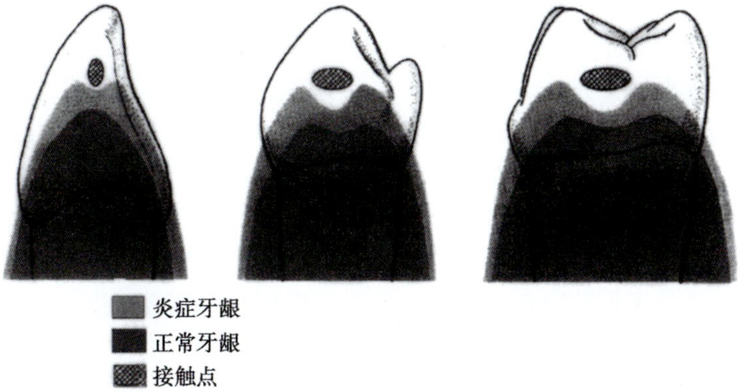

图 9-21　龈谷形态示意图

常时无 Merkel 细胞。实验表明，改变沟上皮的环境如将其暴露于口腔，或完全消除牙龈沟的细菌后，沟上皮仍可角化。沟上皮可作为半透膜允许组织液进入牙龈沟，有害的细菌产物也可以通过它进入牙龈组织中，因此上皮下的固有层中常见炎症细胞浸润。由于沟上皮无角化，机械抗性小，也是牙龈组织的薄弱环节。

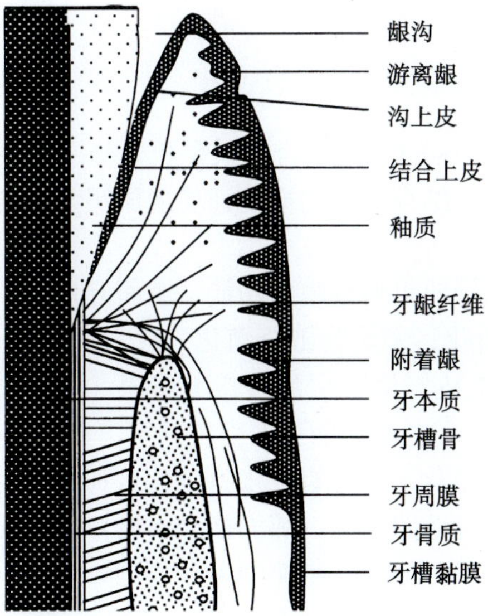

图 9-22　牙龈上皮示意图

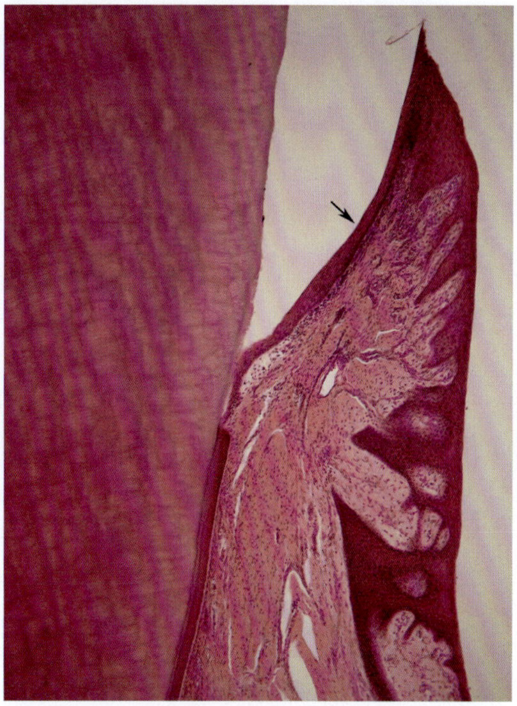

图 9-23　H-E 切片示结合上皮
（箭头所示）

（2）结合上皮：是牙龈上皮附着于牙表面的部分，呈领口样包绕牙颈部。自龈沟底部向根方延伸约 2mm，上皮的厚度 15 ～ 30 层细胞，根方的游离端 1 ～ 3 层（图 9-23）。是无角化，无上皮钉突的上皮。此上皮由较立方的基底层细胞和扁平的棘层细胞构成，无颗粒层及角化层。上皮更新的速度快（5 ～ 6 天），迁移细胞自上皮的表面即龈沟的底部脱落。结合上皮最初来自于缩余釉上皮，可以解释此上皮细胞角蛋白的表达特点。它表达角蛋白 5，14 和 19，与牙源性的缩余釉上皮相似，而不同于一般口腔上皮。

结合上皮棘层细胞含有许多游离的核糖体、显著的高尔基体，粗面内质网、线粒体和胞质小泡，可能是吞噬泡。也可见溶酶体样小体。无 Odland body，这有利于上皮的渗透性。胞质中张力细丝较少，与细胞表面平行排列。细胞间的桥粒和紧密连接较牙龈其他区域上皮细胞少，细胞外间隙大。牙龈结缔组织中的炎细胞、单核细胞、大分子量的物质可移动到龈沟中。在龈沟底部的细胞含溶酶体较多，显示较强的磷酸酶活性。

电镜下，结合上皮与牙面之间形成基板，称内基板（internal basal lamina）；与牙龈固有层之间的基板称外基板（external basal lamina）。所以结合上皮有两个基板。内基板与普通口腔上皮的基板基本相似，不同的是无Ⅳ胶原和锚纤维。与内基板相对的结合上皮基底细胞以半桥粒形式与牙面结合（图 9-24，9-25）。内基板的更新速度也较快。结合上皮的位置与牙的萌出状态有关。年轻时结合上皮附着在釉质上，随年龄增长而向根方移动，中年以后多在牙骨质表面。

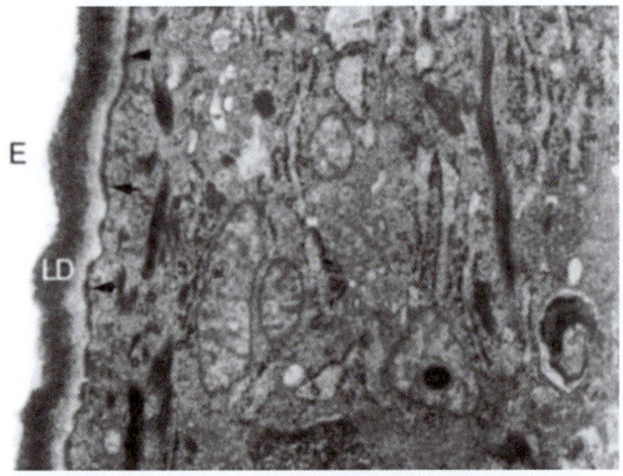

图 9-24 结合上皮与牙附着的电镜结构（箭头示半桥粒）

E. 釉质；LD. 密板及釉小皮

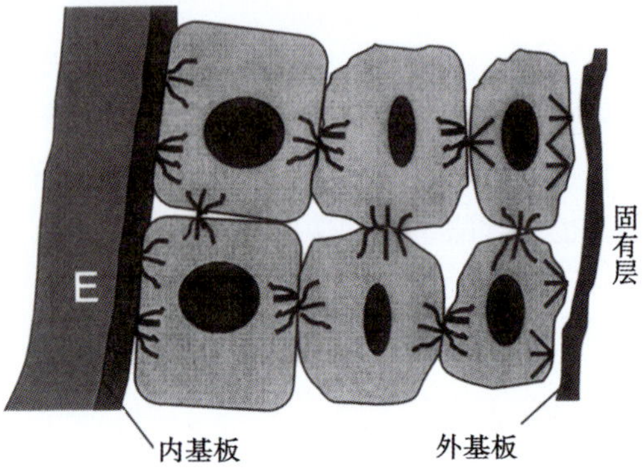

图 9-25 内、外基板示意图

E. 釉质

结合上皮与牙的结合可称龈牙结合（dentogingival junction）。此结合方式是机体唯一的暴露于外界的软硬组织的结合。同时也是牙周组织的薄弱部位。结合上皮的损伤，易造成龈牙结合关系的破坏。

（3）附着龈上皮（epithelium of attachment gingiva）：行使咀嚼黏膜的功能，表面有角化，其角化程度在不同个体有较大的差异。可为正角化或不全角化，多数为不全角化（约 75%）。上皮钉突多而细长，有时呈网状，较深地插入固有层中，使上皮与固有层的连接更牢固（图 9-26）。上皮基底细胞生长活跃，有时见黑色素细胞。牙龈是口腔中黑色素瘤的多发部位。

（4）龈谷上皮（epithelium of gingival col）：为薄的无角化上皮，有上皮钉突伸入到结缔组织中，固有层常见炎症细胞。龈谷上皮来自于缩余釉上皮。有缝隙的牙（邻面接触不良）一般无龈谷，牙龈较平直，由角化上皮被覆。但由于解剖形态的关系，龈谷区易使细菌和菌斑集聚而发生牙龈炎，与牙周炎的发生有关。

3. 牙龈的固有层 牙龈的固有层含致密的胶原纤维束，将牙龈附着于牙及牙槽骨；支持牙龈与牙的结合，同时也支持游离龈。根据这些纤维的方向及附着部位，可分为一些主要的组（虽然确切的分组尚存争议），主要的功能是为牙龈与牙、牙槽骨的附着提供支持，抵抗咀嚼力。

（1）龈牙纤维（dentogingival fibers）：起自牙槽嵴上方的根面，呈放射状插入牙龈固有层。最表面的纤维位于龈沟上皮下，中间的纤维走行几乎呈水平状，最深的延伸至牙槽骨外侧，走行于牙龈与牙槽骨之间（图 9-27）。

（2）纵行纤维（longitudinal fibers）：在牙龈中呈水平方向走行。有些纤维可能达到整个牙弓的长度。

（3）环行纤维（circular fibers）：走行于边缘龈和龈乳头中，环绕每个牙。其中有些与牙骨质，

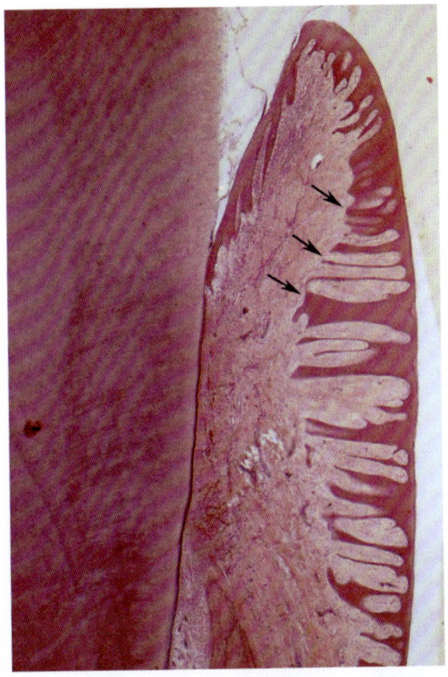

图 9-26　附着龈上皮具有较长的钉突
（箭头所示）

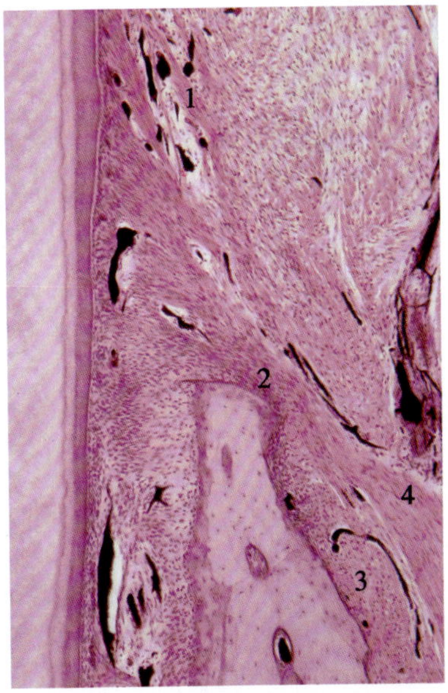

图 9-27　牙龈固有层的纤维
1．龈牙纤维；2．牙骨膜纤维；3．纵行纤维；4．垂直纤维

有些与牙槽骨附着。还有些穿过牙间乳头与邻牙的纤维连接。

（4）牙槽龈纤维（alveologingival fibers）：从牙槽嵴顶端及牙间隔的顶端呈放射状进入牙龈固有层。

（5）牙骨膜纤维（dentoperiosteal fibers）：起自牙骨质，越过牙槽嵴插入牙槽嵴外侧的骨膜中。此纤维只存在于唇（颊）舌侧。

（6）越隔纤维（transseptal fibers）：起自牙间隔水平以上的牙骨质，越过牙间隔，进入相邻牙的牙骨质（图 9-28）。此纤维不存在于唇（颊）舌侧。此组纤维提供了直接连接牙弓上所有牙的解剖学基础，与牙的近中移位机制有关。

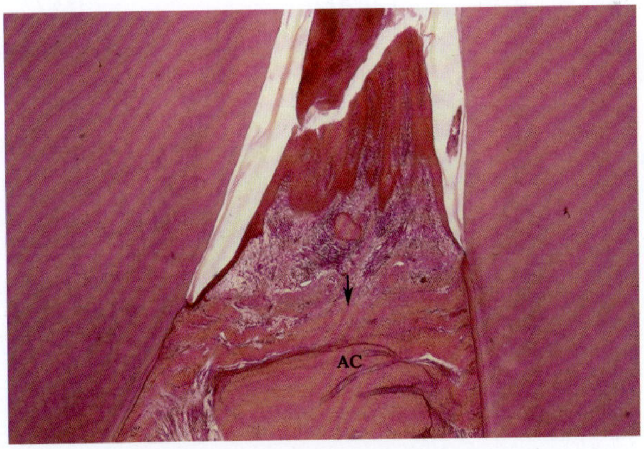

图 9-28　越隔纤维（箭头所示）
AC．牙槽嵴

（7）半环纤维（semicircular fibers）：起自于近釉牙骨质界的牙骨质，穿过边缘龈固有层，止于同牙对侧的同一部位（图 9-29）。

（8）越龈纤维（transgingival fibers）：起自近釉牙骨质界的牙骨质，走行至邻牙边缘龈固有层中与邻牙的环行纤维汇合，对环行纤维和半环纤维起加强作用。

（9）牙间纤维（interdental fibers）：颊舌向通过牙间乳头的固有层，连接颊、舌牙间乳头。

（10）垂直纤维（vertical fibers）：起自牙槽黏膜或附着龈，向边缘龈和牙间乳头走行。

牙龈与深部的牙周韧带相延续，虽然都属于致密结缔组织，但牙龈的固有层与牙周韧带有明显的不同。与牙周韧带相比，首先是牙龈的成纤维细胞不表达碱性磷酸酶，细胞的收缩蛋白含量少，在组胺的刺激下能释放更多的前列腺素。其次是牙龈的固有层基质及Ⅲ型胶原含量较少，透明质酸更丰富。最后牙龈固有层的更新速率低。这些因素对牙周组织再生有影响。

牙龈的血管来自牙槽动脉分支，它们来自分布在牙槽骨颊舌侧的骨膜上动脉，牙周膜的血管分支和牙槽中隔动脉。牙龈固有层的血管非常丰富。主要有两个血管丛，一个位于附着龈上皮下

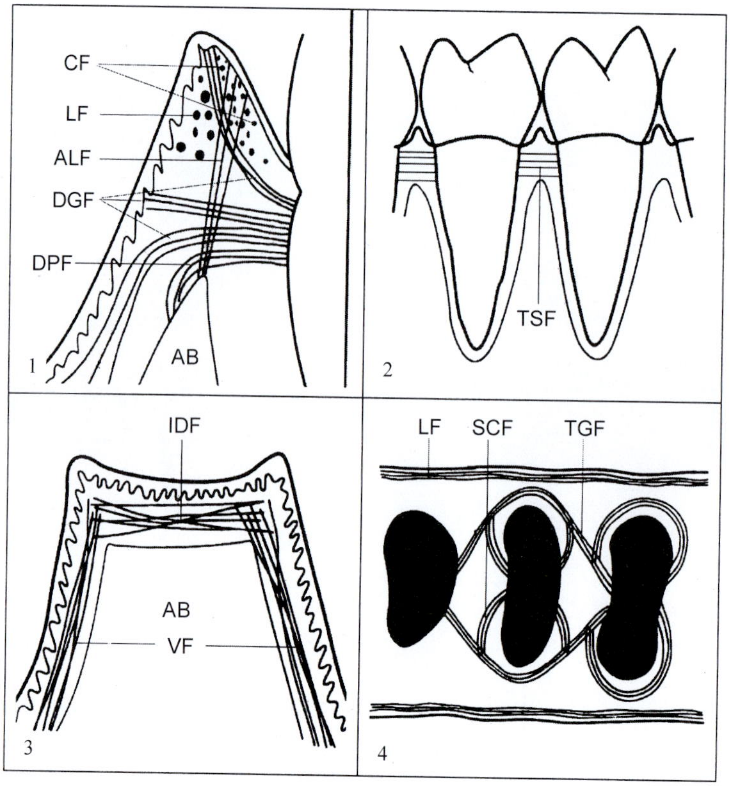

图 9-29 牙龈纤维的示意图

CF．环行纤维；LF．纵行纤维；ALF．牙槽龈纤维；DGF．龈牙纤维；DPF．牙骨膜纤维；AB．牙槽骨；TSF．越隔纤维；IDF．牙间纤维；VF．垂直纤维；LF．纵行纤维；SCF．半环纤维；TGF．越龈纤维

方，另一个位于沟上皮下方。这些丛可使牙龈组织对刺激作出迅速反应。附着龈每个的固有层乳头中都有一个上升动脉袢和一个下降的静脉袢，二者之间为毛细血管袢。结合上皮下方为由毛细血管后静脉形成的复杂的血管丛，龈沟液即来自于此（图 9-30）。这种特殊的结构也允许细胞和分子快速通过结合上皮。

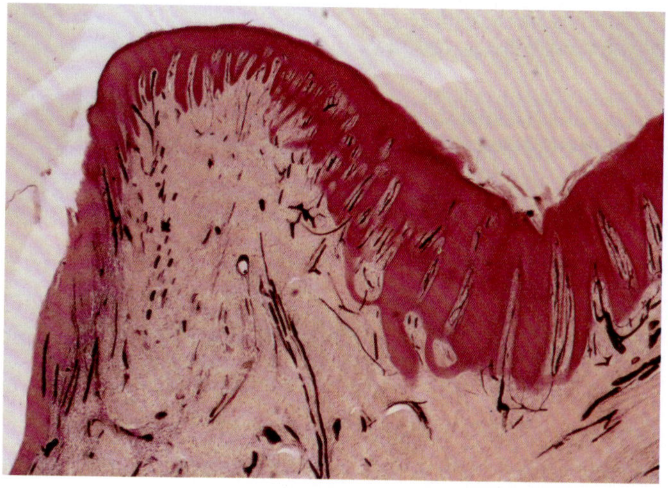

图 9-30 牙龈中的血管（血管灌注）

二、被覆黏膜

口腔黏膜中除咀嚼黏膜和舌背黏膜以外者均为被覆黏膜（lining mucosa）。其表面平滑，粉红色，无角化。固有层含胶原纤维、弹力纤维和网状纤维。胶原纤维束不如咀嚼黏膜者粗大，上皮与结缔组织交界比较平坦，结缔组织乳头较短粗。有较疏松的黏膜下层。被覆黏膜富有弹性，有一定的活动度。

1．唇（lip）　唇的内侧为唇黏膜，外侧为皮肤，二者之间是唇红（图 9-31）。

唇黏膜上皮为较厚的复层鳞状上皮，中间层较厚，固有层为致密的结缔组织。乳头短而不规则。黏膜下层与固有层无明显界限，含小涎腺、脂肪，深部附着于口轮匝肌。唇红的上皮有角化，细胞中含较多的角母蛋白，透明度较高；固有层乳头狭长，几乎达上皮表面，乳头中含许多毛细血管袢（图 9-32），血色可透过表面上皮使唇部呈朱红色。当贫血或缺氧时，唇红表现为苍白或发绀。唇红部黏膜下层无小涎腺及皮脂腺，故易干裂，但偶尔可见移位的皮脂腺。

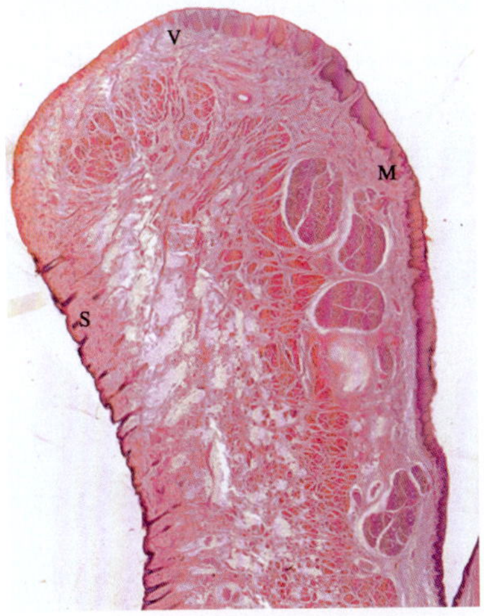

图 9-31　唇的大体结构

S．皮肤区；V．唇红区；M．黏膜区

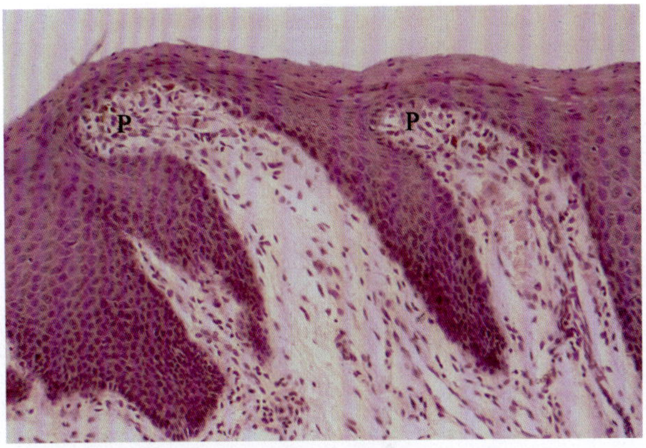

图 9-32　唇红区的结构特点固有层乳头高（“P”表示），内含血管

唇红部向外与唇部皮肤相延续。表皮有角化且明显较唇红上皮薄，真皮和皮下组织有皮肤附属器。

2．颊黏膜（buccal mucosa）　颊黏膜的组织结构与唇黏膜相似。固有层结缔组织较致密，黏膜下层较厚，脂肪较多，有较多的小涎腺称颊腺，其前方与唇腺、后方与磨牙后腺相邻。颊黏膜借黏膜下层附着于颊肌上，有一定张力，在咀嚼活动中不出现皱褶。在口角后方的咬合线区，有时可出现成簇的粟粒状淡黄色小颗粒，为异位的皮脂腺，称福代斯斑（Fordyce spot）。

3．口底和舌腹黏膜（mouth floor and ventral mucosa）　口底黏膜较薄，松弛地附着于深层组织上。固有层乳头短，黏膜下层含脂肪组织。在舌下皱襞处有舌下腺。口底黏膜与下颌舌侧牙龈相连，二者有明显的界线；向后与舌腹黏膜相延续。

舌腹黏膜光滑而薄，结缔组织乳头多而短。黏膜下层不明显，黏膜紧接舌肌束周围的结缔组织。

4．软腭黏膜（soft palatal mucosa）　软腭黏膜与硬腭黏膜相延续，色较硬腭深。固有层血管较多，固有层与黏膜下层之间有弹力纤维分隔。黏膜下层含黏液腺。

三、特殊黏膜

特殊黏膜（specialized mucosa）即舌背黏膜。舌背黏膜表面有许多乳头。黏膜上皮内还有味觉感受器即味蕾。组织学结构和功能上，舌背前 2/3 可认为是咀嚼黏膜。

舌主要由纵横和垂直交错的肌群组成，表面被覆以黏膜。舌的前 2/3 为舌体，后 1/3 为舌根，二者以人字形浅沟（界沟）为界。界沟以前为舌体，界沟以后为舌根。舌背中线有一不太明显的正中沟，沟的后端与界沟的顶点相汇合，其后方有一明显的凹陷，称舌盲孔，为胚胎时期甲状舌管始端的遗迹。

舌背黏膜上皮为复层鳞状上皮，无黏膜下层，有许多舌肌纤维分布于固有层，故舌背黏膜牢固地附着在舌肌而不易滑动。舌背前 1/3 黏膜表面有许多小突起，称舌乳头。根据其形态、大小和分布位置可分为丝状乳头、菌状乳头、轮廓乳头和叶状乳头。每一个乳头内部都有一个由固有层形成的轴心，称初级乳头。初级乳头的固有层继续向上皮伸入，形成许多大小不等、数目不定的更小的突起，称次级乳头。固有层内有丰富的血管、胶原纤维和弹力纤维。

1．丝状乳头（filiform papilla） 数目最多，遍布于舌背，舌尖部最多。体积较小，高 1 ~ 3mm，尖端多向后方倾斜，末端具有毛刷样突起（图 9-33）。乳头表面有透明角化上皮细胞。上皮的浅层细胞经常有角化和剥落现象。如角化上皮剥落延迟，同时与食物残渣、唾液、细菌等混杂，附着于乳头表面即形成舌苔。舌苔的变化可反映一些全身状况的改变，临床上是中医辨证论治的重要依据。除舌苔外，当丝状乳头萎缩时，舌面光秃。如在舌苔剥脱使舌背呈地图样时称地图舌。丝状乳头在青年时期最发达，至老年渐变平滑。

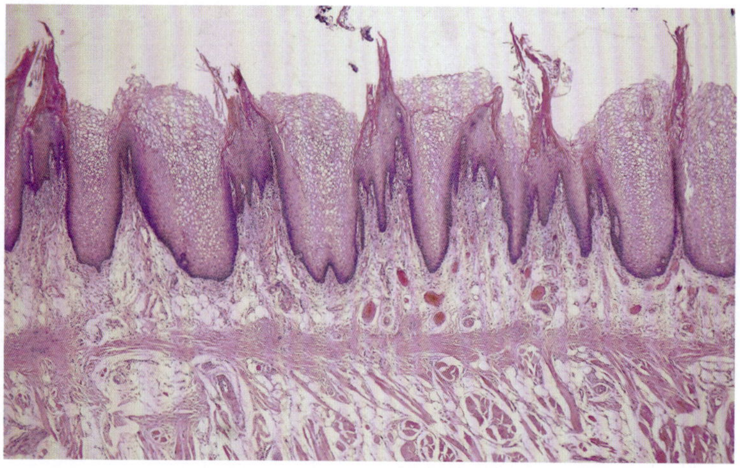

图 9-33 丝状乳头

2．菌状乳头（fungiform papilla） 数目较少，分散于丝状乳头之间，位于舌尖和舌侧缘，色泽较红，呈圆形头大颈细的突起状，直径 0.5 ~ 1.0mm，上皮较薄，表层无角化，固有层血管丰富，因而呈红色（图 9-34）。约 40% 的乳头的凸面上皮中含味蕾，其中的一半有 1 ~ 3 个，其余的有 4 个以上。由于菌状乳头稍高于周围的丝状乳头，所以容易感受味觉。当多个菌状乳头增生、肿胀、充血时，舌表面似草莓状，称草莓舌。当菌状乳头、丝状乳头均萎缩，致使舌乳头消失呈光滑的片状、平如镜面时，称光滑舌或镜面舌。

3．轮廓乳头（vallate papilla） 在舌乳头中体积最大，8 ~ 12 个，沿界沟前方排成一列。该乳头呈矮柱状，高 1 ~ 1.5mm，直径 1 ~ 3mm，每个乳头的四周均有深沟（轮廓沟）环绕，轮廓沟外的舌黏膜稍隆起，形成乳头的轮廓结构（图 9-35）。此乳头表面上皮有角化，但乳头的侧壁即轮廓沟壁上皮无角化，其上皮内有许多染色浅的卵圆形小体，称味蕾。每个乳头的侧壁上含约

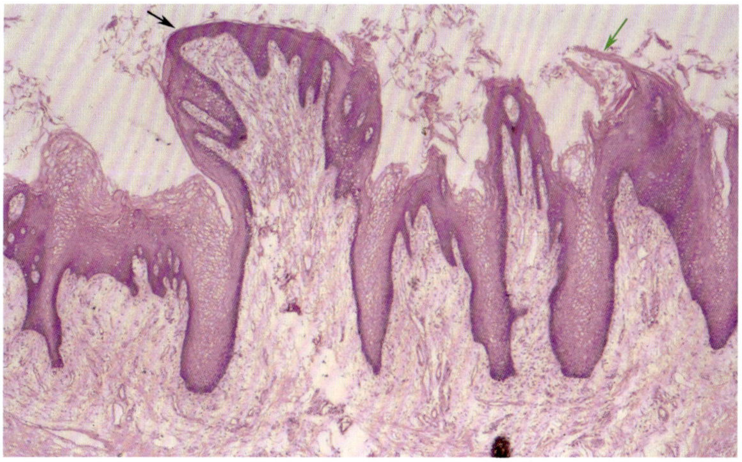

图 9-34 菌状乳头（黑箭头所示）绿箭头示丝状乳头

250 个味蕾，因此该区域约有 2500 个味蕾。乳头的舌背面无味蕾。在轮廓沟底附近的舌肌纤维束间有较多纯浆液腺，即味腺或称埃伯纳腺（Ebner gland）。味腺导管开口于轮廓沟底，其分泌物的冲洗可清除食物残屑，溶解食物，有助于味觉感受器发挥味觉感受作用。

4．叶状乳头（foliate papilla） 位于舌侧缘后部，在人类此乳头为退化器官，呈 5 ～ 8 条平行排列的皱襞。此处的味蕾与轮廓乳头者相似，也位于沟的侧壁。每个乳头中味蕾的数量约 2500 个。对酸、咸、苦最敏感。沟的底部也有浆液腺导管的开口。正常时此乳头不明显，炎症时往往肿大，且伴疼痛。

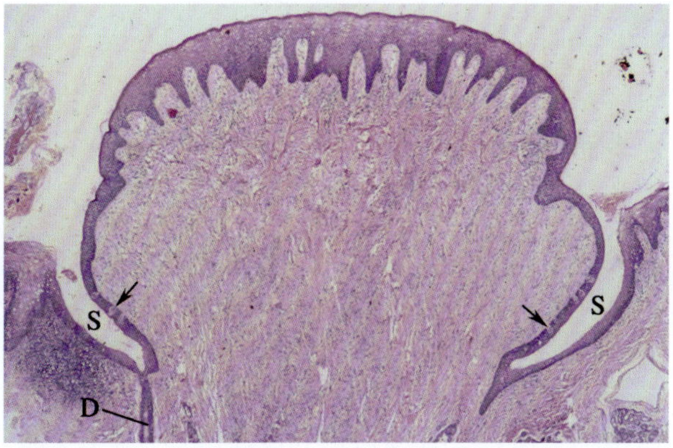

图 9-35 轮廓乳头

箭头示味蕾；S．轮廓沟；D．味腺导管

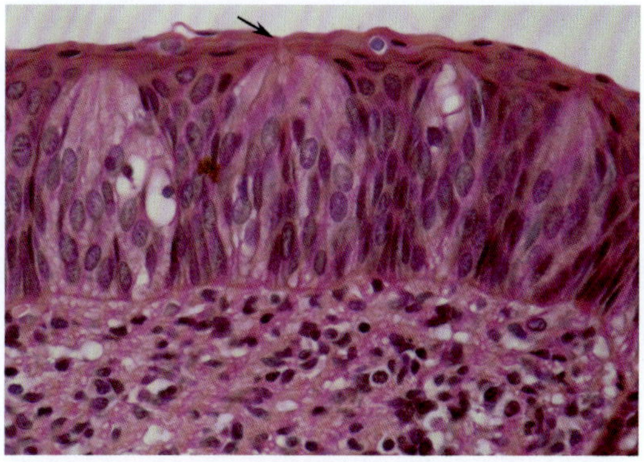

图 9-36 味蕾的结构 箭头示味孔

5．味蕾（taste bud） 是味觉感受器，为位于上皮内的卵圆形小体，长约 80μm，厚约 40μm。成人舌约有 10 000 个味蕾，软腭约 2 500 个，会厌 900 个，咽喉区 600 个，口咽部多于 250 个。舌的味蕾位于舌背、舌侧缘的舌乳头上，包括菌状乳头、轮廓乳头和叶状乳头。

味蕾是上皮分化成的特殊器官（图 9-36）。其基底部位于基底膜之上，表面由角质形成细胞覆盖，中央形成圆孔即味孔通于口腔。光镜下，构成味蕾的细胞有两种，即亮细胞和暗细胞。它们表达细胞角蛋白 7、8、19，少许细胞还表达角蛋白 18。亮细胞较粗大；暗细胞较细长。细胞长轴与上皮表面垂直。近味孔处的细胞顶部有指状细胞质突起称味毛。电镜下味蕾由 4 种细胞构成。Ⅰ型为暗细胞，胞质电子密度大，顶端胞质含致密颗粒，约占味蕾细胞的 60%，胞质顶端有 30 ～ 40 个微绒毛；Ⅱ型细胞为亮胞质细胞，微绒毛少，顶端胞质终止在味孔内，占味蕾细胞的

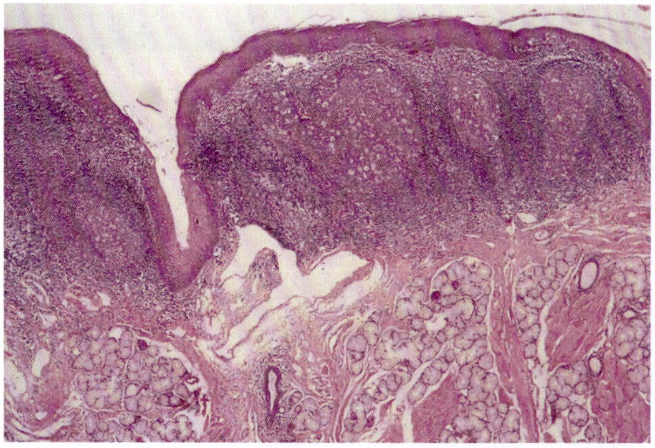

图 9-37 舌根部的淋巴组织即舌扁桃体

30% 左右；Ⅲ型细胞约占味蕾细胞的 7%，形态似Ⅱ型细胞，但无微绒毛，细胞顶端钝圆，近味孔；Ⅳ型细胞位于味蕾基底部，称基底细胞，占味蕾细胞的 3% 左右。神经末梢从味蕾基底部进入味蕾，可一直分布到近味孔处，与Ⅲ型细胞有化学突触形成，与其它细胞无化学突触形成，因此Ⅲ型细胞可能是味细胞。味蕾细胞与周围上皮细胞之间有连接复合体封闭。

味蕾的功能是感受味觉。其中舌体的菌状乳头主要感受甜、咸味；叶状乳头处味蕾主要感受酸味；轮廓乳头、软腭及会厌处味蕾主要感受苦味。

在舌背的Ⅴ形沟后方即舌根黏膜表面被覆非角化鳞状上皮。黏膜表面可见圆形或卵圆形小突起，称舌滤泡（lingual follicle）。镜下见每个滤泡含 1 个或 1 个以上的淋巴小结，可含生发中心。多数舌滤泡的中心都有 1 个小凹陷，称舌隐窝（lingual crypt），隐窝内衬复层鳞状上皮，含小涎腺的开口。舌根部的舌滤泡统称舌扁桃体。与腭扁桃体和咽扁桃体一起构成口咽部的淋巴环（图 9-37）。

第三节 口腔黏膜的外周感觉神经分布
Peripheral sensory receptors found in oral mucosa

口腔黏膜分布着丰富的外周感觉神经末梢。其中含位于上皮下方固有层的表浅神经丛和黏膜下层的深神经丛。深神经丛含大的神经纤维，向表面发出小的分支。表浅神经丛含大的和中等大小的纤维，内含丰富的自主神经纤维。表浅神经丛可使不同的神经冲动集中到一个主要的神经干，因此小的神经损伤并不导致表浅组织感觉的丧失。此种构造也有利于对刺激的精确定位并区分其强度。

一、口腔黏膜的一般感觉感受器

机械感受器包括触觉、压力、位置、摆动和振动感受器，可分为快速和慢速两种。本体感受器是一种感受运动和位置的机械感受器。感觉感受器的分类尚未统一，根据超微结构形态可大致分为两类：感觉小体和游离神经末梢。

感觉小体（corpuscular sensory receptors）的特点是轴突末梢与特殊的类型的细胞相伴随。Meissner 小体位于结缔组织乳头顶端区，Merkel 小体位于上皮钉突的末端，简单卷曲的小体位于结缔组织乳头的基底或乳头下固有层内。口腔黏膜分布的感觉小体如下：

1．迈斯纳小体（Meissner's corpuscles） Meissner 触觉小体位于结缔组织乳头顶端，与表面上皮很近。小体有扁的成纤维细胞形成的无基板的被囊围绕，含有一些弹性纤维。多数小体分布有 2 个或更多的有髓轴突。这些轴突进入被囊后去髓腔，分布在胞质层板中。Meissner 小体在电生理学上属快速传导的机械感受器，功能是区分两点触觉。

2．梅克尔小体（Merkel's corpuscles） Merkel 细胞及其相关的轴突末梢即 Merkel 小体，是特殊的上皮内复合体，单个或成簇存在，位于上皮钉突的末端区。Merkel 细胞旁常见空泡区，此苍白区是轴突的位置。Merkel 细胞与神经轴突连接部位有细胞膜的增厚。Merkel 小体有直径 2 ~ 4μm 的有髓神经纤维分布。当这些纤维进入上皮钉突时失去髓鞘，无髓鞘时直径为 0.5 ~ 1μm。Merke 小体的电生理特性是慢性机械感受器，功能是位置感受。Merke 细胞质内耐高渗的颗粒含有神经递质，但尚未得到鉴定。

3．单纯卷曲小体（simple coiled corpuscles） 结构相似于 Meissne 小体，见于结缔组织乳头基底部，也常见于固有层深部。有许多不同的名称。与 Meissne 小体相比较小，呈椭圆形，无真正的被囊。轴突在缠绕层板细胞时形成疏松的卷曲。其确切的功能尚不清楚。

4．游离神经末梢（free nerve endings） 分布数量多。可以是粗或细的有髓轴突，末端呈树枝状，但多数是无髓纤维。口腔中游离神经末梢可进入上皮内，或在固有层，达基板附近。在上皮内，可见于基底细胞和棘细胞间。固有层的游离神经末梢轴浆中有丰富的线粒体，由不完全的施万细胞胞质包绕。一般认为，此神经末梢不止有一种感觉形式。它们存在于所有组织中，感受痛觉，是见于牙髓的唯一神经末梢，此外，它可能与热感受有关。

疼痛神经末梢集中在唇和口腔黏膜后区；热、冷神经末梢在唇分布最多。热感受器集中在唇部，冷感受器主要分布于软腭、舌尖、唇和舌腹。舌尖和唇分布的触觉感受器最多（表 9-1）。

表9-1 口腔感觉水平分区（唇和口腔黏膜感觉的灵敏性）

感觉	最大	中等	最小
痛	唇、咽、舌根、牙	舌前区、牙龈	颊
热	唇	前牙	舌腹、腭
冷	唇、软腭	舌根、舌腹	舌背、颊
触觉	唇、舌尖、腭前区	牙龈	舌根、颊

二、味觉和味觉感受器

口腔黏膜特殊感觉感受器主要是针对味觉。味的感受是通过大量的味觉感受器即味蕾及与其相连接的神经末梢完成的，它们分布在舌、咽、会厌和软腭。特化的上皮细胞感受味的刺激并将其传导至与其相连接的神经，再将冲动传至中枢。

舌前 2/3 的味觉感受（菌状乳头）由面神经（鼓索纤维）传导。轮廓乳头、叶状乳头和舌后 1/3 由第Ⅸ脑神经（舌咽神经）分布。软腭的味蕾由第Ⅶ脑神经的分支岩大神经分布。咽部和会厌的味觉冲动由第Ⅹ脑神经（迷走神经）传导。这 3 对脑神经的所有味觉纤维集中至脑干孤束。味觉神经对 4 种基本的味敏感，但在敏感性水平上有不同。舌体侧缘有第Ⅶ脑神经的敏感区，其前部对甜和咸、后部对酸敏感。

至味蕾细胞的神经纤维来自于上皮下结缔组织神经丛，通过基底孔进入味蕾。一个神经纤维可能分布在 4 ~ 5 个乳头，或者有许多神经分布在一个乳头。这可以解释不同味的敏感性有重叠。一个味蕾中神经纤维的数量远远超过进入一个味蕾的神经的数量，意味着进入味蕾的神经有许多的分支。有些轴突在基底部与Ⅰ型细胞接触，而其他的轴突螺旋状达味蕾的顶端。神经纤维与Ⅰ、Ⅱ型细胞无典型的突触形成，这称为播散关系（diffuse relationship）。神经轴突与Ⅲ型细胞有化学突触形成，称为直接关系。神经末端内含神经递质，说明Ⅲ型细胞可能是味觉感受细胞，或者有两种类型的传导：一种是直接突触；另一种是播散形式（如在Ⅰ、Ⅱ型细胞）传导。

神经对于味细胞功能的维持很重要。实验动物中切除味蕾的神经将导致味细胞的变性和消失。此过程发生很快，2 天后即可见变性，多数味蕾在 7 天后消失。少数味细胞可持续至 14 天。当神经重建以后，味细胞重新出现并且恢复功能。新的味细胞来自味蕾的侧缘。

经典的味觉有 4 种：甜、咸、酸、苦，在某种程度上被感受于舌及口咽的不同区域。味的浓度可能是一个因素，如舌前部对低水平的苦味的阈值较低；高水平时的苦味刺激对舌的后部更明显。水味的感受可能是由于一个适应的过程，电的感受可来自于舌体接触两种不同的金属。尚未发现有特定的味蕾感受特定的味觉或水和电的感觉。

4 种味的形式不能完全解释我们对味的感受。一些因素如温度和气味也涉及味觉的确定。所有的味蕾似乎都可能精确地体验到味，如柠檬酸和醋酸的不同或乳糖和果糖的不同。这说明味蕾细胞的分辨力，它们能鉴别混合在一起的味。味蕾具有广泛的酶活性，当味物质接触微绒毛膜时，它们可能使这些细胞去极化，使与其接触的神经纤维产生动作电位。

第四节 口腔黏膜的功能和增龄变化
Function and Aging of Oral Mucosa

一、口腔黏膜的功能

口腔黏膜具有的保护性功能主要体现在抵抗机械刺激和限制微生物和毒性物质的侵入。咀嚼期间口腔黏膜常常承受压力、切力、牵拉力和摩擦力，黏膜的结构适应于承受这些力。例如硬腭和附着龈黏膜有角化层以抵抗摩擦，并且紧密附着于其下方的骨组织以抵抗切力和压力；颊黏膜易于活动并富有弹性利于组织的扩展，从而可缓解牵拉力。口腔内有大量的微生物以及它们的毒性产物和其他潜在的有害物质，口腔黏膜上皮是限制它们进入机体的主要屏障。

口腔黏膜还有感觉功能，可对疼痛、触动和温度做出反应，还有特殊的感觉系统即味觉。在某些方面，感觉功能具有保护性，因为口腔黏膜的感受器能启动吞咽、恶心和流涎等反射。此外口腔黏膜还与唾液的分泌以及某些药物的渗透性吸收有关。

二、口腔黏膜的增龄变化

口腔黏膜组织结构的增龄性变化比较明显。首先是上皮萎缩变薄，上皮细胞及胞核的体积均发生变化。由于上皮钉突变短，使上皮与结缔组织的接触面变平。此外舌背黏膜丝状乳头数量减少，叶状乳头可增生。此时饮食中如缺乏维生素 B 等营养成分，上述变化则更明显。

随年龄的增长，机体代谢活动降低。固有层结缔组织总量减少，成纤维细胞收缩，胞核变长，胞质减少，胶原纤维裂解，出现玻璃样变，弹力纤维增多。血管变化也较明显。唇及颊可出现血管痣，舌腹可出现静脉曲张性小结，此种改变与患者心血管状态无明显关系。神经末梢的密度降低，味蕾数量减少。黏膜感觉功能下降。上皮和结缔组织的细胞增殖活动和组织更新仍较活跃。黏膜各处的小涎腺发生明显萎缩，被增生的纤维组织取代。所以在老年患者中，特别是绝经后的女性往往出现口干、黏膜烧灼感及味觉异常等。

Summary

Oral mucosa consists of the epithelium and lamina propria lining all the surfaces of the oral cavity. The epithelium can be divided into 4 layers：basal layer，prickle cell layer，granular layer and keratinized layer. Different layers of the oral epithelium represent a progressive maturation process. Cells from the most superficial layer are continuously being shed and replaced from below.

Oral mucosa may be classified into 3 types：masticatory，lining and specialized mucosa. The masticatory mucosa is a keratinized epithelium found on the gingival and covering hard palate. The specialized mucosa covers the dorsal surface of the tongue. The lining mucosa covers the remainder of the oral cavity and is a nonkeratinized epithelium.

The epithelium comprising keratinocytes express different cytokeratins. The masticatory epithelum expresses cytokeratins 5，14，1，10 and 6，16；cytokeratins 5，14，19 and 4，13 are expressed in the lining epithelium. As many as 10% of the cells in the oral epithelium are nonkeratinocytes. They are melanocytes，Merkel cells and Langerhans cells，each of them has their own functions.

The lamina propria varies extensively in the different areas of the mouth and may be tightly bound to underling bone or freely movable as in the lips，vestibule，and cheeks. A complex arrangement，basement membrane or basal lamina，links epithelial and connective tissue components of the oral mucosa. Ultrastructurally，the basal lamina is found to consist of lamina lucioda and lamina densa. The basal lamina consists mainly of laminin and type Ⅳ collagen. The cell side of basal lamina consists of hemidesmosomes.

Gingival is attached to the necks of the teeth by means of an epithelial attachment. The epithelium attached to the teeth surfaces by basal lamina and hemidesmosome is called junctional epithelium. These attachment sites are mobile，which allows the attachment to be maintained as the epithelial cells migrate incisally into the sulcus. The col is a valley between two interdental papillae. Its epithelium is thin and usually inflamed. There 10 groups of collagen fiber bundles in the lamina propria of gingival.

The oral mucosa is richly innervated with sensory nerve endings and receptors that provide a significant role in the perception of pain，temperature，and touch. Mechanoreceptors for touch and pressure include Messner's corpuscles，Merkel's corpuscles，and simple coiled corpuscles. Free nerve endings are characterized as thermoreceptors and nociceptors.

Taste buds are located in fungiform，foliate，and circumvallate papillae and function in tasting sweet，salt，sour，and bitter tastes. Taste buds are goblet-shaped clusters of four types of cells. Type 1 (dark) cells represent the majority of the taste cells. Type 3 cells represent about 7% of the taste cells and exhibit chemical synapses with the nerve endings. Nerves are important to the maintenance of the taste cells.

参考文献

1. Antonio Nanci. Ten Cate's Oral histology. Development，structure，and function. Seventh Edition Mosby. St. Louis，Missouri，2008：141-190.

2. Berkovitz BKB，Holland GR，Moxham BJ. Oral anatomy，Histology and Embryology. Fourth Edition Mosby Edinburgh，London，New York，Oxford，Philadelphia，St Louis，Sydney，Toronto，2009：105-122.

3. Garant P. R. Oral cells and tissues. Quintessence Publishing Co，Inc. Chicago，2003：81-122.

4. Squier C，Brogden Kim. Human oral mucosa. Development，structure and function. Wiley-Blackwell，2011.

5. Avery JK. Oral development and histology. 3th ed. New York. Theme，2002：243-273.

（周传香 高 岩）

第十章　涎　　腺
Salivary Glands

涎腺（salivary glands）是导管开口于口腔黏膜的管泡状、局泌性、复合性外分泌腺。管泡状指分泌细胞的形态；局泌性指分泌时只有细胞的分泌物释放；复合性指有一个以上的导管进入主导管；外分泌性指腺体将液体分泌至游离面。包括口腔外双侧分布的三对大涎腺：腮腺、颌下腺和舌下腺，以及分布于口腔黏膜各处的小涎腺。

涎腺的功能是形成、修饰和分泌唾液。唾液分泌是唾液中枢在传入刺激（如味觉或咀嚼）下发出的功能反射。唾液有助于咀嚼、吞咽、消化和对牙及软组织的保护。唾液的许多重要功能常常不被重视，只有在唾液的产生和分泌障碍时，它的重要性才被认识。

第一节　涎腺的一般结构
General Structure of Salivary Gland

涎腺由腺实质和间质构成。腺实质即腺体的上皮成分，包括基本的分泌单位——腺泡（acinus）和导管系统（duct system）。腺实质形成较大的腺叶，腺叶中含许多腺小叶（lobules），腺小叶中含许多分泌单位即腺泡。腺泡是形成唾液的基本单位，形成的唾液进入各级导管系统，先是进入位于腺小叶内的闰管和分泌管，对原始唾液进行加工后，后进入排泄管，排泄管主要位于小叶间结缔组织中，将唾液排入涎腺主导管，经主导管在口腔黏膜的开口排入口腔。涎腺间质形成涎腺的包膜，自包膜向涎腺实质中将其分成腺叶及腺小叶，构成叶间及小叶间结缔组织，内含血管、神经，以及浆细胞、脂肪细胞等（图 10-1）。

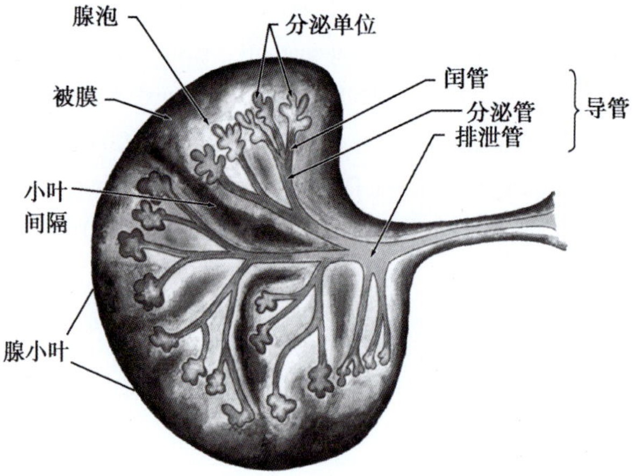

图 10-1　涎腺的基本结构

一、腺泡

腺泡是腺体的基本分泌单位，是由数个腺泡细胞围成的球形和管球形结构。中央形成不明显的腺泡腔，开口与闰管相连。腺泡的外面有带突起的肌上皮细胞分布，再向外有薄层基底膜包绕（图 10-2）。基底膜是涎腺发育时上皮细胞分泌的，也包绕导管上皮细胞，构成腺泡的结构框架。涎腺腺泡有浆液性细胞构成的浆液性腺泡、黏液性细胞构成的黏液性腺泡和上述两种细胞混合构成的混合性腺泡。

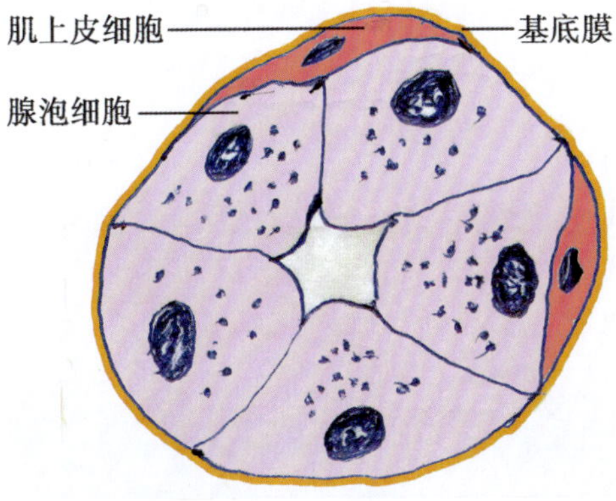

A

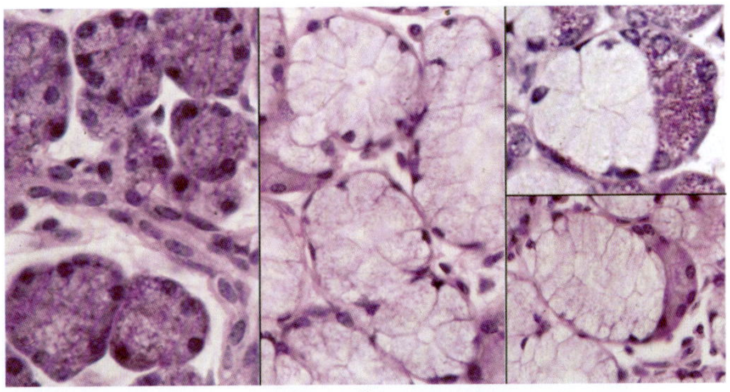
B

图 10-2 腺泡的基本结构和类型

A．腺泡的基本结构（模式图）；B．腺泡的类型（左：浆液性腺泡；中：黏液性腺泡 右上和右下：混合性腺泡）

（一）浆液性腺泡

浆液性腺泡（serous acinus）由浆液性细胞构成，浆液性细泡的分泌物稀薄，含唾液淀粉酶和少量黏液，可称之为浆黏液细胞，它的分泌物成分主要为蛋白质，因此具有典型的蛋白质合成细胞的形态学特点。

光镜下浆液性细胞成锥形，尖端朝向腺腔，胞质嗜碱性，这是因为胞质含有丰富的粗面内质网，分泌物形成高反射性的酶原颗粒，这些颗粒 PAS 阳性，位于细胞的顶端（图 10-3）。胞核圆形，染色较深，位于细胞的基底区 1/3，靠近基底膜。浆液性腺泡多为圆形，可能由于腺泡腔较小及组织处理的缘故，常见不到明显的腺腔。

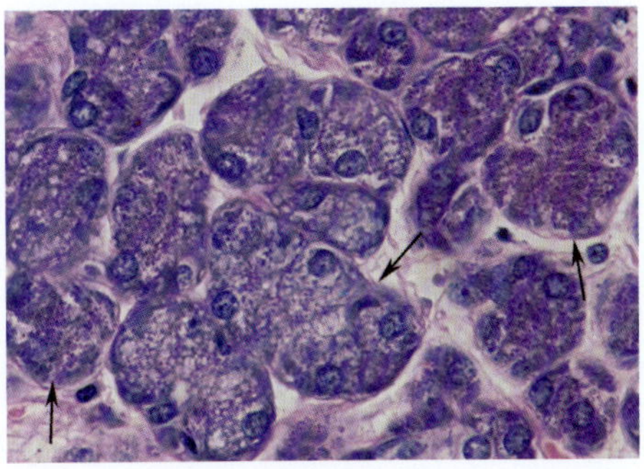

图 10-3 浆液性腺泡的光学显微镜下所见

箭头示分泌颗粒

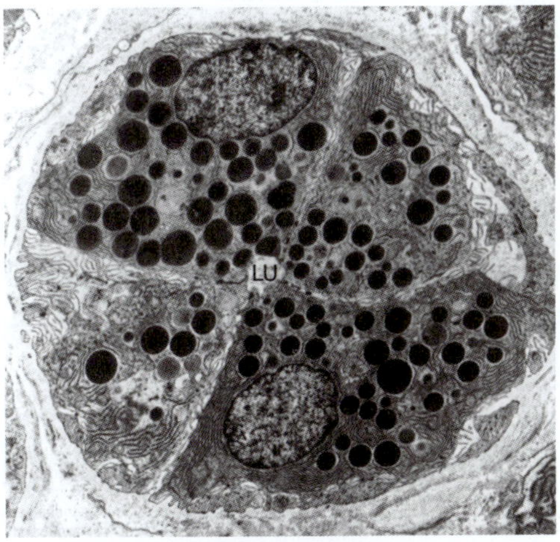

图 10-4 浆液性腺泡的电镜下所见

LU．腺泡腔

电镜下，浆液性细胞的排列具有明显的极性。细胞核靠近基板，在近腔面的胞质中，分布蛋白质合成相关的细胞器，如粗面内质网，高尔基体及线粒体等（图 10-4）。蛋白质合成在粗面内质网的核糖体处，进入内质网的囊内，再转运至高尔基体进行糖基化，进入小泡中形成分泌颗粒。不成熟的分泌颗粒电子密度低，向腺泡腔移动过程中逐渐变为高电子密度，再分泌至腺腔。线粒体提供合成及分泌过程的能量。静止的细胞含大量的分泌颗粒，进食引起的唾液外流可使颗粒急剧减少。

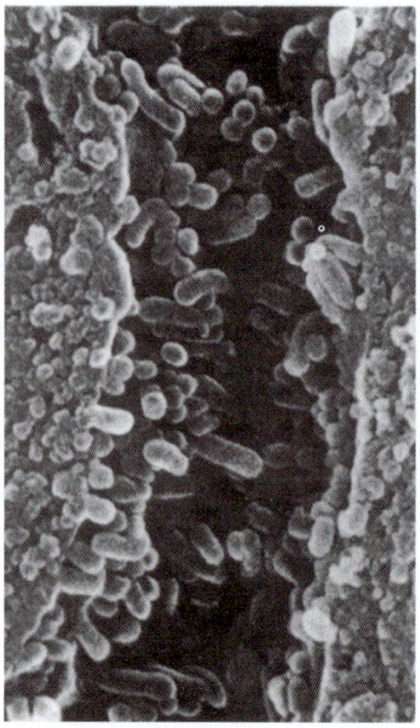

图 10-5 腺泡细胞间间隙见许多微绒毛结构

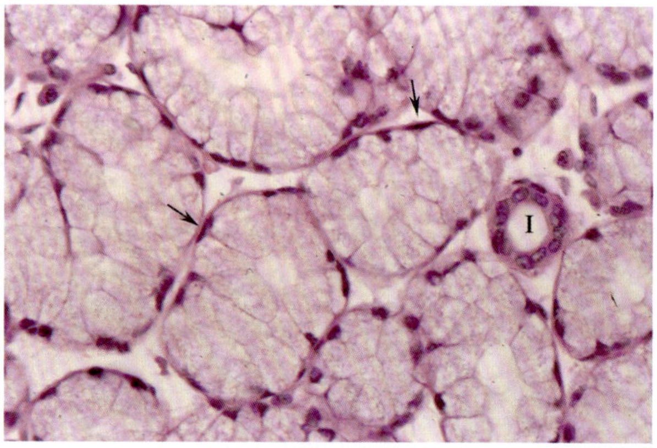

图 10-6 黏液性腺泡的光学显微镜下所见
箭头示肌上皮细胞，I. 闰管

在浆液性细胞之间可见有通向腺泡腔的细胞间小管，浆液性细胞的细胞膜形成许多微绒毛伸向小管和腺腔（图 10-5）。细胞之间的连接有桥粒、缝隙连接及紧密连接。腺泡细胞的外侧可见结缔组织形成的基板及与基板贴得很近的毛细血管。

（二）黏液性腺泡

黏液性腺泡（mucous acinus）是由黏液性细胞构成的管状腺，分泌物为蛋白质与碳水化合物结合形成的黏液，较黏稠。它的分泌物成分主要为糖蛋白，因此具有典型的合成糖蛋白细胞的形态学特点。

光镜下黏液性细胞中黏液因粘原颗粒不容易被常规燃料所染色，或者是在切片制备过程中被破坏，黏液丧失，胞质常呈絮状，弱嗜碱性，染色浅。细胞核多因受压呈扁梭形，位于细胞基底部（图 10-6）。胞质 PAS 及阿辛篮（Alcian blue）染色阳性。

电镜下黏液性细胞容易与浆液性细胞区别，与浆液性细胞相比，除大量粗面内质网及线粒体外。高尔基体更发达，主要是由于有更多的碳水化合物要加至分泌蛋白上（图 10-7）。可见许多圆形彼此分离的分泌颗粒。与浆液性细胞相同，黏液性细胞以胞吐作用将粘原颗粒分泌至腺泡腔。

（三）混合性腺泡

混合性腺泡（mixed acinus）由黏液性细胞和浆液性细胞共同构成，以黏液性细胞为主，是由数个排列呈新月状的浆液性细胞覆盖在黏液性腺泡的盲端而形成的。浆液性细胞形成的新月样结构称半月或半月板（demilune），一般认为其分泌物通过细胞间小管排入腺泡腔（图 10-8）。

最近的研究显示半月板的形成是常规制片过程中的人工假象。用冷冻的方法使固定造成的变

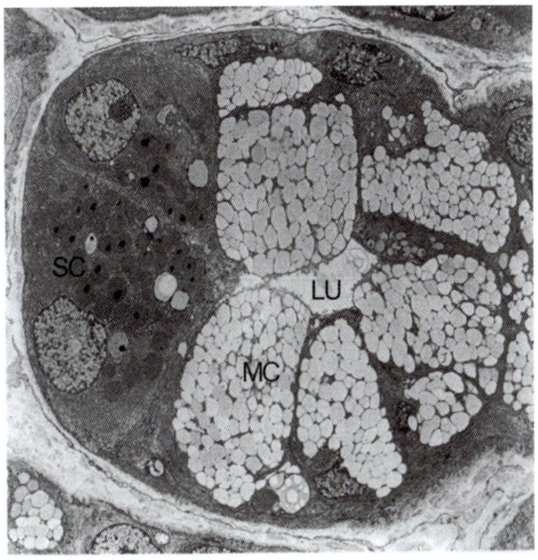

图 10-7 混合性腺泡的电镜下所见

SC．浆液性腺泡细胞；MC．黏液性腺泡细胞；LU．腺泡腔

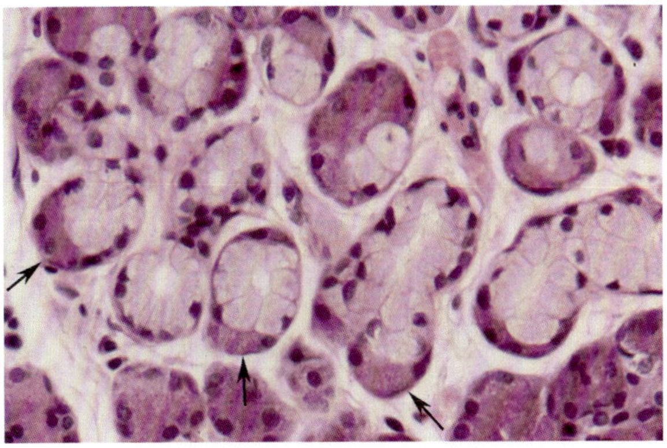

图 10-8 半月板（箭头所示）

形和二维变化减至最小后，证明所有浆液性细胞都与黏液性细胞排列成一排，围绕一个共同的腺腔，观察不到半月的结构（图 10-9）；而常规的固定使黏液细胞膨胀，使浆液性细胞向腺泡的基底部移位而形成半月。此种假象已得到三维重建的证明。除此之外，黏液颗粒的膨胀也使细胞核变扁并移至细胞基底部。

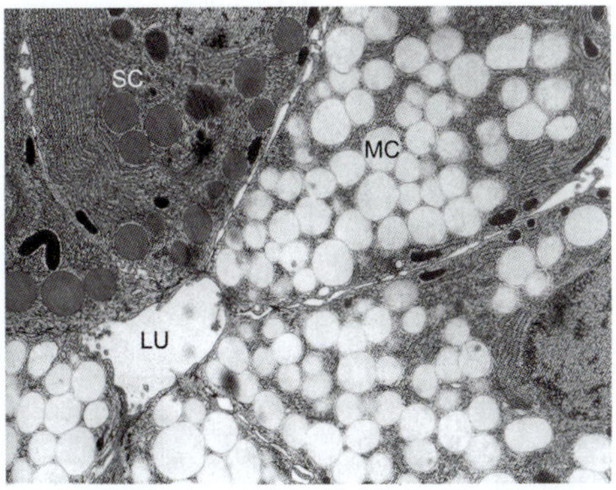

图 10-9 混合性腺泡

快速冷冻和冷冻替代法制备的电镜标本显示的混合性腺泡浆液性细胞直接与腺泡腔接触

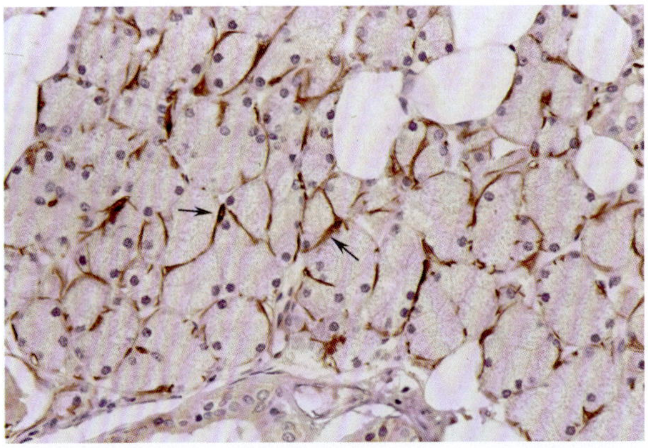

图 10-10 calponin 免疫组织化学染色显示的肌上皮细胞（箭头所示）

二、肌上皮细胞

肌上皮细胞（myoepithelial cells）是带突起的树枝状细胞，位于腺泡细胞、闰管细胞与基板之间。由于肌上皮细胞有许多突起包绕腺泡，所以也称篮细胞（basket cell）。常规切片光学显微镜下观察，此细胞仅见扁的细胞核，且不易观察。可用肌上皮细胞抗原标记物如肌动蛋白、calponin 和角蛋白 14 进行免疫组织化学染色观察（图 10-10）。

在腺泡周围，肌上皮细胞的突起位于细胞表面的沟内，腺泡的外形仍为平滑的。围绕闰管的肌上皮细胞细长，纵向沿导管走行，突起较短，位于细胞表面。电镜下，细胞器不多，胞质及突起中有许多直径 4 ~ 8nm 的可收缩的肌动蛋白微丝，故肌上皮细胞类似于平滑肌，具有收缩的功能。肌上皮细胞与腺上皮之间有桥粒连接，与基板有半桥粒和缝隙连接，提示它的某些活动经基板传导。在靠近基板处还可见吞饮泡和致密附着区（图 10-11）。

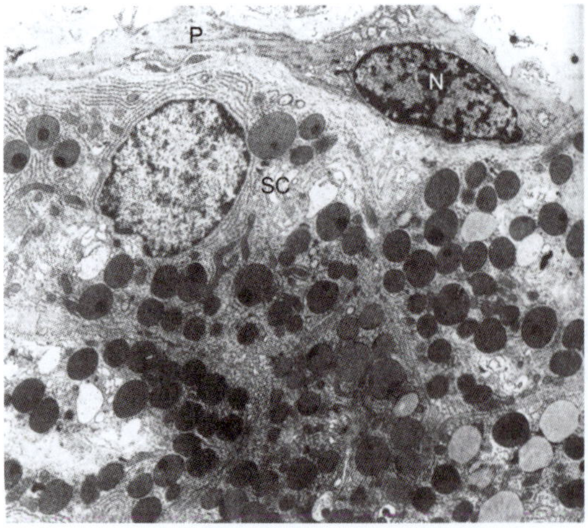

图 10-11 电镜下的肌上皮细胞

P. 肌上皮细胞的突起；N. 肌上皮细胞的细胞核；SC. 浆液性腺泡细胞

目前已明确的是肌上皮细胞兴奋对涎腺可产生以下影响：

1. 加速唾液初始性外流（初始部位指腺泡、闰管处）
2. 减小腺泡腔体积
3. 增强分泌压力
4. 支持腺实质，减少液体回渗

三、导管系统

导管系统由闰管、分泌管和排泄管构成。闰管直接与腺泡连接，再导入分泌管，闰管和分泌管位于腺小叶内，分泌管的下一级导管为排泄管，走行于小叶间结缔组织，最后汇入总导管（图 10-12）。

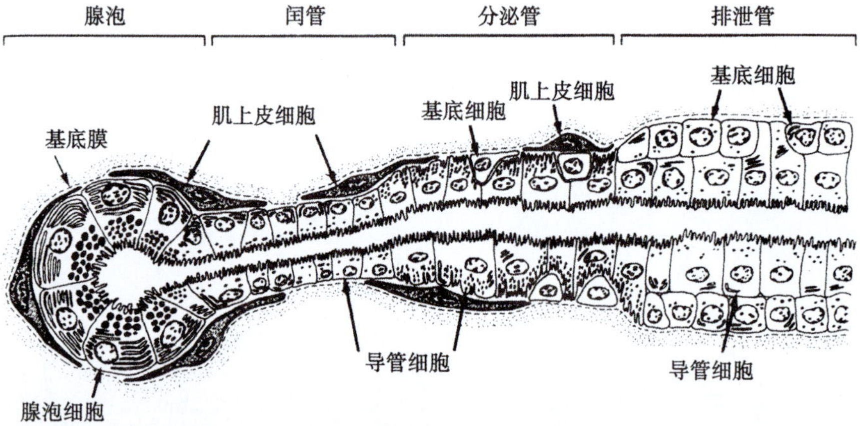

图 10-12 涎腺导管的示意图

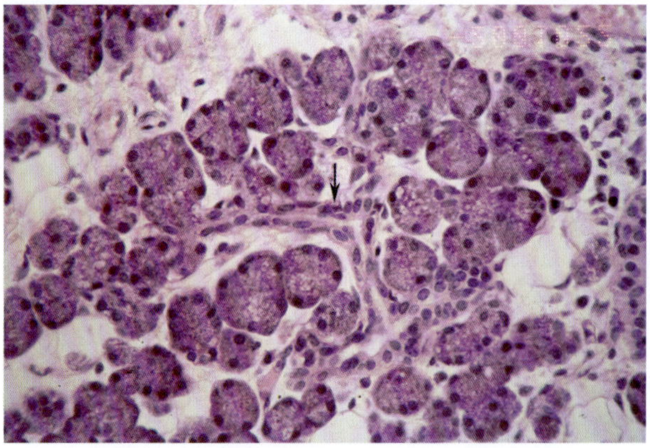

图 10-13 闰管的光学显微镜下所见（箭头所示）

闰管（intercalated duct）直径最小，是由 4 ~ 6 个立方状细胞围成的单层管。常位于拥挤的腺泡间。光学显微镜下见闰管细胞体积小，胞质少，弱嗜碱性（图 10-13）。细胞核位于细胞中央。导管细胞的外围可见肌上皮细胞。闰管细胞可视为干细胞，在需要时，可分化为腺泡细胞、肌上皮细胞及分泌管上皮细胞。腮腺中的闰管较长，可见分支，比较容易观察。黏液性腺中的闰管很短或无闰管。

分泌管（secretory duct）与闰管相连，管径较粗，也较长。在常规切片中很容易观察。由单层导管细胞构成。胞质丰富，强嗜酸性。胞核圆形，位于细胞中央。在近基底部的胞质中，可见与基底膜垂直排列的纵纹（图 10-14），因此也称纹管（striated duct）。电镜下，见近基板处的细胞膜反复向细胞内折返，形成平行排列的与基板垂直的皱褶，皱褶内胞质中含大量垂直

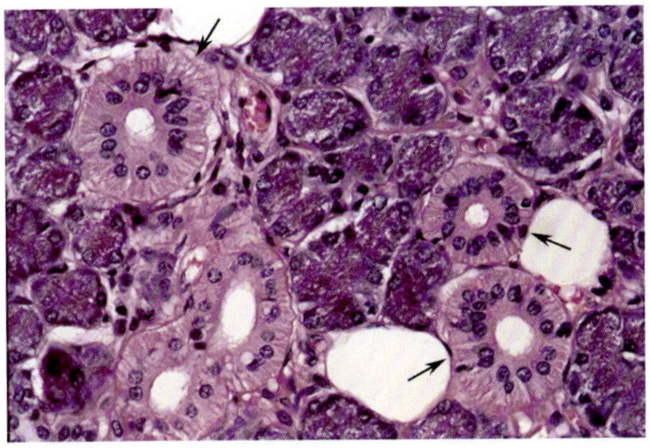

图 10-14 分泌管的光学显微镜下所见（箭头所示）

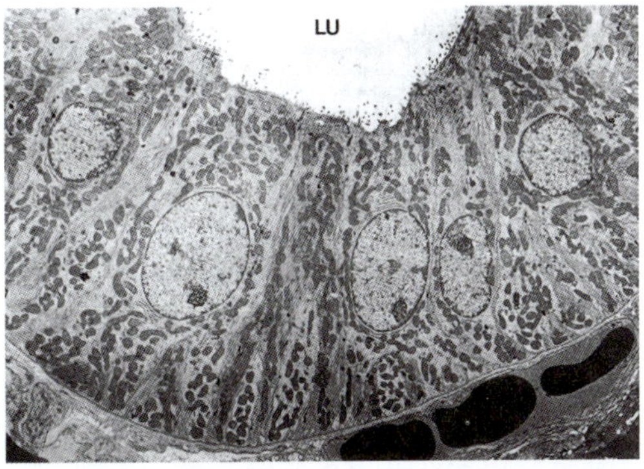

图 10-15 分泌管的电镜下所见（主要细胞基底部大量的线粒体）

排列的线粒体。此结构特点构成了光学显微镜下的纵纹（图 10-15）。分泌管的结构特点说明其具有转运电解质和水的功能。当腺泡的分泌物流经分泌管时，细胞可对其电解质进行重吸收（钠和氯）。此重吸收是逆浓度的，所以需要高能量。同时也向其中分泌电解质（钾、碳水化合物），结果是腔内的等渗液体转为低渗性。因此，分泌管在结构和功能上相似于肾远曲小管细胞。

分泌管细胞中有小的分泌颗粒，含表皮生长因子和血管舒缓素。此颗粒在人少于其他种属，在腮腺少于颌下腺。

排泄管（excretory duct）也称集合管（collecting duct），与分泌管相连，起始于小叶内，再进入小叶间结缔组织，称小叶间导管。小叶间的排泄管最后汇总为总排泄管，随着管径的逐渐增大，管壁由单层立方状上皮逐渐变为假复层及复层柱状上皮，并可见少量杯状细胞（图 10-16）。近基底膜处为基底细胞，体积小，排列较稀疏，有人称之为储备细胞，具有干细胞的作用。导管细胞在近口腔黏膜处转变为复层鳞状上皮，与口腔上皮融合后形成开口。导管上皮转变为复层鳞状上皮时，原来的单纯上皮的细胞角蛋白中间丝也发生转变。排泄管也参与唾液的离子转运、由等渗转为低渗的过程。

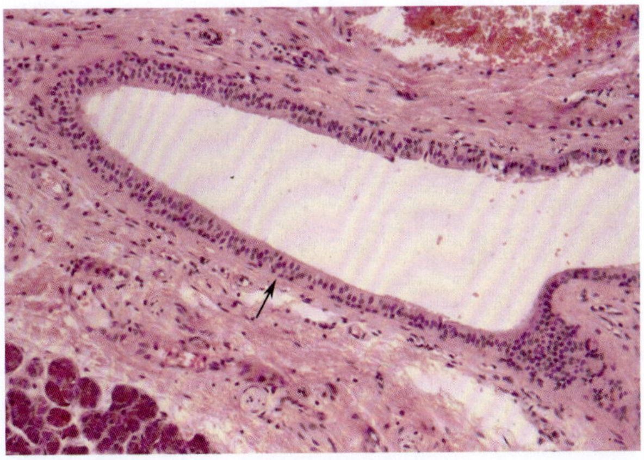

图 10-16 涎腺的排泄管（箭头所示）

四、间质

涎腺的间质结缔组织形成被膜、叶间及小叶间隔并围绕涎腺导管和腺泡，内有支配腺体的神经及血管。结缔组织中还含有浆细胞、成纤维细胞、巨噬细胞和淋巴细胞。涎腺的结缔组织不仅对腺体构成结构上的支持，而且有助于维持口腔内环境的稳定。在病理状态下特别是炎症过程中也起重要作用。

第二节 涎腺的生理学 Physiology of Salivary Gland

一、唾液的分泌方式

唾液分泌的方式有两种。

1．主要方式 细胞合成并储存蛋白质，接受信号后通过胞吐作用将蛋白质分泌至腺腔。从合成至分泌至少需 3.5 小时。此过程涉及 mRNA 的转译、然后在粗面内质网的核糖体上合成蛋白质并进入粗面内质网内，再通过转运泡运至高尔基体，对蛋白质进行加工（如糖化）后，以分泌泡的形式达近腔面的细胞膜，分泌泡的膜与细胞膜融合，进而蛋白质排入腺腔。

2．其他方式 证据表明，不管是否受到刺激，一些蛋白质如血管舒缓素可在合成后半小时内分泌。这提示存在另一种分泌途径。此时的细胞并不储存蛋白质，而是通过泡机制连续分泌蛋白质，即合成的蛋白质自高尔基体直接在从小泡中转移至腺腔处细胞膜。而有些小泡可以从相反的方向，进入结缔组织间质，再进入血液。这虽然不是一般概念下的内分泌，但这些蛋白只要是有活性的，就可以发挥作用。此种分泌方式称为结构性（constitutive）分泌，含义是某些蛋白在合成后即被分泌。

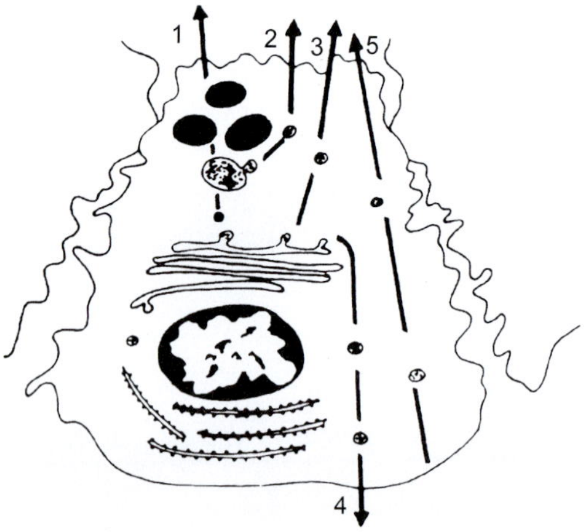

图 10-17 涎腺分泌方式示意图

还有一种分泌方式称转细胞作用（transcytosis）。一些物质如 IgA，存在于间质中，通过腺泡细胞基底部细胞膜进入细胞，再被分泌至腺腔。IgA 由邻近腺泡的间质中的浆细胞合成，两个 IgA 与一个称为 J 链的免疫球蛋白片段结合成二聚体，此二聚体与腺泡细胞膜多聚 Ig 受体（polymeric Ig-receptor）结合后，通过胞饮作用进入腺泡细胞，形成有膜包绕的分泌复合体，转运至近腔面细胞膜处，分泌至腺腔。部分多聚 Ig 受体与 IgA 一同释放入腺腔。多聚 Ig 受体作为 IgA 的携带者，可保护 IgA 不被降解。这个过程也发生在导管细胞，特别是周围有结缔组织的小叶间导管（图 10-17）。

二、涎腺的神经分布

涎腺分泌主要受交感神经和副交感神经的调节。前者的神经递质为肾上腺素，后者为乙酰胆碱。一般来说，β 肾上腺素刺激导致有机物的分泌（如通过胞吐作用），而副交感神经刺激主要导致高含水性物质的分泌。交感神经纤维来自于脊髓的胸腰区，在颈上区形成突触（交换神经元），伴随血管进入腺体。这些纤维有两种类型：血管型（主要是血管收缩）和分泌型。副交感神经纤维起源于脑干的上涎核及下涎核，在腺体附近的神经节形成突触（交换神经元）。在腮腺，来自下涎核的节前纤维与舌咽神经并行至耳神经节，节后纤维与耳颞神经并行进入腺体。颌下腺与舌下腺的副交感神经分布来自于上涎核。节前纤维与面神经并行经鼓索至颌下神经节，形成突触后，节后纤维进入腺体。单个腺泡细胞、肌上皮细胞和导管细胞都可能有二元自主神经分布（即交感及副交感神经分布）。除肾上腺素和乙酰胆碱外，每个神经轴突中都含有一系列神经肽如血管活性肠肽、降钙素基因相关肽等。有些神经末梢直接在基板下与细胞膜接触，称膜下型

(hypolemmal) 神经末梢。有些在基板外形成末梢，称膜外型 (epilemmal)。电镜下，神经递质存在于小泡中，而神经肽存在于较大的、有致密核的泡中。

腺泡细胞通过胞吐作用释放分泌颗粒的主要动力是腺体交感神经节后纤维释放的去甲肾上腺素。去甲肾上腺素与腺泡细胞基底面的特异性肾上腺素受体结合，使细胞内 cAMP 水平升高，cAMP 的增加可导致蛋白合成水平提高。副交感神经刺激主要通过提高细胞内钙 [Ca^{2+}] i 调节液体分泌。[Ca^{2+}] i 的提高刺激 AQP (aquaporin) 移向近腔面胞膜引发快速水运动。副交感神经刺激可间接增加蛋白质合成及分泌，该分泌机制也似乎涉及非储存性颗粒泡的分泌。交感神经和副交感神经也控制涎腺的血流，这是调节唾液流速的主要因素。副交感神经使血管扩张，增加唾液生成。交感神经的影响依交感神经活动性的有所不同。也有证据表明，血管活性肠肽也通过控制血流调节涎腺的功能。

舌下腺和小涎腺为自发性 (spontaneously) 分泌，但其中的大部分受神经的调节。腮腺、颌下腺无自发性分泌，它们的分泌完全受神经调节，因此麻醉时唾液的分泌几乎完全停止。

第三节 涎腺的分类及组织学特点
Classification and Histology of Salivary Glands

涎腺的分类可根据腺体的大小 (大涎腺、小涎腺)、腺泡的类型 (浆液腺、黏液腺、混合性腺) 和部位 (腮腺、颌下腺、舌下腺等) 进行。涎腺都是根据其所在部位命名的 (偶有例外，如味腺)。大涎腺 (major salivary glands) 有腮腺、颌下腺及舌下腺，成对分布，位于口腔外，借较长的导管与口腔相通。小涎腺 (minor salivary glands) 位于口腔内，如唇腺、颊腺、腭腺、舌腺、舌腭腺等。

一、大涎腺

(一) 腮腺

腮腺 (parotid) 是最大的涎腺，位于外耳道及乳突前、颧弓下方，下颌升支的侧后方、咬肌表面。在解剖学上，腮腺与面神经、颈外动脉、颞浅静脉、上颌静脉及许多颈部淋巴结关系密切。腮腺导管 (Stensen's duct) 从腺体侧面前行，跨过咬肌和颊脂垫，在咬肌前缘以较大的弯曲向内穿过颊脂垫和颊肌，开口于和上颌第二磨牙相对的颊黏膜乳头处。沿导管走行途径，在咬肌表面的附近可有副腮腺存在。导管上皮与口腔黏膜上皮相延续。

腮腺有明确的结缔组织被膜，称腮腺被膜 (parotid capsule)。腮腺的腺泡是纯的浆液性腺泡，属浆液性腺 (图 10-18)。新生儿的腮腺可含少许黏液性腺泡。偶见皮质腺样细胞分化。腺泡的染色较深。腮腺的闰管细长且有分支，分泌管较多，在 H-E 切片上较腺泡染色浅，容易观察。叶间及小叶间结缔组织较疏松，含血管、神经及排泄管。结缔组织内含许多脂肪细胞，脂肪细胞随年龄的增长而增多。

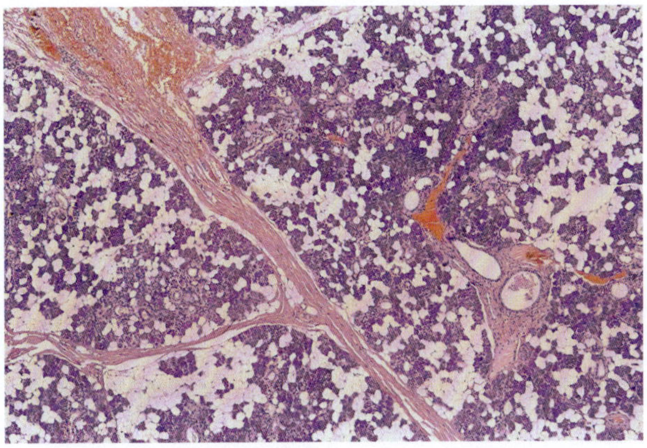

图 10-18 腮腺的镜下所见显示数个腺小叶

腮腺内还可见小的淋巴结，5 ~ 10 个，位置通常近腮腺表面。淋巴结的髓质区常见

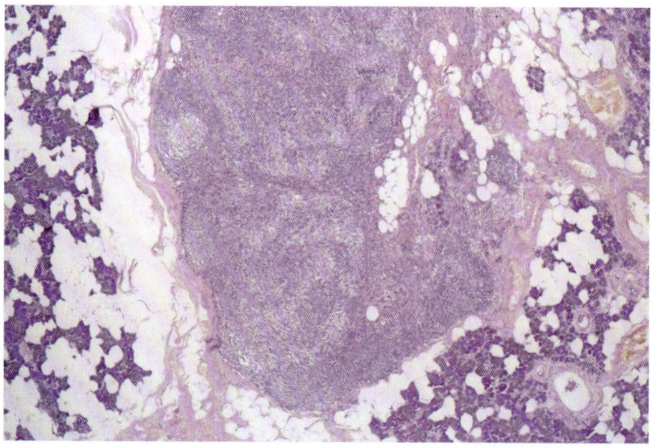

图 10-19 腮腺内的淋巴结

涎腺导管和腺泡。有时淋巴组织呈壳样包绕在腺小叶外围。与腮腺距离较近、但明确与涎腺分开的颈上区淋巴结的髓质内同样可含有涎腺组织。可能同胚胎期涎腺围绕颈静脉淋巴囊发育有关。这也是涎腺发生良性淋巴上皮病变、腺淋巴瘤以至恶性淋巴瘤的组织学基础（图 10-19）。

（二）颌下腺

颌下腺（submandibular gland）是第二大涎腺，有明确的被膜。位于口底和颈部的舌骨上区，下颌骨内侧，部分由下颌骨覆盖。腺体与下颌舌骨肌、翼内肌、颌下淋巴结、面动脉和面静脉关系密切。颌下腺的主导管（Wharton's duct）沿口底前行开口于舌系带两侧的乳头处。

颌下腺是以浆液性腺泡为主的混合性腺，浆液性腺泡与黏液性腺泡的比值约为 7 : 3。导管系统相似于腮腺，但其闰管较少，分泌管多。腺泡多数为纯的浆液性，还有少数为较多的黏液性细胞和较少的浆液性细胞构成的混合性腺泡，浆液性细胞形成明显的半月板（图 10-20）。导管周围可见弥散的淋巴组织，但无淋巴结。有些种属的颌下腺的分泌管细胞在结构上有改变，称颗粒性曲管细胞（granular convoluted tubule cells）。在啮齿类动物，这些特化的导管储存和分泌激素和其他活性物质，如神经生长因子（NGF），肾素和表皮生长因子（EGF）。在人则无颗粒曲管。

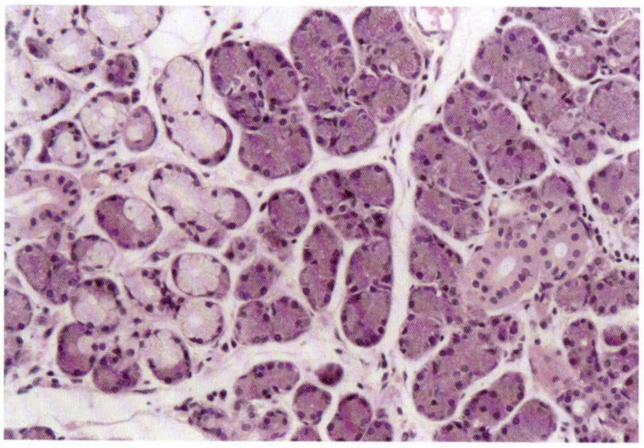

图 10-20 颌下腺

镜下所见可见浆液性腺泡、黏液性腺泡及混合性腺泡

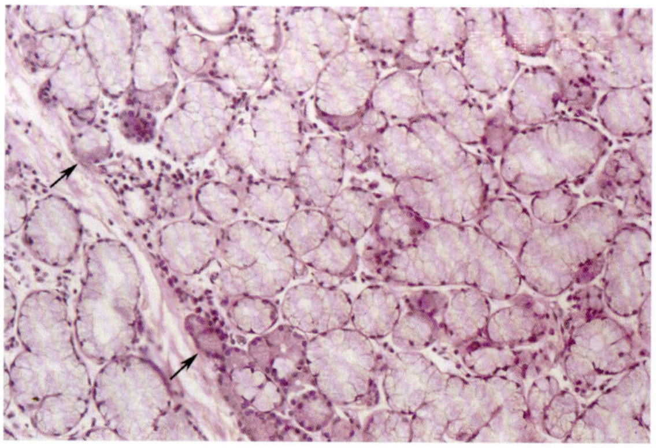

图 10-21 舌下腺

以黏液性腺泡为主的混合性腺（箭头示浆液性及混合性腺泡）

（三）舌下腺

舌下腺（sublingual gland）在大涎腺中最小，位于口底黏膜下。与腮腺、颌下腺相比，舌下腺无明确的结缔组织被膜，由一个大的腺体和多个小腺体（8 ～ 30 个）构成，其主导管（Bartholin's duct）可汇入颌下腺导管或独自开口于舌下区黏膜。其他小腺体的许多小导管或开口于舌下腺导管或独自开口于口底黏膜。

舌下腺是以黏液性腺泡为主的混合性腺。大多数腺泡是黏液性的，纯的浆液性腺泡很少（图 10-21）。有少许带半月板的混合性腺泡。腺体导管发育不良，无闰管。小叶内形成导管的柱状细胞虽然含丰富的线粒体，但无分泌管样的纵纹，说明舌下腺导管系统缺乏重吸收机制。因此，舌下腺的唾液中钠的含量高于其他大涎腺。

二、小涎腺

小涎腺遍布于各处口腔黏膜的黏膜下层。无被膜包绕。小涎腺有黏液性、浆液性和混合性腺（表 10-1）。

表10-1 小涎腺分布及腺泡构成

名称	部位	腺泡性质
唇腺	上下唇	混合性，黏液性为主
颊腺	颊黏膜固有层，颊肌间	混合性，黏液性为主
舌腭腺	咽前柱舌腭皱襞处	纯黏液性
腭腺	硬腭、软腭、悬雍垂	纯黏液性
舌腺	前部：埋于近舌腹面舌肌中，开口近舌系带 后部：舌根，舌缘 轮廓乳头区（Von Ebner 腺或味腺）	混合性，黏液性为主 纯黏液性 纯浆液性

小涎腺的产物相似于大涎腺，有酶及黏液。但是它们的分泌活动似乎是持续的，而不是对特异性刺激的反应。产生的唾液占总唾液量的 10% 左右，其中 70% 为黏液。与大涎腺不同，小涎腺通过许多导管将其分泌物排入口腔。小涎腺的导管特别是唇部的导管容易形成黏液囊肿。

第四节 涎腺的功能、增龄性变化及临床意义
Function，Age Changes and Clinic Considerations

一、涎腺的功能

涎腺的功能是形成唾液。唾液平时维持低水平分泌，进食时明显增加（来自大涎腺）。分泌速度平均在 0.3ml/min，日均 500 ~ 750ml，唾液的 99% 是水，其次有很少量的无机和有机物如蛋白质、糖蛋白及酶，对于正常的语言、味觉感受、咀嚼、吞咽及消化非常重要。除此之外，唾液还通过其抗菌、清洁、润滑和缓冲功能发挥维持口腔健康的作用。

1．湿润、润滑作用　唾液的 99% 是水，其中的糖蛋白（粘蛋白）在咀嚼、吞咽和语言中起润滑作用。唾液中粘蛋白和富脯蛋白形成的黏液膜可保护口腔黏膜并维持其湿润。进食时唾液量的增加帮助咀嚼食物。

2．辅助消化作用　唾液中的淀粉酶作用于食物中的碳水化合物，产生葡萄糖和麦芽糖；舌下腺产生的一种脂溶性酶可将甘油三酸酯水解为二酯甘油和脂肪酸，因此在一定限度上讲，消化是在口腔中开始的。

3．有助味觉感受　唾液中含有与味觉感受相关的物质如味觉素（gustin），有助于味觉感受。其成分中的重碳酸盐成分具有缓冲的作用，帮助味蕾感受食物的味道。

4．保护功能　唾液中至少有 4 种物质可抑制细菌生长或细菌分泌过氧化物酶。其中硫氰酸盐和碘具有杀菌作用；溶菌酶可以溶解细胞壁；唾液 IgA 可抑制微生物在口腔黏膜的黏附。唾液中的矿物质具有缓冲作用，有利于维持釉质的完整性。颌下腺产生的 EGF 与创伤的愈合有关，与粘蛋白一起维护口腔黏膜、食道及胃粘膜上皮的完整性。

二、涎腺的增龄性变化

随着年龄的增长，腺实质会减少，在大涎腺，逐渐会有 30% ~ 60% 腺泡量的减少。消失的腺泡被脂肪细胞取代，结缔组织与血管增多。腺上皮细胞嗜酸性变，出现分泌活性下降、体积增大、细胞核固缩的细胞，导管的变化包括导管内出现沉积物，小叶内非纹状管的导管增多，排泄管扩张，上皮变性、化生。

三、涎腺结构的临床意义

涎腺可以被一系列局部或系统性疾病累及。腺实质的破坏将导致唾液分泌量的下降。口干症是一种常见的临床症状，是由于唾液量减少所致。与一些结缔组织病如风湿性关节炎、系统性红斑狼疮和舍格伦综合征有关。口干症也可由一些药物如利尿剂、抗组织胺药或抗抑郁剂引起，这些药物可以通过中枢性或外周性的途径使唾液的分泌量下降。头颈部肿瘤放射治疗后也常发生口干症。口干症患者可有许多不适的症状如吞咽及长时间说话困难、口腔烧灼感、好发龋及口腔念珠菌感染。目前的治疗多为对症。

病毒、例如腮腺炎病毒及细菌感染均可以使腺体发生炎症，导致肿胀、疼痛。

腺导管的阻塞，常见于颌下腺结石，可以导致与进食相关的短暂的肿胀。

涎腺可发生良性和恶性肿瘤，涎腺肿瘤中的肿瘤细胞可出现腺泡细胞，导管上皮细胞，肌上皮细胞的分化。

Summary

The human salivary glands are important organs of the oral cavity that produce saliva, an essential fluid required for normal speech, taste, mastication, swallowing, and digestion. In addition to this function in digestion, saliva maintains oral health through its antimicrobial, cleansing, lubricating, and buffering functions.

Salivary glands are classified as: 1) Exocrine (having a duct system); 2) Compound tubuloacinar (a branch duct system with both tubular and acinar end pieces); 3) Merocrine (repeatedly functional) since cytoplasmic contents and cell membrane are conserved during secretion.

The secretory portions of the glands are called acini and contain serous or mucous cells, or both. serous cells primarily secrete salivary amylase. The mucous cells secrete mucins. Myoepithelial cells, which appear to be epithelial origin, wrap around the acinus and serve a contractile function, squeezing secretory material from the acinar cells, but also maintaining the cytoarchitecture of the acinus during secretion.

The intercalated ducts are longest in the parotid gland, and the striated ducts are longest in the submandibular gland. The secretory ducts empty into the interlobular (excretory ducts); these ultimately unite to form the main excretory duct, which subsequently opens into the oral cavity.

The salivary glands are classified as major and minor with serous, mucous, and mixed types of secretion. Three pairs of major salivary glands secrete into the oral cavity: parotid, submandibular, and sublingual glands. The major salivary glands produce most of the saliva, although the minor glands contribute their secretion to the 0.5 to 0.75L of saliva produced daily. The parotid ("around the ear") glands are the largest salivary glands and in humans secrete primarily an enzyme-rich serous secretion. The submandibular ("under the mandible") glands are mixed glands, mostly serous, that are located beneath the angle of the mandible. The sublingual ("under the tongue") glands are located beneath the floor of the oral cavity and are of the mixed type, albeit primarily mucous secretion.

The salivary glands receive an elaborated autonomic innervation from both sympathetic and parasympathetic nerves and they are sensitive to autonomic pharmacologic agents. β-adrenergic stimulation of the salivary glands results in an organic secretion (ie.via exocytosis), while parasympathetic stimulation is largely watery. As well as having other normal functions, the salivary glands function in digestion and immune responses. These important organs of the oral cavity are affected in a number of pathologic conditions, such as Sjögren's syndrome, salivary calculi, mucoceles, and cystic fibrosis, and are significantly altered during the normal aging process.

参考文献

1. Antonio Nanci. Ten Cate's Oral histology. Development, structure, and function. Seventh Edition Mosby. St. Louis, Missouri, 2008: 290-318.
2. Berkovitz BKB, Holland GR, Moxham BJ. Oral anatomy, Histology and Embryology. Fourth Edition Mosby Edinburgh, London, New York, Oxford, Philadelphia, St Louis, Sydney, Toronto, 2009: 260-277.
3. Garant P. R. Oral cells and tissues. Quintessence Publishing Co, Inc. Chicago, 2003: 239-270.
4. Avery JK. Oral development and histology. 3th ed. New York. Theme, 2002: 292-330.

(陈 艳 高 岩)

第十一章　颞下颌关节

Temporomandibular Joint

颞下颌关节（temporomandibular joint，TMJ）也称下颌关节（mandibular articulation），是位于下颌髁突和颞骨关节隆起及关节窝之间的动关节。TMJ 可进行相当大幅度的铰链及滑行运动。有充满滑液的关节腔，分泌滑液的滑膜衬覆于关节囊内表面。

第一节　颞下颌关节的组织结构
Histological Structure of Temporomandibular Joint

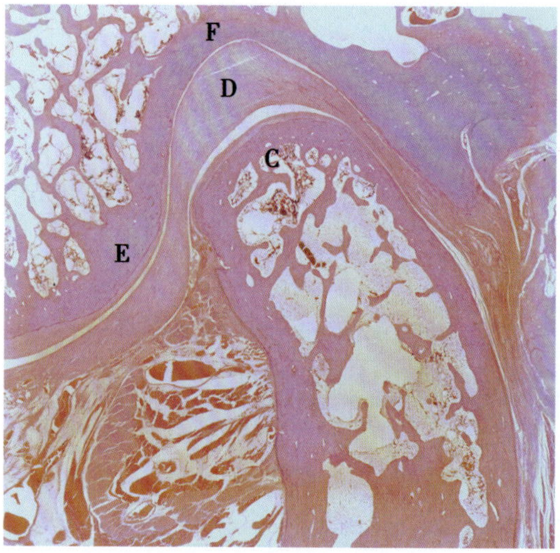

图 11-1　颞下颌关节的大体结构

C．髁突；D．关节盘；F．关节窝；E．关节结节

颞下颌关节由下颌骨髁突、颞骨关节面、关节盘及关节囊构成（图 11-1）。与大多数滑膜关节不同的是，TMJ 有关节盘将髁突与颞骨分开，因此关节盘将关节分为上下 2 部分即关节上腔和下腔。关节盘为椭圆形纤维组织板，周围与关节囊融合。除此之外，关节面不是由透明软骨而是纤维组织构成，这反映了关节膜内发育的特点。关节囊疏松，上方附着于关节结节、鳞鼓裂及下颌窝的边缘；下方附着于下颌颈，所以下颌的后部分位于关节囊内。

一、颞下颌关节的关节面

成人髁突（condyle process）的关节面由表及里有 4 层结构：

1．纤维性关节表面带（fibrous articular surface zone）　由纤维组织构成，主要为 I 型胶原，也有少许弹性纤维。在关节最表面，胶原平行于表面排列。偏光显微镜观察见交替的明、暗带，说明纤维有弯曲。深层的纤维走向更垂直些。成纤维细胞和纤维细胞稀疏分布。

2．多细胞带（cellular rich zone）　此层细胞丰富，为核深染的梭形细胞。这些细胞可增生，为临近的细胞层提供细胞来源。此带是髁突软骨生长的中心。

3．纤维软骨带（fibrocartilaginous zone）　此层可有不同的表现。有许多类似软骨细胞的圆形细胞。有人称之为纤维软骨层（fibrocartilaging layer）。

4．钙化软骨带（zone of calcified cartilage）　为覆盖深部骨组织的薄层钙化软骨，H-E 染色与骨不同（图 11-2）。

关节面深部与钙化软骨带过渡的为骨组织。表面为皮质骨，深部为松质骨及骨髓。

颞下颌关节窝（Temporomandibular fossa or Glenoid fossa）由一个前部的关节结节和一个后部

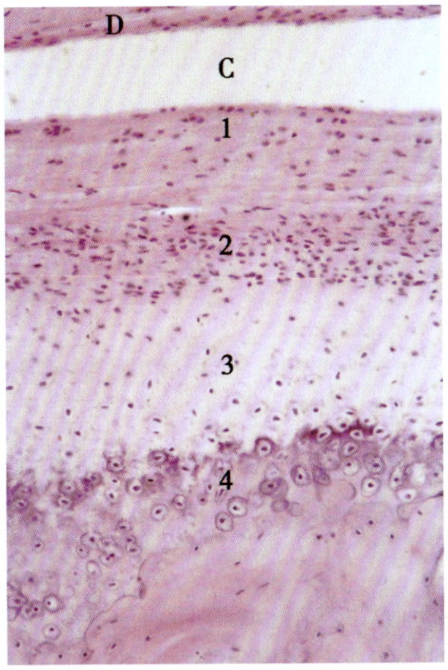

图 11-2　髁突关节面的 4 层结构

1. 纤维性关节表面带；2. 多细胞带；3. 纤维软骨带；4. 钙化软骨带

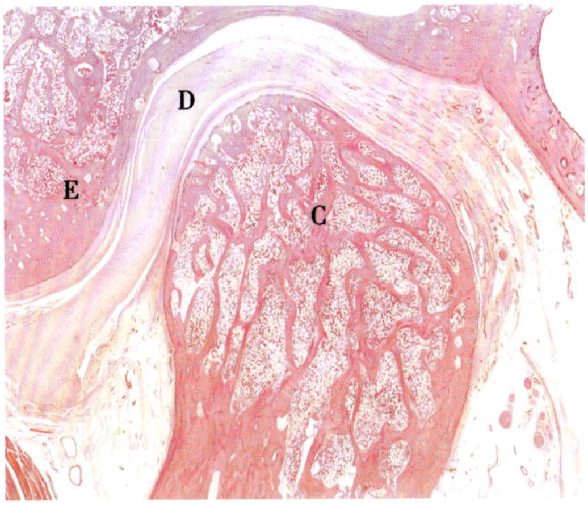

图 11-3　儿童颞下颌关节髁突表面没有明确的密质骨层

颞骨下面的凹陷构成，位于颧弓的中后端。与髁突的侧径较大相适应，关节窝的侧向也较大。成人时关节结节明显，光滑且边缘圆钝。在下颌运动时，髁突沿其后斜面滑动。在关节窝后表面，岩鼓裂将颞骨分为靠前的鳞部和后方的岩部。此处为关节盘唯一有弹性纤维的部位，可能是锤前韧带的残余。覆盖颞骨关节窝的组织与髁突表面组织相似，但一般较薄，在关节结节处变厚，表面的胶原纤维也有卷曲。

下颌髁突的组织学在不同的年龄有所不同，主要是由于继发性软骨的出现。此骨约在胚胎第十周出现，为增生的软骨带，持续至 15 ~ 20 岁。此时关节面的第二层（未分化增生层）增生活性强，先分化出成纤维细胞样细胞，再分化为软骨细胞，形成继发软骨，继而发生软骨内骨化。其主要过程涉及软骨基质矿化和软骨细胞变性，部分矿化软骨被破骨细胞吸收，然后由成骨细胞在钙化软骨模板上形成编织骨，最后经过重塑形成成熟骨，使髁突生长。此生长过程类似于长骨的生长。但在长骨，软骨细胞在骨和软骨交界处排成长列，而髁突的软骨细胞为散在的，不排成列。儿童的髁突表面没有明确的密质骨层（图 11-3）。

二、关节盘

关节盘（articular disc or meniscus）位于关节窝和髁突之间，呈椭圆形。在上方覆盖关节结节前斜面；在下方覆盖髁突。观察其矢状切面时，关节盘的上、下面都有凹陷。关节盘可分为前、中、后 3 个区。中间区最薄，是与髁突关节面的接触区。

关节盘由致密的胶原纤维组织构成。其纤维的走向复杂。在薄的中央区，纤维走行呈前后向（图 11-4）；关节盘的前、后部分较厚，除前、后向纤维外，还有横向及上下走行的纤维。关节盘的外周纤维呈圆周形走行。偏光显微镜下，关节盘的胶原呈明、暗交替的带，说明胶原存在弯曲或

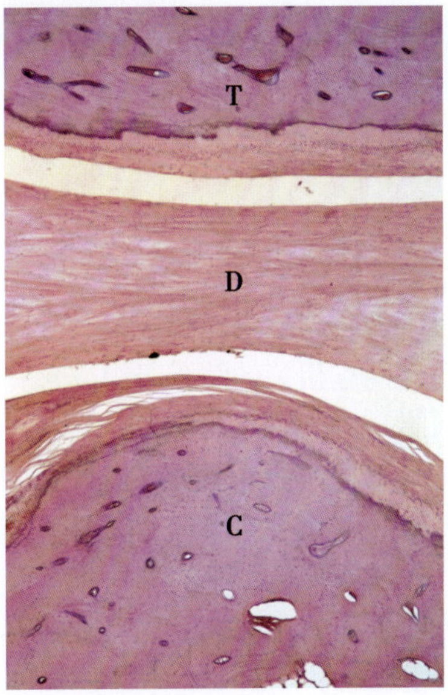

图 11-4　关节盘中央区的纤维走行方向

T. 颞骨关节面；D. 关节盘；C. 髁突

卷曲。用干涉光显微镜可直接观察到纤维的卷曲，其周期为 15 ~ 20μm。关节盘内纤维的卷曲可能对于 TMJ 的功能很重要，说明关节盘承受张力性负荷。电镜观察见关节盘胶原原纤维直径小（45nm）且单一，提示属于承受压力的结缔组织。

关节盘干重的 80% 为Ⅰ型胶原，少量Ⅲ型胶原。局部纤维软骨的出现也提示含Ⅱ型胶原。弹性纤维随年龄下降。非胶原基质成分占关节盘干重的 5% 左右。2/3 的糖胺聚糖是硫酸软骨素，1/3 为硫酸皮肤素，还有少量透明质酸和硫酸肝素。硫酸软骨素也是软骨中的主要成分，因此提示关节盘为承受压力的组织。

成人关节盘内散在分布扁的或圆形细胞，有中等数量的粗面内质网，提示其有活跃合成蛋白质的能力。细胞内也有相当数量的微丝。这些细胞可能属于成纤维细胞（图 11-5）。

关节盘中有时有软骨样细胞出现，此现象可能与年龄有关。在一些动物如大鼠和绒（非洲小型长尾猴）的关节盘已证实有真正的软骨细胞存在。在人的关节盘中是否有真正的软骨细胞尚待证实。有人认为关节盘内软骨细胞的出现是一种病理变化。

关节盘的大部分无血管，其营养来自于滑液。血管分布于关节盘的周围。在关节盘后方双板区的上板区，有许多血管腔隙。开颌时关节盘及髁突前移，血流进入关节盘充盈髁突前移留下的空隙，此时这部分组织的体积可增大至原来的 4 ~ 5 倍，闭口时血液离开关节盘后部组织。双板区的下板区相对无血管、无弹性。

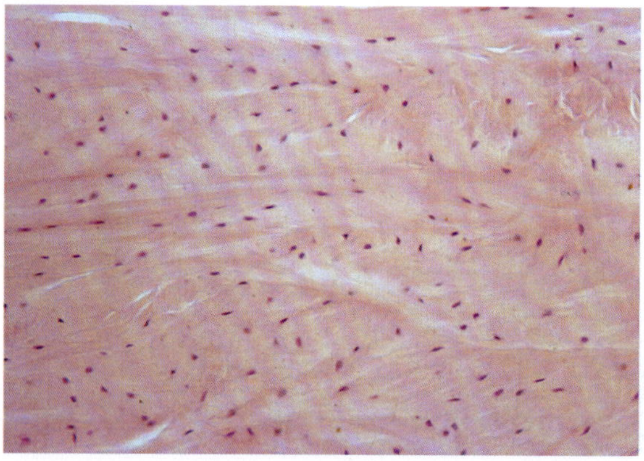

图 11-5 关节盘中的成纤维细胞样细胞

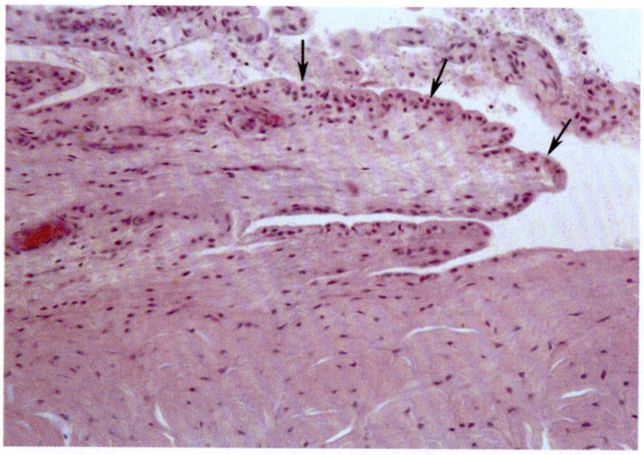

图 11-6 关节囊内表面的滑膜皱褶及滑膜细胞（箭头所示）

三、滑膜

滑膜（synovial membrane）衬覆整个关节囊，包括上下腔及关节盘，不包括关节面。滑膜细胞为连续的一层，之间混有结缔组织纤维和脂肪细胞，因此滑膜并不是一个真正的膜。在关节后方，表面可形成滑膜皱折。皱折内滑膜细胞较多，可突入腔内（图 11-6）。一些皱折为无血管的，而有些有相关的结缔组织或含有脂肪细胞。超微结构显示，有两种滑膜细胞（A 及 B 型或亮及暗细胞）。A 型细胞含较多的线粒体和溶酶体，粗面内质网较少，细胞可形成伪足，可见吞饮小泡，具有吞噬功能，能分泌透明质酸；B 型细胞含较多的粗面内质网，产生富于蛋白的分泌物。滑膜的基质含胶原纤维，无横纹纤维及无定型电子致密物。滑膜代谢活跃，再生能力较强。

滑膜的血供丰富。毛细血管网不仅位于滑膜下，也邻近于滑膜细胞。滑膜血管有 3 型：连续的、有孔的及不连续的。有孔毛细血管见于滑膜间质。淋巴管距滑膜表面较近，引流至关节囊集合淋巴管。

滑膜分泌滑液入关节上下腔，下腔约 1ml，上腔稍多。滑液除润滑关节外，还有营养功能。滑液含透明质酸，为血液的浸出液（如组织液）。透明质酸有高度的黏性，滑液的润滑功能来自于此。

四、关节囊

关节囊（articulating capsule）前上方附着于关节结节，下方附着于髁突颈；后上方至外耳道，后下方至髁突后面。由于髁突沿关节面滑行，关节囊疏松，由一个中间韧带（蝶下颌韧带）、一个侧方韧带（颞下颌韧带）和一个后方韧带（茎突下颌韧带）支持。

第二节 颞下颌关节的血管和神经分布
Vascular and Neural Supply of Temporomandibular Joint

一、血管分布

颞下颌关节的血液供应来自于颞浅动脉（superficial temporal artery）、关节深动脉（deep articular artery）、鼓前动脉（anterior tympanic artery）和咽升动脉（ascending pharyngeal artery）的分支。这些分支集中至关节囊。小动脉、细动脉和毛细血管进入关节盘外周 1/3，所以关节盘的外周区 1/3 有广泛的血管分布。关节盘后方的双板区中的血管与翼静脉丛相通。关节盘较薄的区域无血管。

二、神经支配

颞下颌关节的神经支配来自三叉神经下颌支，同一分支也支配咀嚼肌。此神经分支为颞颌关节支、咀嚼肌支及颞深支。神经含有髓及无髓纤维进入关节囊及关节盘，支配关节的前、后、中间及侧方区。神经末梢为痛觉感受器，以及特殊的温度、触觉和深部压力感受器，分布于关节盘的周围区和滑膜皱折。游离的神经末梢只见于关节盘周围区，司痛觉。关节盘薄的中央部分无神经分布。滑膜皱折的中轴结缔组织中分布有髓神经及无髓神经纤维。一些神经末梢为各种包囊样如盘绕状或球状，包埋在关节盘或关节囊结缔组织中。在髁突区，有髓神经经肌组织进入关节囊结缔组织。这些神经末梢成为无髓游离的或盘绕状，似 Ruffini 小体。

第三节 颞下颌关节的增龄变化和临床意义
Clinical Consideration and Age Changes of Temporomandibular Joint

一、颞下颌关节的增龄变化

TMJ 的增龄变化似其他咀嚼结构，髁突外形变扁。老年人髁突存在软骨残余并不少见。髁突表面的关节纤维组织在老年时变厚，有时可见软骨样变。髁突深部的骨组织发生骨质疏松是老年人常见的变化。骨丧失在 60 岁以上妇女比男性更明显。严重时下颌升支和髁突似薄的皮质骨壳。

关节盘变薄、透明性变及软骨样变（似髁突表面的改变）。此外还可出现小的无细胞的破裂区。关节囊也有上述类似变化。滑膜皱褶呈纤维化改变，基底膜变厚，血管壁增厚，关节囊及关节盘神经数量减少。

上述变化常导致老年人关节功能紊乱。关节囊和关节盘结缔组织的变化可导致关节的延展性下降，引起运动受限。关节结节、关节盘及髁突的软骨样变降低咀嚼时的弹性。滑膜皱褶的改变可导致滑液形成减少，上下关节腔润滑性下降。

二、颞下颌关节结构的临床意义

痛感和压迫感是 TMJ 紊乱症的重要症状。这些感觉经关节传导的性质还不清楚。按关节的神经分布特点，疼痛和压迫感可能与下列功能错乱有关：①各种原因所致的咬合变化可以产生髁突 - 关节盘至关节盘 - 关节窝位置关系的改变，刺激关节盘周围区的神经末梢。关节盘的错位可导致变性改变，以后可出现形态改变，最后关节盘可发生穿孔，关节面也发生变性；②炎症和相关的滑液增加对滑膜皱折内的特殊神经末梢产生压力和刺激；③肌张力对神经的作用（包括肌本身及骨膜结缔组织中的末梢）。

TMJ 的紊乱有些与其他关节者相似。但由于其特殊的解剖学和功能特点，TMJ 为下颌骨联合的双侧关节，其关节面被覆关节纤维组织而不是透明软骨。TMJ 与牙列、牙周组织、咀嚼肌之间有功能联系。其中一部分的病变将影响其他部分。因此，TMJ 易受口腔的功能变化的影响。

与其他滑膜关节一样，TMJ 也易于发生炎症和变性，如类风湿和骨关节病。

Summary

Temporomandibular joint（TMJ）consists of the condylar head of the mandible，the articular surfaces of the temporal bone，the articular disc and the articular capsule. Four distinct layers have been described covering the bony head of the condyle process：fibrous articular surface zone，cellular rich zone，fibrocartilaginous zone and zone of calcified cartilage. The articular disc is characterized by collagen fibers with a few fibroblasts. The central portion of the disc is very thin. The articulating surface of the glenoid fossa is also fibrous in nature. Synovial membrane and villi are found lining the capsule. The TMJ is well vascularized. A rich vascular plexus appears from the superficial temporal，anterior tympanic，and ascending pharyngeal arteries to terminate in the articular capsule. There are no blood vessels in the thin portion of the disc. Capillary networks are found in the capsular synovia and villi. The capillaries are adjacent to the synovial membrane，and their positions are important for the production of synovial fluid. Nerves originating from the auriculotemporal，masseteric，and deep temporal areas can be traced into the capsule，disc，and synovial villi. Nerve fibers end in the capsule as free nerve endings and encapsulated endings. There are no nerves in the central portion of the disc. Changes to the TMJ by aging include chondroid changes to the articular surface of the glenoid fossa and condyle as well as to that of the disc. In addition，there is thinning or absence of the cartilaginous degrees of osteoporosis of the bony portion of the condyle process，ramus of the mandible，and temporal bone.

参考文献

1. Antonio Nanci. Ten Cate's Oral histology. Development，structure，and function. Seventh Edition Mosby. St. Louis，Missouri，2008：358-378.
2. Berkovitz BKB，Holland GR，Moxham BJ. Oral anatomy，Histology and Embryology. Fourth Edition Mosby Edinburgh，London，New York，Oxford，Philadelphia，St Louis，Sydney，Toronto，2009：253-259.
3. Garant P. R. Oral cells and tissues. Quintessence Publishing Co，Inc. Chicago，2003：321-338.
4. Avery JK. Oral development and histology. 3th ed. New York. Theme，2002：353-363.

（周传香）

第三篇　口腔病理学

Oral Pathology

第十二章 口腔黏膜病
Diseases of the Oral Mucosa

第一节 口腔黏膜白色病变
White Lesions of Oral Mucosa

一、口腔白斑

【概述】 白斑（leukoplakia）是指发生在黏膜表面的白色斑块，不能在临床或病理上诊断为其他任何疾病者，其癌变危险性增加。白斑是一个临床名词，需排除其他疾病或明确原因造成的白色病变，即应为特发性白斑。

白斑是最常见的口腔黏膜潜在恶性病变或癌前病变。所谓潜在恶性病变（potentially malignant disorder），由世界卫生组织于2005年提出，建议用以代替“癌前病变”及“癌前状态”，强调其恶变潜能及危险性增加，但并非肯定会发展为癌。

世界卫生组织1978年对“癌前病变”（precancerous or premalignant lesion）的定义为“形态学上有改变的组织，其发生癌的概率远高于其相应部位的正常组织”，公认的癌前病变包括口腔黏膜白斑、红斑和红白斑，均为不能诊断为其他疾病的特发性病变。对“癌前状态”（precancerous or premalignant condition）的定义为“较广泛的临床状态，伴随癌变危险性的增高”，包括一系列独立疾病或机体健康状态，包括口腔黏膜下纤维化、扁平苔藓和苔藓样病变、缺铁性吞咽困难（sideropenic dysphagia）、盘状红斑狼疮、光化性唇炎（actinic cheilitis）、慢性增殖性念珠菌病、梅毒、先天性角化不良（dyskeratosis congenita）、免疫抑制（immunosuppression）、着色性干皮病（xeroderma pigmentosum）等。而目前建议的“潜在恶性病变”一词则涵盖了“癌前病变”和“癌前状态”所包括的各种癌变潜在危险。

【病因】 病因不明，但与吸烟密切相关，在吸烟者中的发生率是非吸烟者的6倍。其他可能的发病因素包括饮酒、感染、营养不良、日晒等。

【临床】 人群中发病率为2% ~ 3%，男性多见（约70%），好发于50岁以上的中老年人，平均发病年龄60岁。最常见的部位为舌和颊黏膜，其他部位如唇红、牙龈、口底等处均可发生。临床表现多样，可分为均质型白斑（homogeneous leukoplakia）和非均质型白斑（non-homogeneous）两类。前者较为平坦，表面可以光滑、皱褶状、细颗粒状或浮石状。非均质型白斑表面不规则，呈疣状、结节状，或混杂有红斑、溃疡等。其中，表面呈粗糙的乳头状突起者称疣状白斑（verrucous leukoplakia），白色和红色病变混杂者称红白斑（erythroleukoplakia）或斑点白斑（speckled leukoplakia）。患者通常无明显症状。

【病理】 表面上皮过度角化，因而形成临床上白色不透明的表现。可以为不全角化或正角化，正角化时可见明显的颗粒层（图12-1，图12-2）。棘层增生或萎缩，固有层见淋巴细胞及浆细胞浸润。疣状白斑可见角化层表面呈乳头状或指状突起，钉突宽而钝圆（图12-3）。

除表层角化外，白斑病变上皮层的组织学表现可以为上皮单纯增生或异常增生（dysplasia）。上皮单纯增生主要为棘层增生，上皮钉突可伸长变粗，但上皮从基底层到角化层的排列整齐正

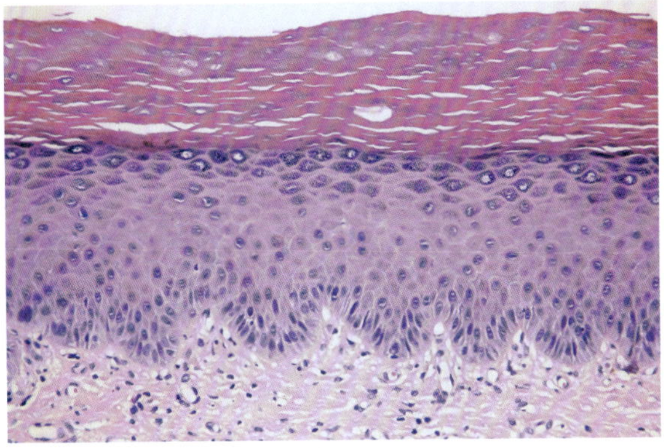

图 12-1　白斑——过度正角化

上皮单纯增生，角化层增厚，其中细胞核消失，颗粒层明显

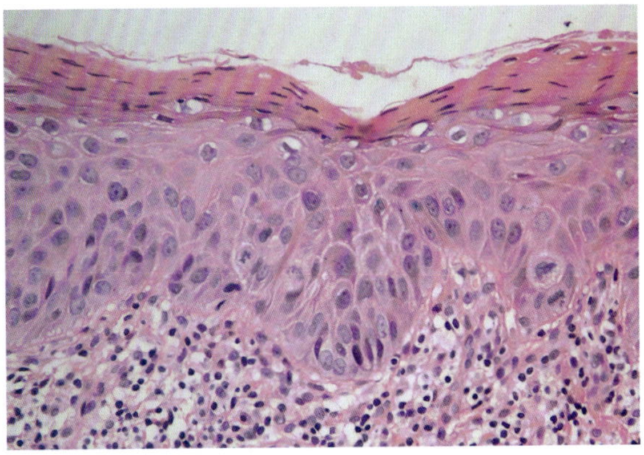

图 12-2　白斑——过度不全角化

角化层增厚，可见固缩的细胞核，颗粒层不明显

常，细胞形态无明显改变（图 12-1）。异常增生是一个病理学诊断名词，指上皮组织不同程度的增殖和成熟过程异常及结构紊乱，常预示恶变危险性的增高。异常增生在白斑中的发生率为 5% ~ 25%，一般从基底层和副基底层开始，逐渐向上波及整个上皮层（图 12-2，图 12-4，图 12-5）。异常增生在组织学上的多种表现见表 12-1。

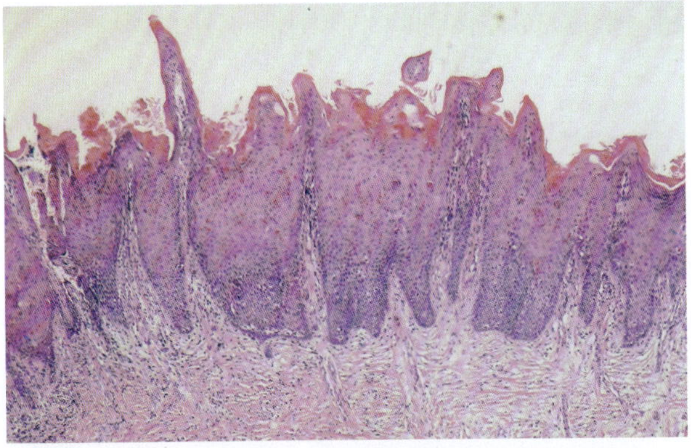

图 12-3　疣状白斑

上皮增生，表面高低不平呈乳头状

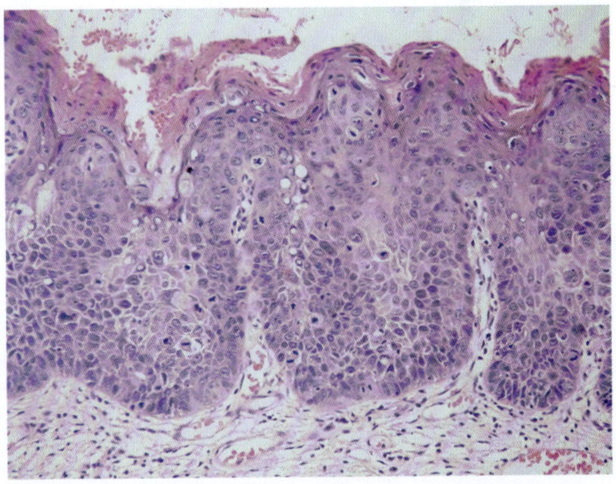

图 12-4　白斑——上皮异常增生

上皮过度不全角化，见细胞非典型性和上皮层次紊乱

表12-1　上皮异常增生的组织学表现

上皮组织结构及成熟过程异常	上皮细胞形态的异型性（atypia）
上皮层次紊乱	细胞核增大
基底细胞极性丧失	细胞核形态异常（核多形性）
基底细胞增生，出现多层基底样细胞	细胞增大
滴状钉突	细胞形态异常（细胞多形性）
单个细胞成熟前角化（错角化）	核浆比例增加
细胞间黏附力下降	核深染
核分裂象增加	异常核分裂象
浅层核分裂象	核仁增大、数量增加

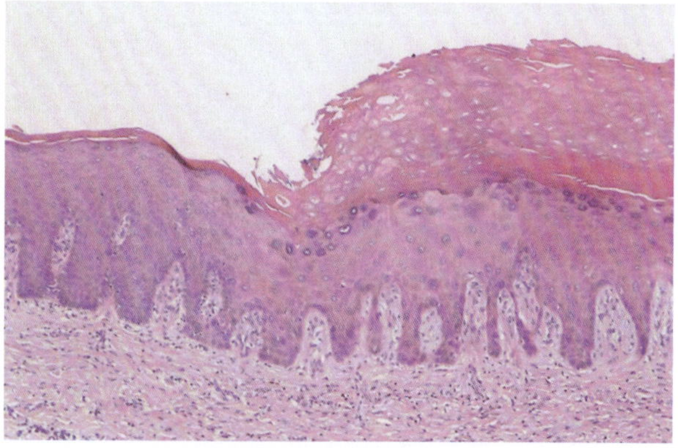

图 12-5 白斑——上皮单纯增生与异常增生交界
左侧为单纯增生，右侧为异常增生

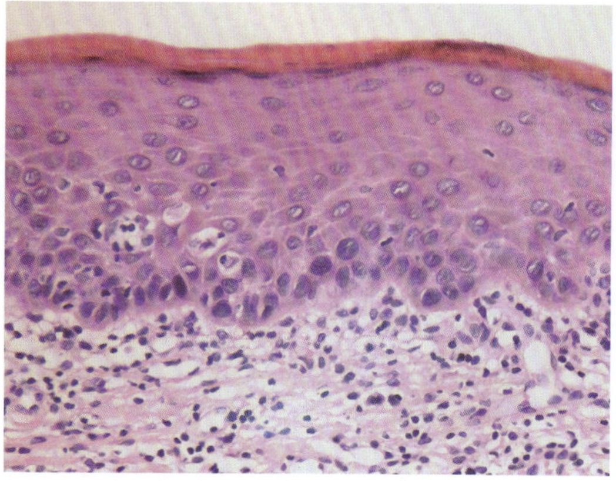

图 12-6 白斑——上皮轻度异常增生
上皮的基底层细胞排列紊乱，部分细胞核深染

可按以下标准将异常增生分为轻度、中度、重度三级，但其中存在一定的主观性。

轻度异常增生（mild dysplasia）：上皮结构紊乱局限于上皮下 1/3 处，即基底层及副基底层，伴轻微的细胞非典型性；

中度异常增生（moderate dysplasia）：上皮结构紊乱延伸至上皮中 1/3（图 12-6，图 12-7），若细胞非典型性较明显时可诊断为重度异常增生；

重度异常增生（severe dysplasia）：结构紊乱超过上皮 2/3，伴细胞非典型性（图 12-8）。

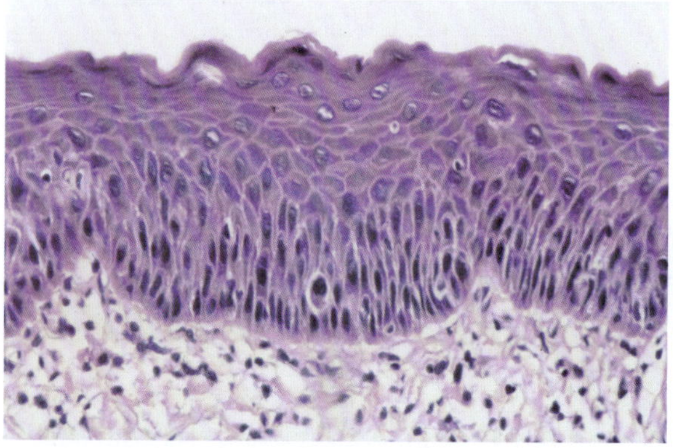

图 12-7 白斑——上皮中度异常增生
细胞层次紊乱，细胞核轻度深染，细胞极性丧失

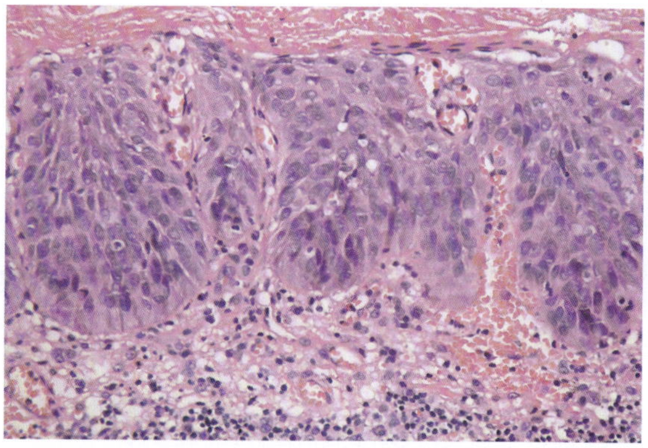

图 12-8 口腔黏膜上皮重度异常增生——原位癌
上皮细胞核深染，异型性明显

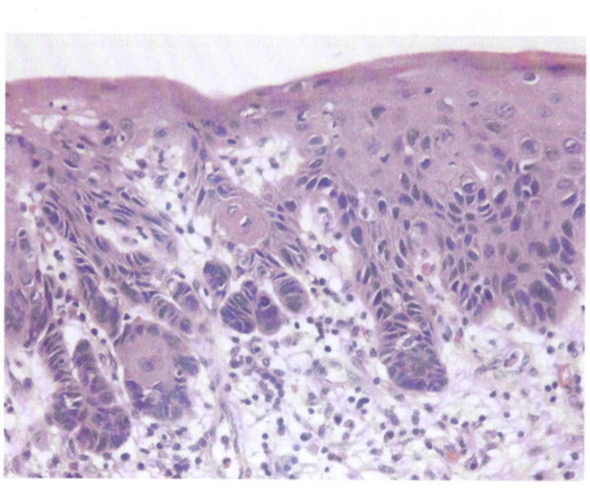

图 12-9 白斑癌变——早期浸润癌
上皮表层为不全角化，上皮细胞重度异常增生，局部已向结缔组织内浸润生长

若上皮全层或几乎全层结构紊乱，伴细胞异形性改变，但异常的上皮细胞尚未穿破基底膜，即未发生浸润，则可诊断为原位癌（carcinoma in-situ）。病变表面可以有或无薄层角化，上皮可增生或萎缩。当细胞的异形性非常严重时，即使未达全层也可认为是原位癌（图 12-8）。原位癌是不可复性改变，将最终发展为浸润性癌（图 12-9）。

【预后】 与临床正常的黏膜相比，白斑发展为口腔鳞状细胞癌的危险性增高，不同研究中其恶变率不同，平均年恶变率约 1%。最终发展为鳞状细胞癌者在全部白斑中占 5% ~ 10%，在发生上皮异常增生的白斑中占

10% ~ 15%。一般认为，随着上皮异常增生严重程度的增加，其癌变危险也随之增加。

虽然白斑的临床表现与最终是否发生恶变无确切的直接关系，但某些表现可能预示着癌变危险性的增高，值得警惕，如：表面呈结节状、疣状，出现红斑、溃疡、变硬和浸润、出血等；发生于特殊部位如口底、舌腹等。

二、念珠菌病

念珠菌病（candidiasis）是一种常见的口腔机会性感染，主要由白念珠状菌（Candida albicans）感染引起。白念珠菌为口腔常驻菌，其致病性较弱，只有当全身或局部存在易感因素时，才会引起疾病。决定机体感染情况的因素可分为三大类，包括机体的免疫状态（免疫功能不成熟的婴儿、获得性免疫缺陷、内分泌紊乱、糖尿病、激素治疗、恶性肿瘤等）、口腔环境引起的菌群失调（义齿、口干、吸烟、抗生素等）以及白念珠菌的菌株类型。念珠菌感染一般均较表浅，累及口腔黏膜或皮肤表面，只有当机体免疫功能极度低下时，才可能扩散到食管、支气管和肺或其他器官，形成播散性和致命性念珠菌病。

口腔念珠菌病临床表现多样，可分为急性和慢性，按其病变表现又可分为假膜型、红斑型（萎缩型）和增生型，其病理表现也各有特点，下面将分别进行介绍。

（一）急性假膜性念珠菌病

急性假膜性念珠菌病（acute pseudomembranous candidosis）是念珠菌病中最常见的临床类型，其特征是病变表面覆盖由大量菌丝构成的白色假膜，可以擦去。

【同义名】鹅口疮（thrush）

【病因】广谱抗生素治疗导致菌群失调、免疫功能受损（恶性肿瘤、放疗或化疗、糖尿病、HIV 感染、虚弱的老人等）等。婴儿因免疫系统未发育成熟也易患病。

【临床】常见于颊黏膜、腭部及舌背等处，黏膜表面见柔软、易碎的白色凝乳状斑片，可用纱布擦去，遗留充血糜烂且疼痛的基底部，可有少量出血。在有假膜覆盖的时候，患者一般无症状，或稍有灼痛感、异物感。

【病理】病变区上皮增生、水肿，上皮细胞间见炎症细胞浸润，主要是中性粒细胞，尤其在角化层与棘层交界处，见明显的炎症浸润及渗出，中性粒细胞可形成微小脓肿（microabscess）。固有层主要为淋巴细胞和浆细胞浸润。

如能在组织中观察到念珠菌侵入上皮则可确诊念珠菌感染，使用过碘酸希夫（periodic acid-Schiff，PAS）染色更加明显。该方法使念珠菌细胞壁内大量的碳水化合物着色，呈亮丽的洋红色，常可见菌丝（实际上主要为假菌丝，是伸长的细胞）呈直角侵入上皮角化层，并终止于与棘层交界处。菌丝一般直径 2μm，长短不一，可有分枝（图 12-10）。

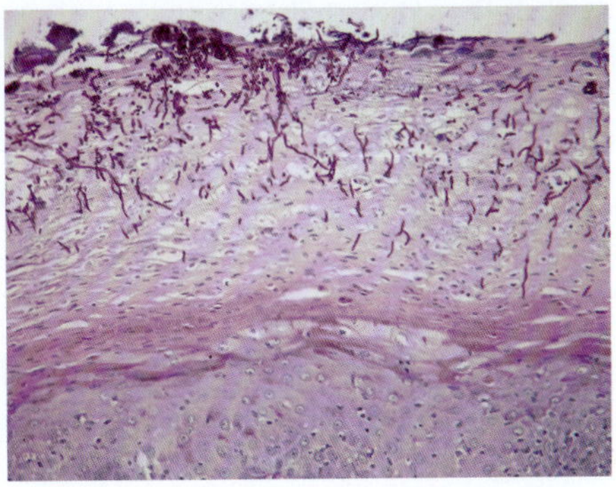

图 12-10　白色念珠菌病

上皮角化层可见大量菌丝，多数与上皮表面垂直

假膜主要由大量缠绕的念珠菌菌丝及上皮的角化脱落物、炎症细胞、上皮细胞、纤维蛋白等混合构成，取部分假膜可行涂片快速检查，滴加 10% ~ 20% 氢氧化钾溶液，可溶解背景中的上皮细胞，而更耐受此溶液的念珠菌孢子和菌丝在显微镜下可清晰显示。

（二）急性红斑性念珠菌病

急性假膜性念珠菌病可因假膜脱去而转变为弥漫的红色病变，称急性红斑性念珠菌病（acute erythematous candidiasis），也可以一开始即为红斑性，而无明显假膜形成。

【同义名】急性萎缩性念珠菌病（acute atrophic candidiasis），急性抗生素口炎（acute antibiotic stomatitis)，抗生素舌炎（antibiotic glossitis）

【病因】 常与激素治疗、广谱抗生素治疗、HIV 感染或其他免疫低下状态、口干症等有关。

【临床】 舌背、腭部等处多见，有时整个口腔弥漫性充血发红。舌背乳头萎缩，表面发红、光滑，因表面糜烂及炎症而有明显的灼痛等症状。

【病理】 与急性假膜性念珠菌病相似，炎症较明显，可见糜烂和溃疡。

（三）慢性红斑性念珠菌病

慢性红斑性念珠菌病（chronic erythematous candidiasis）是局限于义齿承托区的黏膜弥漫性红色病变，与义齿基托组织面生长的念珠菌有关。

【同义名】 慢性萎缩性念珠菌病（chronic atrophic candidosis），义齿性口炎（denture stomatitis，denture-related stomatitis，denture-induced stomatitis）

【病因】 义齿基托的组织面不被唾液冲刷，其下方局部环境适宜念珠菌附着生长。不常清洗义齿、夜间仍持续佩戴义齿、吸烟、糖尿病等均可促进本病的发生。

【临床】 老人多见，女性多于男性。常发生于上颌总义齿下方的黏膜面，下颌极少发生。黏膜的鲜红色充血区局限于义齿基托下方，与周围未被基托覆盖的正常黏膜分界明显，呈天鹅绒状或增生呈卵石状，患者无明显症状。

【病理】 棘层轻度增生，固有层浅层血管明显扩张，伴轻度慢性炎症。义齿的组织面可检出大量念珠菌，但很少见菌丝真正侵入上皮角化层。有人认为该病变不是真正的感染，而可能是机体对义齿中的细菌产物的反应。

（四）慢性增生性念珠菌病

念珠菌感染伴上皮增生可形成黏膜表面不能擦去的白色或红白色斑块，称慢性增生性念珠菌病（chronic hyperplastic candidiasis）。

【同义名】 念珠菌白斑（candidal leukoplakia）

【病因】 有人认为白斑为原发病变，在此基础上合并了念珠菌感染，也有人认为念珠菌本身就可引起过度角化病变。吸烟、维生素缺乏和免疫抑制等均可促进本病的发生，也可发生于义齿下方。

【临床】 很少见，主要发生于中年以上患者，无明显症状。常见部位是舌背、口角后方的颊黏膜、腭部等。在充血的黏膜表面可见白色斑块，与普通白斑类似，常为非均质型，表面粗糙，呈乳头状、结节状或颗粒状。有时呈红色和白色间杂的混合病变。

【病理】 上皮明显增生伴水肿及炎性渗出，表面不全角化，中性粒细胞侵入角化层，并形成微小脓肿。棘层增生，上皮钉突钝圆或呈球状，但乳头层上方的上皮变薄。基底膜变厚，固有层慢性炎症细胞浸润。PAS 染色可检出角化层呈直角侵入的菌丝，但较急性念珠菌感染少见。

有时伴上皮异常增生，尤以临床表现为红白斑者多见。

【预后】 由于部分病例伴上皮异常增生，被认为是一种癌前状态。念珠菌感染与上皮异常增生之间的关系还不明确，有人认为白斑是原发病变而继发了感染，也有人认为白色念珠菌可以产生亚硝胺类物质，引起上皮增生和异常增生。

（五）念珠菌性口角炎

念珠菌性口角炎（candida angular stomatitis）由唾液中的念珠菌感染引起，发生于口角区的黏膜和皮肤，呈红斑性炎症表现，常伴有口腔其他部位的念珠菌病。

【病因】 口角区皮肤多皱褶，如有含念珠菌的唾液在局部长期滞留，则易引起感染。多见于上下颌垂直距离缩短的无牙颌老人及有舔唇、吮指习惯的儿童。营养不良和免疫缺陷可促进本病的发生。

【临床】 口角区皮肤和黏膜充血、糜烂，伴疼痛，皮肤侧可见皲裂、结痂、脱屑。常见于双侧口角。

（六）正中菱形舌炎

正中菱形舌炎（median rhomboid glossitis）位于舌背中部后方的慢性红色病变，曾被认为属于发育缺陷，但目前多认为是念珠菌感染所致。

【病因】 以往曾被认为是舌发育过程中侧舌隆突和奇结节联合时的缺陷，但极少见于儿童。目前认为该部位上皮薄，易发生念珠菌感染。

【临床】 中老年男性多见。位于舌背中部后方、轮廓乳头前方，外形对称，呈菱形或椭圆形，表面舌乳头消失，呈光滑界清的红色萎缩区，一般无症状或轻度疼痛。有时表面可见结节状增生或裂纹。部分患者在对应的硬腭见相似的病变。

【病理】 上皮可增生或萎缩，上皮角化层见菌丝侵入。上皮增生时，钉突增宽，呈球形钉突，有时不规则的假上皮瘤样增生易误为癌。固有层慢性炎症细胞浸润，上皮下方见纤维增生，可见较厚的带状玻璃样变性。

三、白色水肿

白色水肿（leukoedema）为颊黏膜轻度发白、透明性下降的改变，在人群中很多见，一般认为属于正常变异。

【病因】 原因不明，可能与吸烟、咀嚼烟草、饮酒、细菌感染、电化学反应等有关，但均无确切证据，可能与遗传也有一定关系。

【临床】 患者无自觉症状，检查发现颊黏膜呈弥漫性灰白色或乳白色，双侧对称分布，有时扩展到唇黏膜。牵拉颊黏膜时，不透明的改变会变弱消失。表现显著时，发白区域还可有质地改变，呈薄膜状或皱褶状，不能擦去。

【病理】 上皮变厚，表面不全角化，棘层增生，钉突伸长变宽。棘层细胞内水肿明显，细胞变大，胞质变透明，其中见固缩的小细胞核（图 12-11）。

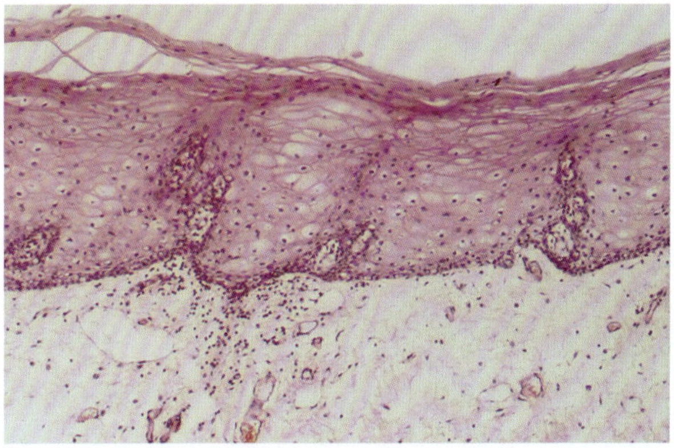

图 12-11 白色水肿
上皮细胞内水肿，胞核固缩或消失

【预后】 白色水肿无任何危害，也不会转化为恶性病变，不需治疗。

四、白色海绵状斑痣

白色海绵状斑痣（white sponge nevus）是一种少见的遗传性发育异常，为常染色体显性遗传，由编码角蛋白 4 和 / 或角蛋白 13 的基因突变造成，具有高外显率，但表现度差异较大。主要累及口腔黏膜，呈双侧对称分布的白色斑块，一般不需治疗。

【病因】 角蛋白 4 和 13 主要在非角化的黏膜上皮棘层中表达，其编码基因发生点突变，导致口腔黏膜的正常成熟过程出现缺陷，棘层细胞内角蛋白丝断裂，并聚集在细胞核周围。

【临床】 常于儿童及少年期发现，无性别差异。患者一般无自觉症状，临床检查见口腔黏膜对称分布的白色斑块，表面皱褶状或绒状，呈不规则增厚；质地较软，如同海绵。斑块边界不清，与正常组织逐渐融合。与白色水肿不同的是，牵拉颊黏膜使组织张力增加，白色斑块仍不消失。最典型的病变部位是双侧颊黏膜，舌腹、唇黏膜，口底前庭沟、软腭等部位均可广泛受累。其他黏膜发病则相对少见，如咽、喉、食管、鼻、肛门与生殖器黏膜等，眼结膜则不受累。

【病理】 棘层增生，使上皮显著增厚。表面过度不全角化，棘层细胞普遍水肿而变透明，细胞膜异常清晰，形成所谓编篮样形态。最具特征性的表现是棘层细胞内见嗜酸性胞质浓缩，聚集在细胞核周围，这一现象在脱落细胞学检查中更明显，电镜下显示细胞核周围是缠绕成团的角蛋白丝。上皮无异常增生，固有层一般无明显炎症（图 12-12）。

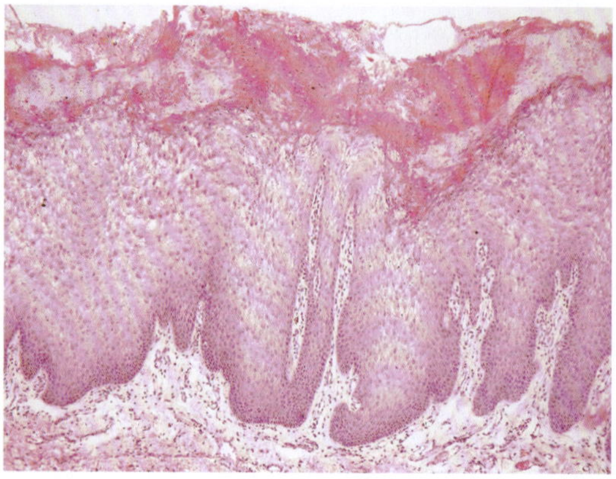

A

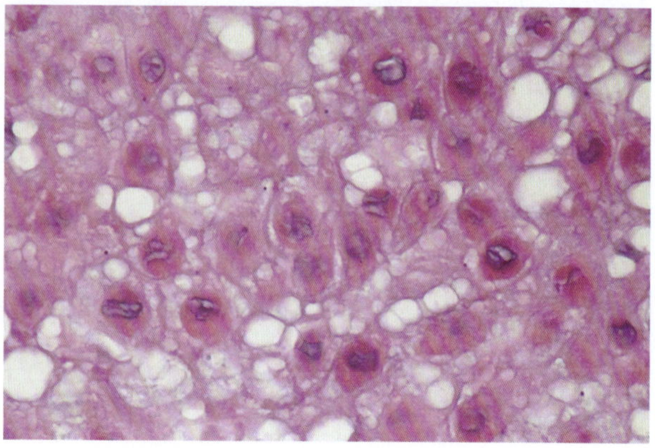

B

图 12-12 白色海绵状斑痣

A．上皮增厚，棘细胞空泡变性，细胞胞核固缩或消失；B．棘层细胞内见嗜酸性胞质浓缩，聚集在细胞核周围

【预后】 病变从婴幼儿期即可出现，到青春期达到高峰，以后不再发展。患者无明显症状，属良性过程，无需治疗。

五、口腔黏膜下纤维化

口腔黏膜下纤维化（oral submucous fibrosis）是一种慢性炎症性疾病，导致口腔黏膜结缔组织的渐进性萎缩和纤维化，最终组织挛缩变硬，动度下降。病变常继发于嚼槟榔习惯，具有慢性进展性和不可复性，同时是高危的癌前状态。

【病因】 本病与嚼槟榔习惯高度相关，多见于印度、东南亚、我国湖南和台湾等地。常见食用方法是将槟榔果与熟石灰（能促进槟榔果成分的释放）混合并包在蒌叶中，然后长时间放置在口腔中咀嚼或吸吮，有时还添加烟草、调味剂等多种物质。槟榔果中的槟榔碱（arecoline）等成分可能通过激活炎症细胞、产生大量细胞因子和生长因子，引起胶原代谢异常，包括胶原合成增加、胶原降解减少，也可能产生了较多的不可溶性胶原，最终导致细胞外胶原纤维的交联增加。遗传易感性、缺铁、B 族维生素缺乏和长期食用辣椒等可能起促进作用。

病变区上皮发生异常增生和癌变主要与槟榔嚼食物中的烟草类致癌剂有关，但也有研究显示不含烟草的槟榔也有致癌性。另一方面，病变中表面上皮萎缩和硬化后供血减少可能起一定促进作用。

【临床】 多见于 20 ~ 40 岁的年轻成人，常累及双侧颊黏膜、软腭和唇黏膜，早期黏膜起疱、发红和脱皮，有灼痛感。随后受损区因纤维化和血管减少而明显苍白，表面斑驳呈大理石样。纤维化起自上皮下方，向深层进展，组织失去弹性，可触及黏膜下硬条索，这时上皮萎缩，变得薄而光滑。最终累及咀嚼肌，张口受限，影响进食，严重时咽和食道上部也受累。

检查时还可发现牙和黏膜被槟榔染成棕红色，伴牙周炎和牙根暴露，常接触槟榔的黏膜部位充血发红，有时出现红斑和白斑。

【病理】 主要病理表现是上皮萎缩和上皮下纤维化。早期可见上皮下疱和过度角化，晚期则上皮明显变薄萎缩。结缔组织内胶原纤维玻璃样变，血管和成纤维细胞明显减少，轻至中等程度的慢性炎症细胞散在浸润，深层的肌组织渐进性萎缩，被致密的纤维所代替（图 12-13）。病变区以Ⅰ型胶原为主，Ⅲ型胶原集中于上皮和结缔组织交界区及血管周围。

在 10% ~ 15% 的活检病例中可见上皮异常增生，约 6% 已发展为鳞状细胞癌。

【预后】本病为进展性和不可复性，即使停止嚼槟榔，纤维化病变也不会消退，甚至还继续进展，目前的治疗方法大多效果不明显。同时有较高的癌变风险，不同报道中癌变率为 4% ～ 13%，因此需定期复查。

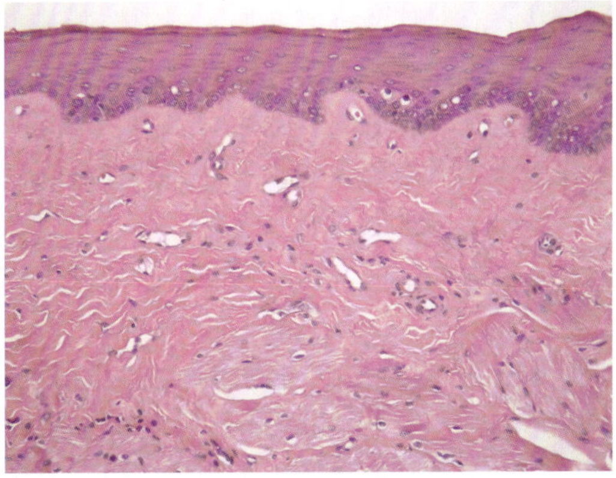

图 12-13　口腔黏膜下纤维化

胶原纤维变性，细胞与血管减少

六、腭尼古丁白角化病

腭尼古丁白角化病（leukokeratosis nicotina palati）是与吸烟明显相关的白色角化病变，但无恶变潜能。由于雪茄和烟斗的使用减少，此类病变已不多见。

【同义名】尼古丁口炎（nicotine stomatitis），烟斗过角化病（pipe smoker's keratosis），腭烟斑（nicotina palati），良性角化病（benign hyperkeratosis）

【病因】病变可能主要是局部组织对热的直接反应，而不是对烟草中化学成分的反应，所以被修复体覆盖的黏膜不受累。烟斗和雪茄比普通香烟在腭部产生更多的热，其使用的频率和剂量与病变的发生正相关。如果长期饮用过热的饮料，也会产生类似的病变。倒吸烟（香烟点燃的一端被放入口腔）也会造成显著的腭部角化，称倒吸烟者的腭（reverse smoker’s palate），但由于致癌剂和热的共同作用，其发展为上皮异常增生或癌的危险性极高。

【临床】常见于 45 岁以上的男性。直接的热刺激引起黏膜炎症性改变，最初黏膜充血变红，然后发生角化，硬腭广泛变白、不透明，呈很厚的皱褶状，有时出现分割的线纹，状似干裂的泥土或棋盘。在小涎腺排泄管开口处出现脐状的圆形白色突起，最中心为红色小点，为上皮鳞状化生和导管口炎症的表现。

【病理】腭部上皮增生和过度角化，在小涎腺导管开口周围的上皮尤其明显，固有层和小涎腺内见轻度的灶性慢性炎症细胞浸润，管腔内有炎性渗出物，排泄管上皮鳞状化生。上皮异常增生很少见。

【预后】本病为良性病变（与倒吸烟相关者除外），无恶变潜能，可在停止吸烟 1 ～ 2 周后完全消退，不需其他治疗。如果 1 月后还不消退，或者发生溃疡和局部红斑，则应视为真正的白斑，应行活检。此外，本病是重度吸烟者的一个标志，虽然腭部病变进展为癌的可能性极少，但在口腔其他部位、口咽部或呼吸道发生上皮异常增生和癌的危险性增加，应行仔细检查。抽烟斗增加癌发生的危险性，但与烟斗相关的口腔癌并不发生于腭部过度角化的区域，而是在口腔下部，经常是磨牙后区的舌侧，可能是致癌剂在该区域累积的结果，也说明过度角化和癌变可能是由不同的因素造成的。

七、摩擦性过度角化病

摩擦性过度角化病（frictional hyperkeratosis）是由于长期轻度机械摩擦导致的口腔黏膜白色斑块，属良性病变。

【同义名】局灶性过角化病（focal hyperkeratosis）

【病因】长期摩擦造成黏膜的保护性过度角化，类似皮肤上的茧。常见原因包括尖锐的牙尖、咬颊（或咬舌、咬唇）习惯、修复体摩擦及长期使用无牙颌咀嚼等。

【临床】在人群中常见，如咀嚼摩擦造成双侧颊黏膜和舌侧缘出现的线状白色病变，称咬合线（occlusal line）或白线（linea alba），无牙颌的牙槽黏膜表面或与修复体摩擦的部位等均可出现局限性白色斑块。早期病变较为透明，以后变得致密，明显发白，表面可粗糙不平。一般无自觉症状，有时伴溃疡或充血。习惯性咬颊可使黏膜明显粗糙，出现斑块状的红色和白色病变。

【病理】 病变区黏膜上皮明显过度角化，通常为正角化，棘层增生，有时可见浅层细胞内水肿，固有层轻度慢性炎症。上皮无异常增生。咬颊习惯常造成上皮表面不平，见较多角化突起。角化层表面有细菌菌团附着为其特征性表现。

【预后】 为良性病变，无恶变潜能，去除诱因后可在1-3周内自行消退，不需其他治疗。

八、烟草相关角化病

烟草相关角化病（tobacco-related keratosis）是指长期咀嚼烟草或将烟草末置于口腔前庭（snuff-dipping）等习惯导致的白色角化病变，与无烟烟草（smokeless tobacco）对口腔黏膜的直接作用有关，是一种特殊类型的白斑，其恶变潜能轻度增加。

【同义名】 无烟烟草相关白色病变（white lesions associated with smokeless tobacco，snuff dipper's keratosis，tobacco pouch keratosis）

【病因】 口腔黏膜对烟草制品的局部反应为炎症和过度角化，可能与其中的致癌剂亚硝基去甲烟碱（nitrosonornicotine）及其他添加剂和碱性pH值所导致的细胞信号传导失调及细胞损伤有关。

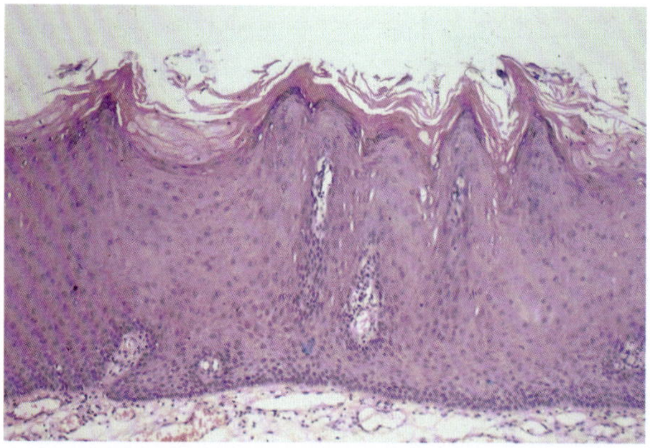

图12-14 烟草相关角化病

上皮角化层呈雪松样表现

【临床】 有上述习惯的人群中近20%出现口腔黏膜白色病变，位于直接接触烟草的部位，以下颌前庭沟多见。呈白色的水肿样斑块，表面因过度角化呈厚的皱褶状或颗粒状，偶尔呈红色或红白色病变，无明显症状。邻近的牙龈常见炎症表现和明显的牙龈退缩。

【病理】 病变局部上皮出现明显的过度不全角化，表面不平呈雪松样或人字形，表层上皮细胞内水肿和空泡变。固有层见轻至中度的慢性炎症，炎症常累及邻近的小涎腺（图12-14）。有时结缔组织内可见嗜碱性变。长期的病变可出现上皮异常增生。

【预后】 长期病变可缓慢进展为疣状癌，但比特发性白斑的恶变危险小，且为可复性，一般在停止上述习惯后几周内消退。如果在2个月后还不消退，应按特发性白斑对待，进行活检和随访。

第二节 口腔黏膜红色病变
Red Lesions of Oral Mucosa

一、口腔红斑

口腔红斑（erythroplakia）是指口腔黏膜上出现的鲜红色、天鹅绒样斑块，在临床上及病理上不能诊断为其他疾病者。是高危险性的癌前病变，多数伴上皮异常增生，约一半的病变在初次活检时已发展为癌。

【病因】 病因不明，可能与口腔鳞状细胞癌的发病因素相似，包括吸烟、酗酒、不健康的饮食习惯等。

【临床】 比白斑少见得多，在成人中所占的比例约为1∶2500。男性及50岁以上的中老年人多见。发病部位常为口底、舌、磨牙后区、软腭等，有时出现多发病变。红斑边界清楚，不高出黏膜面，平坦或微凹陷，鲜红色，柔软，呈天鹅绒样。一般范围较局限，无明显症状。有时，也可呈红色及白色混杂的红白斑。

【病理】上皮萎缩常见，表层因细胞成熟过程异常而不产生角化，又因固有层炎症造成血管增生和扩张，因此呈现临床所见的红色。几乎所有红斑均有上皮异常增生，40% 为重度异常增生，50% 已表现为原位癌或浸润癌（图12-15）。

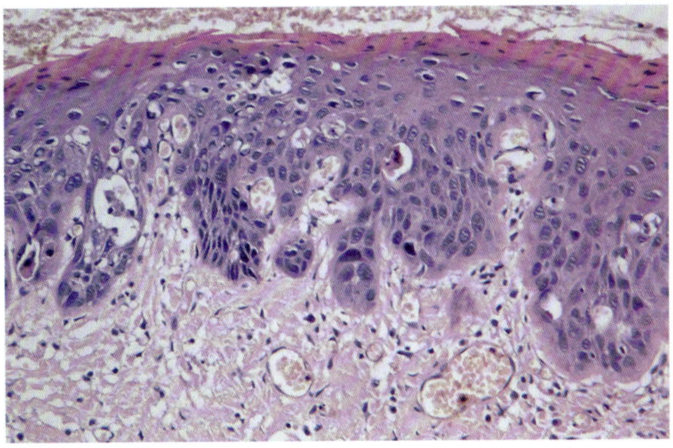

图 12-15 红斑—早期浸润癌

上皮异常增生，突破基底膜向结缔组织浸润生长

二、盘状红斑狼疮

【概述】红斑狼疮是一种典型的由免疫介导的结缔组织病，或称胶原血管病。临床上主要有两型：系统性（急性）红斑狼疮［systemic（acute）lupus erythematosus，SLE］和盘状（慢性）红斑狼疮［discoid（chronic）lupus erythematosus，DLE］，两型均可见口腔病变。系统性红斑狼疮好发于年轻女性，是严重的多器官、多系统疾病。患者体内产生多种自身抗体，在血液中或相应器官中形成抗原抗体复合物，几乎可以造成任何组织的损害，口腔病变见于 5% ~ 25% 的患者，少数报道中可高达 45%，其表现与盘状红斑狼疮的口腔损害相似。盘状红斑狼疮则主要累及皮肤和口腔黏膜，患者可能有关节疼痛表现，但内脏器官不会受累，预后较好。另外，还有介于两者之间的第三型，即亚急性红斑狼疮（subacute lupus），主要为皮肤损害，对日光敏感，病变浅表，不形成盘状红斑狼疮中的皮肤硬结和瘢痕，全身受累表现为关节炎及肌肉骨骼症状。本节将主要介绍盘状红斑狼疮。

【同义名】慢性皮肤红斑狼疮（chronic cutaneous lupus erythematosus），盘状狼疮（discoid lupus）

【病因】为自身免疫病，体液免疫和细胞免疫均参与其中。

【临床】主要见于中年人，女性居多。一般无全身症状，病变局限于皮肤及口腔黏膜。皮肤损害最常见的部位是面部和头皮，可在日晒后加重。典型病变呈圆形红斑，表面干燥粗糙，有较多鳞屑。病变常此起彼伏，愈合区的皮肤萎缩，形成瘢痕，可伴有色素沉着或色素减少，累及毛囊则造成永久性脱发。口腔黏膜的病变可见于 3% ~ 25% 的患者，但口腔单独发病者少见。常见部位为颊黏膜、牙龈和唇红。病变类似糜烂型扁平苔藓，形成表现多样的白色和红色病变。白色病变呈网状条纹，类似扁平苔藓，但其中的条纹不似扁平苔藓中清晰，且白色网状斑块常散乱分布，不对称，还可见于扁平苔藓不会累及的腭穹窿区。红色病变呈萎缩或浅表糜烂的不规则斑块，其边缘可见放射状排列的白色纤细条纹，是盘状红斑狼疮的特征性表现。有时中心的红斑萎缩区还可见细小的白点。萎缩和溃疡的病变区可造成患者疼痛，尤其在进食刺激性食物时加重。牙龈损害可表现为剥脱性龈病损。

【病理】盘状红斑狼疮病变中，黏膜上皮基底层的角质形成细胞是自身免疫损害的主要抗原，基底层细胞液化变性是其特征性表现。上皮表面过度角化，过度正角化多见，颗粒层明显，有时可见角质栓塞。棘层萎缩及增生交替出现，低倍镜下显得极不规则。基底层被破坏，基底膜不清晰。固有层有淋巴细胞浸润，其密集程度不等，但常波及黏膜下层。上皮下结缔组织内水肿明显，甚至形成上皮下疱。胶原纤维水肿、断裂。毛细血管扩张，管腔不规则，血管周围见淋巴细胞浸润（图 12-16，图 12-17，图 12-18）。由于抗原抗体复合物的沉积，PAS 染色可见上皮基底膜区和血管周围增厚。

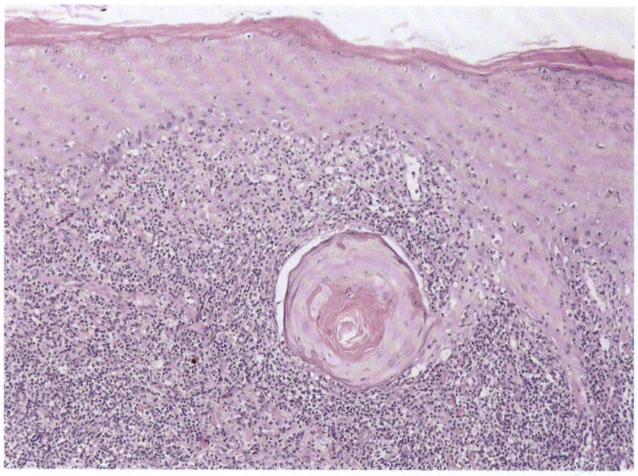

图 12-16 盘状红斑狼疮

上皮过度角化，角质栓塞形成，基底膜不清

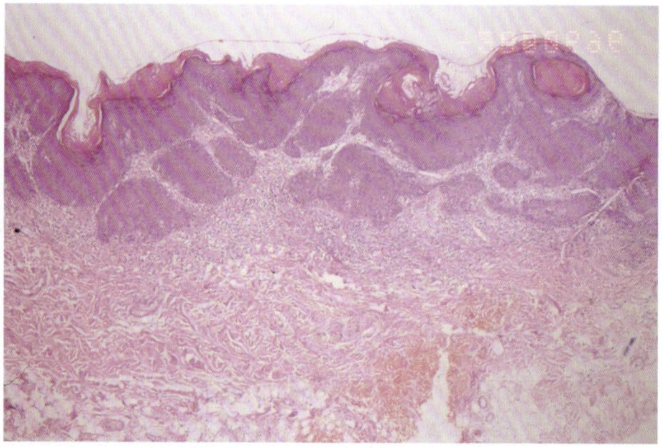

图 12-17 盘状红斑狼疮

上皮呈假上皮瘤样增生，细胞分化良好

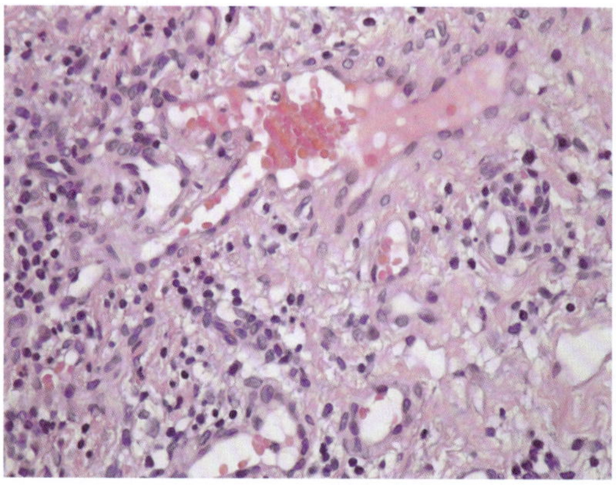

图 12-18 盘状红斑狼疮

毛细血管扩张，管腔不规则，血管周围有淋巴细胞浸润

在常规病理检查中，盘状红斑狼疮有时不易与扁平苔藓鉴别，但前者上皮棘层形态更不规则，且炎症浸润累及深层结缔组织，并常聚集在小血管周围，而没有扁平苔藓中淋巴细胞在结缔组织乳头层带状浸润的特点。有学者认为鉴别诊断应行直接免疫荧光检查或对皮肤病变做组织学检查。

盘状红斑狼疮皮肤病变与口腔黏膜病变的组织学表现相似，其特点是过度角化，常见毛囊开口处形成角质栓塞。

对皮肤和黏膜病变进行直接免疫荧光检查，见免疫球蛋白（IgG、IgM、IgA）、补体（C3）和纤维蛋白原在基底膜区呈颗粒状沉积，形成一条翠绿色的荧光带，又称之为狼疮带（lupus band）（图 12-19，图 12-20）。

【预后】 盘状红斑狼疮的预后比系统性红斑狼疮好得多，病变呈慢性，局限于皮肤及黏膜，约 50% 的患者可在数年后痊愈，进展为系统性红斑狼疮的可能性极小。盘状红斑狼疮被认为是一种癌前状态，有病变区上皮恶变为鳞状细胞癌的报道，常发生于唇、颊黏膜。

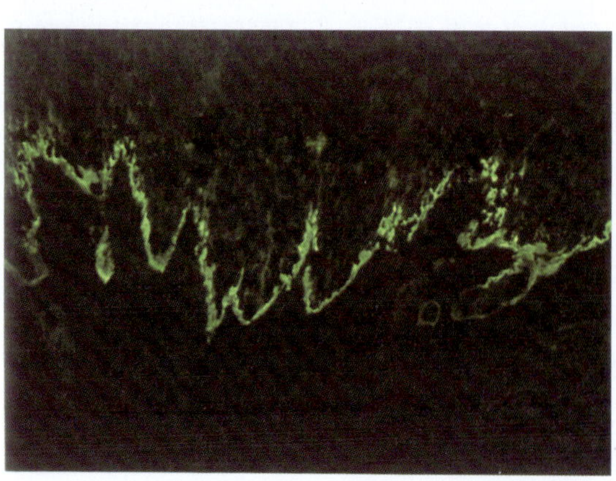

图 12-19 盘状红斑狼疮

上皮基底膜处狼疮带阳性（直接免疫荧光 IgG）

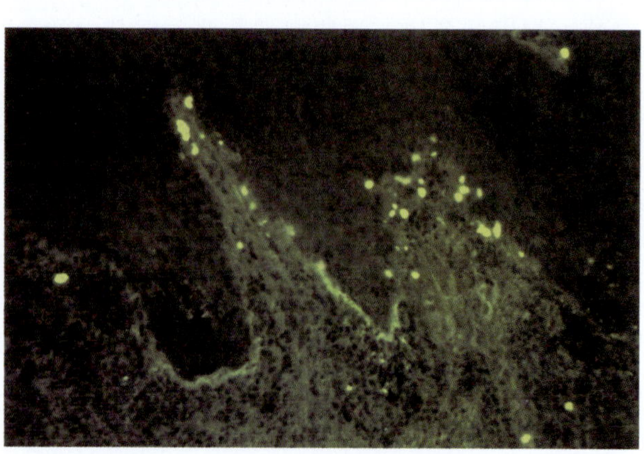

图 12-20 盘状红斑狼疮

上皮基底膜附近胶样小体呈黄绿色荧光阳性（直接免疫荧光 IgA）

三、扁平苔藓

扁平苔藓（lichen planus）是常见的慢性皮肤黏膜病，属于免疫介导的炎症性疾病。常累及皮肤、口腔黏膜和生殖器黏膜。口腔病变常见，在部分病例中可以仅见于口腔黏膜。

【病因】 扁平苔藓病因不明，但一般认为其炎症过程由T淋巴细胞介导，在组织学上类似于变态反应，可能是始动因素不同、但临床和组织学表现相似的一组病变。始动因素可能包括牙科材料、精神压力、药物、感染等。始动因素导致局部上皮基底细胞释放细胞因子，血管黏附分子表达增多，大量T淋巴细胞被募集并滞留在上皮与结缔组织交界处，在T细胞的介导下，引发细胞凋亡，基底层细胞被破坏。

【临床】 扁平苔藓相对多见，皮肤病变在人群中的发生率约1%，口腔病变0.1% ~ 2.2%。也可见于咽部及生殖器黏膜。患者年龄多为30 ~ 60岁，女性多见，男女比例约为2：3。

口腔黏膜病变常为双侧对称分布，最常见于颊黏膜，特别是颊黏膜后部；其次为舌，主要在舌侧缘；也发生于唇和牙龈，腭部很少受累。本病在临床上表现多样，可大体上分为网状型和糜烂型。网状型最常见，呈交错的白色网纹，多见于双侧颊黏膜；网纹不明显时，则形成白色斑块，与白斑难以区别，常见于舌背。糜烂型相对少见，但患者常因有疼痛症状而就诊。临床可见黏膜萎缩而形成红色斑块（又称红斑型或萎缩型），病变中心常发生糜烂或溃疡，仔细检查可见病变边缘伴有非常纤细的白纹。糜烂型病变可造成上皮与结缔组织分离，形成疱型扁平苔藓（bullous lichen planus），但较少见，多发生于邻近下颌第二磨牙和第三磨牙的颊黏膜。扁平苔藓累及牙龈时，可在不同区域的附着龈形成多处病变，主要表现是萎缩和糜烂，牙龈鲜红、光亮，临床上称为剥脱性龈炎（desquamative gingivitis）。患者的主观症状不一，有时和临床表现不一致。一般网纹型可无症状，或仅导致黏膜粗糙感或牵张感等。黏膜萎缩时患者有灼痛感及进食刺激性食物时疼痛，发生糜烂时疼痛较明显，甚至导致进食困难。

20% ~ 60%的口腔扁平苔藓患者可见皮肤损害，常见于前臂屈侧和小腿前部，呈多角形紫蓝色小丘疹，直径2 ~ 3mm，顶部扁平，可见细小的白纹，常有瘙痒感。

【病理】 扁平苔藓的核心病变过程是T淋巴细胞聚集于上皮和结缔组织交界处，并引发基底层细胞的破坏。其最具特征性的病理改变是基底细胞液化变性和淋巴细胞在紧邻上皮的固有层内呈带状密集浸润。表面上皮在长期的炎症性病变中经过缓慢的改建，可出现多种形态变化。上皮表面过度角化，以不全角化多见；棘层可增生、萎缩或两者并存，以增生多见；上皮钉突可以消失或不规则延长，有时变尖呈锯齿状，但锯齿样钉突在皮肤病变中更常见；基底层细胞空泡变和液化变性，基底膜和基底细胞层模糊不清，有时甚至形成上皮下疱；在交界区的基底层和固有层可见散在或成簇的嗜酸性圆形小体，是凋亡的基底层角质形成细胞，其细胞核浓缩或碎裂、消失，称胶样小体（colloid body）或Civatte小体，在红斑狼疮等其他病变中也可见到；固有层内有密集的淋巴细胞浸润带，其浸润范围较局限，一般不累及黏膜下层；另外，常可见淋巴细胞游走至上皮细胞间，这些细胞与基底细胞的破坏直接相关（图12-21，图12-22）。

直接免疫荧光检查，90% ~ 100%的扁平苔藓病变可在基底膜区见纤维蛋白原沉积，但免疫球蛋白和补体较少。

扁平苔藓病变中的上皮细胞没有明显的非典型性。有时病变伴发白色念珠菌感染，可见上皮细胞生长活跃，可在感染控制后再行组织学检查。口腔黏膜上皮发生异常增生时，宿主对非典型细胞的炎症反应可形成非常类似扁平苔藓的改变，如果异常增生的程度较轻微，可能在组织学上难以区分。

【诊断】 扁平苔藓的组织学表现虽然有一定特征，但并非其特异性表现，苔藓样药物反应、苔藓样银汞反应、移植物抗宿主病（graft-versus-host disease，GVHD）、红斑狼疮等都可以有类似的改变。诊断时应结合临床表现，尤其是病史、病变的外观及分布特点等。

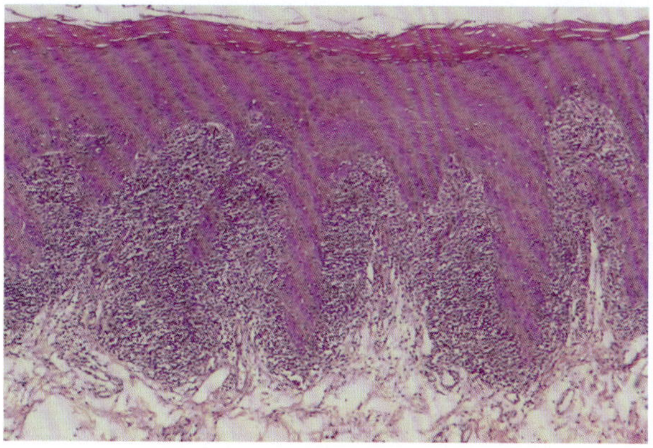

图 12-21 扁平苔藓
上皮钉突呈锯齿状，固有层见密集的淋巴细胞浸润带

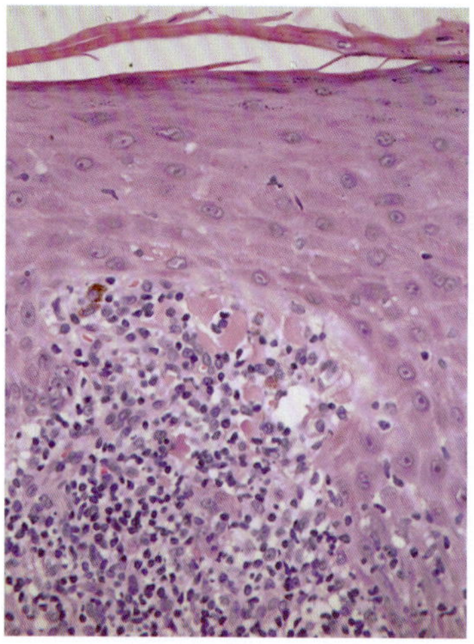

图 12-22 扁平苔藓
上皮下基底膜附近可见许多粉染、均质的胶样小体

【预后】 扁平苔藓为慢性病变，一旦发生，常持续存在。其范围和严重程度随时间波动，但属于良性病变，可长期处于无症状而不需治疗的状态。口腔扁平苔藓是否属于潜在恶性病变，一直存在较多争议。目前多数学者认为其具有轻微的恶变危险性，恶变可能性小于 1%。有人认为萎缩型和糜烂型扁平苔藓病变中上皮对致癌因子的屏障作用减弱，因此更易恶变，但目前尚无确切的支持证据。

四、苔藓样病变

扁平苔藓可能是不同诱因造成的超敏反应，虽然在病因上具有异质性，但其临床和病理表现难以区分。如果能确定病因，则应称为苔藓样病变（lichenoid lesion）。

【同义名】 苔藓样超敏反应（lichenoid hypersensitivity reaction），苔藓样反应（lichenoid reaction），苔藓样口炎（lichenoid mucositis），lichenoid amalgam reaction（苔藓样银汞反应）

【病因】 可造成口腔黏膜苔藓样病变的诱因多种多样，包括药物（非甾体类抗炎药、降压药等）、银汞充填材料（特别是旧的充填体，被腐蚀的银汞合金可释放出金属离子）、肉桂调味剂、移植物抗宿主病、HIV 感染或丙型肝炎等。如果去除可能诱因后病变消退，重新暴露后病变又出现，才能确定诱因与病变之间的因果关系，但临床上往往很难做到确诊。

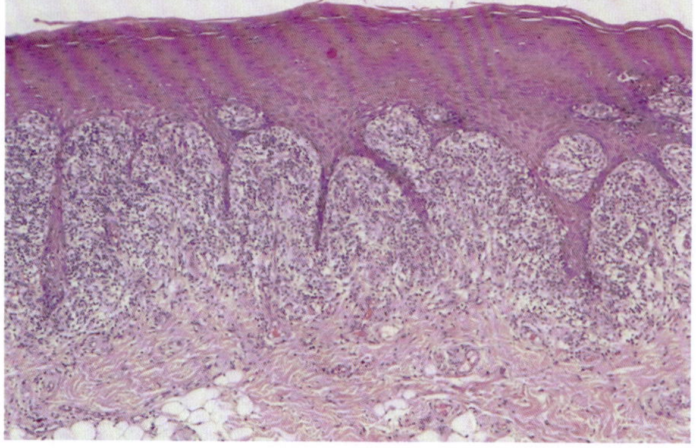

图 12-23 苔藓样变
服用药物引起的病变，固有层可见密集的淋巴细胞浸润带

【临床】 临床表现经常与真正的扁平苔藓难以区分，提示可能为苔藓样病变的表现包括：开始服用某种药物后发生；病变为单侧分布或发生于不常见的部位；明显的萎缩或溃疡、糜烂；伴广泛的皮肤病变；病变局限并与充填体相邻；病变边界非常清楚；病变无游走性，位置长期不变等。

【病理】 组织学表现与扁平苔藓难以区别，可见上皮过度角化、萎缩或溃疡，基底细胞液化变性，固有层密集的慢性炎症细胞浸润，主要是淋巴细胞及散在的浆细胞，有时更深层组织内也见淋巴细胞浸润，多在血管周围。其诊断主要依靠临床表现，活检的作用在于排除其他病变如上皮异常增生。

【预后】 病变发展过程与扁平苔藓类似，除应尽量消除可能诱因外，二者治疗方法也基本相同，有时不需区别。

五、黏膜良性淋巴组织增生病

该病是一种反应性增生性病变。特点是黏膜固有层淋巴组织增生，形成淋巴滤泡，在相当多的病例中出现上皮异常增生并可发生癌变，因此在性质上应属口腔黏膜的潜在恶性病变。

【病因】 病因不清，可能是某种未知抗原刺激所产生的原发性、反应性淋巴组织增生。免疫病理学检查不支持本病与自身免疫有关。

【临床】 发病年龄以 22 ~ 40 岁多见。男性稍多于女性。下唇病变最多，其次为颊、腭、舌等。临床表现主要有两种，一是糜烂性病变，糜烂区灰白或红白间杂，发生在下唇者容易干裂出血并结痂，在糜烂基础上局部可出现疣状增生；另一型为乳头状瘤样增生物，表面呈乳头、息肉或颗粒状。患者可有自发痛及局部痒感。

【病理】 最主要的特点是在黏膜的固有层内出现淋巴滤泡（图 12-24），生发中心内的组织细胞胞质内存在多色体（polychromic body），为数量不等、大小不一的圆形小体，HE 染色呈嗜双色性。滤泡中央尚可见嗜伊红团块状物。淋巴滤泡周围的组织中见弥漫的、不同程度的炎症细胞浸润。主要为淋巴细胞，也可见浆细胞和嗜酸性粒细胞。此外还有胶原纤维及血管的炎症性改变。病变上皮可呈各种变化，增生、萎缩、糜烂、溃疡均可出现，有时混合存在。上皮内炎症细胞游出较多，可形成微小脓肿，但 PAS 染色不见念珠菌菌丝。基底膜增厚或因基底细胞液化变性而模糊不清。该病中有一部分病例可出现上皮异常增生，甚至癌变（图 12-25）。

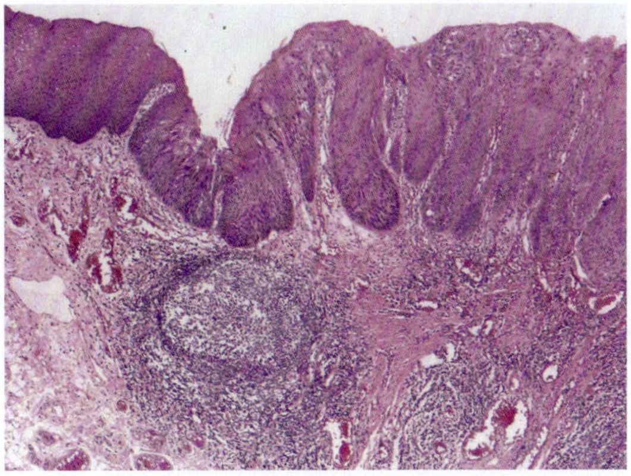

图 12-24　黏膜良性淋巴组织增生病

上皮下结缔组织内见淋巴细胞呈灶性浸润，并见淋巴滤泡形成

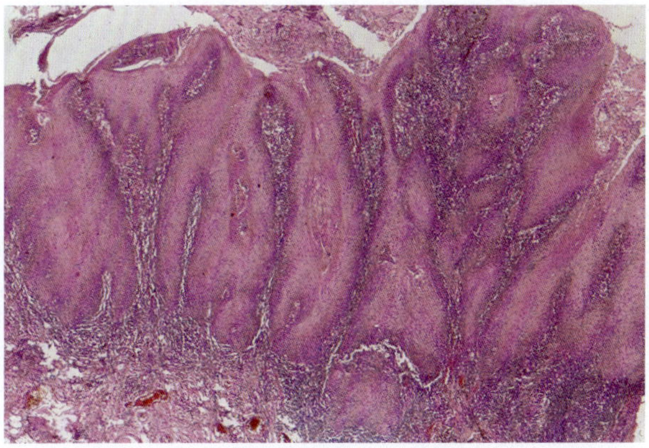

图 12-25　黏膜良性淋巴组织增生病癌变

异常增生的上皮细胞向结缔组织内浸润，形成癌巢

【预后】 有学者根据病例研究，发现此病伴上皮异常增生者约占 16%，随访发现癌变者占 10%，因此应将其视为潜在恶性病变。

六、游走性舌炎

游走性舌炎（migratory glossitis）是发生于舌的良性炎症性病变，表现为舌表面反复出现又自发消失的地图样红斑，其大小、形状及部位都不固定。

【同义名】 地图舌（geographical tongue），舌游走性红斑（lingual erythema migrans），区域剥脱性舌炎（glossitis areata exfoliativa）

【病因】 病因不明，可能属于发育异常，部分患者有家族史。其病理表现类似银屑病，但与银屑病的关系尚不明确。

【临床】 游走性舌炎属于常见病变，在人群中占 1% ~ 3%，女性多于男性，在年轻人、非吸烟者和过敏体质者中多见。

常见部位为舌背前 2/3 及舌侧缘，其他部位偶尔发生，如唇黏膜、颊黏膜、口底等。常为多发，单个出现的病变少见。病变中央区丝状乳头萎缩，呈光滑的红斑样，由于黏膜变薄及炎症改变而有轻微触痛及刺激痛。红色萎缩区的界限清楚，边缘增厚隆起，呈黄白色。相邻的病变相互融合，其外形迂曲呈地图状。病变发展几天后愈合，然后无明显诱因地又在其他部位出现，似乎在舌背上移动。部分患者同时出现沟纹舌，其意义不明。

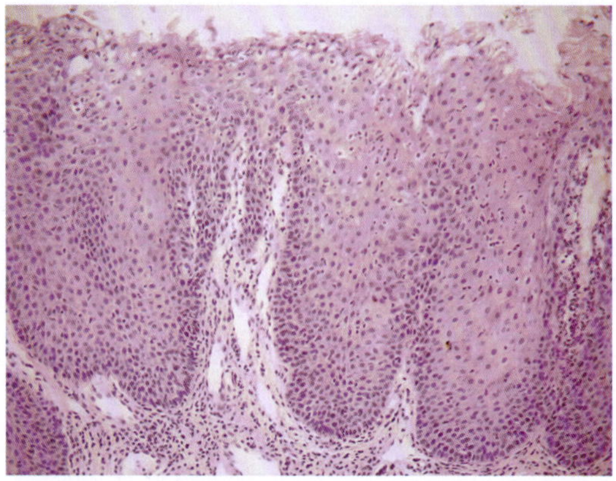

图 12-26 游走性舌炎

上皮表层剥脱，上皮内中性粒细胞移出，结缔组织中血管扩张、淋巴细胞浸润

【病理】 游走性舌炎主要根据临床表现确诊，不需活检。其病理学改变类似银屑病，中央红斑萎缩区可见丝状乳头萎缩，表面无角化，上皮变薄，上皮内中性粒细胞和淋巴细胞浸润，中性粒细胞常在近表层处形成微小脓肿，可能与上皮表层破坏有关。增厚的边缘区见上皮过度角化，棘层增生及水肿，上皮钉突伸长。固有层慢性炎症（图 12-26）。

【预后】 游走性舌炎无严重危害及并发症，可行对症治疗。单个病变可自发消退，但又会在其他部位出现。

七、遗传性出血性毛细血管扩张症

遗传性出血性毛细血管扩张症（hereditary hemorrhagic telangiectasia）是一种少见的遗传病，患者皮肤和黏膜的毛细血管和静脉扩张，造成反复出血。

【同义名】 奥斯勒 - 韦伯 - 朗迪病（Osler-Weber-Rendu syndrome）

【病因】 本病为常染色体显性遗传病，在新生儿中发病率约万分之一。主要分为 1 型和 2 型，分别与两个不同的基因有关。在 1 型患者中，9 号染色体上的 ENG 基因突变，2 型则为 12 号染色体上的 ALK1 基因突变。这两个基因编码的蛋白质分别为内皮联蛋白（endoglin）和活化素受体样激酶 -1（activin receptor-like kinase-1，ACVRL1），均为跨膜蛋白，在内皮细胞中大量表达，参与调控细胞外基质的组成、增生、迁移、黏附等，在保持血管壁的完整性方面发挥作用。

【临床】 本病可以广泛累及任何器官，除皮肤和黏膜多发的毛细血管扩张外，还可发生动静脉瘘。毛细血管扩张表现为鲜红色、蓝紫色的斑点或结节，用玻片压迫后血色消退变白。常在 10 ~ 30 岁出现，随年龄增长，斑点逐渐增多、变大。面部皮肤病变见于 35% 的患者，特别是颊部、耳部和鼻孔处。手指、脚趾、甲床处的病变也很多见。

大多数患者最初都因反复鼻出血而就诊，该症状最常见，发生也早，于 10 ~ 20 岁，多在皮肤毛细血管扩张之前出现，并随年龄增长而加重。口腔黏膜的病变与皮肤类似，其自发出血的频率仅次于鼻出血。以唇、舌部多见，约发生于 60% 的患者，也可见于腭、牙龈、颊黏膜等处。由于口腔表现最易发现，也很有特征性，是临床诊断的重要线索。

此外，消化道、肺、泌尿生殖道、眼、脑均可受累，血管容易破裂，造成患者明显失血。

【病理】 毛细血管扩张见于上皮下方，黏膜固有层或皮肤的真皮层见大量明显扩张的薄壁血管，仅由单层内皮细胞围成，其基底膜完整。血管趋向成熟后，可有平滑肌层出现，但无弹性纤维。病变中并没有血管增生的表现，仅为固有血管的显著扩张。

【预后】 表现轻微的患者预后良好，可行电灼或冷冻、激光等方法控制局部出血。自发性出血是最严重的并发症之一，并随年龄增长而加重，1% ~ 2% 的患者因大量失血而死亡。此外，肺动静脉瘘也是较危险的病变，可引起脑脓肿和脑出血，应彻底排查。在未能栓塞消除肺动静脉瘘之前，任何手术或牙科治疗都应该加用预防性抗生素，以避免脑脓肿。

第三节　口腔黏膜黑色病变
Pigmented Lesions of Oral Mucosa

一、口腔黑斑

口腔黑斑（oral melanotic macule）是一种获得性的良性病变，为口腔黏膜表面小而平坦的棕色或黑色颜色改变，为局部黏膜黑色素沉积增加导致，一般不伴黑色素细胞的增加。

【同义名】 局灶性黑色素沉着（focal melanosis）

【病因】 是局部黏膜黑色素沉积增加引起的颜色改变，但诱因不明，有人认为其相当于发生于口腔黏膜的皮肤雀斑，但与雀斑不同的是，口腔黑斑与日晒无关。除特发性黑斑外，某些病理状态可能伴有口腔黏膜黑斑样改变，应注意排除，如：炎症后的色素沉着、药物相关性色素沉着，以及一些系统病和遗传病，特别是艾迪生病（Addison’s disease）、波伊茨 - 耶格综合征（Peutz-Jeghers syndrome）等。

【临床】 比较常见，可见于 0.1% 的成人，比口腔黏膜中其他色素性病变（色素痣、黑棘皮瘤和黑色素瘤等）都常见得多。可见于任何黏膜部位，下唇红、牙龈、颊黏膜和硬腭多见。多数为单发，多发者约 17%。一般为平坦、界清、圆形或椭圆形的斑块，棕色或黑色，颜色均匀，直径通常为 1 ~ 2 mm，很少有大于 7mm 的。患者无明显症状，病变形态及颜色长期固定不变。

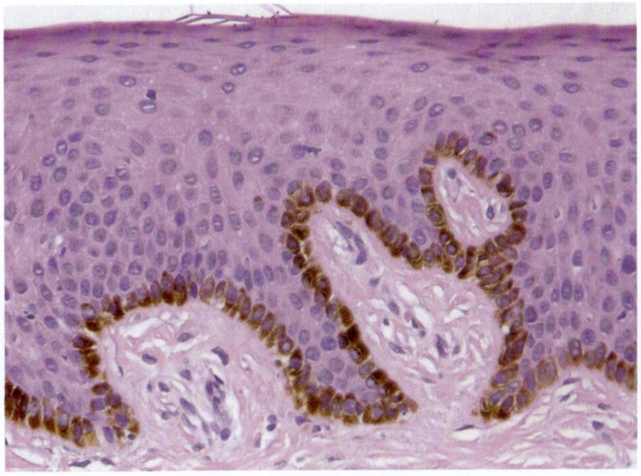

图 12-27　口腔黑斑

上皮基底层细胞内黑色素颗粒增多

【病理】 鳞状上皮形态正常，但基底层及副基底层的角质形成细胞内黑色素沉积，一般无黑色素细胞数量的增加。固有层浅层也可见色素，称色素失禁（melanin incontinence），可位于细胞外或被巨噬细胞吞噬，这种细胞称噬色素细胞（melanophage）。结缔组织通常无明显炎症（图 12-27）。

【预后】 口腔黑斑无恶变潜能，不需治疗。但由于早期黑色素瘤在临床表现上与黑斑比较相似，应注意排除，对于新近出现、面积较大、色素不均匀、近期明显增大、出现时间不明确的口腔黑色病变，都建议切除并活检。

二、色素痣

皮肤色素痣（pigmented nevus）非常常见，而口腔黏膜的色素痣相对少见。病变由能产生色素的痣细胞（nevus cell）局灶性增生而形成，病理上按痣细胞巢在发展成熟过程中与上皮和结缔组织的位置关系而分为交界痣（junctional nevus）、混合痣（compound nevus）和黏膜内痣

（intramucosal nevus）或皮内痣（intradermal nevus），还有较为特殊的类型如蓝痣（blue nevus）和先天性色素痣（congenital melanocytic nevus），其临床和组织学表现各有特点。

【同义名】 黑色素细胞痣（melanocytic nevus），痣细胞痣（nevocellular nevus）

【病因】 除先天性色素痣外，痣一般为获得性改变，于出生后不久开始出现，大部分形成于儿童期，20 岁以后相对固定。痣细胞为良性细胞，在发育过程中，从神经嵴迁移到皮肤或黏膜，并发生局灶性增生。在痣细胞不断成熟的过程中，其位置逐渐从上皮内（交界痣）移至上皮与结缔组织之间（混合痣），再完全位于结缔组织内（黏膜内痣或皮内痣）。由于色素痣多于儿童期发育成熟，因此临床上最常见的是皮内痣和黏膜内痣。痣细胞与黑色素细胞均来自神经嵴，也都能产生黑色素，但是二者是独立迁移、分化的“近亲”关系，还是痣细胞来自局部黑色素细胞的变异，目前还没有定论。

【临床】 色素痣在头颈部皮肤常见。最早为交界痣，呈棕色或黑色斑，其界限清晰；多数交界痣在出现后几年内增生形成轻微高起的丘疹，表面光滑，颜色变浅，呈淡棕色（混合痣）；随着时间推移，痣失去颜色，表面变粗糙呈乳头状，中心长出毛发（皮内痣）。在此发展过程中，痣的大小少有变化，一般小于 6mm；除非处于经常受摩擦的部位，也很少发生溃疡或其他不适。发展成熟后，痣的形态特点会长年保持不变。

口腔黏膜痣与皮肤痣的发展过程类似，但成熟的病变表面一般不会有乳头状改变。其发生率比皮肤痣少得多，约见于 0.5‰的成人。最常见的部位是腭，其次为颊，也可见于唇、牙龈、牙槽嵴等处。一般小于 6mm，与黑斑相似，平坦或略高起，呈棕色到蓝色，约 20% 的病变无色素。其中最常见的是黏膜内痣，其次为蓝痣，交界痣和混合痣少见。蓝痣也多见于腭部，呈蓝色或蓝黑色，界限清楚，一般小于 1cm。

先天性色素痣约 15% 发生于头颈部皮肤，但在口腔黏膜很罕见。其临床表现与获得性色素痣相似，但面积很大，可达 20cm 以上，呈棕色或黑色斑，表面粗糙或有多结节区。其临床表现随年龄增长而改变，早期较平坦，浅棕色，以后逐渐隆起，表面变粗糙，颜色变黑，并长出较多毛发。

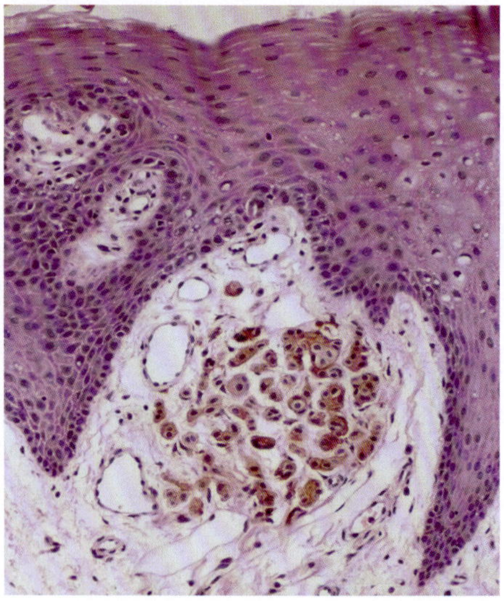

图 12-28 色素痣—黏膜内痣

痣细胞位于上皮下结缔组织内

【病理】 痣细胞较小，呈圆形或椭圆形，没有黑色素细胞的突起。细胞膜清晰，含嗜酸性胞质，黑色素含量不等，细胞核小。交界痣局限于上皮基底层，未波及固有层；如成团的痣细胞增生并下降至固有层，则为混合痣；黏膜内痣（发生于皮肤者称皮内痣）的痣细胞则完全位于固有层（可真皮）内（图 12-28）。

均匀一致的痣细胞密集排列，但无包膜。病变从接近上皮的表层到深层呈现出不同分化区，浅层细胞较大，胞质多，类似上皮细胞，倾向于成巢排列，常有细胞内色素；中层的细胞胞质少，很少有色素，类似淋巴细胞；深层细胞则变长，呈梭形，像施万细胞（Schwann cell）或成纤维细胞。

蓝痣的特点是痣细胞呈梭形，且位于结缔组织深层。由病变中黑色素颗粒反射的光需通过更多的表层组织，波长较长的红色光和黄色光多被组织吸收，而短波的蓝色光易于穿透组织而被反射，所以病变常呈蓝色。病理上可分为普通蓝痣（common blue nevus）和细胞性蓝痣（cellular blue nevus）。前者多见，痣细胞细长，为有分枝的树突状，内见较多色素颗粒，位于固有层，与表面上皮平行排列。细胞性蓝痣少见，病变中痣细胞非常丰富，梭形的产色素细胞较为圆胖，可在病变边缘见到典型的树突状梭形细胞。

先天性色素痣的组织学表现与获得性色素痣相似，都由痣细胞构成，可表现为交界痣、混合痣和皮内痣三种形式。不同的是，其痣细胞可增生至真皮深层，“浸润”于胶原纤维间，甚至长入皮下脂肪层。另外，在真皮网状层常与神经血管束相混杂排列，并围绕皮肤附属器结构。

【预后】 口腔黏膜色素痣为良性病变，可以说没有恶变的可能性。以往曾认为交界痣有恶变危险，但目前无证据支持。另一方面，由于口腔色素痣少见，在临床上与早期黑色素瘤相似，因此，所有可疑的、特别是隆起或结节状的病变均应行切除活检。

皮肤痣可以表现不典型性，以每个痣来说，恶变为黑色素瘤的概率为 1∶1 000 000。蓝痣恶变也很罕见。面部皮肤痣一般不需治疗，但对于易于受到摩擦刺激、或大小及颜色短期内发生变化的痣应予以切除。另外，很多皮肤痣在中老年后会逐渐消退。

3% ～ 15% 大于 20cm 的先天性色素痣恶变为黑色素瘤，所以应尽量彻底切除，如不切除，也应密切随诊。另外，还应注意多发性先天性色素痣是神经皮肤黑色素痣序列征（neurocutaneous melanosis sequence）的表征之一，患者可能发生中枢神经系统黑色素性肿瘤。

三、口腔黑棘皮瘤

口腔黑棘皮瘤（melanoacanthoma）是一种相对少见的口腔黏膜获得性色素沉着，为良性病变，组织学特点为树突状黑色素细胞散布于局部黏膜上皮中。

【同义名】 黑棘皮病（melanoacanthosis）

【病因】 为反应性病变，部分与创伤有关。与皮肤的黑棘皮瘤是完全不同的病变，多数人认为后者是脂溢性角化病的一种变异型。

【临床】 黑人多见，常发生于女性，发病年龄多为 20 ～ 40 岁。颊黏膜是最常见的部位，也可见于唇、腭、牙龈和牙槽黏膜，多为单一病变，少数多发或双侧发生。病变表面光滑，平坦或微突起于黏膜，深褐色至黑色。常迅速增大，有时在几周内达数 cm，患者无自觉症状。

【病理】 大量形态正常的树突状黑色素细胞散布于整个病变区上皮（正常时局限于基底层），基底层的黑色素细胞数量也增多。还可见棘层水肿和轻度的棘层增生。固有层嗜酸性粒细胞和轻度至中度的慢性炎症细胞浸润。

【预后】 无恶变潜能，不需治疗。但其生长速度快，应行活检以排除黑色素瘤。

四、口腔黏膜外源性色素沉着

外界的有色物质种植进入口腔黏膜，引起临床可见的色素沉着，称外源性色素沉着（extrinsic pigmentation），最常见的是医源性的银汞合金沉着。

【同义名】 银汞文身（amalgam tattoo），局灶性银质沉着病（focal argyrosis）

【病因】 多种有色物质都有可能从外界种植进入口腔黏膜，但临床最常见的为银汞合金沉着。银汞合金是牙科常用的充填材料，在拔牙、牙体预备等操作中，银汞颗粒通过软组织创伤进入黏膜，或黏膜在充填体表面长期摩擦而导致银汞颗粒的种植。偶见因机械外伤而使铅笔的铅芯植入黏膜，常发生于硬腭处。

【临床】 多见于与充填体邻近的黏膜组织，如牙龈、牙槽黏膜、颊、腭、舌等处，呈灰、黑、蓝等颜色的单个斑状，一般小于 0.5 cm，界限清晰或不规则，也可以较弥漫，周围不伴充血。患者无自觉症状，斑块的体积和颜色一般也不随时间变化。少数情况下，如果机体的吞噬反应较强，则可因吞噬细胞向外周移除异物颗粒而表现为色素向周围扩散。

【病理】 银汞颗粒位于上皮下固有层内，因其对胶原纤维和弹性纤维亲和性较强，故多与基底膜平行，沿胶原纤维排列，或围绕血管和神经束，使这些结构呈黑色或棕色，类似嗜银染色。由于软组织对银汞较为耐受，一般炎症反应轻微。颗粒进入初期有血管增生和炎症，以后则炎症不明显。组织反应与异物颗粒的大小和元素成分有关，大的颗粒周围见致密的纤维包绕，伴轻度

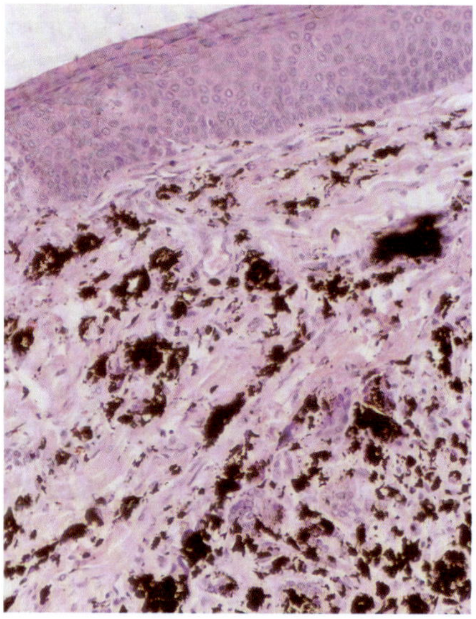

图 12-29 口腔黏膜外源性色素沉着
银汞颗粒沉着于上皮下固有层及黏膜下层

炎症；小的颗粒周围炎症稍明显，可见淋巴细胞、浆细胞浸润，如有组织细胞和多核巨细胞形成肉芽肿，则称异物反应（foreign body reaction）（图 12-29）。

【预后】 无恶变潜能，但需注意排除黑色素瘤。

五、色素沉着肠道息肉综合征

色素沉着息肉综合征（Peutz-Jeghers syndrome）是一种罕见的遗传病，其特征为多发性皮肤和黏膜黑斑、胃肠道错构瘤样息肉及对恶性肿瘤的易感性。

【同义名】 波伊茨 - 耶格综合征

【病因】 为常染色体显性遗传病，在新生儿中的发病率为 1/10 万 ~ 1/20 万，约 35% 的患者为新发原代突变。突变基因 STK11（又名 LKB1）属于抑癌基因，位于 19 号染色体，编码一种丝氨酸 / 苏氨酸蛋白激酶。

【临床】 皮肤黏膜病变发生早，约 75% 的患者在 2 岁前出现。呈数量众多的棕色或蓝黑色斑点，类似雀斑，在口周区及其他体窍（眼、鼻、肛门、生殖器）周围尤其明显，下唇是最常见的部位，约见于 98% 的患者。也可出现于四肢，如手指、脚趾等处。口腔黏膜的黑斑也较多见，但其数量和范围有较大差异。多位于唇、颊黏膜等部位，直径 1 ~ 12mm，比皮肤病变相对大些，互相不融合。皮肤黑斑在青春期有颜色变淡的倾向，这一特点有助于鉴别诊断。

多发性肠道息肉可分布于所有产黏液的胃肠道黏膜区域，以空肠和回肠多见。肠道息肉为错构瘤样增生，属良性病变。常见的并发症是肠套叠和肠梗阻，腹痛等症状一般在患者 20 岁以后变得明显，可能发生肠道缺血性坏死和腹膜炎，需密切随访。

肠道息肉本身不是癌前病变，但相当多的患者发生胃肠道腺癌或胰腺、乳腺、生殖系统的恶性肿瘤，癌易感性是普通人群的 18 倍。

【病理】 皮肤及黏膜黑斑处可见基底层细胞内黑色素增加，无明显的黑色素细胞增多。电镜观察可发现黑色素细胞的突起伸长，黑色素颗粒滞留在黑色素细胞内，而不是转运到周围的角质形成细胞中。

【预后】 约 50% 的患者因不同类型的恶性肿瘤而死亡。

第四节 口腔黏膜疱性病变
Vesiculobullous Diseases of Oral Mucosa

一、天疱疮

天疱疮（pemphigus）是一组少见而严重的皮肤黏膜自身免疫性疾病，自身抗原为上皮细胞桥粒蛋白，细胞间连接结构被破坏，形成上皮内疱（intraepithelial blister）。如果不经治疗，常导致患者死亡。

临床上分为四型，包括寻常型天疱疮（pemphigus vulgaris）、增殖型天疱疮（pemphigus vegetans）、落叶型天疱疮（pemphigus foliaceus）及红斑型天疱疮（pemphigus erythematosus），其中寻常型天疱疮最常见。在前两型中，全层上皮细胞受损，而后两型损伤的部位是浅棘层。口腔黏膜受累仅见于前两型，并常先于皮肤病变出现。增殖型天疱疮较少见，目前多数学者认为其是寻常性天疱疮的一种亚型。本节将主要介绍寻常型天疱疮。

【病因】天疱疮为自身免疫性疾病，在寻常性天疱疮中，机体对上皮细胞间的桥粒蛋白 - 桥粒黏蛋白 3（desmoglein 3）产生自身抗体，导致细胞间连接被破坏，细胞与细胞间因失去黏附而分离。桥粒黏蛋白为组成桥粒 - 张力丝复合体的蛋白之一，是一种跨膜蛋白，属于钙黏着蛋白家族。其中桥粒黏蛋白 3 主要在表皮和口腔黏膜上皮的副基底层表达，因此，寻常型天疱疮形成的上皮内疱位于基底层和棘层之间。约 40% 以上的患者在病变活动期都可检测出自身循环抗体，其抗体滴度多与病情的严重程度直接相关。

【临床】患者年龄分布较广，但常见于 40 ~ 60 岁者，女性稍多见。几乎所有病例都有口腔表现，50% ~ 60% 的口腔黏膜病变先于皮肤病变，有时甚至早出现 1 年以上。由于口腔病变也是治疗过程中比较顽固难愈的，被称为“早来晚走”。口腔黏膜的天疱疮可广泛发生于任何部位，以颊、腭、唇、牙龈及舌腹黏膜最为多见。初起时为薄壁水疱，很快破裂；临床检查时常见多处浅表的红斑样糜烂和溃疡，疼痛明显；糜烂区一般边界清楚，有时范围很大，呈不规则的地图样。轻轻推压糜烂区之间看似正常的黏膜，可造成上皮分离，形成新的水疱，称为尼氏征（Nikolsky's sign），此现象并非天疱疮所特有，也可见于类天疱疮等其他病变。

皮肤的松弛性大疱主要出现在胸部和背部，同样很快破裂，遗留裸露的红斑，以后结痂。也可出现在生殖器、鼻等其他黏膜；偶尔眼部受累，但不会形成瘢痕。

【病理】天疱疮最具特征的病理表现是棘层松解（acantholysis）和上皮内疱。由于细胞间的桥粒连接丧失，上皮棘层细胞相互分开，称为棘层松解。因棘层松解形成的上皮内疱位于基底层与棘层之间，基底层细胞仍附着于基底膜上。松解的棘层细胞单个或成簇地漂浮在疱液中，因为内部张力丝的牵拉及失去与周围细胞的连接而呈圆形，细胞质聚集在核周，称为天疱疮细胞（Tzanck cell），在疱液涂片中也可见此细胞（图 12-30）。有时因疱壁破裂，不能观察到棘层上皮，但仍可见一层基底细胞附着于疱底的结缔组织上方，似绒毛状或“成排的墓碑样”。固有层见轻度至中等程度的慢性炎症细胞浸润（图 12-31）。

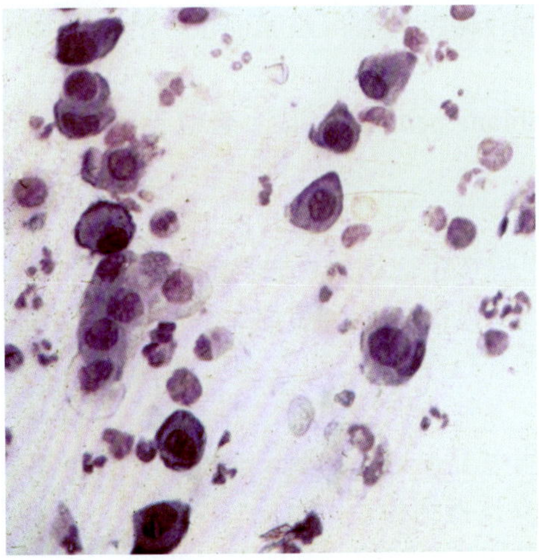

图 12-30　寻常性天疱疮涂片

疱液涂片，姬姆萨染色可见松解的棘层细胞

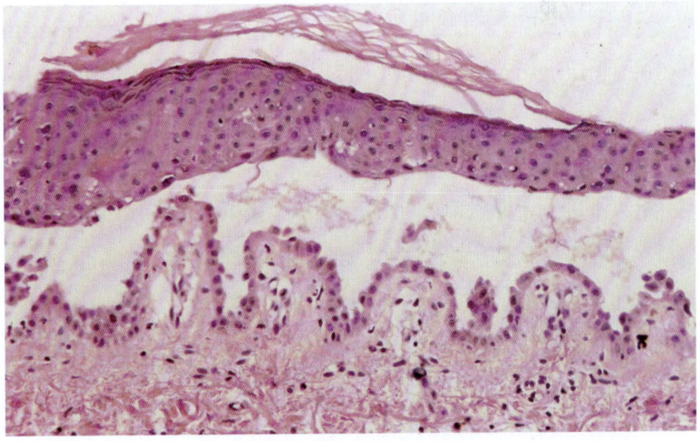

图 12-31　寻常性天疱疮

上皮内疱形成，基底细胞附着于结缔组织上方，呈乳头状突向疱内侧

使用直接免疫荧光染色技术，能检测到与组织内相应抗原结合的自身抗体，可见天疱疮病变区或其邻近上皮棘层呈网状荧光图形，为免疫球蛋白（主要为 IgG）及补体（C3）在棘细胞间的沉积。松解的棘细胞膜周围亦可见翠绿色的荧光环（图 12-32，图 12-33）。间接免疫荧光染色可检测患者血清中的抗桥粒黏蛋白 3 自身抗体（称为循环抗体），80% ~ 90% 的病例呈阳性。

增殖型天疱疮也同样表现为棘层松解和上皮内疱形成，但其上皮明显增生，可呈疣状，上皮

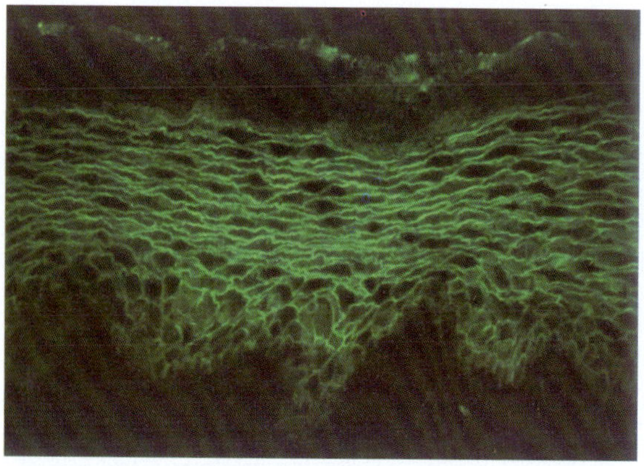

图 12-32 寻常性天疱疮

上皮棘层呈翠绿色渔网状荧光（直接免疫荧光 IgG）

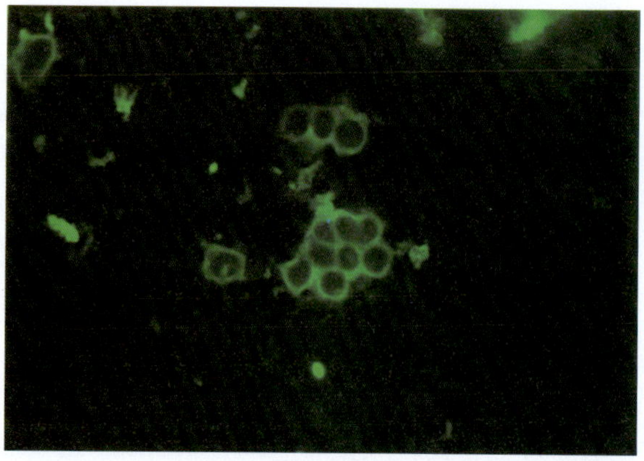

图 12-33 寻常性天疱疮

细胞涂片可见松解的棘层细胞周围呈绿色荧光（直接免疫荧光 IgG）

层内炎症细胞浸润，其中见大量嗜酸性粒细胞，可形成微小脓肿。

【预后】 寻常型天疱疮在全身形成广泛而难以自愈的疱性及溃疡性病变，发展迅速，在类固醇皮质激素治疗方法使用之前，患者常因疼痛、蛋白质及体液丧失、电解质失衡、继发感染而极其虚弱，最终死亡。目前寻常型天疱疮可治愈，但可能病情反复，于缓解后再恶化，病死率为 5% ~ 10%，多数是因长期类固醇皮质激素治疗的并发症所致。与之不同的是，增殖型天疱疮可自发缓解，有时可痊愈。

二、黏膜类天疱疮

类天疱疮是一组临床表现相似的自身免疫性疾病，机体产生针对基底膜区不同蛋白的自身抗体，因上皮与结缔组织的连接被破坏而形成上皮下疱。常见类型包括大疱性类天疱疮（bullous pemphigoid）和黏膜类天疱疮（mucous membrane pemphigoid），前者主要为皮肤病变，极少发生于口腔黏膜。而黏膜类天疱疮为慢性疱性疾病，好发于口腔、眼结合膜等黏膜部位，很少累及皮肤。本节主要介绍黏膜类天疱疮。

【同义名】 良性黏膜类天疱疮（benign mucous membrane pemphigoid），瘢痕性类天疱疮（cicatricial pemphigoid），眼类天疱疮（ocular pemphigus）。

【病因】 黏膜类天疱疮为自身免疫性疾病，机体针对基底膜区蛋白产生自身抗体，目前发现其自身抗原包括基底膜蛋白层粘连蛋白 5（laminin 5）和半桥粒蛋白中的一种跨膜蛋白，即大疱性类天疱疮抗原 180（bullous pemphigoid antigen 180，BP180）等。免疫球蛋白及补体沉积于基底膜区，破坏上皮与结缔组织之间的连接。患者血清中自身循环抗体水平较低，使用敏感性高的检测手段可在部分病例中检出。

【临床】 黏膜类天疱疮虽然少见，但多数人认为其发病率至少是寻常型天疱疮的 2 倍。多见于 50 岁以上的成年人，发生于儿童者罕见。女性多见，男女比例约为 2 ∶ 1。

口腔黏膜常为首先发病的部位，在不少病例中病变一直局限于口腔。其他黏膜部位，包括眼结膜、鼻腔、咽、喉、阴道等也可受累，病变区黏膜有明显的瘢痕形成倾向，其中眼部病变可能导致患者失明，是本病严重的并发症之一。但是口腔黏膜病变与之不同，极少有瘢痕形成。皮肤受累少见而轻微，常见于头颈部和四肢，在发现可疑病变时应首先排除大疱性类天疱疮。

口腔黏膜的任何部位均可能受累，但最常见的部位是牙龈和软腭，其次为颊黏膜、唇黏膜，唇红病变少见。病变初起为水疱，有时可形成血疱，疱壁较薄而易破裂。但与天疱疮不同的是，临床上偶尔可见完整的疱，可能由于类天疱疮形成上皮下疱，其疱壁比因棘层松解而形成的上皮内疱更厚，也更坚实。临床检查常见多处疱破裂后裸露的上皮下组织，较大的浅表溃疡和糜烂呈红色斑块状，形状不规则，边界清楚，边缘常可见小片的疱壁上皮。病变区尼氏征阳性，有时可轻易地将上皮层整片掀起。病变一般广泛地累及口腔黏膜，但也有时局限于附着龈，呈亮红色的斑块状或融合成溃疡，可扩展至边缘龈，形成剥脱性龈炎的改变。

【病理】 病损部位的上皮全层在基底膜处与结缔组织分离，形成上皮下裂隙或上皮下疱（subepithelial bulla），剥脱的上皮层完整，无棘层松解，基底层细胞与棘层相连。疱底的结缔组织表面平滑，无上皮细胞附着；早期见固有层有少量淋巴细胞浸润，以后炎症加重，可见多种炎症细胞密集浸润（图 12-34）。

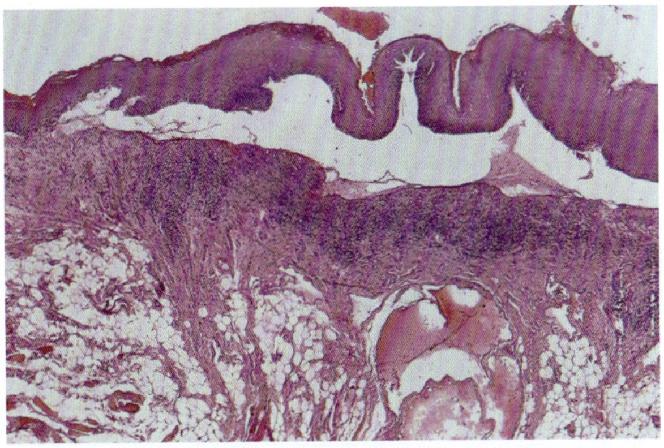

图 12-34　黏膜类天疱疮

上皮基底层下疱形成，结缔组织内有大量淋巴细胞浸润

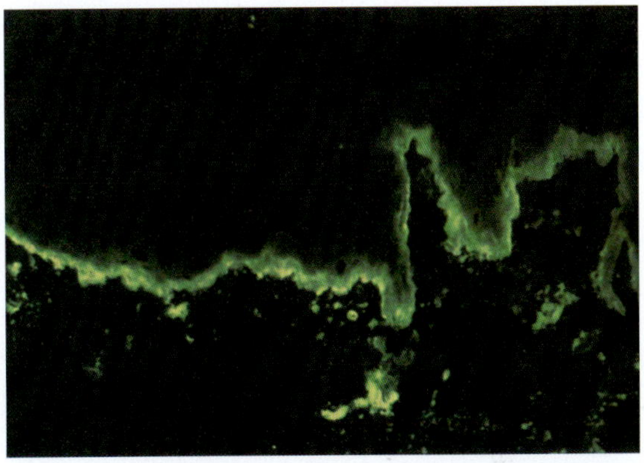

图 12-35　黏膜类天疱疮

上皮下疱的基底膜侧可见翠绿色荧光带（直接免疫荧光 IgG）

直接免疫荧光检查，90% 的病变区可见免疫球蛋白（IgG，有时 IgA 也可检出）和补体（C3）沿基底膜沉积，呈均匀连续的线状荧光带（图 12-35）。

【预后】 黏膜类天疱疮为慢性病变，一般进展缓慢，不发生全身蔓延或危及患者生命。但病变区疼痛，单个病变常持续数周方慢慢愈合，如不治疗，黏膜损害可此起彼伏，迁延不愈，造成患者病痛虚弱。其中，近 25% 的口腔病变患者可出现眼部损害，需及早治疗。

三、多形红斑

多形红斑（erythema multiforme，EM）是一种急性黏膜皮肤病，其特征为多发性皮肤靶形红斑和口腔溃疡。不同患者的临床表现和严重程度可有很大差异，可分为轻型（EM minor）和重型（EM major），但均有自限性。一般认为病变由免疫介导，可能属于超敏反应。

【病因】 可能是对某些病原体、药物或不明因素的超敏反应。约 50% 的病例有明确的诱因，可分为感染和药物两大类，前者多见于轻型，后者多见于重型。常见的致敏原包括单纯疱疹病毒、支原体、巴比妥类药物、磺胺类药物等。其余病例无确定诱因，可能病因包括恶性肿瘤、免疫接种、自身免疫病、放射治疗等。免疫介导的组织破坏机制尚不明确，可见细胞毒性 T 淋巴细胞浸润，引起上皮细胞凋亡；还有抗原抗体复合物沉积于固有层小血管周围，病变晚期可出现血管炎，导致组织坏死。

【临床】 发病突然，有时病变呈爆发性出现；10 ～ 30 岁的年轻人多见，男性多于女性。一般无全身症状，可有轻度发热和不适。临床可分为两个亚型，约 80% 为轻型，仅为轻微的皮疹或黏膜溃疡，局限于单一部位；重型则可累及皮肤及多处黏膜，损害范围广泛。一般认为史 - 约综合征（Stevens-Johnson syndrome）即重型多形红斑，严重时全身皮肤和黏膜发生广泛的表皮松解和红斑糜烂，呈烫伤样，称中毒性表皮坏死松解症（toxic epidermal necrolysis），可危及生命。但也有人认为后二者与多形红斑是表现类似的不同疾病，如中毒性表皮坏死松解症老年人及女性多见，与多形红斑的发病情况不同。

约 70% 的患者有口腔表现，初起时为红色斑，以后中心上皮坏死，形成疱和溃疡。临床检查常见口腔内广泛的浅表糜烂，形状不规则，表面纤维蛋白渗出物覆盖，其外周环绕着明显的红晕。常见部位是口腔前部黏膜，如唇、颊、软腭、口底，除舌背黏膜外，角化上皮多不受累。最具特征性的病变是唇红肿胀、开裂、出血、结痂，疼痛明显。

多形红斑的名称来自于其多发和多变的皮肤病损，表现为斑、丘疹、疱等，典型表现是靶形或虹膜样环状红斑，1cm 左右，中心青紫色或有水疱及破溃，常在四肢对称性分布。

病变还可出现于眼、咽、喉、生殖器等其他部位的黏膜，眼部损害可能影响视力甚至失明。

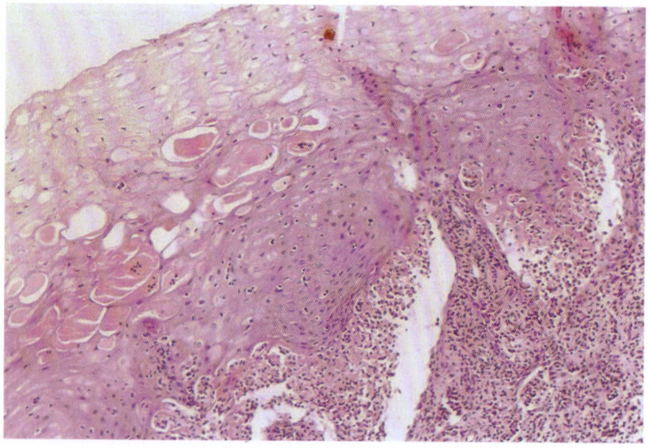

图 12-36 多形红斑

上皮细胞内及细胞间水肿，并见上皮内疱，无棘层松解

【病理】 多形红斑一般由临床表现确诊，不需活检，但有时需排除自身免疫性疱性疾病。其病理改变有一定特点，但并非其特有。可见上皮棘层细胞间水肿，上皮内有炎症细胞浸润，上皮内疱形成。上皮表层常见纤维蛋白沉积，形成圆而大的嗜酸性胶样物。基底层和副基底层常见凋亡的角质形成细胞，基底细胞破坏后，上皮和结缔组织交界处形成上皮下疱。固有层乳头内混合性炎症细胞浸润，可见淋巴细胞和中性粒细胞，值得注意的是有较多嗜酸性粒细胞。深层结缔组织内可见淋巴细胞和巨噬细胞在血管周聚集，病变晚期可发生血管炎，造成上皮广泛坏死（图 12-36）。

直接免疫荧光检查见上皮基底膜区有纤维蛋白和补体（C3）沉积，小血管周围则见免疫球蛋白 IgM、C3 和纤维蛋白。但这些表现均无特异性，只能用于排除其他自身免疫性疱性疾病。

【预后】 多形红斑有自限性，可于数周后自愈，不遗留瘢痕。但约 20% 的患者可能复发，尤其是口腔病变，常于春秋两季复发。

四、单纯疱疹

单纯疱疹（herpes simplex）是最常见的皮肤粘膜疱性病变，由单纯疱疹病毒（herpes simplex virus，HSV）感染引起。原发性感染常发生于儿童期，以后病毒处于潜伏状态，再活化后导致复发性局部疱疹。

【病因】 单纯疱疹病毒属于人疱疹病毒（human herpesvirus）家族，该家族的其他成员还包括水痘带状疱疹病毒（varicella-zoster virus，VZV）、EB 病毒（Epstein-Barr virus，EBV）、巨细胞病毒（cytomegalovirus，CMV）等，属于 DNA 病毒。其共同的感染特点是原发感染痊愈后，病毒潜伏于特定类型的人体细胞中，再活化后可造成继发感染。

单纯疱疹病毒广泛存在，至 60 岁时人群中约 90% 的人都感染过。可分为 1 型（HSV-1）和 2 型（HSV-2），口腔及面部疱疹多由 1 型病毒引起。病毒初次感染个体后，沿三叉神经髓鞘至三叉神经节呈潜伏状态，在日晒、寒冷、创伤、精神压力、免疫低下等诱因的作用下，病毒被再次激活，沿三叉神经回到初次感染的表面上皮进行复制，引起复发性局部疱疹。复发感染痊愈后，病毒又回到三叉神经节潜伏，在一生中都具有再次激活的潜力。原发性和复发性感染均有自限性，其病变组织和唾液中含有活化的病毒，可发生接触传染。不过，复发性感染都由个体体内潜伏的病毒激活引起，由外界病毒再次感染的可能性极少。

【临床】 原发性单纯疱疹（primary herpes simplex）发生于未感染过单纯疱疹病毒的个体，多见于儿童。多数原发感染无明显临床症状，有症状的原发感染则主要表现为急性疱疹性龈口炎（acute herpetic gingivostomatitis），口腔黏膜和口周皮肤发生广泛的疱疹及溃疡，并伴发热、不适、淋巴结肿大等全身症状。口腔黏膜的疱疹可发生于任何部位，包括硬腭、牙龈和舌背等处。开始为成簇的 2 ~ 3mm 小疱，很快破裂，形成圆形、界清的浅表溃疡，边缘充血，以后融合为形状不规则的大溃疡；牙龈则红肿、糜烂；溃疡区疼痛明显，一般 7 ~ 10 天后自愈。

复发性单纯疱疹（recurrent herpes simplex）的表现类似原发病变，主要发生于原发部位或病毒潜伏的神经节所支配的上皮区域，但常为单侧且局限。最常见的部位是唇红缘及唇周皮肤，即唇疱疹（herpes labialis）。口腔内病变少见，局限于角化黏膜，如硬腭、牙龈、舌背等处。患者可有刺痛、刺痒等前驱症状，然后在红斑的基础上出现成簇小疱，小疱融合，以后破裂、渗出，出现溃疡及结痂，伴有疼痛。7 ~ 10 天后自愈，很少继发感染，也不遗留瘢痕。

【病理】 主要依据临床表现确诊，有时可将疱液涂片染色以辅助诊断。组织学上可见上皮浅层细胞间水肿，棘层内液体积聚而形成上皮内疱，疱内含炎性渗出物及炎症细胞。在疱底可见被病毒破坏的上皮细胞呈气球样变性（ballooning degeneration），细胞核肿胀，碎裂的染色质浓缩在边缘核膜处，核中心变透明，呈毛玻璃样，有时可见均质透明的核包涵体，称为棘层松解细胞（Tzanck cell）。有时肿胀变性的细胞聚在一起呈桑葚状（mulberry appearance），还可见由于被病毒感染而不完全分裂的多核巨细胞。在细胞涂片中，棘层松解细胞的形态观察更加清楚。溃疡形成后，则可见上皮全层被破坏。

五、带状疱疹

带状疱疹（herpes zoster）是由水痘带状疱疹病毒（varicella zoster virus，VZV）感染引起的皮肤或黏膜的疱性溃疡性病变，局限于受感染的神经所分布的区域，一般疼痛明显。

【病因】 未经免疫的个体（主要为儿童）感染水痘带状疱疹病毒后，原发感染表现为水痘（varicella），以后个体对水痘有终生免疫，但病毒潜伏于感觉神经节，主要是脊髓背根神经节，再活化的病毒沿感觉神经到达其所支配的皮肤及黏膜区域，破坏上皮细胞，引起带状疱疹。

【临床】 人群中 10% ~ 20% 的个体可患病，多见于中年人和老人，随年龄增大及免疫功能下降，患病的可能性逐渐增加。病变局限于一个感觉神经分支所支配的区域，但有时也可累及 2 个或更多的神经分支，以躯干和头颈部多见，20% ~ 30% 累及三叉神经，当三叉神经第二支或第三支受累时，可同时发生口内黏膜和口外皮肤的病变。

病毒最初的激活和复制引起神经节炎，导致神经坏死和严重的神经痛，因此 90% 的患者在疱疹出现前有剧烈疼痛，有时可表现为牙痛。以后出现皮肤及黏膜病变，其分布区域界限清楚，局限于单侧，终止于中线。开始为发红的斑丘疹，然后很快发展为成簇的水疱，以后形成脓疱、溃疡和结痂。口腔内角化黏膜和非角化黏膜均可受累，与皮肤病变同时出现，水疱 1 ~ 4mm，呈白色不透明状，破溃后形成浅表溃疡。

患者可有区域淋巴结肿大、乏力、发热等全身症状，患区疼痛明显，继发感染后可导致化脓和遗留瘢痕。

【病理】 组织学表现与单纯疱疹极其相似，病毒引起上皮细胞内和细胞间水肿，导致棘层松解和上皮内疱形成。感染的上皮细胞核呈均质透明状，由病毒复制的产物构成，细胞的染色质被破坏，在外周靠近核膜处浓集。也可见多核巨细胞。

【预后】 病变经 2 ~ 4 周后愈合，有时遗留瘢痕，局部色素沉着或色素脱失也不少见。与复发性单纯疱疹不同的是，带状疱疹罕见复发。疱疹后神经痛（post-herpetic neuralgia）有时较顽固难治，是较严重的并发症。

六、副肿瘤性天疱疮

副肿瘤性天疱疮（paraneoplastic pemphigus，PNP）是一种罕见的疱性疾病，常与肿瘤相伴发，由于自身免疫反应引起严重的黏膜糜烂和多形性皮肤损害，甚至多器官受累。

【同义名】 肿瘤诱导的天疱疮（neoplasia-induced pemphigus），副肿瘤性自身免疫多器官综合征（paraneoplastic autoimmune multiorgan syndrome）。

【病因】 由肿瘤诱发的自身免疫反应所致，但具体的发病机制尚不明确。目前研究发现，机体对肿瘤的反应引起白细胞介素 6（interleukin 6，IL-6）水平升高，刺激机体产生针对桥粒蛋白和半桥粒蛋白的多种自身抗体，前者包括壳斑蛋白（envoplakin）、周斑蛋白（periplakin）、桥粒斑蛋白Ⅰ和Ⅱ（desmoplakin Ⅰ，Ⅱ）、桥粒黏蛋白 1 和 3，后者包括大疱性类天疱疮抗原 230 和网蛋白（plectin）等。除各种自身抗体外，在部分病例中还发现由细胞毒性 T 细胞介导的皮肤和黏膜损伤。多种途径的免疫损伤使副肿瘤性天疱疮具有一系列复杂多样的临床、组织学和免疫学表现。

【临床】 患者一般有肿瘤史，以淋巴系统肿瘤最为多见。如淋巴瘤、慢性淋巴细胞白血病、胸腺瘤等，或为淋巴组织增生性病变，如 Castleman 病（Castleman's disease，CD）。有 1/3 的病例在症状出现时尚未查见相关的肿瘤。往往突然发病，唇及口腔黏膜的糜烂与溃疡是主要表现。口腔内多处充血发红，见弥漫的不规则溃疡；唇红糜烂、出血和结痂，类似多形红斑。皮肤损害呈多发性和多形性，可见类似寻常型天疱疮的大疱，与后者不同的是大疱会出现在手掌和足底；有时表现为丘疹伴瘙痒，类似扁平苔藓；还可见多形红斑样皮损。累及眼结膜时，可出现类似黏膜类天疱疮的瘢痕性结膜炎。部分患者仅有口腔黏膜表现，无皮肤受累。

【病理】 同临床表现相对应，可见多种形式的组织学改变。常见病理变化包括：基底细胞液化变性和固有层浅层密集的淋巴细胞浸润（苔藓样改变）；基底上层棘层松解及上皮内裂隙形成（天疱疮样）；上皮下裂隙（类天疱疮样）；上皮内散在坏死的角质形成细胞（多形红斑样）。

直接免疫荧光检查，上皮细胞间见较弱的免疫反应物沉积（IgG 和补体），基底膜区有线状沉积。间接免疫荧光检查较为敏感而特异，但需使用移行上皮（如大鼠膀胱组织）作为底物，可见上皮细胞间网状荧光。

【预后】 无自愈倾向，如不治疗相关肿瘤，病变会持续并恶化。肿瘤切除或治愈后，病变一般会痊愈，但也有时顽固难治。值得注意的是，肿瘤诱导的自身免疫损伤有可能扩展到其他组织器官，如心脏、膀胱、肝等。

第五节 口腔黏膜溃疡及坏死
Ulcerative and Necrotic Conditions

一、复发性阿弗他溃疡

复发性阿弗他溃疡（recurrent Aphthous ulcer）以溃疡及疼痛为主要症状，是最常见的口腔黏膜病，在不同人群中的发病率为 5% ~ 66%，平均 20% 左右。常于儿童及青年期发病，反复发作，但随年龄增长可逐渐好转。

【同义名】 复发性阿弗他口炎（recurrent aphthous stomatitis），复发性口腔溃疡。

【病因】 病因尚不清楚，有证据显示可能与局部免疫功能异常有关，T 细胞介导的免疫反应及其产生的肿瘤坏死因子 α（tumor necrosis factor-α，TNF-α）在黏膜损伤中起主要作用。但在不同的患者群中似乎有不同的诱因，可归为原发性免疫失调、抗原暴露增加和黏膜屏障功能下降等三大类，包括遗传易感性、内分泌紊乱、精神压力、免疫失常、对创伤的过激反应、感染、过敏、胃肠道疾病、贫血、营养缺乏、戒烟等多种复杂诱因。

【临床】 临床可分为三型：轻型、重型和疱疹样型。轻型最为常见，发生于非角化黏膜（牙龈、腭、舌背不发生)。常为单个溃疡，每次发作不超过 5 个。最典型的表现为圆形或椭圆形的溃疡，直径小于 0.5cm，表面黄白色假膜覆盖，周围有清楚的红晕，初起 3 天较疼痛，7 ~ 10 天愈合，无瘢痕形成。重型是症状最严重的一型，单个溃疡大于 1cm，破坏深，疼痛明显，持续时间长，2 ~ 6 周才愈合，可遗留瘢痕，有时被称为复发性坏死性黏膜腺周围炎（periadenitis mucosa necrotica recurrens，PMNR）。疱疹样型则表现为数量众多的成簇的小溃疡，开始时针尖大小，逐渐变大并融合成不规则溃疡；该型可发生于口腔黏膜任何部位，腭和牙龈也可受累；女性多见，常于儿童期发病。

【病理】 本病主要依据其特征性临床表现确诊，如果表现不典型，需排除其他疾病时才进行活检。组织学表现为非特异性溃疡，表面见纤维蛋白渗出及中性粒细胞浸润，下方为炎性肉芽组织，毛细血管增生扩张，组织水肿，成纤维细胞增生修复，密集的急性和慢性炎症细胞浸润，深层则见血管周炎症。溃疡边缘的上皮可见淋巴细胞浸润及棘层水肿（图 12-37，图 12-38）。

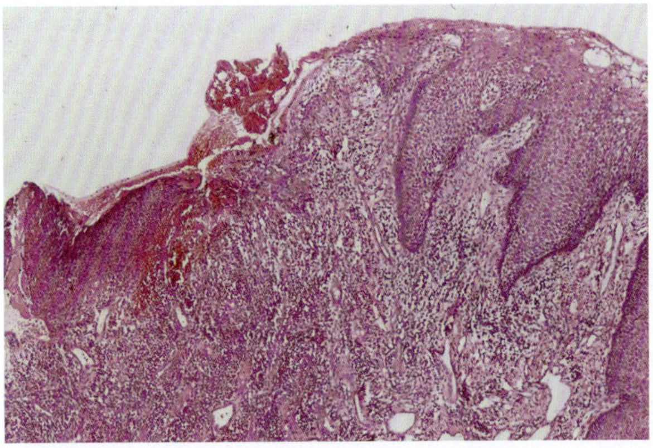

图 12-37　复发性阿弗他溃疡

上皮细胞水肿，一部分上皮糜烂、溃疡，结缔组织中有大量炎症细胞浸润

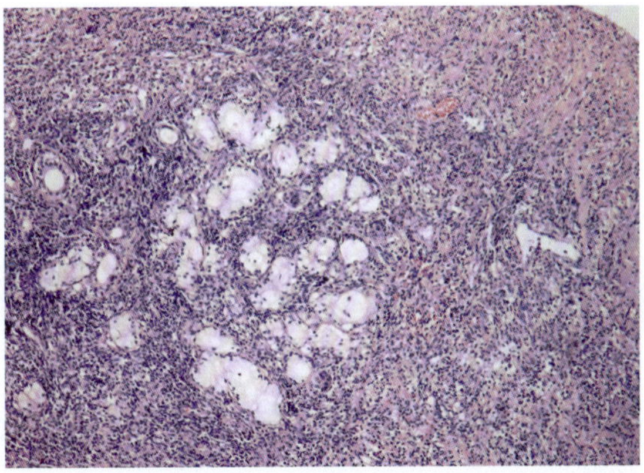

图 12-38　复发性坏死性黏膜腺周围炎

腺泡被炎症细胞破坏，大部分消失

二、白塞综合征

白塞综合征（Behçet's syndrome）是一种罕见的多系统炎症性疾病。土耳其皮肤病学专家 Behçet 于 1937 年首先报告了该病经典的三联征，即口腔与生殖器溃疡及眼葡萄膜炎。目前已知该病可以累及胃肠道、心血管、眼、中枢神经系统、关节、肺、皮肤等多种器官和系统，其中复发性口腔溃疡是其必有的表征。

【同义名】 白塞病（Behçet's disease）

【病因】 该病有遗传易感性，与组织相容性抗原 B51（histocompatibility antigen B51，HLA-B51）紧密连锁。患者主要分布于土耳其、中东、中亚、中国、日本等古丝绸之路沿线国家和地区。但病因不明，一般认为遗传背景造成免疫功能异常，在环境抗原（如细菌、病毒、农药、重金属等）或自身抗原的刺激下，机体免疫应答反应异常，最终引发广泛的血管炎，造成多种组织的损伤。

【临床】 主要发生于年轻成人，男性多于女性。口腔黏膜病变见于所有患者，并常为首发症状。临床表现与复发性阿弗他溃疡类似，三种临床类型皆可出现，以轻型多见。口腔溃疡的某些特殊表现可能提示白塞综合征，如同时发生的溃疡达到 6 个以上、软腭或口咽部的溃疡、溃疡大小不等且边缘不整齐，以及溃疡边缘的红晕较宽。

眼部病变见于 70% ~ 85% 的患者，在男性患者更多见，表现也更重，通常为葡萄膜炎、结膜炎或视网膜炎等，可能引发失明。生殖器溃疡发生率为 60% ~ 75%，其复发频率小于口腔溃

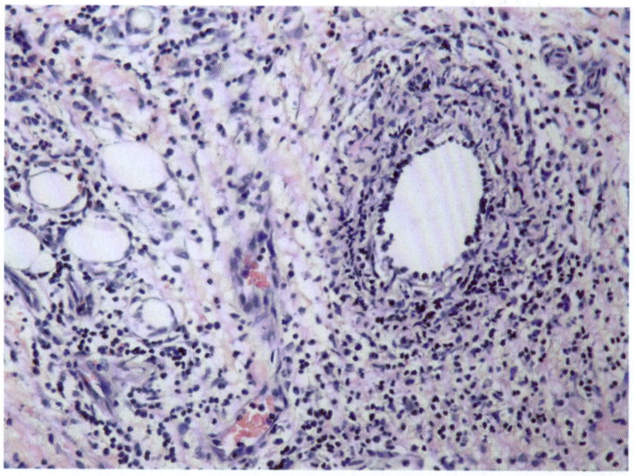

图 12-39 白塞综合征
血管扩张，中性粒细胞从血管壁移出，血管周有纤维素样物质，并有大量炎症细胞浸润

疡，但破坏更深，易形成瘢痕。其他系统受累可表现为关节炎、头痛、神经障碍、脑炎和脑膜炎等。

【病理】 本病主要依据临床表现确诊，不需活检。口腔病变的组织学表现无特异性，与复发性阿弗他溃疡类似，表面上皮被破坏后，见坏死及纤维蛋白、中性粒细胞渗出，下方结缔组织内密集的炎症细胞浸润，血管增生明显，血管内皮细胞水肿。溃疡边缘的上皮细胞可呈新生表现，淋巴细胞和浆细胞浸润至上皮棘层。有时可见血管炎表现，小血管壁内有中性粒细胞浸润，其细胞核碎裂，血管壁纤维素样坏死，红细胞外溢。直接免疫荧光检查见免疫球蛋白和补体沉积于血管壁上（图 12-39）。

【预后】 口腔病变一般不会造成严重损害，但其他部位如眼和中枢神经系统的损害较严重，可能造成失明甚至危及生命。本病反复发作，严重损害及死亡均集中在发病后的最初几年，以后随时间推移逐渐缓解。

三、创伤性溃疡

机械损伤、热、电、化学等创伤均可导致口腔黏膜的急性或慢性损伤，形成溃疡，称创伤性溃疡（traumatic ulcer），通常可自愈。较为特殊的嗜酸性溃疡（eosinophilic ulcer）将在下一部分介绍。

【病因】 致伤原因多种多样，常见为意外咬伤、修复体或残冠、残根锐缘损伤、牙科操作损伤、精神性自伤、局部应用腐蚀性药物、放射治疗等。婴儿舌腹（偶尔舌背）前部因乳前牙导致的慢性创伤性溃疡称里加病（Riga-Fede disease）。

【临床】 最常见的部位是下唇、舌和颊黏膜。急性溃疡为急性炎症表现，局部红肿、疼痛，表面见黄白色假膜，周围见红晕。慢性溃疡则疼痛不明显，表面亦见黄色假膜，其外周组织高起、卷曲，有过度角化。基底较硬，似有浸润，实际是慢性炎症和瘢痕形成造成的。硬腭创伤可引起小涎腺缺血性坏死，造成大而深的慢性溃疡，称坏死性涎腺化生（necrotizing sialometaplasia）。

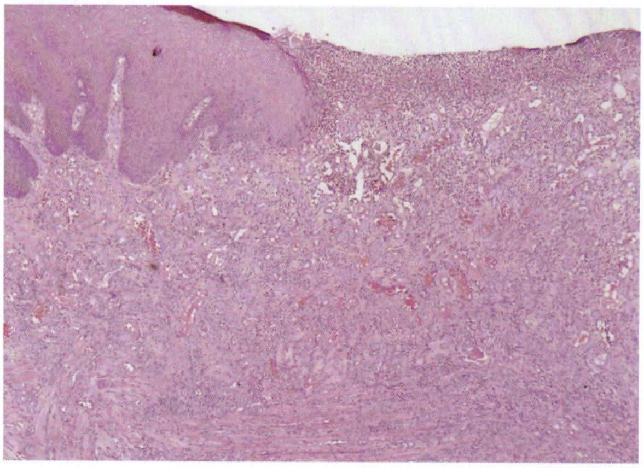

图 12-40 创伤性溃疡
部分上皮全层破坏，形成深层溃疡，大量密集的炎症细胞浸润

【病理】 急性溃疡可见明显的假膜，由纤维蛋白渗出及中性粒细胞浸润构成，其边缘上皮轻度增生，溃疡底部为肉芽组织，见毛细血管增生和扩张，混合性炎症细胞浸润。当溃疡开始愈合时，可见边缘上皮开始再生，在纤维蛋白凝固物的下方爬行并逐渐覆盖肉芽组织。慢性溃疡的底部也为炎症肉芽组织，更深层有明显的纤维增生，形成瘢痕（图 12-40）。由于持续的创伤或局部细胞因子表达不足，可能不发生上皮再生。

【预后】 去除病因后，同时保持口腔清洁，一般几天后愈合。如超过 2 周仍不愈合或溃疡变大，应进行活检。坏死性涎腺化生一般在几周内自愈。

四、嗜酸性溃疡

嗜酸性溃疡（eosinophilic ulcer）为一种少见的自限性溃疡，是慢性创伤性溃疡的一种特殊的组织学类型，经常发生于舌部。由于其愈合缓慢，伴疼痛，深层因炎症反应而似呈浸润性，临床印象常为恶性肿瘤。

【同义名】 创伤性肉芽肿（traumatic granuloma），创伤性溃疡性肉芽肿（traumatic ulcerative granuloma，TUG），创伤性嗜酸性肉芽肿（traumatic eosinophilic granuloma），伴间质嗜酸性粒细胞增多的创伤性溃疡性肉芽肿（traumatic ulcerative granuloma with stromal eosinophilia，TUGSE）

【病因】 可能与创伤有关，通常是咬伤。也有人认为和药物反应及过敏反应有关。

【临床】 可发生于任何年龄，男性多见，有些患者有创伤史。最常见的部位是舌后部侧方，偶见于牙龈、颊黏膜、腭、口底、唇等处。溃疡有明显疼痛，直径为 1 ~ 2cm，较深，边缘组织因修复反应而增厚，可见白色条纹，触诊基底较硬，有浸润感。

【病理】 组织学表现类似创伤性溃疡，炎症细胞浸润深而广泛，可达肌层，炎症深层的结缔组织增生。特征性表现为大量嗜酸性粒细胞浸润。其他炎症细胞包括淋巴细胞、组织细胞等。可见血管内皮细胞肥大，甚至出现明显的非典型性。

【预后】 溃疡愈合缓慢，甚至长达 8 个月，很少能在 3 ~ 10 周内自愈，多需治疗干预，如病变内激素注射或外科切除。有趣的是，不少病变在切取活检后发生了愈合。

五、放射性口炎

放射性口炎（radiation stomatitis）多见于因头颈部恶性肿瘤而行区域放射治疗的患者，是常见的恶性肿瘤治疗并发症之一。

【同义名】 放射性黏膜炎（radiation mucositis）

【病因】 发病机制复杂，与上皮及结缔组织的一系列分子及细胞反应有关，与遗传易感性、组织凋亡的速度、内皮细胞凋亡引起的微血管损伤、外周血中肿瘤坏死因子和白细胞介素 -6 水平的升高等均有关系。

【临床】 发生于放射区内的口腔黏膜，可在治疗开始后的第二周出现。最初表现为角化层脱落延迟而导致的白色病变，随后很快因角化层消失和上皮萎缩而出现黏膜水肿、充血，黏膜薄弱而易发生溃疡，见黄色假膜，疼痛和灼烧感明显。

【病理】 放射性损伤的早期反应为黏膜水肿，可见棘层细胞内和细胞间水肿，上皮下结缔组织内毛细血管增生、扩张、充血，并见大量炎症细胞浸润。以后上皮的连续性破坏，形成糜烂及溃疡。深层结缔组织及小涎腺萎缩，慢性炎症细胞浸润。

【预后】 常在治疗结束 2 ~ 3 周后消退。

六、坏疽性口炎

坏疽性口炎（gangrenous stomatitis）是全身健康严重受损的儿童发生的口面部组织破坏性疾病，现已少见。

【同义名】 走马疳（noma）

【病因】 患者因重度营养不良、感染性疾病、创伤等造成身体极度虚弱，厌氧性细菌侵入造成机会感染，病原菌主要是坏死梭杆菌（Fusobacterium necrophorum），也伴有其他微生物的共同作用，包括奋森螺旋体（Borrelia vincent Ⅱ）、金黄色葡萄球菌（Staphylococcus aureus）和中间普氏菌（Prevotella intermedia）等。

【临床】 多发生于儿童。最初表现为牙龈或颊黏膜疼痛性溃疡，很快扩散并发生软组织大量坏死，颌骨暴露、死骨形成，牙松动和脱落，伴有恶臭。

【病理】 主要特点为组织坏死，HE染色可见大片均质无结构的坏死物，病变局部细菌学涂片可观察到大量梭形杆菌及奋森螺旋体等微生物。

第六节 艾滋病的口腔表征
Oral Manifestations of AIDS

获得性免疫缺陷综合征（acquired immune deficiency syndrome，AIDS），简称艾滋病，由人类免疫缺陷病毒（human immunodeficiency virus，HIV）感染所致。人类免疫缺陷病毒为一种逆转录病毒，分为1型和2型，目前世界范围内主要流行HIV-1。HIV主要感染具有CD4受体的细胞（辅助性T淋巴细胞和脑胶质细胞），导致这些细胞的功能障碍和死亡。HIV感染后，机体免疫功能进行性下降，易发生多种感染和肿瘤，死亡率极高，目前尚无治愈的方法。

HIV感染后，部分患者有急性期病毒感染症状，口腔表现主要包括黏膜充血、局部溃疡，病变有自限性，几周后消失。随后进入无症状的潜伏期，平均8～10年。随着病毒大量破坏T淋巴细胞，机体的细胞免疫功能逐渐丧失。当外周血中$CD4^+$ T细胞计数少于500个/μl时，代表已进入免疫抑制状态；少于200个/μl时，则机体免疫系统崩溃，随时可能发生各种机会感染和肿瘤，即艾滋病。在真正的艾滋病发生前期，部分患者出现某些症状，如慢性发热、体重减轻、腹泻、口腔念珠菌病、带状疱疹和口腔毛状白斑等，称为艾滋病相关综合征（AIDS-related complex，ARC）。

与HIV感染相关的口腔表现多种多样，目前广泛接受的是1992年世界卫生组织公布的分类及诊断标准，将其分为三大类，即第一类：与HIV感染密切相关的口腔病变，第二类：与HIV感染有关的口腔病变，第三类：可见于HIV感染的口腔病变。本节将主要介绍第一类病变，包括：

（一）口腔念珠菌病（oral candidiasis）

（二）口腔毛状白斑（oral hairy leukoplakia，OHL）

（三）口腔卡波西肉瘤（oral Kaposi's sarcoma）

（四）口腔非霍奇金淋巴瘤（oral non-Hodgkin's lymphoma）

（五）HIV相关牙周病（HIV-associated periodontal diseases），包括牙龈线状红斑（linear gingival erythema）、坏死性龈炎（necrotizing gingivitis）和坏死性牙周炎（necrotizing periodontitis）。

一、口腔念珠菌病

念珠菌病是HIV感染者最常见的口腔表现，许多患者最初因此求治而最终确诊。而艾滋病患者中，90%以上会发生口腔念珠菌病。

【病因】 主要为白念珠菌感染，因机体细胞免疫功能受损而导致机会感染。HIV感染者发生口腔念珠菌病时，并不能立刻诊断艾滋病，但是对未经治疗的HIV感染者来说，往往是两年内发生艾滋病的预兆。与其他原因导致的免疫功能低下的患者相比，口腔念珠菌病在HIV感染者中更常见。有研究显示念珠菌病的发生与病毒载量（viral load）关系更密切，与$CD4^+$T细胞计数的相关性则次之，可能除损伤免疫功能外，HIV病毒本身在念珠菌感染中起某些直接作用。

【临床】 可表现为4种临床类型，包括假膜型、红斑型、增生型和口角炎。前两种最多见，红斑型多在$CD4^+$T淋巴细胞低至400个/μl时出现，而假膜型则发生于＜200个/μl的患者。此外，在普通人群中很少见的慢性多发性口腔念珠菌病在HIV感染者中也很常见。

【病理】 受累黏膜的表现与普通口腔黏膜念珠菌病的改变相似，在角化层内可见念珠菌菌丝，但黏膜固有层常无明显炎症。

【预后】 治疗不当可能进展为侵袭性咽念珠菌病。

二、口腔毛状白斑

口腔毛状白斑为良性病变，一般发生于双侧舌侧缘，免疫功能正常者发生毛状白斑非常罕见，本病是 HIV 感染或免疫抑制的重要表现。

【病因】 由 EB 病毒的机会感染引起，病毒颗粒在口腔上皮细胞的细胞核和细胞质内复制。本病的出现与患者外周血中 $CD4^{+}T$ 细胞的减少正相关，预示着艾滋病将要发生。

【临床】 绝大多数发生于舌侧缘，有时可扩展至舌背，多为双侧发生。呈界限清楚的白色病变，较厚，不能擦去。可以是平坦的斑块状，但一般表现为波浪状或绒毛状，经常呈垂直的嵴状条纹。质地较软，无疼痛等不适。

【病理】 显著的上皮增生和过度角化，可见非常厚的不全角化层，表面不平呈波浪状，下方的棘层细胞空泡变或气球样变，在角化层下方出现一层气球样细胞，呈带状（图 12-41）。其中可见典型的挖空细胞（koilocyte），为 EB 病毒侵入上皮细胞的表现，由于病毒 DNA 大量复制，细胞核变透明，并将固缩的细胞染色质挤压到核膜边缘，核周可见空晕。上皮表层常见念珠菌侵入，但固有层很少有炎症表现。无上皮异常增生表现。

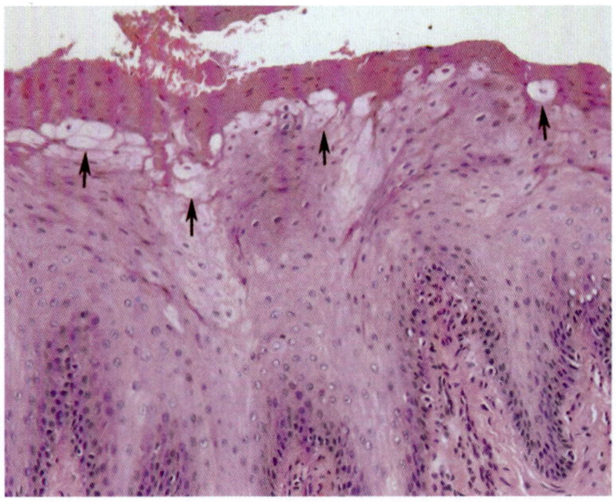

图 12-41　毛状白斑

角化层下见空泡变或气球样变细胞（箭头）

【预后】 为良性自限性病变，无恶变潜能，但常复发。

三、口腔卡波西肉瘤

【概述】 卡波西肉瘤是最常见的与艾滋病相关的肿瘤，来源自血管内皮细胞的增生。经典的卡波西肉瘤及流行于非洲的卡波西肉瘤均主要发生于皮肤，累及口腔者罕见，且临床进展缓慢。而与 HIV 感染相关的卡波西肉瘤则进展快，具侵袭性和全身播散性，口腔及淋巴结多见，内脏也可受累，其预后差，是艾滋病进展的标志。卡波西肉瘤曾被认为是一种恶性肿瘤，目前随治疗方法的发展，发现伴随免疫功能的重建，卡波西肉瘤可以消退，其是否为真正的肉瘤受到质疑。

【病因】 血管内皮细胞增生形成。病变中可检出人疱疹病毒 8（human herpesvirus 8，HHV-8）或称卡波西肉瘤相关疱疹病毒（kaposi's sarcoma-associated herpesvirus，KSHV），可能在卡波西肉瘤的发生及发展中起重要作用，口腔是此病毒的主要寄居地。病毒编码微 RNA（micro RNA），扰乱局部巨噬细胞和淋巴细胞等释放细胞因子和生长因子的过程，最终引起血管内皮细胞的增生。

【临床】 约 1/3 的艾滋病患者发生卡波西肉瘤，但儿童患者罕见。随目前治疗方法的进展，发病率有所下降。多为全身泛发，可见于皮肤、肺、胃肠道等部位。口腔可能是首先发生的部位，最常见于腭（95%）、牙龈（23%），也可发生于舌和颊黏膜等处，可为单个病变或多发。早期病变不易察觉，较平坦；以后变大，呈外生性和结节状，可为红、蓝、紫、黑、棕等多种颜色，加压后不褪色。表面常发生溃疡、出血和坏死，伴疼痛。病变破坏深层组织，可导致骨吸收和牙松动。

【病理】 早期病变类似肉芽组织，不易诊断，可见血管扩张，局部内皮细胞和成纤维细胞灶性增生，其中的梭形细胞形态较为正常，血管腔隙不甚清晰，可见红细胞外溢。其后病变逐渐发展，出现更多的梭形细胞和裂隙样血管腔隙，类似化脓性肉芽肿，可见外溢的红细胞、含铁血黄素和炎症细胞。病变晚期可见分裂象及异形性细胞增多。免疫组化染色有助于诊断，内皮细胞标记 CD31、CD34 和Ⅷ因子及 HHV-8 呈阳性。

【预后】 与 HIV 感染相关的卡波西肉瘤进展快，预后差，可造成患者死亡。如果 HIV 感染得到控制，卡波西肉瘤可以消退，但复发常见。

四、口腔非霍奇金淋巴瘤

非霍奇金淋巴瘤是 HIV 感染者第二常见的恶性肿瘤，3% ~ 5% 的患者发生，是普通人群的 60 倍。一般均为高度恶性和进展性的组织学类型，患者全身广泛受累，生存期短。

【病因】 可能与 EB 病毒和 HHV-8 有关。

【临床】 常发生于淋巴结外，中枢神经系统是最常见的部位。艾滋病相关淋巴瘤中，4% 见于口腔，常发生于牙龈、腭、舌、扁桃体和上颌窦。

【病理】 多为 B 细胞淋巴瘤。包括间变性大细胞淋巴瘤、弥漫性大细胞淋巴瘤、原发性渗出性淋巴瘤、浆母细胞淋巴瘤等。

五、HIV 相关牙周病

有三种非典型的牙周病与 HIV 感染密切相关，包括牙龈线状红斑、坏死溃疡性牙龈炎和坏死溃疡性牙周炎。HIV 感染者也可以表现为普通形式的牙龈炎、慢性牙周炎和进展性非坏死性牙周炎。

【病因】 有人认为牙龈线状红斑与宿主免疫系统对龈下菌斑的异常反应有关，也可能是一种特殊形式的念珠菌感染。

【临床】 牙龈线状红斑累及游离龈，并向根方扩展 2 ~ 3mm，呈非常有特征的带状红斑，偶尔也可为灶性或弥漫的红斑。牙龈红肿的程度往往与该区域菌斑的量不成比例。坏死溃疡性牙龈炎和牙周炎主要特征是溃疡和坏死，坏死性牙龈炎局限于一个或多个牙龈乳头，出现坏死、疼痛和口臭。而坏死性牙周炎除牙龈坏死外，还出现快速进展的牙周附着丧失。与经典的慢性牙周炎不同的是，大部分坏死溃疡性牙周炎呈多个孤立的损害，组织水肿，剧烈疼痛，易自发出血。伴严重的牙龈坏死和牙槽骨吸收，常在 6 个月内附着丧失达 6mm，但一般无深牙周袋。

【病理】 病理表现与一般的牙龈炎及牙周炎类似，有较明显的溃疡和坏死。

【预后】 菌斑控制对牙龈线状红斑的效果不明显，部分病例抗真菌治疗有效。传统的牙周治疗难以控制 HIV 相关牙周病的进展。

Summary

The clinical features of various disorders of the oral mucosa have their histological backgrounds. In some cases, biopsy is mandatory, particularly in the bullous diseases, as the diagnosis can only be confirmed by microscopy. In other cases, microscopic findings can be less definite, but often (as in the case of major aphthae for example) serve to exclude more dangerous diseases.

The appearance of mucosal white lesions is due to hyperkeratosis, acanthosis, intracellular epithelial edema, and/or decreased submucosal vascularity. Superficial white conditions such as debris or candidosis can be wiped away with a dry gauze. Inflammatory conditions frequently result in increased redness (erythema) secondary to thinning of the mucosa and/or increased underlying vascularity.

Unusual or abnormal coloration of the oral mucosa can arise from a variety of sources. Extrinsic pigmentation occurs following exposure to foreign agents such as amalgam. Intrinsic pigmentation is most often secondary to an increased presence of melanin, which is produced by melanocytes in the basal layer of the epithelium.

Several mucocutaneous diseases can present with mouth blisters and then erosions or ulcers. Pemphigus is one of the most serious of these diseases since it is potentially lethal, and pemphigoid is of intermediate severity since it can cause blindness and laryngeal scarring. Pemphigus involves damage to desmosomes (causing intra-epithelial blistering); pemphigoid affects hemi-desmosomes (causing sub-epithelial blistering). Vesicles and then ulcers may also be seen in viral infections, especially in herpes simplex stomatitis and herpes zoster.

An ulcer is defined simply as loss of epithelium.Ulcerative lesions are commonly encountered in dental patients. Although many oral ulcers have similar clinical appearances, their etiologies encompass many disorders, including reactive, infectious, immunologic, and neoplastic diseases. Features that may aid diagnosis are ulcer numbers, shape, size, site, base, associated erythema, margin, and pain. A single ulcer, especially if persisting for three or more weeks is usually indicative of a chronic problem such as malignant disease or serious infection (e.g. tuberculosis or a fungal infection).

参考文献

1. Cawson RA, Odell EW. Cawson's essentials of oral pathology and oral medicine. 8th ed.Edinburgh: Churchill Livingstone Elsevier, 2008: 206-276.
2. Bruch JM, Treister NS. Clinical oral medicine and pathology. New York: Humana Press, 2010: 41-101.
3. Neville BW. Oral and maxillofacial pathology. Philadelphia: Saunders. 2009: 181-452.
4. Regezi JA, Sciubba JJ. Oral Pathology: clinical pathologic correlations. 6thed.St. Louis, MO: Elsevier-Elsevier Health Sciences. 2012: 1-148.
5. Scully C, de Almeida OP. Oral medicine and pathology at a glance. Chichester: Wiley-Blackwell. 2010: 18-47.
6. Thomson P. Oral Precancer: Diagnosis and Management of Potentially Malignant Disorders.Chichester: Wiley-Blackwell. 2012: 1-106.

（罗海燕）

第十三章　口腔肉芽肿性疾患及相关病变

Oral Granulomatous Lesions and Related Disorders

第一节　口腔肉芽肿性疾患
Oral Granulomatous Lesions

一、结核

结核（tuberculosis）为慢性感染性疾病，由结核分枝杆菌（Mycobacterium tuberculosis）引起，以肉芽肿性炎症为主要表现。口腔结核很少见，常继发于肺结核，由含致病菌的痰种植感染引起，血行感染少见。原发性口腔结核罕见，可见于儿童和青少年的牙龈和龈颊沟等部位。

【临床】 头颈部最常见的结核感染部位是颈淋巴结、喉和中耳，口腔和腮腺等相对少见。颌骨受累则引起结核性骨髓炎（tuberculous osteomyelitis），X线检查呈界限不清的透影区，常来自血行感染。

口腔结核多见于中年人，常发生于舌、腭、唇等部位，形成慢性无痛性溃疡或结节。典型表现为舌背中部溃疡，其形状不规整，有棱角或呈星形，边缘悬突状，底部苍白且凹凸不平。溃疡底部呈浸润性的硬结，长期不愈合。区域淋巴结一般不受累。

【病理】 典型的肉芽肿性炎症常见于溃疡底部的组织。因结核分枝杆菌引发细胞介导的超敏反应，巨噬细胞聚集成结节状，其中心干酪样坏死，周围围绕着淋巴细胞和成纤维细胞。巨噬细胞有丰富的嗜酸性胞质，类似上皮细胞，因此被称为上皮样细胞（epithelioid cell）。多个融合的上皮样细胞形成多核巨细胞，其细胞核沿细胞的外周排列，称朗汉斯巨细胞（Langhans giant cell）（图 13-1）。采用齐 - 内染色法（Ziehl-Neelsen stain）或其他抗酸染色方法可在病变组织中检出结

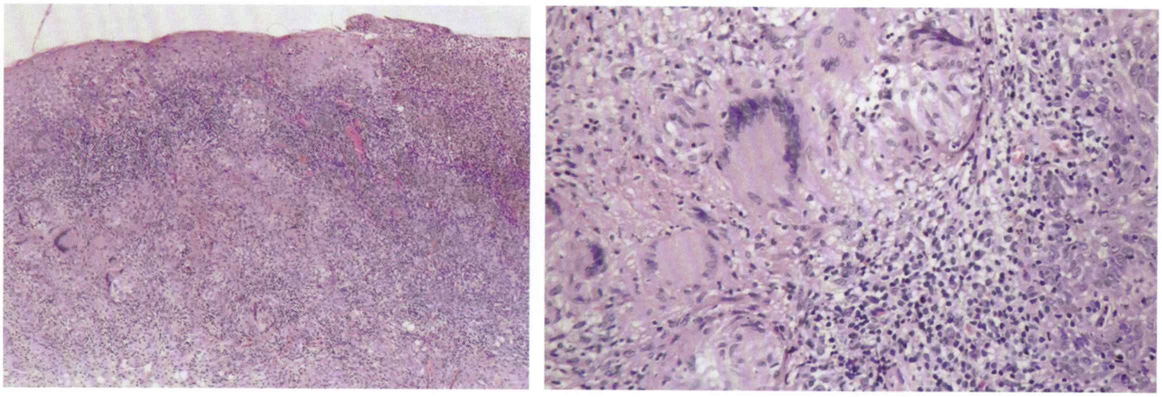

A　　　　B

图 13-1　口腔黏膜结核性溃疡

A. 表层上皮全层破坏，图片中心部位可见朗汉斯巨细胞；B. 肉芽肿结节中心可见上皮样细胞、朗汉斯巨细胞及大量淋巴细胞

核杆菌，但组织中的致病菌相对较少，阳性率为 27% ~ 60%。

二、梅毒

梅毒（syphilis）是由苍白密螺旋体（Spirochete treponema pallidum）引起的慢性感染性疾病，主要通过性传播。临床上疾病的进展可分为三期，其中第一期和第二期有高度传染性。口腔梅毒并不常见，但各期梅毒均可见于口腔黏膜。

【病因】 病原体为苍白密螺旋体，其不耐干燥，通过性接触、血液或母婴传播。

【临床】 梅毒感染经历三个临床阶段，第一期（primary phase）病变出现于螺旋体进入人体的部位，口腔常见于唇，开始为丘疹样，以后形成单个深溃疡，称下疳（chancre），基底硬，底部棕红色或青紫色，干燥无渗出，边缘不规则，卷曲高起。患者同时可有区域淋巴结肿大，坚实无痛，不化脓。3 ~ 8 周后原发部位的溃疡不经治疗而自愈。经过数周无症状的潜伏期后，螺旋体的血行播散引起二期（secondary phase）梅毒，出现发热、流感样症状、淋巴结肿大及多发的皮肤黏膜棕红色斑丘疹。此期口腔黏膜的唇、舌、颊、腭等部位常出现病变。由于口腔黏膜上皮内密集的炎症细胞浸润及棘层松解，表面糜烂、溃疡、触痛，有黏液样渗出物覆盖，称黏膜斑（mucous patches），有时相邻的病变融合成迂曲爬行状，堆挤于口角皱褶处时见线性溃疡，称裂隙丘疹（split papule）。皮肤和黏膜表面常见宽基底的乳头状突起，类似乳头状瘤，称扁平湿疣（condylomata lata）。二期病变经 3 ~ 12 周后自愈，进入下一个潜伏期。部分患者可复发二期梅毒。经历数年、甚至长达 30 年的潜伏期，约 1/3 未经治疗的患者进入第三期（tertiary phase），造成严重的中枢神经系统及心血管损伤，局灶性的坏死性肉芽肿性炎症可发生于任何器官，称树胶样肿（gumma）。口腔内腭部、舌常见，表现为硬结或深溃疡，病变虽无传染性，但造成广泛的组织破坏，可发生腭部穿孔，舌增大变形，呈分叶状。

梅毒螺旋体经母婴传播可引起先天性梅毒（congenital syphilis），典型的哈钦森三联征（Hutchinson's triad）为眼基质性角膜炎、神经性耳聋和畸形牙（有凹口的切牙和桑葚状磨牙），患者还可出现鞍鼻、腭部高拱、额部隆起等畸形。

【病理】 受感染组织的基本病理表现是增生性动脉炎和浆细胞浸润。小动脉内皮细胞增生，呈成层的同心圆状，管腔缩窄。但在口腔黏膜活检组织中，表现往往不特异，一期病变上皮主要为溃疡，二期可为溃疡或增生。固有层血管增多，血管周见密集的慢性炎症细胞浸润，主要是浆细胞和淋巴细胞。皮肤病变中的大量浆细胞浸润可提示梅毒，但浆细胞在口腔黏膜非特异性溃疡中常见而无特异性。如果上皮内见中性粒细胞浸润及棘层松解，同时见深层密集的血管周浆细胞浸润（图 13-2），可考虑梅毒的可能性，并进行病原体检测。采用银染方法如 Warthin-Starry 染色（Warthin-Starry stain）或免疫组化染色可查见螺旋体，在上皮浅层较多见。也可使用直接免疫荧光检测。

三期出现树胶样肿的口腔病变组织可见溃疡，周围上皮假上皮瘤样增生，溃疡底部结缔组织中炎症细胞浸润，常见肉芽肿结节，其界限清楚，由上皮样细胞和多核巨细胞组成，中心坏死，与结核中的肉芽肿类似。病变中很少能查见螺旋体，有人认为该期病变的本质为免疫反应，而不是由病原体直接引起。

【预后】 梅毒曾为不治之症，20 世纪 40 年代青霉素的发明使梅毒得到控制，危及生命的三期梅毒已不常见。在三期梅毒中，舌背可见广泛的黏膜萎缩，乳头消失，并出现白斑，称梅毒性舌炎（syphilitic glossitis 或 luetic glossitis），曾被认为属于癌前状态，由于上皮屏障功能下降以及长期慢性炎症使机体免疫监视能力受损，发展为口腔鳞状细胞癌的危险性增加。但近年来也有不少反对意见，认为早期的恶变病例是由砷剂等重金属药物的致癌作用引起的。

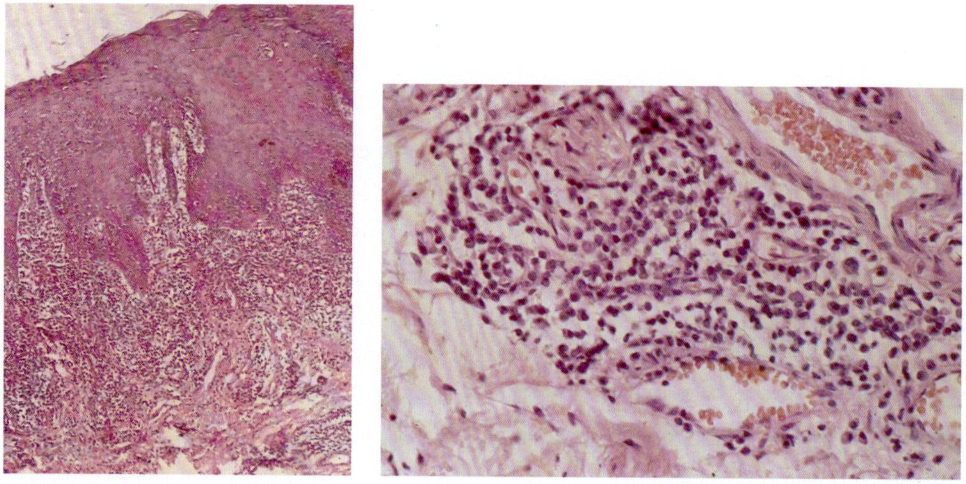
A B

图 13-2 口腔梅毒
A．上皮下结缔组织内有大量浆细胞浸润，并见增生的血管；B．血管周围见大量浆细胞浸润

三、麻风

麻风（leprosy）是由麻风分枝杆菌（Mycobacterium leprae）引起的慢性感染性疾病。主要侵犯皮肤及和外周神经，引起外周神经炎和肉芽肿性炎症破坏，口腔和面部受累并不少见。

【病因】 麻风分枝杆菌为一种抗酸杆菌，其传染性较低，与患者长期直接接触才会被传染。病原菌确切的传播途径还不清楚，一般认为麻风分枝杆菌需要在低体温的环境中生长，所以最早的传染部位可能是鼻和口咽黏膜，而病变也主要出现于皮肤、鼻腔、口腔等体温稍低的部位。

【临床】 临床上主要分为两型，即结核样型麻风（tuberculoid leprosy）和瘤型麻风（lepromatous leprosy），与机体的免疫反应有关，免疫功能健全的个体常发生结核样型麻风，其潜伏期 2 ~ 5 年，病变局限，多发生于皮肤，病变区界清、色素脱失，因神经受损而麻木、无汗，病变组织中很少查见病原菌，麻风菌素（lepromin）皮试反应阳性，此型口腔病变少见。瘤型麻风潜伏期 8 ~ 12 年，患者细胞免疫反应减弱，病变中有大量病原体，麻风菌素反应阴性。此型病变广泛，皮肤表现逐渐出现多数界限不清的红斑或结节，面部是常见部位；神经受累导致轻触觉、痛觉、温度觉减弱，开始于四肢，并向全身扩展。口腔内和鼻腔内也可出现类似病变，20% ~ 60% 的瘤型麻风见口腔多发损害，按发生频率依次为硬腭、软腭、唇侧牙龈、舌、唇和颊，开始为红黄色、较硬的突起斑块，其后形成坏死和溃疡结节，在缓慢愈合过程中形成明显的组织萎缩和瘢痕，深部组织破坏造成腭部穿孔，累及神经可发生面神经瘫痪。严重的组织破坏导致面部变形，典型的狮型面容（facies leprosa）包括鼻前棘萎缩和鼻梁塌陷、上颌骨前部牙槽嵴萎缩，鼻腔炎症等三联征，患者的头发、眉毛和睫毛脱落。

近年来，为方便治疗管理，将麻风分为少菌型（paucibacillary）和多菌型（multibacillary），前者相近于结核样型，后者相近于瘤型麻风，两型的治疗方法不同。

【病理】 结核样型麻风病变中见典型的肉芽肿性炎症，类似结核，由上皮样组织细胞、多核巨细胞和淋巴细胞组成肉芽肿结节。瘤型麻风中肉芽肿形成不典型，可见与淋巴细胞混杂的成片巨噬细胞，细胞质呈空泡状，称麻风细胞（lepra cell）。采用抗酸染色如 Fite 法，可在瘤型麻风病变中观察到大量抗酸杆菌，而结核样型麻风中仅 5% 能发现病原菌。

四、口面部肉芽肿病

口面部肉芽肿病（orofacial granulomatosis，OFG）为比较少见的炎症性疾病，病变为非干酪性肉芽肿，引起口腔和面部软组织的慢性复发性无痛性肿胀，唇部为最常见的发病部位。

【同义名】口面部肉芽肿病这一名称自 1985 年由 Wiesenfeld 提出以来，已被广泛接受，它包括了以往被称为肉芽肿性唇炎（cheilitis granulomatosa）和梅 - 罗综合征（Melkersson-Rosenthal syndrome）等临床表现有所不同、组织学都表现为非特异性肉芽肿性炎症的几种病变，现已认为后两者不是独立疾病。

【病因】病因不明，一般认为由免疫介导，可能为超敏反应，其起因多种多样，如某些食物或食品添加剂，但最终都引起异常的免疫反应。

【临床】可发生于任何年龄，但多为成人。口腔和面部任何部位均可受累，以口周组织、尤其是唇最常见。只累及唇时称肉芽肿性唇炎，口面部肉芽肿病伴沟纹舌和面神经麻痹时称梅 - 罗综合征。口内病变常发生于颊、牙龈、舌和腭部。

病变部位的特征为无痛性的持续肿胀，呈弥漫性或结节状，黏膜表面因下方的肿胀和增生而经常可见卵石样、皱褶或沟裂样改变，有时可伴溃疡。牙龈病变表现为肿胀、充血和糜烂，龈颊沟处则常见线状增生的皱褶，其底部为线状溃疡。

【病理】主要改变是结缔组织水肿、血管周炎症细胞浸润和不典型的肉芽肿。最显著的变化是结缔组织乳头层水肿，淋巴管扩张，有些区域有纤维蛋白渗出，淋巴细胞散在分布或在血管周围呈灶性浸润，也可见浆细胞和肥大细胞，这些改变多在固有层浅层，有时可波及肌层。早期阶段只有水肿和血管周的淋巴细胞浸润（图 13-3），有些病例可长期不发生其他改变，有些则随后出现肉芽肿结节，长期病变还可发生纤维化。

病变中形成的肉芽肿结节散在分布，多围绕血管。其形态不似结节病中的典型，由淋巴细胞和上皮样组织细胞组成，偶尔可见多核巨细胞。肉芽肿边缘不清，没有密集的淋巴细胞和纤维围绕（图 13-4）。有时，肉芽肿突入淋巴管，可造成淋巴管堵塞，可能是肿胀发生的主要原因。

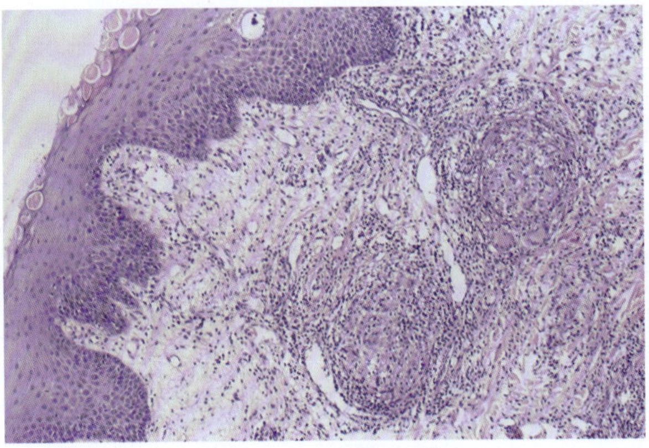

图 13-3　口面部肉芽肿病
血管周围可见许多淋巴细胞浸润

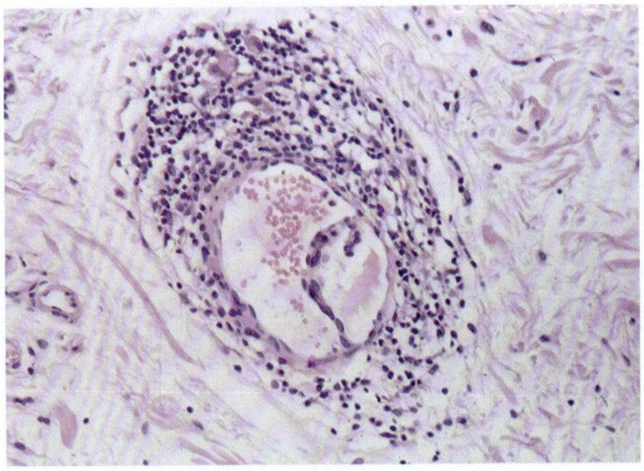

图 13-4　口面部肉芽肿病（唇）
上皮下结缔组织中及血管周围见上皮样细胞、淋巴细胞及浆细胞呈结节样聚集

【预后】口面部肉芽肿病由组织学确诊后，应进一步排除克罗恩病和溃疡性结肠炎、结节病、异物反应、分枝杆菌感染等相关疾病，特别是克罗恩病，有时会较隐匿，可能在几个月或几年后才出现肠道症状，所以应对患者定期随访。特发性的口面部肉芽肿病的预后在不同患者也有很大差别，有些自发缓解，也有些持续进展。

五、克罗恩病

克罗恩病（Crohn disease）为病因不明的慢性肉芽肿性炎症，主要发生于回肠，但消化道任何部位均可受累，包括口腔。口腔病变可能首先被发现，并与胃肠道病变的活跃性密切相关。

【同义名】 局限性肠炎（regional enteritis），节段性回肠炎（segmental ileitis）

【病因】 病因尚不明确，患者具有遗传易感性，可能对常驻细菌（如副结核分枝杆菌）发生异常的免疫反应，主要炎症反应由 T 淋巴细胞及肿瘤坏死因子 α 介导。

【临床】 儿童期即可发病，主要为 20 岁左右的青少年，50 岁以上的老年人构成另一个发病高峰。男性多于女性。肠道炎症造成患者腹痛、长期腹泻及脓血便，引发贫血、体重减轻、乏力等全身反应。

口腔表现较为多样。颊黏膜表面可增厚呈卵石样，由许多增生的小结节构成；线状的深沟及溃疡则常见于龈颊沟；牙龈表面呈斑驳的红色斑片；口腔及口周组织弥漫性或结节样肿胀，可波及唇，其表现与特发性口面部肉芽肿病相似。

【病理】 病理表现为非特异性肉芽肿性炎症，与特发性口面部肉芽肿病相似，为小的非坏死性肉芽肿。

【预后】 在肠道病变得到治疗和控制后，口腔病变常常随之消失，偶尔有顽固的口腔溃疡，则需进行局部治疗。

六、结节病

结节病（sarcoidosis）是一种多系统肉芽肿性疾病，病因不明。特征为非干酪性肉芽肿，主要累及肺和淋巴组织。

【同义名】 类肉瘤

【病因】 病因不明，可能是在遗传易感性的基础上，对环境中不明抗原的异常免疫反应。可能的抗原包括：微生物感染（分枝杆菌、EB 病毒等）、环境因素（木屑、花粉、泥土等）等。由于抗原刺激过重、过久或免疫失调导致细胞免疫功能低下，机体的免疫应答能力下降，引发慢性肉芽肿性改变。

【临床】 常见于 40 岁以下的成年人，女性多见。任何器官均可受累，但以淋巴结、肺、皮肤、眼、唾液腺最为常见。约 90% 的患者可通过胸片查见异常，通常为双侧肺门淋巴结肿大。60% ～ 65% 的患者血清中血管紧张素转化酶（angiotensin-converting enzyme）水平升高。头颈部主要表现是颈淋巴结肿大、唾液腺特别是腮腺肿大及口干。口腔黏膜偶尔受累，可以表现为无痛性黏膜下肿物、孤立性丘疹或颗粒状增生，常见于颊黏膜。患者可伴有发热、胸痛、干咳、虚弱等症状。

【病理】 镜下可见典型的肉芽肿性炎症。肉芽肿结节由排列紧密的上皮样组织细胞构成，还可见混杂其中的多核巨细胞，形态同朗汉斯巨细胞或异物巨细胞样，结节边缘围绕着淋巴细胞（图 13-5）。在结节内经常可见同心圆状嗜碱性钙化，是变性的溶酶体，称肖曼小体（Schaumann body）；还有星形包涵体，称星形小体（asteroid body），是被吞噬入胞质内的胶原碎片；淋巴结内还可见到棕黄色 Hamazaki-Wesenberg 小体，为大的溶酶体。但以上三种结构都不是结节病特有的。病变晚期上皮样细胞变性，结节缩小，周围可发生纤维化。

结节病的组织学表现与结核相似，其主要区别在于结节病的结节内有大量上皮样细胞，淋巴细胞较少，掺杂排列，还可见血管，一般无干酪样坏死；结核的结节中央为上皮样细胞，周围有较为明显的淋巴细胞浸润，而且结节内一般无血管，因而常可见明显的干酪样坏死发生。

病损组织直接免疫荧光检测可见上皮下结缔组织内及血管周围有免疫球蛋白或补体沉积（主要为 IgG、IgM、及 C3）。间接免疫荧光有时可检测出自身循环抗体阳性，如抗核抗体阳性（图 13-6）。

【预后】 约 60% 的结节病患者在 2 年内不经治疗而症状自发消退。部分病变比较顽固难治，4% ～ 10% 的患者可因肺、心脏或中枢神经系统并发症而死亡。

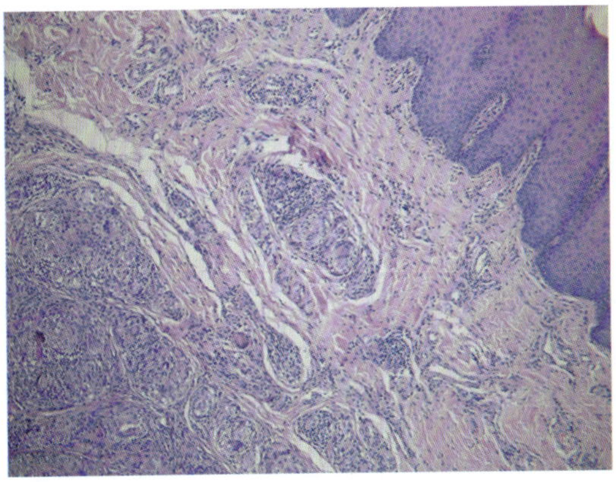

图 13-5 结节病
由上皮样细胞、多核巨细胞及淋巴细胞组成的结节

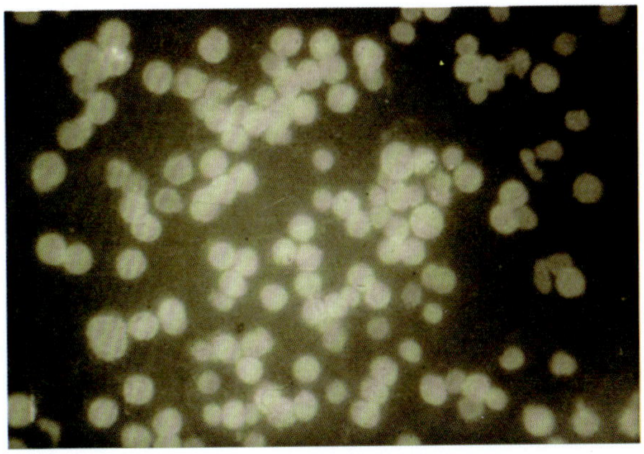

图 13-6 结节病
抗核抗体阳性（间接免疫荧光 IgG）

七、韦氏肉芽肿病

韦氏肉芽肿病（Wegener's granulomatosis）是一种少见而严重的多器官、多系统疾病，病因不明，以肉芽肿性小血管炎为主要表现，常累及上、下呼吸道和肾。

【同义名】 韦格内肉芽肿

【病因】 韦氏肉芽肿病与免疫反应有关，但确切病因不明，可能是继发于非特异性感染的异常免疫反应，或是对某些吸入性抗原的超敏反应。目前发现抗中性粒细胞胞质自身抗体（antineutrophil cytoplasmic antibody，ANCA）与本病有较强的相关性，该抗体的血清检测可作为一项有用的诊断指标，但并非本病所特有。

【临床】 从儿童到老人均可患病，平均年龄 40 岁，无明显性别差异。主要损伤上呼吸道、肺和肾，为经典的三联征，但几乎所有器官系统都可受累。一般先出现呼吸道症状，如不治疗，则很快出现肾损害。有一亚型主要累及皮肤和黏膜，全身病变发展较慢，称浅表性韦氏肉芽肿病（superficial Wegener's granulomatosis）。

鼻炎、鼻窦炎常为首发症状，鼻腔和上颌窦黏膜溃疡，深层组织破坏后可造成鼻中隔和腭部穿孔，出现鞍鼻畸形。肺受累为炎症性改变，可引发呼吸衰竭。肾病变出现较晚，表现为局灶性坏死性肾小球肾炎，最终肾衰竭，是患者死亡的主要原因。

口腔受累没有鼻和鼻窦病变常见，也很少作为首发症状，最常见的表现是弥漫性增生性牙龈炎和腭黏膜溃疡。其中牙龈病变最具特征性，也是早期表现之一，大多数在肾受累前出现。牙龈明显增生，表面不平，有很多鲜红色的颗粒状突起，称"草莓样龈炎（strawberry gingivitis）"，其质地脆，易出血。一般开始于龈乳头，向两侧扩展，以颊侧牙龈更常见，可累及多个象限。晚期深层牙槽骨可被破坏，出现牙松动。口腔溃疡无明显特征性表现，可发生于口腔黏膜任何部位，腭部多见，一般发生较晚，约 60% 的病人此时已有肾受累。

【病理】 主要病理表现是血管炎、坏死和肉芽肿。血管炎的特征是累及小动脉、小静脉和毛细血管，破坏较重，炎症细胞浸润至血管壁内，可以呈纤维素样、肉芽肿性、化脓性或瘢痕性血管炎（图 13-7，图 13-8）。结缔组织坏死表现为胶原水肿和纤维素样坏死，散在的坏死化脓灶，可融合成大的不规则地图样坏死区。坏死区周边有时围绕着上皮样组织细胞和多核巨细胞，构成特征性的肉芽肿性脓肿。与结节病相比，韦氏肉芽肿病中的肉芽肿结节分布较为散在。另外，可见淋巴细胞、组织细胞、浆细胞、嗜酸性粒细胞、中性粒细胞等炎症细胞混杂浸润。

很多口腔黏膜活检标本中，由于位置表浅，小血管炎不易发现，可见上皮样组织细胞及多种炎症细胞，上皮可有假上皮瘤样增生，上皮下见脓肿形成。取自"草莓样龈炎"的标本可见明显的血管增生，大量红细胞外溢。

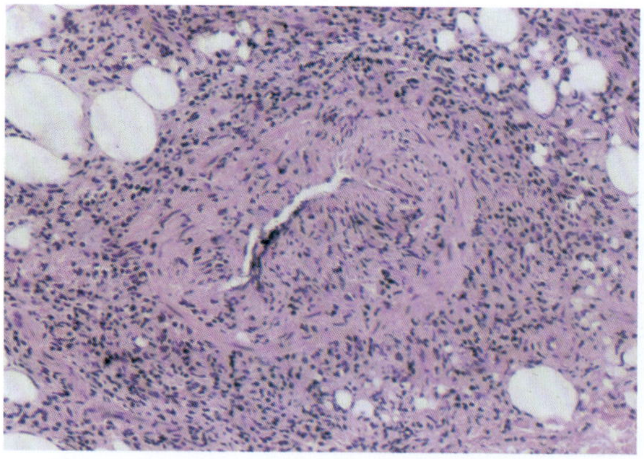

图 13-7 韦氏肉芽肿病
肉芽肿内血管内膜肿胀增厚，管腔闭塞，并见密集炎症细胞浸润

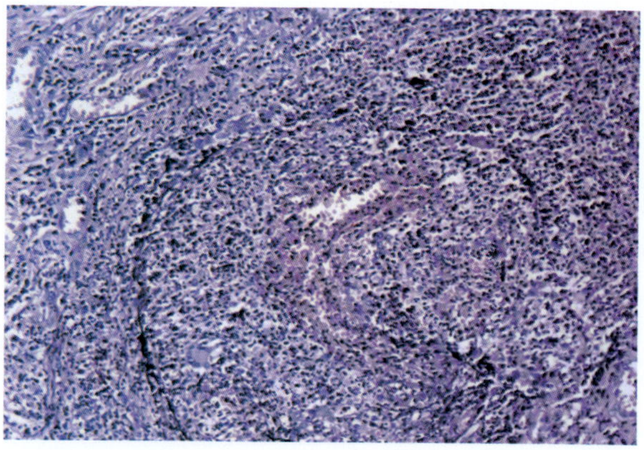

图 13-8 韦氏肉芽肿病
血管周围有纤维素样变性，呈均质样，周围有大量炎症细胞浸润

【预后】 韦氏肉芽肿病曾为致死性疾病，初始时病变局限，如不治疗会全身播散。大多数患者治疗效果良好，因此早期诊断和正确治疗很关键。

八、恶性肉芽肿

恶性肉芽肿（malignant granuloma）又称致死性中线肉芽肿（lethal midline granuloma），是一个临床名称，泛指主要发生于面部中线附近的进展性溃疡和组织破坏，从临床和病理上都不是一个特有的疾病。可造成面中部破坏的病变可分为感染、血管炎和肿瘤三大类疾病。①感染：包括多种细菌、真菌及寄生虫感染等。②自身免疫性血管炎（如韦氏肉芽肿病等）。③肿瘤：主要是结外 NK/T 细胞淋巴瘤。未能确诊为某种疾病的则被称为特发性中线破坏性疾患（idiopathic medline destructive disorders，IMDD），有学者认为这些病例并不代表一种独立的疾病，极有可能是因活检组织坏死广泛、代表性不强而未能诊断的 NK/T 细胞淋巴瘤、炎症假瘤或其他疾病。由于可造成面中部破坏的这些疾病并非均为恶性或致死性的，并不特发于中线部位，也不一定是肉芽肿性病变，所以建议使用“面中部破坏性疾病（midfacial destructive disease）”这一名称。

第二节 其他病变
Other Related Disorders

一、腺性唇炎

腺性唇炎（cheilitis glandularis）是一种少见的小涎腺炎症性疾病，引起下唇的增生和肿大。

【病因】 病因不明，致病因素可能包括日晒、吸烟、口腔卫生不良等。

【临床】 发生于下唇是本病的主要特征，常见于中老年男性。由于唇部小涎腺的炎症性增生，下唇肿胀、外翻。在腺体处加压，可见唇黏膜表面小涎腺导管开口处溢出粘脓性分泌物。

【病理】 组织学表现无特异性，主要为唇部小涎腺的慢性炎症和导管扩张，可见化脓、溃疡等改变，部分病例表面上皮有异常增生（图 13-9，图 13-10）。

【预后】 18% ~ 35% 的患者在病变表面上皮发生鳞状细胞癌，由于多数病例伴有光化损伤，可能日光辐射在癌变中起作用，下唇外翻使黏膜的日光损害加重。

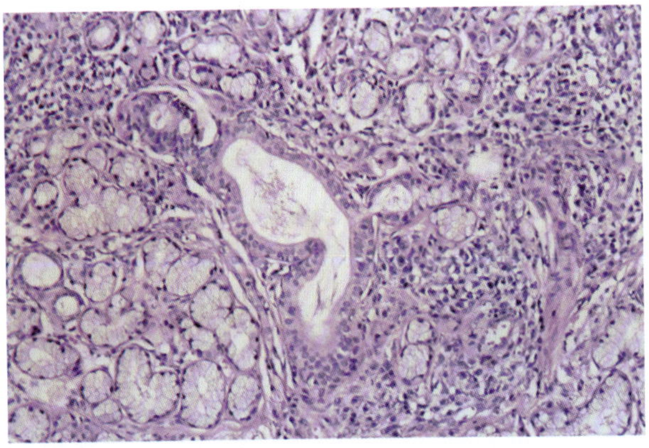

图 13-9　腺性唇炎

黏液性小涎腺的腺泡萎缩，见大量炎症细胞浸润

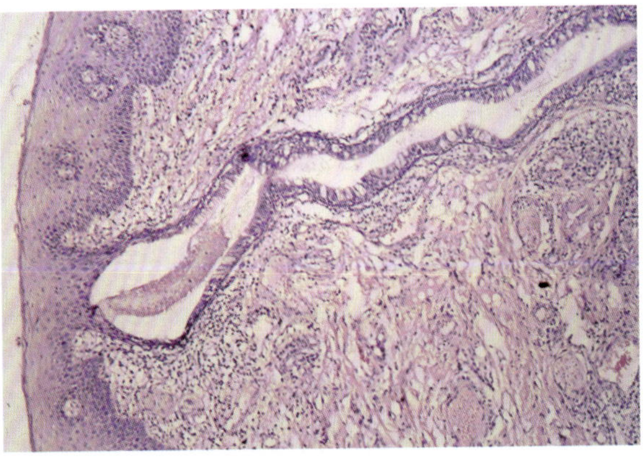

图 13-10　腺性唇炎

小涎腺导管明显扩张

二、变应性接触性唇炎

变应性接触性唇炎（allergic contact cheilitis）是由于接触某些致敏原而引起的唇部变态反应性炎症。

【病因】 主要致敏原为口红和唇膏中的化学成分，偶尔可因接触牙膏、食物、药物中的物质而发生。局限于唇红，有时可扩展到口周皮肤，但发生于口腔黏膜者少见。实际上，口腔可接触到的抗原种类非常多样，但口腔黏膜的过敏反应比皮肤少见得多，可能原因包括：抗原与口腔黏膜接触时间一般较短、唾液对抗原的稀释或清除作用、口腔上皮角化程度有限而使抗原较难结合、口腔黏膜血运丰富而易于移除抗原、朗格汉斯细胞及 T 细胞密度低而未能识别抗原等。

【临床】 可分为急性和慢性，急性病变主要发生在上唇，表面光亮，病损范围弥漫广泛，可波及颊、鼻翼、眼睑等部位。慢性病变则主要为唇红的干燥、脱屑、皲裂、渗出、结痂、疼痛，累及口周皮肤可呈湿疹样。

【病理】 主要为炎症表现，可见炎症细胞浸润、血管扩张及组织水肿。

三、淀粉样变性

淀粉样变性（amyloidosis）不是单一疾病，而是多种不同病变导致的蛋白类物质在组织中异常沉积。这些物质称淀粉样物（amyloid），其对碘的化学反应与淀粉相似。在不同疾病背景中，淀粉样物的蛋白质类型是不同的，但在组织学上具有相似的染色特点。当淀粉样物沉积于口腔，特别是舌，可导致巨舌或舌的局限性肿大。

【病因】 目前已确定了可形成淀粉样物的 20 多种蛋白质，其中三种较常见，占第一位的是由单克隆浆细胞产生的免疫球蛋白轻链，称淀粉样轻链蛋白（amyloid light chain，AL），其产生的淀粉样变性称原发性（primary）；第二种称淀粉样相关蛋白（amyloid-associated，AA），由肝产生，并释放入血，在炎症状态下增加，属于急性期反应（acute phase response）蛋白，与其相关的淀粉样变性称继发性（secondary）；第三种是引起阿尔茨海默病的主要物质，称 β 淀粉样蛋白（β amyloid protein，Aβ）。长期进行血液透析的患者发生淀粉样变性是因为 β2 微球蛋白（β2 microglobulin）在体内累积；遗传性淀粉样变性中涉及的发生突变的蛋白则有多种。

淀粉样物的特征性结构是 β 片层（β-pleated sheet），无论临床背景和蛋白质类型，均有此构象，也是其刚果红染色和双折射特点产生的基础。异常折叠的蛋白质因不稳定而易于自身交联，形成寡聚体和原纤维，在组织中沉积，侵占和挤压邻近细胞，影响正常功能。有两种情况可产生过量的淀粉样物，一是蛋白质虽然正常，但本身有发生异常折叠的倾向，如骨髓瘤中的淀粉样轻链蛋白和慢性炎症时产生的淀粉样相关蛋白，在过量产生而分解不足的情况下在细胞外沉积；一种是产生的量虽不多，但蛋白质结构异常，非常易于聚合并抵抗酶的分解，如遗传性淀粉样变性中因基因突变而产生的各种蛋白质。

【临床】原发性淀粉样变性在临床上最常见，淀粉样物由免疫球蛋白轻链构成，与免疫细胞的病变有关，如 5% ~ 15% 的多发性骨髓瘤患者出现全身性淀粉样变性。但大多数病例不伴有骨髓瘤或其他的 B 细胞肿瘤，曾经认为其为特发性，不与任何疾病相关，故传统上称为原发性，但现在发现所有患者血清或尿中均有单克隆免疫球蛋白或游离的轻链，多数患者骨髓中浆细胞数量中等程度增加，说明这些患者有隐匿的浆细胞病变。可继发淀粉样变性的慢性炎症性疾病包括风湿性关节炎、炎症性肠病、结核、支气管扩张、慢性骨髓炎等。

舌淀粉样变性大多数是全身性病变的一部分，主要为原发性，患者多为老年人，平均年龄 65 岁，男性稍多。初期可有虚弱、体重减轻、麻木、水肿等非特异性全身症状，随后因淀粉样物沉积出现肝大、皮肤斑块、腕管综合征等。头颈部主要累及眼睑、耳后区、颈部、唇、牙龈和舌。舌受累表现为弥漫性或结节状肿大，可引起语言不清，甚至影响进食。

【病理】淀粉样变性需根据组织学表现确诊，然后再进一步查明淀粉样物的类型及来源。光镜下染色的淀粉样物为嗜酸性、均质的团块状物，沉积于黏膜的结缔组织乳头层及血管周围，在舌部还可波及肌层。沉积物的边缘一般着色模糊、淡染，其内部则着色深浅不一。为区分淀粉样物和玻璃样变性的胶原和纤维蛋白等物质，需采用特殊染色方法，最常用的是刚果红（Congo red）染色，在普通光下呈砖红色（图 13-11）；偏光显微镜观察则为苹果绿色的双折射物质。硫磺素 T（thioflavine T）染色可发黄色荧光；PAS 染色呈玫瑰红色；甲基紫（或结晶紫）染色呈紫红色。电镜观察，淀粉样物由连续无分支的原纤维构成，其直径为 7.5 ~ 10nm。

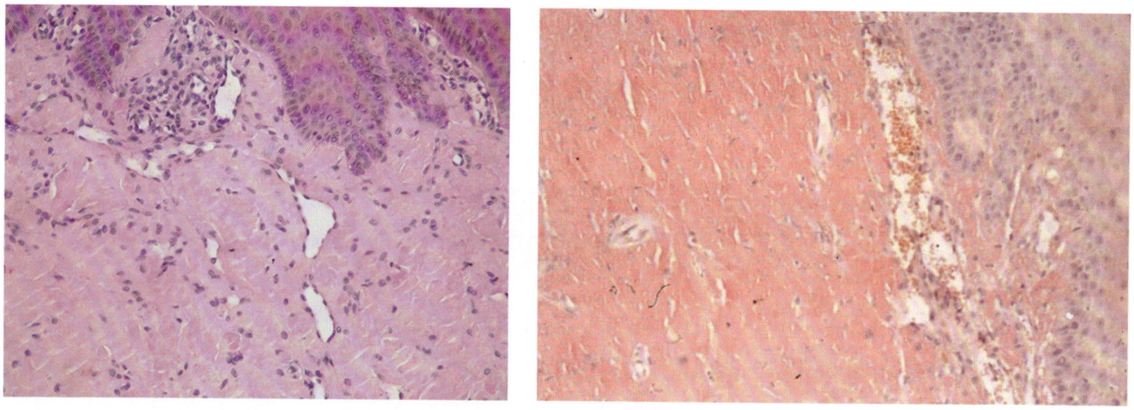

A B

图 13-11 淀粉样变性

A．上皮下结缔组织中淀粉样物质呈均质样，内部着色深浅不一；B．淀粉样物质刚果红染色阳性

【预后】淀粉样变性的预后因原发病变、所沉积的器官和程度的不同而有很大差别。局限性的轻度沉积不影响患者生存，甚至不易察觉；而全身性的严重淀粉样变性可导致心脏衰竭或肾衰竭和患者死亡。

四、舌乳头炎

舌背有四种乳头，舌乳头炎（lingual papillitis）主要表现为舌乳头萎缩、肿胀及炎症性变化。舌乳头的变化还可反映全身状况的改变，系统病可在口腔及舌背有不同表征。

（1）丝状乳头炎（filiform papillitis）

感染（如猩红热）及维生素 B_2 缺乏等导致丝状乳头萎缩，伴菌状乳头水肿，称“草莓舌”。严重贫血时，舌乳头全部萎缩，舌背充血肿胀，称“镜面舌”，严重者舌背火红色、发亮，疼痛明显。镜下可见舌乳头上皮萎缩，结缔组织水肿明显，毛细血管增生、扩张、充血。

（2）菌状乳头炎（fungiform papillitis）菌状乳头分散于丝状乳头之间，主要位于舌侧缘及舌尖部，贫血、维生素缺乏及局部刺激等因素均可引发炎症，肿胀、充血，呈高起的红色丘疹状，由于富于痛觉感受器，触痛明显。镜下可见结缔组织内毛细血管明显增生、扩张、充血，其间有大量炎症细胞浸润。严重者菌状乳头表面上皮形成溃疡。

（3）叶状乳头炎（foliate papillitis）叶状乳头位于舌侧缘的后部，在人类此乳头一般已退化为5～8条平行排列的皱襞。上呼吸道炎症或局部刺激等因素可引发炎症，表现为红肿、疼痛甚至溃疡，一般多发生于中年以上成人。镜下可见叶状乳头富于淋巴组织，炎症时可见增生、扩张、充血的毛细血管，结缔组织水肿并见大量炎症细胞浸润，周围可见淋巴样组织增生。并见上皮变薄或发生溃疡。

（4）轮廓乳头炎（vallate papillitis）轮廓乳头位于舌根部，8～10个，偶尔发生炎症时，大多为无症状的肥大，局部可有充血或疼痛，伴有味觉障碍。病理改变基本同上。

五、放线菌病

放线菌病（actinomycosis）是一种慢性细菌性疾病，与真菌感染在临床及组织学上有类似之处而得名。临床及病理观察到的菌团“硫磺颗粒”（sulfur granule）及其菌丝状结构为本病的特征。

【病因】 主要由以色列放线菌（Actinomyces israel Ⅱ）引起，其次为黏性放线菌（Actinomyces viscosus），其他类型的放线菌和星形诺卡菌（Nocardia asteroides）也可引起相似的临床病变，但非常罕见。以色列放线菌是一种厌氧或微需氧的革兰阳性丝状菌，有分枝，是口腔常驻菌，不在个体间传播，因此不属于传染性疾病。软组织伤口、牙周袋、死髓牙、拔牙窝或扁桃体感染等都可能形成细菌进入深部软组织和骨的通道，引起感染。颌骨放射性骨坏死和双磷酸盐相关骨坏死（bisphosphonate-related osteonecrosis）也可伴放线菌感染。

【临床】 常见于头颈部、腹部和和胸部。男性多见，发病年龄多在20～45岁。发生于头颈部时，称面颈部放线菌病（cervicofacial actinomycosis），多见于颌下、颏下和颊部软组织，最典型的部位是下颌角外侧的软组织。放线菌在软组织内扩散不是通过常规的筋膜间隙，也不利用淋巴和血管通道，而是直线扩散。病变可以呈急性，迅速进展；也可以为慢性过程，伴纤维化。常见表现为下颌软组织出现无痛性硬结或肿块，基底浸润，表面呈暗紫红色，触诊“板样硬”（woody hard）。以后中心脓肿形成而软化，出现一个或多个窦道，皮肤引流口中可排出小的黄色颗粒，称“硫磺颗粒”，为聚集的放线菌团。颌骨受累时，形成放线菌性骨髓炎（actinomycotic osteomyelitis），X线检查见边界不清的不规则透影区，边缘可见骨白线。

【病理】 病变组织内见化脓性炎症，化脓灶中心有时可见大块圆形或分叶状的菌团，即“硫磺颗粒”，直径可达数百微米。HE染色其中心嗜碱性，外周嗜酸性，大量顶端呈杵状的菌丝呈放射状排列在菌团外周。周围见大量中性粒细胞，再外围是炎性肉芽组织，可观察到上皮样细胞、巨细胞、嗜酸性粒细胞、浆细胞及致密的纤维组织（图13-12）。

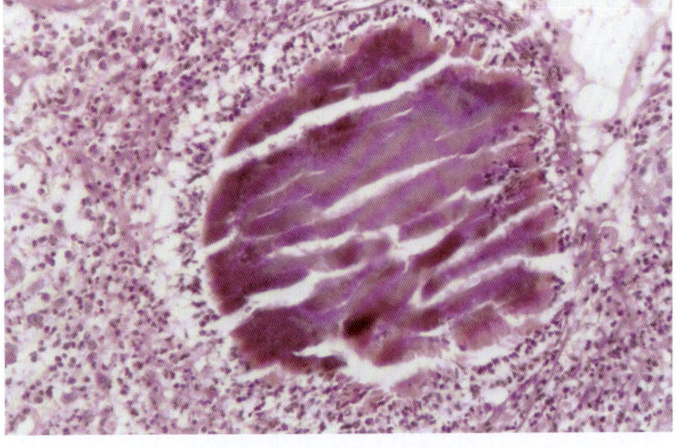

图13-12　放线菌病

肉芽组织中可见“硫磺颗粒”，呈嗜碱性团块状

【预后】 常常需要长时间、大剂量的青霉素治疗，并辅以手术引流、清创、窦道及瘢痕切除

等，有些病变会较顽固。

六、嗜酸性淋巴肉芽肿

嗜酸性淋巴肉芽肿（eosinophilic lymphoid granuloma）是一种病因不明的慢性炎症，常形成局部包块。该病首先由金显宅（1937年）报道，称之为嗜酸性粒细胞增生性淋巴肉芽肿。1948年木村哲二报道了相似的病变，称之为木村病（Kimura's disease）。

【同义名】 嗜酸性粒细胞增生性淋巴肉芽肿（eosinophilic hyperplastic lymphogranuloma）

【病因】 病因不明。患者外周血中嗜酸性粒细胞及IgE水平升高，少数病例伴发肾病综合征（肾内有免疫复合物沉积），提示该病可能与变态反应有关。

【临床】 亚洲国家如中国、日本、新加坡等多见。好发于头颈部皮肤、软组织、涎腺和淋巴结。有时对称发病。口腔黏膜者少见，多见于唇。以青壮年男性为主，最常见的部位是腮腺及耳后区皮肤及皮下组织。常表现为缓慢增大的肿物，质地较韧似橡皮。表面皮肤常见色素沉着并可有痒感。约有80%的病例嗜酸性粒细胞大于10%，血清IgE水平多见升高。

【病理】 受累淋巴结和结外软组织内淋巴组织显著增生，并见大量嗜酸性粒细胞浸润。较多淋巴滤泡形成，其生发中心很明显，经常有血管长入，其中还可见嗜酸性粒细胞浸润及嗜酸性粒细胞小脓肿形成。滤泡间见弥漫分布的淋巴细胞、浆细胞、嗜酸性粒细胞和肥大细胞。病变中小血管增生比较明显，陈旧性病变常见血管周硬化（图13-13，图13-14）。

【预后】 本病属良性，对放射治疗敏感，激素治疗也有一定疗效。

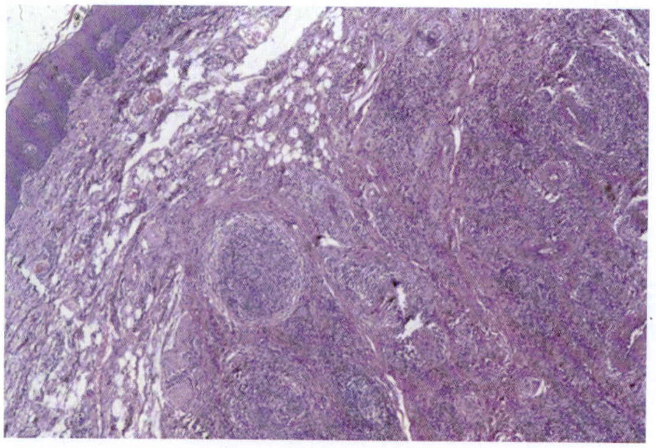

图13-13 嗜酸性淋巴肉芽肿

淋巴组织增生，并形成淋巴滤泡，大量嗜酸性粒细胞浸润

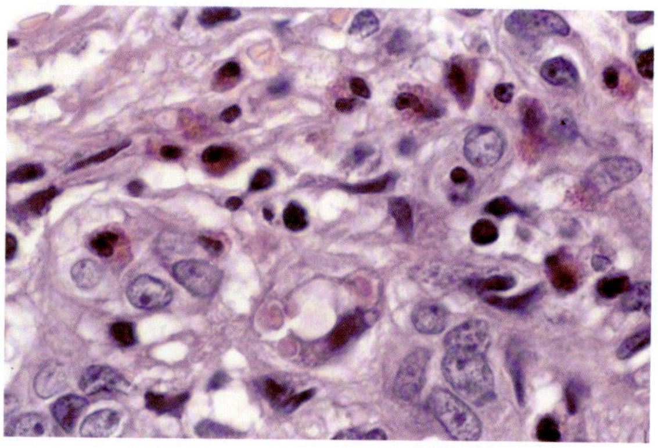

图13-14 嗜酸性淋巴肉芽肿

可见嗜酸性粒细胞、淋巴细胞及组织细胞

七、囊虫病

囊虫病（cysticercosis）为猪带绦虫幼虫即囊尾蚴寄生于人体组织所致的病变。

【同义名】 猪囊尾蚴病（cysticercosis cellulosae）

【病因】 患者是猪带绦虫的中间宿主。感染途径有两种，绦虫病患者本身粪便中的虫卵沾染于手指或食物被食入；食入病猪粪便中的虫卵污染的食物。虫卵在十二指肠经消化液作用溢出六钩蚴，可侵入肠黏膜，以后通过血管淋巴管分布全身各处，发育成囊尾蚴，即囊虫病。而人因吃生的或未熟的含囊尾蚴的猪肉被感染后，囊尾蚴的囊壁在胃中被消化，至小肠中其头节外翻，固着于肠壁发育为成虫，即猪带绦虫。

【临床】 口腔部位的囊虫病较少见。可位于颌面部皮肤或口腔黏膜，如唇、颊、舌等。临床上一般为直径1cm左右的结节，境界清楚可活动。无自觉症状。幼虫死亡后可发生钙化。

【病理】 一般为囊性病变，切开时有少许透明液体。内壁上附有白色环绕成团的结构。在此病高发区，有经验的病理医生根据上述表现再将之做成不染色压片观察即可确诊。HE染色镜下见由宿主组织形成的密集的纤维性包膜，其中有较多的炎细胞浸润，主要为淋巴细胞、浆细胞和组织细胞，在包膜近虫体侧有较多嗜酸性及中性粒细胞浸润。包膜中还可见钙化灶。纤维被膜之内有纤细的双层膜，外层为无细胞的嗜伊红层，内层有少许细胞，此膜内为虫体，头端可见带有吸盘和小钩的头节，尾侧是卷曲的均质无结构膜状物（图 13-15）。

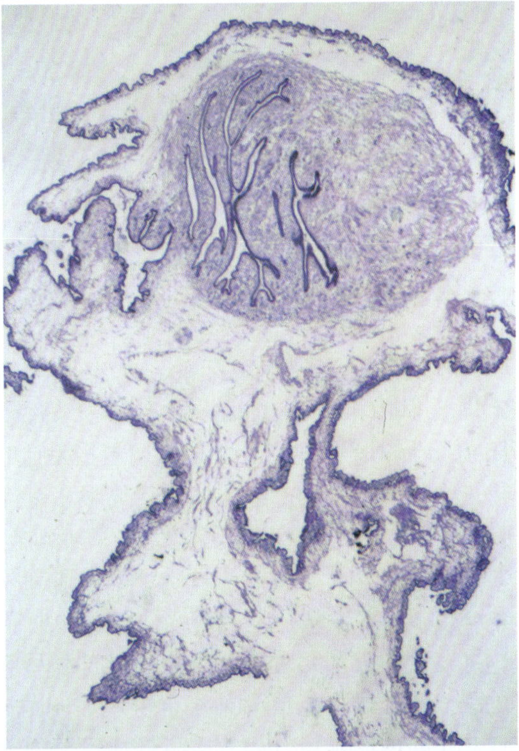

图 13-15　囊虫病

外层为纤维性包膜，囊腔内可见幼虫的头节及节片

【预后】 发生在口腔者预后好，但发生在一些主要脏器者如脑、心、眼眶可引起相应部位的功能损伤。

Summary

A granuloma is an organized collection of macrophages, with lymphocytes, giant cells and fibrosis, sometimes necrosis, which arises as a reaction to an antigen. The term "granulomatous" refers to inflammatory diseases or reactions characterized by granulomas.

In the mouth, granulomatous lesions include granulomatous reactions to unknown antigens (e.g. sarcoidosis, Crohn disease and orofacial granulomatosis), infections (e.g. tuberculosis, syphilis and leprosy) and Wegener's granulomatosis, a granulomatous reaction with necrotizing vasculitis, infiltrating neutrophils, eosinophils and lymphocytes.

The term granuloma is also used in oral lesions such as pyogenic granuloma, giant cell granuloma and periapical granuloma but is then inappropriate, since none are granulomatous reactions.

参考文献

1. Cawson RA, Odell EW. Cawson's essentials of oral pathology and oral medicine. 8th ed.Edinburgh: Churchill Livingstone Elsevier, 2008: 206—276.
2. Bruch JM, Treister NS. Clinical oral medicine and pathology. New York: Humana Press, 2010: 41-101.
3. Neville BW. Oral and maxillofacial pathology. Philadelphia: Saunders. 2009: 181—452.
4. Regezi JA, Sciubba JJ. Oral Pathology: clinical pathologic correlations. 6th ed.St. Louis, MO: ElsevierElsevier Health Sciences. 2012: 1-148.
5. Scully C, de Almeida OP. Oral medicine and pathology at a glance. Chichester: Wiley-Blackwell. 2010: 18-47.

（罗海燕）

第十四章 牙周病

Periodontal Diseases

牙周病是指发生在牙的支持组织（牙龈、牙周膜、牙槽骨及牙骨质）的疾病，又称之为牙周疾病（periodontal diseases）。牙周病广义上，包括牙龈病（gingival diseases）和牙周炎（periodontitis）。狭义上，牙周病专指发生在牙周组织的炎症性、破坏性疾病，即通常所说的牙周炎，不包括牙龈病。牙龈病是指局限于牙龈组织的一组疾病，不侵犯深部牙周组织，其中以牙龈炎最为多见，此外，还有龈增生、溃疡、坏死等病理改变。牙周炎的病变从牙龈波及深部牙周组织的牙周膜、牙槽骨及牙骨质，可导致牙松动、脱落，甚至丧失咀嚼功能，牙龈炎与牙周炎是人类口腔中的多发病，是细菌感染引发的炎症性疾病，即口腔两大主要疾病之一（龋病与牙周病）。

大量调查研究表明，口腔健康与全身健康密切相关。牙周病与全身健康和疾病相互存在双向联系，牙周病可能成为某些全身疾病的危险因素（如心血管疾病、糖尿病等）。某些全身疾病可加重牙周病的发展（如骨质疏松症、艾滋病等）。世界卫生组织（WHO，1984）提出的人类健康的十项标准中的第八项就是关于牙周健康的客观标志，这表明牙周健康是衡量人体健康所必不可忽视的组成部分之一。牙周疾病也不只是口腔局部问题，它可对全身许多器官系统产生潜在的影响，全身疾病和宿主的免疫状态又可影响牙周炎的发生、发展。因此，口腔医学和整体医学的密切结合，必将成为提高人类健康水平的一项重要共识和举措。

发生于牙周组织的病理改变包括：炎症（inflammation）、营养不良（dystrophy）、萎缩（atrophy）及肿瘤（neoplasia）。营养不良变化可由于系统性疾病引发的变性（degeneration）以及创伤（trauma）引起。关于牙周病的分类问题是一个极为复杂的难题，自上个世纪 20 年代以来曾有过一些分类，但均不够完善，在其病因及发病机制尚未准确明了之前，公认、完善的分类是困难的。20 世纪 80 年代以来随着对牙周病本质的深入认识，曾对该病分类有了不少改进。近年，牙周疾病又有了新的分类（美国牙周病分类国际研讨会，1999），得到与会者共识。增加了牙龈病的分类；将牙周炎分为慢性牙周炎和侵袭性牙周炎两大类；及患有全身性疾病时伴发的牙周炎；将坏死性、溃疡性牙龈炎和坏死性牙周病合并称为坏死性牙周病；并对牙龈病进行了分类。和以往的分类比较（1989、1993），在新分类中对成人与青少年牙周炎的命名采用了慢性牙周炎代替成人牙周炎，用侵袭性牙周炎代替早发性牙周炎（包括青春前期牙周炎、青少年牙周炎及快速进展性牙周炎）。不再单独列入“快速进展性牙周炎”及“顽固性牙周炎”。本分类虽然仍有不够完善之处，较之以往的分类有了很大的进步，该分类虽然比较繁琐，但分类细致，有利于临床不同类型牙周疾病的诊断，因而要求今后在国际杂志及会议上均要使用该分类名词。

以下简要概述近年新分类中的八大类，其中每一大类又有亚类及分支类别，在此均不详述：

一、牙龈病（gingival diseases）

二、慢性牙周炎（chronic periodontitis）

三、侵袭性牙周炎（aggressive periodontitis）

四、反应全身疾病的牙周炎（periodontitis as a manifestation of systemic diseases）

五、坏死性牙周病（necrotizing periodontal diseases）

六、牙周脓肿（abcesses of the periodontium）

七、伴有牙髓病变的牙周炎（periodontitis associated with endodontic lesions）

八、发育性或获得性异常及其状况（developmental or acquired deformities and conditions）

本章将牙周组织病作为广义名词着重介绍牙龈病及牙周炎，同时，对发生在牙周组织中的变性、创伤及萎缩等也作一简述。发生在牙周组织的肿瘤在口腔肿瘤章内叙述。人免疫缺损病毒（HIV）感染导致艾滋病所引发的牙周组织病变，将在口腔黏膜病章节内叙述。本牙周疾病分类所涉及的重点内容，今后将在相关的口腔临床专业讲述。本章分别叙述如下：

一、牙龈病（gingival diseases）

1．牙菌斑性牙龈病（dental plaque-induced gingival disease）

2．非菌斑性牙龈病损（non-plaque-induced gingival lesions）

二、牙周炎（periodontitis）

1．病因发病机制（etiology and pathogenesis）

2．临床表现（clinical manifestation）

3．病理变化（pathologic changes）

三、发生在牙周组织的其他病理改变（other pathologic changes in periodontal tissues）

1．牙周变性（periodontal degeneration）

2．牙周创伤（periodontal trauma）

3．牙周萎缩（periodontal recession）

第一节 牙 龈 病
Gingival Disease

牙龈病分为两类，即牙菌斑性牙龈病（dental plaque-induced gingival disease）和非菌斑性牙龈病损（non-plaque-induced gingival lesions），最为多见的一种为慢性龈炎，主要是由口腔内菌斑引起牙龈组织的非特异性炎症，无深部牙周组织的破坏。牙菌斑性牙龈病的临床表现可受以下因素影响：①全身性因素如内分泌紊乱等。②药物性因素。③营养不良等因素。还有一类与菌斑无关的非菌斑性牙龈病损，大多数不是一种独立性疾病，而是许多疾病出现在牙龈上的一种表征，如剥脱性龈病损等疾患。

一、牙菌斑性牙龈病

（一）慢性龈炎

牙龈的炎症虽有急性、亚急性与慢性之分，但实际上急性与亚急性龈炎较少见，而慢性龈炎（chronic gingivitis）最为普遍，主要局限于牙龈组织的边缘部位，又称之为边缘性龈炎（marginal gingivitis），当炎症主要局限于牙龈乳头时，则称为牙龈乳头炎（papillary gingivitis）。

慢性龈炎可以长期单独存在，其中一部分也可能发展为牙周炎。目前还无法区别单纯性龈炎以及将要发展为牙周炎的龈炎，而且在临床、X 线及组织病理学上两者也无明确的鉴别诊断标准。慢性龈炎与牙周炎二者之间并不一定存在因果关系。仅一少部分慢性龈炎可能发展为牙周炎。

【病因】 主要是口腔细菌及其毒性产物引发的牙龈组织的慢性非特异性炎症，并不侵犯深部牙周组织。近年研究发现牙龈炎的可疑致病菌有：黏性放线菌（actinomyces viscosus，Av）、牙龈二氧化碳嗜纤维菌（capno gingivalis）等。口腔不洁导致的软垢、牙石形成、食物嵌塞、不良习惯，以及不良修复体等局部刺激等因素，也都会促进和加重龈炎的发生、发展。

【临床表现】 主要见于儿童或青少年时口腔卫生不良者，以及无刷牙习惯的成年人。主要分为两种类型：一种为炎症水肿型，表现为龈缘红肿、光亮、松软、易出血；另一种为纤维增生型，一般病程较长，龈缘肿胀、坚实，呈炎症性增生，亦称增生性龈炎。

【病理变化】 主要在牙龈的龈沟壁处有炎症细胞浸润，在沟内上皮的下方可见中性粒细胞浸润，再下方为大量的淋巴细胞（主要为T淋巴细胞）。炎症细胞浸润区域的胶原纤维大多变性或丧失（图14-1，图14-2）。

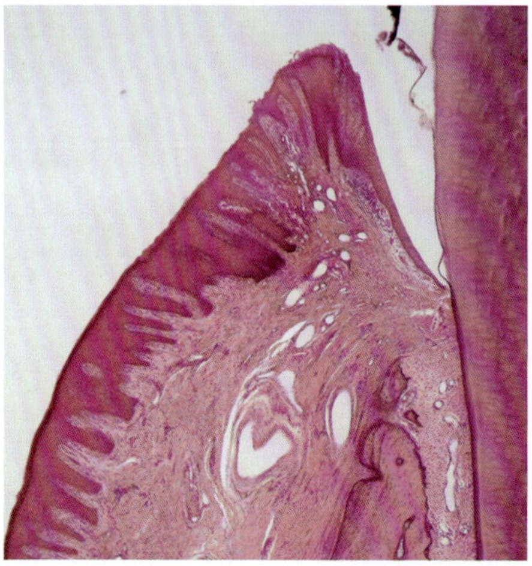

图14-1 边缘性龈炎

牙龈沟底炎症细胞浸润范围局限，牙槽骨及牙周膜尚未受侵

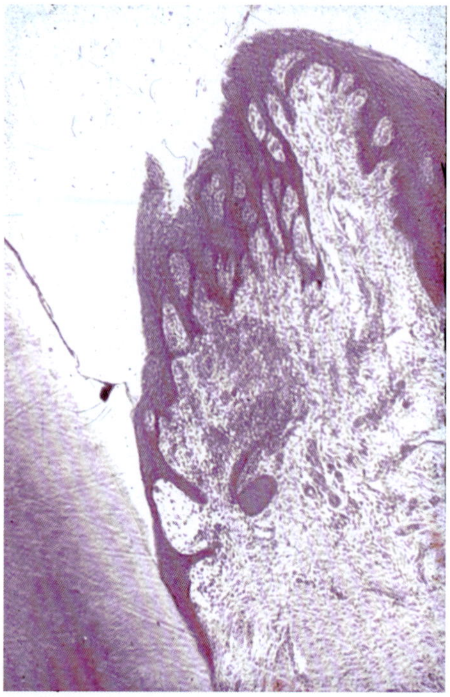

图14-2 边缘性龈炎

牙龈沟内上皮表层糜烂，上皮向结缔组织增生呈网眼状，其周围见炎症细胞浸润

根据慢性龈炎的病理变化又可分为以下两型：

炎症水肿型：牙龈的纤维结缔组织水肿明显，其间有大量淋巴细胞、中性粒细胞浸润，还可见少量浆细胞，毛细血管增生、扩张、充血。

纤维增生型：上皮下纤维结缔组织增生成束，束间可见淋巴细胞及浆细胞浸润，毛细血管增生不明显，其炎症成分比水肿型为少。

以上两型炎症均只局限于牙龈组织内，其深部的牙周膜与牙槽骨均未见明显变化。炎症水肿型类似于炎症肉芽组织；纤维增生型类似于瘢痕组织。

（二）龈增生

龈增生（gingival hyperplasia）主要指由多种原因引发的以纤维结缔组织增生为主要病理改变的一组疾病，又称增生性龈炎。

【病因】 主要由全身性因素引起（包括月经期、青春期、妊娠性及苯妥英性药物性龈炎），常常合并有局部菌斑感染，而呈现为炎症性的增生。如女性内分泌因素引起的牙龈增生，可见于青春期龈炎（pubertal gingivitis）、妊娠期龈炎（pregnancy gingivitis），又称为激素性龈炎（steroid hormone-influenced gingivitis）；还有药物性龈炎（medication-influenced gingivitis），主要是由于服用某种药物引起的龈增生，如服用抗癫痫药物苯妥英钠或使用某些免疫抑制剂；蛋白质、叶酸、维生素C以及微量元素锌等缺乏、及某些血液病等，也会引起牙龈增生。

【临床表现】 与内分泌相关的龈增生，多与女性经期、妊娠等密切相关，一旦青春期过后或月经结束、妊娠终了，则病变会逐渐恢复、消退；药物性龈增生，一旦停药也可逆转。苯妥英龈增生多发生于前牙唇侧，龈乳头增大，有时可见龈表面呈颗粒结节样改变。

【病理变化】 龈增生其主要组织病理学变化为纤维结缔组织增生，粗大的胶原纤维束类似瘢痕组织结构；还可出现胶原纤维水肿、变性及毛细血管增生、扩张、充血等变化。一般炎症不明显。上述龈增生合并口腔菌斑感染时，则与慢性龈炎并存，其病理学变化也出现炎症反应的一系列改变（图 14-3）。

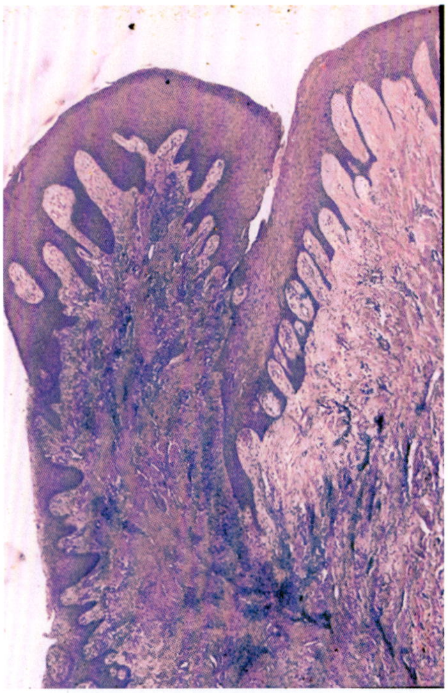

图 14-3 增生性龈炎

牙龈上皮增生呈乳头状，并见增生的纤维结缔组织中有大量炎症细胞浸润

（三）维生素 C 缺乏性龈炎

维生素 C 缺乏性龈炎（vitamin C deficient gingivitis）主要是由维生素 C 缺乏引起的牙龈组织炎症性病变。具有特征改变，牙龈呈紫红色炎症性增生。而维生素 C 缺乏所引起的口腔表征，在临床较为多见，特别是口腔卫生不良者，常因合并牙龈炎局部出血而就诊。严重维生素 C 缺乏可引起坏血病，近年已较为少见。

【临床表现】 口腔牙龈极易出血，特别是在刷牙或咀嚼触之出血明显。牙龈呈紫红色，质地松软，肿胀、增生之牙龈可覆盖一部分牙冠表面。长时间维生素 C 缺乏，可引起牙周膜纤维水肿而导致牙松动。口腔黏膜可出现由于出血引起的瘀斑。皮肤也可出现瘀斑，关节腔血肿可引起疼痛等症状。

【病理变化】 牙龈组织水肿、出血为主要病理特点。上皮下结缔组织中陈旧性出血灶周围可见大量含铁血黄素颗粒，并见淋巴细胞及浆细胞浸润。胶原纤维明显减少，牙龈及牙周膜纤维水肿，毛细血管增生、扩张、充血及出血明显。动物实验研究表明，缺乏维生素 C 的动物，其形成胶原能力受阻，降低细胞间质的产生。因此，维生素 C 对创伤愈合、骨和软骨的修复性再生具有重要的作用。维生素 C 在体内参与糖代谢及氧化还原过程，增强机体抗感染能力，可增强机体免疫系统的防御功能。

（四）伴白血病性龈炎

伴白血病性龈炎（gingivitis with leukemia）又称白血病性龈增大（gingival enlargement associated with leukemia）。各型白血病都可引起牙龈增大，增大肥厚的牙龈并不是龈组织本身的细胞成分，而是由大量未成熟的幼稚白细胞浸润，取代了牙龈组织，形成了不规则的增大。

【临床表现】 各型白血病在口腔的表征，主要为颌骨及牙槽骨出现疏松，骨小梁纤细，口腔黏膜可出现瘀斑，下颌下淋巴结肿大。牙龈增大最为明显。有些白血病患者在疾病的早期，以龈增大为其首发的病征，肿大的牙龈形状不同于一般的炎症性增生性牙龈，伴白血病的龈增大外形不整，龈表面不平，常呈结节状突起或似山的峰谷样外形，颜色不均匀，还可合并龈缘糜烂、坏死。

【病理变化】 牙龈组织中可见大量不成熟的幼稚白细胞，主要在黏膜下层呈密集浸润。上皮下浅部的结缔组织与基底膜之间为一正常固有层带，类似肿瘤周围的包膜样结构，幼稚的白细胞不向固有层浸润，而侵犯固有层下方深层的结缔组织。结缔组织中的大量幼稚白细胞的聚集、挤压，可使血管栓塞。白细胞坏死致使牙龈形成坏死性溃疡。浸润的肿瘤细胞周围及间隙中可见血管扩张、充血或出血。一般组织中的炎症不明显。若合并菌斑感染，可并发有牙龈炎的各种病理变化（图 14-4，图 14-5）。

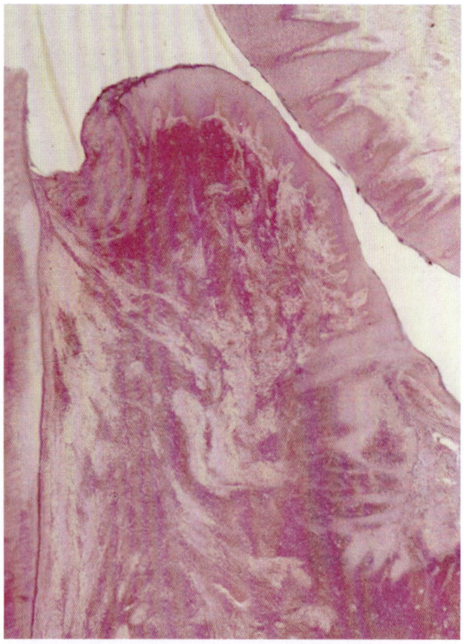

图 14-4 伴白血病性龈炎（低倍）

牙龈组织中见大量幼稚的白细胞浸润

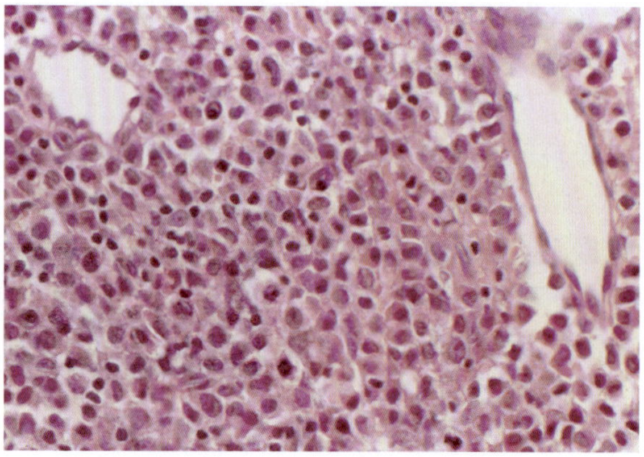

图 14-5 伴白血病性龈炎（高倍）

黏膜下层幼稚的白细胞密集，挤压周围血管

二、非菌斑性牙龈病损

（一）急性坏死性溃疡性龈炎

急性坏死性溃疡性龈炎（acute necrotizing ulcerative gingivitis）的同义名有急性坏死性龈炎（acute necrotizing gingivitis）、奋森龈炎（Vincent gingivitis）、梭螺菌龈炎（fusospirochetal gingivitis）、战壕口炎（trench mouth）等。其重症型从牙龈溃疡可发展到走马疳，死亡率极高，约为 80%。WHO 将走马疳列为："一种发生于儿童早期的疾病"，如果未经治疗，大多患者死于败血症，因此应早期发现，早期防治。在牙周疾病的新分类中将坏死性、溃疡性牙龈炎单独列在坏死性牙周病中。

【病因】 主要发生于营养不良及口腔不洁的儿童。梭形杆菌及奋森螺旋体为本病的主要病原菌，其存在于牙龈沟或牙周袋的深部，主要为厌氧菌，发病时数量增多，毒性增强。此外，中间型产黑色素拟杆菌（bacteroides melaninogenicus）也与本病发病相关。宿主抵抗力低下是本病发病的重要内因，营养不良而极度虚弱或各种传染病之后的儿童易发病。战壕口炎一词也说明本病在战壕中的恶劣环境下极易发病流行，是一种极度贫穷引起的疾病，为多因素联合作用的结果。

【临床表现】 本病特征为牙龈的龈缘及龈乳头坏死，牙龈边缘呈蚕食状破坏缺失，表面覆以灰白色假膜。坏死组织成为腐肉，脱落后形成龈缘区的缺损。有严重的腐败性口臭，患部极易出血。病变可为孤立或扩展为广泛的龈缘坏死。常突然发病，局部病损区可有灼痛及麻木、肿胀感，可伴有下颌下淋巴结肿大、发热等体征。本病易复发，还可并发口炎，表现为黏膜的假膜性溃疡。坏疽性口炎（又称走马疳）常为本病的重症型。走马疳可造成严重的面颊缺损，且死亡率较高。本病与走马疳二者常在同一时期发病，但两者又是分别独立性疾病。

【病理变化】 为非特异性的炎症变化。病变表面有纤维素性渗出及组织变性、坏死形成的污秽假膜，结缔组织纤维水肿，内有大量中性粒细胞浸润，为密集的炎症及组织坏死区。病变的最表层为细菌螺旋体。龈沟液涂片可见大量的梭形杆菌及奋森螺旋体等微生物（图 14-6）。

（二）遗传性牙龈纤维瘤病

遗传性牙龈纤维瘤病（hereditary gingival fibromatosis）其同义名为：先天性家族性纤维瘤病

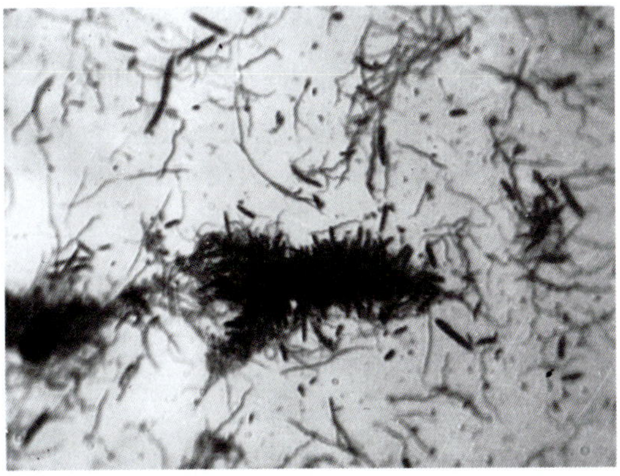

图 14-6　急性坏死溃疡性龈炎的细菌涂片

有大量梭形杆菌及奋森螺旋体聚集

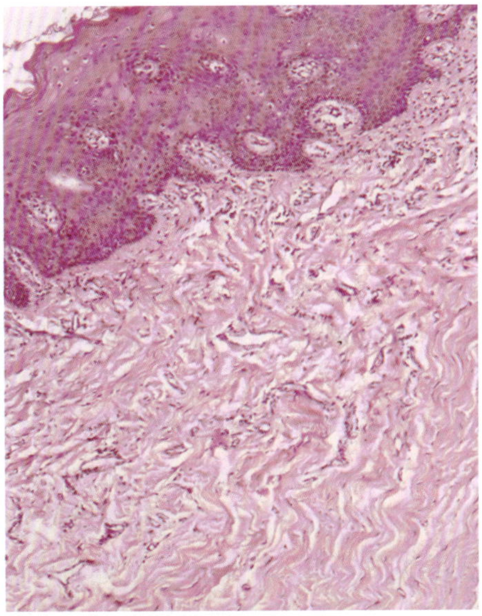

图 14-7　遗传性牙龈纤维瘤病

牙龈胶原纤维过度增生，细胞成分少见似瘢痕组织

(congenital familial fibromatosis)、遗传性龈增生（hereditary gingival hyperplasia）以及特发性龈增生（idiopathic gingival hyperplasia）等。本病为常染色体显性遗传，全身可有多毛症、巨乳症及智力低下等表现构成遗传性综合征。

【临床表现】 口腔主要表现为牙龈呈弥漫性增生，可覆盖牙的一部分或全部。龈增生若出现在牙萌出之前，则牙萌出受阻，可埋没一部分或多数牙，严重者呈现无牙症；若发生在牙萌出之后，则出现牙移位或错畸形。过度增大的牙龈沿着牙槽嵴部位呈特征性肥厚，还可导致口唇向前突出并外翻。增生的牙龈呈粉红色，质地坚韧，其表面可呈结节状。

【病理变化】 上皮下牙龈纤维过度增生，大部分胶原纤维由成熟、致密的胶原组成。胶原纤维大多缺乏细胞成分，似瘢痕组织，其中血管极少见。炎症细胞少见或缺如，偶见慢性炎症细胞散在结缔组织中。上皮一部分增厚，可见上皮钉突伸长或形成上皮网（图 14-7）。

（三）浆细胞龈炎

浆细胞龈炎（plasma cell gingivitis）的同义名又称浆细胞龈口炎或变态反应性龈炎。一般所谓的特发性浆细胞龈口炎（idiopathic plasma cell gingivostomatitis）是指弥漫性龈炎、舌炎及唇炎同时出现，为浆细胞浸润综合征。本病是发生于牙龈或口腔黏膜其他部位的浆细胞浸润性疾患。

【病因】 本病为一种过敏反应性疾患。其过敏原多种多样，如牙膏、口香糖等，其中某些成分可诱发牙龈组织发生变态反应，一旦除去及停止与过敏原的接触，则病变可逐渐恢复、自愈。还有认为本病与口腔的真菌感染相关，白色念珠菌也可诱发本病。

【临床表现】 病变多发生于年轻女性。牙龈病变部位红肿、光亮，可发生于边缘龈或附着龈。也可发生于唇、舌、腭及口底部位黏膜。发生于唇黏膜者可出现鳞状脱屑；发生于舌黏膜者可呈现舌背红肿、光亮；发生于口角部位则出现口角炎。浆细胞龈炎的病变处也可呈现为小结节或颗粒肉芽状结构。患者一般状况良好，化验检查一般未发现明显异常改变。

【病理变化】 口腔内的病变部位以浆细胞密集浸润为本病特征。在上皮下黏膜固有层的结缔组织内为密集的浆细胞弥漫浸润，呈片状或呈灶性聚集。表面上皮多为完整，有时出现糜烂或溃疡。炎症细胞也可浸润到固有层下方的黏膜下结缔组织中。

本病镜下应与发生于牙龈的浆细胞肉芽肿相区别，该病主要表现为肉芽组织结构为其特征，而炎症不仅是单纯的浆细胞浸润，还可伴有少量的淋巴细胞（图 14-8，图 14-9）。

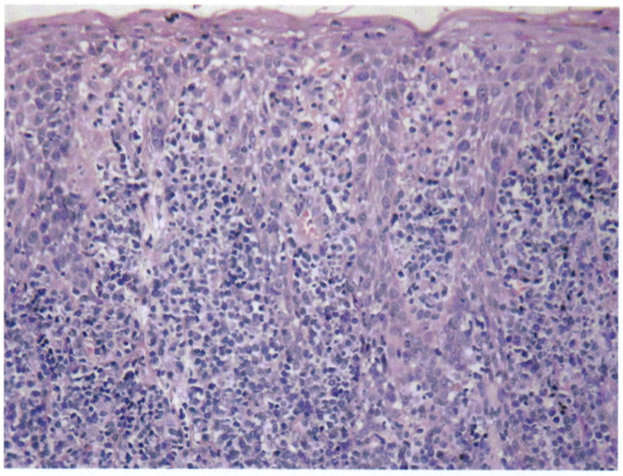

图 14-8 浆细胞龈炎（低倍）
牙龈上皮表层糜烂，上皮向结缔组织内增生呈条索状，周围见密集单核细胞浸润

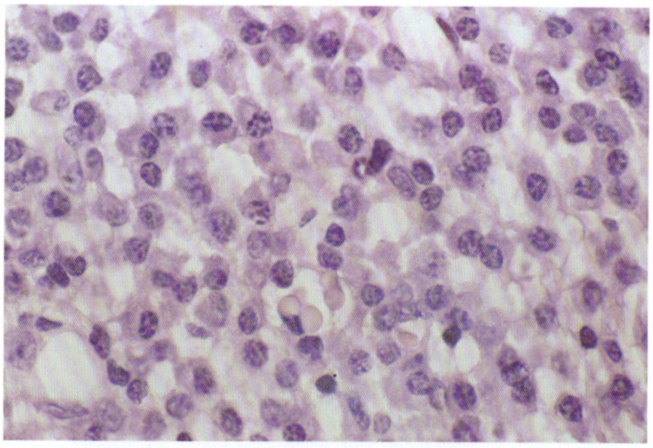

图 14-9 浆细胞龈炎（高倍）
上皮下结缔组织中见大量浆细胞弥漫浸润

（四）剥脱性龈病损

剥脱性龈病损（desquamative lesion of gingiva）是局限于牙龈的发红及脱屑样病变。Prinz（1932）首先使用“慢性弥漫性剥脱性龈炎”这一名称。近年来许多研究表明，所谓的剥脱性龈炎并不是一种独立性的疾病，而是多种疾患在牙龈的表征，其中包括类天疱疮、扁平苔藓、天疱疮、红斑狼疮或其他大疱性疾病。真正的或特发性剥脱性龈炎者为数甚少，仅指那些不能诊断为其他疾病的剥脱性龈病损而言。

【临床表现】 本病损多见于女性，特别是绝经期的女性，男性亦可发病，较少见。主要表现为牙龈鲜红、光亮及上皮表层剥脱，呈现牙龈表面粗糙并红亮。上皮分离后未脱落，而形成灰白色假膜。创面对各种刺激极为敏感，患者自觉有烧灼感等不适，如脱皮面积较大时，则可出现极度疼痛等症状。除了寻常性天疱疮之外，本病损一般病程较长，可自行缓解，也可为慢性迁延、反复发作。

【病理变化】 剥脱性龈病损其镜下可分为疱型与苔藓型。疱型为上皮与结缔组织间形成基底下疱，结缔组织内有大量炎症细胞浸润，病变同良性黏膜类天疱疮；如在上皮层内形成上皮内疱，则病变同天疱疮。苔藓型者，上皮萎缩、棘层变薄，基底细胞水肿、液化，常可观察到胶样小体（colloid body）。固有层可见密集的淋巴细胞浸润，病变多符合于类天疱疮样扁平苔藓或萎缩型扁平苔藓。

第二节 牙周炎
Periodontitis

牙周炎（periodontitis）是发生在牙支持组织上的炎症性感染性疾患，即狭义上所谓的牙周病（不包括牙龈病）。牙周炎是一种多因素的复杂性疾病，口腔细菌为其发病的始动因子，宿主的遗传基因及后天获得性因素（包括环境因素及自身因素）是牙周炎发展、加重的决定因素。始发部位是从牙龈的边缘龈之牙龈沟处开始，逐渐向深部发展，可破坏牙周膜、牙槽骨及牙骨质。牙周炎是口腔领域中两大多发病（龋病与牙周炎）之一，是破坏人类咀嚼器官的最主要疾病。牙周炎和全身健康或疾病可以相互影响，密切关联。世界卫生组织已将牙周健康状况列为人类保健水平的一项重要指标。

牙周炎的发生、发展过程，是细菌微生物与宿主之间相互作用的结果。牙周组织破坏是由口腔细菌感染作为始动因子，引发的初期炎症过程；宿主的易感性是牙周炎发展的决定性因素。人类口腔是一个复杂的生态环境，牙及牙龈沟等部位也是有利于口腔细菌固着、滋生、繁殖的良好环境。口腔细菌及宿主的易感性对牙周组织的破坏作用大于宿主的防御机制，则牙周炎症进一步扩大及恶化，导致牙的松动、脱落。近年来随着口腔预防医学的发展，已把口腔菌斑、软垢及牙石作为主要的防治对象；对牙周炎的病因及其破坏机制的研究探讨，在国内、外也已成为口腔医学中最主要的研究重点课题之一。

【病因发病机制】

牙周炎的病因机制，是一个极其复杂和有待深入研究探讨的课题。现在可以认为上世纪的 70 年代以前，对牙周炎的病损组织破坏机制知之甚少。对牙周组织破坏的病理特征不甚明了，对牙周结缔组织的降解、破坏及牙槽骨吸收机制很不清楚。20 世纪 70 年代以后，牙周病研究迅速发展，对其病因发病机制的探讨进入了一个新阶段。

本章节将根据大量研究及流行病学调查资料，从两方面加以叙述：牙菌斑是牙周炎发病的始动因子；宿主易感性（遗传基础与环境因素）是牙周炎发展及其严重程度的决定因素。

（一）口腔细菌是牙周炎发病的启动因素

1．牙菌斑生物膜的形成　牙菌斑为黏聚在牙面上的细菌斑块，是一种细菌性生物膜，其特性是能够聚集多种多样的菌属并生存在其中。这种生物膜是细菌微生物赖以生存的多糖复合物基质，成为口腔微生物生存的生态群体。口腔环境为口腔微生物的生存提供了适宜的温度（平均温度约为 37℃）、湿度、酸碱度（pH5 ～ 8）、营养及其生存的基质等先决条件。牙面上形成的唾液薄膜又为细菌的黏附、共聚、生长发育和繁殖提供了生存环境。口腔微生物在这种微环境中与宿主之间相互适应，形成一种动态的生态平衡，这与宿主的防御功能及细菌的种类及其毒性等密切相关，此外，还受局部与全身因素的影响。口腔细菌及其与宿主之间存在共生、竞争、拮抗及相互制约的特殊关系，一旦这种关系失调，牙菌斑可启动牙周的初期炎症过程。如果宿主防御功能旺盛并得到适当治疗，则牙周病变可静止或修复，临床表现为牙周修复期的各种表征。当宿主的防御功能与修复能力低下，无法抵御细菌微生物的侵袭时，则牙周病变无法逆转而致使牙周炎症的进一步扩大及恶化，呈现为临床活动期牙周炎的各种表征。总之，牙菌斑为牙周炎致病的始动因素，由于特异性致病菌数量的增多，细菌及其毒性产物通过结合上皮进入牙周组织，诱发了初期的炎症反应。菌斑中细菌及其毒性产物可直接侵入破坏牙周组织，还可通过宿主的防御系统引发了免疫反应，间接损害牙周组织。菌斑在病因中起了基础的作用，因此，对牙周炎的治疗针对其病因，抗菌仍为基本疗法。

牙菌斑的形成及固着　牙菌斑是口腔细菌黏聚在牙表面或其他修复体表面、且不能被含漱掉或用水冲去的菌团。由于细菌性菌团中细菌组成的复杂性及其生态系的多样性，现又称之为牙菌斑生物膜（dental plaque biofilm），这种膜附着在口腔软、硬组织上，包括釉质、牙骨质以及口腔黏膜上皮表面，其中包含数百种以上的细菌，是龋病、牙周病发生的主要病源因子。牙菌斑生物膜是以整体方式生存的微生物生态群体，相互依赖，互相制约，且难以清除。其形成过程如下：唾液黏蛋白（mucin）所形成的薄膜是菌斑形成的基础。首先在牙面上有一层来自唾液糖蛋白的后天获得性薄膜（1 ～ 10μm），口腔细菌逐渐黏附于薄膜上，唾液薄膜是口腔细菌附着牙面所必需的基质条件，唾液薄膜与细菌微生物之间相互存在高度的选择性，即薄膜中的唾液分子与细菌表面分子相互特异性的选择及黏附（adhesion）。通过细菌的黏附、聚集（aggregation）（为同种细菌之间的吸附）、共聚（coaggregation）（为不同类型细菌的聚集）及繁殖，形成了多种类的复杂菌群，是未矿化的微生物群体。一般情况下，牙面清洁后 4 ～ 8 小时即有细菌进入，10 ～ 12 小时牙面上形成的菌斑即可用染色剂着色；5 ～ 6 天菌斑趋于成熟；10 ～ 30 天菌斑成熟达到高峰。菌斑涂片检测表明，每克牙菌斑内约有 2×10^{11} 个细菌。

牙菌斑的组成　牙菌斑生物膜的构成主要包括细菌、菌体蛋白质、基质多糖、脂肪及钙与磷等无机物。其中，水分约占 80%。牙菌斑生物膜的基质中有通道相连，可以进行代谢、营养、氧气交换以及废物和酶的运输。大量菌群被唾液薄膜包绕构成一种复杂的微生物生态群体，这种生态群体与宿主之间是不断相互制约、拮抗、协调的适应过程，构成了菌斑生态群与宿主之间的生态平衡，一旦失衡则引发一系列的病理反应过程。

2. 牙菌斑的致病作用 人类口腔中约有 700 多种微生物，其中约有 30 种微生物与牙周炎发病密切相关。口腔细菌种类繁多，不同种属细菌可多达数十种以上。大多数为口腔正常菌群，对人无害。仅有一小部分毒性极强的细菌具有致病性，可直接或间接地引起组织损伤。各种类型的牙周炎其致病菌也不一致，而且也不完全都是单一菌种引起，有的类型可能是多种微生物联合作用的结果。近年研究表明，牙周炎的致病菌很多。牙龈卟啉单胞菌（Porphyromonas gingivalis，P.g）常可从牙周炎病损部位分离出来，此菌能产生多种致使牙周组织发生破坏的因子，从而作为牙周炎的一个重要致病菌，已引起广泛的关注和重视。P.g 过去称为牙龈类杆菌，为产黑色素球杆菌属的一种，是牙周炎的主要致病菌。目前对 P.g 抗原性的研究已经比较深入，旨在为今后对牙周炎的免疫学防治奠定理论基础。P.g 表面的菌毛（fimbriae）结构，对本菌首先黏附在牙周组织中起了重要的作用，进而才导致牙周组织的破坏及牙槽骨的吸收。当今已对 P.g 的菌毛抗原作为 P.g 的有效抗原成分进行制备单克隆抗体和克隆基因，现还正在研制、探索之中。

此外，与牙周炎发病相关的致病菌还有放线共生放线杆菌（Actinobacillus actinomycetem comitans，Aa），又称伴放线放线杆菌，是一种 G^- 厌氧球杆菌，其表面亦有菌毛等结构，有利于该菌种对牙周组织的黏附及固着。Aa 具有很强的毒性及致病力，可通过杀伤中性粒细胞与单核细胞，降低宿主的防御能力，还可产生多种组织破坏因子，致使牙周组织的胶原降解，结合上皮的附着丧失，牙周袋形成。除 P.g 及 Aa 以外，近年来又发现了新的可疑致病菌种，如福赛斯类杆菌（Bacteroides forsythus，Bf）以及密螺旋体属（Treponema）的新种——嗜麦芽糖密螺旋体（T.maltophilum）、中间密螺旋体（T.medium）等。作为牙周炎的主要致病菌多为 G^- 厌氧菌，并多有菌毛，这对口腔细菌的黏附、聚集、共聚及固着起重要作用。近年研究证实，福赛斯类杆菌、牙龈卟啉单胞菌和放线共生放线菌是大多数牙周感染的首要致病菌。有学者研究发现疱疹病毒及 EB 病毒对侵袭性牙周炎有高敏感性，是牙周组织破坏的潜在危险因素之一，是公认的增加宿主的易感性，成为牙周炎加重的危险因素。

菌斑及其毒性产物引发的初期炎症，和宿主防御屏障以及被菌斑激活的宿主防御细胞释放的炎症介质及细胞因子等，对牙周组织的破坏简述如下：

牙菌斑的致病性，主要是通过菌体内毒素、细菌酶及其释放的外毒素与细胞因子和代谢产物等直接破坏牙周组织；并通过细菌抗原成分活化了宿主的多种防御细胞，释放大量炎症介质，引发了局部的免疫反应，导致牙周组织的继发性损伤。在细菌的菌膜上都含有脂多糖（lipopolysaccharedes，LPS），主要由脂质和多糖组成的一种细菌内毒素，多在细菌死亡或裂解后释放出来，对牙周组织具有很强的毒性作用，主要损伤细胞成分，首先与细胞膜上的蛋白质结合，致使其营养代谢障碍，可抑制成纤维细胞的生长、繁殖；还能活化破骨细胞，促进骨的吸收、破坏；并可增强吞噬细胞释放溶酶体酶，引起组织损伤，促进炎症反应。现已把 LPS 作为检测牙周炎病损组织中细菌作用的一项重要标志。

细菌酶是多糖与类脂的复合体，对组织具有强力的毒性作用，是加水分解酶的一种。主要破坏牙周组织的基质成分及细胞之间的间质，如蛋白酶（proteinases）、胶原酶（collagenase）、硫酸软骨素酶（chondrosulphatase）A、B、C、透明质酸酶（hyaluronidase）等。可通过结合上皮，破坏上皮的细胞间质，致使细胞间隙扩大，通透性增强，为细菌微生物及其毒性产物的侵入开辟了通道，并进一步破坏结缔组织中的胶原与基质成分，引起牙周组织的变性及降解，促进牙周袋加深，增强骨的吸收。由于细菌不断产生有害物质，最终导致牙松动脱落。

近年一些学者研究认为，口腔细菌是牙周炎发病的必要启动因素，单独有病原菌不会引起深部牙周组织（牙周膜、牙槽骨）的破坏，仅仅局限于牙龈的初期炎症过程。菌斑的数量和种类不一定与牙周病的严重程度相关联，多数人对细菌有一定的防御能力，可以防御炎症向深部牙周组织蔓延；临床及时采取防控措施，也可致使炎症终止进行或逆转。

（二）宿主对疾病的易感性是牙周炎发展、加重的决定性因素

1．遗传基础与环境因素的综合作用决定宿主的易感性

（1）遗传因素

1）宿主遗传易感性的提出：近年来研究表明：宿主对疾病的易感性决定了牙周炎的严重程度及转归，特别是侵袭性牙周炎及慢性牙周炎的广泛型（重症型）是一种多因素的复杂性疾病，遗传的多态性与环境因素的综合作用，通过多种危险因素，增加宿主对疾病的易感性。

随着分子遗传学的日新月异，人们对生命和疾病本质的认识愈来愈深入。人类是具有多态性的群体，存在对疾病的易感性及其易感差异性。疾病的发生是宿主内、外因素综合作用的结果。近年大量研究表明，人类绝大多数疾病都与基因受损相关，疾病受基因的控制。对疾病的易感性是个体基因型与环境因素相互作用所致。现已明确，人类多基因病的主要特点是：一般为多发病、常见病；发病通常无性别差异，常具有家族性聚集倾向；涉及多种遗传因素与环境因素参与，发病机制复杂；患者常有特征性的发病年龄和病程，病情越严重，复发的风险越高等等。多基因病又称复杂病，不遵循孟德尔遗传表型规律，无单基因病特征性家族传递方式特点。多基因病是由多个微效基因的累加作用及某些环境因素共同作用所致，是造成疾病易感性的主要原因。以往由于研究和认识还不深入，对疾病发生的易感基因尚不明了，因而对疾病遗传诱因的作用往往被忽视。20 世纪 80 年代人类基因组学（genomics，Renato D，1986）提出以后，国际上正式启动了以认识人类自身为目标的人类基因组计划（human genome project，HGP，1990），并完成了人类基因测序图（2001），可以说是人类科学史上的一项伟大成就。此后，发现了许多人类疾病的致病基因。近年研究重点已转入对多基因病的识别、定位研究，以揭示人类疾病发病的遗传因素，这是探讨人类疾病发生、发展的一个重要里程碑。人类绝大多数疾病为多基因病，是基因与环境相互作用所致。多基因病的发生、发展也是多个基因、多通路间平衡失调的结果，其分子机制有待进一步解释阐明。今后在 HGP 的推动下，对疾病致病基因的“定位克隆”必将成为医学领域研究中的一个全新思路和策略。

具有深远影响的研究始于 20 世纪 80 年代中期（1986），Löe H 等学者对斯里兰卡的 161 名 14 ~ 16 岁茶场工人进行了 15 年的追踪观察分析表明：口腔卫生状况与牙周炎的严重程度并无直接关联。因而，当时明确提出宿主易感性对牙周炎病程具有影响的观点。这一报导开创了牙周炎宿主易感性的研究，具有重要意义。

此后，一些学者研究了侵袭性牙周炎与重症牙周炎相关的遗传基因（IL-1、4、10，TNF-α，FCR，HLA-Ag，Vitamin DR 等），近年更多的研究发现 IL-1A、IL-1B 及 VDR 基因与牙周炎发病密切相关。还提出侵袭性牙周炎存在中性白细胞功能异常（包括黏附异常、趋化异常及杀菌活性异常）。

牙周病分类中侵袭性牙周炎这一类型，具有明显多基因病的许多特征，如多发生于青春期前后，疾病发展迅速，病情严重，常具有一定的家族聚集性，宿主经常伴有某种防御功能的下降或缺陷，其主要致病微生物——放线共生放线杆菌（Aa）的检出率高，HLA-A9 和 B15 基因多态性与侵袭性牙周炎密切相关，等等；牙周病的另一类型——慢性牙周炎，为人类的常见病、多发病，特别是慢性牙周炎的广泛型、重症型，其临床表现不仅具有多基因病某些特征性表型的一些特点，而且通常伴有某些全身性疾病（如糖尿病等），并相互影响、相互制约和促进，同时环境因素的影响更为明显。关于牙周病分类中的不同亚型，提示不同亚型之间其病因机制也有所不同。

此外，基因型及等位基因在不同种族是不同的，人种间有遗传差距，性别和牙周炎也存在关联，今后研究必须区别人种、性别等，应进行严格筛选。

2）全身性疾病及遗传病对牙周炎的促进作用：某些全身性疾患对牙周炎的发病、加重具有促进作用，其中某些疾病具有遗传因素，又伴有宿主防御功能的降低。对牙周炎破坏机制的探索中，不可忽视的重要一点是，宿主本身存在的先天遗传因素及后天环境因素。个体对外界病原微生物反应的差异性很大，而免疫应答反应的强弱是宿主对微生物反应差异性的根源。此外，体内的激素水平的改变，也影响机体对菌斑的反应，如青春期龈炎及妊娠性龈炎，都说明激素水平的变化与其龈炎的发生密切相关。自身免疫病患者显示出具有明显的性别倾向，如系统性红斑狼疮女性患者比男性多十倍，也说明激素水平的改变和疾病密切关联。再如胰岛素依赖型糖尿病患者极易发生牙周炎也说明这一点。遗传基因的控制和后天环境因素，决定人类对牙周炎的易感性，是牙周炎发生、发展的重要因素。糖尿病、骨质疏松症以及艾滋病等都可促进和加重牙周炎的发展。某些全身性疾病的控制情况与牙周炎发病的严重程度呈正相关关系，如牙周炎与糖尿病之间的相互影响，当糖尿病得到很好控制时，牙周炎的治疗，会取得相应疗效；而牙周炎的感染能及时控制，则糖尿病治疗可显示出明显效果。糖尿病是牙周炎的危险因素之一，目前已得到公认。由于牙周炎是一种感染性疾病，近年发现牙周炎成为某些全身性疾病的潜在危险因素，如心脑血管疾病、慢性呼吸道感染、类风湿性关节炎及早产低出生体重儿等，这还有待进一步证实。此外，研究资料表明，骨质疏松症患者的颌骨骨质也常有疏松，并可促进牙周炎的发展及扩大。调查研究显示，胃炎及胃溃疡的致病菌是幽门螺杆菌（Hp），在牙周炎患者的牙菌斑中呈高检出率，且同一患者的牙菌斑中 Hp 与胃炎及胃溃疡黏膜中的 Hp 具有相同的基因型，这进一步证明了牙周病与全身健康和疾病的密切相关性。全身性疾病对牙周炎的促进作用还见于某些遗传性疾病，如掌跖角化—牙周破坏综合征、Down 综合征等。此类疾病也可以是基因突变所致，引发宿主增进对牙周炎的易感性，其分子机制尚不明了。

牙周组织发生明显病变的遗传性疾患：

掌跖角化 - 牙周破坏综合征（hyperkeratosis of palms and soles-premature periodontal destruction of teeth syndrome）：为遗传病，属于常染色体隐性遗传。患者中性粒细胞趋化能力降低。近年研究显示组织蛋白酶 C 的基因突变与其发病密切相关。本病患者都伴有牙周组织的广泛破坏。

Down 综合征（Down Syndrome）是染色体异常引起的先天性疾病，其 21 号染色体为三体性。以发育迟缓、智力低下及重症牙周炎等为主要临床表征，患者也伴有中性粒细胞趋化功能低下等异常。

糖尿病（diabetes）和 HLA 关联的 I 型糖尿病是由 HLA 的 DR（DR3/DR4）与 DQ 分子间的相互作用所致，属于多基因遗传病。I 型糖尿病，由于免疫介导的胰腺 B 细胞功能缺陷导致胰岛素产生不足，又称胰岛素依赖型糖尿病。现已公认由于其自身免疫力的降低，可促进和加重牙周炎的发展。糖尿病是牙周炎的危险因素；牙周炎是糖尿病的并发症之一。

其他 如遗传性牙龈纤维瘤病，本病为常染色体显性遗传，全身可有多毛症、巨乳症、智力低下及特发性全口牙龈弥漫性增生等牙周组织病变。

3）HLA 表型与牙周炎的易感性 人类白细胞抗原（human leukocyte antigen，HLA）是人类主要组织相容性抗原，属于人类的共同抗原，与遗传密切相关，人种间有遗传距离。HLA 与疾病有关联的发现是医学领域中的重大研究成果。HLA 还参与免疫应答反应及其调控。HLA 的表型与牙周炎易感性有关联，主要是与 HLA 的 I 类抗原分布相关。研究统计资料提示：HLA-A9、A28、HLA-BW15 及 HLA-DR4 等在某些类型牙周炎患者中呈高频率分布。近年研究发现导致个体牙周病易感性增高的环境、遗传基因及后天获得性因素，都可成为其发病的危险因素。这表明遗传基因的控制是不容忽视的宿主内在重要因素，但是先天性的宿主易感因素是否与炎症反应、免疫反应中的缺陷之间有关联还尚不清楚。个体对牙周炎的易感性并不一致，存在易感的差异性。目前尚无证据说明单基因遗传病可引起牙周炎的论点。

总之，关于遗传性疾病伴发牙周组织病变，两者之间的相关关系及其分子机制，还有待进一步深入研究探讨。遗传因素可增加宿主的易感性，遗传因素可调控宿主的防御功能、免疫炎症反应等，从而影响牙周炎的进程及其严重程度，这点已得到广泛的认同。

（2）环境因素：人的健康状况各有不同，影响人的体质差异的因素很多，除了先天性遗传因素外，还受后天性环境因素与自身因素影响。环境因素包括物理、化学、微生物等；自身因素主要为生活方式（吸烟、酗酒、偏食、营养、体育锻炼、卫生保健、文化、饮食结构不合理、高糖高脂高盐饮食、精神高度紧张、心理压力及不良习惯等）。据国外统计资料报导，20 世纪 50 年代死于生活方式所引发的疾病约为 24%，90 年代末则升至 70%，说明自身的生活方式与疾病的发生密切相关。遗传基因与环境因素的综合作用通过多种危险因素增加了宿主对牙周炎的易感性。

口腔卫生不良 牙垢、牙石的堆积、矿化形成龈上及龈下牙石，其上附着大量菌斑，且不易清除，可直接或间接破坏牙周组织。能否及时控制菌斑，消除炎症，可直接影响牙周炎的预后。

吸烟 近年，关于吸烟与牙周炎关系的研究报道日趋增多，烟草中有数千种毒素及致癌物质，吸烟可增加牙周附着的丧失，并可抑制成纤维细胞的生长及胶原纤维与牙面的附着，加重牙槽骨的吸收、破坏。还有研究表明一些基因的多态性与性别及吸烟对牙周炎的遗传易感性有综合效应。调查资料表明，吸烟者牙周炎患病率明显增高，吸烟是牙周炎发展、加重的高危因素，牙周炎患者戒烟势在必行。

内分泌功能紊乱 如绝经期妇女由于雌激素水平下降导致骨质疏松，会促进牙周炎相关的牙槽骨吸收。内分泌变化失调，促进多种炎症介质细胞因子及激素等的释放，是加重牙周炎发展的危险因素，可引起人自身免疫系统紊乱，导致疾病的发生。

营养不良 因饮食中蛋白质、维生素（特别是维生素 C）及微量元素等缺乏或不足引起的原发性营养不良和由于吸收、利用或储存障碍引起的继发性营养不良都会造成机体免疫功能下降。

过度劳累及精神压力可降低防御系统的抗病能力 精神压力可降低宿主的抗感染能力，促进牙周炎的发展、加重。

局部因素 如错 zaozi001 畸形、牙列不齐、食物嵌塞、不良修复体、创伤性咬合及口呼吸等不良习惯都有利于菌斑堆积，促进牙周炎的发生发展。

关于环境因素的作用，由于人类遗传的多态性，不同个体对环境致病因素的易感性也存在差异性。生态遗传学（ecogenetics）是研究个体对环境中的物理、化学及生物等因素存在遗传易感性的科学，如能揭示特定环境因素致病的风险人群及其易感因素，必将有助于对疾病的防控、诊断及治疗，也是造福于人类的重要科学工程。

综上所述，遗传基础和环境因素决定宿主对疾病的易感性，宿主的易感性，通过宿主的免疫炎症反应，引发了牙周组织的继发性损伤。目前关于个体对疾病易感性的高低还无法测量，国际人类基因组计划研究的重点之一，就是致病基因与易感基因的定位。如果寻找出疾病的致病基因或易感基因，即“定位候选基因”策略，捕捉到疾病发生的预警信号，不仅可以揭示疾病发生的分子机制，还可早期判断疾病发生的风险，将达到防患于未然的目的，这必将成为生命科学中最具影响力的科技进步。

2．宿主防御机制的双重性——防御反应与破坏作用

（1）宿主的免疫炎症反应

1）中性粒细胞的作用：中性粒细胞是宿主抵御外界病源微生物的第一道防线。口腔细菌及其产物，可激活中性粒细胞及单核细胞、巨噬细胞等，促使其从血液循环中进入牙周组织内。并通过菌斑的化学趋化作用，再从被破坏的结缔组织进入龈沟或牙周袋内，并在抗体及补体的协助下发挥其吞噬细菌的作用。中性粒细胞上有 Fc 受体，能结合抗体抵御和吞噬细菌。中性粒细胞数目或功能的降低，可加速牙周组织的破坏过程。此外，中性粒细胞在龈沟内聚集的同时，还释放多种酶，又对组织具有破坏作用，中性粒细胞产生的胶原酶（collagenase），可破坏牙周组织中的Ⅰ型、Ⅱ型及Ⅲ型胶原，引起基质降解。因此，测量龈沟中胶原酶的浓度，可反映进入沟内的

中性粒细胞的数量。由此可见，在牙周炎的发生、发展过程中，作为宿主的一道防御屏障，中性粒细胞发挥了第一线抗牙周炎病原菌的防御作用。中性粒细胞发生质或量的缺陷，都可加速牙周炎的发生、发展。

在牙周组织中，牙龈与龈沟上皮以及结合上皮的细胞表面有一组糖蛋白，是细胞之间和细胞与基质之间黏附的重要组成，又称为细胞黏附分子（cellular adhesion molecules，CAM），研究表明 CAM 参与了牙周炎的发生、发展，主要通过参与细胞信息传导、炎症反应、免疫反应以及创伤愈合等发挥其作用。结合上皮内的特异性 CAM 可协助中性粒细胞进入龈沟或牙周袋内，发挥其杀菌及抗菌作用。CAM 水平增高，其炎症程度也随之加重，因而定量检测 CAM 是判断牙周炎的炎症程度的一项客观标志，当炎症消失则 CAM 的表达也消失。如能人为的阻断 CAM，则可有效地抑制炎症反应。近年研究表明，侵袭性牙周炎患者具有明显的中性粒细胞功能缺陷，主要表现为中性粒细胞趋化功能降低，黏附功能升高。

中性粒细胞在牙周炎的病理发生中不仅是第一道防线，而且起了中心的作用。由菌斑诱发的牙周组织的初期炎症，是引发免疫过程的开始。由中性粒细胞引发的组织损伤，可能是表浅的，而免疫反应所导致的组织损伤，可能更加严重、持久和扩大。

2）细胞因子的作用：菌斑及其毒性产物引发并驱动了初期炎症反应，同时激活了宿主的防御细胞（包括 T 细胞、B 细胞、巨噬细胞、成纤维细胞、血管内皮细胞、角质细胞、中性粒细胞及各种结缔组织细胞等），产生并释放了多种细胞因子（cytokine），这些内源因子即炎症介质又导致了组织的继发性损伤。

由细胞分泌的细胞因子是一种信使因子，可将信息传递给其他细胞，并具有多种作用，包括引起及维持免疫反应及炎症反应，调节细胞的生长、分化等。其中白细胞介素（interleukin，IL）是主要的一组因子，与白细胞及其他细胞在免疫与炎症反应过程中的相互沟通密切相关。细胞因子种类甚多，功能与作用不同，互相关联，功能可有重叠，形成活动网络，调控宿主的反应。许多细胞因子又可再作用于分泌它们的细胞，进行自我刺激，又可产生其他细胞因子。与牙周炎密切相关的主要细胞因子简介如下：

白细胞介素：白细胞介素（interleukin，IL）是牙周炎及其牙槽骨吸收的重要致炎因子。

IL-1 的主要家族成员包括 IL-1α、IL-1β 和 IL-1 receptor antagonist（IL-1Ra）。其中 IL-1-α 和 IL-1β 为 IL-1 的两种活化形式，IL-1Ra 可拮抗它们的活性。IL-1 具有促炎作用，还可分解、代谢、诱导 PGE2 合成，活化破骨细胞及通过介导 IL-6 从而诱导破骨细胞的形成，促进骨吸收。IL-1 可诱导结缔组织内的间质细胞产生金属蛋白酶（metalloproteinases），促进基质中的胶原降解、破坏，同时能降解Ⅰ～Ⅴ型及Ⅶ型胶原、明胶、黏蛋白及纤维蛋白。研究表明牙周炎病损组织中的 IL-1 升高，且 IL-1β 比 IL-1α 水平升高的更为明显，IL-1β 为牙周组织中的主要破坏因子。IL-1α 主要由牙周袋上皮细胞产生，IL-1β 主要为组织源性。牙周炎患者牙周袋中的 IL-1 的浓度，随治疗的成功而降低，目前可望将 IL-1β 的测定作为牙周炎活动期的诊断指标之一。另有研究证实，IL-1 的基因多态性可导致对某些类型牙周炎的易感性增高，从而成为某些类型牙周炎的潜在遗传标记。

IL-4 是活化的 T 细胞和肥大细胞合成分泌的一种细胞因子，可调节糖蛋白代谢，是 B 细胞的生长因子，又可调节巨噬细胞及骨髓干细胞的生长、分化。IL-4 通过抑制促炎因子的转录从而发挥阻止牙周炎进展的作用；还可抑制破骨细胞的形成，从而抑制牙槽骨吸收。

IL-6 是一种多功能的细胞因子，在促进炎症发展、刺激 T 细胞分化、急性炎症等过程中扮演重要角色。特别是在介导破骨细胞性骨吸收中起了重要作用，具有明显的促进骨吸收的功能，与牙周炎的牙槽骨吸收密切相关。另有研究表明，IL-6 的抗体可阻断骨吸收。

IL-8 是一种强力的趋化因子，在炎症反应中对白细胞特别是中性粒细胞以及淋巴细胞、巨噬细胞具有强力的趋化功能，对牙周组织炎症的发生、发展起了至关重要的作用。

IL-10 主要为 T 细胞来源，具有抗炎作用，并可抑制辅助性 T 细胞、自然杀伤细胞和巨噬细胞等多种细胞的活性，从而通过多个途径抑制牙周炎的严重程度。

肿瘤坏死因子 -α： 肿瘤坏死因子 -α（tumor necrosis factor-α，TNF-α）主要由被 G^- 细菌（LPS）激活的巨噬细胞产生，对白细胞、血管内皮细胞及结缔组织中的各种细胞具有广泛的生物学效应；可增强血管的通透性，促进基质金属蛋白酶和前列腺素 E2 的分泌，具有促炎作用；在免疫反应中起到重要的调节作用。TNF-α 还可引起细胞间黏附分子 -1（inter-cellular adhesion molecules-1，ICAM-1）和血管细胞黏附分子 -1（vascular cell adhesion molecules-1，VCAM-1）的表达。另外，TNF-α 可激活前破骨细胞成熟为破骨细胞，促进骨吸收，有研究表明，阻断 TNF-α 可有效地抑制破骨细胞的形成。

前列腺素 E2： 前列腺素 E2（prostaglandin E2，PGE2）是强力促进骨吸收的介质，存在于牙周炎的炎症组织中，在牙周炎的活动期其水平明显增高。对牙周炎的成功治疗，可使 PGE2 明显降低。检测 PGE2 水平可作为牙周炎的炎症程度及判断疗效的一项客观标志。

基质金属蛋白酶： 存在于牙周炎组织中的中性粒细胞、成纤维细胞、上皮细胞以及被激活的巨噬细胞都可合成分泌大量的基质金属蛋白酶（matrix metalloprotinases，MMPs），包括胶原酶、弹力酶及酸性蛋白酶等，它们与牙周组织的重建息息相关，既可直接破坏、降解Ⅰ～Ⅴ型及Ⅶ型胶原以及明胶、粘蛋白、纤维蛋白与层粘连蛋白，还可通过产生细胞因子，增进结缔组织的降解，并使其降解持续和延长，是牙周组织破坏的最主要侵袭者。在活动期牙周炎金属蛋白酶浓度明显增高，且牙周袋深处比浅处更高。在健康的牙周组织中金属蛋白酶抑制剂（tissue inhibitors of metalloproteinase，TIMP）明显增高。MMPs 也是判断牙周炎的活动期或静止期的客观检测指标之一。

干扰素 -γ： 干扰素 -γ（interferon-γ，IFN-γ）是一种由辅助性 T 细胞分泌的细胞因子，并且与炎症性细胞因子和趋化因子的产生有关。有研究表明，IFN-γ 可上调 TNF-α 和 IL-1β 的表达水平，还能刺激破骨细胞的形成，进而促进牙槽骨吸收。

骨保护因子及破骨细胞分化因子： 骨保护因子（osteoprotegerin，OPG）是近年发现的肿瘤坏死因子受体超家族成员中的一员（1997），在体内、外均可阻断破骨细胞（osteoclast，OC）的形成，OPG 分泌增加可增高骨量。OPG 过度表达的小鼠可引发石骨症；OPG 基因缺陷小鼠可发生骨质疏松。破骨细胞分化因子（osteoclast differentiation factor，ODF）又称破骨细胞核因子 κB 受体活化因子配基（receptor activator of NF-κB ligand，RANKL），存在于成骨细胞（osteoblast，OB）表面，可刺激 OC 分化成熟，ODF 分泌增加可促进骨吸收、降低骨量，其过度表达可引发骨质疏松症，敲除小鼠 ODF 基因，可发生石骨症。此外，存在于 OC 前体细胞表面，介导 OC 生成的信号受体称之为破骨细胞核因子 κB 受体活化因子（receptor activator of NF-κB，RANK），通过与 ODF 结合，启动了信号传导而促进 OC 的成熟与活化，RANK 是 OC 前体细胞表面唯一的靶信号受体。这一发现证明了 OC 的发育与 OB 密不可分。OPG/RANKL/RANK 是调节骨代谢终极效应的核心因子。研究表明，牙周组织中可表达 OPG 及 RANKL，两者与维持牙槽骨代谢平衡密切相关，RANKL 分泌增高可促进牙槽骨吸收亢进。全身多种细胞因子及激素等由于在 OC 表面缺乏相应的受体，从而影响其对骨代谢调控的最终效应。RANKL 抗体目前还在研制、开发之中，可望成为今后治疗骨吸收亢进的理想药物。

（2）宿主防御机制的双重作用

1）唾液：唾液由唾液腺分泌产生，一天的分泌量为 1 000 ～ 1 500 ml，含有多种无机盐、糖蛋白、溶菌酶及各种免疫球蛋白补体等成分。具有消化、润滑、缓冲、抗菌及修复等功能，是宿主口腔防御系统的重要组成部分。同时，由于唾液中富含多种唾液蛋白，极易在牙面上形成唾液薄膜，为口腔细菌的黏附、生长、繁殖提供了良好的环境，是牙菌斑形成的物质基础。唾液还参与了菌斑的矿化，形成牙石。牙菌斑被唾液薄膜包围，形成复杂的生态群体，这些细菌微生物及其毒性产物可直接或间接破坏牙体牙周组织，成为口腔龋病及牙周炎发病的始动因子。

2）牙龈沟及龈沟液：牙龈沟（gingival sulcus）是牙龈的游离龈上皮转向牙面侧形成龈沟壁，其龈沟底部以结合上皮为界，与牙面之间有一环状狭小的间隙，正常为 0.5 ~ 2 mm，其内含有龈沟液（gingival crevicular fluid，GCF）富含电解质、氨基酸、免疫球蛋白、补体及溶菌酶等，具有消除异物及抗菌等功能，是机体上皮性防御屏障的一个组成部分；龈沟液中的免疫球蛋白还具有特异性抗致病菌的功能，其产生的特异性抗体可阻止细菌附着并杀伤及吞噬细菌微生物；龈沟液中的白细胞是抵御病源微生物的主要防线。牙龈沟及其沟内的多种活性成分，是口腔局部防御机制的重要组成部分。同时，由于牙龈沟及龈沟液的存在，又为口腔细菌的固着、生长、滋生、繁殖提供了适宜的温度、湿度、酸碱度及营养等优良环境，有利于细菌微生物的定着与生存，成为口腔细菌生活聚集的生态群体基地。其既有防御功能，又有致炎和促炎的双重作用。

3）结合上皮：结合上皮（junctional epithelium）为牙龈组织通过上皮附着（epithelial attachment）与牙连接的部位。结合上皮封闭了牙体、牙周组织软硬组织交界通道，起保护下方结缔组织的机械性上皮屏障作用，结合上皮的代谢更新速度快，约为牙龈上皮的 2 倍，还具有抵御病源微生物、参与免疫应答、信号传导、协助识别抗原等功能。结合上皮的组织学特点为无角化、无粒层、无上皮钉突，通过半桥粒与牙体连接，其通透性比口腔其他部位上皮高，因而又是口腔菌斑及其毒性产物入侵牙周组织深部的一个薄弱环节，成为外界病原微生物侵入的微小通道。

4）龈谷：存在于两个邻牙接触点下方内外侧龈乳头相互连接部位，位于唇舌侧或颊腭侧，呈低平、凹下的山谷状结构，故称为龈谷（gingival col）。是机体上皮屏障的一个组成部分，保护下方结缔组织免受外界病源微生物的直接侵袭。同时，龈谷表面为薄层无角化上皮，是牙龈上皮在两邻牙之间的薄弱区，由于其解剖部位是在两邻牙间隙之中，极不易清洁，是菌斑及牙石容易形成且不易清除的“危险区”，成为口腔细菌微生物聚集、滋生、入侵牙周组织的一道脆弱屏障。

5）宿主的防御细胞：宿主的防御细胞包括上皮细胞、间质细胞、中性粒细胞、T 淋巴细胞、B 淋巴细胞以及单核 - 巨噬细胞等。其中中性粒细胞是宿主抵御病源微生物的第一道防线，具有杀灭细菌的功能；单核 - 巨噬细胞是宿主防御系统的重要组成部分，特别是在呈递抗原信息、加工处理抗原、参与免疫应答反应中起了至关重要的作用。但是，宿主的这些防御细胞在抵御外界病源微生物的同时，释放大量炎症介质、细胞因子，在介导致炎、促炎过程中，引发了牙周组织的继发性损伤，促进炎症过程的进一步发展。

由此可见，宿主的防御屏障以及防御细胞具有双重作用（抗炎与致炎），释放大量的细胞因子，作为炎症介质参与了牙周组织的继发性损伤，并在介导炎症过程的扩大与持续中起了至关重要的作用。

综括以往的研究，近年一些学者对牙周炎发病机制中的遗传学研究尚存在的不足之处提出了以下积极建议：

1．在遗传学研究中，必须准确诊断出疾病的类型，选定对各型牙周炎都有关联的特定基因，进行易感基因的定位及基因多态性的分析研究，同时还不能忽视由于宿主反应而表达的其他基因，所造成的假阳性的潜在性误差。现在主要对侵袭性牙周炎和慢性牙周炎两大类进行研究探讨，显然是不能令人满意的。有报告提出侵袭性牙周炎中的一些病例，似乎是按照孟德尔遗传方式以及性连锁显性遗传方式进行，这一结果还存在争议。在遗传因素的研究探讨中，尚无对各型牙周炎都有关联的易感基因定位，还应集中寻找某一特定基因型 / 或基因多态性与牙周炎关联的易感基因进行定位筛选。

2．必须有足够的病例数量，才能避免出现假阳性所造成的潜在性误差。在对基因多态性的研究中，有学者筛选了牙周炎病例及对照组各 100 例，使用队列分析方法研究，结果在统计学上仍显不足。即使对同一种族进行研究分析其等位基因的发生率，在各研究报道中仍有差异。近年有研究报告提出了冠心病和侵袭性牙周炎两病有共同的危险因素，并识别了一个共同的遗传易感基因位点，虽然这一发现有助于理解复杂性疾病的发病机制中潜在的共同遗传易感性问题，但是近年研究由于病例少，尚缺乏足以令人信服的证据。还有报导提出遗传的多态性可综合性地影响牙周炎的重症型，可由多个基因与环境因素共同作用所致。但是上述各研究都是由于病例的不足而缺乏科学性和公信力。为克服病例少的问题，有学者提出联合研究的建议。如果对上述不足之处加以改进，这必将对探索牙周炎遗传易感性问题，又更进了一步。

3．建议今后进行表观遗传学（epigenetics）研究，表观遗传学是个新的概念，是基因表达模式的信息标记，一个多细胞的生物机体的不同类型细胞的基因型是完全一样的，然而表型各不相同，是由于存在基因表达模式的差异，决定细胞类型不是基因，而是基因表达模式，这对维持组织和细胞的特异性，对机体结构、功能的协调至关重要。通过有丝分裂（或减数分裂）传递非DNA 信息的现象，为表观遗传学，其异常可引起机体结构功能异常，导致疾病、肿瘤及衰老等病症的发生。表观遗传学对深入研究牙周病各型基因功能的改变所引发表型遗传的改变及其发病机制，提供了又一新的思路和途径。

小结：口腔细菌是牙周炎发病的始动因子，也是牙周炎发生的必要启动因素，启动了牙周炎的初期炎症过程；宿主对疾病的易感性决定了牙周炎的严重程度及其转归。特别是侵袭性牙周炎及慢性牙周炎重症型（广泛型）是一种多因素的复杂性疾病。遗传的多态性与环境因素的综合作用，通过多种危险因素增加了宿主对该病的易感性，决定牙周炎的发展和结局。

【临床表现】 慢性牙周炎最常见于成年人，但少数也可见于儿童和青少年。其临床又分为局限型与广泛型两种，与多种细菌类型有关，可伴有局部或全身因素。侵袭性牙周炎的特点通常是身体其他方面健康，但牙周附着快速丧失及牙槽骨吸收、破坏，并有家族性聚集，主要见于青少年，也分为局限型与广泛型两种。

牙周炎的主要临床特征为牙周溢脓、牙松动。在牙周炎的初期一般症状不明显，疾病的发展过程中可逐渐出现咀嚼无力、牙龈肿胀、出血、牙周袋溢脓、口臭、牙松动以及牙伸长、倾斜、移位等，严重者可发生牙脱落。

X 线表现，牙槽嵴顶消失，牙槽骨的硬骨板可出现不同程度的吸收，显示牙周膜间隙增宽。严重者牙槽嵴部分或全部吸收、破坏、消失。

【病理变化】 牙周炎的主要病理变化特征是炎症从牙龈侵犯到深部牙周组织的牙周膜、牙槽骨，甚至累及牙骨质。根据组织病理学改变特点，将其分为：活动期（进展期）与静止期（修复期）牙周病理变化两种类型。

（一）活动期牙周炎的病理变化

活动期牙周炎是指已经出现牙周袋及牙槽骨吸收时的牙周组织的各种病理改变如图 14-10。

1．牙面上可见不同程度的菌斑、软垢及牙石堆积（图 14-11）。

2．牙周袋内有大量炎性渗出物、免疫球蛋白及补体等成分。

3．沟内上皮出现糜烂或溃疡，一部分上皮向结缔组织内增生呈条索状或网眼状，有大量炎症细胞浸润，并见一部分炎性细胞及渗出物移出至牙周袋内。

4．结合上皮向根方增殖、延伸，上皮附着与根面剥离，形成深牙周袋，其周围有密集的炎症细胞浸润。

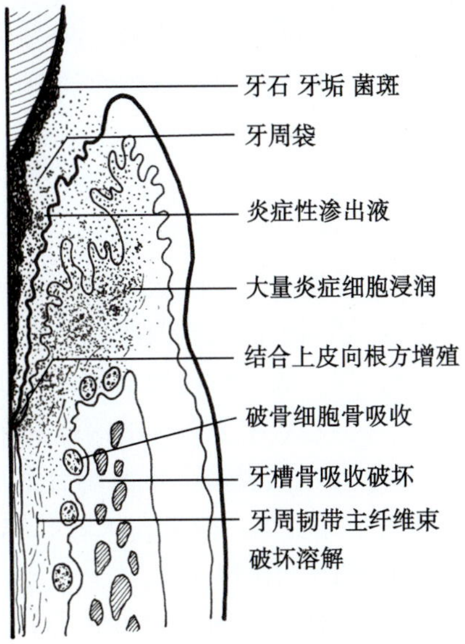

图 14-10 活动期牙周炎的病理变化（模式图）

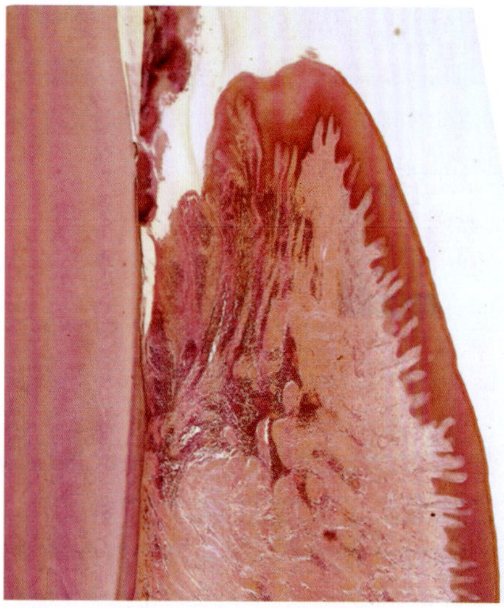

图 14-11 牙周炎

牙周袋沟内上皮沟内上皮糜烂大量炎症细胞浸润，牙面上见菌斑、软垢及牙石

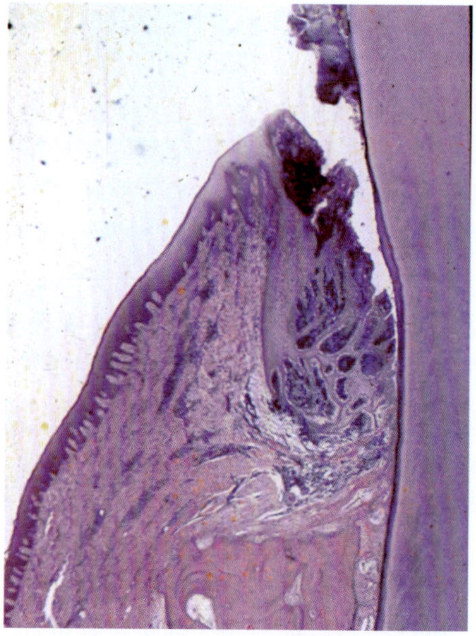

图 14-12 牙槽嵴顶骨吸收

牙周袋下方牙槽嵴顶部呈水平方向骨吸收

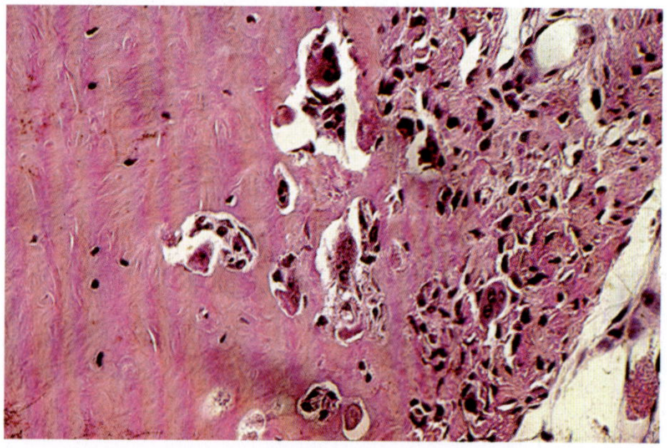

图 14-13 牙周炎牙槽骨吸收

固有牙槽骨见活跃的破骨细胞性骨吸收

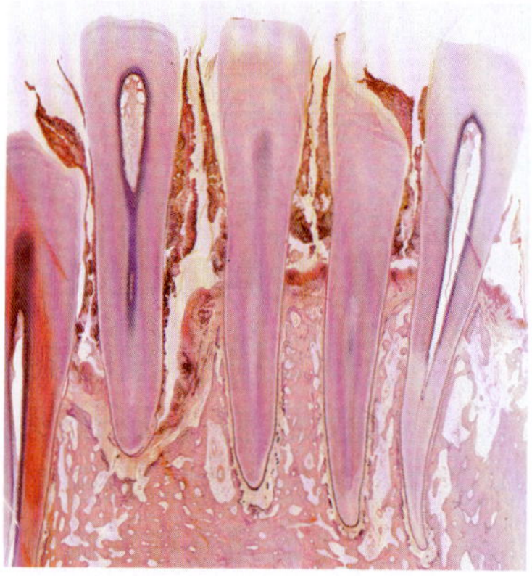

图 14-14 活动期牙周炎

可见大量牙石附着在根面牙骨质上，牙槽骨呈不同程度的吸收破坏

5．沟内上皮及结合上皮下方的胶原纤维水肿、变性、丧失，大部分已被炎症细胞取代，牙槽嵴顶骨吸收明显（图 14-12）。

6．牙槽骨出现活跃的破骨细胞性骨吸收陷窝（图 14-13）。牙槽嵴顶及固有牙槽骨吸收、破坏。

7．牙周膜的基质及胶原变性、降解，由于骨的吸收、破坏，导致牙周膜间隙增宽。

8．深牙周袋致使根面的牙骨质暴露，可见牙石与牙骨质牢固地附着（图 14-14）。

（二）静止期牙周炎的病理变化

1．沟内或袋壁上皮及结合上皮周围的炎症明显减少，在牙周袋与牙槽骨之间可见大量新生的纤维结缔组织，或见粗大的胶原纤维束增生，其间可见少量的慢性炎症细胞浸润，还可见新生的毛细血管（图 14-15）。

2．牙槽骨的吸收呈静止态，一般看不到破骨细胞。常可见原有的吸收陷窝区有新的类骨质形成。牙槽嵴部位的吸收亦可见有类骨质或新骨形成（图 14-16）。

3．牙根面被吸收的牙骨质也出现新生现象。增生的粗大胶原纤维束附着在根面的牙骨质上，

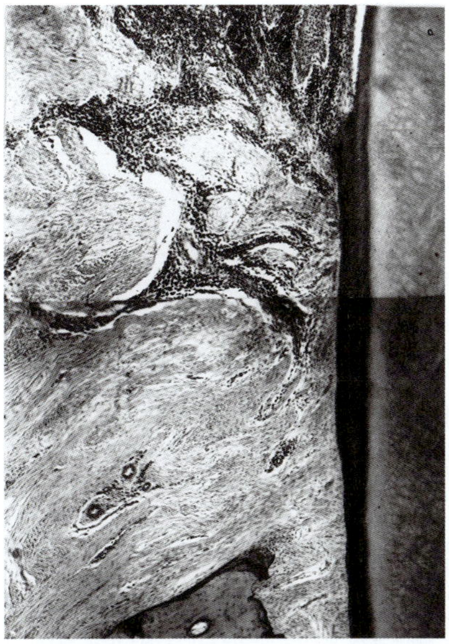

图 14-15　修复期牙周炎

袋壁及沟底处炎症减少，可见大量新生的纤维组织

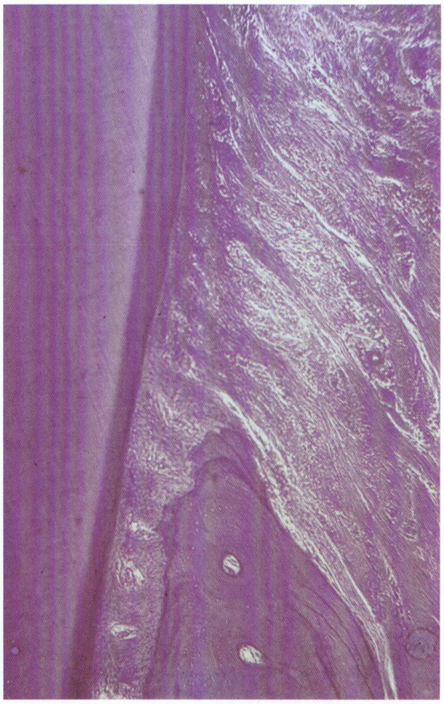

图 14-16　修复期牙周炎

牙槽嵴顶上方可见粗大的胶原纤维束增生，牙槽嵴顶有新骨形成

常呈棘状增生像，被吸收的牙骨质也见类骨质或新形成的牙骨质。

（三）牙槽骨吸收与牙周袋形成

在临床病理上可分为三种情况（图 14-17）：

1．龈袋（gingival pocket）：又称假性牙周袋。是牙槽骨尚无明显的吸收，牙槽骨的高度并未丧失，仅仅是牙龈组织由于炎症性增生、肿大，导致龈缘覆盖牙冠面形成的龈袋。

2．骨上袋（supragingival pocket）：牙周袋底在牙槽嵴顶的上方，由于牙槽嵴为水平型骨吸收，其高度明显降低，导致骨上袋形成。

3．骨内袋（intrabony pocket）：牙周袋位于牙槽嵴顶下方，牙槽骨在袋的侧方，牙周袋处于牙根面与牙槽骨之间。主要由于牙槽骨发生垂直型骨吸收所致。此时牙槽骨的高度变化轻微，但牙根周围的固有牙槽骨吸收、破坏显著。X 线表现，骨内袋的牙槽骨呈垂直性吸收，牙周膜间隙明显增宽。

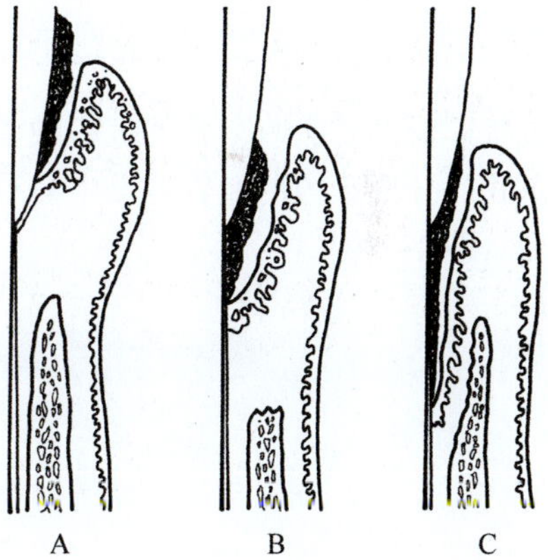

图 14-17　牙周袋的类型及牙槽骨吸收（模式图）

第三节　发生在牙周组织的其他病理改变
Other Pathologic Changes in Periodontal Tissues

发生在牙支持组织上的其他病理改变，包括牙周组织的变性、创伤和萎缩。这些病变一旦合并菌斑感染，则会出现牙周炎的各种变化与表征。同时，变性、创伤和萎缩还会加重与促进牙周炎的发生、发展。

一、牙周变性

牙周变性是指牙周组织的非炎症性、营养不良性（dystrophic）退行性变、变质、退化等。过去习惯上将牙周症（periodontosis）与牙周变性（periodontal degeneration）作为同义语。

牙周组织变性改变包括水样变性、黏液变性、玻璃样变等。这些病变往往是全身系统性病变的一部分，并不是一种临床上的疾病。这种病变发生在牙周组织中，如合并局部菌斑感染，则可促进牙周炎的发生、发展。

严重的系统性疾病引起牙周组织变性，早已有报告。Gottlieb（1923）报告了一例男性死于肺炎的患者，其牙槽骨发生广泛吸收，牙周膜间隙增宽、疏松及主纤维束消失，乃命名为牙槽骨弥漫性萎缩（diffuse atrophy of alveolar bone）。此外，Orban 与 Weinmann（1942）也描述了牙周症的牙周组织变性病理变化。其后，Goldman（1947）报告了一例死于痢疾的蛛猴，其牙周组织中有类似于人类变性的改变。沈国祚等（1957）报告了全身播散性红斑狼疮病例的牙周组织变性改变。郑麟蕃等（1963，1979）观察 45 例因严重系统病死亡者牙颌切片，观察到牙周组织中出现各种退行性变，并观察到一例因高血压长期卧床死于痢疾的患者，同时合并有严重的牙周炎病损。

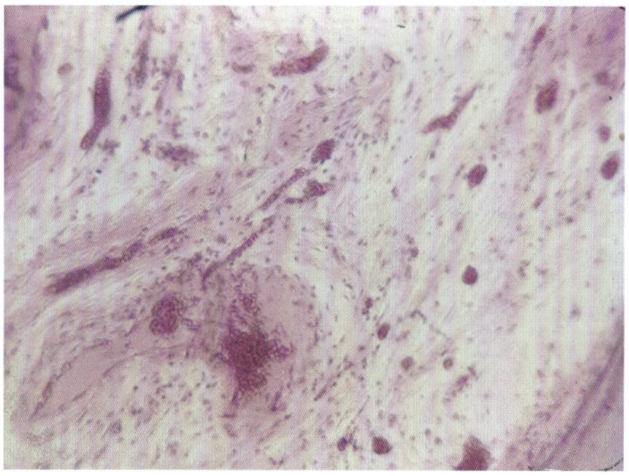

图 14-18 牙周变性

牙周膜腔隙增宽，主纤维束消失，形成疏松、水肿的变性组织

牙周变性合并菌斑感染后，其临床表现除了与一般牙周炎症状类似以外，常伴有全身性疾患，并可促进和加重牙周炎的发展。

牙周组织变性的病理改变包括牙周膜主纤维束消失并发生水样变性、玻璃样变、病理性钙化、局灶性坏死（图 14-18）；牙槽骨及颌骨形成障碍、发生广泛的骨吸收、骨的沉积线紊乱等病理性成骨；牙骨质形成障碍，发生颗粒样钙化等病理性沉积。牙周膜内的血管也发生各种变化，如血管增生、扩张，管壁增厚，管腔狭窄甚至闭塞等改变（图 14-19）。

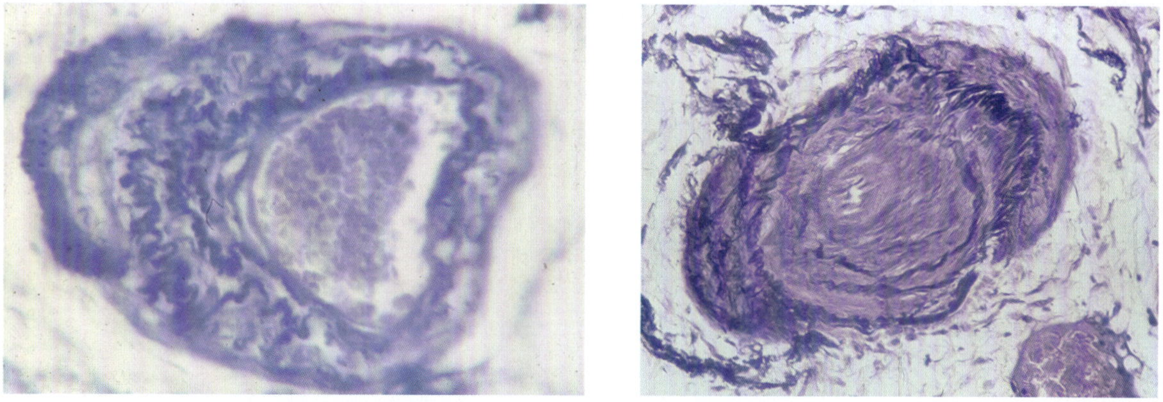

A B

图 14-19 牙周变性组织中血管变化

A．牙槽骨骨髓腔中细动脉弹力膜增生、紊乱；B．附着龈内小动脉管壁增厚、管腔闭塞

二、牙周创伤

牙周组织的创伤有多种来源，包括咬合创伤、外科创伤、牙髓治疗创伤等，其中咬合创伤

（occlusal trauma）可以加重牙周炎的发生、发展。它是一种致伤性咬合关系引起了牙周组织的病理性改变，这种咬合关系称之为创伤性咬合（traumatic occlusion）。1999 年的新分类中，将咬合创伤纳入到第八大类“发育性或获得性异常及其状况”之中。

长期以来，许多动物实验模拟人类的咬合创伤，最常用的方法是在牙之间加以楔力，使牙受到持续的侧方压力，则可在牙周膜内产生张力侧（tension side）和压迫侧（pressure side）。在组织学上侧方力比垂直力对牙周组织的损伤更加严重。张力侧受牵引的牙周膜纤维被拉紧，牙周膜间隙增宽，主纤维束附着处的牙槽骨及牙骨质出现骨质新生；受压侧的牙周膜纤维松弛，牙周膜变窄，牙槽骨发生吸收，牙周间隙由于暂时受压变窄，而后由于牙槽骨吸收而变宽（图 14-20）。

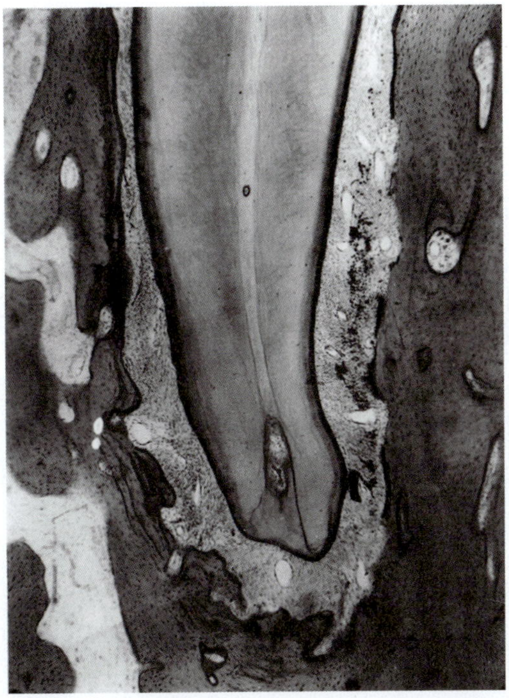

图 14-20　牙周创伤

创伤侧靠根尖牙周膜组织内出现坏死、钙化及骨吸收，另侧骨新生

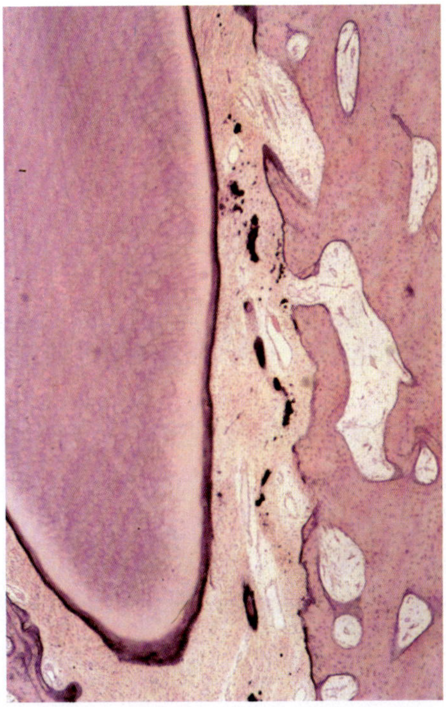

图 14-21　牙周创伤

创伤侧牙槽骨吸收，牙周膜出血、变性及钙化

实验研究表明，加到牙的摇晃力，可使牙周膜间隙增宽，牙槽骨吸收、破坏。但是，单纯的咬合创伤，虽然可以引起牙周组织发生病理改变，并不能引起龈炎或牙周炎。一旦除去引起创伤的病因之后，则牙周组织中的创伤性病理变化是可以恢复的。如果咬合创伤同时合并有局部菌斑感染，则可加重炎症的发生与发展。特别是在牙周炎的晚期，由于牙槽嵴的高度降低，轻微的咬合力即可造成严重的咬合创伤，这种由于牙周炎引起的创伤称为继发性咬合创伤（secondary occlusal trauma），它可加重牙周炎的发展，并促进牙松动、脱落。牙周创伤的病理改变为：牙槽骨的硬骨板消失，骨小梁改建，改建后的骨小梁，其分布与受力的分布方向一致，牙根面也可发生吸收（图 14-21）。牙周膜间隙增宽，固有牙槽骨吸收，张力侧受牵引的硬骨板出现成层的增生，受压侧的牙周膜组织可有变性、坏死及钙化发生（图 14-22）。牙周炎晚期，继发性咬合创伤加重，其组织病理改变也明显加重，出现牙周组织局部坏死、脱落（图 14-23）。

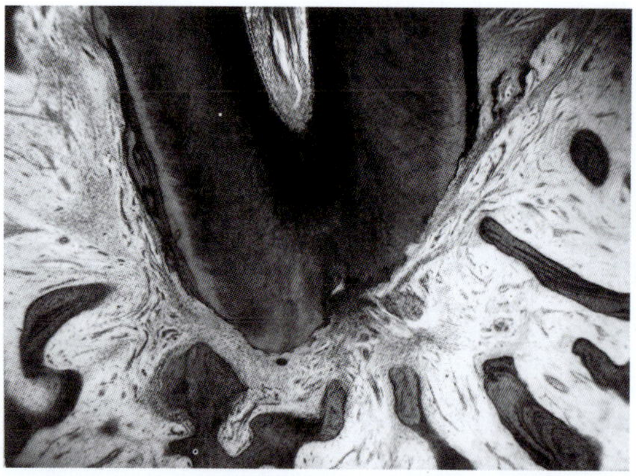

图 14-22 牙周创伤——继发性咬合创伤

牙周炎晚期，牙槽骨硬骨板消失，根面吸收，骨小梁与受力的牙根面呈垂直方向

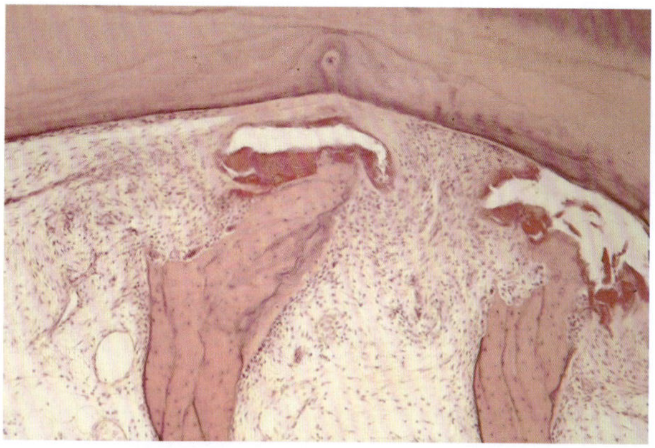

图 14-23 牙周创伤牙槽骨根分歧处骨组织吸收，牙周膜变性、坏死、钙化

三、牙周萎缩

牙周萎缩在临床上主要指的是牙龈退缩（gingival recession）而言。一般先有牙槽骨嵴的吸收，即先有骨的退缩、牙槽骨高度变低，后出现龈退缩。最常见的牙龈退缩是炎症消退后的组织萎缩。牙周炎时组织水肿、炎症反应，消退后组织发生萎缩。如果宿主的防御能力旺盛，牙周炎得到及时治疗，牙周组织处于修复状态的静止期，则退缩后的牙周袋不深，且炎症亦不明显。

此外，增龄也可引起牙周萎缩，又称为老年性萎缩（senile atrophy）。由于增龄引起的牙龈退缩以及生理性牙继续萌出，致使牙颈部暴露，则易发生牙颈部过敏及根面的龋病。未到高龄的牙龈退缩又称为早老性萎缩（presenile atrophy），可能是由于某些内分泌代谢紊乱，影响了牙周组织的修复再生功能。

局部因素也可引起局限性的牙周萎缩，如食物嵌塞、不良的修复体等局部刺激，一旦去除这些局部因素的刺激，则局限性的牙龈萎缩还可逐渐恢复。过去 Stillman 认为创伤性咬合可引起龈裂（Stillman's cleft），近年研究认为主要是由于局部因素引起牙龈糜烂、溃疡，而导致龈裂（gingival cleft），主要发生于唇颊侧龈缘部位呈倒 V 字形的缺损，也属于牙周萎缩范畴之内。

牙周萎缩的组织病理学变化并不明显，因为萎缩是器官或细胞成分在达到正常成熟之后，又出现缩小或量的减少所致，组织学主要表现为上皮细胞各层次减少，致使上皮变薄，结缔组织成分减少，可见毛细血管扩张。

Summary

Periodontal diseases are commonly seen in human being. This chapter introduces emphatically pathologic changes two main types of periodontal diseases—gingival diseases and periodontitis and schematically describes etiology and pathogenesis. In addition other pathologic changes in periodontal tissues are also presented.

Oral pathogenic bacteria are initial essential factors for onset of periodontitis and inducing early inflammatory process. The host susceptibility determines the severity and outcome of periodontitis, especially to the aggressive periodontitis and the chronic periodontitis (severe type) which are multifactorial and complex diseases in nature.

Recent researches here demonstrated that genetic polymorphisms combined with environmental factors through multiple risk factors will increase susceptibility of the host and determine the development and outcome of periodontitis.

参考文献

1. Loe H, Anerud A, Boysen H et al. Natural history of periodontal disease in man. Rapid, moderate and no loss of attachment in Sri Lankan laborers 14 to 46 years of age. J Clin Periodontol, 1986, 13 (5): 431-445.
2. Meng H, Xu L, Li Q, et al. Determinants of host susceptibility in aggressive periodontitis. Periodontol, 2000. 2007, 43: 133-159.
3. Schaefer AS, Richter GM, Groessner-Schreiber B, et al. Identification of a shared genetic susceptibility locus for coronary heart disease and periodontitis. PLoS Genet, 2009, 5 (2): e1000378.
4. Hernandez M, Dutzan N, Garcia-Sesnich J, et al. Host-pathogen interactions in progressive chronic periodontitis. J Dent Res, 2011, 90 (10): 1164-1170.
5. Meng H., Ren X., Tian Y. et al. Genetic study of families affected with aggressive periodontitis. Periodontol 2000. 2011, 56 (1): 87-101.
6. Scapoli C, Mamolini E, Carrieri A, et al. Gene-gene interaction among cytokine polymorphisms influence susceptibility to aggressive periodontitis. Genes Immun, 2011, 12 (6): 473-480.
7. Zhang J, Sun X, Xiao L, et al. Gene polymorphisms and periodontitis. Periodontol, 2000. 2011, 56 (1): 102-124.
8. Laine ML, Crielaard W, Loos BG. Genetic susceptibility to periodontitis. Periodontol, 2000. 2012, 58 (1): 37-68.
9. Ding C, Zhao L, Sun Y, et al. Interleukin-1 receptor antagonist polymorphism (rs2234663) and periodontitis susceptibility: a meta-analysis. Arch Oral Biol, 2012, 57 (6): 585-593.
10. 曹采方．临床牙周病学．北京：北京大学医学出版社，2006：37-107；136-217.
11. 孟焕新．牙周病学．第 3 版．北京：人民卫生出版社，2008：32-115；100-111；138-187.
12. 陈竺．医学遗传学．第 2 版．北京：人民卫生出版社，2010：77-114；217-248.
13. 陈杰，李甘地．病理学．第 2 版．北京：人民卫生出版社，2010：78-97.
14. 王勤涛．牙周病学．北京：人民卫生出版社，2011：31-101；127-132.
15. 于世凤．口腔组织病理学．第 7 版．北京：人民卫生出版社，2012：201-223.

（于世凤）

第十五章　牙体组织疾病
Diseases of Dental Tissues

牙体组织在发育过程中或发育完成后，都可能会因受到内、外环境致病因子的作用，如生物因素、化学因素和物理因素的影响，导致其形态、结构、数目、位置或萌出等的发育异常，伴或不伴有功能异常的出现；或形成其他炎症性、增生性、萎缩性、变性性病理学改变，导致牙体软、硬组织的异常。牙体组织异常性疾病通常可以包括发育性疾病、感染性疾病、创伤性疾病、营养不良性退行性变化和肿瘤性疾病等，但创伤性疾病通常主要累及牙体周围组织，牙体本身的组织学上没有特殊变化，主要在牙周病和口腔临床医学的牙体牙髓病学和口腔颌面外科学中介绍，而牙体本身的肿瘤很少见，成牙组织相关的肿瘤也在牙源性肿瘤章介绍，所以本章主要介绍牙体组织非龋性疾病，主要包括发育性异常和龋病、牙髓病及根尖周病。

第一节　牙发育异常
Developmental Abnormalities of Teeth

牙的发育异常可来自于牙板（dental lamina）或牙胚（tooth germs）的异常分化，形成牙的数目、大小的异常或牙的结构异常——形态分化异常（abnormalities of morphodifferentiation），或牙硬组织形成异常，导致牙的结构异常或组织分化异常（abnormalities of histodifferentiation）。其中，组织分化异常的发生时期往往晚于形态分化异常，有些疾病可发生于牙发育的各个时期。

牙发育异常可能形成于出生前，或形成于出生后，可能为遗传性或后天获得性，后天获得性者常与全身性疾病如感染性、代谢性疾病或内分泌异常或环境因素的作用有关。一些病原微生物可以通过胎盘进入胎儿体内引起牙不同发育时期的异常，如梅毒螺旋体等；有些理化因子如酸蚀、色素沉积或过度磨损等也可导致牙形成一些后天性发育异常或称非龋性病变。

一、牙萌出和脱落异常

牙的生理性萌出（teeth eruption）有比较恒定的时间、位置和顺序规律，而且其生理萌出有较宽的时间范围，前后差一年仍可能属于正常。某些全身或局部的致病因素常常可以影响牙的萌出和替换，导致萌出明显超出正常时间范围，甚至影响功能和面容。因此，牙萌出异常（abnomalities in eruption of teeth）是指乳、恒牙的萌出时间、位置或乳牙的脱落时间与生理规律相比明显异常或不能正常萌出者。牙脱落异常（abnomalities of deciduous of teeth）主要指乳牙没有随着恒牙的发育完成而及时脱落，影响恒牙萌出的乳牙滞留或乳牙、恒牙过早脱落的状况。

（一）牙早萌

牙早萌（premature eruption）包括乳牙早萌和恒牙早萌。乳牙萌出过早多见于下颌乳切牙，多于出生时或出生后不久即萌出，称其为胎生牙或诞生牙（natal tooth）和新生牙（neonatal tooth），二者统称为先天牙（congenital tooth）。它可见于正常牙列，或为多生牙。这种过早萌出的牙往往牙根尚未发育完成，缺乏牙槽骨的支持，故易松动、脱落。恒牙萌出过早多为乳牙过早脱落，致使个别恒牙过早萌出。偶见多数或全部恒牙早萌，这往往与垂体、甲状腺和生殖腺功能亢进有一定关系。

（二）牙迟萌

牙迟萌（retarded eruption）包括乳牙迟萌和恒牙迟萌，并有个别牙迟萌和全口牙迟萌。个别乳牙迟萌少见，多与局部创伤和感染有关；个别恒牙迟萌往往与乳牙滞留有关，也有因局部乳牙早失，致使长期用牙龈咀嚼出现局部角化增厚、变韧而萌出困难者，如上颌乳切牙脱落过早等；全口牙迟萌往往与系统性疾病、维生素缺乏或遗传因素有关。

（三）牙萌出位置异常或萌出困难

发育完成的牙已过牙生理萌出时间仍埋伏在颌骨内或黏膜下者称牙埋伏（impaction of tooth）；若因牙胚发育方向、位置异常或局部受阻等因素导致牙萌出方向异常，不能萌出到正常牙列的位置上者称牙阻生（impaction of tooth）。有时牙胚发生的位置异常也可导致牙埋伏或异位萌出（图 15-1A）。埋伏牙和阻生牙都可根据其萌出情况分为完全性埋伏（或阻生）牙和部分埋伏（或阻生）牙。

【病因】 个别埋伏牙和阻生牙多因牙列拥挤或位置不正常，缺乏萌出位置而形成。若乳磨牙根尖周炎累及牙周膜致局部破坏，周围形成纤维性修复或成骨性粘连，也可阻碍继承恒牙萌出，导致萌出异常。此外，乳牙过早脱落使长期用牙龈咀嚼形成增厚的角化层，或广泛的牙龈纤维瘤病等都可阻碍恒牙的萌出，形成埋伏牙。多数牙出现埋伏状况往往与内分泌或遗传因素有关。现代人远中磨牙阻生出现率增高可能与人类咀嚼器官进化、颌骨缩小致牙萌出位置不足有关。

【临床】 埋伏牙和阻生牙多见于恒牙列。个别埋伏牙多见于下颌磨牙、前磨牙和尖牙；个别阻生牙多见于第三磨牙，也有的见于尖牙。磨牙阻生中以近中倾斜阻生最多见，其次，有水平阻生、远中倾斜阻生、水平阻生和倒置阻生等。偶见额外牙埋伏或阻生者（图 15-1B）。

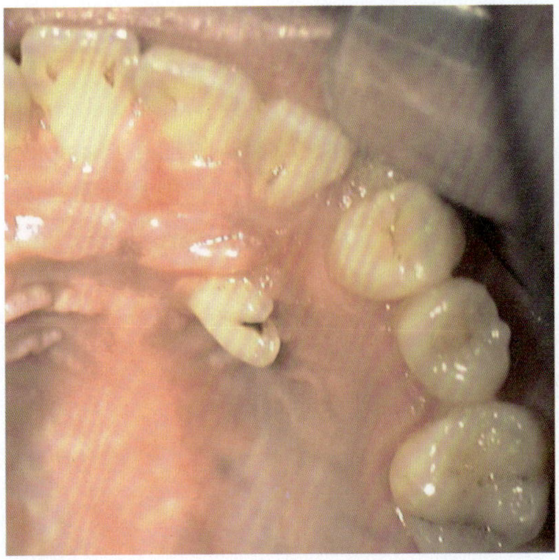

图 15-1A　阻生牙

上颌腭部照片见左前部多生牙异位萌出

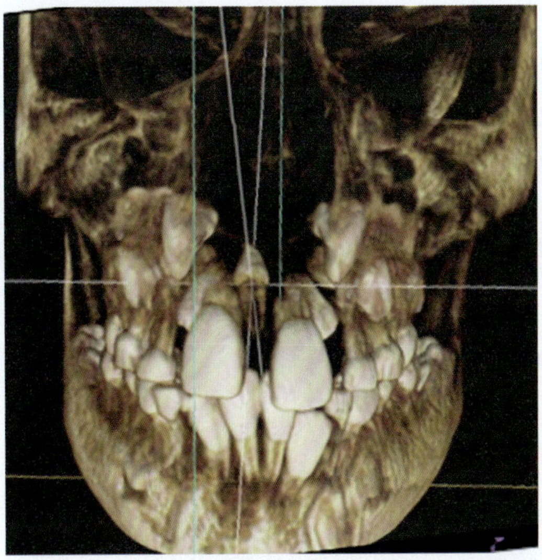

图 15-1B　倒置埋伏阻生牙

CT 三维重建片见上颌中切牙间有一多生牙呈倒置阻生

【病理】 个别埋伏牙和阻生牙组织学上周边往往有牙囊包绕，多无炎症反应。部分不完全埋伏或阻生牙易因邻牙阻力造成萌出部位牙周组织内创伤、细菌滞留，也可并发感染形成冠周炎。

（四）乳牙滞留

乳牙已过脱落期却仍然长期残留不脱落者称乳牙滞留（persistence of the deciduous teeth）。临床上乳牙滞留可分为个别乳牙滞留和多数或全口乳牙滞留两种情况。

【病因】 个别乳牙滞留往往与局部恒牙牙胚未发育或发育不良，导致其不能正常萌出有关。全口乳牙滞留多与维生素 D 缺乏、内分泌障碍或遗传因素有关。

【临床】 个别乳牙滞留多见于乳磨牙或尖牙，有时乳切牙也可滞留。滞留的乳牙牙根可伴有不同程度的吸收，有的滞留乳牙可保留到二三十岁，但表面往往呈一定程度的磨损。牙根因吸收和颌骨支持不足常有一定松动度。

（五）牙的过早脱落

牙的过早脱落（premature loss of teeth）包括乳牙过早脱落和恒牙过早脱落。牙的过早脱落通常与严重的龋病及其并发症、外伤、慢性牙周炎以及颌骨恶性肿瘤、囊肿等局部病变有关，也可能与某些全身特殊疾病有关，如掌趾角化综合征、组织细胞增生症 X、一些酶类代谢异常病（如过氧化氢酶缺乏、磷酸酶缺乏症等）、免疫功能低下和中毒等。

二、牙数目异常

牙数目异常是指人类乳牙或恒牙的数目比正常牙列的牙增多或减少的情况。包括：

（一）额外牙或多生牙

正常乳牙列或恒牙列之外的多余牙叫额外牙（supernumerary tooth，additional teeth）或多生牙（hyperdontia）。额外牙的发生有时常与其他发育缺陷相伴随，如锁骨颅骨发育不全（cleidocranial dysplasia）、腭裂（cleft palate）、嘉德纳综合征（Gardners syndrome）等。这些多生牙可以阻止正常牙的萌出或形成邻牙的吸收、异位，有时未萌出者还可形成其含牙囊肿（dentigerous cysts）。

【临床】 临床上女性多见，大多为单个牙多生，恒牙列比乳牙列多见，有报告其发生率约为 1% ～ 3%。最常见的部位是上颌的前牙区（图 15-2a）和磨牙区，其次是下颌的前磨牙区。在形态上有的似正常牙，有的呈短小的形态。

发生在不同部位的多生牙有不同的命名，如：正中额外牙（mesiodens）是指发生在上颌中切牙之间的额外牙，也是最常见的额外牙，它多呈锥形牙冠（图 15-2b），牙根短小。副磨牙（paramolar）是指上颌磨牙旁口腔黏膜处长出的牙，多位于近中颊侧。而远中磨牙（distomolar）是指发生在第三磨牙远中的额外牙，也有称其为第四磨牙（fourth molar）者。附加牙（supplemental teeth）是一种形态与正常牙相似，但体积可能较小的一种多生牙。此外，偶有正常牙列以外已经发育形成，但埋伏在颌骨内未萌出的阻生牙叫埋伏额外牙（ambush supernumerary tooth）。

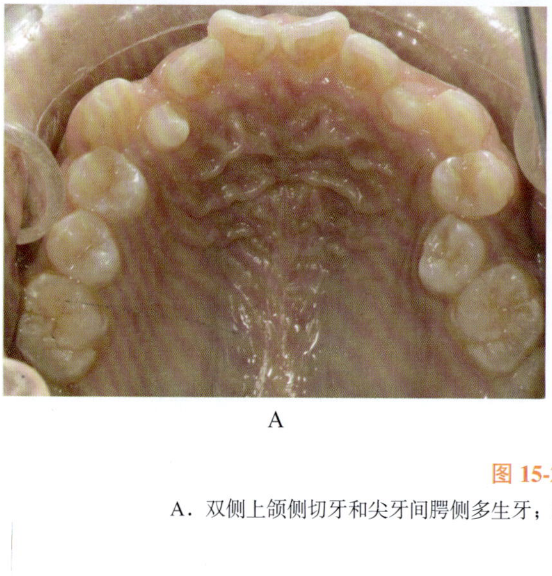

A

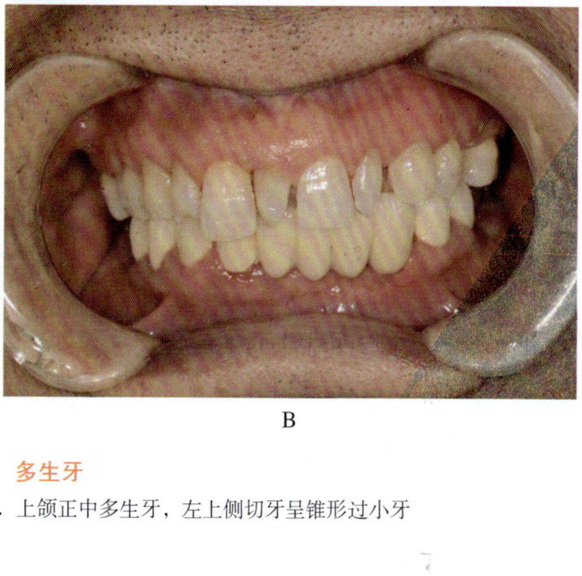

B

图 15-2 多生牙

A．双侧上颌侧切牙和尖牙间腭侧多生牙；B．上颌正中多生牙，左上侧切牙呈锥形过小牙

（二）少牙

因牙胚未发育或未发生而形成的牙数目不足叫少牙或缺额牙（hypodontia），如果全口或单颌牙先天未发生形成的全牙列无牙称为先天性无牙症（congenital anodontia）。

【病因】有人认为个别缺额牙是人类系统发生退化的现象，如第三磨牙缺额。部分个别牙缺额存在种族差异，如日本和瑞典人中下颌恒中切牙缺失比例较高。多数缺额牙往往与先天性外胚叶发育不全、锁骨颅骨发育不全、Down 综合征、母亲及婴儿严重营养不良等有关。唇腭裂患者患侧的切牙或尖牙也常有缺失。先天性无牙症罕见，多伴其他全身系统性发育异常，如因先天性外胚叶结构缺失而导致的少汗性外胚层发育异常等，常为 X 染色体隐性遗传，偶见常染色体隐性遗传。

【临床】个别缺额牙多见于恒牙列，除第三磨牙外，其发病率为 3% ~ 7%，女性多见。缺额的牙可以是对称性的，也可以随机地累及不同部位。临床上主要见于第三磨牙、上颌侧切牙、下颌第二前磨牙缺额等。如果乳牙缺额常导致其继承恒牙也不能很好地发育。先天性无牙症患者常表现为皮肤光滑、干燥，少发，部分或全身性汗腺缺如，导致少汗。有的患者有少数牙，但常萌出迟缓、畸形，牙冠呈锥形。女性基因携带者通常症状比较轻微，仅有侧切牙等少数牙缺额（图 15-3）。

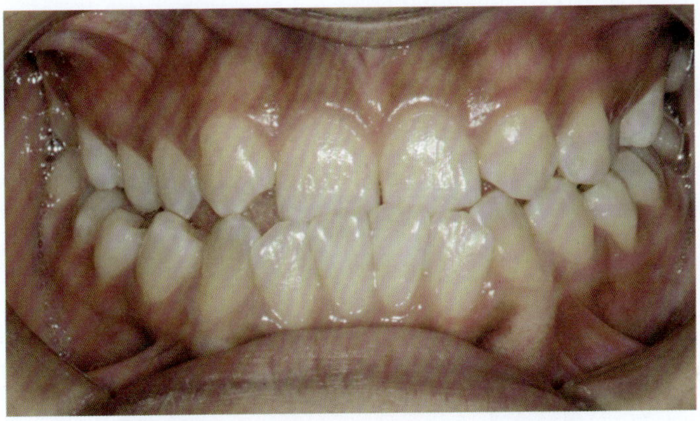

图 15-3　少牙

双侧上颌侧切牙缺失，导致上颌内收，下颌成轻度反合

三、牙形态异常

牙的形态异常可以包括牙冠形态异常、牙根形态异常或二者都异常，牙冠的异常可以是尖、突、嵴的异常，也可以是凹、沟的异常，或者是大小的改变；牙根的数目、分叉方向和形态的变异在临床上也不少见；有些病变根和冠都被累及。

（一）融合牙、结合牙与双生牙

临床上有时可以见到一类表现为双牙畸形的牙发育异常，主要包括：

1．融合牙（fusion）　是指两个或更多相邻的牙胚，在发育过程中，靠牙本质和牙釉质结合到一起，形成的一个体积较大或形成两冠一根的牙（图 15-4）。

2．结合牙（concrescence）　是指相邻两个或更多已经发育完成的牙由于压力的作用，使它们的牙根靠牙骨质连接在一起的牙（图 15-5），其牙本质不融合。它可能是牙发育完成后由于外力作用的结果。

上述两种情况都是正常牙列中的邻牙相互融合或结合而形成，因此存在牙列中牙数减少的现象；也可以是正常牙列中的牙与额外牙的融合或结合，此种情况牙数并不减少。

3．双生牙（gemination）　是指牙发育时一个牙胚不完全分裂，形成两个完全或不完全性牙

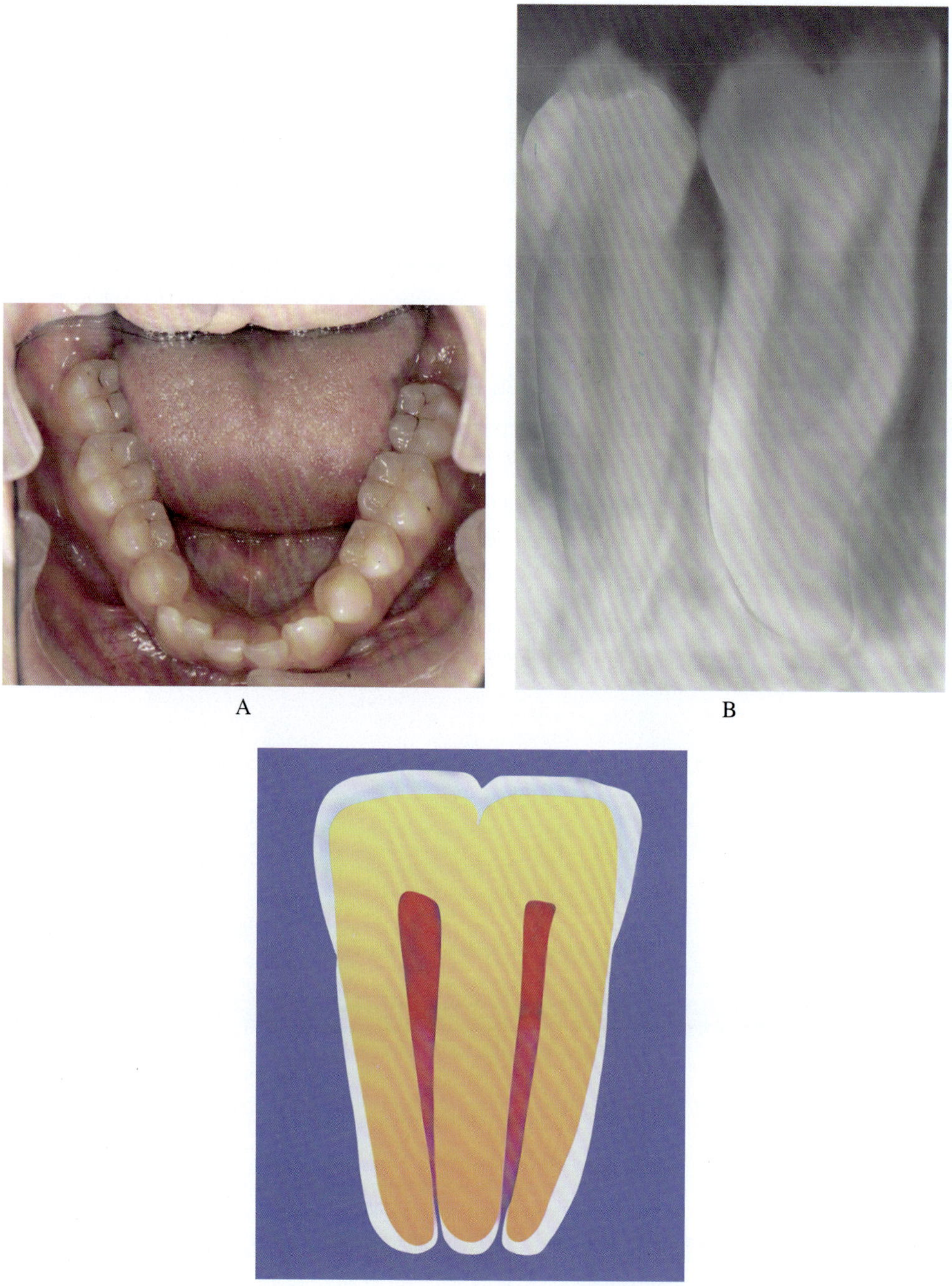

图 15-4 融合牙

A．右下 2 和 3 牙融合为一颗牙；B．X 线片见 2、3 牙为 2 冠 1 根，有共同的牙根，且二者的牙根靠牙本质相连；C．示意图 显示两牙的牙本质连在一起

冠，但共用一个牙根和根管的牙发育畸形（图 15-6）。它是牙发育早期一个牙胚不完全分裂的结果，因此牙列中牙的数目正常。

【病因】 有人将融合牙和双生牙看成是发育性的双牙畸形，称作 Double teeth 或 connated teeth，而结合牙是发育或感染导致的邻牙间牙骨质的结合或粘连。另有观点将上述三种情况统称为 Twinning，或指两个分离的牙的发育，或指一个牙胚完全分裂形成的两个牙的发育畸形。

【临床】 双生牙和结合牙在乳、恒牙牙列均可见到，乳牙比恒牙更多见。好发部位为上颌，且前牙区多见。有报道在乳牙列的发病率为 0.5 ～ 1.5%，而恒牙列为 0.1 ～ 0.2%；也有报告认为

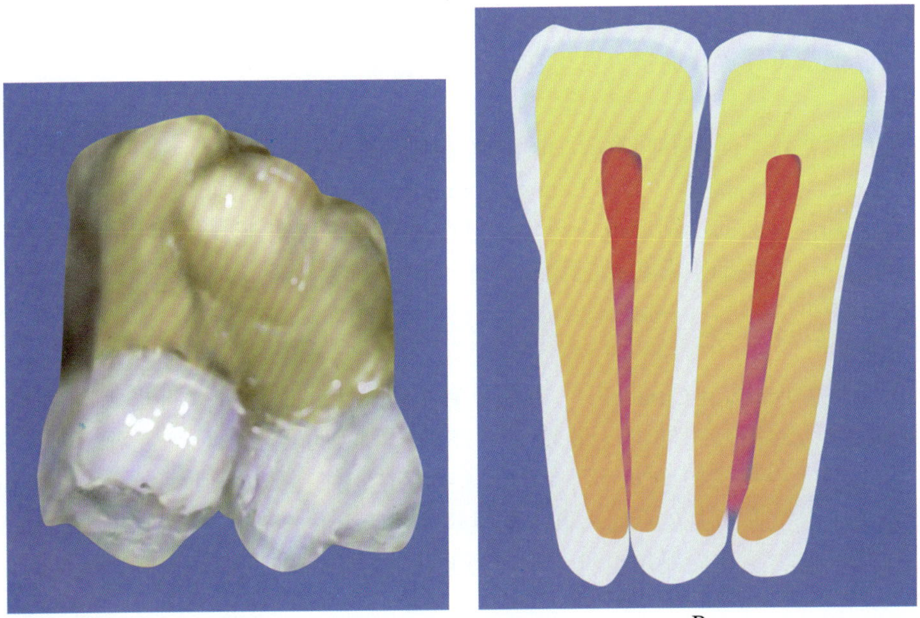

A　　　　B

图 15-5　结合牙

A．发育完成的两牙靠根部的牙骨质相连；B．示意图显示两牙只有牙骨质相连

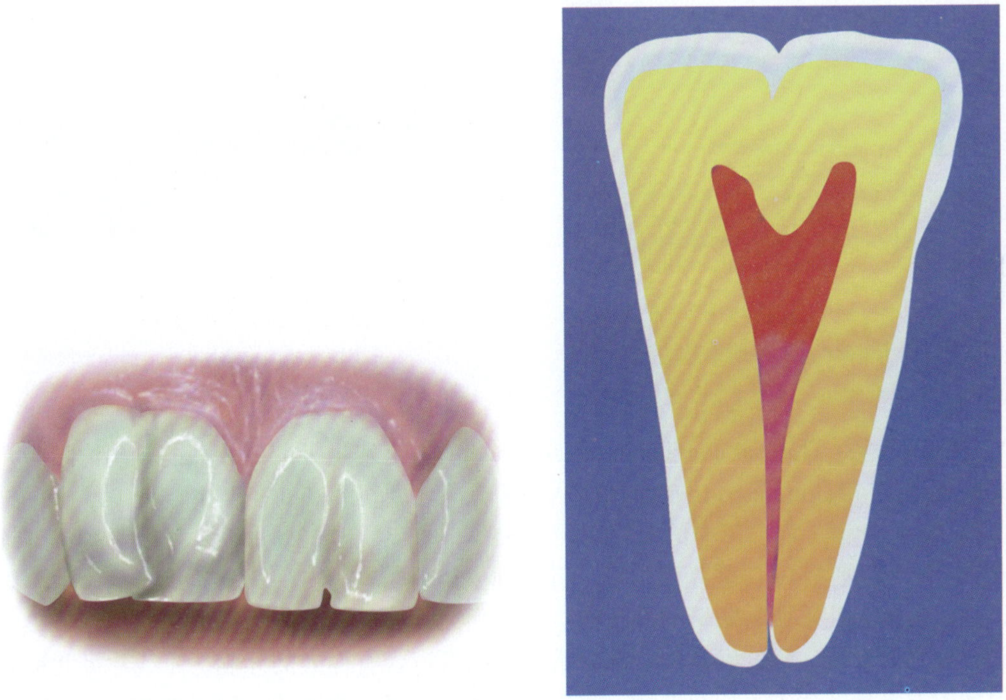

A　　　　B

图 15-6　双生牙

A．两中切牙牙冠内陷，各形成好似两牙牙冠的牙；B．示意图显示牙冠内陷，有共同的根管

在乳牙列发病率占 0.5%，恒牙列占 0.1%。双侧发生者很少，约占 0.02%。而结合牙多见于恒牙列，以上颌后牙区多见，尤其第三磨牙牙根紧邻第二磨牙牙根。常因第二磨牙严重龋致根尖周围感染，骨吸收后牙根部牙骨质沉积，与第三磨牙形成牙骨质性结合。

【病理】 双生牙多为双冠、单根和单根管，或分叉冠、单根管；而融合牙可表现为分叉冠、单根牙或双根共用一个联合牙冠，或双冠双根牙，也可以是联合冠和单根牙。双生牙虽无牙列上的牙数目异常，但常可导致牙拥挤，发生在前牙区常影响美观。

（二）副牙尖

牙尖形态的变化在不同人群间有较小的变化范围。副牙尖（accessory cusps）是一类临床常见且易累及前磨牙的牙发育畸形（又称 Leung's premolars），临床上表现为双侧，呈位于牙表面正常牙尖以外的、局部外凸的小结节或小牙尖。目前报道多数只在亚洲人、美洲的爱斯基摩人和本土的美国人发生。该类畸形主要包括三大类：①卡拉贝利尖（cusp of Carabelli）；②畸形舌侧尖；③牙外凸或畸形中央尖。

【临床病理】

1．卡拉贝利尖（cusp of Carabelli） 是指一种局限在上颌磨牙近中腭侧牙尖腭侧面的额外牙尖，又称副牙尖、上颌磨牙腭侧尖（图 15-7）。卡拉贝利尖可见于恒牙列或乳牙列，多见于第一磨牙，第二、三磨牙少见。如果恒牙列有此副牙尖存在，往往口内其他恒牙的近远中径也增大，但乳牙无此现象。卡拉贝利尖在不同人群中的发病率略有变化，有报告 90% 见于白种人，而亚洲人很少。临床上，此类副牙尖偶尔也见于下颌恒磨牙或乳磨牙的近中颊尖侧，此种副牙尖被称为 Protostylid。

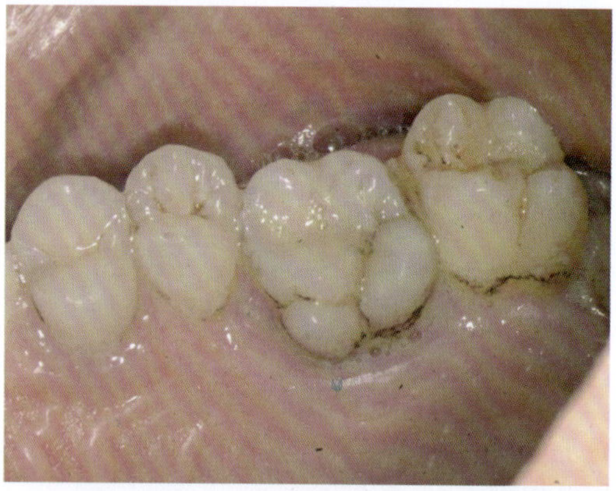

图 15-7 副牙尖（卡拉贝利尖）

右下第一恒磨牙近中腭侧多余长出的牙尖，使该牙牙冠体积增大

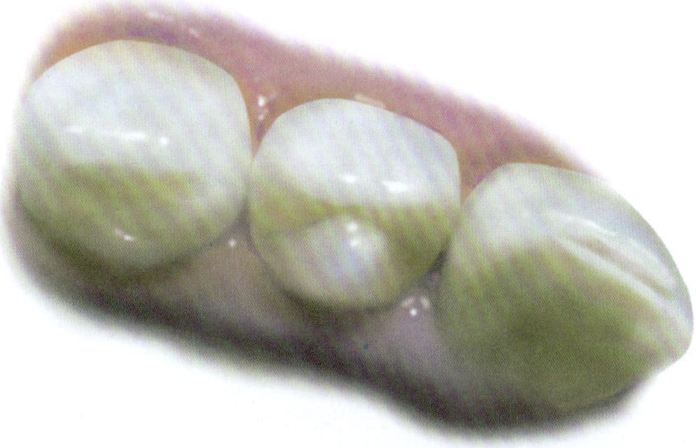

图 15-8 畸形舌侧尖

左下前磨牙的舌侧牙尖明显外凸似鹰爪

2．畸形舌侧尖（lingual evaginatus anterior teeth） 是发生于前牙牙面的轮廓清晰的一种副牙尖，又叫鹰爪尖（Talon cusp），在前牙面从釉牙骨质界到切缘其凸径至少增长 1/2（图 15-8）。临床报道的 3/4 见于恒牙列，其中恒上侧切牙占 55%，中切牙占 33%，很少累及下颌，下颌中切牙约占 6%，下颌尖牙占 4%。乳牙列少见，且以乳中切牙受累为主。男女均可发病，可单侧或双侧发生，临床表现上几乎所有病例的外凸都位于舌侧面，形成一类似鹰爪的三嵴形副牙尖。舌侧尖与牙融合处之间形成一深的发育沟，部分舌侧尖内可以含有伸入的牙髓。X 线片见此种副牙尖常与其他牙的发育异常相关，如额外牙、阻生牙性牙瘤、钉形侧切牙、后牙外凸、牙内陷等，也可见于 Mohr Rubinstein Taybi 和 Sturge-Weber 综合征。曾有报告在双胞胎中见到了完全相同的畸形舌侧尖畸形，故个别病例似乎有遗传倾向。

3．畸形中央尖（central cusp deformity） 或称牙外凸（dens evaginatus）、中央结节（central tubercle），是好发于前磨牙、磨牙颊尖舌侧缘或中央沟的一种局限性牙尖样凸起（图 15-9）。

临床上多见于下颌，且往往双侧对称性发生。通常此副尖内含釉质、牙本质和牙髓腔，亚洲人发病率较高，约占 15%，白人少见。该牙萌出后由于对殆牙牙尖的早接触，使该牙尖不久即被磨掉，暴露牙本质，临床见此牙中央有异色小点。过早暴露牙本质，刺激不断传向牙髓，牙髓常常发生慢性炎症或坏死，导致该牙牙根不能很好地发育，形成喇叭口状根间孔，同时磨损牙尖相对应的髓腔内壁上有不等量的修复性牙本质形成。畸形中央尖常与牙冠解剖的其他变异相关，如铲形切牙（shove-shaped），即受累切牙形成明显的侧缘和中空的铲形（the scoop of a shovel）舌侧面，典型增厚的边缘嵴汇集于舌面隆突。此连接处并不常见深沟、裂隙或牙内陷。美国土族和阿拉斯加人几乎 100% 都可见到此种牙发育畸形。X 线片见咬合面呈结节样凸，下方有牙髓突入。铲形牙多见于上颌中、侧切牙、下颌切牙，尖牙少见报道。

由于咬合磨损，小结节易很快磨掉，早期使伸入小结节的牙髓角外露，导致年轻人无龋牙的根尖周病理改变。同时，由于其常常在牙根发育完成之前或根尖封闭之前形成，使该牙的根管充填增加了难度。应早期谨慎调磨对𬌗牙尖或多余小结节。

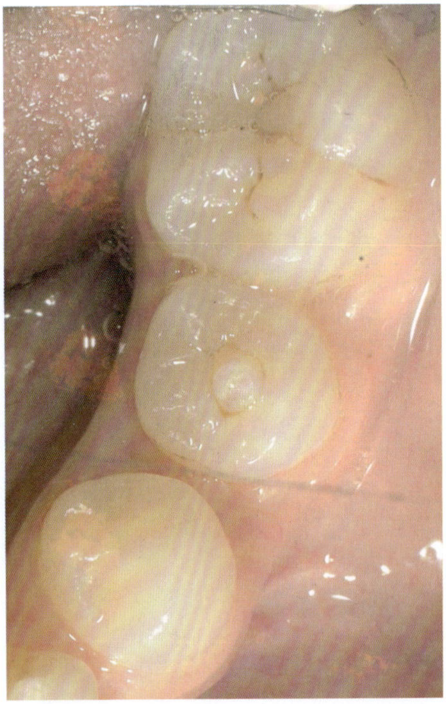

图 15-9　畸形中央尖

左下颌第二恒前磨牙的𬌗面中央可见明显的局限性牙尖样突起

（三）牙内陷

牙内陷（dens invaginatus）是指发生于牙冠或牙根的深的凹陷，内衬一层釉质。

【临床病理】 牙内陷的发生率为 0.04% ～ 10%，好发部位依次为恒侧切牙、中切牙、前磨牙、尖牙、磨牙，且以上颌为多见。

牙内陷程度从舌隆突凹陷的轻度加深，到深的内陷延伸至根尖顶点不等。因此根据牙内陷累及的部位将其分为牙冠内陷和牙根内陷。其中，牙冠内陷较常见，又称畸形舌侧窝（lingual fossa defomity），根据累及的深度不同分为三型，即：Ⅰ型：凹陷仅局限在冠内；Ⅱ型：内陷伸至釉牙骨质界，与深部牙髓相通或不相通，大的内陷底部可含发育不良的釉质；Ⅲ型：内陷延至根部，可达根尖区或根尖侧区，但并不与牙髓相通（图 15-10）。通常，内陷表面衬有釉质，或在近根尖孔区完全被牙骨质所取代。有的牙内陷严重者形成一个牙好像含在另外的牙中的结构，称牙中牙（dens in dente or gestent odontoma）。有的牙内陷严重膨胀，干扰牙结构的形成，导致牙的畸形发育，形成膨胀性牙瘤（dilated odontome），可累及单个牙、多个牙或双侧牙。

牙根内陷较罕见，为上皮根鞘增生而致。临床上表现为根面上形成带状釉质，其分布类似于釉珠（enamel pearl），只是不突出，而是内陷附在牙乳头表面。由于牙内陷的盲袋内不可避免地易积存食物残渣、软垢和细菌等，加之内陷底部的釉质很薄弱，故常易继发早期牙髓炎症。提倡尽早预防性封闭。

（四）牙弯曲或弯曲牙

牙弯曲（dilaceration）是指牙的一种异常成角、弯曲状态，可见于牙冠，也可见于牙根，但以牙根弯曲多见。

【病因】 多数弯曲牙的形成与机械损伤有关，如乳牙的外伤干扰了下方正在发育矿化的恒牙胚，使牙冠或牙根的矿化与已经形成的牙部分产生了角度的改变，向舌侧或唇侧弯曲；少数弯曲牙可继发于囊肿或肿瘤旁，或位于已萌出牙的根尖炎症附近；某些病例病因不清，可能与局部损伤无关，为发育异常所致。

有研究认为患者弯曲牙形成的年龄、牙胚受力的程度或方向都决定牙根弯曲的程度和方向。

【临床病理】 任何牙都可被累及。尤其恒牙列的上颌切牙和下颌前牙，偶尔可累及乳牙列。

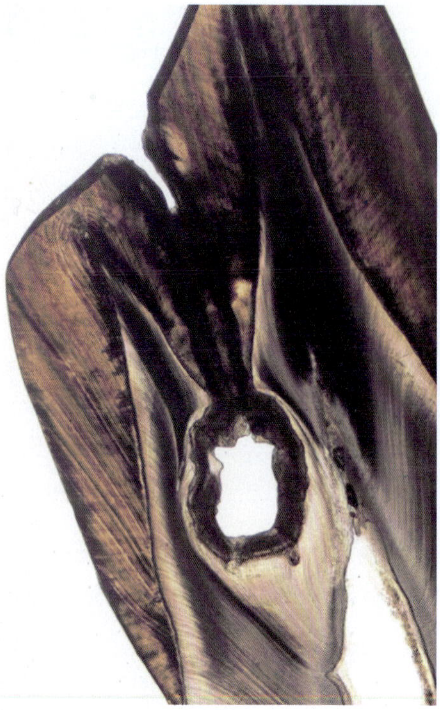

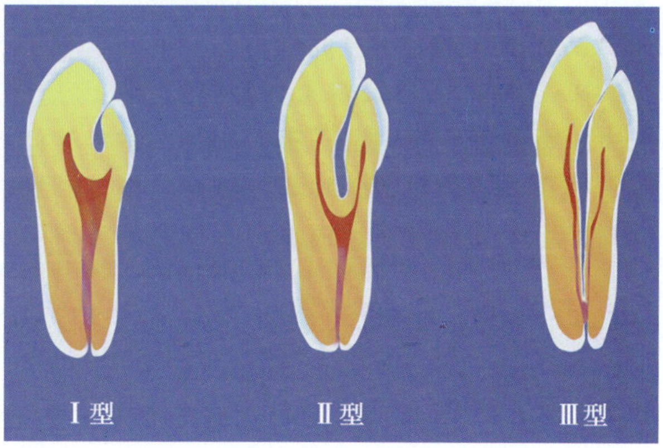

A B

图 15-10 牙内陷

A．低倍镜下牙磨片显示Ⅱ型牙内陷；B．示意图显示Ⅰ、Ⅱ、Ⅲ型牙内陷

弯曲牙一般在牙根近颈部呈不同程度的弯曲，也可在近牙冠处弯曲（图 15-11）。这类牙常难以正常萌出，或即便萌出，也往往因萌出方向的改变，而位于颊侧或舌侧。

（五）异位釉质

异位釉质（ectopic enamel）是指在正常无釉质的部位异常地出现了釉质的发育情况，分为釉珠和颈部釉质延伸两种情况。

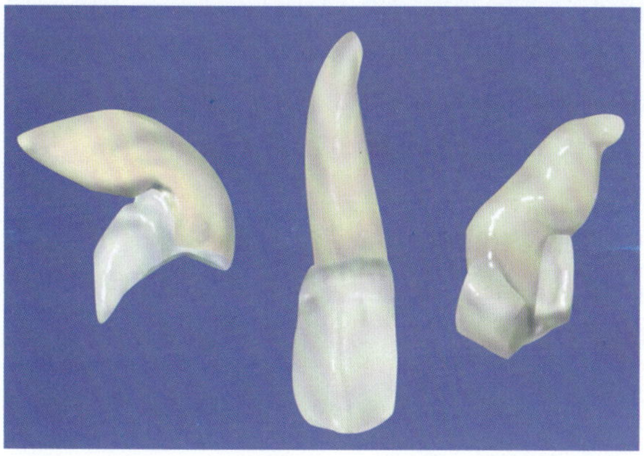

图 15-11 弯曲牙

示意图显示各种牙弯曲

【病因】 有学者认为，异位釉质是由于发育中成牙本质细胞层局部膨大，使赫特威氏上皮根鞘和发育中的牙本质间的接触时间过长，诱发釉质过度形成而致。

【临床病理】

1．釉珠（enamel pearl） 是最常见的异位釉质，为一种半球形的局部膨出性结构（图 15-12）。可以全由釉质构成，也可包含牙本质及牙髓组织。临床上较多见于上颌磨牙，其次见于下颌磨牙，很少累及上颌前磨牙和切牙，乳磨牙并不罕见。在种族方面，亚洲人最多见，占所有病人的 1.1% ~ 9.7%，多数患者表现为单个釉珠，偶有一个牙上出现 4 个釉珠的报告。发生部位上主要在磨牙根分叉或近釉牙本质界处。X 线片见釉珠沿牙根表面呈现一界限清楚的阻射小结节。

2．颈部釉质延伸（cervical enamel extensions） 是指位于磨牙颊侧的、从釉牙本质界沿根面延伸至磨牙根分叉的三角形釉质延伸，三角形的底与冠部釉质相延续，尖朝向根分叉，也有人称颈部釉质外凸（cervical enamel projections）（图 15-13）。颈部釉质延伸多见于下颌磨牙颊侧，下

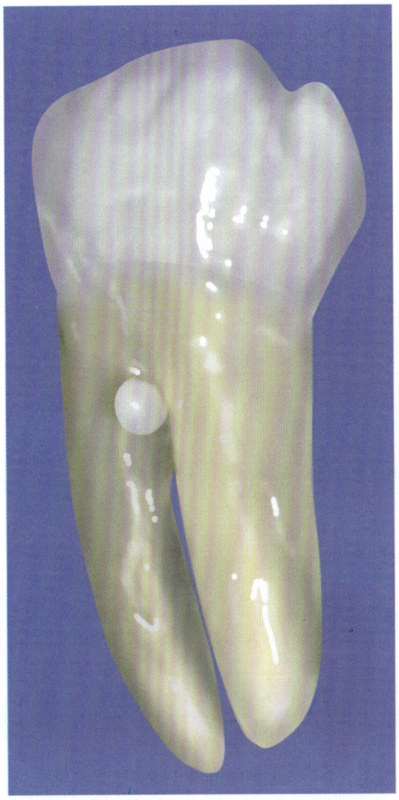

图 15-12 釉珠

在磨牙根分叉表面的局部半球形膨出结构

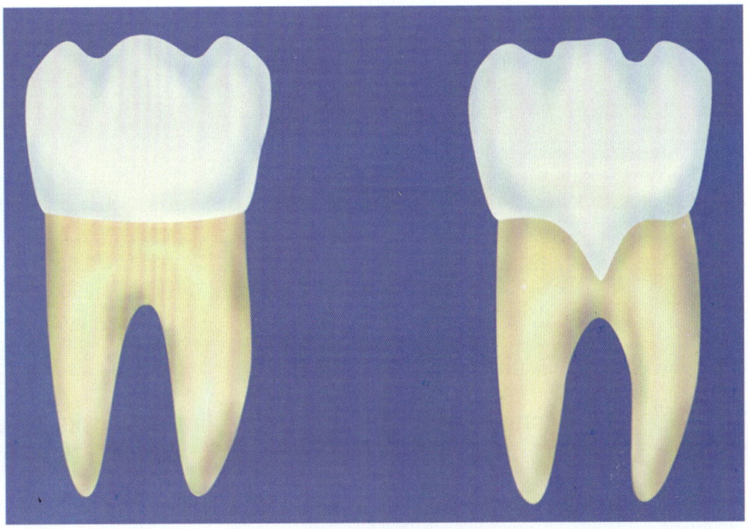

图 15-13 颈部釉质延伸（示意图）

左图为正常牙；右图见位于磨牙颊侧的从釉牙本质界沿根面延伸至磨牙根分叉的三角形釉质延伸

颌比上颌多见，易被累及的牙依次为第一磨牙、第二磨牙和第三磨牙。种族上多见于亚洲人。有报告发病率为 8.6% ~ 32.6%。

在病理上，釉珠表面的釉质阻止了牙周组织与深部结缔组织的附着和半桥粒的形成，加之其外部形态有利于菌斑的滞留和不利于清洁，使其间的连接缺乏对外界破坏的抵抗力，形成牙周组织的薄弱区域。某些病例中颈部釉质延伸还常与炎症性囊肿的发育有关，由于这种囊肿的发育沿着颊侧面超过了根分叉，因此将其称之为颊侧根分叉囊肿（buccal bifurcation cysts）。

（六）长冠牙

长冠牙（taurodontism）俗称牛牙症，指多根牙的牙体和髓室的高度增大，使髓室底和根分叉向根尖位移，但釉牙骨质界位置无明显改变的一种牙发育畸形。这种磨牙形态与牛等反刍类动物的磨牙形态相似，故而得名。

【病因】 其形成被认为是牙根形成时 Hertwig 上皮根鞘在一定水平线上的内折失败所致。有调查表明，长冠牙可以在大量不同的遗传个体中出现，但其并非是特征性遗传异常的结果。有学者提出可能是染色体异常破坏了牙形态的发育。

【临床病理】 长冠牙可以单侧或双侧发生，恒牙比乳牙多见，无明显性别差异。因为有不同的诊断标准和种族差异，所以报道的发病率为 0.5% ~ 46% 不等。长冠牙可以累及所有磨牙，通常第二、三磨牙受累较重，第一磨牙若被累及程度比较轻微。长冠牙可以与唇裂、腭裂或其他颌面发育异常的多种综合征相伴发。

长冠牙的形态倾向于受累牙髓室明显增大呈矩形，伴有明显增高的髓室接近根尖。按照髓室底的根尖位移程度可以将其分为三度：轻度长冠牙（hypotaurodontism）、中度长冠牙

(mesotaurodontism) 和重度长冠牙 (hypertaurodontism) (图 15-14)。

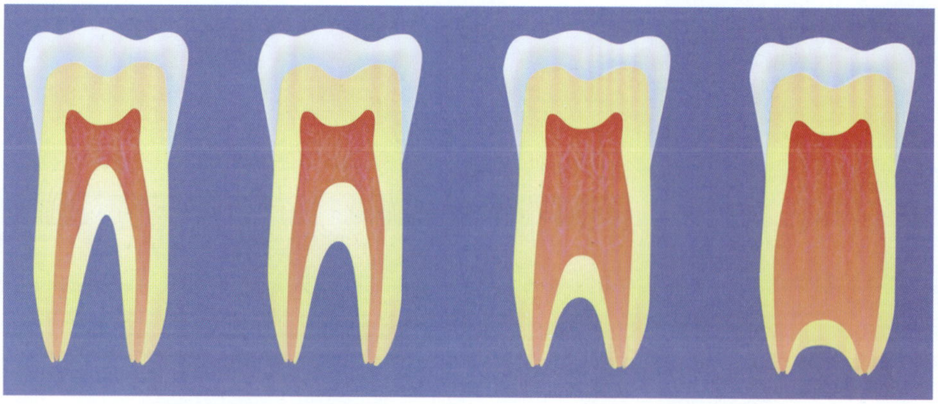

图 15-14 牛牙症(示意图)
左图为正常牙，其他图自左向右依次为轻度、中度和重度长冠牙

(七) 额外根

额外根 (supernumerary roots) 也称副牙根 (accessory roots)，是指多余的牙根。临床上最常见于下颌尖牙、前磨牙和磨牙 (尤其是第三磨牙)，少见于上颌前牙和下颌切牙 (图 15-15)，通常在 X 线片检查或拔除术、根管治疗时可以被发现。

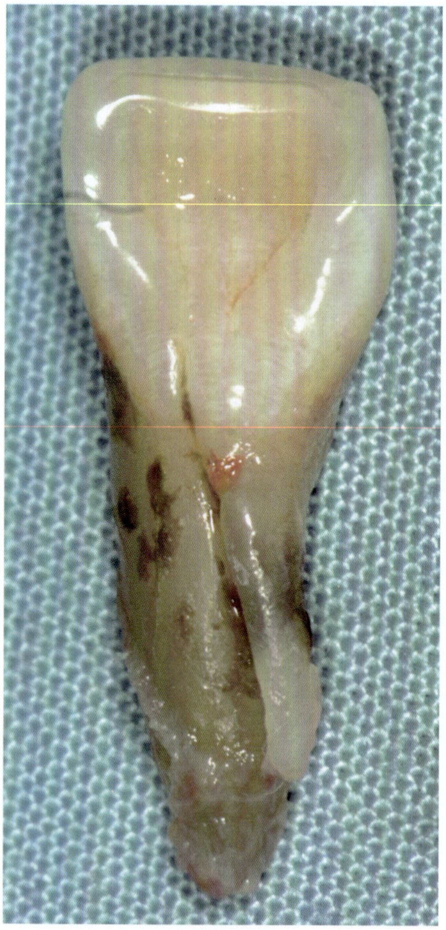

图 15-15 副牙根
上颌侧切牙额外根

四、牙大小异常

【概述】 牙的大小因种族和性别不同具有一定差异，牙与颌骨的大小具有一定比例，通常由遗传因素决定。如果牙相对于颌骨体积比正常明显过大则称牙过大或巨牙 (macrodontia)；如果牙相对于颌骨比正常明显小，则称其为牙过小或小牙 (microdontia)。牙过大或过小不包括牙实际测量值正常，但因位于异常增大或缩小的颌骨中形成的相对牙过大或过小 (relative macrodontia or relative microdontia)。事实上，评价牙的大小并无绝对明确的界限。

(一) 牙过大或巨牙

【病因】 巨牙 (macrodontia、megalodentia、megadentia) 可以分为全牙列广泛巨牙和个别或部分巨牙。个别巨牙或部分巨牙可能与遗传因素有关，常伴有其他发育异常，如 Down 综合征和先天性心脏病等，临床上还可见到一种罕见的半侧颜面肥大症 (hemifacial hyperplasia)，患侧多个牙呈现巨牙改变，且可伴有单侧牙过早萌出。全牙列广泛巨牙往往和垂体功能亢进的巨人症 (pituitary gigantism)、松果体增生症 (pineal hyperplasia) 及高胰岛素血症 (hyperinsulinism) 等有关。

【临床病理】 巨牙牙冠和牙根往往都增大，且由于其体积的增大，颌骨位置相对不足，尤其全口广泛性巨牙，导致邻牙拥挤、异位、排列不齐，甚至萌出异常，成为拔牙的原因之一。个别巨牙少见，多位于上颌中切牙、下颌第三磨牙等。巨牙常与多生牙伴发，且男性患者常见。

（二）小牙

【病因】 小牙（microdontia）也可以分为全牙列小牙和个别或部分小牙。弥漫性小牙常见于垂体功能低下的侏儒症、Down 综合征或其他一些遗传病。部分或局限性小牙常伴一定的常染色体显性遗传（autosomal- dominant inheritance）。有报道患病率为 0.8% ~ 8.4%。

【临床病理】 侏儒性全口小牙很少见，表现为牙体积较小，牙间具有一定间隙。个别小牙也不多见，常见的部位是上颌侧切牙（图 15-16），临床上表现为牙冠呈圆锥形或钉形，而牙根正常，近远中径减小，邻面向切缘聚合，有时，个别小牙常常累及第三磨牙。钉形牙患者其余恒牙往往表现为轻度近远中径的减小。个别小牙还可见于额外牙。有时小牙与少牙畸形等伴发，且女性多见。

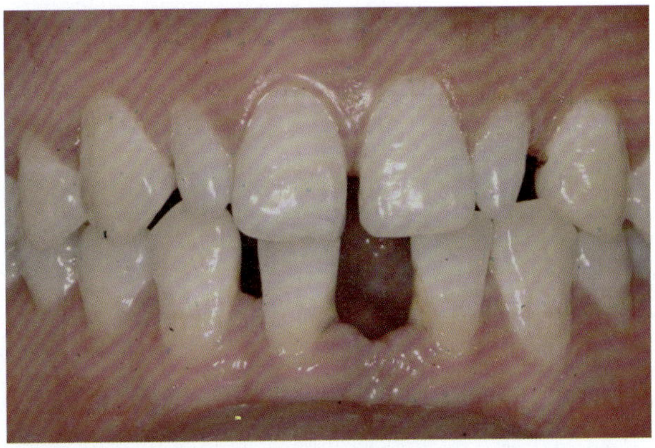

图 15-16 小牙

双侧侧切牙为小牙，且呈圆锥形

五、牙颜色异常

【概述】 是指由于内源性或外源性因素导致的牙的颜色异常。内源性因素包括牙硬组织结构或厚度的改变、全身代谢异常、创伤、内服药物等使色素在牙形成过程中渗入到牙硬组织中；外源性因素包括表面沉积物和外用药物、离子、烟草及细菌等产生的色素在牙形成后，从表面扩散到牙硬组织中。

（一）内源性着色

内源性着色（endogenous stains）是指牙在形成过程中，由于循环物质沉积在牙体硬组织中导致的牙着色，如众所周知的四环素牙等；或由于发育异常引起牙体硬组织结构、矿化程度或厚度的改变形成的牙颜色异常，如釉质形成缺陷、牙本质形成缺陷、氟牙症等；也可为牙髓中一些物质渗入牙硬组织中导致的牙颜色异常。常染色体隐性疾患——先天性血卟啉症（congenital erythtopoletic porphyria 或称 Gnther disease）也可因卟啉代谢失调导致卟啉和前体合成及分泌增加，形成牙弥漫性淡红棕色色素沉着；常染色体隐性遗传的代谢失调病变—黑尿症（alkaptonuria）牙呈蓝黑色，又称赭黄病（oxhronosis）；牙发育期患高胆红素血症也可使乳牙沉积色素。

四环素牙（tetracyclin stained teeth）：是牙发育期间由于服用了四环素族药物，药物沉积在牙硬组织中，引起的牙以变色改变为主的病变。其实，四环素族药物也可在骨、指甲等处沉积，只不过由于代谢，其中的色素可以移去，其变色是暂时的。受累牙最初呈黄色，紫外光照射后呈明亮的黄色荧光，以后颜色逐渐加深呈棕褐色或深灰色。由于牙本质的无机晶体明显小于釉质者，使牙本质中沉积的四环素是釉质中的 4 倍，故四环素主要在牙本质中沉积，通常在釉质中弥散分布，不形成条带。临床上四环素牙变色的程度，取决于服用四环素的剂型（如缩水四环素、地美环素、盐酸四环素、米诺环素等比土霉素、金霉素作用明显）、剂量以及用药时间的早晚等。若牙发育的早期即用药，色素接近釉牙本质界，色素易透过釉质；用药时间长，牙本质中色素沉积带宽，颜色也深，尤其短期大剂量应用四环素（图 15-17）；如果在牙冠形成后服药，那么四环素只会在牙根沉积，临床上见不到牙变色。一旦组织中有四环素沉积，软组织、甚至骨组织中者可以逐渐消退，但牙中的色素却一直存在。由于四环素可以通过胎盘屏障，妊娠 29 周致出生后 12 个月服药，婴儿的乳牙可以受累，而出生至 8 岁之间摄入四环素，可导致恒牙变色。因此，为了

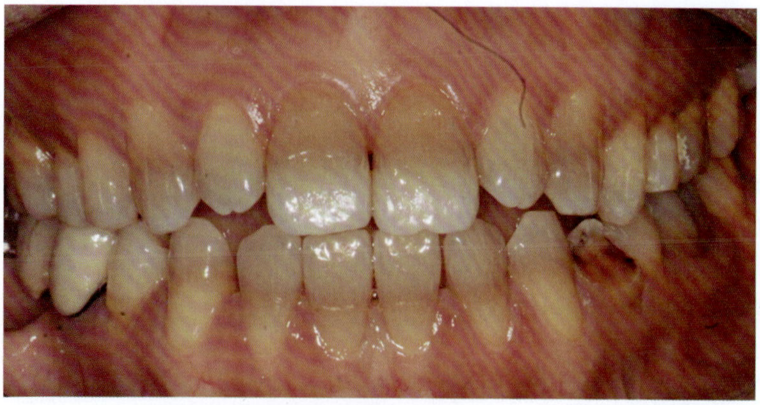

图 15-17 四环素牙
全口牙呈均匀的棕褐色沉积，色素沉积的高度随牙的发育时间而不同，但与牙的萌出规律相同，且呈对称性分部

避免乳、恒牙受累，最好从怀孕至 8 岁期间避免服用四环素类药物。

外伤后可使牙出现暂时性变色，粉红色或黄色表明局部血管损伤，黑灰色与重度牙髓损伤有关，可能存在牙髓变性或坏死。某些尚生存的麻风患者上颌切牙可见相似的粉色或红色，认为是感染导致牙髓坏死及大量血管损伤，血红蛋白进入牙本质小管所致。

【病理】 先天性血卟啉症的卟啉色素弥漫地沉积于乳牙的釉质、牙本质及恒牙的牙本质，可在紫外光下呈现红色荧光。

黑尿症的蓝黑色色素主要沉积于牙、结缔组织、肌腱和软骨等。

高胆红素血症患者的过多胆红素可以进入血液，并到达肠液、黏膜、绒毛膜和皮肤等。牙受影响的程度与其发病病程有关，多数只累及发育中的乳牙，偶尔也可累及第一恒磨牙的牙尖部。受累及的牙呈现釉质发育不全和牙绿色色素沉着。患牙常显现明显的分界线，一侧为绿色（形成于高胆红素血症期间），另一侧为正常颜色（形成于胆红素水平正常后）。

四环素色素沿牙本质生长线沉积，牙骨质和釉质中也有少量弥散沉积，故磨片观察可见棕黄色色素沿生长线分布，横磨片上色素沉着线似树的年轮，呈同心环状。紫外光下，可见沉着线呈亮黄色荧光带。

（二）外源性着色

外源性着色（exogenous stains）是指外源性因素使色素沉积于牙表面上，也称牙环境性着色。

【病因】 发色的细菌是使暴露的釉质、牙本质和牙骨质表面着色的主要原因。广泛使用烟草类物质、茶叶或咖啡也可导致釉质表面明显色素沉着。含丰富叶绿素的食物可在牙的釉质表面广泛沉着绿色。牙科修复材料如银汞合金等也可使牙呈现黑灰色色素沉积，这种着色常见于有牙本质小管开放的年轻患者。此外，大量使用碘、铁等治疗也可产生黑色色素沉着；暴露于硫化物、硝酸银或锰中也可使牙产生从灰色、棕色到黑色等一系列变化；铜或镍也可形成绿色着色；牙面黄到金棕色的颜色变化可能与镉的应用有关。

最近有报道氟化亚锡（stannous fluoride）和氯己定（chlorhexidine）可引起牙黑色色素沉着，它可能继发于锡离子与细菌性硫化物作用。还有许多杀菌剂 Listerline 和血根碱（sanguinarine）也可产生相似的色素沉着。

【临床病理】 发色的细菌可导致绿色、黑褐色或橘黄色着色。着色多见于儿童，且以上颌前牙唇侧面先着色。其着色不同于菌斑，而是继发于唾液或龈沟液中细菌性硫化氢和铁作用的结果。烟草易溶于唾液，易渗透进釉质表面的窝沟点隙中，且易在下颌切牙舌侧面沉积，若使用无烟的烟草往往色素沉积在放置烟草的部位。饮料也常累及切牙舌侧面，但着色较为广泛且色淡。氟化亚锡和氯己定多发生于口腔卫生差、患早期龋的人群中的牙的前牙唇面和后牙殆面，牙从淡黄色到棕色不等。

六、牙结构的发育异常

牙硬组织的发育包括釉质的发育、牙本质的发育和牙骨质的发育。一些遗传因素或环境因素异常地作用于发育中的牙胚，可引起牙各种软、硬组织不同程度的先天或后天性发育异常。本节主要讨论牙硬组织发育中临床常见的几种主要结构异常。

（一）釉质结构异常

【概述】 釉质是全身唯一一种原始组织发育形成后不能再重建的组织结构，所以釉质的发育异常会终生存在。釉质的形成包括三个方面：釉基质的形成、釉质的矿化和釉质的成熟。而釉质形成阶段分为两个过程，第一阶段为釉基质的分泌和初次矿化期，成釉细胞分泌包括釉原蛋白、非釉原蛋白、蛋白酶及脂类在内的有机基质后，经过初次矿化使之含有 30% 的无机盐；第二阶段为釉质矿化的成熟期，矿物盐进一步由外向内、再由内向外逐层扩散，使无机物含量达到釉质重量的 96% ~ 97%，同时为牙萌出做准备，水及有机成分不断移去。釉质形成中，成釉细胞对外界环境非常敏感，许多内、外界因素都可通过对其不同时期功能和结构的损伤引起釉质的形成不全，或影响矿化和成熟过程形成釉质的矿化不全，进而导致釉质结构异常（Alterations in the structure of enamel）。因此，釉质结构异常可以分为：

环境性釉质形成异常（environmental defects of enamel）：

Turner 牙（Tuner tooth）
先天性梅毒牙（congenital syphilitic teeth）
氟斑牙（dental fluorosis）
釉质浑浊症（enamel opacities）

遗传性釉质结构异常（又称釉质形成缺陷症）（amelogenesis imperfecta）：

釉质形成障碍—釉质形成不全（hypoplastic type）
釉质矿化障碍—釉质矿化不全（hypomineralized type）
釉质成熟障碍—釉质成熟不全（hypomaturation type）

【病因】 任何作用于牙发育过程中的局部或全身性不良因素都可导致牙釉质结构的异常发育，因此形成牙结构异常的原因是多方面的，主要有：

1．局部因素　感染、创伤、放射治疗以及一些特发性疾病都可影响正在发育的牙胚，尤其成釉细胞的结构和功能。形成的病变主要有 Tuner 牙和釉质浑浊症等。

2．全身因素　包括全身因素、系统性疾病及遗传性因素两方面。前者，如先天性因素（如病毒感染、母亲疾病等）、新生儿异常（如低钙血症、新生儿溶血、早产等），出生后一些急、慢性疾病或氟离子的影响等；后者，如一些导致局部牙发育异常或伴有全身异常的基因突变、染色体易位等，都可成为导致牙釉质结构发育异常的致病因素。形成的病变包括各种釉质形成缺陷症（形成、矿化、成熟异常）、氟牙症和先天性梅毒牙等。

当然，成釉细胞损伤的时间与釉质缺损的表现和部位密切相关，损伤的原因并不重要，因为不同部位和各种刺激都可导致相似的临床表现。

【临床病理】 釉质形成缺陷症因地域、诊断标准不同其发病率有很大差异，有报告为 1∶718 ~ 1∶14 000 不等。环境性因素可以导致釉质形成缺陷，或形成广泛或局部的釉质矿化不良。前者，由于不能产生正常量的釉质基质，但形成的釉质可以正常矿化，故临床上可见釉质表面形成窝、沟状凹陷，或釉质的厚度减少；后者，虽然可以正常分泌釉基质，但因为矿化异常，故形成的釉质透光度减低，或有色素沉积，或硬度明显降低，釉质易被磨损、甚至剥落。各种不同原因导致的形成异常易累及的牙、部位及年龄、性别各有不同。釉质缺陷的严重程度取决于三个因素：①致病因素的强烈程度；②致病因素作用持续的时间；和③致病因素作用在牙冠形成的哪个时期。

1．Turner 牙（Turner teeth） 是指由于乳牙的感染或创伤，引起其继承恒牙成釉细胞损伤，进而导致该继承恒牙产生的釉质发育不全。对恒牙损害的程度取决于其上方乳牙的感染程度、感染持续的时间、病原微生物的致病力、宿主抗感染的能力以及牙发育阶段或乳牙外伤的时期和程度等。

【临床病理】 多见于上、下颌的恒前磨牙，而切牙相对较少受累。临床表现依据受累时间、炎症程度等不同而不同。感染所致的釉质损害从局部白色、黄色、棕色变色到出现不规则凹陷，甚至形成广泛发育不足，后者可能累及全牙冠。外伤所致者可表现为牙一定部位的局部颜色改变或表面凹陷等。某些损伤还可导致已经形成了部分牙体硬组织的牙根部移位，形成弯曲牙（dilaceration）。严重者不仅可以累及牙冠，后期的损伤还可波及牙根，导致牙根形成障碍。如果影响早期发育中的牙蕾，可以使牙发育紊乱，形成混合性牙瘤（complex odontoma）。

2．先天性梅毒牙（congenital syphilis） 是指通过母体先天性感染梅毒螺旋体，导致牙胚受侵犯所形成的釉质发育不良。目前，先天性梅毒牙已不多见。

【临床病理】 梅毒螺旋体侵犯机体最严重的时期主要是在胚胎后期和出生一个月左右，故受累最明显的牙主要是恒牙列的切牙和第一磨牙，分别形成特征性的赫钦森切牙（Hutchinson's incisors）和桑葚磨牙（蕾状牙）（mulberry molars）形态。即：

（1）赫钦森切牙（Hutchinson's incisors）：牙冠形似直刃螺丝刀样外观，冠中 1/3 径宽大，近切缘处缩窄，切缘中央有一发育不良的凹陷切迹（图 15-18）。

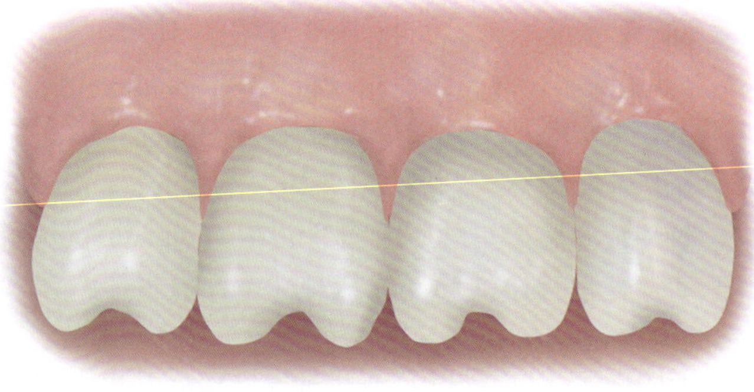

图 15-18 赫钦森切牙（示意图）

可见切牙牙冠形似直刃螺丝刀样外观，冠中 1/3 径宽大，近切缘处缩窄，切缘中央有一发育不良的凹陷切迹

（2）桑葚磨牙（mulberry molars）：磨牙牙冠咬合面直径比颈部直径缩窄，似花蕾，又名蕾状牙。咬合面和近咬合面釉质有许多颗粒状的小球，外观呈桑葚状凸凹不平（图 15-19）。

组织学上，先天性梅毒牙釉质薄或缺如，牙本质发育不良，球间牙本质增多，生长线和新生线明显，局部形成细胞性牙本质，前期牙本质增宽。

3．氟牙症（dental fluorosis） 又称氟斑牙或氟斑釉（mottled enamel），为牙发育时期摄入了过多的氟所导致的釉质矿化不全或形成不全。

有研究表明，牙硬组织中结合适量的氟离子（fluoride ions）可以增强釉质的抗酸、抗龋能力，但是，牙发育时期如果过量地摄入氟可能会导致釉质形成缺陷症。通常，饮用水中氟的质量分数超过 1×10^{-6} 时，就有引起氟牙症的可能。而且病变的严重程度取决于摄入氟的剂量、持续时间及处于牙发育的时期，通常过量的氟主要对釉质的矿化时期和成熟早期最敏感，而对形成期影响不大。

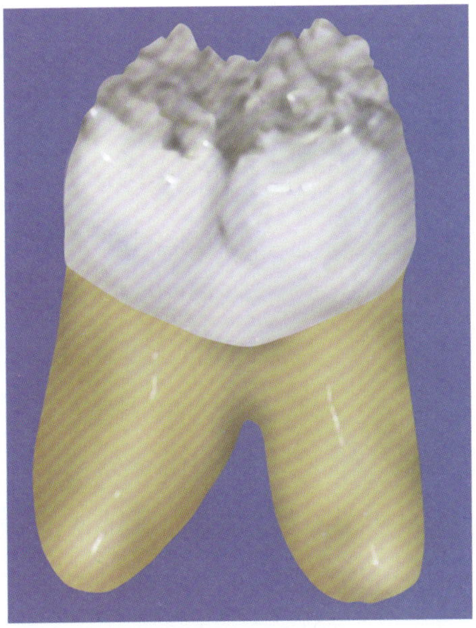

图 15-19　桑葚磨牙

牙冠咬合面直径比颈部直径缩窄，似花蕾，近咬合面釉质有许多颗粒状的小球，外观呈桑葚状凸凹不平

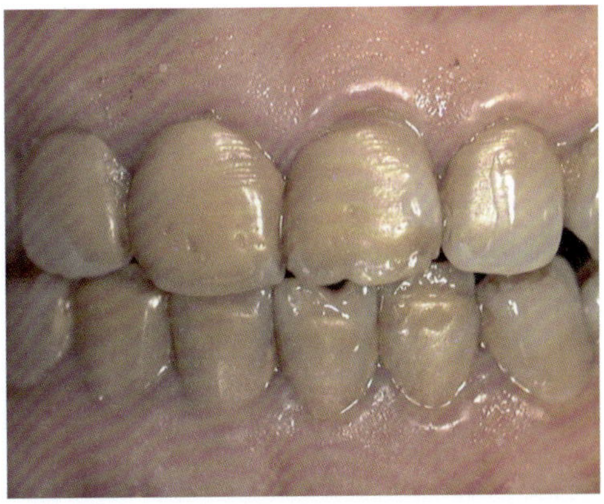

图 15-20　氟牙症

全口牙的釉质表面呈不规则分布的棕灰色色素沉着，颈部有多少不等 的平行沟纹，近冠面有不规则点状凹陷，个别牙切缘有局部缺损

【临床病理】 氟牙症主要见于恒牙列，但严重者或严重高氟地区者也可累及到乳牙列。临床最多见于前磨牙、上颌切牙和第二磨牙，其次是尖牙、第一磨牙和下颌切牙，这些表现往往是对称性的。临床表现依病变轻重程度不同而各异。有的仅在釉质表面出现不同大小的不透明白色斑纹；有的呈黄色、棕黄色或黑灰色改变，伴有一定的粗糙不平；严重者除牙色泽出现改变外，牙面上出现多少不等的凹陷、缺损，甚至形成牙表面形态异常（图 15-20）。

组织学上，磨片可见釉质矿化不良，表现为釉柱形态不规则，釉柱轮廓不清晰，釉柱横纹和釉牙本质界的弧形曲线明显增宽。应当明确指出，仅从组织学和临床上氟牙症难以同其他类型的釉质形成缺陷相区分，需要依靠病变对称性分布的临床特点、牙发育时期具有过度摄入氟的继往史，以及身体其他组织中高氟的存在等参考依据进行明确诊断。

4．釉质浑浊症（enamel opacities） 是一种特发性的釉质局部矿化不全，又称非氟性釉质浑浊症（non-fluoride enamel opacities）。病因不清，可能与局部因素有关。

【临床病理】 乳、恒牙均可累及，儿童稍多见，在临床上经常可以见到。表现在一个或多个牙表面形成不规则局限性斑块，表面不透光、浑浊，呈白垩色或棕黄色外观。组织学上只表现为釉质的局部矿化不全，无明显釉质形成厚度的减少。

5．釉质形成缺陷症（amelogenesis imperfecta） 釉质形成缺陷症是一组复杂的遗传性疾病。由于其病因、临床表现及遗传特性各不相同，关于其分类尚存很多混乱，至今尚无理想的分类系统建立。依据异常的原因可以将釉质形成缺陷分为釉质矿化缺陷（矿化不全型）（enamel hypomineralized type）和基质形成缺陷（发育不全型）（enamel hypoplasia type）。矿化不全型又进一步分为釉质钙化不全（hypocalcified type）和釉质成熟不全型（enamel hypomaturation type）。因为釉质的形成是多阶段、多种功能实现的连续、复杂过程，因此一旦障碍可以出现在各个不同时期，如有机基质的分泌形成、基质矿化或成熟时期等，或者包含多时期的发育障碍，其釉质形成的遗传缺陷也有的按此分类，分为釉质形成不全型、矿化不全型、釉质成熟不全型以及复合型（如 hypomaturation-hypoplastic type 或 hypoplastic-hypomaturation type）四大类。按此分类目前它至少包括 15 个遗传亚型，如表 15-1。

表15-1 遗传性釉质形成缺陷症的亚型分类

类型	亚型	临床特点	遗传特征
Ⅰ型 形成不全型	A	普遍性凹陷	常染色体显性遗传
	B	局限性凹陷	常染色体显性遗传
	C	局限性凹陷	常染色体隐性遗传
	D	弥漫性光滑	常染色体显性遗传
	E	弥漫性光滑	X性连锁显性遗传
	F	弥漫性粗糙	常染色体显性遗传
	G	釉质不形成	常染色体隐性遗传
Ⅱ型 成熟不全型	A	弥漫性色素沉着	常染色体隐性遗传
	B	弥漫性	X性连锁隐性遗传
	C	雪帽样	X性连锁隐性遗传
	D	雪帽样	常染色体显性遗传
Ⅲ型 矿化不全型	A	弥漫性	常染色体显性遗传
	B	弥漫性	常染色体隐性遗传
Ⅳ型 成熟不全—形成不全型	A	伴长冠牙表现	常染色体显性遗传
形成不全—成熟不全型	B	伴长冠牙表现	常染色体显性遗传

但电子显微镜和显微放射图像研究表明，所有类型的釉质形成缺陷都既有基质形成缺陷又有钙化障碍，即广义上的釉质形成障碍。釉质形成缺陷可以是常染色体显性、常染色体隐性或X连锁遗传型，但都与临床症状或表型（phenotype）无关，临床表现可以是矿化不全、形成不全或两者同时存在。各种牙形成缺陷多数乳、恒牙列都可累及，且所有牙的大部分釉质都会受影响。以下简述各种不同类型的遗传性釉质缺陷症的主要临床病理表现。

关于釉质形成缺陷发生的机制，有报道釉质形成相关基因AMELX（位于X染色体短臂上的成釉蛋白基因），尤其AMELX10和AMELX12突变可导致伴X或常染色体显性遗传的釉质发育不全，它可以导致釉蛋白合成缺陷，且在不同个体中其表达类型不同；ENAM（釉质素基因）突变可能在局限性非综合征性常染色体隐性遗传中有一定作用；而MMP20（釉质溶解素基因）和KLK4（激肽释放酶4基因）基因突变导致常染色体隐性伴釉质着色的釉质发育不全，典型症状是釉质蛋白残留和釉质硬度减少；近来有研究证实局限性常染色体显性遗传的釉质形成缺陷基因被定位于染色体4q，但其导致的相关缺陷机制尚不清楚。

（1）形成不良型釉质形成缺陷症（hypoplastic amelogenesis imperfecta）：釉质基质沉积不足，但矿化基本正常。X线检查见形成的釉质与深部的牙本质对比清晰。包括：

普遍凹陷型（generalized pattern）：可见弥漫的针头大小凹陷散布于牙面，颊面受累重，凹陷成排或呈柱状排列，内可见着色，凹陷之间的釉质厚度、硬度、颜色均正常。

局限凹陷型（localized pattern）：受累牙表面呈水平线状凹陷，周围有钙化不全的带围绕。典型的病变常位于牙颊面中1/3处，但并不累及切缘和咬合面（图15-21）。乳、恒牙列都可被累及，也可只见于乳牙列，受累的牙可以是少数牙或所有牙。若为常染色体隐性遗传者往往病变很重，两种牙列的所有牙都被累及。

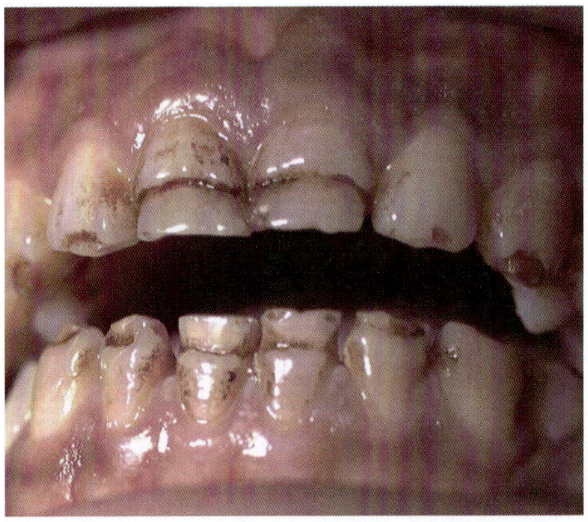

图15-21　形成不良型釉质形成缺陷症

患者4颗受累的切牙均见颊面中1/3处水平线状凹陷，侧切牙线状凹陷近切缘，尖牙近殆面有局部釉质缺损

常染色体显性光滑型（autosomal dominant smooth）：釉质厚度正常，但牙冠似被预备过一样小，失去接触点，牙颜色呈白垩色到棕色半透明，但前牙开殆罕见。X线检查釉质外周有薄的阻射轮廓线。未萌牙经常出现吸收。

伴X性连锁显性光滑型（X-linked dominant smooth pattern）：胚胎第十六天时，所有个体均有2个X染色体，其中一条在所有个体中都是失活的。女性X染色体是由来自父系和母系等比例混合的嵌合体。若其中一条X链直接形成了缺损的釉质，另外一条形成了正常釉质，则形成正常-异常混合的釉质带，临床表现为牙冠釉质形成发育不全的垂直薄沟，其间有正常厚度的带相隔。男性者，乳、恒牙列都表现为弥漫性薄釉质，表面平滑、有光泽，其牙冠常似预备过一样小，接触点丧失，色泽从棕色到黄棕色不等，X线见釉质周边有阻射的轮廓，未萌出的牙可见吸收。此外，几乎所有男性患者和少数女性患者均可见开殆。

粗糙型（rough pattern）：釉质薄，粗糙，表面坚硬，似光滑型，牙冠呈锥形，越向切缘、殆面越缩窄，接触点丧失，颜色呈白色到黄白色，釉质比光滑型致密，牙不易磨耗。X线检查可见釉质周边有薄的阻射轮廓线。未萌牙常有吸收。前牙常见开殆。

釉质缺如（enamel agenesis）：是指釉质完全不能形成，牙的形状、颜色均是牙本质的形状和颜色，呈黄棕色，无接触点，牙冠锥形，越向切缘和殆面越细。牙本质表面粗糙，前牙常开殆。X线检查牙本质表面无釉质覆盖。常见多个未萌出的牙吸收。

（2）成熟不良型釉质形成缺陷症（Hypomaturation amelogenesis imperfecta）：釉基质沉积正常，并开始钙化，但釉质晶体结构在形成中有缺陷。受累的牙形状正常，但表现为不透光的白—棕—黄色相间的斑状表面。釉质比正常软，密度似牙本质，易从牙本质表面剥脱。

色素沉积型（pigment pattern）：表面釉质呈斑状、琼脂样棕色，釉质软，可用探针刺入，易从牙本质表面剥离，严重者似脱过钙。有些病例表面有牙石广泛沉积。常见前牙开殆及未萌出牙的吸收。

X性连锁型（X-linked pattern）：X染色体失活不如X性连锁发育不足型那么明显。在男性，乳、恒牙受累表现各不相同，乳牙呈白垩色，掺杂些半透明的斑片；恒牙呈不透光的黄白色，随年龄增大颜色逐渐变深，用探针可刺入，釉质易剥脱或缺失，但比矿化不良轻，棕色病灶区与白垩色相间存在。X线检查见釉牙本质界对比度降低。在女性，乳恒牙受累表现相似，牙面呈白垩色与正常相间的垂直带状，此带是随机的、不对称的，常规光线下不明显，需用透射光检查。X线下此带看不到。釉牙本质界无明显分界。

雪帽型（snow-capped pattern）：在牙冠的切缘或殆面1/4 ~ 1/3处可见釉质呈白垩色的带状区域，受累牙从前牙向后牙分布，就像浸在白漆中一样（仅累及前牙，或从前牙向后到前磨牙或前牙向后到磨牙）。乳、恒牙均可受累。大多证明为X连锁遗传，也可能是常染色体显性遗传。

（3）钙化不全型釉质形成缺陷症（Hypocalcified amelogenesis imperfecta）：分为常染色体显性和常染色体隐性两种亚型。此两型均表现为釉基质沉积正常，但不矿化。牙萌出时釉质形状正常，但质地很软，釉质易随年龄的增加因磨耗而使牙尖磨掉，殆面变得不规则，但由于颈部钙化较好，故只在颈部遗留少量釉质。这种牙萌出时釉质呈棕黄色到橙色，但常因色素沉着而变成棕色到黑色，并很快有结石沉积。临床上常伴牙未萌出和前牙开𬌗。通常常染色体隐性型比常染色体显性者更严重。X线检查釉质与牙本质密度相似。

（4）成熟不全/形成不全型釉质形成缺陷症（hypomaturation/hypoplastic amelogenesis imperfecta）：为釉质形成不全伴釉质成熟不全的一种复杂的釉质发育异常，可见于某些系统性疾病，如：trichodento-osseous syndrome。乳牙和恒牙都可被累及。因为缺陷的主要方面不同、临床表现的釉质厚度、牙大小不同又分为两种亚型：

成熟不全—形成不全型（hypomaturation-hypoplastic pattern）：主要的缺陷是釉质成熟不良。表现为黄白色-黄棕色斑块状，颊面常见凹陷。X线见密度似牙本质，单根牙的髓腔可以很大，且有不同程度的长冠牙。

形成不全—成熟不全型（hypoplastic-hypomaturation pattern）：主要的缺陷是釉质形成不良。此种牙釉质薄，也存在釉质成熟不良。除釉质厚度减低外，X线检查与釉质形成不良相似。

（二）牙本质结构异常

牙本质是最先形成的牙硬组织结构。其结构异常大多数是遗传性的，但也有一些环境或影响钙代谢或钙化的系统性疾病也可能导致异常牙本质形成。表15-2列出部分牙本质发育异常的种类，有些是比较罕见的。

表15-2 牙本质发育异常

1．局部因素：
创伤性—如Turner牙、放射治疗
2．全身因素：
（1）牙本质形成缺陷（dentinogenesis imperfecta）：
Ⅰ 型—骨形成缺陷相关
Ⅱ 型—只累及牙（包括壳状牙）
Ⅲ型—孤立的白兰地酒鬼型（Brandywine isolate）
（2）牙本质发育不良型（dentin dysplasia）：
Ⅰ型—根部牙本质结构不良（无根牙）
Ⅱ型—冠部牙本质结构不良
（3）环境/系统性因素：
维生素D依赖性佝偻病
维生素D拮抗性佝偻病（低磷酸盐血症）（hypophosphataemia）
低磷酸酯酶血症（hypophosphatasia）
青少年性甲状旁腺功能减退
其他矿物质缺乏
药物性，如化疗制剂

与牙本质形成缺陷症Ⅱ型相似的变化也可见于骨的相关遗传性疾病中，称为骨形成缺陷症（osteogenesis imperfecta）。也可有牙本质形成缺陷伴骨系统病变者，应命名为伴乳光牙的骨形成缺陷症（osteogenesis imperfecta-with opalescent teeth）。但牙本质形成缺陷是一种与骨形成缺陷有明显区别的疾病。以下简述几种主要的牙本质形成缺陷症。

1．牙本质形成缺陷症（dentinogenesis imperfecta）：

（1）牙本质形成缺陷症Ⅱ型（dentinogenesis imperfecta Ⅱ）：

【概述】又称遗传性乳光牙本质（hereditary opalescent dentin）或Capdepont’s teeth。这是一种累及牙本质的、变化各异的病变，不伴有其他全身异常表现，是一种常染色体显性遗传性疾病。其染色体异常定位于4q，与常染色体显性遗传性釉质形成缺陷症的异常基因定位相同。近年，我国科学家通过对其致病基因的进一步研究，证明其染色体异常定位于4q21，而且发现此病变与牙本质涎蛋白（dentin sialoprotein，DSP）、GATA62A11等连锁，同时发现在DSP、牙本质基质蛋白1（dentin matrix protein 1，DSP1）上有无意义突变，从基因水平探讨了该病的本质，填补了国际该领域研究的空白。

【临床特点】 多见于白种人，有报告发病率约为1∶8000。乳、恒牙列的所有牙均可被累及。病变程度依牙发育年龄而不同，乳牙受累最重，其次是恒切牙和第一磨牙，第二、三磨牙较少被累及。牙本质形成缺陷与伴乳光牙的骨形成缺陷在临床、X线表现和组织病理学上都基本相同。刚刚萌出的牙形态正常，但颜色呈蓝色到棕色改变，或呈乳光色、琥珀色，常伴明显的半透明。釉质很容易从牙本质表面分离下来，使暴露的牙本质很易磨耗（图15-22）。X线见病变牙呈球形牙冠，颈部紧缩，根细。由于异常牙本质的过度沉积，根管和髓室较早关闭，但偶尔受累牙可见正常牙髓腔或髓腔明显增大，形成牙本质壁薄的壳状牙（shell teeth）。有时，该患者还可继发伴有釉质矿化不良的临床表现。

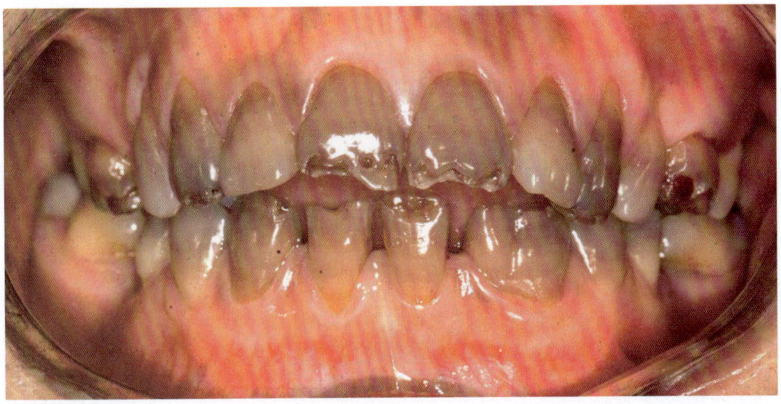

图15-22　遗传性乳光牙本质

患者全口牙呈乳光色或琥珀色不等，半透明，颈部紧缩，多牙因釉质脱落形成殆面缺损、龋坏

壳状牙（shell teeth）：釉质的厚度正常，伴极薄的牙本质和极大的牙髓腔。薄的牙本质可见于全牙或仅在牙根部见到。这种少见的异常多见于乳牙的牙本质形成缺陷症。如果两种牙列中孤立地出现了壳状牙（shell teeth），牙的颜色和形状都正常，且无阳性家族史的话，则可能与牙本质形成缺陷症无关。这种孤立性病变进展缓慢，但常可导致渐进性的牙根吸收。这种牙髓腔增大发现于居住在大马里兰的白兰地酒鬼的孤立人群（Maryland Brandywine isolate）中而得名，被认为是新的变异型—牙本质形成缺陷Ⅲ型（dentinogenesis imperfecta Ⅲ）或称孤立的白兰地酒鬼型（Brandywine isolate）。现在证明它并无基因表达的更多变化。

【病理变化】 表现为除罩牙本质外的牙本质的形成和矿化均异常，包括牙本质小管少而不规则，走行于颗粒状的牙本质基质中，球间牙本质增多，有时存在无牙本质小管的区域。牙髓腔表面可见少数不规则的成牙本质细胞，有时细胞或牙髓残余被包埋于结构紊乱的牙本质中。生化分析表明这种牙本质水分增加而矿物质减少，硬度减低，易磨损，但却不易患龋，可能与其小管少、结构紊乱，细菌入侵途径减少有关。釉牙本质界成为平直的线，失去了正常时的凸凹曲线形态，加之牙本质物理性质的改变，使牙本质失去承受扭转力的能力，表现为釉质很容易失去。该牙的釉质基本正常，只有1/3可伴有釉质发育异常。受累的乳牙髓腔往往不闭锁，而且形成菲薄的牙本质（如上述的“壳状牙”）。

2．牙本质结构不良　牙本质结构不良（dentin dysplasia）是另外一种临床上罕见的、与牙本质相关的常染色体显性遗传性疾病，分Ⅰ型和Ⅱ型两种。

【临床特点】

（1）Ⅰ型牙本质结构不良（dentin dysplasia Ⅰ）：也称根部牙本质发育不良（radicular dentin dysplasia），或叫无根牙（rootless teeth）。是一种主要累及根部牙本质的病变，可以导致根部牙本质组织丧失、牙根短缩，但冠部釉质和牙本质基本正常的病变。乳、恒牙都可发生。人群中的发病率为 1∶100 000。由于病变可发生于牙根的不同发育时期，受累牙的牙根形态也各不相同，即若发生在牙根发育的早期，牙根几乎缺如；如果发生在其晚期，可以形成小根的各种畸形（图 15-23）。临床上患牙常早期就出现松动，即便很小的创伤也可引起患牙的脱落。并且由于根部牙本质的强度减低，拔牙时容易发生根折。

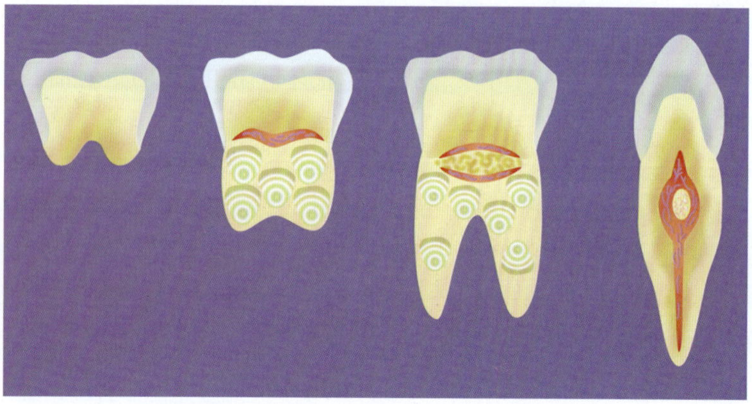

图 15-23　牙本质结构不良模式图

可见根部牙本质发育障碍的不同情况：病变早者无牙髓，根短或缺如（左图）；病变晚者髓腔呈新月形或人字形，包在短根内，无根管（左 2、3 图）；再晚期者可见有牙髓和牙根，内有大的髓石（右图）

X 线检查发现，乳牙受累严重，只有很小不易见到的牙髓腔，牙根明显缩短，或缺如；恒牙依病变程度不同牙根改变也不同。病变早者无牙髓，根短或缺如；病变晚者髓腔呈新月形或人字形，包在短根内，无根管；再晚期者可见正常牙髓和牙根，内有大的髓石。

需要鉴别的是一种牙本质的纤维性发育不良（fibrous dysplasia of dentin）。其牙在临床、X 线表现上都正常，但髓室和根管都具有高密度，牙髓中可见小的透光性病灶，这不同于牙本质形成缺陷；无新月形髓腔，无牙根长度的减少，这不同于Ⅰ型牙本质发育不良。其 X 线阻射的牙髓内物质为纤维性牙本质构成。

（2）Ⅱ型牙本质发育不良（dentin dysplasia Ⅱ）或冠部牙本质发育不良（cornal dentin dysplasia）：许多特征似牙本质形成缺陷即遗传性乳光牙本质，因此，Vitkop 建议将其视为牙本质形成缺陷的一种类型。乳、恒牙均可受累，且牙根长度正常。受累的乳牙表现极似牙本质形成缺陷，呈蓝色、琥珀色或棕色半透明色。X 线见球形牙冠、颈部缩窄、根管细，牙髓腔早期关闭；而受累的恒牙颜色正常，但 X 线见髓腔明显扩大，并向根尖延伸，这种牙髓在解剖上称作蓟管状或火焰状，髓腔内可见髓石。

【病理特点】

Ⅰ型牙本质发育不良：冠部牙本质和釉质结构正常，病变的牙根部中央形成旋涡状的钙化球状体和非典型的骨样牙本质，即牙本质小管呈旋涡状或不规则，而外周牙本质结构正常，形成特征性的“溪流绕圆石（stream following around boulders）”的根部牙本质结构。根短，髓腔内可有髓石形成。髓腔在髓石处扩张，根尖至髓石处根管被堵塞。这些无根管牙经常发生无诱因的根尖周炎，可能为龋继发而来或残存在病变牙本质中的纤细牙髓自发性暴露后继发炎症的结果。

Ⅱ型牙本质发育不良：乳牙似牙本质形成缺陷；恒牙的冠部釉质和牙本质正常，近髓腔处形成大量球间牙本质，根部牙本质无小管，呈非均质性增生，髓腔内可见髓石。

（三）牙骨质发育异常

牙骨质发育异常（cementum dysplasia）多为病理性因素导致的牙骨质异常增殖，也可能为牙骨质发育不全。

1．牙骨质过度增生症（hypercementosis） 为局部或全身因素导致的单个牙的牙骨质或多数牙的牙骨质连续过度增殖形成的改变，表现为局部牙根不规则膨大，或与周围牙槽骨粘连，或者几个牙根粘连成一体。常见的原因主要包括：根尖周长期慢性炎症刺激、局部低于阈值的长期机械刺激，也可能见于某些全身疾病如畸形性骨炎、Pajet 病等。

2．牙骨质发育不全（hypocementosis） 单纯的牙骨质发育不全比较少见，往往见于一些全身疾病导致的牙根发育不良，包括牙骨质和牙本质形成不良，如低磷酸酯酶症、锁颅发育不全症等。

（四）区域性牙发育不良

区域性牙发育不良（regional odontodysplasia）：又称鬼影牙（ghost teeth），这是一种原因不明的、非遗传性的、可广泛累及釉质、牙本质、牙骨质和牙囊的牙发育不良。但也有伴发于各种综合征、生长发育异常或神经、血管畸形患者的报告。有的观点认为血液供应改变可能与其形成有关。

【临床病理】 该病临床不常见。无种族差异，男女发病比例约为 1∶1.4。乳、恒牙都可被累及，但受累的牙数或四个象限的数目不同。好发年龄有两个高峰，即乳牙为 2 ~ 4 岁，恒牙为 7 ~ 11 岁。临床上波及的牙呈典型的区域性特点，即可同时有数目不等的牙受累，通常上颌牙较多，前牙易被波及，可以为同侧上、下颌牙或同一颌骨双侧同时发生，偶尔也有未被累及的牙被夹在多个受累牙之间，但超过两个象限同时受累者较少见。受累牙周围常表现为颌骨密度减低。

受累牙常常萌出困难，已萌出者牙冠短小，形态不规则，釉质表面粗糙，棕或黄色色素沉着；X 线见牙本质薄，根粗，髓腔大，内可有髓石，根尖孔开放，牙囊内有异常钙化。由于釉质和牙本质阻射性均降低，极薄的釉质、牙本质环绕在透光性增大的髓腔周围，使牙呈暗淡、缥缈模糊的影像，故名鬼影牙。临床上釉质可早期片状脱落，或釉质呈形成缺陷畸形，牙龈非炎性肿胀。

组织学见薄层釉质呈发育不全或矿化不全改变，晶体结构紊乱，缺乏层板样结构，有局灶性嗜碱性钙化形成，称釉质样密集体（enamel conglomerates），牙本质中有裂隙，球间牙本质增多，该区缺乏牙本质小管，且有散在细胞分布其中。

第二节 牙发育完成后的结构缺损或非细菌性牙结构缺损
Post-mature Structural Defects and Non-bacterial Defects of Teeth

牙发育完成后，多种非细菌性因素如不良习惯、异常咬合关系、不良修复体或某些职业、环境条件等形成的物理因素、化学因素都可能导致牙体硬组织的局部损害，形成龋和急性创伤之外的缓慢的牙结构完整性丢失。釉质表面的结构丢失（enamel surface loss）或称牙磨损（tooth wear），包括狭义的磨损（abrasion）、磨耗（attrition）、腐损或酸蚀症（erosion）及片状剥落（abfraction）等；牙本质和牙骨质的结构丢失往往来自牙体的内、外吸收。

广义的牙磨损是一种增龄性的正常生理表现，但是当导致功能性、美学性或牙过敏出现时应被视为病理表现。狭义的磨损（abrasion）、磨耗（attrition）、腐损或酸蚀症（erosion）及片状剥落（abfraction）均可作为独立性疾病存在，但临床上牙结构丢失的原因多数是复合因素作用的结果。

一、磨损

磨损（abrasion）指由于机械作用导致牙表面出现的不规则的局限性结构缺损。由于发生原因不同磨损有不同表现。最常见的原因是刷牙方法不当，如横向刷牙时由于牙膏和压力水平联合作用的结果，使牙面形成水平向的磨痕。其他与牙磨损有关的原因如铅笔、牙签、乐器、发夹、咀嚼、咬线或不适当地用牙线等都可导致磨损的形成。牙刷所致的磨损典型者为颈部呈水平的楔状缺损（图 15-24）。多见于已暴露根部牙骨质和牙本质的颊面，边界清楚、光滑，表面坚硬；若同时有酸的影响，其缺损更圆而浅，且常见于尖牙、前磨牙、邻近无牙区的牙及优势手的对侧牙面；咬线、嗑咬瓜子、使用烟斗（pipes）、咬发夹（bobby pins）等常可在前牙切缘形成“V”形缺损（图 15-24）；不正确使用牙线或牙签常导致相邻牙根间牙骨质和牙本质的缺失。少数可见露髓或牙本质过敏。

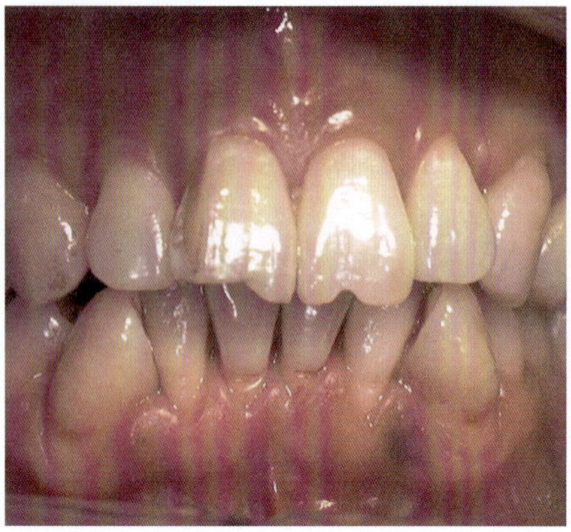

图 15-24 牙磨损

下颌前牙可见牙颈部呈楔状磨损，上颌中切牙切缘可见“V”形磨损

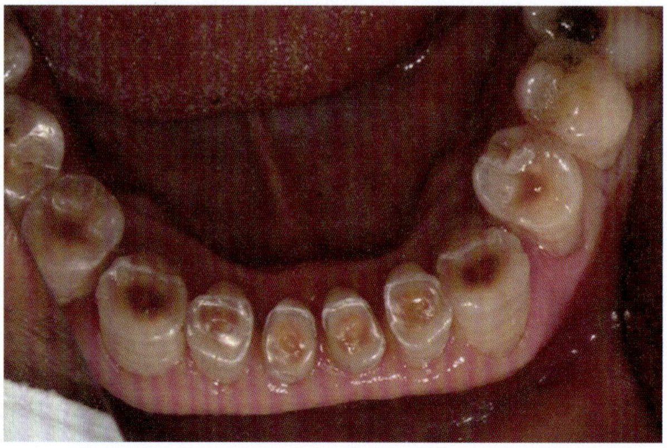

图 15-25 磨耗

可见前牙及前磨牙的殆面因严重磨耗形成牙体组织缺失，牙本质暴露

二、磨耗

磨耗（attrition）：或称咀嚼磨耗，通常指由于咀嚼即牙与牙的摩擦导致的牙表面结构的生理性丢失。一定程度的磨耗是生理性的，而且随着年龄的增加，这一过程会更加明显。有时若伴有夜磨牙（sleep bruxism）习惯或不良咬合关系时，可以导致牙面结构过度丢失，甚至可以影响美学形态及功能产生病理变化。某些情况可以加速牙磨耗，如：牙矿化差或缺乏釉质，如氟斑牙、环境或遗传性釉质形成缺陷等（图 15-25）。

临床可见于乳牙和恒牙列。主要发生于有对殆牙接触的牙的表面。最常见于切缘和殆面。牙面出现大而扁平的光滑面，常与咬合的类型相一致。在功能期邻间接触点由于牙的垂直运动也常被累及。随着时间的推移，这种邻面的缺失可以导致牙弓长度的缩短。牙髓的暴露和牙过敏少见，这是由于牙体组织是慢性缺失，相应部位的修复性牙本质在髓腔侧已经形成。

三、酸蚀症

酸蚀症（erosion）是非龋性牙体结构丧失的过程，即牙由于化学反应超出了细菌和牙的相互作用所导致的牙结构的丢失。

【病因】 牙暴露于酸中是其致病的主要因素。酸性环境可以源于外源性或内源性。外源性者往往源于饮食和某些药品（如阿司匹林、维生素嚼片、碳酸饮料等）或工业性环境酸暴露（如电池生产、制酸车间等）等；内源性者如慢性非随意性胃酸反流（如裂孔疝、食管炎、慢性酒精中毒、妊娠等）、随意性胃酸反流（如某些生理性问题、贪吃等），任何可导致长期呕吐症状的慢性病都可能发生。有人认为酸蚀很少作为一种独立因素破坏牙结构，但也有人提出酸蚀症是加剧牙磨耗的主要因素。

【临床病理】 酸蚀牙缺损的位置常反映发病原因：由于外源性的酸环境接触所致者，常累及上颌前牙唇面，在冠的颈部呈浅匙形；与呕吐有关的酸蚀症常见上颌舌侧广泛牙齿受损；若因为饮入大量酸性饮料，则所有牙面都可受累。但有时也有例外。后牙常表现为𬌗面广泛缺损，牙尖釉质丧失后下方的牙本质比剩余的釉质破坏得更快，常导致牙本质凹形缺损，周边形成突起的釉质边缘，偶尔可见整个颊侧尖从舌面牙尖到颊侧釉牙骨质界延伸呈雪橇样斜形缺损。当腭侧面受累时，暴露的牙本质呈现凹形，釉质边缘形成白色线状。有活性的腐损表面常清洁、无色素沉着；无活性者表面污秽、脱色。少数快速出现的腐损可导致牙本质过敏或露髓出现。

四、牙体吸收

【概述】 牙体吸收（resorption of teeth）牙体吸收是由牙髓细胞（即内吸收）或牙周膜内的细胞（即外吸收）作用引起。

内吸收相对少见，多数病例是由牙髓组织损伤而引起的，如物理、化学、创伤或龋病等生物因素引起的牙髓炎等。只要活髓存在，吸收就可持续下去，最终导致牙髓和牙周膜的相通。

相反，外吸收非常常见，如果仔细检查几乎所有人都可能有一或更多牙根的外吸收。大多数吸收程度较轻，无临床意义。只有 10% 的患者可见较重的外吸收，其吸收程度取决于受刺激后机体对吸收的易感性。某些吸收原因不明，称之为特发性吸收（idioparthic resorption）。临床治疗前如果发现 X 线片显示有超过正常范围的牙吸收时，临床医生在设计使用可增加牙外吸收的相关治疗如正畸时应意识到其潜在的危险性。

【临床】 牙本质或牙骨质吸收常发生于与有活力的软组织接触的部位。分为内吸收和外吸收（图 15-26）。

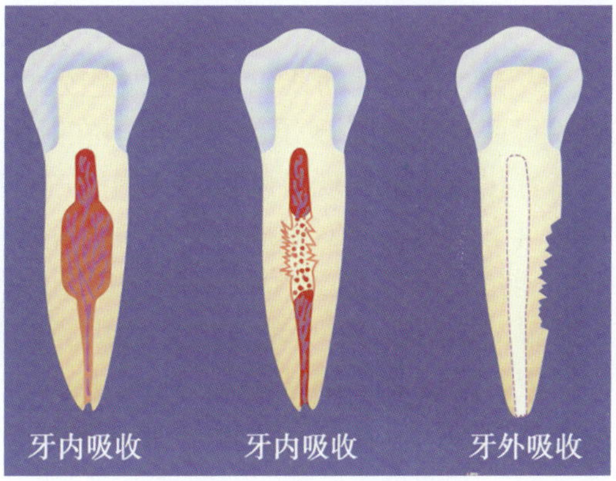

图 15-26　牙吸收（示意图）

左图：炎症性内吸收—根管的原来外形消失，可见气球样的放射扩大区；中图：替代性或组织变异型内吸收—根管部分阻塞，与炎症性吸收者相比轮廓不清；右图：外吸收—根管壁局部呈边界不清、密度不一的吸收区

1．内吸收（internal resorption） 通常无症状，只有常规 X 线片才能发现。当伴有明显牙髓炎症时常可出现疼痛。往往有外伤或最近进行正畸或牙周手术病史。有两种主要类型：炎症性吸收与替代性或组织变异型吸收。

（1）炎症性吸收（inflammatory resorption）：吸收的牙本质为肉芽组织所替代，多见于颈部，其他部位也可见到。具有只要活髓存在，吸收就不断进行的特点。临床上往往冠髓坏死而根髓存活，牙髓活力测试结果不定。X 线片见这种吸收表现为位于髓室或根管内壁上的均一、边界清楚、对称的透光区。当影响冠髓时，由于血管性肉芽组织接近牙髓使牙冠呈粉红色；发生于牙根时，根管的原来外形消失，可见气球样的放射扩大区。多数病例进行性发展，也有呈暂时性发展的病例。

（2）替代性或组织变异型吸收（replacement or metaplastic resorption）：为牙髓侧牙本质壁吸收后，被骨组织或牙骨质样骨所替代。X 线检查见根管部分阻塞，与炎症吸收性者相比轮廓不清。

2．外吸收（external resorption） 典型的外吸收呈虫蚀状牙根表面缺损，多数病例累及根尖或根中部，X 线片表现为局部呈边界不清、密度不一的透光区（图 15-24）。若发生于萌出前，外吸收可导致冠部的缺损，这易被误诊为萌出前龋，被认为是由于成釉器上皮缺陷导致结缔组织直接接触釉质所致。偶尔，外吸收可见于牙颈部，进展往往较快，故被称之浸润性颈部吸收（invasive cervical resorption）。有些病例可原因不明地出现多个牙同时受累，称多发性特发性根吸收（multiple idioparthic root resorption）。

【病理】 炎症性牙内吸收：位于吸收处的牙髓富含血管，细胞及胶原增多。近牙本质壁处有大量组织学和功能上类似于破骨细胞的多核破牙本质细胞存在，并可见淋巴细胞、组织细胞和中性粒细胞等炎症细胞浸润。

替代型牙内吸收：其牙髓被编织状骨所取代，且其编织状骨与邻近的牙本质相融合。

外吸收：根面吸收区可见多核破牙骨质细胞或破牙本质细胞出现。陈旧性吸收区常可通过不规则增厚的牙骨质或到达牙本质时被骨样牙本质沉积修复，大的缺损区有炎症性肉芽组织和编织状骨形成，广泛性骨替代可导致骨硬化（ankylosis）。

第三节 龋 病
Dental Caries

一、概述

龋病（dental caries）是指在细菌等多种因素作用下，导致牙体硬组织无机物脱矿、有机物分解，进而形成慢性进行性破坏为主要改变的慢性感染性疾病。

龋病可广泛见于世界各地、不同种族、不同年龄、不同性别和不同职业者。由于其较高的发病率和进行性的破坏可导致人类咀嚼功能的逐渐丧失，故世界卫生组织已将其列为心脑血管疾病和恶性肿瘤之后的危害人类健康的第三大类疾病之一。

人类对于龋病的认识具有非常悠久的历史，国内外对龋病防治均有记载。早在25万年以前的罗得西亚人就发现了龋齿。英国在新石器时代（公元前3000—前2500年）就曾在史前人类头盖骨化石上也发现有龋齿。我国的古代医学早在三千多年前的殷墟甲骨文（公元前1324—前1269年）中也有过对龋病的记录，此后先后对其症状、治疗有过不同描述，如战国时代（公元前475—前221年）的《黄帝内经》中提出用针刺的方法治疗龋病引起的疼痛，唐朝（公元618-907年）曾记载用银膏补牙的方法，此银膏就与当今的银汞合金相似。

流行病学评价龋病的常用指标是患龋率（龋病存在或流行的频率）和龋均（每个患者所患龋齿的均数）。龋病的流行和严重程度在不同国家和地区、不同种族、不同职业和不同生活习惯者不同，不同个体患龋危险性也不同，即存在龋高危人群。研究资料表明，古代人类患龋率并不高，随着人类经济发展、食物结构和生活习惯的改变，患龋率有逐渐增加的趋势。根据WHO公布的资料，20世纪70年代以前工业化发达国家由于精细食物较多导致患龋率普遍较高，发展中国家粗糙食品多、自洁作用强，则患龋率低；但近年来发达国家随着保健水平的提高和防龋氟制剂的应用使患龋率逐渐降低，而发展中国家精细食物增多、预防保健措施跟不上，使患龋率逐渐增高。此外，龋病流行病学调查显示，国际发达国家在本世纪前半时期患龋率急剧增加，但70年代早期开始儿童龋病的流行呈稳定的下降趋势，且一直持续到成人时期；但发展中国家患龋率依然在增加。我国龋病流行病调查结果显示，20世纪80年代之前的40年间，龋病流行情况较平稳，12岁年龄组1983年龋均0.67，显著低于发达国家；可1995年有所回升，龋均达到1.03，2005年才有所回落，为0.54。但近年我国患龋率在青少年组又有上升的趋势，尤其农村；成年人根面龋也有增加的趋势。这些都提示，对于龋病的防治研究，尤其我国的防龋工作依然是口腔医学工作者面临的一项长期而艰巨的任务。

（一）病因

龋病是一种多因素作用于牙体的疾病，形成龋病的原因包括细菌性因素（包括特殊环境和持续产酸能力）、食物性因素、牙本身结构和宿主环境影响及持续作用时间等，而且，其发生是脱矿与再矿化等复杂、动态变化的过程，如细菌与宿主防御机制的生物学过程、离子穿越牙体及与外环境临界面间移动的物理化学过程等，因此，龋病是一种特殊的感染性疾病。

关于龋病的病因及发病机制，一直存在着多方面的争议。

1．龋病的病因学说　龋病病因学是伴随着微生物学、组织学、生物化学和免疫学的进步和发展而不断形成的，尤其是伴随体外人工龋模型的建立和大量临床实验，使其龋病病因学研究日趋完善。20 世纪 60 年代初，Leyes 在总结以往龋病研究成绩的基础上，提出“三联因素”学说（three primary factors theory），指出龋病的形成是由于细菌分解含糖类食物，经过产酸作用使牙硬组织逐渐脱矿形成龋坏，即：致龋性细菌、含糖的碳水化合物类食物底物、敏感的宿主构成致龋的基本三要素，三者共同作用可以形成龋病（图 15-27）。

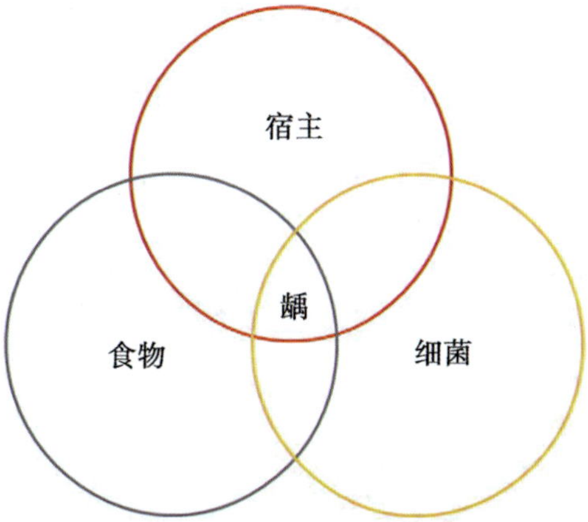

图 15-27　三联因素病因学说模式图

（1）细菌因素：大量的实验研究使人们逐渐意识到，细菌在龋病发生中具有重要作用。

目前人们已经认识到，无菌环境下的牙不会患龋；细菌可使离体牙产生龋样病变。但是，并非所有细菌都能致龋。20 世纪 60 年代，Leyes 等成功地分离并证实了变异链球菌（*S. mutans*）与龋病发生有关。细菌能够利用糖类食物的产酸能力、耐酸能力是致龋的重要条件。但是由于口腔中同时存在强大的唾液缓冲体系，一般的游离有机酸很难使牙达到致龋程度，只有长时间紧密附着在牙面的菌斑（bacterial plaque）或菌斑生物膜（dental plaque biofilm）才可使牙局部硬组织 pH 环境下降到临界值以下，导致无机物脱矿，形成龋。所以细菌的黏附能力、代谢能力等也和致龋性密切相关，即致龋菌必须具备如下特征：在龋患者口腔中数量较无龋者多、能导致动物的实验性龋损、具有产酸性和耐酸性、能合成细胞内多糖和细胞外多糖、具有牙面黏附能力等。目前已经基本明确的致龋菌主要有：链球菌属（*Streptococcus*）的变异链球菌（*S. mutans*）、远缘链球菌（*S. sobrinus*）、血链球菌（*S. sanguis*）、轻链球菌（*S. mitis*）等；乳杆菌属（*Lactobacilli*）的干酪乳杆菌（*L. casei*）、嗜酸乳杆菌（*L. acidophilus*）、发酵乳杆菌（*L. fermentus*）等；放线菌属（*Actinomyces*）的黏性放线菌（*A. viscosus*）、内氏放线菌（*A. naeslundii*）等。其中，变异链球菌和远缘链球菌的细胞表面蛋白抗原介导了细菌对牙表面的非蔗糖依赖性黏附，在细菌对牙面的初始黏附和促进菌体间黏附中起重要作用，而且变异链球菌可以单独在无菌动物制成龋病模型，其与人类龋病关系更为密切。乳杆菌不能在初期诱发龋，但在促进龋病进展、尤其牙本质深龋的发展中起重要作用，而黏性放线菌的菌毛因与牙面尤其根面有很高的亲和力，可能与人类根面龋的发生有关。当然，即便如此，也有存在大量变异链球菌的牙面却未致龋，或未检出特异性致龋菌的情况。

细菌在牙面上是以菌斑形式存在的。菌斑（bacterial plaque）或菌斑生物膜（dental plaque biofilm）是由细菌和其间的黏性基质（包括唾液糖蛋白及细菌胞外多糖）等构成的薄膜状的细菌斑块，内还有少量脱落的上皮细胞、白细胞、矿物质和食物残渣等。

菌斑的构成，其内含有大量有机物、水和一定无机离子，其中 60% ～ 70%（体积比）为细菌等有机成分；按重量比，80% 是水，只有 20% 为固体物质；从成分上看，基质中蛋白质占 40% ～ 50%，为细菌及唾液糖蛋白，其中包含宿主针对病原的来源于唾液和血清的抗体、细菌代谢相关酶类、菌斑生物膜生态环境中感应信号分子多肽等；碳水化合物占 13% ~ 18%，为葡萄糖及细胞内外多糖；脂肪占 10% ~ 14%，主要是磷脂类物质；无机盐占 5% ~ 10%，如钙、磷、氟等。菌斑具备典型的生物膜结构和空间上有序的微生态系统，是细菌在牙面代谢和致病的微生态环境，为细菌生存提供了良好的生长、发育、繁殖和代谢环境，也是龋病和牙周病（periodontal disease）的重要致病源。近年有学者采用蛋白质组学和微生物组学等先进实验技术研究证实，菌斑基质蛋白质在维护牙面完整性中起到了重要的防御作用；菌斑中无机离子的浓度可能与胞外多糖含量有关，即其胞外多糖增多，基质中钙、磷、氟离子浓度减少，从而可促进牙脱矿，因此，牙面菌斑基质中的胞外多糖和无机离子浓度也可能与龋病发生有关。

菌斑的组织学结构：菌斑由基底层、中间层和表层构成。其中，表层为无结构的唾液糖蛋白即唾液薄膜；中间层由致密的微生物层和菌斑体构成，后者由丝状菌垂直于牙面构成栅栏状网格，内部网罗大量球菌、杆菌，电镜下形成谷穗状结构；而表层则由松散的各种细菌、残渣和脱落的上皮等组成。

菌斑的形成过程：包括唾液薄膜的形成、细菌的黏附和聚集、菌斑的成熟等复杂阶段。即清洁并抛光的牙面上 20 分钟左右就可有唾液糖蛋白形成的唾液薄膜（salivary pellicle）或称获得性薄膜（acquired pellicle）形成，厚 30 ~ 60μm；几分钟或几小时后，细菌在上面附着，首先为丝状菌垂直附着，以后有球菌、杆状菌在菌丝之间附着；链球菌在菌斑内可以维持 7 天，此后一周开始逐渐成熟，并厌氧丝状菌增多。菌斑进一步进入成熟期时，各种细菌、微生物增多、变致密，从而使菌斑形成。通常同一成熟的菌斑中多以一种细菌为主，但是不可能只有一种细菌能形成菌斑。大量实验证明，变异链球菌致龋力最强。

关于菌斑致龋的原理：大多认为食物中的糖类底物可被菌斑中的细菌利用而分解产酸，加之细菌代谢可以产生一些酸，使局部 pH 下降。实验证明 pH 只有降到临界值 5.5 以下才可以使羟磷灰石晶体脱矿；随着酸的消耗和唾液缓冲作用的调节，pH 缓慢回升，至接近中性时，由于釉质晶体中游离出过多的离子造成菌斑中矿物离子过饱和，釉质中游离的无机离子沉积在表面，便形成了釉质的再矿化；随着菌斑中 pH 的反复改变，菌斑下釉质内不断发生脱矿与再矿化，在唾液、菌斑和釉质之间的界面上不断发生离子移动，导致脱矿与再矿化（图 15-28）。在有龋活动的口腔内，细菌胞外多糖的含量增多，致使糖经细菌作用后产酸，pH 下降，无机离子减少，只有在相当长一段时间内各界面间 pH 低于临界点，矿物离子扩散到唾液中造成牙面上无机离子丢失，使脱矿明显大于再矿化时，釉质进行性脱矿，破坏了脱矿与再矿化的生理平衡，便使龋缺损逐渐发生。由此可见，菌斑微生态膜下处于酸相的持续时间将影响龋病发生率，一旦釉质龋洞形成，加上致龋菌占有优势，则菌斑更容易生成并易于长时间维持酸性状态。因而提示：减少两餐之间糖类物质的摄入和经常彻底的牙面清洁有益于防龋，也有必要加强牙菌斑生物膜防治的研究。

（2）食物因素：与龋病相关的食物因素主要是含糖的精致的碳水化合物。其对龋形成的影响主要取决于两方面，即食物的化学组成和物理性状。

食物的化学组成：实验表明食物中随着精致碳水化合物的增多，人群中龋的患病率也增高。因为碳水化合物既可以为细菌的生长提供营养，其代谢产物——酸又是致龋的必要条件。细菌可以利用蔗糖发酵，转变成胞内聚合物，还可被其葡糖基转移酶变为可溶性细胞外葡聚糖，作为细菌生活能源贮存起来；还可形成不溶性细胞外葡聚糖，提供细菌黏附和聚集的有利环境。相对来说，单糖、双糖类比多糖类更易被细菌利用而产生酸，其中蔗糖最容易被利用，因此与龋病的关系也更加密切。其次，食物中的蛋白质也由于影响牙的发育间接地与龋病发生相关。有人证明脂肪可以防止龋病的发生。此外，矿物质也通过影响牙结构的发育和细菌代谢而影响龋病的发生。如钙、磷可以通过影响牙的矿化而影响龋病的形成；饮食中加入氟，可以竞争性地与磷灰石结合形成不易溶解的氟磷灰石，从而提高牙的抗酸能力，因此，适当的氟离子可以增强牙硬组织的抗

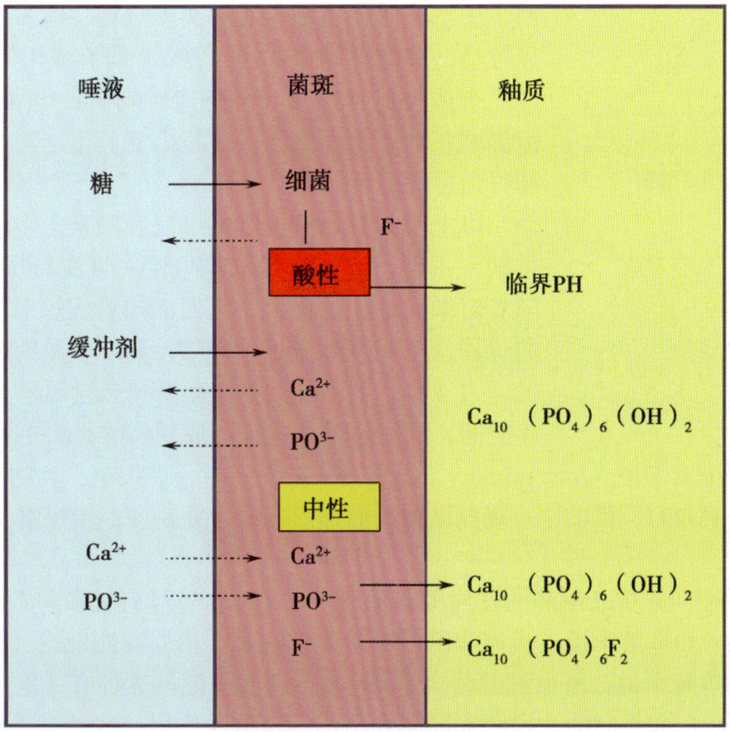

图 15-28　唾液、菌斑和釉质之间的界面上的离子交换模式图

酸能力，因而有利于减少龋病的发生；钼、锶、钡、钒等微量元素可以减少龋病的发生，但硒和铅可以促进龋病的发生。另外，多种维生素的及时补给也可能会提高牙的防龋能力。

食物的物理性状：粗糙或纤维性食物在咀嚼时有清洁牙齿的作用，可以减少龋病的发生；而黏稠性食物易于黏附于牙面，停留时间长，被细菌利用，引起细菌滋生或长时间产酸，故易产生龋病。

（3）宿主因素：作为宿主影响龋病形成的因素是多方面的，如牙的结构、表面形态、口腔唾液环境、机体的免疫功能和敏感性以及遗传因素等。

牙列结构缺陷，如牙列拥挤可致食物残渣滞留，成为致龋菌发酵的底物，产酸致龋，食物嵌塞与邻面龋形成有关，牙龈退缩是根龋发生的重要前提。牙的形态也决定龋的发生，如正常的窝沟点隙、生理磨耗情况、牙中牙及牙内陷等发育畸形也易引起食物滞留，成为致龋菌作用，形成龋坏的基础。牙的理化性质异常，如釉质和牙本质矿化程度降低、发育不全等更容易被致龋菌利用产酸致脱矿、形成龋损。而牙体结构中适量的氟含量可以抵抗酸蚀，对于防龋具有一定作用。因此，牙列形态、牙体组织的组成尤其矿化程度、结构和牙表面形态都决定对龋的易感性。

宿主唾液的流速、缓冲能力、黏稠度以及多种成分都与龋病形成关系密切。尤其是唾液中一些有机成分如淀粉酶、糖蛋白、溶菌酶、免疫球蛋白、乳铁蛋白及过氧化物酶系统、富脯蛋白、富组蛋白和富酪蛋白等与龋病形成都有不同程度的相关性。

此外，机体的全身健康状态、免疫状态、遗传因素和易感性也使龋病在不同个体进展程度有所不同。某些全身疾病，如舍格伦综合征、涎腺放射治疗后、严重糖尿病等，也因影响唾液质或量而导致牙面自身清洁和防护功能障碍，易于菌斑大量沉积，有利于形成龋病。相比其他软组织感染，龋病作为特殊的细菌感染性疾病，虽然血清和唾液的免疫系统发挥着一定防龋作用，但因为很难识别某种特定致龋菌与口腔常驻菌的有效抗原的显著差别，宿主调动自身防御反应抗龋防龋的难度更大、更复杂。近年，国内外对于基本被确认致龋的变形链球菌的人工免疫预防研究取得了一定进展，多种防龋疫苗的成功动物实验为主动免疫的临床应用奠定了前期基础，被动免疫

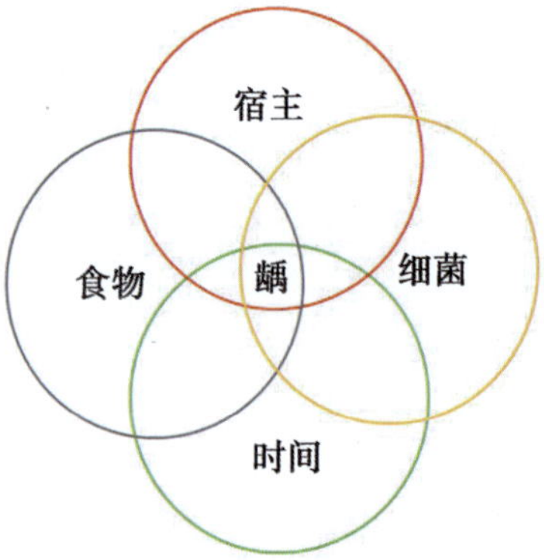

图 15-29 四联因素病因学说模式图

的人工抗体研究也因具有提高安全性、减少副作用的优点而得以推动，期待更安全有效的免疫学研究成果问世。

个体的遗传因素和易感性对龋病发生和发展有一定影响，但影响较弱，相比之下，环境因素、生活习惯、口腔保健状况和行为影响更明显。

以上关于龋病病因学的“三联因素”中，细菌、食物和宿主缺一不可，这一当代龋病理论一直流行了半个世纪。然而，随着对龋病认识的深入，人们深知龋病的形成是一个慢性长期的过程，从病原菌作用于牙体，到产生早期脱矿改变至少需要 0.5 ~ 1.5 年，而从早期平滑面龋到形成龋洞至少也需要 1.5 ~ 2 年时间，故时间概念也是形成龋病的必要条件。因此，20 世纪 70 年代，又有四联因素学说（four primary factors theory）产生，即细菌、食物、宿主、时间共同决定龋病形成（图 15-29）。目前这一观点已被人们广泛接受，并在进一步探索和完善之中。

（二）发病机制

龋病的发病机制学说 关于龋病的发病机制长期争论不一，曾经有过多种不同学说，主要可以归纳为内源性理论（如体液学说、活体学说、磷酸酶学说等）和外源性理论（如化学酸学说、化学细菌学说、蛋白溶解学说、蛋白溶解螯合学说等）。这些学说虽然各有一定片面性，但对龋病的病因、发生过程和形成机制的认识和发展起到了不可否认的作用。这里只简要介绍经典的龋病发病机制学说。

1．化学细菌学说（chemico-bacterial theory） 又称化学寄生学说（chemico-parasitic theory）、酸源学说（acidogenic theory）。1889 年由美国牙医师 WD. Miller 首先提出。

化学细菌学说的主要内容是：①口腔微生物通过分泌酶或自身代谢产物产生酸（如乳酸、丁酸、乙酸等）；②牙面的碳水化合物是细菌代谢的主要底物，淀粉性食物更易被利用；③釉质被细菌代谢产生的酸溶解；④牙本质无机物被分解后，有机质被细菌分泌的蛋白溶解酶溶解，最终形成龋洞。

化学细菌学说第一次提出了致龋的三要素：产酸和产生蛋白分解酶的口腔微生物、能够产酸的碳水化合物底物和发生龋的牙。其重要贡献在于：首次抓住了龋病发生的三要素本质，为后来龋病病因学三联因素学说的创立奠定了基础。但是，它也有局限性，即：未指出特异性致龋微生物，认为所有能产酸和产生蛋白溶解酶的细菌都可以致龋；未阐明微生物在牙面的存在方式——菌斑，因此也无法解释为何牙平滑面也可以患龋。

2．蛋白溶解学说（proteolytic theory） 由 Gottlieb、Frisbie（1947）及 Pincus（1950）等提出。

该学说的主要内容是：口腔内细菌首先通过产生蛋白溶解酶破坏有机物多的部位如釉板、釉丛、柱鞘等，然后产酸性细菌得以进入并产酸，溶解硬组织的无机物，进而形成龋病损害。

蛋白溶解学说注意到有机物多的部位易发生龋，阐述了有机物先分解，进而硬组织破坏的机制，这可以解释临床上一些结构薄弱的部位如釉板下和窝沟薄弱区易先发生龋坏的临床现象，也承认细菌产酸脱矿的存在。但是其局限性在于：强调有机物分解在前，然后才是无机物分解。但有一些实验并不支持这一观点，只用蛋白分解酶处理的牙并不能脱矿，也不会致龋；只有先用酸处理、然后再用酶处理的牙，才可使有机物分解。此外，在无菌动物身上只接种有蛋白溶解能力的细菌，并不产生龋病，而只接种产酸菌却可形成龋病。

3．蛋白溶解 - 螯合学说（proteolysis-chelation theory） 由 Schatz、Martin（1955）等提出。所谓螯合是指金属离子与螯合剂通过配位键的形式结合，形成高度稳定的化合物的过程。

该学说的主要内容是：龋病导致的牙破坏是由于细菌产生蛋白溶解酶分解硬组织中的有机成分，同时形成具有螯合作用的有机酸，如枸橼酸、乳酸、马来酸、甘氨酸、酸离子、胺、氨基酸、肽、聚磷酸盐、碳酸盐等衍生物，它与牙中的钙盐形成可溶性的螯合物，导致无机物脱矿，形成龋病。

它中和了酸源学说和蛋白溶解学说的观点，看似全面解释了龋病脱矿与有机物分解谁先谁后这一一直存在的争论问题，提出釉质有机物分解后螯合了无机离子，使牙脱矿导致破坏。但该学说有很大局限性，在于：釉质中仅有不足 1% 的有机物，而无机物占 96%，虽然蛋白溶解螯合这一生物学现象可能在龋病发生机制中有一定作用，但目前尚无证据支持这有限的螯合剂如何螯合如此大量的无机成分。

二、临床表现

好发部位：龋病在临床上最多见于易于食物滞留、菌斑易于附着且不易清除的部位，如𬌗面窝沟点隙，其次邻接面接触点下方多见，再次唇颊面近龈缘的牙颈部和磨牙颊侧点隙等。具体说，在恒牙，最常见于下颌第一磨牙，其次为下颌第二磨牙；在乳牙，最常见于下颌第二乳磨牙，其次为上颌第二乳磨牙。

龋病因发生部位、进展速度、形成原因等不同其病理特点也有一定差别，简单分类如下：

根据发生的部位不同，分为：平滑面龋、窝沟龋、牙颈部龋和根面龋

根据进展的速度，分为：急性龋（或猖獗龋、猛性龋）、慢性龋和静止龋

根据病变侵犯的深度，分为：浅龋、中龋和深龋

根据病变与医疗的关系，分为：原发性龋和继发性龋

根据病变累及的组织，分为：釉质龋、牙本质龋和牙骨质龋

其中：

1．急性龋（acute caries） 又称猖獗龋或猛性龋（rampant caries）。是指临床进展快，短时间内就可形成全口多数牙或全部牙的快速龋坏者。龋坏组织质软而湿润，可用挖匙剔除，色淡呈浅黄色或浅棕色，同时由于进展迅速，牙髓牙本质复合体来不及反应，修复性牙本质来不及形成，迅速累及牙髓出现明显疼痛症状。此种情况多见于青少年的年轻牙，由于牙髓腔宽大，牙本质小管短、宽、钙化程度低，也可见于某些系统性疾病（如 Sjögren syndrome 等）或头颈部放疗后涎腺严重破坏、唾液减少、局部抵抗力明显低下者。

2．慢性龋（chronic caries） 病变进展缓慢，病变组织相对较硬，颜色较深，呈棕褐或黑棕色。成年或老年人多数属于此类龋。由于病变进展慢，修复性牙本质形成明显，临床上牙髓反应轻微。

3．静止龋（arrested caries） 是指龋在发展过程中，由于周围环境的改变，使病变速度减慢，最终不再进展，呈静止状态者。静止龋往往是由于患龋牙邻区结构发生了变化，使病变牙面暴露，或咬合面窝沟的悬突被磨掉，或咀嚼习惯、刷牙方法或嗜好精致碳水化合物的饮食结构发生了改变，使病变局部变得易于自洁，唾液易于接触，起到清洗和再矿化作用所致。静止龋的外形呈浅碟状，色深而坚硬。病变相对应的髓腔壁上有明显的修复性牙本质形成，镜下还可见到龋洞牙本质小管呈整齐的断面，表面有再矿化现象。

4．原发性龋（primary caries） 是指未经根充治疗罹患的龋。

5．继发性龋（secondary caries） 是根充治疗后，在充填物周边或基底部发生的龋。往往是由于治疗时，充填物周边留有小缝隙，食物残渣及细菌滞留，细菌长期作用产酸形成的龋。

6．浅龋、中龋和深龋 该分类与牙体牙髓病学临床分类标准基本保持一致，即：浅龋通常指仅局限在釉质或牙骨质的龋，一般无临床症状，表面除检查粗糙，一般看不出有龋洞，表面透明程度下降，呈白垩色或黄褐色；中龋指发生在牙硬组织中层的龋损，除侵犯了釉质或牙骨质以外，还累及了牙本质的表面 1/3 到中 1/3 的龋，可对理化刺激敏感，或有激发痛，可见浅龋洞，色呈褐色或黑色；深龋为已发展至牙本质内 1/3 的龋，临床上有明显的激发痛，龋洞较深可达近髓腔

1/3，色呈褐色或黑色。

三、组织病理学

【病理】 根据病变累及组织的分类，分别对釉质龋、牙本质龋和牙骨质龋进行阐述。

（一）釉质龋

釉质龋（enamel caries）是指发生在釉质中的龋病变。冠部龋一般都是由釉质龋开始的，故研究其组织病理学变化具有重要意义。由于釉质具有独特的组织学结构和化学组成，是高度矿化的硬组织，因此研究其组织结构多用磨片，通过透射光显微镜、偏振光显微镜、显微放射摄影、扫描电子显微镜、透射电子显微镜、氩离子减薄和离子、生化分析等技术进行观察。

釉质龋包括发生在牙平滑面的龋和发生在窝沟点隙的龋。虽然临床上以窝沟龋为最常见，但是，由于窝沟的发育、矿化程度和解剖结构的差别导致了龋病病理形态存在复杂性，且釉质不同部位龋损在显微镜下的改变基本呈现相同的病理学变化规律，因此，本章节以平滑面龋为例介绍釉质龋的病理学改变，随后仅对窝沟龋本身结构和矿化差别导致的病理变化特点加以简述。

1．平滑面龋（smooth surface caries） 多见于牙邻接面接触点下方、唇颊舌面龈缘上方牙颈部。

肉眼观，龋病初期时由于釉质表面脱矿局部透明度下降，釉质呈白垩色，与周围界限清楚，触诊仍然光滑、质地较硬，且显微放射摄影也看不出明显改变。此后随着脱矿区局部色素沉着，白垩色区域变成黄色或黄褐色，继续脱矿则使触诊局部变粗糙。以后由于釉质的进一步脱矿和有机物分解，硬组织开始出现崩解、缺损——龋洞形成。

光学显微镜下观察早期尚未出现龋洞时的釉质龋纵磨片，可见釉柱横纹和生长线明显。以后逐渐有色素沉着。继续发展，釉质深层受累，损害呈三角形，其尖端朝向釉牙本质界，代表着龋损的前沿和活跃部；三角形的底位于釉质表面，龋损的边缘色素沉着明显（图 15-30A）。三角形的损害形态与釉柱的走行相吻合。

偏光显微镜检查是借助单一方向的光束照射，经过不同介质浸渍的釉质晶体，用以观察其内是否存在因脱矿而出现孔隙容积的变化的方法，该法可以更清楚准确地判断釉质是否存在脱矿以及脱矿的程度。正常釉质是由排列紧密的羟基磷灰石晶体构成的，晶体的大小平均约为 35 ~ 40nm，晶体间存在一些小孔，孔的直径与水分子大小相同，孔隙总容积约仅占釉质总体积的 0.1%，偏光显微镜检查其呈负双折射，其折射率为 1.62。当有龋病发生时，由于脱矿或再矿化，使晶体大小、数量、晶体间孔隙容积发生改变，使釉质内双折射产生变化，可以用折射率与釉质晶体相同或相近的介质充填，根据充入介质的量计算产生孔隙的量的变化，结合显微摄影检查其透光程度、用电子显微镜观察其晶体大小、用亚离子减薄技术或生化分析法判断其离子变化，进而确定釉质的脱矿与再矿化程度。

用透射光显微镜、偏光显微镜，结合显微放射摄影和电镜技术观察尚未形成龋洞的早期釉质龋，可见由深层向表层可分为四层变化：透明层、暗层、病损体部和表层（图 15-30B，图 15-30C）。

（1）透明层（translucent zone）：是紧邻深部正常釉质的前沿区域，为最早发生龋的部位，因为磨片下结构透明而得名。此层釉质已经开始脱矿。电镜下，羟基磷灰石晶体开始溶解，使釉柱间区孔隙增大，釉质中晶体间的微孔增加、孔径变大，孔隙容积约占 1%。晶体间增加的小孔孔径恰好允许充入的加拿大树胶（折光率 1.58）或喹啉（折光率 1.62）介质进入，由于这些介质的折光率与正常釉质间无明显差异，故封片时在透射光下呈透明状，但是仍可看出其与深部正常釉质的区别。由于其脱矿尚不严重，仍接近正常釉质，偏光显微镜下呈负双折射。高分辨扫描电镜可见羟基磷灰石晶体比正常晶体减小，为 25 ~ 30nm 大，提示晶体边缘有溶解，也可见到晶体中心溶解现象。显微放射摄影显示，此层比正常釉质透射率高，表明有轻度脱矿。有化学分析结果

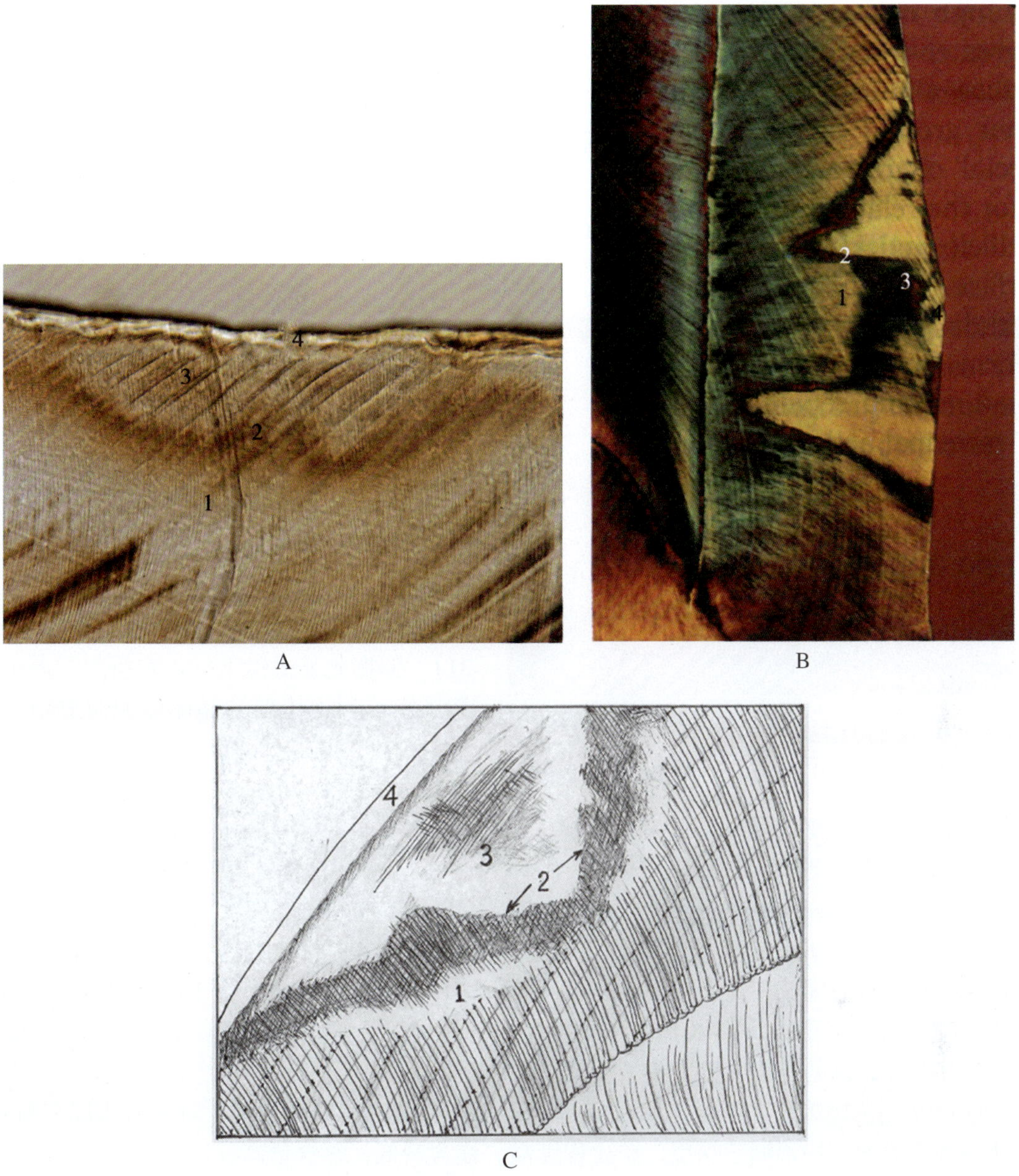

图 15-30　早期釉质龋

A．纵磨片光镜观；B．偏光显微镜观；C．各层病变示意图

1．透明层，2．暗层，3．病损体部，4．表层

表明，透明层的晶体表面镁和碳酸盐含量下降，表明富于镁和碳酸盐的矿物质易于溶解。这些都表明透明层存在着脱矿现象。

透明层的病变并非在所有病例中都出现，只在 50% 左右的病例中能见到，而且在进展龋中明显，在静止龋中变窄或看不到。

（2）暗层（dark zone）：位于透明层的表面。由于此层孔隙增多，占釉质容积的 2% ~ 4%，且孔隙大小不等，除原有的小孔外，又多了些孔径更小的微孔，树胶或喹啉这样的大分子浸渍不进去，充满空气（折光率为 1.0），当偏光透过此层时，折光率相差悬殊，产生了较大的散射，故磨片观察时呈暗黑色。如果用分子较小的介质如水（折射率为 1.33）浸渍磨片，与正常釉质折光率稍有差异，暗层就不太明显。暗层在偏振光显微镜下呈正双折射。

关于此层中大量微孔的形成有不同观点，多数认为存在两种情况，即一种为进一步脱矿使原来无孔处形成新的小孔径的微孔；另一种为原来部分小孔由于内壁再矿化使其孔径缩小变成微孔所致。后者其矿物盐的来源多为透明层溶解后游离出来的无机离子，或为表面病变本体层大量脱矿沉积所致。说明釉质龋病变发展中多数存在着脱矿与再矿化交替进行的现象。电镜观察此层中的一些晶体达 45 ～ 100nm，明显大于正常釉质和深部暗层的晶体体积，也表明有釉质再矿化的形成。

暗层在 85% ～ 90% 的病例可以见到，且病变进展快的龋中此层较窄，而在静止龋中此层增宽。

（3）病损体部（body of the lesion）：是位于暗层表面到表层之间、构成釉质龋主体的广大部分，也是病变最重的部位。该层孔隙所占容积达 5% ～ 25% 不等，病变中心部比较严重，孔隙容积约占 25%，周边部逐渐变轻，约占 5%。由于孔隙容积进一步增大，大分子树胶及喹啉均能进入，故偏振光下呈现透明表现。但有些部位可见纹理明显，其走行与釉质的生长线及釉柱横纹相吻合（图 15-31）。偏振光显微镜下呈正双折射。电子显微镜观察，病损体部的晶体体积明显减小，平均为 10 ～ 30nm，边缘及中心溶解更加明显。显微放射摄影可见该区明显透射，尤其中心区。这些都表明此层脱矿严重。

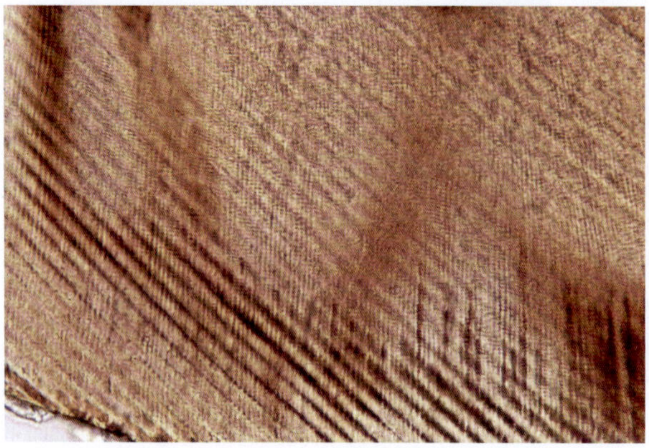

图 15-31 釉质龋（磨片）

可见纹理明显，其走行与生长线或与釉柱横纹吻合

几乎所有龋病病例都可出现病损体部，尤其进展快的龋病中病损体部明显增大。

（4）表层（surface zone）：位于龋损的最表层，相对深部病损体部脱矿较轻，结构和理化组成接近于正常釉质，偏振光显微镜观察呈负双折射。同时，该层孔隙容积约占 5%，晶体大小也趋于正常，甚至有的大于正常达 40 ～ 75nm 大小，表明有再矿化现象。由于矿化程度比病损体部高，故磨片下显微摄影较病损体部呈 X 线阻射像，但离子分析表明其仍有 1% ～ 10% 的脱矿存在，而且部分晶体也见吸收现象。

表层最易受菌斑等外界刺激作用，但是龋坏却比深部的病损体部轻，对此有不同分析观点。以往认为釉质表面结构不同于深层，矿化程度高，镁含量低，氟含量高，抗酸能力强，故损害也轻微。现在有实验证明，将正常牙置于人工龋液中，可以使其釉质表面形成坚硬的表层；将去除釉质表层的牙置入人工龋液中，同样可以在缺损表面形成一层阻射的表层。表明表层的形成存在着再矿化现象，即来自深部病变本体层脱矿游离出来的离子和来自牙外部唾液、菌斑或人工龋液中无机离子的沉积可以使缺损牙表面形成一层矿化程度相对高的表层。加之电镜见其晶体的吸收和偏光显微镜见其孔隙容积增加，均证明并不存在龋病变可以超越牙表层直接侵犯下面牙体组织的情况。

表层几乎在 90% ～ 95% 的龋病病例中都可见到，其宽度为 20 ～ 100μm 厚，在静止龋或修复明显的龋患中其表层形成更明显些。

综上可见，早期釉质平滑面龋的以上改变中并无细菌直接侵入釉质内，而是在菌斑下酸中的氢离子作用后，表层下首先晶体结构紊乱，逐渐出现无机物脱矿，此后由于局部环境的变化，使脱矿与再矿化交替作用，形成不同层次变化的结果。由于再矿化的作用，透明层中逐渐有暗层形成。病变本体层中由于许多较大孔隙的存在，树胶或喹啉充入呈现透明变化，并且纹理明显。当孔隙达到一定容积，甚至形成更大空间或局部晶体缺损时细菌开始进入，并逐渐产生更大的破坏——龋洞形成，一旦细菌在龋洞内滞留并得以滋生、繁殖和代谢，龋病进展将会更加容易。

将龋病组织学上述不同时期的变化结合临床表现可以看到：初期釉质下方出现透明层改变时，临床与X线上都不能发现病变；随着透明层区域扩大，其中心有暗层出现，即有再矿化现象；以后更多矿物盐丢失，暗层中央出现病损体部，显微镜下相对透明，或见到生长线、釉柱横纹等表现，此时临床上釉质表面仅见白垩色斑块；随后病损体部有色素沉着，临床上可见棕色斑块；当龋到达釉牙本质界并向侧方扩展、形成潜行性破坏时，临床上可见牙表面呈蓝白色外观；随着进一步脱矿，釉质局部结构崩解，临床上形成可见的龋洞。通常龋的进展非常缓慢，形成龋洞往往需要数年时间。在任何阶段及时加以治疗，都可使其进展得以控制，因此，早期预防和早期治疗龋病是保存牙列健康的重要策略。

2．窝沟龋（pit and fissure caries） 由于殆面的窝沟点隙处解剖形态和组织结构不同于平滑面，故其龋损的病理过程和组织学结构虽然相同，但病变进展程度和方式有不同特点。

由于殆面窝沟点隙处的釉柱自釉牙本质界向窝沟底呈聚合的三角形形态，即形成的龋损起自于窝沟侧壁，呈尖向窝沟壁、底向釉牙本质界的方向，与平滑面龋形成的三角形损害方向相反。又由于窝沟底釉质菲薄、往往发育不良，解剖上形成口小底大的狭小空间，极易滞留食物、残留细菌，而且不易清洁，故一旦致龋菌进入、形成龋病，会很快发展至釉牙本质界，并沿其横向扩展侵入牙本质小管进入牙本质，结果形成口小底大的潜行性龋损（under-mining caries）。龋坏一旦进入牙本质，由于有牙本质小管通道，矿化程度低、有机成分多，故病变进展会更加迅速（图15-32）。有时窝沟狭窄者未形成广泛崩坏前临床不易被发现，但其深部已经形成大面积潜行性龋坏。因此，窝沟龋比平滑面龋进展快，破坏严重。

关于釉质龋形成的病理机制：由于釉质结构中96% ~ 97%是无机盐，有机成分不足1%，故

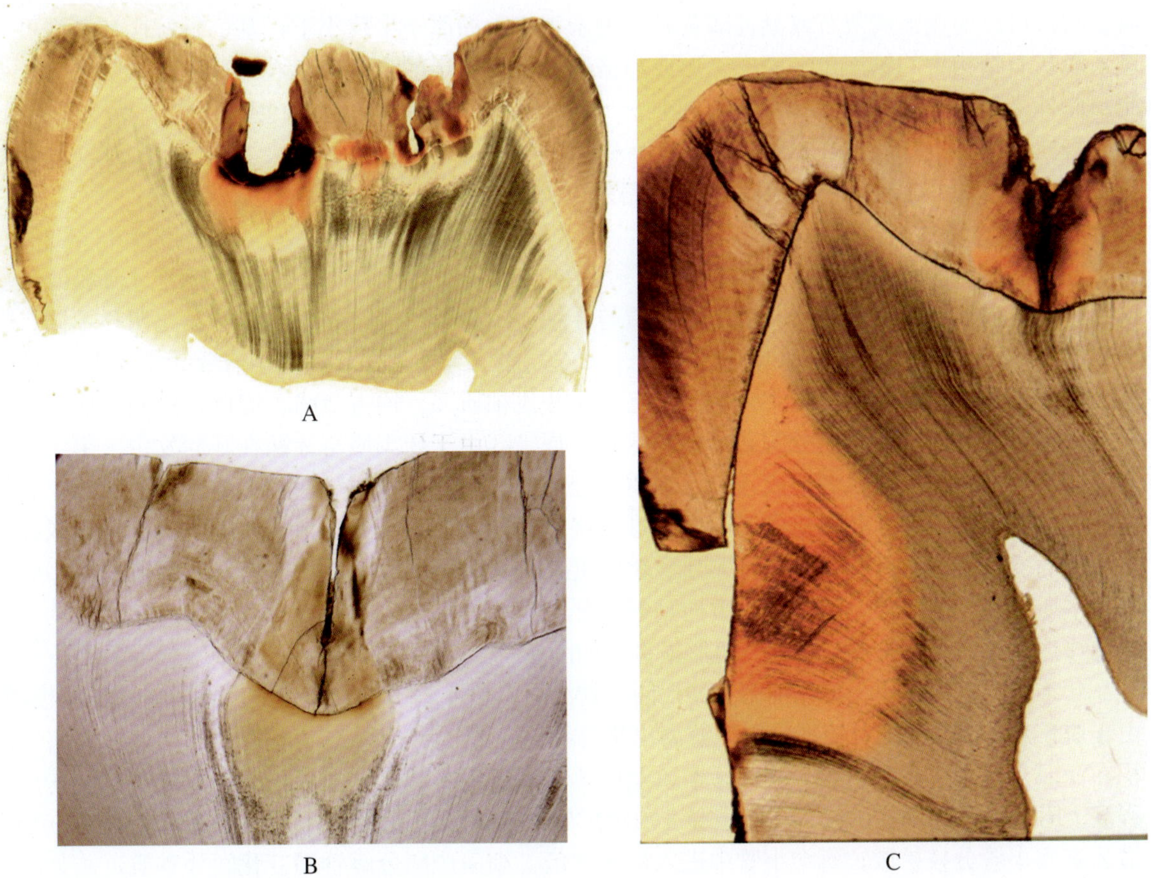

A　B　C

图15-32　窝沟龋

A、B．窝沟龋（磨片）；C．窝沟龋和颈部牙本质龋（磨片）

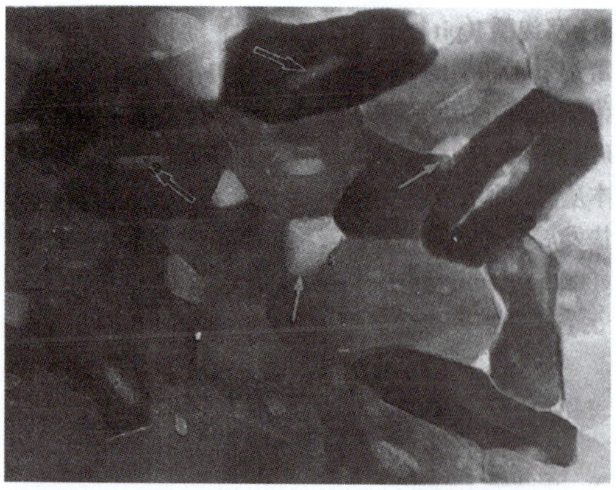

图 15-33 釉质龋时晶体溶解的超微结构（电镜）

可见晶体中轴和周缘吸收后出现了空隙

龋的发生本质上类似于酸对羟基磷灰石晶体腐蚀的物理化学过程。釉质的晶体并非化学纯的羟基磷灰石，它含有一定量的镁、钠和碳酸根离子等。有实验表明，它们的存在，使釉质在弱酸中的溶解性增加，釉质晶体相对不稳定。这些杂质分子主要位于釉质晶体的长轴（C 轴）中央和周缘，因此，龋坏时晶体的溶解破坏也首先发生于此（图 15-33）。晶体中央溶解导致晶体中央穿孔、晶体部分晶格条纹发生改变，晶体周缘溶解，形成晶体间的微小间隙扩大，晶体进一步溶解，使相邻晶体间隙和穿孔区不断融合，致使晶体不断破坏，最终形成龋洞。

龋病的形成主要是晶体的进行性崩解所致，同时也往往伴随着一定的晶体的再矿化，脱矿与再矿化随着局部微环境的 pH、钙、磷和氟离子浓度等的变化而不断转化或交替进行。其中 pH 的高低直接影响晶体的这一过程：当 $pH < 7$ 时晶体开始溶解，且每减低一个 pH 单位，羟基磷灰石溶解度就增加 7 倍；pH 较高时，钙、磷离子达到一定浓度，晶体趋于形成和稳定。进食碳水化合物时，细菌利用其产酸，酸沿晶体间微隙扩散，使局部 pH 降低，溶解钙、磷离子导致局部浓度升高。但是由于牙面唾液薄膜和菌斑的阻遏作用、唾液的缓冲作用和电化学剃度的影响及菌斑下局部 pH 回升，使局部微环境中的钙、磷离子浓度达到过饱和，进而使晶体表面出现新的晶格生长和新晶体的形成，再矿化出现。这种新形成的晶体可能是磷酸氢钙或其他磷酸盐。当此处存在氟离子时，可以形成氟磷灰石或氟羟磷灰石。由于氟离子的原子半径小于羟基，氟替代羟基后可以进入磷灰石结构中的钙三角平面中，形成晶格结构更为稳定的含氟磷灰石。这也是氟防龋分子机制。此外，釉质晶体间存在一些由有机物和水构成的微孔网络状结构，使潜在的酸易侵入通道。釉质表面也存在一些灶性孔，釉质中一些有机成分多的部位如釉板、釉梭、釉丛、釉柱横纹及釉质生长线等，都可能成为致龋菌容易作用或侵入的途径，当然有些尚待证明。

（二）牙本质龋

牙本质龋（dentine caries）为龋病通过冠部釉质龋或根部牙骨质龋，或直接经过薄弱的颈部釉牙骨质界进展到牙本质所致。由于牙本质与牙釉质的化学组成、组织学结构相比明显不同，故形成的牙本质龋具有自己独特的特点：①牙本质全层都有牙本质小管，其中有成牙本质细胞突起，故龋病一旦形成，进展迅速。②牙本质中有机成分比釉质多，约占 20%。因此，龋病形成时除存在无机物脱矿外，有机物的分解破坏也是重要一环。③由于牙本质与牙髓在胚胎发生、组织结构和功能上均密切相关，二者形成牙髓牙本质复合体，因此，牙本质龋一旦形成，就会同时伴有牙髓反应，在硬组织龋坏相对应的髓腔壁上形成修复性牙本质。④由于牙本质龋来自釉质龋或牙骨质龋，病变进展到釉牙骨质界或牙本质 - 牙骨质界时会横向扩展至广大区域，并沿牙本质小管进入牙本质，加之牙本质小管的走行方向是起自牙髓腔向牙表面呈放射状排列，因此，形成的牙本质龋往往呈底向外、尖端向内的三角形损害（如图 15-32c 牙颈部龋）。

牙本质龋进展迅速。首先细菌及其代谢产物沿牙本质小管扩散，导致前沿区脱矿，结构模糊；由于脱矿层深部 pH 相对较高，脱矿游离出来的钙、磷离子和成牙本质细胞分泌的钙、磷离子沉积在深层，使牙本质小管内、管周牙本质及成牙本质细胞突起上钙盐沉积，形成透明层，在一定程度上阻止了外界刺激的侵入；但病变进一步扩展，大量细菌进入牙本质小管中不断繁殖、产酸，沿牙本质小管分枝扩散，每个小管中进入很多细菌，细菌产酸分解管周、管间牙本质，并分泌酶分解蛋白质等有机物，使相邻牙本质小管破坏、融合形成纵、横向坏死灶或裂隙，牙本质结构破坏也不断扩大，组织坏死崩解，最终形成龋洞。根据病变程度与形态特点，牙本质龋的病理改变自牙本质深层到表面可以人为地分为四层，在磨片上可以看到由于矿化造成的透明层和脱矿层的改变，在脱钙切片上只能见到细菌侵入层和表面的腐败坏死层的结构表现（图 15-34）。

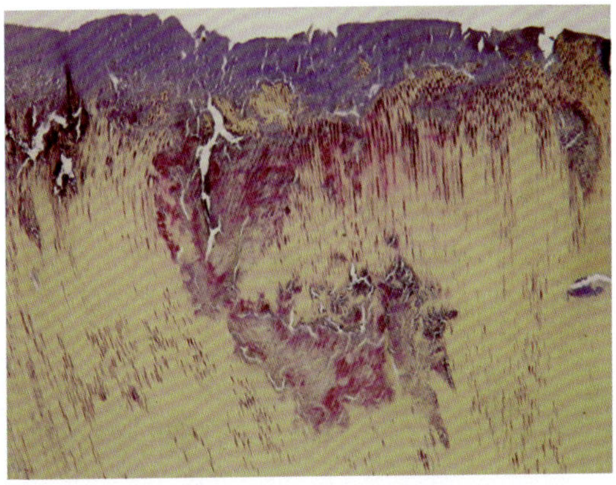

图 15-34　牙本质龋的部分组织学变化（脱钙切片）
可见表面的腐败坏死层；和其下方的细菌侵入层，有大量细菌进入牙本质小管、大片病灶和裂隙形成

1．透明层（translucent zone）　又称硬化层，是牙本质龋最深层的改变，紧邻正常牙本质。由于该层中牙本质小管内充满了矿物盐，管内与管外折光率接近一致而呈透明状而得名。光镜下牙体纵磨片见牙本质小管结构不明显。电镜下初期可见无机盐晶体从成牙本质细胞突起及其周围沉积开始，以后逐渐充满小管；晶体形状由针状到多边形。电子衍射证实其晶体是结构较差的白磷灰石和磷酸八钙。其钙盐可能来源于表层脱矿游离出来或成牙本质细胞突起分泌的矿物盐沉积所致，也有可能来源于成牙本质细胞突起脂肪变性，因为在细菌侵入之前有时可见牙本质小管结构不清，呈云雾状结构，曾因此称其为脂肪变性层。

不过形态上的透明并非真正的硬化。因为显微硬度分析表明此层中存在管周、管间无机盐溶解现象，其硬度不如正常牙本质，证明有脱矿现象。

2．脱矿层（zone demineralization）　又称软化层。位于透明层表面，是细菌侵入之前，酸已扩散到该区所引起的脱矿改变。该区牙本质小管形态尚完整，小管内基本上无细菌侵入，但管周、管间牙本质磷灰石数目减少，胶原纤维结构基本完好，说明有脱矿的存在。但有时可见其中有比正常牙本质中大的晶体存在，证明也有再矿化的现象。在该层中，有些牙本质小管因下方透明层的形成而堵塞了小管的营养来源，使远端成牙本质细胞突起变性坏死、分解消失，牙本质小管空虚，磨片下被空气充满，密度低呈黑色，称为死区（dead tract），死区虽然为细菌进入牙髓提供了空间，但是其远端由于有透明层形成，也有隔绝外界刺激信息传递作用。脱矿层色素易于沉着而呈淡黄色。

由于此层无细菌存在，理论上治疗时可以考虑保留之。尽管临床上有用染料判断其中是否有细菌的染色做法，但是由于真正区分该层仍然有一定难度，因此建议牙体治疗时应该除去该层。

3．细菌侵入层（zone of bacterial invasion）　位于脱矿层表面，有不同程度细菌存在的病变区域。此层中细菌在牙本质小管中繁殖和不断延伸，导致牙本质结构呈多种形态和结构变化。首先产酸菌如乳杆菌等产生的酸渗入牙本质晶体间，导致牙本质小管脱矿；然后，产酸菌及蛋白溶解菌混合存在，共同使牙本质的脱矿进一步加剧和有机物分解。细菌在牙本质小管中大量繁殖，脱钙牙纵切片 HE 染色光镜下可见牙本质小管中充满不等量细菌，但往往一个小管内以一种优势细菌为主；随着有机物的分解，牙本质小管被挤压变形，光镜下 HE 染色呈梭形扩大的蓝染病灶，内充满坏死的基质残屑和细菌团；局部由于细菌迅速繁殖，小管融合、扩大呈椭圆形液化坏死灶，多个坏死灶相连致使小管呈现串珠样外观（图 15-35A）；牙本质无机物失去后由于有机基质收缩，部分坏死区形成纵向或横向裂隙（图 15-35B），后者可能为病变沿生长线扩展，或沿牙本质小管分枝扩展，或相邻小管液化灶互相融合的结果。侵入小管中的细菌常发生变性。

由于此层含有大量细菌，故临床牙体病治疗时必须除去。

4．坏死崩解层（zone of destruction）　是牙本质龋坏的最表层，也是牙本质龋的龋洞底。此层为无结构的、牙本质完全坏死的崩解组织及细菌、食物残渣等，几乎无任何牙本质结构。

总之，牙本质龋一旦形成，便会以较快的速度向深部进展。由于牙本质 - 牙髓形成结构、功能和发育来源都密切相关的联合复合体，故任何作用于牙本质、甚至接近牙本质的外界刺激都

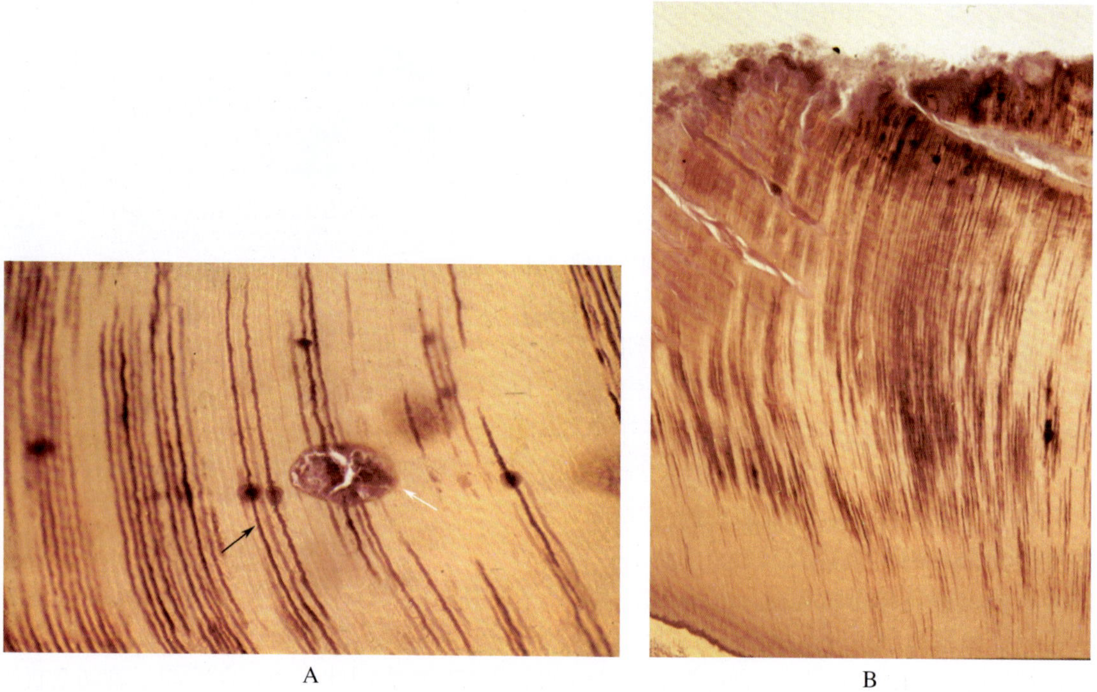

图 15-35 牙本质龋的组织学改变

A. 牙本质小管内充满细菌（黑箭头），局部牙本质小管被挤压变形，光镜下呈梭形扩大的蓝染病灶（白箭头），内充满坏死的基质残屑和细菌团；B. 牙本质有机基质收缩，部分坏死区形成纵向或横向裂隙

会引起牙髓的一定反应性变化。如果此刺激作用缓慢、轻微，则可通过成牙本质细胞突起刺激牙髓，使其动员成牙本质细胞和未分化的间充质细胞，在受损伤处相对应的髓腔内壁上形成修复性牙本质，此修复性牙本质中牙本质小管少，结构弯曲，并有一定厚度时，可以阻止细菌继续向内侵犯，防止病理性刺激进一步作用于牙髓；不过如果细菌的刺激作用强烈的话，则可引起牙髓充血，或者形成牙髓炎，久之导致牙髓变性、甚至牙髓坏死。

（三）牙骨质龋

牙骨质龋（cementum caries）是指当牙根暴露后，附着在根部牙骨质表面的菌斑作用于暴露的牙骨质形成的龋，又称根面龋。临床上多见于老年人。其实，严格讲发生在根部的龋包括牙颈部龋和根面龋，前者包括发生在颈部的釉质龋、牙骨质龋和累及颈部的牙本质龋，后者主要指发生在根部的牙骨质龋和牙本质龋。本节只讨论发生在根面的牙骨质龋。由于我国随着社会老龄化的加剧，人们防龋意识的提高导致丢失牙现象减少，近年老年根部龋发生率有增高的趋势，因此对牙骨质龋研究的临床意义越来越受到人们的重视。

牙骨质龋也始于菌斑下。由于细菌产酸，pH 降低，使牙骨质表层脱矿。脱矿游离出来的无机离子可重新沉积在牙骨质表面，加上唾液、菌斑中的矿物盐尤其氟离子也在牙骨质表面沉积，这种再矿化使之形成表层相对矿化程度较高的现象，此时形成的牙骨质龋称潜行性牙骨质龋（undermining cementum caries）。如果病变继续发展，酸和细菌可进一步通过穿通纤维侵入深层牙骨质，并沿牙骨质生长线或层板结构平行于牙根面纵向扩展，由于牙骨质的矿化程度较釉质和牙本质低，所以形成的牙骨质龋进展会更快，不断的细菌作用可以使牙骨质无机物持续脱矿，进而有机物分解，最后导致牙骨质成层剥脱，局部组织缺损，形成龋洞（图 15-32c、15-36）。

由于牙骨质矿化程度低，且颈部牙骨质薄弱，故其龋病进展，可以很快进入牙本质，然后形成与冠部牙本质龋相同的病理改变。但是，随着年龄的增加，牙本质小管因矿物盐的沉积而管径缩小，甚至闭锁，加之长期来自表面氟离子的沉积，故发生在颈部的牙本质龋往往比冠部牙本质龋进展慢。

组织学上牙骨质龋在不同时期用不同观察方法可见不同改变，显微放射自显影可见早期牙骨质龋表层呈X线阻射，表层下脱矿；以后龋坏不断进展，牙骨质磷灰石晶体出现溶解、破坏，胶原纤维断裂、消失，最后结构崩解。电镜下可见有缺损的牙骨质龋表面有许多凹陷，内有大量细菌，进展缓慢的牙骨质龋其相对应的髓腔内壁可见有修复性牙本质形成。

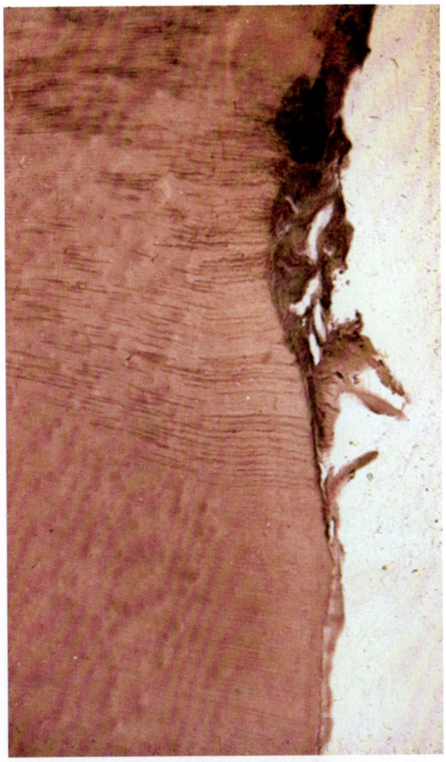

图 15-36　牙骨质龋

细菌等通过穿通纤维侵入深层牙骨质，并沿牙骨质生长线或层板结构平行于牙根面纵向扩展，很快形成牙骨质深层的牙本质龋

第四节　牙 髓 病
Dental Pulp Diseases

牙髓病（dental pulp diseases）是指发生于牙髓组织的一大类疾病，包括炎症、变性、创伤、坏死等。由于牙髓在胚胎发生、组织结构和功能上均与牙本质具有紧密联系，因此很多牙髓的病变可以来自牙本质的病变，如最多见的龋病；同时牙髓的状况也影响着牙本质的反应性变化，如当牙体硬组织遇到长期缓慢、轻微的病理刺激后，可以通过牙本质小管传递外来的刺激信息给牙髓，使牙髓中的未分化间充质细胞增殖，补充坏死的成牙本质细胞，与剩余的成牙本质细胞一起，在受损伤牙体部位相对应的髓腔局部形成修复性牙本质，抵抗外界刺激的进一步作用。因此，二者共同构成一体，称之为牙髓牙本质复合体（pulpodentinal complex）。由于牙髓是位于坚硬的牙髓腔内的疏松结缔组织，富于血管和神经，因此，对外界的刺激可以产生防御性反应，但完全的修复能力是有限的，一旦刺激强度超出牙髓的承受能力，势必会导致牙髓的退行性变化或坏死。另外，随着年龄的增长，根尖孔不断缩窄，牙髓的血液供应逐渐减少，导致牙髓在结构和功能上也逐渐出现退行性变化，临床上会伴随着出现不同的症状。此外，在解剖结构上牙髓借狭窄的根尖孔与牙周组织联系，其营养血管也来自此根尖孔，因此，牙髓的反应还可以不同程度地影响根尖周组织或牙周组织。了解这些关系，对于掌握牙髓疾病的临床诊疗和转归预测有重要意义。本章主要讨论临床常见的牙髓的炎症、变性和牙髓的坏死与坏疽等病理学改变。

牙髓病变的组织病理学分类：

1．牙髓炎（pulpitis）

（1）牙髓充血（pulp hyperemia）

生理性牙髓充血

病理性牙髓充血

（2）急性牙髓炎（acute pulpitis）

急性浆液性牙髓炎（acute serous pulpitis）

急性化脓性牙髓炎（acute suppurative pulpitis）

（3）慢性牙髓炎（chronic pulpitis）

慢性闭锁性牙髓炎（chronic closed pulpitis）

慢性溃疡性牙髓炎（chronic ulcerative pulpitis）

慢性增生性牙髓炎（chronic hyperplastic pulpitis）

2．牙髓变性（pulp degeneration）

（1）成牙本质细胞空泡变性（vacuolar degeneration of the odontoblastic layer）

（2）牙髓纤维性变（pulp fibrosis）

（3）牙髓网状萎缩（pulp atrophy of the pulp）

（4）牙髓钙化（pulp calcification）

3．牙髓坏死与坏疽（pulp necrosis）（pulp necrosis and gangrene）

4．牙体吸收（见牙发育异常一节）

一、牙髓炎

牙髓炎（pulpitis）是牙髓病变中最主要的疾病。牙髓这一疏松结缔组织不同于其他结缔组织，由于周围坚硬牙本质的限制，一旦发生炎症难以引流，形成较高的压力压迫神经引起剧烈疼痛，并使感染很快在全髓腔内扩散。此外，唯一的根尖孔通道一旦受压，不仅阻止了侧支循环，限制了其清除坏死产物和炎性代谢产物的能力，还阻断了其营养来源和影响了其修复愈合能力，故很易导致牙髓急性炎症的迅速转化，形成牙髓坏死。只有在少数根尖孔宽大、血运丰富、具有一定引流能力的年轻恒牙和乳牙，若发生的炎症比较轻微，机体抵抗力较强，或及时加以治疗者，牙髓急性炎症可以转化为慢性炎症。但完全性修复几乎是不可能的。

【病因和发病机制】引起牙髓炎的病因主要是细菌因素。此外，任何超过牙承受能力的不良的物理、化学刺激因素作用于牙，都可导致牙髓的炎症发生。当然机体的防御反应也一定程度地决定了牙髓炎的发展和结局。

1．细菌因素　细菌感染是牙髓炎的肯定致病因素。引起牙髓感染的细菌种类主要是混合细菌感染，即专性厌氧菌和兼性厌氧菌，在深在的感染部位以专性厌氧菌感染为主，而在相对浅些的感染部位则可以兼性厌氧菌感染为主。牙髓炎的致病菌主要包括：消化链球菌（*peptostreptococcus*）、牙髓卟啉单胞菌（*Porphyromonas endodontalis*）、牙龈卟啉单胞菌（*Porphyromonas gingivalis*）、产黑色素普雷沃菌（*Prevotella intermedia of Bacteroides melaninogenicus*）、梭形杆菌（*Fusobacterium nucleatum*）等最多见，还可有福赛坦氏菌（*Tannerella forsythia*）、韦荣氏球菌（*Veillonella parvula*）、乳杆菌（*Lactobacillus acidophilus*）和放线菌（*Actinomyces*）等，有报道在治疗失败的感染根管中，常可检出粪肠球菌。当然不同牙髓炎的类型、发展时期和感染深度，其主要致病菌也不同。

细菌感染牙髓的途径主要有：①接近髓腔的深龋洞：是最常见的感染途径。②经牙的隐裂、折断、楔状缺损或重度磨耗、酸蚀，以及不适当的治疗等使细菌直接或间接侵入牙髓腔者。③经过深的牙周袋、根尖孔或侧枝根管等牙周途径逆行进入牙髓引起的牙髓炎称其为逆行性牙髓炎（retrograde pulpitis）④经血源性感染者，往往见于受过损伤或有退行性病变者，临床上较少见。

牙髓炎症的发生主要是革兰染色阴性菌及其代谢产物的直接和间接破坏作用、病原菌作用于机体时产生的各种细胞因子和酶类等，机体防御外来侵害、产生修复作用的同时，又不同程度地破坏了自身组织，因而是多方面复杂、综合作用的结果。

细菌内毒素作为革兰阴性（G^-）细菌细胞壁的脂多糖（LPS），具有很强的致病性和生物毒性，可以直接与机体多种组织的细胞膜受体结合，介导靶细胞（如中性粒细胞、树突状细胞、T 和 B 淋巴细胞、成纤维细胞、肥大细胞、单核巨噬细胞、成纤维细胞等）产生或释放大量炎症性介质和细胞因子、形成多种抗体等，尤其肿瘤坏死因子、白细胞介素、前列腺素、白三烯以及基质金属蛋白酶（MMPs）等，直接破坏局部组织，引起组织产生炎症和破坏。G^- 细菌还可间接地通过其代谢产物感染牙髓组织，神经肽、组胺、5- 羟色胺、缓激肽、补体、基质金属蛋白酶和各种细胞因子等，引起血管扩张、通透性增强，趋化中性粒细胞到达受损伤部位，中性粒细胞在局部吞噬病原微生物的同时，释放溶酶体酶，造成牙髓组织的溶解、坏死等损伤。其中，神经肽如

P物质等参与疼痛的传递，调节血管舒、缩，又促进其他炎症介质的释放；组胺、5-羟色胺、缓激肽等在炎症早期增加血管通透性，促进渗出；白三烯、前列腺素等不仅增加血管通透性，还可趋化白细胞、促进骨吸收，参与致痛反应，在炎症后期对促进炎症起着作用。此外，LPS等还可激活补体系统，促进炎症介质释放，增加血管通透性。有研究表明，急性牙髓炎中LPS含量高于慢性牙髓炎，且在感染根管中也有很高的表达。

细胞因子中白细胞介素（IL-s）和肿瘤坏死因子（TNF）是两组具有很高生物活性效应的分子。IL-s可介导炎症反应、参与免疫调节和组织修复，TNF也参与破骨细胞活化和抑制胶原合成，在组织溶解和硬组织吸收方面起作用，二者常协同作用或介导组织产生一系列变化，在牙髓的组织修复或炎症病变中发挥作用。牙髓炎症反应研究中，已经明确具有高活性表达者主要有IL-1α、IL-1β、IL-2、IL-4、IL-6和IL-8、TNF等。其中IL-1α和IL-1β的变化与牙髓炎的临床体征或疼痛有关，并且可能参与牙髓的胶原合成及组织防御；IL-6可以诱导B淋巴细胞产生多种抗体免疫球蛋白，还可诱导NK细胞和参与免疫抗原递呈的树突状细胞、破骨细胞活化，在牙髓急性炎症中出现高表达；而IL-2、4可以活化T和B淋巴细胞；IL-8可以激活多种组织细胞，参与炎症早期反应，影响炎症的病变程度和转归。IL-1和TNF-α可协同诱导IL-6产生，外源性IL-1β可升高牙髓细胞中MMP-1基因的表达，加速牙髓组织的基质降解，引起组织的炎症性疼痛。此外，TGF-β和一些趋化因子等也在牙髓炎症进展中发挥一定作用。

一些细菌还可以通过产生多种酶促进组织的破坏和感染的扩散；有些细菌酶还可中和补体和抗体，使细菌免遭杀灭。牙髓实验研究中，已证明MMP-1、MMP-2和MMP-9、环氧化酶-2（COX-2）等都不同程度的参与了牙髓的基质降解和破坏。

当然，机体在发挥特异性免疫防御反应作用的同时，也不可避免地通过非特异性炎症反应或特异性体液免疫及细胞免疫中过度产生的抗体、补体以及细胞因子等损伤和破坏了牙髓组织，加重了牙髓的炎症反应程度。

2．理化因素　创伤、超过牙生理承受能力的温度变化如备洞、抛光及刺激性充填材料的应用等医源性因素、金属材料的不规范性应用导致电流产生、不适当的激光治疗，以及窝洞治疗时使用的消毒药物、垫底、充填材料等化学刺激均可导致牙髓发生炎症性变化。

因此，牙髓炎症的形成是机体与细菌对抗作用，或超出牙髓承受能力的理化因素等作用的结果，其病变程度和发展结局取决于细菌毒力、细菌数量、作用时间、理化作用强度、机体抵抗力和牙髓本身的健康状况尤其局部供血情况等。

各种牙髓病变的病因、临床特点和病理学改变如下：

（一）牙髓充血

牙髓充血（pulp hyperemia）是指牙髓以血管扩张、充血为主的病理变化。根据病因可将其分为生理性和病理性两种情况。后者又称可复性牙髓炎（reversible pulpitis）。

【病因】生理性牙髓充血发生于牙发育期或牙根吸收期。某些全身因素如月经期、妊娠期及高空飞行作业气压下降也可引起暂时性牙髓充血。病理性牙髓充血常为牙髓炎的早期表现，深龋是引起其主要原因，其他如磨耗、磨损、楔状缺损、温度刺激等也可引起牙髓充血。创伤引起的根尖周牙周膜充血、水肿，也可波及牙髓导致牙髓充血。

【临床表现】患牙对冷热温度刺激可产生突然的、短暂的、轻到中度疼痛，其中对冷刺激更为敏感。酸、甜刺激亦可引起疼痛。特点是刺激物除去后疼痛随即消失，因而临床上又称其为可复性牙髓炎。无叩痛。患牙对电刺激反应域值降低。如果刺激持续存在，炎症将继续发展，进而转变成不可复性牙髓炎（irreversible pulpitis）。

【病理改变】光镜下表现为病变累及的牙本质小管的下方牙髓血管扩张、充血，扩张的血管呈树枝样充盈，血管通透性增加，可有少量红细胞和血浆外渗、组织水肿（图15-37）。除去病因后，这种单纯的充血状态会缓解、恢复。但是，如果作用时间较长，因血浆外渗、水肿髓内压力

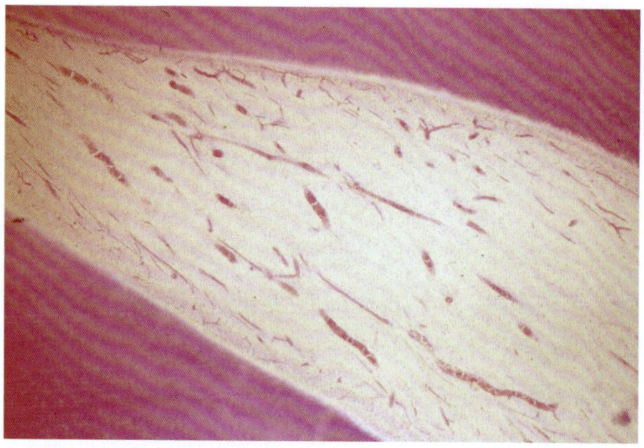

图 15-37 牙髓充血

可见牙髓内血管扩张、充血，有的呈树枝状，少量红细胞外渗

而增高导致血流较慢的话，还可形成血栓。

【鉴别诊断】需与牙髓炎鉴别。

（二）急性牙髓炎

【病因】

1．细菌作用 深龋等可导致细菌直接侵入牙髓。也可由血循环逆行到牙髓引起炎症。

2．机械损伤 包括牙外伤、磨耗、磨损、隐裂及牙外科治疗时导致的医源性损伤及大气压改变等。

3．温度损伤 许多温度刺激可通过金属性修复体刺激牙，或在进行牙体窝洞预备、抛光及牙科材料使用时都可产生热量，而导致牙髓受累。

4．化学性刺激 牙酸蚀或在牙体病治疗时不恰当地使用酸性牙科材料等也可引起牙髓炎。

【临床】突发剧痛常是患者就诊的首发症状。其临床疼痛的特点有：①自发性痛；②阵发性痛；③放射性痛；④常夜间疼痛加剧；⑤疼痛缺乏明确定位，可沿三叉神经第 2 ~ 3 支配的区域至同侧的上、下颌牙、邻牙及头面部，呈牵拉痛；⑥温度刺激可诱发或加重疼痛。急性牙髓炎在炎症被引流后疼痛可以缓解。若未能进行有效和及时的治疗，可导致牙髓坏死。

【病理】急性牙髓炎早期具有浆液性炎症的特征，所以称为急性浆液性牙髓炎（acute serous pulpitis）。此时，病变局限在受刺激局部相对应的髓腔部，牙髓血管扩张（图 15-38A），通透性增加，中性粒细胞沿血管游出，纤维蛋白渗出，成牙本质细胞变性（图 15-38B）。

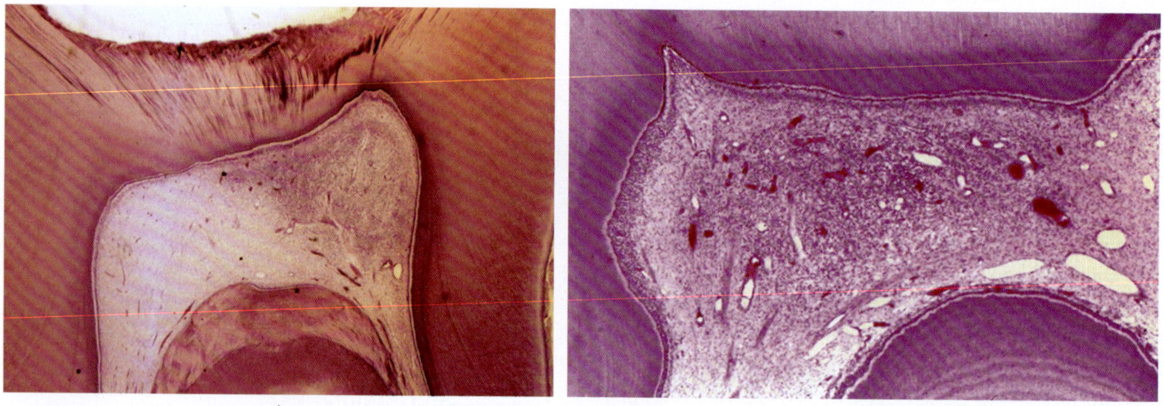

A　　B

图 15-38 急性浆液性牙髓炎（切片）

A 髓腔局部可见牙髓血管扩张充血（4×）B 血管扩张充血，局灶性中性粒细胞游出，纤维蛋白渗出（4×）

随着炎症加重渗出增加，髓腔内压力增大，导致局部微循环障碍，牙髓组织缺氧甚至坏死。受损的组织细胞和炎症细胞释放大量炎性介质和细胞因子，进一步加重炎症反应。这些炎性介质趋化更多中性粒细胞向炎症中心聚集，使自身和组织坏死、溶解，小脓肿形成。此后小脓肿中心坏死，周围有密集的中性粒细胞及少数淋巴细胞、浆细胞、巨噬细胞浸润。若早期小脓肿未及时得到治疗，可迅速扩展到全部牙髓组织，形成多个小脓肿，导致髓腔局部压力极度增高，最终使牙髓发生广泛液化坏死，形成急性化脓性牙髓炎（acute suppurative pulpitis），也称急性牙髓脓肿（acute pulp abscess）（图 15-39）。

【鉴别诊断】需与牙间乳头炎、三叉神经痛、干槽症、急性上颌窦炎等疾病相鉴别。

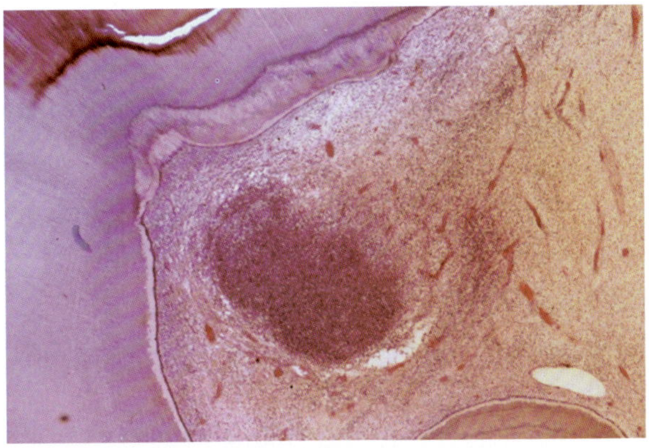

A

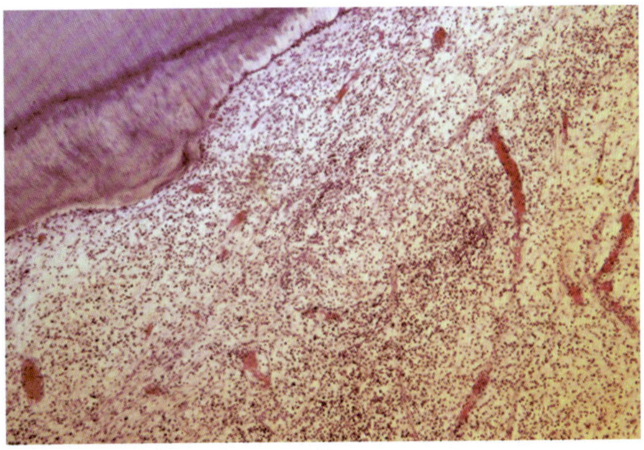

B

图 15-39 急性化脓性牙髓炎

A 炎细胞浸润，血管扩张，局部浓重形成，且由于病变来自深龋，故在髓室顶形成了修复性牙本质 B 为图 15-34c 的局部放大，可清楚看到炎症细胞浸润、髓室顶修复性牙本质

（三）慢性牙髓炎

慢性牙髓炎（chronic pulpitis）是临床上比较常见的牙髓炎。多由龋病发展而来，部分由急性牙髓炎穿髓和开随后未能彻底治愈转变而来。可以分为慢性闭锁性牙髓炎和慢性开放性牙髓炎，后者又因牙髓病变形成的外形分为慢性溃疡性牙髓炎和慢性增生性牙髓炎。

1．慢性闭锁性牙髓炎（chronic closed pulpitis） 是指患牙牙髓腔尚未暴露的慢性牙髓炎。为龋损或磨损等发展至接近髓腔但尚未露髓的情况下，细菌毒性较低，且缓慢作用于牙髓而形成。

【临床】 一般无明显自发痛，常表现为钝痛或隐痛，温度刺激可引起轻微疼痛，温度测试反应迟钝，电活力测试阈值高于正常。检查可见深龋洞，无穿髓孔。一般可以明确指出患牙部位。由于炎症常累及整个牙髓和根尖周牙周膜，故患牙常轻度咬合痛或咬合不适，检查可有轻微叩痛。

【病理】 光镜下见牙髓未暴露，髓腔呈闭锁状态。炎症表现在龋损对应的牙髓处，呈现局灶性炎性肉芽组织改变，即血管扩张、充血，淋巴细胞、浆细胞、巨噬细胞及中性粒细胞浸润，伴毛细血管增生和成纤维细胞增生，肉芽组织形成（图 15-40）。有的病例进一步发展可在局部形成小范围的牙髓坏死或小脓肿。若病程迁延，可见增生的胶原纤维围绕炎症周围，久之，在髓腔壁局部也可见修复性牙本质形成。

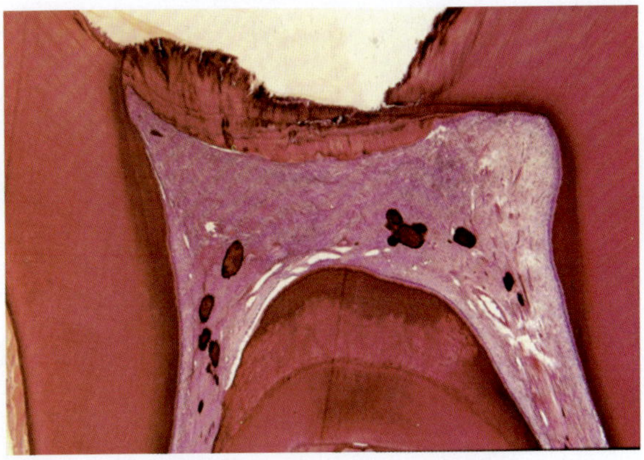

图 15-40 慢性闭锁性牙髓炎

深龋下方的牙髓内局灶性炎性肉芽组织形成，多种炎细胞浸润，殆面深龋相对应的髓室顶见修复性牙本质形成

慢性闭锁性牙髓炎如果不及时治疗，也可在机体抵抗力低下、细菌毒性增强时转化成急性牙髓炎。

【鉴别诊断】 需与急性牙髓炎、牙髓坏死、深龋等鉴别。

2．慢性溃疡性牙髓炎（chronic ulcerative pulpitis） 是指牙髓腔与外界相通、暴露的牙髓表面为溃疡改变的慢性牙髓炎。

【临床】 典型的临床特征是遇冷热刺激痛或食物嵌入龋洞后剧痛，刺激除去后疼痛仍可持续一段时间。有时进食酸甜食物也可引起疼痛。偶尔穿髓孔小或坏死组织多时，也可出现自发痛。若炎症累及根髓至根尖周时，患牙也可咬合不适或轻微咬合痛。

【病理】 肉眼见患牙有较大的穿髓孔。镜下见牙髓内形成不等量炎性肉芽组织，可见伴慢性炎症细胞浸润的新生毛细血管和胶原纤维，深部活髓内可见血管扩张、充血。肉芽组织表面被覆炎性渗出物、坏死组织及食物残渣等。有时溃疡表面有不规则性钙化物或相邻牙本质髓腔侧修复性牙本质形成。

慢性溃疡性牙髓炎如果能够及时有效治疗的话，可以保存深部的活髓；否则炎症逐渐累及整个牙髓，最后可以导致牙髓坏死。

【鉴别诊断】 需与急性牙髓炎、深龋、慢性闭锁性牙髓炎鉴别。

3．慢性增生性牙髓炎（chronic hyperplastic pulpitis） 为牙髓腔与外界相通，暴露的牙髓表面呈息肉状，经穿髓孔向外突出的慢性牙髓炎，其增生物又称牙髓息肉（pulp polyp）。

【临床特点】 患牙有大而深的龋洞，内有充满整个龋洞的红色肉芽组织突向口腔为其特点。临床上质地较韧，探诊不敏感，往往无明显自发性疼痛症状，但进食时易出血或有轻微疼痛，故患牙往往长期废用，牙石堆积。这种患牙多见于儿童或青少年，其根尖孔粗大、血液供应良好，尤其乳磨牙或第一恒磨牙。

【病理改变】 肉眼见患牙增生的红色活髓息肉呈蕈状充满龋洞（图 15-41A）。镜下见增生的牙髓息肉为炎性肉芽组织，近表面缺乏感觉神经。根据息肉表面是否有上皮覆盖分为两种情况，即溃疡型和上皮型。溃疡型者增生的肉芽组织表面无上皮覆盖，呈鲜红或暗红色，探诊易出血；镜下见深部由富于炎细胞的新生毛细血管和成纤维细胞的肉芽组织组成，其表面为炎性渗出物和坏死组织。上皮型者肉眼见表面粉红色，质地坚实；镜下见肉芽组织息肉表面被覆着复层鳞状上皮（图 15-41B）。其上皮来源可能为口腔黏膜上皮细胞脱落种植而来，或由龋洞邻近的牙龈上皮增生、爬行而来。

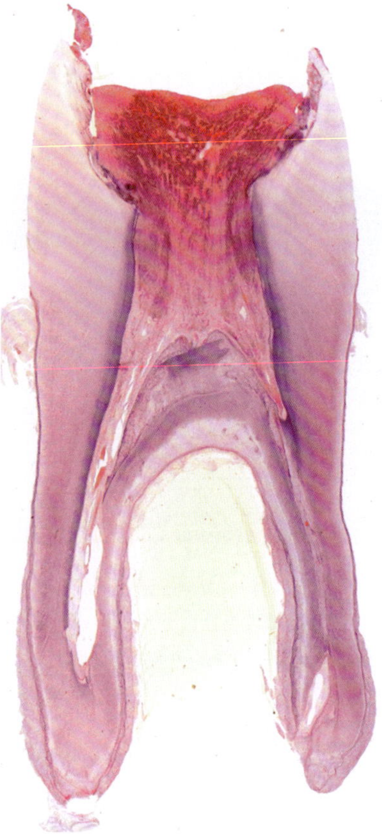

A

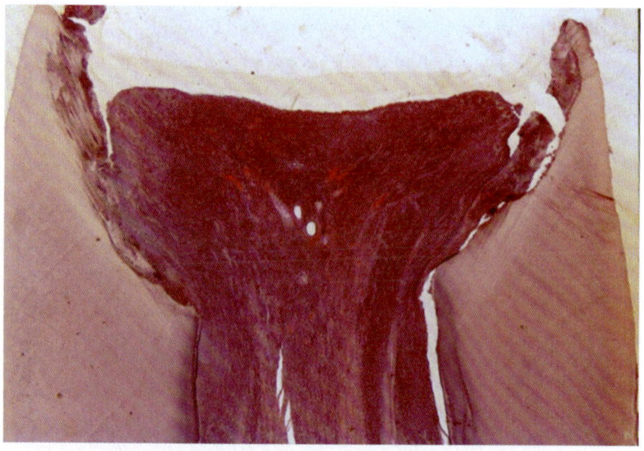

B

图 15-41 慢性增生性牙髓炎（上皮型）

A．增生的红色活髓息肉呈蕈状充满龋洞（低倍）；B．图 15-41A 的放大，肉芽组织息肉表面被覆着复层鳞状上皮

【鉴别诊断】 需与牙龈息肉、牙周膜息肉等鉴别。

此外，临床上可以见到两种特殊的牙髓炎：一种是逆行性牙髓炎（retrograde pulpitis），即来自牙周的病变通过根尖孔或侧枝根管逆行感染牙髓的情况。其临床上呈牙周-牙髓联合病变体征，镜下可以表现为起自根髓的急性或慢性牙髓炎，炎症往往可局限在根髓，也可逐渐累及冠髓。另一种为残髓炎（residual pulpitis），是指发生在由于根管治疗时残留了感染的根髓或因多根牙遗漏了未处理的根管内的牙髓发生的炎症。临床上除具有牙髓炎的症状外，往往由于炎症发生于残留在近根尖的牙髓内，故常伴有根尖咬合不适或咬合痛等症状。病理学上主要表现为余留残髓的慢性炎症，重者可出现脓肿或牙髓坏死。

二、牙髓变性

牙髓变性（pulp degeneration）是指牙髓组织由于血供不足，导致牙髓呈现的结构和功能的退行性变化。

【病因】 各种理化、细菌等刺激因素长期、缓慢作用于牙都可能直接或间接地使牙髓组织产生慢性退行性变化；由于创伤等因素或年长者根尖部牙骨质不断增生使根尖孔明显缩窄，导致牙髓血供不足、代谢障碍，进而也可形成牙髓变性。

【临床特点】 多无自觉症状，少数可有剧烈自发痛似三叉神经痛，但无扳机点。

【病理特点】 根据形成的组织学特征不同主要分为如下四种：

1．成牙本质细胞层空泡性变（vacuolar degeneration of the odontoblastic layer） 指成牙本质细胞内或细胞间液体积聚形成水泡。多为细菌及其毒素、牙治疗性创伤或刺激性充填材料等刺激牙所致。镜下见成牙本质细胞内或细胞间水泡，挤压成牙本质细胞使之成堆，形似稻草，细胞体积缩小，严重者细胞可减少或消失（图 15-42）。

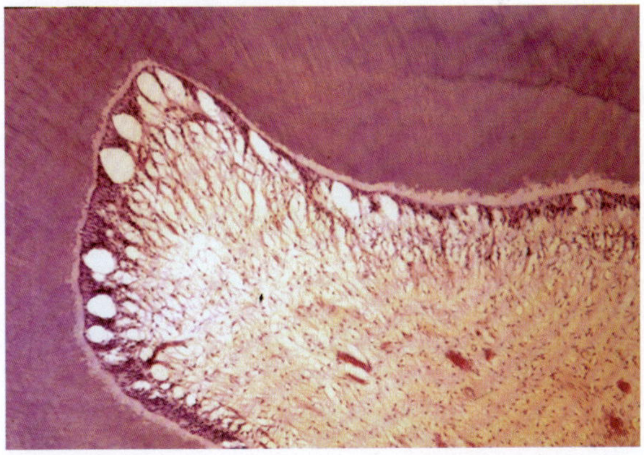

图 15-42　牙髓成牙本质细胞层空泡性变

髓室内成牙本质内或细胞间形成水泡，挤压成牙本质细胞使之成堆，形似稻草

2．牙髓钙化（pulp calcification） 是指牙髓由于营养不良性变性，钙盐不断在退变的牙髓上沉积形成的弥漫性或颗粒状钙盐沉积。前者称弥漫性钙化，多弥散地见于根髓内（图 15-43A）；后者称髓石，多以大块形式游离或附着于冠部的髓腔内（图 15-43B）。后者在 X 线片下可见髓腔内有大小不等的阻射影像。髓石多无症状，少数可因充满髓腔影响治疗，偶有随体位变化出现疼痛者，疼痛有时可以沿三叉神经分布。镜下见弥漫性钙化多沿细长的玻璃样变的纤维分布；髓石剖面呈同心环状成层的结构，有时可形成牙本质小管样结构或牙骨质样结构等（图 15-43C）。

3．牙髓纤维性变（pulp fibrosis） 牙髓的细胞成分和血管等明显减少，纤维成分明显增多，且常呈均匀粉染的玻璃样变性。老年人多见。

4．牙髓网状萎缩（pulp reticular atrophy） 指牙髓中出现大小不等的空泡样间隙，其中充满液体，牙髓细胞减少，成牙本质细胞、血管神经都减少或消失，使整个牙髓似纤维网状结构。多见于老年人。

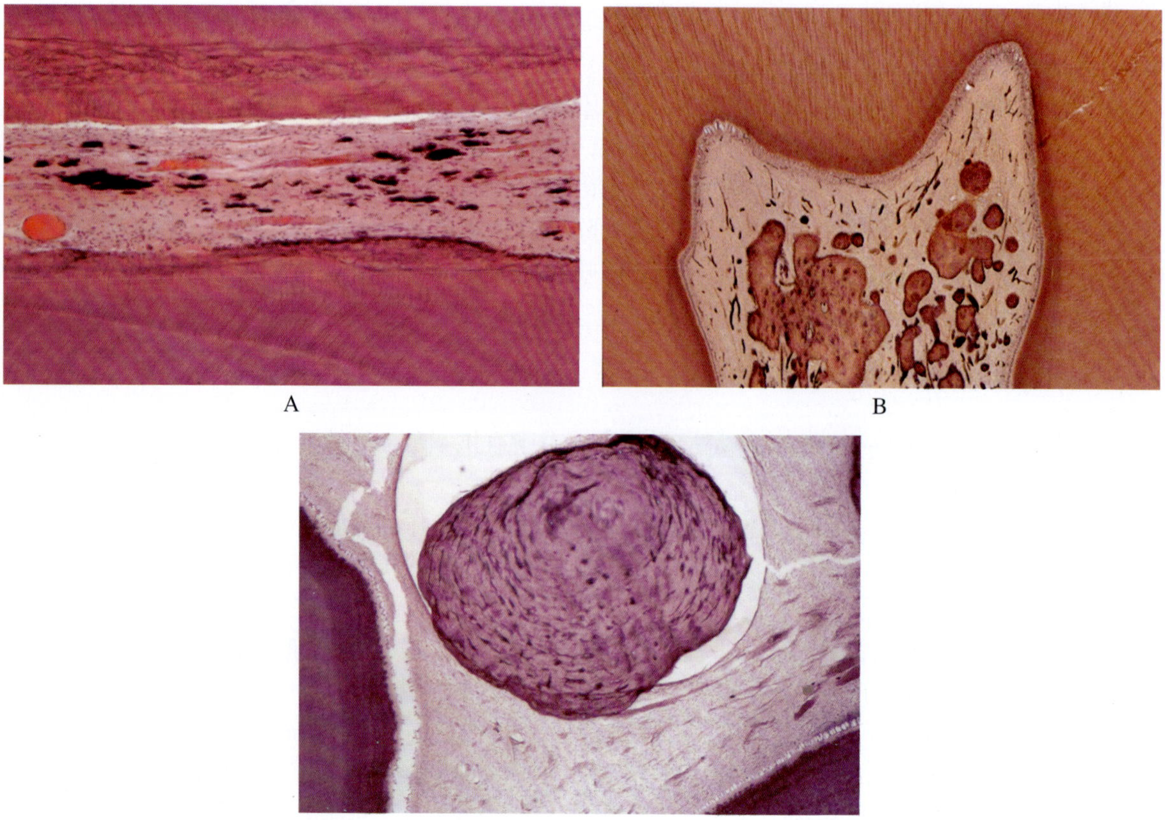

A B

C

图 15-43 牙髓钙化

A．根髓内与纤维平行排列的弥漫钙化；B．冠髓内有较多大小不等的颗粒状髓石；C．髓室内较大的髓石呈同心环状结构，似有细胞性牙骨质样结构

三、牙髓坏死与坏疽

【病因】 牙髓坏死（pulp necrosis）常常由未经适当治疗的牙髓炎发展而来，也可由创伤及医源性损伤如某些强化学性刺激的药物如亚砷酸、三聚甲醛、一些充填材料的刺激或微渗漏以及过度用力的正畸治疗等所致。某些严重老年性营养不良也可因牙髓营养不良导致牙髓坏死。

【临床】 患者一般无自觉症状，多因牙冠呈黑黄色或灰色等变色而来就诊。完全坏死的牙牙髓活力测试无反应；部分坏死的牙可能出现牙髓炎症状。患牙往往曾经有过冷热刺激痛或牙外伤病史。

【病理】 坏死的牙髓呈无结构的红色颗粒状，细胞核固缩、核碎裂和核溶解。这是由于细胞核染色质在脱氧核糖核酸酶的作用下使 DNA 分解，核失去对碱性染料的亲和力，使染色变淡甚至完全消失，胞质和间质崩解成颗粒状，形成无结构物。邻近坏死区为慢性炎症。液化坏死的牙髓可累及邻近的牙本质，导致前期牙本质丧失，使细菌可以进入牙本质小管。因此，在进行根管治疗时必须除去受累牙本质。若牙髓坏死伴腐败菌感染则称牙髓坏疽（pulp gangrene）。牙髓坏疽时由于腐败菌分解坏死的牙髓组织，产生的硫化氢与血红蛋白中释放出来的铁相结合，可以生成硫化铁，使牙髓变成黑色或黑绿色。同时，腐败菌分解蛋白质可产生恶臭的吲哚类物质使牙髓气味难闻。

第五节 根尖周病
Diseases of Periapical Tissues

根尖周病（periapical diseases）是指发生在牙根尖部及其周围组织的各种病变。临床所说的根尖周病主要是指最常见的炎症性疾病，所以本节主要讨论根尖周炎。它多数是牙髓炎症扩散到根髓，感染根管并进一步发展至根尖周的结果，也可能是牙周炎的深牙周袋感染扩散所致。

根尖周炎（periapical periodontitis）往往以牙周膜受累为主，也常累及根尖周围牙槽骨和牙骨质，形成吸收和破坏。尽管其发生部位局限在狭窄的根尖区，但是由于牙周膜的循环、神经系统不同于牙髓，因此根尖周炎的临床特征明显不同于牙髓炎，即：牙周膜有来自牙龈的血管、进入根尖孔之前的牙髓血管和来自牙槽骨筛状骨板的众多血管的营养供应，具有良好的侧支循环系统，因此对炎症具有较强的组织修复能力；牙周膜中不仅有伴随血管而来的丰富神经纤维，而且有多种形态的神经末梢包括本体感受器，因此炎症时感觉敏锐，且可以明确定位患牙；此外，由于牙周膜的淋巴循环也很丰富，炎症时往往导致引流区淋巴结肿大。

根尖周炎随着感染微生物的毒力、理化刺激的强度、机体抵抗力的状况和局部治疗的情况不同而不断发展变化或转化，进而形成不同的病理学进展阶段和各异的组织学类型（图 15-44）。当机体抵抗力增强，可以使病变局限，血管和成纤维细胞增生，形成根尖肉芽肿；及时正确的局部治疗可以使病变局限，组织得到代偿性修复；不及时处理，或机体抵抗力低下、细菌毒力缓慢增强，则可使根尖周病变扩展，炎症反复刺激周围颌骨形成致密性骨炎；化脓性炎症在软组织内扩散，则可形成瘘管；毒力明显增强或抵抗力低下，则可使病变穿过颌骨，进入软组织内，并扩散形成间隙感染或蜂窝织炎；进入血液可形成败血症，或成为全身感染源。因此掌握根尖周炎的病理学变化和发展转归规律，了解其发病机制，对于指导临床正确治疗具有重要意义。

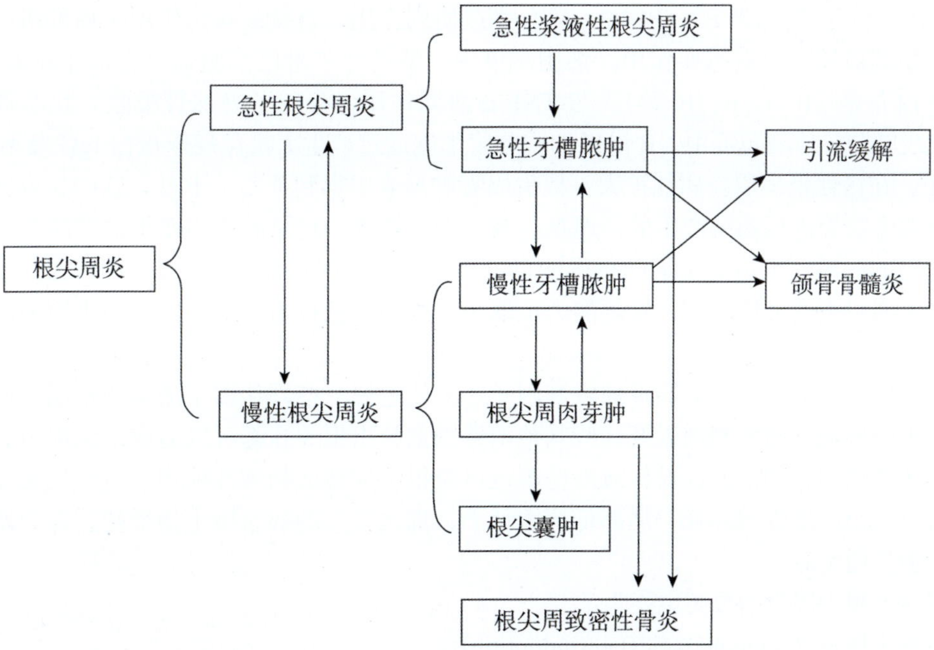

图 15-44 根尖周炎的种类及相互转换

一、病因及其发病机制

引起根尖周炎最重要的是细菌感染因素，机体的防御能力或免疫功能状况及一些理化刺激因子等也在根尖周感染的形成中起着一定作用。

细菌因素：感染通常来源于牙髓炎和牙髓坏死，其炎症性或坏死物质通过根尖孔，或通过牙周炎的深牙周袋到达根尖周组织，引起感染。引起根尖周炎的细菌通常是厌氧菌为主的混合性感染。有研究认为，密闭根管内的细菌以专性厌氧菌为主，且以 G^- 杆菌为多，如产黑色素拟杆菌、卟啉菌、普氏菌等，而开放性根管内则以兼性厌氧菌和一些需氧菌为主。有研究发现，有些感染的优势菌与临床症状相关，如伴有根尖疼痛、窦道形成、脓外溢和骨吸收者，常能检出卟啉菌、普氏菌、消化链球菌和真杆菌等；急性根尖炎有恶臭者常与普氏菌、牙髓卟啉菌和牙龈卟啉单胞菌有关；而顽固性根尖周炎，主要可以检出福赛坦菌、类肠球菌；而窦道不愈者主要与放线菌感染有关。这些细菌可以通过感染的根管进入根尖周组织，或经过牙周感染性病变的深牙周袋或侧支根管，或经过血液感染。近年有研究逐渐发现，感染根管内的细菌存在方式有两种，即呈浮游态（planktonic phase）或呈生物膜态（biofilm phase）。通常根管内的细菌多以生物膜态定植在局部根管侧壁上，当其增厚达一定程度时，可以从膜上脱离变成浮游菌，再游走到其他位置定植，形成新的生物膜，继续不断增殖、代谢和变化。因此其在根管内的浮游与定植的不断变化，改变或影响着病变向根尖区发展的速度。而根管内细菌发挥致病作用的机制主要是通过菌体内毒素及其代谢产物、通过产生各种酶类和刺激机体产生细胞因子，尤其白细胞介素 IL-1、IL-6、IL-8、TNF、前列腺素等，介导细胞外基质、破骨细胞相关活动因子活跃，直接或间接破坏根尖周组织，引起根尖周结缔组织和牙槽骨组织降解、吸收和破坏。根尖周组织炎症感染的程度取决于感染细菌的毒力、细菌的数量以及细菌感染持续的时间。

机体防御及免疫状态：机体在识别细菌等病源微生物及其衍生物时，通过非特异性免疫及特异性免疫的细胞免疫和体液免疫发挥积极的抵抗作用。非特异性防御反应中，中性粒细胞和巨噬细胞产生的白介素（IL-1、6、8）、肿瘤坏死因子 TNF-α、β 和巨噬细胞集落刺激因子（GM-CSF）、干扰素（IFN-γ）前列腺素 E2（PGE2）等分别或协同作用，直接或间接作用于局部组织，在根尖周组织的早期破坏中具有重要作用。细胞免疫中，辅助性 T 淋巴细胞通过合成干扰素（IFN-γ）、产生多种白介素（IL-4、6、10 等），与 TNF-α 协同作用，参与了局部骨吸收、胶原降解、慢性炎症形成或转归。体液免疫中，B 淋巴细胞和浆细胞通过产生大量免疫球蛋白 IgG 及不等量 IgA、IgM、IgE，在慢性根尖周炎病灶扩大、根尖周囊肿形成中得到证实。不过，这些免疫反应是机体针对病原微生物等进行防御产生的，但是，其长期、持续、过量的作用使机体的防御反应在抗击病原微生物的同时，也造成了不同程度的自身组织损害，间接形成了根尖周组织的进行性破坏。因此，根尖周组织的健康状态、修复能力也取决于机体的抵抗力、易感性和根尖周局部组织的血运及功能状态。

理化因素：能够引起根尖周炎的致病因子还不能忽视一些理化因子的刺激作用。通常，根管治疗中常用的砷剂、酚醛制剂以及一些其他消毒制剂超出根尖孔都可以造成根尖周组织的化学损伤；各类牙体创伤，如医源性操作或外伤等也可对根尖周造成物理性损伤。这些损伤导致根尖周局部出血、渗出、变性或坏死，局部抵抗力低下，加之带入的病原微生物增殖、毒力增强，进而形成各种根尖周炎症。

病理学上根尖周炎的分类主要为：

急性根尖周炎（acute periapical periodontitis）：

急性浆液性根尖周炎（acute serous periodontitis）

急性化脓性根尖周炎（acute suppurative periapical periodontitis）

慢性根尖周炎（chronic periapical periodontitis）：

根尖周脓肿（chronic periapical abscess）
根尖周肉芽肿（periapical granuloma）
根尖周囊肿（periapical cyst）（见口腔颌面部囊肿章）
根尖周致密性骨炎（periapical condense osteitis）（见颌骨疾病章）

二、急性根尖周炎

急性根尖周炎（acute periapical periodontitis）可以由牙髓炎症性病变或牙周感染进展而来，更多地为慢性根尖周炎急性发作所致。

【临床特点】 主要的临床症状为不同程度的咬合痛。初期患牙有轻度钝痛、浮出感和早接触。随着脓肿形成患牙逐渐伸长感明显，不能咬合，呈持续性自发痛，患牙疼痛定位明确，且对温度不敏感，叩诊疼痛剧烈。进一步当脓肿穿破牙槽骨达骨膜下时疼痛更加加剧，甚至搏动痛，此时全身不适，可能伴有发热，白细胞增多，局部淋巴结肿大。当脓汁穿破骨膜到达软组织或黏膜（皮肤）下时软组织肿胀，形成黏膜下或皮下脓肿——蜂窝织炎（cellulitis）。最后，脓肿破溃，脓汁排出引流，疼痛减轻，形成窦道，炎症转化成为慢性。偶尔类症引流不畅也可入血引起败血症。

急性根尖周炎可能具有如下排脓途径。①穿过骨髓腔，突破骨膜、黏膜或皮肤排脓；②穿透上颌窦底排脓；③穿过鼻底黏膜排脓；④通过根尖孔经根管向龋洞内排脓；⑤通过深牙周袋向龈沟或牙周袋内排脓。X线检查见患牙根尖周间隙增大，根尖周区硬骨板可能不清。若为慢性炎症急性发作则患牙根尖周牙槽骨有吸收。

【病理改变】 炎症初期，仅见患牙局部血管扩张、充血，浆液和白细胞渗出，组织水肿，即急性浆液性根尖周炎（acute serous periodontitis）。炎症进展后可见大量中性粒细胞渗出，并游走到病变牙周膜的局部形成小脓肿，周边有少量淋巴细胞和浆细胞、巨噬细胞等浸润，牙周膜逐渐出现坏死、液化。炎症继续发展，病变向周围牙槽骨扩散，甚至形成牙槽突局限性骨髓炎，称急性化脓性根尖周炎（acute suppurative periapical periodontitis），也称急性牙槽脓肿（acute alveolar abscess）。邻区组织内血管扩张充血、炎细胞浸润。脓汁若未及时引流，则可沿阻力小的部位排出，形成不同部位的排脓窦道（图 15-38 右侧牙根），也有的沿大面积破坏的龋洞排脓。

三、慢性根尖周炎

慢性根尖周炎（chronic periapical periodontitis）为根尖周急性炎症未能彻底引流或治愈、或慢性刺激长期作用于根尖周组织形成的慢性炎症反应。患者常因抵抗力状态不同，局部慢性炎症有时呈急性转化，或慢性炎症急性发作，临床上呈现反复发作表现。有时，当刺激长期缓慢作用于根尖周、机体抵抗力又很强时，可在患牙根尖周处引起牙槽骨的致密增生，而炎症轻微，称其为根尖周致密性骨炎（periapical condense osteitis）。因此，慢性根尖周炎常见的类型主要有根尖周肉芽肿、慢性根尖周脓肿、根尖周囊肿及与其预后密切相关的根尖周致密性骨炎等。本节只学习慢性根尖周脓肿、根尖肉芽肿，其余者见相应章节。

（一）根尖周肉芽肿

由于根尖周区病源微生物及其代谢产物的长期缓慢刺激，使根尖周组织吸收、破坏，逐渐被炎性增生物的肉芽组织所取代，称为根尖周肉芽肿（periapical granuloma）。

【临床特点】 患者多无自觉症状，只有少数伴咀嚼不适或轻微疼痛。检查患牙常有深龋洞，或曾咀嚼不适而长期废用，牙石沉积。X线片检查发现，患牙根尖区有界限清楚的圆形透射阴影，病变范围大小依病程长短而不同，患病时间长者根尖区牙周间隙大，否则相反。若病变处于稳定状态或进行缓慢，则病变周围可以见到阻射的硬骨缘。

【病理改变】 病变早期，根尖周局限性充血、水肿，炎性肉芽组织增生；病变不断扩展，炎症及肉芽组织范围进一步扩大，周围纤维组织增生，形成肉芽肿（图 15-45a）。肉芽组织中可见成簇的吞噬脂质的泡沫细胞（图 15-45b）及胆固醇结晶溶解后遗留的梭形裂隙存在，裂隙周围有多核巨细胞，局部有出血。部分根尖周肉芽肿内可见有增生的上皮团或上皮网（图 15-45c），其来源可能为：①残存的 Malassez 上皮剩余；②上颌邻近鼻腔或上颌窦并穿孔者可能来源于呼吸上皮；③经瘘道口长入的黏膜或皮肤上皮；④经深牙周袋爬入的上皮等。

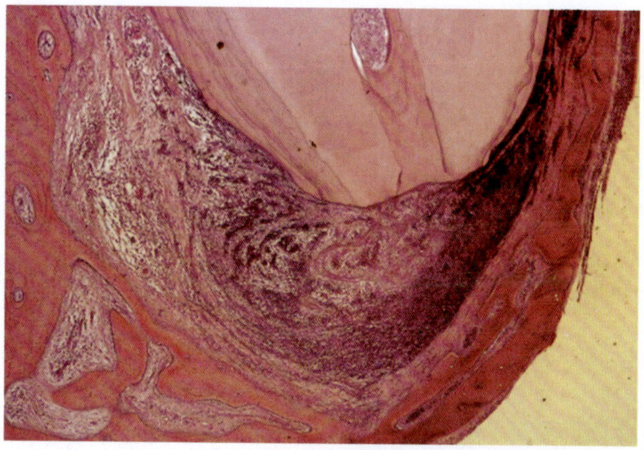

A

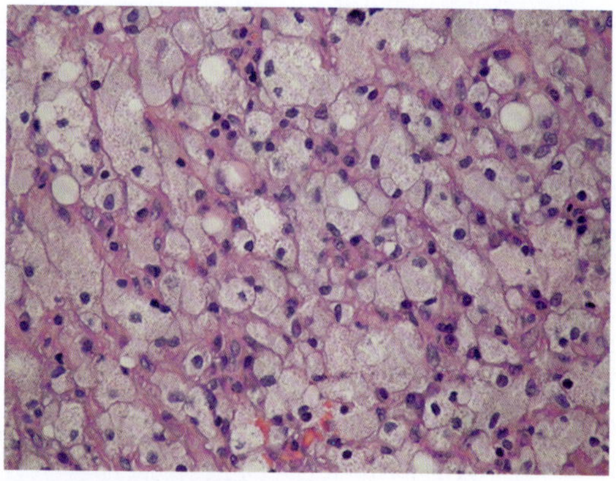

B

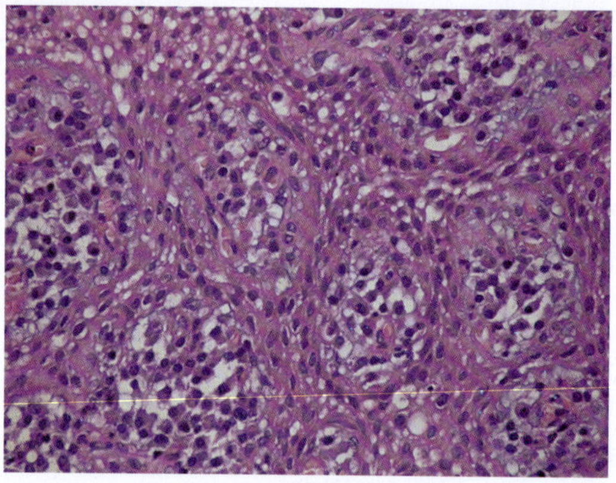

C

图 15-45 根尖肉芽肿

A．根尖肉芽肿低倍镜观；B．肉芽肿中可见到很多泡沫细胞；C．肉芽肿中的炎症细胞及增生的上皮网

根尖周肉芽肿的结局：依机体的变化状况和细菌作用的强弱而不同。①机体抵抗力若增强则纤维性修复作用增强，病变缩小；反之，病变扩大。②根尖周肉芽肿中的上皮中央液化变性，或上皮包裹炎性肉芽组织、其中心退化变性，或增生的上皮被覆脓腔等，都可使根尖周肉芽肿变成根尖周囊肿；③较大的根尖周肉芽肿中心缺乏血供、液化坏死，加之细菌毒力增强，可形成根尖周脓肿，或者向周围组织穿孔引流形成窦道，或者形成周围软组织间隙感染；④部分年轻患者机体抵抗力强，在低毒力细菌长期作用下，可以使根尖周肉芽肿逐渐缩小，根尖周牙槽骨沉积，骨小梁变密，骨密度增大，纤维组织增生，少量慢性炎症细胞浸润，形成根尖周致密性骨炎（condensing osteitis），X 线下根尖周呈现致密的局灶性阻射影像。

【鉴别诊断】 需与慢性根尖周脓肿及根尖周囊肿鉴别。

（二）慢性根尖周脓肿

慢性根尖周脓肿（chronic periapical abscess）：又称慢性牙槽脓肿（chronic alveolar abscess）。可直接由急性根尖周炎未治愈转化而来，或根尖肉芽肿发展所致。

【临床特点】 多无明显症状，只有少数患牙伴咀嚼不适或轻微疼痛。也有因牙龈发现小脓包而就诊者。检查患牙多对叩诊、探诊和温度无明显反应，牙髓活力降低或无反应。常可在患牙附近黏膜上或皮肤找到可挤出脓液的窦道开口。X 线检查可见患牙根尖区有不同大小的透光影像。

【病理改变】 患牙根尖周有污秽的脓性分泌物附着，牙周膜内有脓肿形成，中央为液化坏死的无结构物和吞噬了异物的大量中性粒细胞；周围为炎性肉芽组织，散在中性粒细胞、淋巴细胞、浆细胞及巨噬细胞浸润，可见毛细血管和成纤维细胞增生；其外周围绕有纤维性结缔组织（见图 15-46 右侧根端）。牙槽骨和牙骨质呈不同程度的窝状吸收，窝内富于破骨细胞。

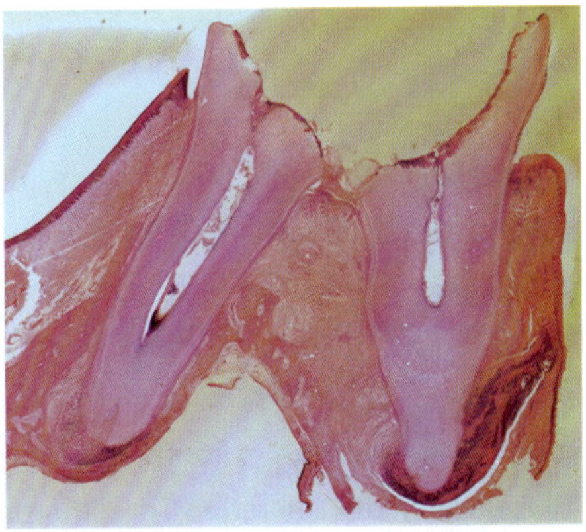

图 15-46　慢性根尖周炎

同一磨牙的两个残根呈现根尖周炎的不同表现。左侧牙根端形成根尖肉芽肿；右侧牙根形成根尖脓肿，并见瘘管形成即将开口于黏膜表面

总之，牙体组织疾病包括龋病、牙髓病和根尖周病。龋病如不及时治疗，会向牙髓炎进展，进一步可引起各种根尖周炎形成。此前任何阶段及时正确的治疗都可使病变终止；否则，炎症扩散可以形成软组织间隙感染，或形成颌骨骨髓炎，抵抗力较强、独立较弱的缓慢刺激，也可以形成致密性骨炎。由龋病发展的牙体感染性病变，其转归可以总结如图 15-47。

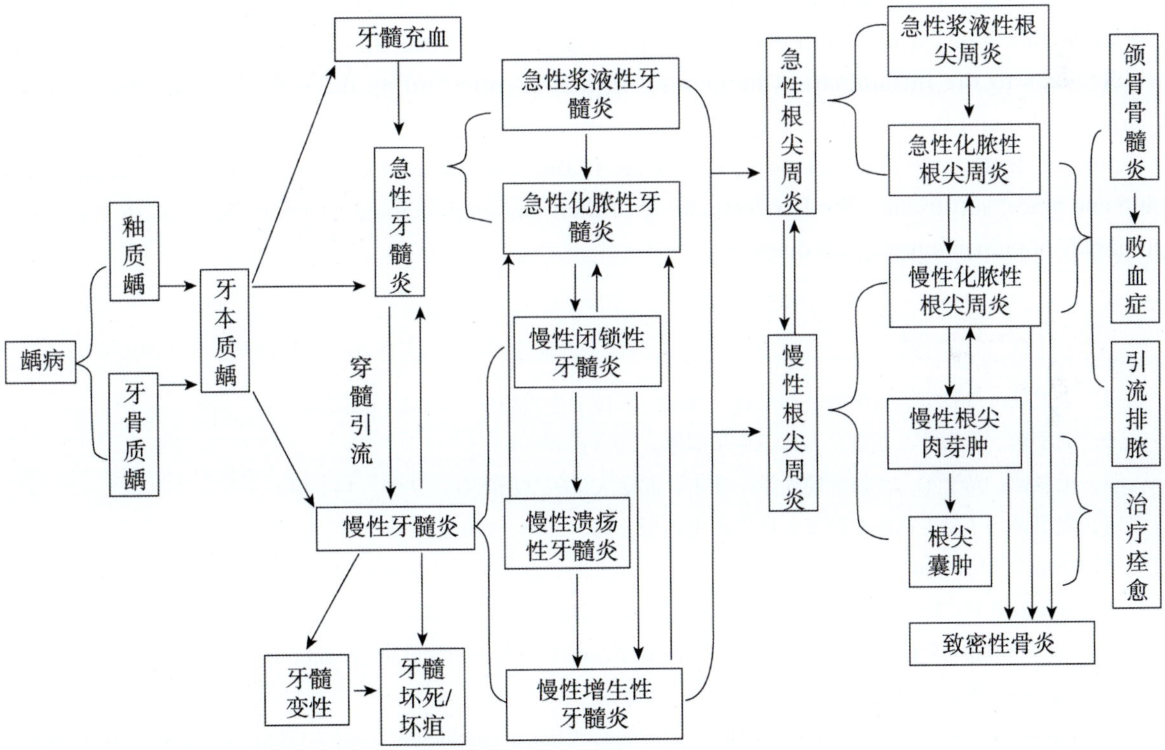

图 15-47　牙体感染性疾病的相互转化与结局（示意图）

Summary

Various pathogenic factors may play roles during or after the development of dental tissues, and leads to dental diseases in hard tissues, or the soft one such as pulp and periapical soft tissues. The dental disease comprises dental non-caries diseases, caries and dental pulp and periapical diseases. The non-caries diseases are mainly originated from the disorder of development of teeth and compose of alterations in the structure of the teeth, disorders of the number, of the shape and of the color of the teeth and the loss of tooth structures from acquired dispositions. The alteration in the structure of the teeth includes alterations in the structure of enamel (the Tuner tooth, congenital syphilitic teeth, dental fluorosis, enamel opacities; amelogenesis imperfecta), alterations in the structure of dentin (dentinogenesis imperfecta type Ⅱ、Dentin dysplasia) and alterations in the structure of cementum. Caries is the most common bacterial infection disease that occurs in dental hard tissues. In its etiology of three primary factors theory/four primary factors theory, the bacteria and plaque play an important role in the carious development. To comprehend the structural changes of each four layers of enamel caries and dentin caries, the regular pattern of the histopathology structure of cementum caries and the different observation methods, one must understand well the mechanism of the mineralization and remineralization of caries. Pulp disease and periapical disease are the results of caries development which leads to the inflammation happening in dental pulp and apical soft tissues. The clinical characteristics and the end up of these inflammatory diseases reveal the characteristics of histological structure of dental pulp and periapical soft tissue. It also discloses the development of inflammation in pulp and apical soft tissues. Well understanding of their histopathological structure helps us to know the prognosis of pulp and periapical diseases.

参考文献

1. 于世风. 口腔组织病理学. 第七版, 北京: 人民卫生出版社, 2012: 138-200.
2. 周学东. 龋病学. 北京: 人民卫生出版社, 2011: 82-93.
3. 王嘉德, 高学军. 牙体牙髓病学. 北京: 北京大学医学出版社, 2006: 142-149.
4. 史俊男. 牙髓生物学. 西安: 世界图书出版公司, 2006: 130-175.
5. Usha C, Sathyanarayanan R. Dentalcaries-a complete changeover. J conserv dent, 2009, 12: 46-54.
6. Selwitz R H, Ismail A I, Pitts N B. Dental caries. The Lancet, 2007, 369: 51-59.
7. Jan C-C Hu, Chun Y H, Turki A H, et al. Enamel formation and amelogenesis imperfecta. Cell Tissues orgnans, 2007, 186: 78-85.
8. Joseph A, James J, Rachard CK. Oral Pathology, Clinical pathologic (6th). USA: Saunders, 2012: 373-388.
9. Jan C-C Hu, Yasuo Y, Fumiko Y, et al. Proteomics and genetics of dental enamel. Cell Tissues organs, 2005, 181: 219-231.

（李翠英）

第十六章　颌骨疾病
Diseases of the Jaws

第一节　颌骨骨髓炎
Osteomyelitis of the Jaws

颌骨骨髓炎（osteomyelitis of the jaws）是指发生于颌骨骨质和骨髓的炎症，多数为化脓性炎症，常与颌面部软组织炎症同时存在。最常见的病原菌是化脓性细菌，以金黄色葡萄球菌和溶血性链球菌为主，也可见肺炎球菌和大肠埃希菌，临床上多为混合性细菌感染。少数为结核分枝杆菌、螺旋体和放线菌等引起的特异性炎症。

一、急性化脓性骨髓炎

急性化脓性骨髓炎（acute suppurative osteomyelitis）多来自于牙源性感染，常继发急性根尖脓肿和根尖肉芽肿或根尖周囊肿等慢性根尖病变，少数情况亦可由外伤后感染和血行感染引起。病原菌主要为金黄色葡萄球菌和链球菌。

【临床】 成人急性化脓性颌骨骨髓炎主要发生于下颌骨，病灶牙以第一磨牙最多见。目前已很少见的婴幼儿急性化脓性颌骨骨髓炎多发生于出生后 2 ~ 3 周，几乎均发生于上颌骨，又称为新生儿上颌骨骨髓炎（neonatal maxillitis），一般认为分娩过程中或哺乳时所致的腭黏膜外伤是主要感染途径。

急性化脓性颌骨骨髓炎起病急，局部和全身症状明显，严重者可并发败血症、颅内感染等。患部剧烈疼痛，可出现多个牙松动，伴区域淋巴结反应性肿大和白细胞计数增高。严重者出现发热、寒战、疲倦等全身症状。发生于上颌者，早期感染较局限，病变发展可并发上颌窦炎。发生于下颌者，炎症较弥散、广泛，可出现下唇麻木，若炎症侵犯咀嚼肌时，可引起张口受限。

【病理】 骨髓组织高度充血和炎症性水肿，并见大量的中性粒细胞浸润；且随炎症的进行，组织溶解坏死，骨髓腔以化脓性渗出物和坏死物质充满，形成脓肿；病变区骨小梁的成骨活性降低，破骨活性增高；残存于脓肿内或坏死组织内的海绵状骨小梁，由于失去血供而导致成骨细胞和骨细胞的完全消失，形成死骨（sequestrum），其周围有炎性肉芽组织。

二、慢性化脓性骨髓炎

颌骨慢性化脓性骨髓炎（chronic suppurative osteomyelitis）较多见，可由于急性期治疗不当、或毒力弱的细菌感染引起。

【临床】 下颌磨牙区好发，患部可表现不同程度的疼痛和肿胀，与急性化脓性炎症相比程度较轻。牙松动和咬合痛不常见，相应的面部有炎症浸润，瘘管流脓，可伴有不同程度的开口受限。当瘘管堵塞时可转变为急性炎症。如果死骨形成广泛，可导致病理性骨折。X 线表现虫食状（moth-eaten）骨吸收，为界限不清的透射影，有局灶性阻射影，可能为死骨结构。伴有骨新生时，则有骨硬化的表现。

【病理】 其主要病理表现为伴有明显骨吸收和死骨形成的化脓性病灶。死骨主要表现为骨细胞消失，骨陷窝空虚，骨小梁周围缺乏成骨细胞。死骨周围有炎症性肉芽组织，使死骨与周围组织分离。小块死骨可从瘘管排出，大块死骨周围有纤维结缔组织围绕。病变周围有时可见成纤维细胞和毛细血管增生，伴不同程度的淋巴细胞、浆细胞、巨噬细胞和中性粒细胞浸润。死骨摘除后，纤维组织增生活跃，分化出成骨细胞，并形成反应性新骨。

三、慢性骨髓炎伴增生性骨膜炎

慢性骨髓炎伴增生性骨膜炎（chronic osteomyelitis with proliferative periostitis）又称为 Garre 骨髓炎（Garré's osteomyelitis）、Garre 慢性非化脓性硬化性骨炎（Garré's chronic nonsuppurative sclerosing ostitis）或骨化性骨膜炎（periostitis ossificans）。是一种伴明显骨膜炎症反应的慢性骨髓炎亚型。多由于慢性根尖周炎、牙周炎或拔牙创感染的持续存在，通过密质骨刺激骨膜，导致骨膜下反应性新骨形成。

【临床】 好发于青少年，下颌骨比上颌骨多见，下颌后份为典型的好发部位。表现为无痛性颌骨肿胀，质地坚硬，表面黏膜和皮肤色泽正常。病程发展缓慢，X 线表现为特征性的密质骨的肥厚，在骨密质外有不规则的骨质增生，形成双层或多层骨密质，骨髓腔内可有点状破坏。

【病理】 骨膜下反应性新骨形成本病的特点。在密质骨的表面，新生骨小梁与骨面垂直，互相呈平行排列，周围有成骨细胞围绕。骨小梁之间由纤维结缔组织构成，伴有散在的淋巴细胞和浆细胞浸润。病变中炎症细胞较少时，需与纤维 - 骨性病损相鉴别。

四、慢性局灶性硬化性骨髓炎

慢性局灶性硬化性骨髓炎（chronic focal sclerosing osteomyelitis）又称为致密性骨炎（condensing osteitis）。是轻度感染导致骨的局灶性反应，多与慢性根尖周炎有关。有时也可发生于无修补的正常牙附近，提示咬合紊乱也可能有致病作用。

【临床】 可发生于任何年龄，但青年人多见。患者一般无特定症状，多在常规 X 线检查中偶然发现。多发生于下颌第一磨牙的根尖区，少数见于下颌第二磨牙或前磨牙的根尖区。在牙拔除后，病变可残留于颌骨内，X 线表现为圆形界限清楚的阻射区，局限于一个或两个牙的根尖区，与牙根容易识别，这点可以与其他牙骨质增生性疾病相鉴别。

【病理】 病变区骨小梁比周围正常骨组织致密，主要是由编织骨和板层骨构成的不规则的骨小梁，其中含有复杂的嗜碱性线，狭小的骨髓腔含疏松的纤维结缔组织，可见少量淋巴细胞浸润。

致密性骨炎可视为一种防御性反应，与健康无害，无需治疗。但有时需与根尖周牙骨质结构不良、骨瘤、成骨细胞瘤和牙骨质增生性病变相鉴别。

五、结核性骨髓炎

颌骨的结核性骨髓炎（tuberculous osteomyelitis）较为少见，常为身体其他部位结核的继发病。结核分枝杆菌侵入颌骨的途径主要有肺等其他脏器的结核病灶，其结核分枝杆菌通过血行感染侵入颌骨，这种情况较多见；其次为牙龈等口腔黏膜的结核病灶直接侵犯颌骨；结核分枝杆菌还可经开放性龋洞、拔牙创或在牙萌出期侵入颌骨。

【临床】 颌骨结核在全身骨骼系统结核病变中的发病率较低，一般多见于儿童，上下颌骨均可发生。常伴发一般化脓性感染，其临床表现类似于慢性化脓性骨髓炎。经血行感染的颌骨结核，可形成广泛的颌骨病变，易发生病理性骨折。骨内的结核病变波及皮肤表面，可形成冷脓肿，或破溃形成瘘管。X 线表现为颌骨膨胀病变部位边缘模糊，不整齐，下颌骨可形成囊肿样腔洞，洞内可见不清晰的死骨影像。

【病理】颌骨骨髓腔内形成结核性肉芽组织，由上皮样细胞（epithelioid cell）、朗汉斯巨细胞（Langhans giant cell）以及散在炎症细胞聚集形成所谓上皮样细胞结节。结节中心常见干酪样坏死（caseous necrosis），周围可见增生的纤维结缔组织（图 16-1）。有时可见死骨形成。若继发一般化脓性感染时，除淋巴细胞浸润外，还可见大量的中性粒细胞，有时可形成脓肿。

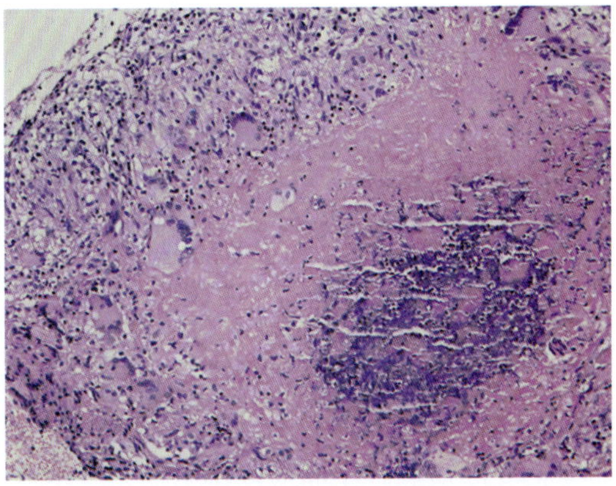

图 16-1　颌骨结核性骨髓炎

六、放射性骨髓炎

颌骨放射性骨髓炎（radiation osteomyelitis）又称为放射性骨坏死（osteoradionecrosis），是头颈部恶性肿瘤放射治疗的严重并发症，其发生率与放射量的大小有关。一般认为 60Gy 照射量以下不会引起骨坏死，60 ~ 70Gy 则骨坏死发生率为 1.8%，70Gy 以上发生率为 9%。儿童可能较成人更为敏感。

【病因】对于放射性骨坏死的病因及发病机制目前尚存在争论，主要有三种学说：①放射、创伤和感染学说，其核心是小动脉损害理论，即小动脉在照射后发生狭窄性内膜炎和周围炎，引起局部血液循环障碍，骨细胞活力因此逐渐丧失，且骨骼内含大量钙质，在同样放射照射条件下，骨骼较周围组织多吸收 30% ~ 40% 的放射能，同时因创伤而导致细菌侵入，引起骨组织的感染、坏死。②骨损害学说，照射后各种组织同时发生病理变化，骨细胞较血管损伤更为严重，认为放射线对骨细胞的直接作用导致骨坏死的发生，而血管变化引起的局部血液循环障碍，只是加重和延长了骨细胞的病理改变。③三低学说，是指照射后局部组织缺氧、细胞和血管成分明显减少，因此严重破坏了骨形成和骨代偿的微环境。总之，放射性骨坏死是由于照射导致的局部循环障碍、骨和骨髓内的各种细胞变性坏死和骨组织的修复能力低下或丧失而引起。

【临床】本病发病过程较缓慢，多在放疗后 0.5 ~ 3 年之内发病，往往在拔牙或局部损伤后发生创口不愈。主要临床症状表现为局部间断性疼痛，有时出现深部组织持续性剧痛，开口受限，牙龈和周围软组织发生蜂窝织炎，有瘘管形成，口臭明显。死骨逐渐暴露，周界不清，不易分离。与一般性骨感染或外伤相比，放射性骨坏死的死骨形成过程较慢，这可能与放射线对成骨和破骨均有损害有关。全身症状可表现为衰弱、消瘦、贫血等。X 线示照射区骨密度普遍降低，并伴有不规则的破坏，呈斑点状或虫蚀样边缘不整。

【病理】病变主要是骨的变性和坏死，骨髓炎或细菌感染为继发病变，多位于骨组织暴露的部分。皮质骨的变化比松质骨变化更为明显，在照射后的早期，表现为层板骨纹理结构粗糙，着色不均匀，部分骨细胞消失，骨陷窝空虚，并可见微裂，成骨和破骨现象均不明显。随后骨破坏加重，层板骨结构消失或断裂，骨细胞大部分消失，形成死骨。松质骨变化较轻，可见骨小梁萎缩，偶见骨微裂，但骨小梁边缘仍可见骨的沉积线。骨髓组织有不同程度的纤维化和炎症细胞浸润。变性骨周围可见大量破骨细胞和成骨细胞。颌骨照射区内血管变化不突出，可见小动脉内膜、内弹力层消失，肌层纤维化，外膜增厚，偶见动脉管腔内存在脱落的内皮细胞团块，或血栓形成。电镜下显示骨细胞皱缩，细胞器消失，细胞核的染色质凝集，骨基质的胶原纤维溶解变性。

第二节 代谢性颌骨疾病 Metabolic Jaw Diseases

一、Paget 病

Paget 病（Paget's disease）又称为畸形性骨炎（osteitis deformans），由 Paget 于 1877 年首先报告，是一种慢性进展性骨疾患。1923 年 Moore 首先报告了颌骨病变，随后不断有病例报告。

【病因】 最初人们认为 Paget 病是一种慢性炎症，随后对其病因提出了多种推测，其中包括自身免疫性疾病、甲状腺功能亢进相关的内分泌异常、先天性结缔组织代谢异常、自主神经系统介导的血管异常、副黏液病毒（paramyxovirus）或慢病毒（slow virus）感染等。推测本病可能存在三个阶段，起始期为骨吸收期；第二期或血管期可伴有不规则的成骨性修复，患者往往在这一期因症状明显而就医；终末期又称为硬化期，可表现已沉积骨基质的矿化以及病变内细胞和血管成分的减少。

【临床】 本病一般见于 50 岁以上患者，年轻患者也可发病。男女性别之比为 3∶2。全身骨骼中最易侵犯骶骨和骨盆，其次为腰椎和股骨。颌骨受累约见于 17% 的患者，常为双侧、对称性发病。上颌骨好发，约为下颌骨的 2 倍。起始症状常表现为患部骨骼的变形和疼痛，常见颌骨和头颅增大，颌骨膨大变形可导致牙移位、倾斜及咬合关系异常。无牙颌患者可因颌骨膨大而需更换义齿。颌骨增大严重时，口唇无法正常闭合而呈开口状态。颅底骨增厚，颅孔变窄可压迫神经血管，可有头痛、听力或视力障碍、面瘫和眩晕等神经症状。由于侵犯骨的血运增加，其表面皮肤温度可增高，表现皮肤潮红、肿胀，覆盖的表面黏膜也可见潮红，有多个浅在弯曲的血管。X 线检查可见早期病变为密度减低区，晚期病变骨质发生硬化，由于骨质疏松区和骨硬化区相间，其 X 线片呈棉絮状表现，颌骨病变区受累牙多见牙骨质增厚（hypercementosis），使牙根增长、根尖圆钝。

【病理】 本病的镜下特点是骨吸收和骨形成都很活跃。骨吸收活跃时，骨小梁呈窝状吸收，骨吸收区域被致密的、富含血管的结缔组织所取代；骨形成活跃时，可见较多的成骨细胞和骨基质沉积。由于病变中骨吸收和骨形成过程无一定规律，故新骨和旧骨之间形成错综迂回的嗜碱性线，骨的不断吸收与新生形成了所谓镶嵌结构（mosaic），为本病的典型组织学特点。病变晚期为硬化期，骨吸收活性降低，以骨形成为主，骨小梁粗大，骨髓腔缩小。牙根部大量牙骨质沉积为颌骨病变的特征，增生的牙骨质可环绕整个牙根，也可主要沉积于根尖部，牙骨质也可出现吸收和新生交替的镶嵌结构。

二、甲状旁腺功能亢进

甲状旁腺功能亢进（hyperparathyroidism）是指甲状旁腺素（PTH）分泌亢进而造成的全身性疾病。本病分为原发性（primary）、继发性（secondary）和遗传性（hereditary）三种类型。原发性甲状旁腺功能亢进是指甲状旁腺自身疾病引起的 PTH 分泌亢进，见于甲状旁腺肥大和良恶性肿瘤患者；继发性甲状旁腺功能亢进是由慢性肾功能不全、妊娠、维生素 D 代谢异常和低磷血症等原因，引起的甲状旁腺持续性分泌功能亢进。遗传性甲状旁腺功能亢进是一种常染色体显性遗传病，与位于染色体 1q21-q31 的内分泌肿瘤基因 HRPT2 的异常有关。

【临床】 甲状旁腺素可促进溶骨作用，被溶解的钙进入血液，可使血钙增高，而引起一系列的症状和体征。原发性甲状旁腺功能亢进可发生于任何年龄，尤其中年以上女性多见，轻者无症状，随高钙血症的加重，出现疲倦、肌力低下，如果进一步发展，则出现肾结石、骨病变、消化性溃疡和胰腺炎等。本病发展缓慢，肾、骨病及高血钙为诊断本病的重要三组表现。血清学检查，可见血清钙和血清 PTH 升高，并且常见血清磷降低、血清碱性磷酸酶升高。颌骨被侵犯时可增大，由于支持牙的骨组织很快被吸收，所以出现牙松动、移位、殆关系紊乱。X 线表现为界限清楚的局限性囊肿样的密度减低区，可单房或多房，牙槽骨的硬骨板（lamina dura）部分或全部消失。

【病理】 病变初期主要表现为骨改建亢进（high-turnover state），破骨细胞性骨吸收和成骨细胞性骨形成均处于亢进状态，在某种程度上保持着骨吸收和骨形成的平衡。随着病变进一步发展，骨小梁中可出现穿凿性吸收（tunneling resorption），吸收区被富含血管的纤维组织所取代，病变中可见较多的多核巨细胞，血管外红细胞聚集和含铁血黄素沉积，使病变呈棕褐色，因此本病又有棕色瘤（brown tumor）之称。在吸收区也可见反应性的新生骨。有时病变中的纤维组织成分可因液化、坏死而发生囊性变。

三、大块骨溶解症

大块骨溶解症（massive osteolysis）又称为幻影骨病（phantom bone disease）或消失骨病（vanishing bone disease），是一种罕见的、可导致慢性进行性骨溶解破坏的疾患。它是以增生性血管和结缔组织反应为特点的非肿瘤性疾病，受累骨可完全被纤维血管组织所取代。其病因及发病机制目前还不清楚。早年有学者认为与外伤有关，目前已不支持这种观点。本病无遗传倾向，在代谢、内分泌方面的研究也未帮助明确其病因。有学者认为本病的发生可能与血管性病变所引起的循环障碍有关，如血管扩张压迫骨小梁引起骨吸收或是血管性改变导致骨新生与骨吸收失去平衡。

【临床】 本病罕见，自 1838 年首次报告以来，至今报告病例数不超过 150 例。可以发生于任何骨骼，其中发生于颌面部者仅有 15 例报告。多发生于 39 岁以前，颌骨病变多见于下颌，上颌也可受累。起病较隐匿，临床上呈慢性进行性骨溶解过程，可长达数年，如不伴病理性骨折，疼痛不明显。下颌体大部吸收时，下颌后缩，嚼肌萎缩，面部塌陷畸形，还可导致牙松动、咀嚼困难和发音不清等症状。X 线检查可见颌骨不规则吸收，有时仅剩下颌缘（图 16-2A），可伴病理性骨折，无死骨形成及骨膜反应。

【病理】 肉眼观骨膜呈灰色，骨质软化，局部有血水样液体流出。镜下见骨组织消失，有纤维结缔组织代替，其中有较多壁薄而扩张的血管，有的血管腔相互吻合，可有少量炎症细胞浸润（图 16-2B）。偶见破骨细胞。

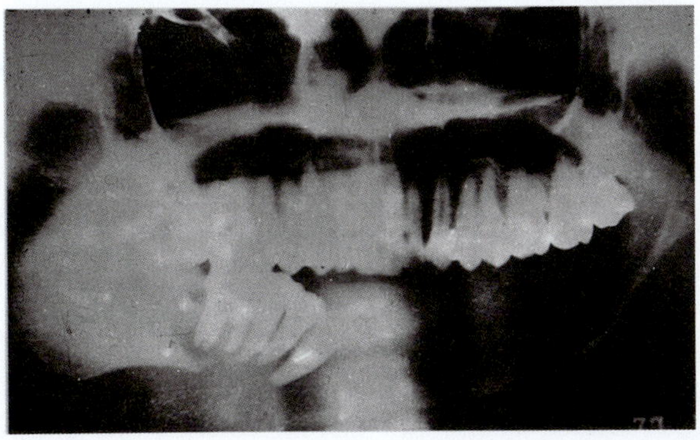

A

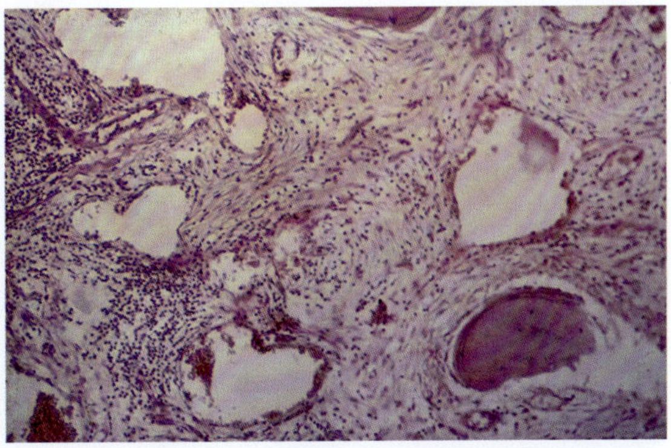

B

图 16-2　大块骨溶解症

A．X 线表现；B．大块骨溶解症组织学表现

第三节 遗传性颌骨疾病 Genetic Disorders of the Jaws

一、巨颌症

巨颌症（cherubism）又称家族性颌骨纤维异常增殖症（familial fibrous dysplasia of the jaws）、家族性颌骨多囊性病（familial multilocular cystic disease of jaws），是一种良性、具有自限性的疾病。本病较为少见，由 Jones 于 1933 年最先描述。常有家族倾向，目前认为是一种常染色体显性遗传性疾病。

【临床】 巨颌症仅发生于儿童，男性约为女性的 2 倍，发病年龄自 6 个月至 7 岁不等，7 岁以前病变发展较快，到青春期发展渐缓或停止进行。病变主要侵犯下颌骨，多见于下颌角区，常为颌骨对称性肿大，下颌牙槽突膨胀，使舌抬起，影响言语、咀嚼、吞咽和呼吸。上颌也可被侵犯，若侵犯眶底，可将眼球抬高，露出巩膜。上颌受累者常同时伴有下颌骨的广泛受累。颌骨表面光滑或呈不规则形，乳牙移位，牙列不整，牙间隙增大或牙缺失，恒牙也可发生移位，萌出困难。可伴颌下区和颈部的淋巴结肿大。X 线表现为颌骨对称性膨胀，有多囊性密度减低区（图 16-3），边界清楚，有少量骨间隔，早期病变仅限于下颌磨牙区或下颌角，继而可向升支及喙突发展，骨皮质变薄甚至消失。上颌结节及上颌窦也可被侵，但病变不如下颌清晰。常见多个未萌牙或移位牙位于囊性透射区。

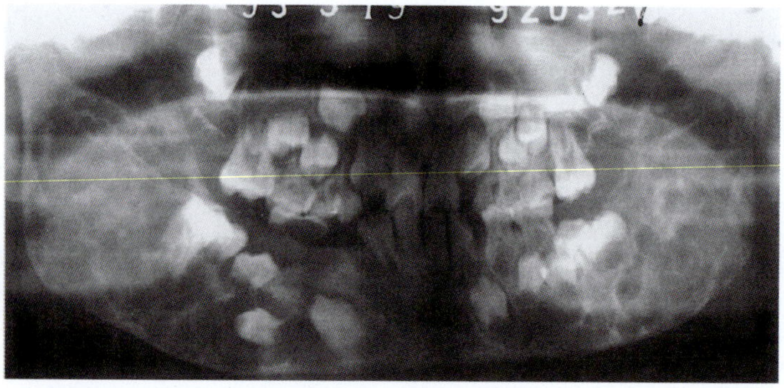

图 16-3 巨颌症

X 线表现双侧颌骨多囊性密度减低

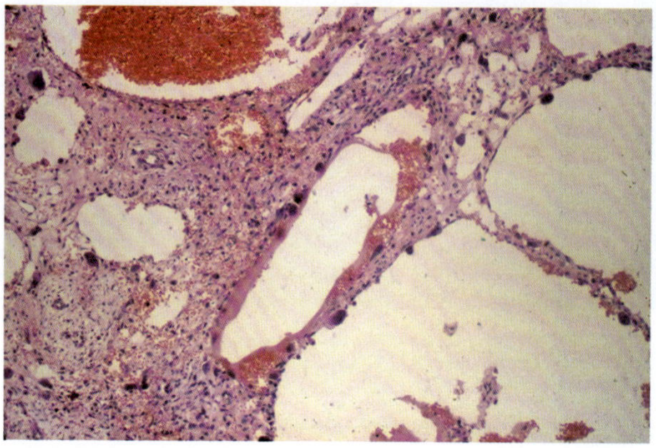

图 16-4 巨颌症组织学表现

【病理】 肉眼观病变组织呈红褐色或灰褐色，质软易碎。镜下见病变处骨组织被富于血管的纤维结缔组织代替。成纤维细胞较多，有明显的核仁，纤维纤细，排列疏松，其间有大量弥漫性或灶性分布的多核巨细胞。多核巨细胞大小不一，胞质内含细小的嗜酸颗粒。血管丰富，壁薄，在血管周围有嗜酸性物质呈袖口状沉积，多核巨细胞常围绕或紧贴血管壁，有的在血管腔内（图 16-4）。有新旧出血及少量的炎症细胞浸润。病变后期纤维成分增多，巨细胞减少，同时可见新骨形成。

【鉴别诊断】 一般可根据临床表现、X 线特点以及家族史等方面的资料来协助巨颌症的诊断。在临床上，双侧颌骨肿胀病例应注意与甲状旁腺功能亢进、婴儿骨皮质肥厚症和多发性牙源性角化囊肿相鉴别；单侧肿胀病例的鉴别诊断应包括：纤维异常增殖症、中心性巨细胞肉芽肿、朗格汉斯细胞组织细胞增生症以及牙源性肿瘤等。

二、骨硬化病

骨硬化病（osteopetrosis）又称为大理石骨病（marble bones），1904 年由 Albers-Schonberg 首先报告，故也称为 Albers-Schonberg 病。是一种少见的遗传性骨病，可分为良性常染色体显性型和恶性常染色体隐性型。主要表现为全身骨骼弥漫性骨密度增高，其发病与破骨细胞活性低下所导致的骨吸收功能缺陷有关。骨质不能按正常代谢进行破骨与成骨，骨质持续形成并逐渐替代髓腔，一直扩展至骨皮质表面，使骨质极度致密且脆弱。

【临床】 本病可分为两型。一型为恶性型或婴儿型，发生于出生前后，有些也可发生于儿童期，是最为严重的一型，起病较早者可于出生后不久即死亡。全身弥漫性的骨硬化可导致一系列症状，如：视神经萎缩、骨髓腔闭塞所致的贫血及继发肝脾大、发育不良、前额突出、脑水肿、垂体受压所致尿崩症、颅神经压迫症状、听力丧失以及骨质脆弱易骨折等。此型患者一般在 20 岁前死亡，死亡原因主要为贫血和继发感染。另一型为良性型或成人型，发病较晚，多在 20 岁以后才被发现。也可出现颅神经压迫症状，该型疾病最早出现的症状常常是病理性骨折。口腔症状主要包括：牙萌出迟缓、先天性牙缺失、畸形牙、釉质发育不全、牙根停止发育、牙早期脱落、牙间隙增大以及错殆畸形等，颌骨弥漫性硬化可发生畸形，由于骨髓腔缩小，易发生骨髓炎，并广泛形成死骨。X 线检查可见全身骨骼普遍硬化，骨皮质增厚，髓腔变窄或完全闭塞，颅骨变化主要在颅底，表现为密度均匀增加，增厚不明显，颅盖骨密度也可增大。颌骨皮质增厚，骨弥漫均匀硬化，骨髓腔为骨质所充填，牙槽骨硬板不明显（图 16-5A）。

【病理】 主要表现全身骨骼弥漫性硬化，其中以颅骨、肋骨及管状骨最为明显，脊椎骨等次之。颌骨改变为骨质增生，骨髓纤维化，骨小梁排列紊乱。骨皮质与髓质由于硬化而不易区分（图 16-5B）。骨皮质中的层板结构不规则，哈弗系统消失或不规则。骨小梁增厚且数目增多，骨

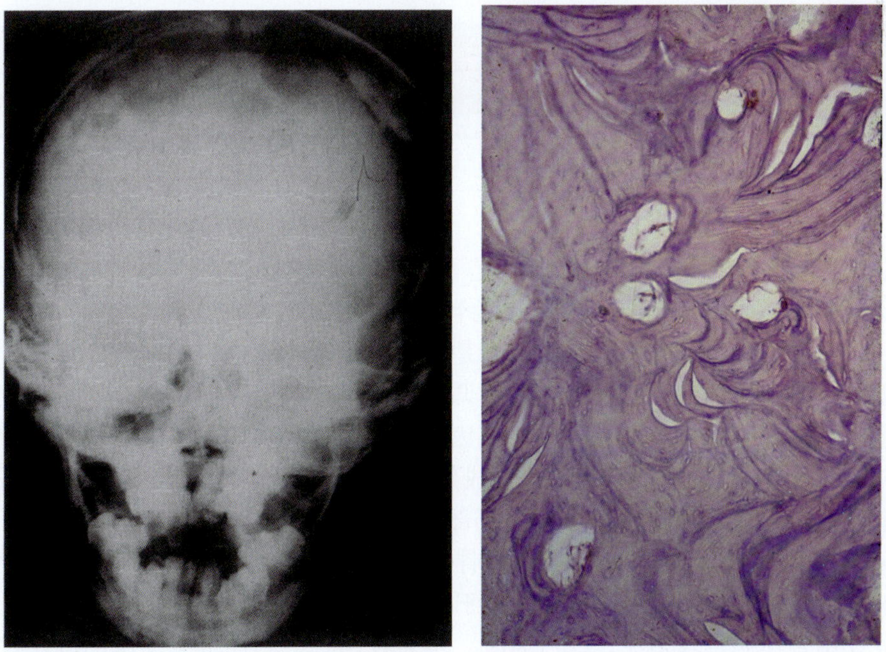

A　　　　B

图 16-5　骨硬化病

A. 头颅正位 X 线表现；B. 骨硬化病组织学表现

髓腔狭窄或闭塞，髓腔内血管及脂肪逐渐减少。缺乏破骨细胞，不能破骨，成骨正常。偏光镜下可见骨质中缺乏胶原基质原纤维，因此有骨折倾向。

三、成骨不全症

成骨不全症（osteogenesis imperfecta）又称为脆骨病（brittle bone disease），是一种常染色体显性遗传性疾病，可能是由于先天性胶原代谢异常而导致的骨基质形成不全。

本病可分为先天型和迟发型两种。先天型在出生时病变已明显，骨高度脆弱，大多为死产儿或出生后不久死亡。迟发型则在出生后不同时期发病，其特征为骨脆弱、易骨折，骨折后愈合速度正常，但可形成过多的骨痂，似骨肉瘤，也有发生于骨痂的骨肉瘤的病例报告。其他症状还有蓝色巩膜，这是由于巩膜极薄，透出脉络膜的蓝色所致。有时还可出现耳硬化所致的听力受损、关节韧带松弛以及毛细血管出血等症状。口腔症状有颌骨的皮质骨变薄，牙本质和釉质发育不全，易发生釉质折裂及早期丧失，牙冠小，牙根短，牙髓腔常闭塞。其病理表现主要为：骨皮质变薄，骨小梁纤细，常有微小骨折发生。

四、婴儿骨皮质肥厚症

婴儿骨皮质肥厚症（infantile cortical hyperostosis）又称 Caffey 病（Caffey’s disease），是一种具有自限性、引起骨皮质增厚的骨增生性疾患。

通常在出生后数月内发病，平均发病年龄为出生后 9 周。大多数病例具有家族史，也有散发病例。家族型病例较散发型病例起病早，可表现常染色体显性遗传特点。下颌骨是最常受累的部位，其他受累部位还有锁骨、长骨、上颌骨、肋骨和肩胛骨等。除了骨改变，覆盖于表面的软组织也常发生肿胀，如面、颈、头皮、胸及四肢深部肌肉的肿胀。有时还可出现发热、兴奋性亢进、假麻痹、吞咽困难、胸膜炎、贫血、白细胞增多、血沉加快以及碱性磷酸酶增高等。口腔常见症状包括下颌骨不对称变形，多见于下颌角及升支部。少数患者可伴严重错𬌗畸形。X 线见骨皮质增厚及硬化。

第四节 非牙源性颌骨肿瘤及瘤样病变
Tumors and Tumor-like Lesions of Non-odontogenic Origin

一、骨纤维异常增殖症

骨纤维异常增殖症（fibrous dysplasia）是一种常见的骨病，其特点是受累的骨组织逐渐被增生的纤维组织所替代，病变中含有数量不等的骨样组织或未成熟的骨小梁。

【病因】 本病的病因和发病机制尚不清楚，一般认为本病是一种非肿瘤性骨发育异常，可能与间叶细胞功能活性的紊乱或骨细胞活性调控机制的缺陷有关。近年有学者发现，骨纤维异常增殖症患者中存在编码 Gsα 膜相关蛋白基因的突变，这种异常可以改变成骨细胞增殖和分化的特性。有人推测本病可能与间叶组织分化成熟过程在编织状骨（woven bone）阶段发生的停滞（arrest）有关。还有人认为本病可能是骨对局部损伤的一种组织异常反应。

【临床】 本病一般无明显症状，受累骨呈缓慢性增大。可发生于单一骨骼，即单骨性（monostotic）骨纤维异常增殖症，也可发生于 2 处以上骨骼，称为多骨性（polyostotic）骨纤维异常增殖症。单骨性病例较多见，约占 80%，常累及颌骨，其他常见发病部位还有肋骨和股骨等。多骨性骨纤维异常增殖症较少见，但约一半的病例累及头颈部，表现为颅骨、面部骨或颌骨的同时受累。多骨性损害同时伴有皮肤色素沉着和女性性早熟等内分泌异常，被称为 McCune-Albright 综合征。

单骨性病例多见于年轻成人，平均年龄约为 25 岁，性别无明显差异。多骨性者则好发于 10 岁以前儿童，女性多见。本病发展缓慢，病程长，青春期后可停止生长，也可终生缓慢进展。上颌比下颌多见，一般表现为无痛性骨膨胀，引起颜面部不对称，牙移位及咬合关系改变。典型的 X 线表现为病变骨区阻射性降低，呈磨玻璃样（ground-glass appearance）改变，病变与周围正常骨的界限不明显（图 16-6）。病变区纤维成分较多时，可表现为囊性密度减低区，类似于囊肿或囊性肿瘤。病变内骨化明显时，则可见散在斑块状密度增高区。

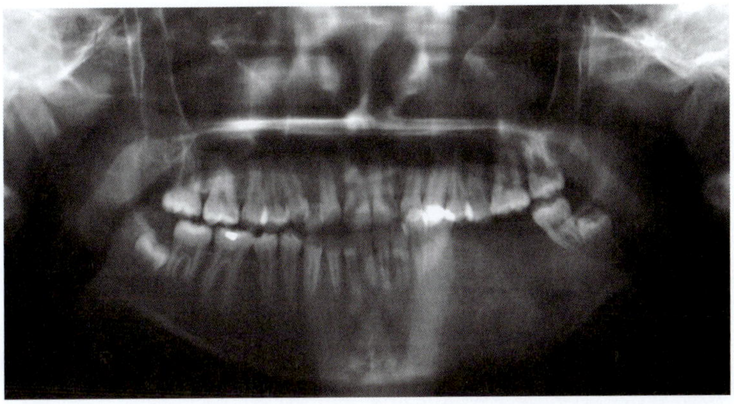

图 16-6　颌骨骨纤维异常增殖症 X 线表现

【病理】 肉眼见病变部位骨膨胀，剖面显示骨密质变薄，与骨松质之间无明显界限，骨髓腔被灰白色结缔组织代替，有时可见出血或囊性变。

镜下见疏松的细胞性纤维组织代替了正常骨组织，纤维组织背景下可见呈均匀分布、形态不一的编织状骨（woven bone）骨小梁，这些幼稚的骨小梁彼此缺乏连接，无层板结构，纤细呈弓形或分枝状，类似 O、C、V、W 等英文字母的形态。这些骨小梁的周围往往缺乏成排的成骨细胞，提示骨小梁结构可能由周围纤维组织化生而来（图 16-7）。骨小梁之间的胶原纤维排列疏松或呈旋涡状，成纤维细胞大小一致，呈梭形或星形。增生的纤维结缔组织中富于血管，有时还可见到骨样组织、软骨岛及破骨细胞。

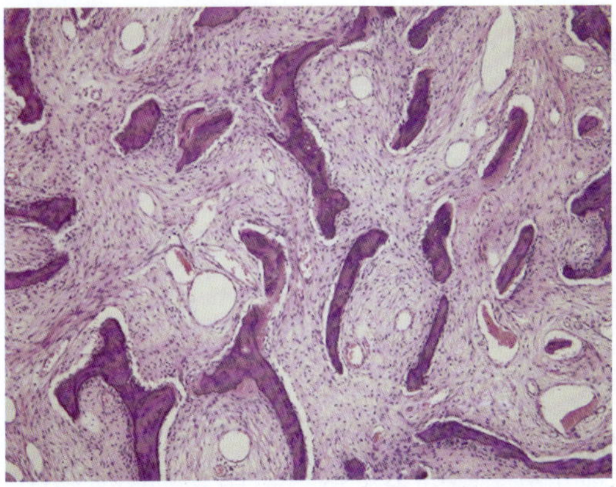

图 16-7　颌骨骨纤维异常增殖症组织学表现

【生物学行为】 骨纤维异常增殖症的生长缓慢，青春期后其生长趋于停滞。尽管目前尚无法确定是否所有病例均可在骨骼发育成熟后不再发展，在许多随访充分的病例中确实证实了这种自然停滞的现象。因此，较小的病变除作活检协助确诊和阶段性随访之外，一般不需治疗。影响颜面部外形或引起功能障碍的较大的病变，应采取手术切除，手术最好应在病变处于生长稳定期一段时间之后再进行。术后复发约见于 30% 的患者，多于术后 2 ~ 3 年内，这主要是因为难以确定病变的范围。放疗严格禁忌，因为放疗有可能增加本病肉瘤变的危险性。骨纤维异常增殖症患者中约有 1% 发生恶变，一般为多骨性病例。快速增大和出现疼痛可提示恶变的可能。

【鉴别诊断】 骨纤维异常增殖症主要应与骨化纤维瘤（或牙骨质 - 骨化纤维瘤）相鉴别，一般需综合考虑二者的临床、X 线和组织学特点，骨化纤维瘤为境界清楚的病变，而骨纤维异常增殖症则界限不清，这是二者的重要鉴别点。Paget 病可表现某些与骨纤维异常增殖症相似的特点，但 Paget 病多见于 50 岁以上的患者，且多为颌骨双侧同时受累，另外 Paget 病可导致碱性磷酸酶水平升高。

二、骨隆突和外生骨疣

骨隆突（tori）和外生骨疣（exostoses）是成熟骨组织向表面的结节状隆起，它们的命名取决于其解剖部位，为非肿瘤性发育异常。多见于 20 岁以上的成人，女性约为男性的 2 倍。其发病与种族、遗传因素以及局部刺激因素（如咬合力过大）等有关。

发生于颌骨的主要有腭隆突（torus palatinus）和下颌隆突（torus mandibularis），如果向表面局灶性增生所形成的突出物之表层以骨软骨瘤覆盖，称为骨软骨性外生骨疣（osteocartilaginous exostosis），在颌骨主要见于髁突和喙突。

腭隆突是指发生于腭部正中，呈扁平状、分叶状或结节状的骨隆起。下颌隆突是指发生于下颌双尖牙区舌侧面的骨隆起，通常为双侧性，也有多发性者。组织学上，这些病变由致密的板层骨（lamellar bone）或以密质骨围绕的松质骨构成。

骨隆突和外生骨疣一般不需治疗，多因口腔修复的要求或表面黏膜反复损伤而行外科切除，术后极少复发。

三、骨瘤

骨瘤（osteoma）是由分化成熟的骨组织构成的良性肿瘤。关于其属于真性肿瘤还是错构瘤尚有争论，它容易与外伤和炎症刺激引起的反应性骨组织增生、呈进行性骨化的牙骨质 - 骨化性纤维瘤以及骨软骨瘤相混淆，与骨隆突和外生骨疣等发育异常的区别也不明显。

【临床】 根据发病部位不同，骨瘤主要分为中心型（central type）和周围型（peripheral type）2 种。发生于骨内者称为中心型骨瘤，周围型骨瘤发生于骨膜下，可在骨表面形成有蒂或无蒂的局灶性肿物。少数情况下，骨瘤也可发生于软组织。

此瘤可发生于任何年龄，好发于 10 ~ 49 岁。男性多见，为女性的 2 倍。下颌骨比上颌骨多见，发生于下颌骨者，多见于髁突、下颌骨体的舌侧及下颌角下缘部位。常表现为颌骨膨胀，压迫神经时可出现疼痛及局部麻木感，发生于髁突时可引起开口受限。一般为单发，也有双侧或多发性病例。颌骨和颅骨多发性骨瘤同时伴有大肠多发性息肉者、皮肤纤维瘤、表皮样囊肿、牙阻生或牙瘤者，被称为 Gardner 综合征。X 线表现为境界清楚的密度增高区（图 16-8A）。

【病理】 肉眼观周围型骨瘤呈圆形或卵圆形，表面光滑或呈结节状，有宽广的基底附着于骨面。中心型骨瘤周围有被膜，切面呈海绵状骨或致密骨。镜下由成熟的骨小梁构成，排列不规则。骨小梁间有纤维、血管和脂肪等组织，有时可见造血成分。根据骨与纤维的比例不同，骨瘤主要区分为致密性骨瘤（compact osteoma）和海绵状骨瘤（cancellous osteoma）。致密性骨瘤质地硬，主要由缺乏骨髓腔的密质骨构成（图 16-8B），骨小梁密集和粗大，骨小梁之间多为纤维结缔组织性骨髓。海绵状骨瘤质地较软，由成熟的层板骨性骨小梁构成，骨小梁略稀疏、较细，骨小梁之间有大量纤维，可含红骨髓或黄骨髓。骨小梁周围可见成骨细胞排列。

四、骨样骨瘤

骨样骨瘤（osteoid osteoma）由 Jaffe 于 1935 年最先报道，一般认为它是真性肿瘤，也有人认为它是骨的外伤或炎症性病变。

【临床】 此瘤占骨良性肿瘤的 10%，发病部位以股骨、胫骨、肋骨、腕骨、桡骨、椎骨多见，偶尔也发生于颌骨。好发于 30 岁以下的男性（男女之比为 2 ∶ 1）。该瘤直径多在 1cm 左右，

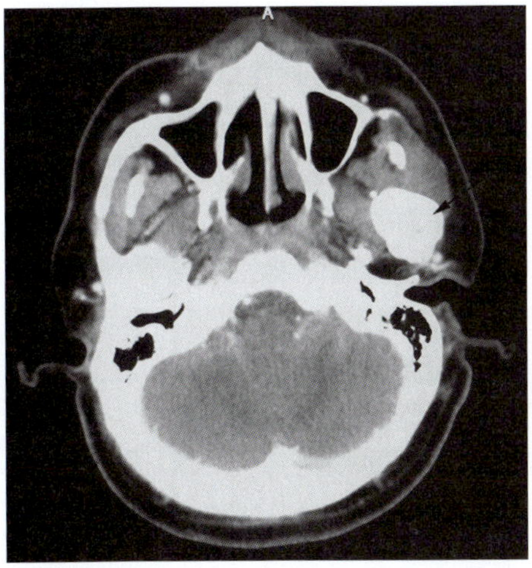

A

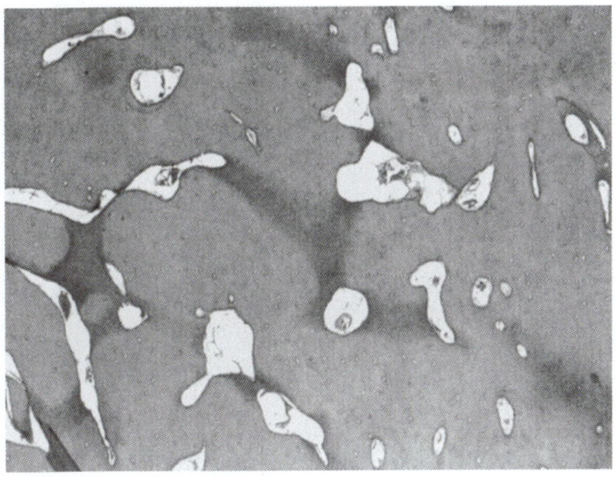
B

图 16-8　骨瘤

A．CT 示发生于髁突的骨瘤（箭头）；B．组织学表现为缺乏骨髓腔的密质骨

不超过 2cm。其生长缓慢，可出现疼痛。疼痛常呈间歇性钝痛，夜晚加重，可持续数周或数年，且可被阿司匹林等止痛药缓解，一般认为与肿瘤中前列腺素水平升高有关。X 线表现为小的圆形或卵圆形透射影，其中可有钙化灶，周围有反应性新生骨形成的骨硬化带。

【病理】 肉眼观病变由中心区和周围区构成，中心区呈暗红色肉芽组织状，分切时有砂粒感，相当于 X 线密度减低的部分。周围区骨厚薄不一，相当于 X 线显示的骨硬化带，与中心区分界明显。镜下表现随发病阶段不同亦有变化，早期血管及结缔组织丰富，有骨样组织呈小梁状散在分布，其周围可见成骨细胞。后期病变中骨样组织增宽、致密、逐渐钙化，变为骨小梁并出现骨陷窝，间质减少，X 线上表现为病变中心的钙化灶。

五、成骨细胞瘤

成骨细胞瘤（osteoblastoma）又称为巨大型骨样骨瘤（giant osteoid osteoma），其组织学表现与骨样骨瘤极其相似，只是肿瘤明显大于骨样骨瘤。成骨细胞瘤属良性肿瘤，但起病较急，且常引起疼痛，因此有时可与骨源性恶性肿瘤相混淆。

【临床】 该瘤好发于脊椎骨和长骨，累及颌骨者较少见，下颌骨为头颈部的好发部位。多见于 30 岁以下的青年人，男性为女性的 2 倍。颌骨局部膨隆和疼痛为最常见的症状，可引起邻牙松动。与骨样骨瘤不同，成骨细胞瘤所致的疼痛一般不能被阿司匹林或非类固醇类抗炎药物所缓解。X 线表现为圆形透射影，透射区内有阻射灶（图 16-9A），病变直径一般大于 2cm，成骨细胞瘤中观察不到常见于骨样骨瘤的病变周围骨硬化带。

【病理】 肉眼观瘤体呈膨胀性生长，周围有薄层骨壳。壳内肿瘤组织为棕褐色，有砂粒感，血管丰富易出血，体积大者可继发囊性变。镜下见大量不规则的骨样组织构成的骨小梁，骨小梁内可见嗜碱性间歇线，骨小梁周围可见丰富的成骨细胞，这些细胞呈圆形、立方或多边形，核深染，大小一致，无异常核分裂，排列成排或灶状（图 16-9B）。骨小梁之间为富于血管的疏松结缔组织。可见到破骨细胞引起的骨小梁吸收。

成骨细胞瘤应与多种成骨性病损相鉴别，包括骨样骨瘤、成牙骨质细胞瘤、骨纤维异常增殖症、牙骨质 - 骨化性纤维瘤和骨肉瘤等。治疗选择为手术切除，术后很少复发。虽然成骨细胞瘤一般不发生转移，但少数病例可呈局部浸润性生长、容易复发，故被称为侵袭性或恶性成骨细胞瘤（aggressive or malignant osteoblastoma）。

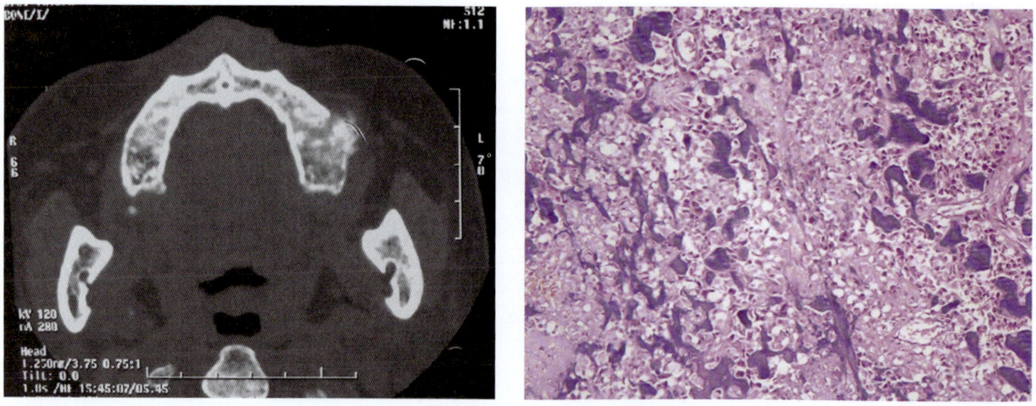

A B

图 16-9 成骨细胞瘤

A．CT 示左上颌骨有一囊性透射影及阻射影；B．镜下见骨小梁周围有丰富的成骨细胞

六、软骨瘤

软骨瘤（chondroma）是由成熟软骨组织构成的良性肿瘤，主要发生于软骨内成骨的骨骼，如手、足等小管状骨，发生于颌骨者非常罕见。可单发，也可多发，多发者称为多发性软骨瘤病（multiple chondromatosis）。多发性软骨瘤病合并肢体发育畸形者称为 Ollier 病，如果合并血管瘤则称为 Maffucci 综合征。少数情况下也可发生恶性转化。

【临床】 软骨瘤大多发生于 50 岁以前，男女性别无差异。发生于上颌骨者主要见于前牙区牙槽骨，下颌骨主要见于体部、正中联合、髁突和喙突等。软骨瘤表现为无痛性、缓慢增大的颌骨膨隆，由于骨质破坏、牙根吸收而引起牙齿松动脱落。如果发生于髁状突，可导致颌面部的非对称性变形和下颌运动障碍。临床上常表现为疼痛和肿胀。X 线呈现为不规则的透射影，其中含有小的钙化斑。

【病理】 肉眼观肿瘤组织由淡蓝色、灰白色或黄色软骨组织构成，剖面显示分叶状结构。镜下见肿瘤由成熟的透明软骨组织构成，软骨细胞丰富，形态较小，圆或卵圆形，胞质丰富内有空泡，细胞核圆形，形态一致，无异型性，位于细胞中心，染色较深，细胞间有淡蓝色、均匀的软骨基质（图 16-10），可伴钙化或软骨内成骨，有时软骨细胞呈梭形或多角形，有黏液样基质。

刮治或手术切除后很少复发，恶变者偶见。

关于颌骨软骨瘤的组织发生，一般认为上颌骨者主要来源于上颌骨的软骨颅（chondrocranium）

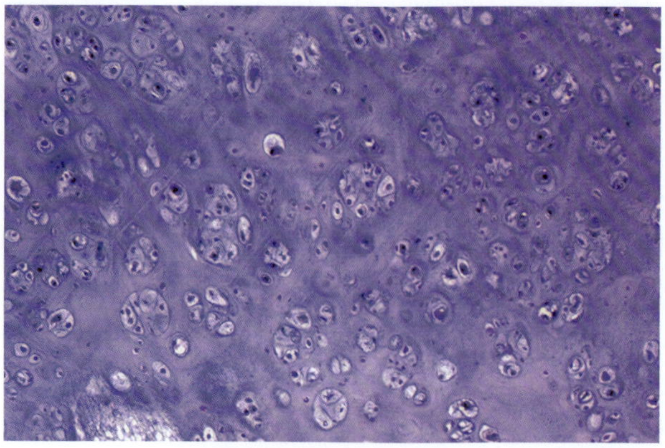

图 16-10 软骨瘤

由成熟的透明软骨构成

剩余和磨牙区的继发性软骨（secondary cartilage），下颌骨者主要来源于麦克尔软骨的剩余和正中联合、喙突和髁突处的继发性软骨。此外，舌和软腭等软组织也可发生软骨瘤，但更为少见。

七、巨细胞肉芽肿

20 世纪 50 年代以前，几乎所有含多核巨细胞的颌骨病变均被考虑为骨巨细胞瘤。随着多种含多核巨细胞的特殊性颌骨疾病，如甲状旁腺功能亢进性棕色瘤、家族性巨颌症、动脉瘤性骨囊肿和骨纤维异常增殖症等被先后独立描述后，Jaffe 于 1953 年将剩余的一组含多核巨细胞的颌骨病变命名为“巨细胞修复性肉芽肿”（giant cell reparative granuloma），认为它们与发生于长骨骺端的经典骨巨细胞瘤不同，为非肿瘤性、修复性疾患，其发展缓慢，不穿破骨皮质，单纯刮治即可治愈，很少复发。然而随后的临床病理观察发现确有一部分病例呈“侵袭性”生长，采用保守术式治疗后易复发，因此，多数学者主张应将上述名称中的“修复性”一词删去，改称为巨细胞肉芽肿（giant cell granuloma）。

【临床】 多发于 20 ~ 30 岁女性的下颌骨的前牙区。颌骨吸收破坏，并使颌骨膨隆，但破坏达密质骨者少见。常引起牙的位置异常、松动或脱落。X 线呈现为境界明显的密度减低区（图 16-11A），有时表现为多房性骨吸收，这种表现常需同成釉细胞瘤和黏液瘤鉴别。

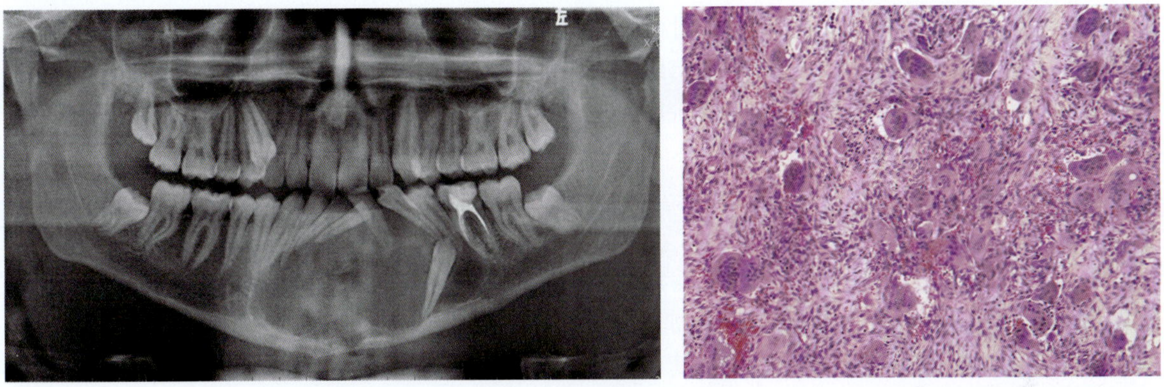

A　　　　　　B

图 16-11　巨细胞肉芽肿

A．X 线表现：颌骨为境界清楚的密度减低区；B．镜下见多核巨细胞围绕出血灶，梭形成纤维细胞之间有淋巴细胞浸润

【病理】 肉眼观骨质膨隆，剖面灰白或红褐色，病变较大时，可有出血、坏死和囊性变。镜下见病变由纤维结缔组织构成，其中含有多核巨细胞。血管较丰富，并常见出血，还可见少许骨样组织。多核巨细胞多在新生骨周围或围绕出血区呈灶性分布（图 16-11B）。类似于骨巨细胞瘤，但纤维结缔组织成熟，由梭形的成纤维细胞和胶原纤维构成；巨细胞分布不均匀，数量少，而且多核巨细胞较小，所含细胞核的数量也少。有关病变中多核巨细胞的性质和组织来源目前仍存在争议，最近研究证实：这些细胞不仅可表达单核 - 巨噬细胞相关抗原（如 α-1- 抗胰蛋白酶、α-1- 抗糜蛋白酶、溶菌酶、MAC-387 和 CD68 等），同时还具有破骨细胞特异性酶——抗酒石酸酸性磷酸酶的活性（图 16-12A，B），体外培养还证实这些多核巨细胞具有破骨能力，表明这些细胞同时具有单核 - 巨噬细胞和破骨细胞的某些特性，它们既不是成熟的巨噬细胞，也不是成熟的破骨细胞。由于目前认为：破骨细胞源于单核 - 巨噬系统，它与单核巨噬细胞具有相同的前体细胞，因此推测病变中的多核巨细胞可能是由处于不同分化阶段的破骨细胞前体细胞融合而成。此外，与巨细胞肉芽肿组织结构类似的病变常发生于颌骨周围的软组织，称为周围性巨细胞肉芽肿（peripheral giant cell granuloma），巨细胞性龈瘤是其中之一。

目前有关颌骨巨细胞肉芽肿的病变性质以及颌骨是否发生真性骨巨细胞瘤的问题尚无一致意

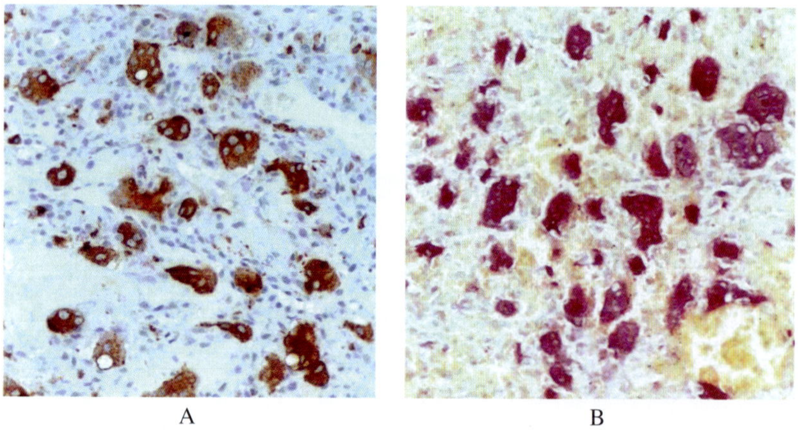

图 16-12 巨细胞肉芽肿

A．免疫组化染色（CD68）：多核巨细胞呈 CD68 强阳性表达；B．TRAP 染色：多核巨细胞呈 TRAP 阳性表达，提示其具有破骨样细胞性质

见。传统观点认为二者均可发生于颌骨，巨细胞肉芽肿是对颌骨内出血灶和损伤的局部修复或反应，而骨巨细胞瘤为颌骨的真性肿瘤。然而，大量的临床病理观察发现：发生于颌骨的所谓真性骨巨细胞瘤极为少见，以往用以鉴别颌骨巨细胞肉芽肿和巨细胞瘤的组织学指标之间存在相当的重叠，且这组病损的临床行为与病变的组织学表现往往缺乏相关性。因此，目前国外多数学者主张将二者统称为颌骨巨细胞病变（giant cell lesions of the jaws），其临床行为具有一个较宽的变化谱，可表现非侵袭性和侵袭性特点。

八、骨巨细胞瘤

骨巨细胞瘤（giant cell tumor of bone）是常发生于长骨一类真性肿瘤，其生物学行为具有一个从良性到恶性的变化谱。目前有关该瘤与巨细胞肉芽肿之间的关系仍存在争议，有学者认为虽然骨巨细胞瘤极少发生于颌骨，仍应将其与巨细胞肉芽肿区分开来。也有学者认为这些病损可能代表同一病理过程的不同阶段。

【临床】 好发于长管状骨的骺端，也发生于髂骨、颅骨，颌骨者以下颌骨多见，但能确诊为颌骨骨巨细胞瘤的病例极少。好发于 20 ~ 40 岁的女性，常呈浸润性增殖，具有骨破坏性，穿破骨皮质、侵入软组织中。可引起颌骨的膨隆导致面部畸形，牙齿松动、移位，咬合关系紊乱。X 线表现为骨的密度减低。

【病理】 肉眼观肿物由富于血管的灰红色组织构成，无包膜，剖面常有坏死、出血和囊性变。镜下见肿瘤由单核基质细胞（mononuclear stromal cell）和多核巨细胞组成。间质细胞呈梭形或椭圆形，胞核比例较大，呈卵圆形，有时可见核分裂。肿瘤间质中胶原纤维较少，但含丰富的血管。以这些间质细胞为背景，可见大量呈均匀分布的多核巨细胞，每个巨细胞含 50 ~ 100 个核。

关于骨巨细胞瘤的良恶性问题目前仍有争议。Jaffe 曾根据骨巨细胞瘤中单核基质细胞的分化程度将其分为三级：Ⅰ级属良性，具有低度侵袭性，可局部复发和恶变；Ⅱ级属高度侵袭性或低度恶性，可复发、转移；Ⅲ级为恶性肿瘤。但这种组织学分级与生物学行为之间有时还存在不一致，如在发生远隔转移的病例中，有 10% ~ 20% 可表现完全良性的形态学特点。

关于多核巨细胞的来源，有破骨细胞、血管内皮来源等多种学说，目前多倾向于来自骨髓间质细胞，这些单核细胞发生融合后可形成所谓破骨细胞性巨细胞。

九、颌骨中心性血管瘤

中心性血管瘤（central hemangioma）是由血管增生所致的骨内病变，脊椎骨和颅骨最常见，其次为上下颌骨。中心性血管瘤的病因不明，有些病变可能代表真性肿瘤，而另一些则更符合发育异常或由外伤引起。

【临床】 颌骨中心性血管瘤一半以上的病例发生于下颌骨，其中以下颌骨后份最好发。女性为男性的 2 倍，高发年龄为 10 ~ 19 岁。常表现为上下颌骨不对称性、缓慢膨大，质硬，血管瘤区域牙龈出血，受累牙松动，有时可伴感觉异常或疼痛。较大的血管瘤或伴动静脉畸形的病损，可听到杂音或扪及波动。有一部分血管瘤可不表现任何症状。X 线检查大多数病变为多房性透射影像，呈典型的皂泡样表现。有时在圆形透射性病损中，可见呈放射状排列的骨小梁。

【病理】 病变由增生的血管组成，大多数骨内血管瘤属静脉型血管瘤，薄壁血管扩张，有内皮细胞衬里，血液充满的血管周围有纤维结缔组织支持（图 16-13）。有时病变内增生的血管以毛细血管为主。同时含有上述两种组织学类型的病变也是很常见。

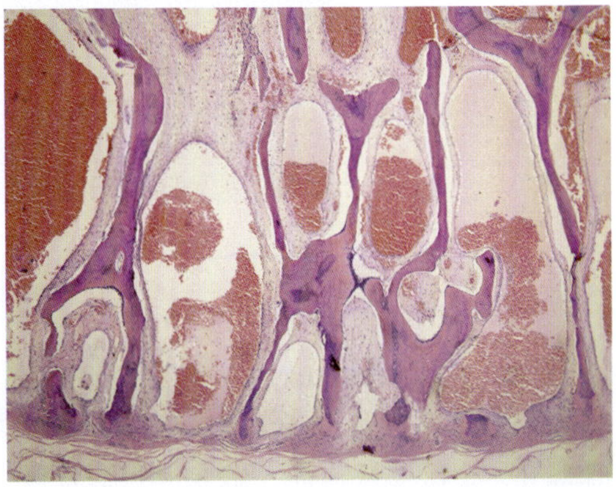

图 16-13 颌骨中心性血管瘤的组织学表现

颌骨多房性血管瘤有时需与成釉细胞瘤、牙源性黏液瘤、牙源性角化囊肿、巨细胞肉芽肿和动脉瘤性骨囊肿等相鉴别，单房性血管瘤也可与发生在颌骨的囊性病损相混淆。

如果对颌骨中心性血管瘤的处治不当，可引起危及生命的情况发生。如在中心性血管瘤累及区域拔牙，有可能导致大出血。对于任何可疑为血管源性的中心性病变，在活检前采用细针穿刺检查是十分必要的。

十、朗格汉斯细胞组织细胞增生症

朗格汉斯细胞组织细胞增生症（Langerhans cell histiocytosis）又称朗格汉斯细胞病（Langerhans cell disease）或组织细胞增生症 X（histiocytosis X），为一组少见的、以朗格汉斯细胞增生为主的疾病。朗格汉斯细胞主要存在于皮肤和黏膜，是一种抗原呈递细胞。病变中的这些细胞在形态学上与组织细胞（histiocyte）相似，但可表达朗格汉斯细胞的细胞表面标记，在电镜下可见 Birbeck 颗粒。过去本病曾被归于类脂质代谢障碍，以后又归于单核巨噬细胞系统的疾病。近年来通过电镜及免疫组织化学研究，已证实本病是朗格汉斯细胞及其前体细胞的增生性疾病。本病的病因和发病机制尚不清楚，有人认为是反应性疾病，而非真性肿瘤。也有人认为本病是免疫系统异常所致。但有人采用 X 染色体连锁的多态性 DNA 探针，证实在 10 例女性患者的 9 例中，其病变中增生的朗格汉斯细胞属单克隆性扩增，提示为肿瘤。

【临床】 本组疾病临床表现差异较大，可表现为孤立的骨病损、局部或广泛播散性病损，甚至危及生命。通常根据疾病的严重程度，可分为以下三种类型：嗜酸性肉芽肿、汉 - 许 - 克病及勒 - 雪病，这些病损由于发病年龄、病变部位和朗格汉斯细胞增生的程度不同，而出现不同的症状、病程及预后。

嗜酸性肉芽肿（eosinophilic granuloma）为慢性局限型，好发于儿童及青少年，成年人也可发生，男性多见。本病多发生于骨内，病变可为孤立性或多发性，颅骨、下颌骨、肋骨是最常受侵犯的部位，个别病例可累及肺，通常多为单骨性损害。口腔病变常侵犯颌骨及牙龈，以下颌最多见，患者常因牙龈肿胀、溃疡、颌骨肿大、疼痛及牙松动而就诊。检查牙龈呈微黄色肿胀但无胨，质地松软，触之易出血，龈缘可呈虫蚀样破坏，龈乳头糜烂消失，X 线显示溶骨性破坏或穿凿性破坏（图 16-14），以颌骨中心破坏为主或以牙槽骨破坏为主，也可发生广泛性破坏。临床易误诊为恶性肿物、坏死性龈炎、牙周病、骨髓炎、颌骨肿瘤或囊肿。单骨病变一般预后良好，多发性病变治疗后易复发。

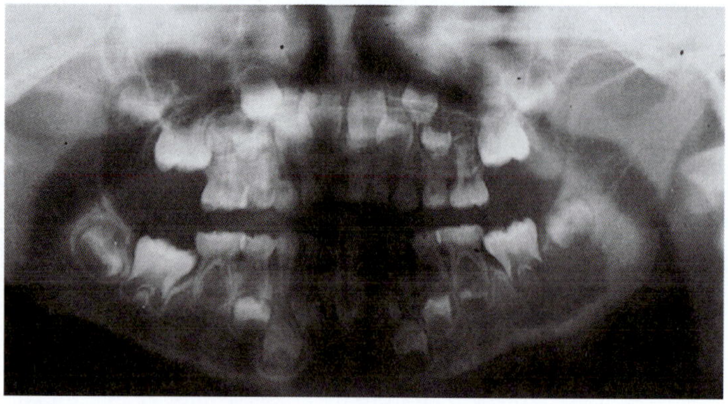

图 16-14 朗格汉斯细胞组织细胞增生症
X 线显示溶骨性破坏或穿凿性破坏

汉 - 许 - 克病（Hand-Schuller-Christian disease）为慢性播散型，易发生于 3 岁以上的儿童，男性多见。一般发病迟缓，病程较长，常为多骨性病变及骨外病变。本病可出现三大特征：即颅骨病变、突眼和尿崩症。病变侵犯眶骨可引起眼球突出，病变位于蝶鞍时，可侵犯垂体而引起尿崩症。病变侵犯牙龈时呈现红色松软或增生状，可出现牙松动或过早脱落。患者可伴发热。X 线检查可见颅骨呈不规则的穿凿性破坏，颌骨有骨质破坏的透射区。病人可治愈，但常遗留尿崩症或发育迟缓等后遗症。一般认为发病年龄越早其预后越差。

勒 - 雪病（Letterer-Siwe disease）为急性播散型，发病多为 3 岁以内的婴幼儿，病程为急性或亚急性，是最严重的一型，此型可表现广泛的内脏器官受累，以皮肤、肝、脾、肺、淋巴结及骨骼等最易受累。临床上可有反复或持续高热、皮疹、贫血，肝、脾大，淋巴结肿大、腹泻等全身症状。口腔可出现乳牙松动，舌组织被侵时形成巨舌，颈部淋巴结常肿大。X 线可见颅骨及长骨有明显的骨质破坏，颌骨可表现界限清楚的溶骨性改变，本型病情较重，进展迅速，可危及生命。

【病理】 病变主要由增生的朗格汉斯细胞以及浸润的嗜酸性粒细胞和其他炎症细胞组成。病变内还可见数目不等的泡沫细胞和多核巨细胞。朗格汉斯细胞多呈灶状、片状聚集，细胞体积较大，不具备树突状突起，胞质丰富，弱嗜酸性，细胞核呈圆形、椭圆形或不规则的分叶状，具有特征性的核沟和凹陷，核仁明显（图 16-15）。单骨性嗜酸性肉芽肿中嗜酸性粒细胞最多见，多呈灶性或聚集在血管周围，也可弥漫散在。在汉 - 许 - 克病可见大量吞噬脂类的组织细胞称为泡沫细胞，多见于坏死区周围，而嗜酸粒细胞较少。偶见病变侵犯牙髓。在勒 - 雪病，朗格汉斯细胞大量增生，出现较多异形核及核分裂象，但无泡沫细胞。多核巨细胞表现为图顿巨细胞（Touton giant cell），核位于中央或

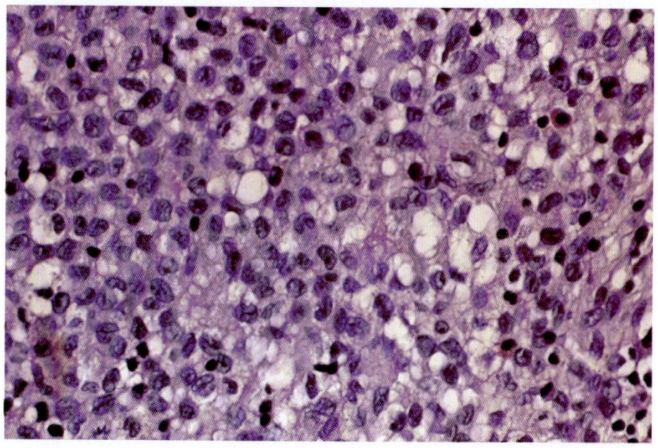

图 16-15 朗格汉斯细胞组织细胞增生症
组织细胞样细胞增生，嗜酸性粒细胞呈灶性浸润

周边。如表面上皮破溃，则可见炎症细胞及嗜酸性粒细胞向表面移出。CD1a 抗原、S-100 蛋白和 HLA-DR 等可作为朗格汉斯细胞的免疫组化标记物（图 16-16），其中 CD1a 的特异性最强。胞质和胞核均为强阳性。电镜下朗格汉斯细胞的胞质电子密度较低，又称明细胞，细胞核的核膜内陷形成缺痕，胞质内可见特征性的朗格汉斯颗粒，又称 Birbeck 颗粒，呈杆状，有界膜，颗粒长 0.2 ～ 1μm，宽为 40nm。表面有规律间隔的横纹，一端膨大呈网球拍状。

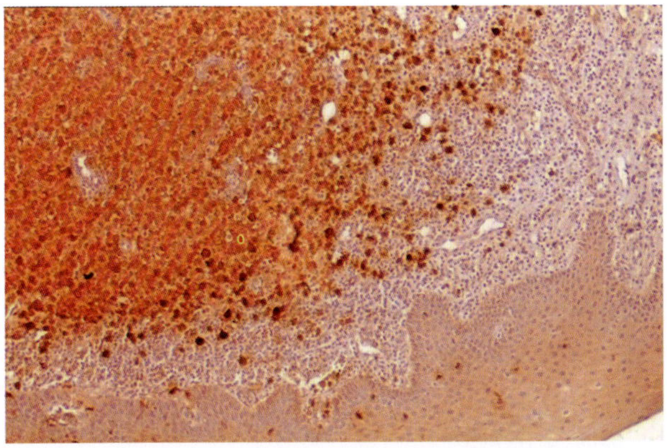

图 16-16　朗格汉斯细胞组织细胞增生症

S-100 免疫组化染色：朗格汉斯细胞呈阳性表达

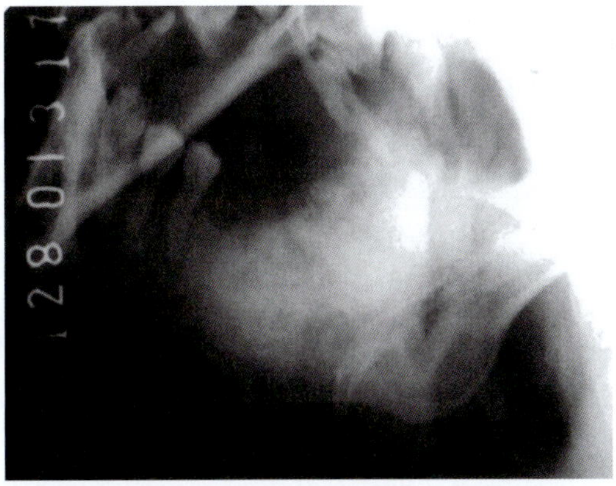

图 16-17　骨肉瘤

X 线显示边界不清、成骨为主的病变

十一、骨肉瘤

骨肉瘤（osteosarcoma）是以肿瘤细胞形成骨组织或骨样组织为特征的肉瘤，约占所有肉瘤的 20%，为最常见的原发性骨恶性肿瘤。约 5% 的骨肉瘤发生于颌骨。有时骨肉瘤可继发于先存的骨病损，如 Paget 病、骨纤维异常增殖症、巨细胞瘤、多发性骨软骨瘤、慢性骨髓炎以及成骨不全症等，在患者接受放射治疗之后，可导致部分病损肉瘤变。

【临床】 颌骨骨肉瘤男性较女性多发，虽然全身骨骼的骨肉瘤好发于 10 ～ 20 岁的青年人，颌骨骨肉瘤的高发年龄较其晚 10 ～ 20 年，患者平均年龄为 34 岁。上下颌骨受累的机会相近，下颌骨肉瘤以体部（60%）最常见，其次为下颌正中、下颌角、下颌升枝等部位。上颌骨肉瘤可侵犯牙槽骨、上颌窦，少数病例可侵犯腭部。最常见的临床症状为颌骨肿胀和局部疼痛，疼痛可持续加重，呈持续性，或有麻木感。还可表现感觉异常、牙痛、牙齿松动、出血、鼻塞等症状。X 线表现为溶骨性和 / 或硬化性病灶，溶骨性病灶即伴有骨皮质膨隆和穿孔、境界不清的 X 线透射区。硬化性病灶呈不规则状、边界不清的 X 线阻射影。大多数病例可表现混合性 X 线特点。病变周边的骨膜下可见放射状新生骨小梁，即所谓的“日光放射状（sun-ray）”影像（图 16-17）。

【病理】 肉眼观病变区颌骨膨隆，常穿破骨皮质。剖面灰白、黄白或红褐色，中央有时可见坏死。镜下典型特点是肉瘤样间质细胞直接形成肿瘤性骨样组织。肿瘤细胞异型性明显，可呈梭形、圆形或多边形，核分裂较多见，可见到病理性核分裂（图 16-18）。根据瘤细胞的形态和基质分布特点，可分为成骨细胞型、成软骨细胞型和成纤维细胞型

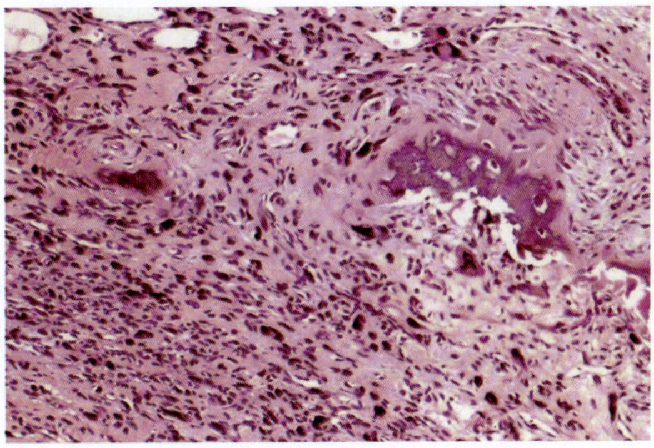

图 16-18　骨肉瘤

肿瘤细胞异型性明显，核分裂多见，可见骨样基质形成

等三型骨肉瘤，三型中均可见数量不等的多核巨细胞。颌骨骨肉瘤中常伴广泛的软骨形成，如果软骨形成明显，则需与软骨肉瘤鉴别，肿瘤性骨样组织形成（无论数量多少）是诊断骨肉瘤的主要根据。组织化学染色表明，肿瘤细胞存在碱性磷酸酶的阳性反应。

除发生于骨内的骨肉瘤外，还有较少见的所谓皮质旁骨肉瘤（juxtacortical osteosarcoma）的报道，主要发生于四肢骨，偶见于颌骨，其临床和组织学均呈现低度恶性。这型骨肉瘤又可分为骨旁骨肉瘤（parosteal osteosarcoma）和骨膜骨肉瘤（periosteal osteosarcoma）两种亚型。另外，原发于舌、唇和颏下等软组织的骨肉瘤又称为骨外骨肉瘤（extraosseous osteosarcoma）。

【生物学行为】 颌骨骨肉瘤呈快速、侵袭性生长，但与发生于长骨的骨肉瘤相比，较少或较晚发生肺转移，少于 10% 的患者发生区域淋巴结转移。但约 50% 的颌骨骨肉瘤在初次治疗后 1 年内复发。因此有学者认为颌骨骨肉瘤患者的死亡原因主要是肿瘤的局部复发和生长失控。

十二、软骨肉瘤

软骨肉瘤（chondrosarcoma）是以肿瘤细胞形成软骨组织为特征的恶性肿瘤。可分为原发性和继发性两种，所谓继发性软骨肉瘤是由良性软骨性肿瘤转变而来的。发生于颌骨的软骨肉瘤极为少见，仅占全身软骨肉瘤的 1%。颌骨软骨肉瘤较骨肉瘤预后更差，有学者认为发生于颌骨的软骨性肿瘤，即使分化较好，也应考虑为潜在恶性并作相应处治。

【临床】 颌骨软骨肉瘤以上颌骨多见（60%），好发于上颌侧切牙 - 尖牙区，发生于下颌者常位于前磨牙 - 磨牙区。虽然患者平均年龄为 60 岁，但约一半的病例发生于 20 ~ 39 岁，性别差异不明显。临床上主要表现为无痛性的颌骨膨隆，导致牙松动、脱落，义齿不适。肿瘤向周围组织侵犯，可出现疼痛、视力异常、鼻腔症状和头痛等。X 线可表现为单房或多房性虫食状透射影像，也可表现为弥漫性阻射性病变。许多肿瘤中可见斑点状密度增高区，相当于肿瘤中钙化或骨化的区域。

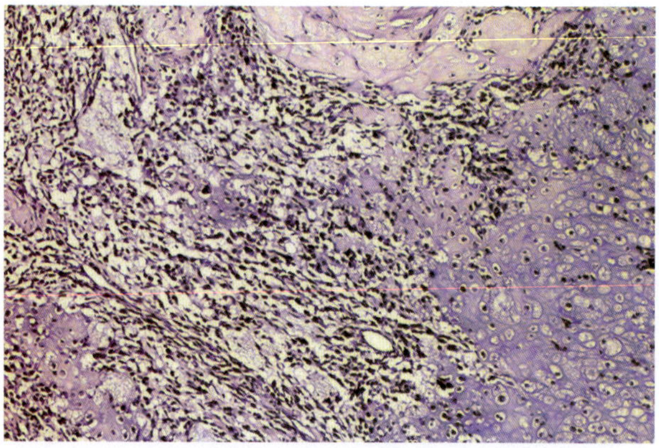

图 16-19 软骨肉瘤

肿瘤细胞分布在软骨陷窝内，细胞具有异型性及核分裂

【病理】 肉眼观肿瘤剖面呈蓝白色或灰白色，半透明，相似于分叶状软骨组织。软骨肉瘤的组织学特点差异较大，大多数发生于颌骨的软骨肉瘤分化较好。根据肿瘤的分化程度可分为三级。Ⅰ级：有明显分叶状结构，小叶中心有肿瘤性软骨形成，肿瘤细胞分布在软骨陷窝内及小叶边缘，细胞异型性不明显，核分裂少见。Ⅱ级：黏液样肿瘤细胞常密集于肿瘤间质中，软骨陷窝内及小叶边缘的瘤细胞有异型性，可见核分裂（图 16-19）。Ⅲ级：肿瘤形成的软骨组织较少，瘤细胞密集，梭形细胞多见，细胞核大，异型性明显，核分裂多，可见 2 个或多个细胞核的瘤巨细胞。软骨肉瘤的上述组织学分级与预后明显相关，Ⅰ ~ Ⅲ级肿瘤的转移发生率分别为 0、10% 和 71%。血行性转移可至肺、肾、脑和其他部位的骨等，淋巴结转移偶见。

另外，主要由未分化、小型细胞增殖和散在肿瘤性软骨构成的软骨肉瘤，称为间叶型软骨肉瘤（mesenchymal chondrosarcoma），常发生于颌骨和肋骨等部位，约 1/3 的间叶型软骨肉瘤发生于软组织。这型软骨肉瘤为高度恶性肿瘤，治疗应采用根治性手术。

十三、尤文肉瘤

尤文肉瘤（Ewing’s sarcoma）由 Ewing 于 1921 年首先报道，是一种高度恶性的圆形细胞肉瘤。其病因和组织来源尚不明确，目前多数学者认为可能来源于神经外胚叶细胞，属于统称为原始神经外胚层肿瘤（primitive neuroectodermal tumor，PNET）的家族成员之一。

【临床】 好发年龄 5 ~ 20 岁，仅少数病例发生于婴儿或成人，男性多于女性。多见于长骨、骨盆、肋骨、脊椎骨等，也可发生于颌骨。临床表现为颌骨肿大、局部疼痛，可引起唇麻木，如果破坏密质骨，则广泛浸润软组织，可有黏膜溃疡形成。患者全身症状有发热、白细胞升高、贫血及红细胞沉降率加快。X 线主要表现为不规则溶骨性破坏，但早期病变在骨髓腔内生长，并不破坏骨小梁，故在 X 线片上不能显示。随着病变的进展，骨破坏明显，形成较大缺损且可破坏骨皮质。有时可见新骨形成，出现葱皮（onion-skin）状骨膜反应。

【病理】 肿瘤为灰白色，质地较软，无包膜，常见大范围坏死和出血。镜下见肿瘤细胞较小、圆形，体积形态较为一致，细胞界限不清，排列紧密，被纤维间隔分成不规则小叶。瘤细胞胞质较少，胞核圆形，约比淋巴细胞大一倍，核仁不明显，核分裂象不多（图 16-20A）。肿瘤组织富于血管，有些肿瘤细胞可围绕血管生长。该瘤与神经母细胞瘤和恶性淋巴瘤鉴别比较困难，但尤文肉瘤的瘤细胞胞质呈 PAS 阳性染色，表明细胞内含有糖原。免疫组化 vimentin、低分子量角蛋白、CD99（图 16-20B）、神经特异性烯醇酶、蛋白基因产物 9.5、Leu7 和神经微丝等呈阳性染色。对放射线照射治疗敏感，早期可经血行转移，5 年生存率仅为 8% ~ 20%。

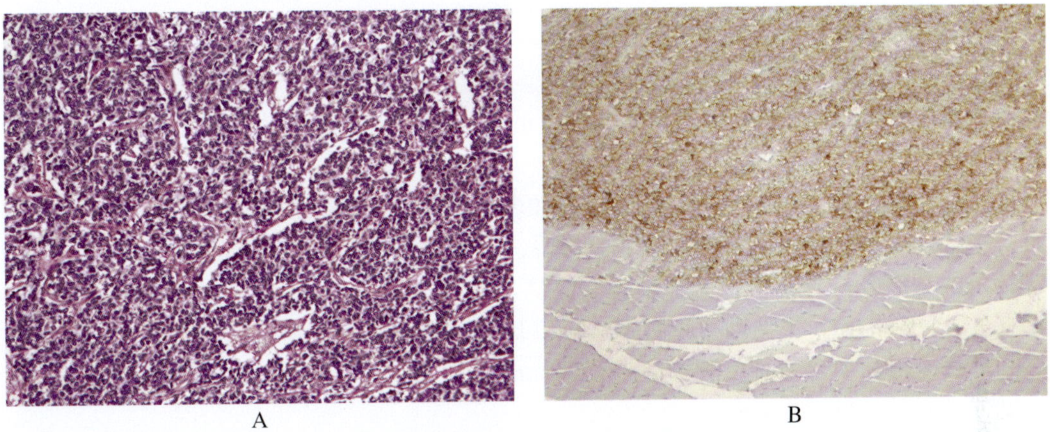

A B

图 16-20 尤文肉瘤

A．尤文肉瘤组织学表现；B．免疫组化呈 CD99 阳性表达

十四、伯基特淋巴瘤

伯基特淋巴瘤（Burkitt's lymphoma）为一种高度恶性的非霍奇金淋巴瘤，好发于非洲儿童，易侵犯颌骨，由 Burkitt 于 1958 年最先作了系统报道。

【临床】 最常见于非洲儿童，发病年龄 2 ~ 14 岁，高峰在 2 ~ 7 岁，约占非洲儿童恶性肿瘤的 50%。非洲以外地区也有报道，仍以儿童发病为主，但也可见于成人。非洲型病例常侵犯上下颌骨以及后腹膜、肾、肝、卵巢等腹部脏器和组织。颌骨受累的发生率与患者年龄有关，3 岁以下患者中 88% 伴颌骨病变，而 15 岁以上患者中仅有 25% 表现颌骨受累。颌骨肿瘤多开始于牙槽突，可波及一侧颌骨，也可侵犯多处。最初症状为乳牙松动、颌骨破坏、牙不规则移位和牙脱落等。肿瘤急速增大，可导致显著的颌面部变形，肿瘤还可侵犯眶内、筛窦、蝶窦等结构。X 线检查可见溶骨性改变，最初出现于牙槽突。化验检查除有轻度贫血外，无其他异常。

【病理】 肿瘤由两种细胞成分构成。一种细胞大小一致，圆形或多边形，比正常淋巴细胞大 2 ~ 3 倍，胞核大、圆形或卵圆形，染色质粗、深染。另一种细胞为吞噬性组织细胞，胞质丰富透明，胞核圆形或卵圆形。本瘤的特点即在前一种未分化的中型淋巴细胞样细胞增殖的背景下，散在分布胞质透明的组织细胞，呈所谓“满天星（starry sky）”的特征性表现（图 16-21）。目前已从肿瘤细胞中分离出 Epstein-Barr（EB）病毒，表明其发生与病毒感染有关。此肿瘤也见于欧美、日本等非洲以外的国家，其特点有所不同，以侵袭腹部为主，而侵袭颌骨较少见，而且 EB 病毒感染率也较低。

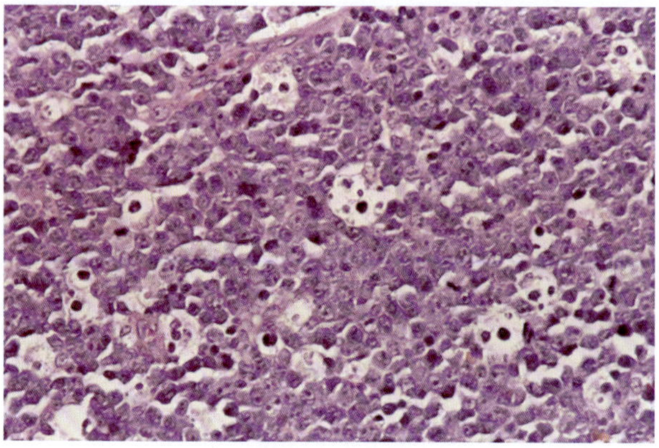

图 16-21 伯基特淋巴瘤组织学表现

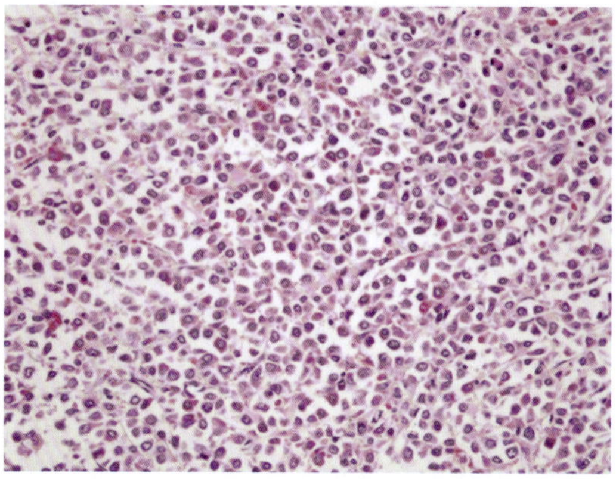

图 16-22 浆细胞瘤组织学表现

十五、浆细胞瘤

浆细胞瘤（plasmacytoma）也称为骨髓瘤（myeloma），是骨髓原发性肿瘤，主要特点是异常浆细胞弥漫性增殖，并侵犯骨骼及软组织。

【临床】 发病多在 50 ～ 70 岁，男性比女性多见。多发性浆细胞瘤较常见，单发者少见且可发展成为多发性病损。好发于扁骨如颅骨、椎骨、肋骨等。颌骨浆细胞瘤主要见于下颌磨牙区骨体、下颌角、下颌升枝等部位。局部表现有疼痛、麻木、肿胀、牙齿松动、病理性骨折等症状。患者常有鼻及牙龈出血，主要因血小板减少和高球蛋白血症所致。还可伴有贫血和舌淀粉样变性等疾病。X 线表现为境界清楚的圆形穿凿样（punched-out appearance）透射影，也可有弥漫性骨破坏。

【病理】 镜下见瘤细胞多聚集成片，其间缺乏间质，分化良好的浆细胞可类似正常浆细胞，大小形态较一致，圆形或卵圆形，胞质丰富，胞核偏位，具有车轮状染色质，偶见怪形多核巨细胞（图 16-22）。分化不良的肿瘤细胞大小不一，核异形性明显，巨细胞多见，核仁明显，核分裂象多见。浆细胞瘤内有时可见卢梭体（Russell’s body），或出现浅蓝色球形小体，可呈 PAS 阳性反应，目前认为这些小体是细胞内的变性蛋白，与异型免疫球蛋白有关。孤立性（单发性）浆细胞瘤预后较好，但多发性浆细胞瘤预后不好。

十六、颌骨转移性肿瘤

口腔颌面部恶性肿瘤中，转移癌约占 1%，其中转移至颌骨者比较多见，多数侵及下颌骨，尤其是下颌骨体和下颌角部位。原发性肿瘤多为乳腺癌、肺癌、肾癌等恶性肿瘤，也可是甲状腺、前列腺、结肠、胃、肝等部位发生的恶性肿瘤。由于颌骨转移，可导致疼痛、骨膨隆、牙齿松动、口唇麻木、牙龈肿胀，有时导致颌骨骨折，也有无明显症状者。转移性肿瘤引起的颌骨吸收，X 线表现为境界不明显、形状不规则的密度减低区（图 16-23A，B），乳癌、前列腺癌或甲状腺癌的转移灶因伴有骨形成而引起颌骨的密度增高。与原发性骨内癌等原发于颌骨的恶性肿瘤鉴别困难。诊断转移癌需要确认原发灶，转移至颌骨的癌患者一般预后不佳。

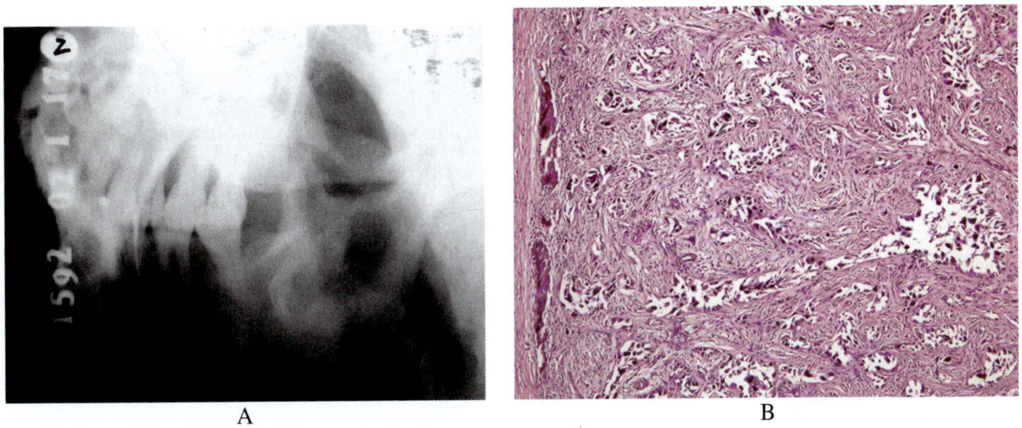

A　　　　B

图 16-23　颌骨转移性腺癌

A. X线示下颌骨圆形穿凿样破坏，边界不清；B. 镜下见骨髓腔内有转移的腺癌成分

Summary

Bone is a dense calcified tissue which is specifically affected by a variety of diseases that often cause it to react in a dynamic fashion. Some of these diseases involve the entire bony skeleton, while others affect only a single bone. It is characteristic for certain of these conditions to follow strict mendelian patterns of heredity, although sometimes a specific disease will be inherited in one case and apparently not in another. These diseases of bone, as a group, may arise at all ages; some characteristically are congenital and present at birth, while others develop in early childhood, young adulthood or even in later life.

The maxilla and mandible, like other bones, suffer from both the generalized and the localized forms of skeletal diseases. Although the basic reactions are the same, the peculiar anatomic arrangement of teeth embedded partially in bone, through which the bone may be subjected to an unusual variety of stresses, strains and infections, often produces a modified response of bone to the primary injury.

The diseases of bone to be considered in this chapter include inflammatory lesions, metabolic and genetic abnormalities, tumor and tumor-like lesions of nonodontogenic origin. These diseases may be restricted to the jaws, but may also be generalized skeletal conditions which frequently manifest involvement of the maxilla or mandible. Careful study of the various pathologic conditions affecting the skeleton has provided great insight into the many mysteries surrounding the normal physiology of bone. A false sense of understanding of bone metabolism arose within the past few decades, possibly because of an attempt to oversimplify one of the body's most complex tissues. Thorough investigative work on skeletal diseases coupled with intensive animal experimentation has only begun to lighten the darkness which frequently obscures scientific pursuits.

参考文献

1. Barns L.，Eveson J.W.，Reichart P.，et al. World Health Organization Classification of Tumors. Pathology and Genetics of Head and Neck Tumors［M］. 2005：70-72.

2. 于世凤. 口腔组织病理学［M］. 第 7 版. 北京：人民卫生出版社，2012：253-274.

3. 李铁军. 口腔病理诊断［M］. 第 1 版. 北京：人民卫生出版社，2011：101-105；138-161.

4. 李铁军. 颌骨肿瘤实例图谱及临床病理精要［M］. 第 1 版. 北京：人民军医出版社，2011：189-393.

5. Liu H.G.，Zhong M.，et al. Head and Neck Diagnostic Pathology［M］. 1st ed. Beijing：People's Medical Publishing House，2008：274-275.

6. Shafer WG，Hine MK，Levy BM. A textbook of oral pathology［M］. 4th ed. Philadelphia：W. B. Saunders，1983：498-510；674-718.

（李铁军）

第十七章　颞下颌关节病
Temporomandibular Diseases

第一节　颞下颌关节紊乱病
Temporomandibular Disorders

颞下颌关节紊乱病（temporomandibular disorders，TMD）是咀嚼肌和颞下颌关节的一组疾病之总称，可以是功能性的，也可以是器质性的。病因复杂，迄今尚不完全明确。随着对 TMD 的认识不断深化，在命名方面也有很大改变。

【同义名】 Costens 综合征

Costens 综合征由美国耳鼻喉科学者 1934 年提出，包括耳、鼻窦及关节三方面的症状。Schwartz（1955）提出颞下颌关节疼痛—功能紊乱综合征（pain-dysfunction syndrome of temporomandibular joint PDS）；Laskin（1969）主张采用肌筋膜疼痛—功能紊乱综合征（myofascial pain dysfunction syndrome，MPD），强调了精神因素在发病中的作用；此外还有“下颌应激综合征”（mandibular stress syndrome）；颅下颌功能紊乱（cranio-mandibular dysfunction）及颅下颌关节紊乱病（cranio-mandibular disorder）等名称。1983 年 Bell We 在美国牙医学会提出颞下颌关节紊乱病这一名称，目前为国内外学者广泛采用。

国内 1977 全国统编教材—口腔颌面外科学称 TMD 为颞下颌关节紊乱综合征，1997 年马绪臣、张震康建议更名为颞下颌关节紊乱病。上述名称的变化也反映了对 TMD 的不断认识过程。

【发病因素】 TMD 的发病不是由单一因素引起。目前一般认为多种因素与该疾病的发生有关：①局部因素：错殆使关节受到不良负荷，导致关节结构的微小创伤，如后牙缺损、习惯性磨牙、咬硬物、深覆合以及某种职业引起下颌姿势不正常等均可出现颞颌关节的症状。②全身因素：遗传、内分泌、代谢、血液循环及免疫等因素均可能参与了 TMD 的病理过程；③精神和病理心理因素：经心理计分法检测证实，TMD 患者多存在精神紧张、焦虑、肌紧张等因素。

【临床】 患者的发病年龄以青壮年多见，女性比男性的发病率高。人群的发病率为 28% ~ 88%，其中有 12% ~ 59% 的人有自觉症状。临床特征：①关节区疼痛为 TMD 常见的临床症状，可为自发痛、开口时痛，约 40% 的患者有咀嚼痛，疼痛可反射到头部、颈部肌肉；②关节运动时弹响或有杂音，可为弹响音、破碎音或摩擦音，这些杂音与不同的病理改变有关；③关节运动障碍，开口运动异常，开口型偏斜或歪曲，开口度过大或受限。临床通过影像学检查技术可确定 TMD 的病变部位和严重程度。

【病理】 TMD 的结构紊乱类似骨关节病，主要表现为关节盘和髁状突的退行性改变。

（一）关节盘的病变

镜下见关节盘病变部位的胶原纤维玻璃样变性或溶解断裂，出现裂隙，部分胶原纤维可嗜碱性变，关节盘的前带和中带胶原纤维排列紊乱，纤维走行无定向；中带和后带出现大量软骨细胞，且软骨细胞较大，单个或成双存在（图 17-1；17-2；17-3；17-4）。关节盘变薄的部位，甲苯胺蓝（toluidine blue）染色的异染性明显降低，表明局部区域的软骨基质成分降解，后带有丰富的新生毛细血管。双板区纤维成分增多，出现纤维化，血管成分减少，可见大小不等的、形态不规则的

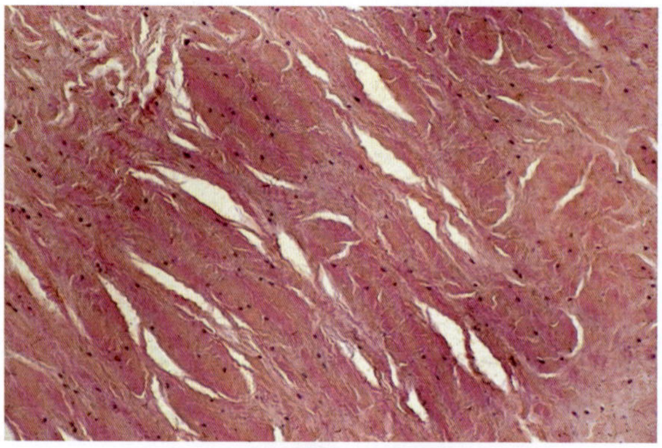

图 17-1 颞下颌关节紊乱病
关节盘变性，出现裂隙

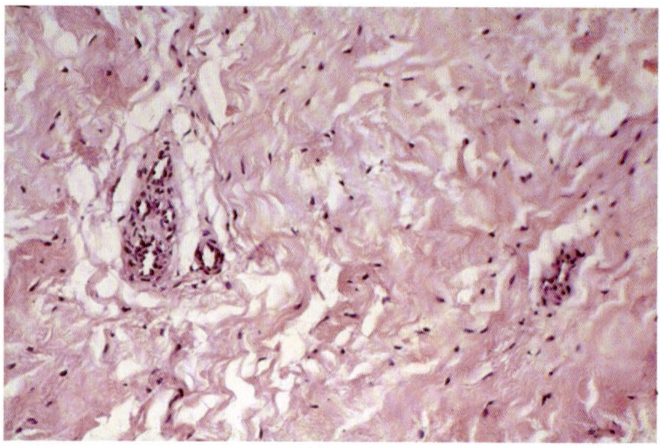

图 17-2 颞下颌关节紊乱病
关节盘后带，血管长入

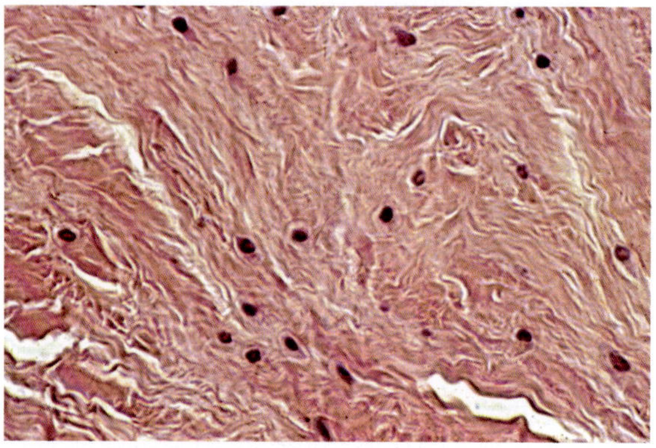

图 17-3 颞下颌关节紊乱病
关节盘中带及后带出现软骨细胞

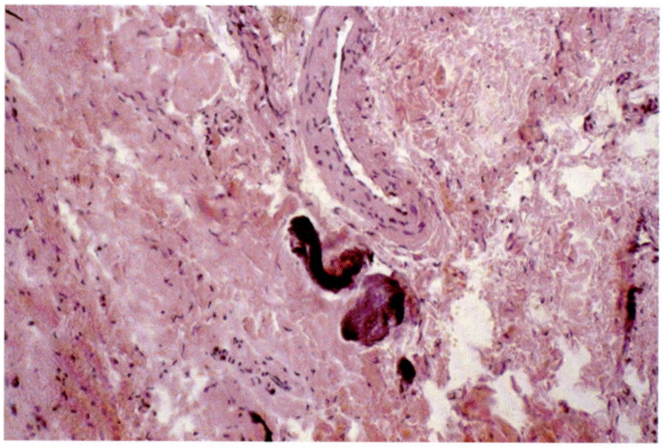

图 17-4 颞下颌关节紊乱病
双板区钙化

钙化团块。并见弹力纤维断裂。

超微结构变化：关节盘内成纤维细胞变性，线粒体肿胀，线粒体嵴变形或消失，粗面内质网扩张。有的成纤维细胞核固缩，染色质凝集，核膜消失，胞质内细胞器减少，出现大量空泡。双板区病变较明显，可见胶原纤维排列紊乱，扭曲、断裂、或不规则增粗。原纤维横纹模糊，形成大片中电子密度的均质物，并见”蚓状小体”（vermiform bodies）（图 17-5）。

细胞破裂崩解，细胞膜消失，细胞间质中可见残存的细胞器，胶原原纤维溶解变性，形成片状钙化。

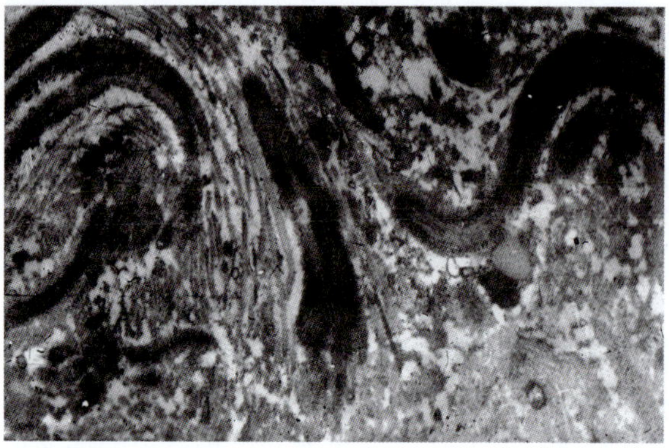

图 17-5 颞下颌关节紊乱病
透射电镜示蚓状小体

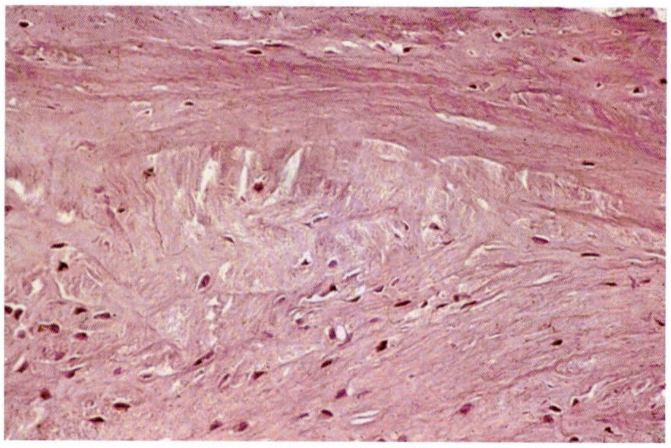

图 17-6 颞下颌关节紊乱病
髁状突软骨内纵行及横行裂隙

（二）髁状突软骨的病变

镜下见髁状突软骨变薄，表面带的胶原纤维间水肿，形成纵裂或横裂（图 17-6）。胶原纤维可从横裂部剥离或脱落，关节表面凹凸不平。胶原纤维变性，呈现弥漫性的均质样物。增殖带消失或不明显。肥大带也可形成裂隙。髁状突软骨钙化带增宽，软骨基质变性、溶解，形成嗜碱性的颗粒状。病变严重者髁状突表面的软骨全部剥脱，髁突骨组织裸露（图 17-7）。

超微结构：扫描电镜显示髁状突表面高低不平，可见宽窄不一、深浅不等的裂隙，或形成小的缺损，表面可存在凝胶样物，呈索条状，或见排列紊乱的胶原原纤维（图 17-8）。

透射电镜见，成纤维细胞和软骨细胞的胞质内粗面内质网扩张，线粒体肿胀变性，基质内偶见高电子密度的基质颗粒。有的软骨细胞变性或崩解，软骨陷窝内可见残存的细胞器，或软骨陷窝破坏，胶原纤维长入，软骨基质内可见小的钙化团块。表面带和深层均可见蚓状小体。

谷志远等（1988）证实，TMD 的髁状突软骨内存在免疫复合物，这些免疫复合物主要沉积于软骨细胞表面、软骨陷窝周围和胶原纤维之间。

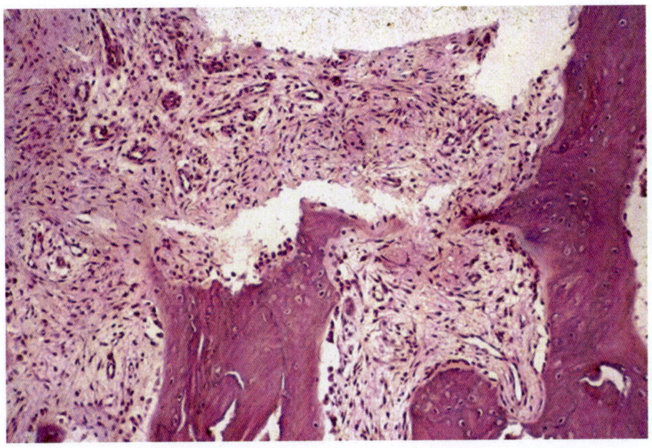

图 17-7 颞下颌关节紊乱病

髁突软骨面破坏，骨面吸收，表面肉芽组织覆盖

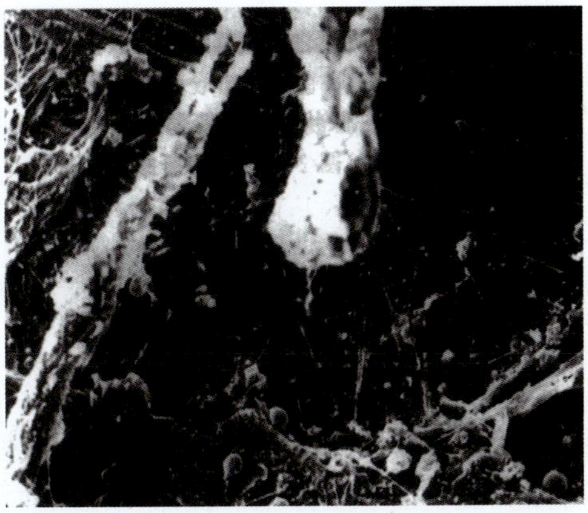

图 17-8 颞下颌关节紊乱病

扫描电镜观察见髁突表面凝胶样物聚集，呈索状或小球状，胶原纤维暴露

（三）髁状突骨组织的病变

镜下见病变轻的部位骨密质和骨小梁中骨细胞的胞核固缩，或骨细胞消失，骨陷窝空虚，骨纹理明显，并出现微裂。关节面软骨破坏后，密质骨变薄或断裂，部分骨小梁被吸收，纤维组织增生，骨髓组织被肉芽组织取代。骨基质成颗粒状，嗜碱性，或溶解消失，剩余的胶原纤维呈网状。断裂坏死的碎骨片脱落，形成假性囊腔（图 17-9）。遗留的骨小梁增粗，骨髓组织被纤维组织代替，密质骨增厚突出于骨面形成骨赘。

超微结构：病变已暴露的骨质表面，胶原纤维部分变性溶解，纤维束间可见无结构的斑块，其间散在无定向的纤细原纤维，纤维间的基质消失，骨细胞的胞质突消失，细胞核固缩，周围原纤维消失，为无结构的组织代替。

（四）滑膜的病变

滑膜的病变主要位于双板区，滑膜增厚、变薄或消失，滑膜细胞减少，结缔组织水肿、玻璃样变性，血管减少，血管壁增厚，血管腔变窄或闭锁。滑膜的绒毛可以坏死并脱落。有的部位滑膜细胞增生，血管扩张充血，并见出血、慢性炎症细胞浸润，炎症主要在结缔组织浅层。有研究证实在病变部位的滑膜衬里层及

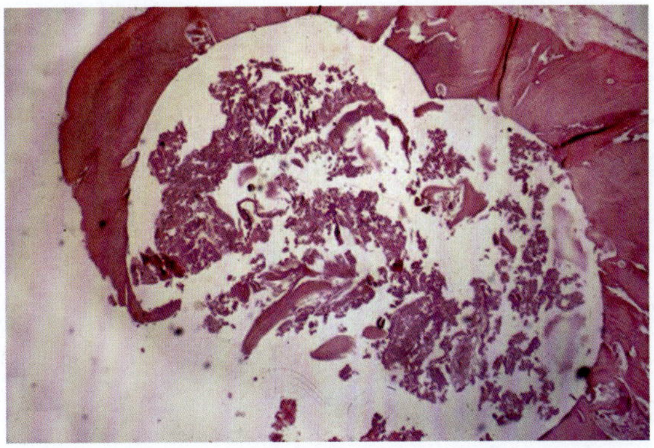

图 17-9 颞下颌关节紊乱病髁状突骨质病变，组织坏死形成假性囊腔

滑膜细胞增生区的组织相溶抗原—DR（HLA-DR）阳性，细胞明显增多，表明 TMD 具有局部细胞因子产生过度，可能与局部免疫反应的发生有关。

超微结构：滑膜表面覆盖一层中电子密度物质，表现为颗粒状或细丝状，滑膜细胞变性，纤维组织溶解。A 型细胞和 B 型细胞的胞质内含原纤维丝，细胞器减少，线粒体水肿，细胞核固缩或消失，A 型细胞可出现于滑膜表面。滑膜细胞和胶原原纤维间可见钙化的晶体。

第二节 颞下颌关节炎症性病变
Inflammatory Lesions of Temporomandibular Joint

颞下颌关节的炎症性病变包括范围较广泛，关节囊、关节盘、滑膜及髁状突均可发生。自身免疫、细菌感染及外伤等均可导致病理的炎症性改变。

一、类风湿性关节炎

类风湿性关节炎（rheumatic arthritis，RA）是一种全身性自身免疫病，侵犯关节，特别是滑膜的病变更明显，本病为关节的慢性、对称性、多关节性疾病。

【病因及发病机制】 病因不明，感染可以是类风湿性关节炎的诱因，50% ～ 80% 类风湿病的患者近期曾患咽炎、扁桃体炎等链球菌（特别是甲型溶血性链球菌）感染的病史。此外葡萄球菌、类白喉杆菌、病毒、支原体感染，导致机体的变态反应也可能是本病的发病因素。

类风湿病可认为是一种免疫复合物病，经免疫荧光和组织培养方法证实，滑膜细胞可产生大量免疫球蛋白及各种类风湿因子。滑液中主要是 IgG 类风湿因子，类风湿因子可形成免疫复合物，沉积于血管壁并激活补体，导致血管和滑膜的炎症。类风湿病人有明显的家族史，其发病率比健康人群家族高 2 ～ 10 倍，近亲中类风湿因子阳性率比对照组高 2 ～ 5 倍，因此本病与遗传因素有关。

【临床】 类风湿性关节炎较常见，女性发病率高，女性为男性的 2 ～ 3 倍，多发生于 20 ～ 50 岁，以 30 岁左右最多，前驱症状为疲倦、体重减轻、食欲缺乏、低烧，开始多为 1 ～ 2 个关节受累，常为游走性，以后发展为多关节炎。病变从四肢远端的小关节开始，指、趾、掌腕关节先被侵犯，以后膝、肘、肩等大关节也被波及。表现为关节肿胀、关节周围皮肤温热、潮红、疼痛，使运动受限，关节周围的肌肉出现僵硬及萎缩。最后关节僵硬、变形。

颞下颌关节受累的发病率报道差别较大，Bannatype 报道占 68%、Russel（51%）、Hatch（58%）、Worth（15% ～ 20%）、Rangan 报告约占 5%。病变早期表现为关节区肿胀、疼痛，可有弹响及关节杂音，患者常在早晨感到开口时关节僵直不灵活，咀嚼时疼痛加重，经活动及按摩后好转。关节纤维强直期，疼痛不再是主要症状，晚期形成骨性强直，开口受限。儿童期患病可导致下颌骨发育不良或咬合异常。

实验室检查：患者可有低血色素性贫血；病变活动期红细胞沉降率加快；人血白蛋白降低、球蛋白增高；免疫蛋白电泳显示 IgG、IgA、IgM 增多；类风湿因子的滴定度增高。

类风湿关节炎的诊断：美国风湿学会制定的诊断标准为：①早晨关节僵硬不灵活；②至少一个关节运动时疼痛；③一个以上的关节肿胀，两个关节肿胀相隔不少于三个月；④对称性关节肿胀；⑤关节病变部位或附近出现皮下结节；⑥本病特有的 X 线变化；⑦类风湿因子阳性率增高（正常人不超过 5%），上述标准出现 7 项为典型的类风湿关节炎，出现其中 5 项可肯定诊断，出现 3 项为可能的诊断。

【病理】 RA 的基本病变主要是滑膜炎，早期表现滑膜充血、水肿、渗出，表面的滑膜细胞可变性、坏死、脱落，关节腔内可有渗出液。随着病变的进行，滑膜内有大量淋巴细胞、浆细胞、巨噬细胞、单核细胞浸润，并见纤维蛋白渗出。淋巴细胞多聚集在小血管周围（图 17-10）。免疫荧光检测见浆细胞内存在类风湿因子，滑膜表面可见颗粒状 IgG、IgM、C3、C4 沉着。由于炎症性肉芽组织形成，滑膜表面呈绒毛状，绒毛表面覆盖数层增生的 B 型及 A 型滑膜细胞，肥厚的绒毛末端常见淋巴滤泡形成。

电镜显示，滑膜细胞增生，B 型及中间型细胞比 A 型细胞丰富，胞质内有大量中间丝（intermediate filament）形成束状，其走向与细胞长轴平行或围绕在核周围，此外见粗面内质网和多聚核糖体，细胞膜内侧可见吞饮小泡。A 型细胞的胞质内含大量溶酶体。

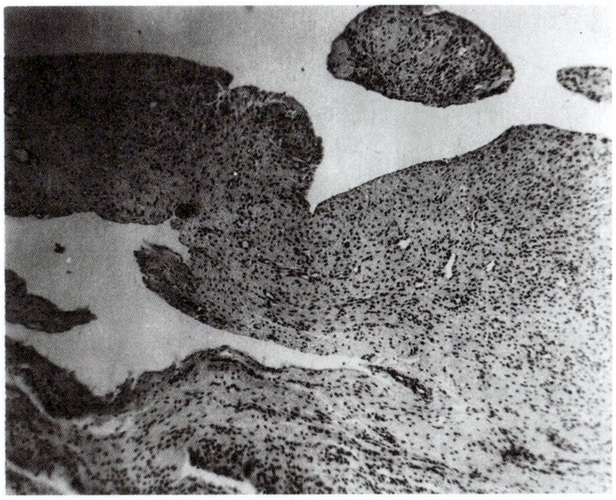

图 17-10　类风湿关节炎滑膜增厚，滑膜绒毛肿大，血管扩张慢性炎症细胞浸润

病变继续进行，富有血管的肉芽组织从关节软骨边缘的滑膜开始，逐渐沿软骨面生长，最终将软骨面完全覆盖，这层肉芽组织称为血管翳（pannus）。肉芽组织中的成纤维细胞增生，隔绝了软骨从关节液内吸取营养，致使软骨细胞坏死，基质出现进行性溶解，软骨被侵蚀破坏。软骨下方的骨髓腔内形成肉芽组织，其间可见淋巴细胞和破骨细胞，使关节骨质破坏吸收，由于软骨面肉芽组织纤维化，关节腔缩小、消失，发生粘连，形成纤维性强直，最后形成骨性强直。颞颌关节及周围的其他结构：关节盘、关节韧带、肌腱筋膜等也可受到病变的侵犯。

二、银屑病性关节炎

银屑病性关节炎（psoriatic arthritis，PS）又称牛皮癣性关节炎，是指 PA 患者的一种血清阳性的炎性关节炎。5% ~ 7% 的 PA 患者合并关节炎，病变主要累及手指关节，但不对称。少数侵犯颞下颌关节。病因不明，PA 为多因素疾病，可有家族史，与遗传有关，免疫病理研究证实为多种免疫因子在关节炎发病中起重要作用。

【临床】 PA 为侵袭性，主要以远端指间关节受累为特征，颞下颌关节炎少见。占 PA 患者的 0.6% ~ 20%。PA 发病年龄多在 20 岁以后，平均年龄为 32 ~ 45 岁，性别无差别。Rasmussen 和 Bakke（1982）复习总结出银屑性颞下颌关节炎具有以下特点：①性别无差别；②常为单侧受侵犯；③侵袭性破坏比增强性改变多见；④常见的临床特征为疼痛、肿胀及运动受限；⑤发病年龄常始于 20 岁或更晚。患者同时存在银屑性皮疹，多在关节炎发病之前已有数年病史，但也有 15% ~ 20% 的患者是关节炎发病在前，关节炎的严重程度可与皮肤病变平行，多数 PA 患者可出现指甲异常。颞下颌关节炎具有关节强直的双侧增殖性病变少见。影像学显示颞下颌关节区骨质破坏，软骨下骨表面硬化。有的也可显示软骨头表面形成突起的增殖性、不透明的斑块。

【病理】 病理表现与类风湿性关节炎相似，关节及邻近骨质破坏较明显，关节滑膜慢性炎症细胞浸润，较 RA 轻，但纤维化出现较早。肉芽组织侵犯软骨形成血管翳，破坏软骨及下方骨组织。周围骨质增生，骨小梁增生变粗，使关节发生骨性强直。骨质也可溶解破坏，骨皮质变薄。

三、莱特尔病性关节炎

莱特尔病性关节炎（Reiter's disease arthritis，RDA）又称莱特尔综合征（Reiter's syndrome）或莱特尔病（Reiter's disease RD）。莱特尔病为 1916 年 Leiter 首先报道 1 例，急性痢疾 8 天后出

现眼结膜炎、尿道炎、和关节炎三联征，并命名为 Reiter 综合征。RDA 病因不明，可能与感染有关，可通过流行性腹泻或性接触而得病。国内约 90% 患者有痢疾或腹泻病史。经大便培养为福氏志贺菌。曾有报道认为 RDA 病人的 80% ～ 90% 显示有 HLA-B27 的存在。

【临床】 RDA 的特点为多发性关节炎、非细菌性尿道炎和结膜炎三大主症，典型表现为感染后 1 ～ 2 周出现关节症状，可伴发旋涡状龟头炎、溢脓性皮肤角化病和黏膜溃疡。RDA 患者几乎都可出现关节症状，其中约 86% 的患者表现为非对称性小关节炎，主要为膝、髁、肩等关节，少数包括有颞下颌关节。表现为关节部位剧痛、皮肤发红、肿胀、皮温较高、触痛明显。全身症状为发热、衰弱、大汗、体重减轻。

【病理】 早期滑膜为轻度化脓性炎症，充血水肿较明显，表层有大量中性粒细胞浸润，仅见散在的淋巴细胞和浆细胞；晚期慢性炎症细胞增多，并形成淋巴滤泡，滑膜绒毛肥大，关节软骨变薄，表面有血管翳形成。其病理表现与类风湿性关节炎非常相似。

四、感染性关节炎

颞下颌感染性关节炎以化脓性者较常见，因此又称化脓性颞下颌关节炎（pyogenic temporomandibular arthritis）。常见的致病菌为金黄色葡萄球菌、溶血性链球菌、肺炎链球菌。感染途径：①血行感染，多见于新生儿菌血症或败血症；②临近骨髓炎直接蔓延；③颞颌关节的开放性创伤或医源性感染。

【临床】 颞下颌关节化脓性炎症。一般发病急，初起时全身症状较明显，患者高烧、倦怠、食欲缺乏等。血液检查，中性粒细胞增高。局部皮肤发红、肿胀、皮温增高及疼痛等急性炎症的表现。患者张口困难，运动时加重。化脓后，由于关节腔内充满浓液，出现明显的胀痛和跳痛，患者自觉患侧牙咬合困难。X 线许勒位检查，关节间隙明显增大。晚期由于关节软骨、骨质破坏，影像学显示，髁状突、关节凹及关节结节均可有广泛破坏。以后由于纤维性粘连，形成纤维性强直；随之骨化而形成骨性强直。

【病理】 基本病理改变为滑膜炎，感染初期滑膜囊充血、水肿、增厚，中性粒细胞浸润，并有浆液渗出。若此时感染得到控制，则关节功能可以完全恢复；感染加重时，滑膜囊内浆液纤维蛋白渗出增多，黏液浑浊，滑膜被覆细胞脱落，可使关节腔发生纤维性粘连，发生纤维性强直。重度感染时滑膜囊内充满浓液，大量死亡的中性粒细胞释放蛋白溶解酶，使髁状突软骨基质溶解，胶原纤维断裂，关节软骨破坏、脱落，骨质暴露、肉芽组织形成，以至发生骨性强直。由于急性期关节囊炎症未得到控制，炎症可向周围扩展，引起软组织的蜂窝组织炎。

五、创伤性关节炎

创伤性颞下颌关节炎是由合外伤导致的关节炎症。

【临床】 有急性创伤史，症状与创伤的程度有关。临床可出现下颌运动受限，开口困难，关节区疼痛、肿胀，局部明显压痛。创伤严重时常伴有髁突颈骨折，可造成关节紊乱。

慢性创伤性关节炎可出现关节弹响，有不同程度的开口运动障碍，开口时下颌偏向患侧，关节区疼痛，其症状与颞下颌关节紊乱病类似。

X 线检查，急性创伤时许勒位片，可见颌关节间隙增宽，是由于关节内液体渗出增多、积血或关节盘移位所致。慢性创伤性关节炎的所见与颞下颌关节紊乱病鉴别较困难。

【病理】 急性创伤可造成关节韧带和关节囊撕裂，关节纤维软骨与骨质分离，关节盘撕裂或位移，创伤性关节炎常见的病理改变为滑膜的炎症。严重的创伤可造成髁状突关节囊内的骨折，关节囊内有血肿形成；有的患者也可形成关节强直。

第三节　颞下颌关节骨关节病
Osteoarthrosis of Temporomandibular Joint

骨关节病（osteoarthrosis）是一种关节软骨和关节盘的变性，而非炎症性变化。一般可分为原发性和继发性两种。

【同义名】 变性性关节炎（degenerative arthritis，DA），退行性关节病（degenerative joint disease）、骨关节炎（osteoarthritis）及过长性关节炎（hypertrophic arthritis）。

本病多见于老年人，老年人关节软骨弹性能力减弱、运动时易创伤和磨损，或过度不适宜的关节运动可能是造成骨关节退行性变的重要因素。病变的早期软骨基质被组蛋白溶酶 B、D 和胶原酶溶解破坏。软骨基质内蛋白多糖质和量的改变以及胶原纤维的老化，致使关节软骨易受损伤，或关节软骨下的骨质先有病变而引起关节软骨的改变。其临床和病理变化与 TMD 基本相同。按照新的分类标准，骨关节病为 TMD 的一种类型。

第四节　颞下颌关节肿瘤及瘤样病变
Tumour and Tumor-like Lesions of Temporomandibular Joint

一、滑膜软骨瘤病

滑膜软骨瘤病（synovial chondromatosis）是一种发生于关节累及滑膜或腱鞘的软骨化生性良性、有自限性的瘤样病变。原发性的滑膜软骨瘤病没有关节炎的病史，滑囊液里 FGF 浓度常升高。继发性的病变继发于炎症性或非炎症性的关节病。病因不明。对于本病的发生有不同的看法：①炎症导致滑膜软骨化生，但是经滑液培养，未见细菌或微生物生长；②与创伤有关，这种创伤可能是慢性的、轻微创伤，如错㱔、关节习惯性半脱位；③滑膜下方的结缔组织中的间充质细胞受到某种刺激后，使细胞增生，并发生软骨化生。滑膜软骨瘤病经手术切除化生的软骨灶及滑膜，摘除关节囊内游离小体，预后较好。若遗留软骨结节或增生的滑膜也可复发。极少数可发生软骨肉瘤变。

【临床】 本病极少见，全身关节均可发生，以膝关节多见，颞下颌关节极少见。多发生于 30 ~ 50 岁的成年人。男性多见，男女发病的比例约为 2∶1。临床表现为关节周围的肿块，局部疼痛、肿胀、关节活动受限，开口时下颌偏向患侧，可出现捻发音，局部有压痛，有时会误诊为腮腺肿物。X 线表现因为病变的严重程度及钙化程度不同而变化。双关节侧位体层片显示关节内和关节周围有圆形或卵圆形密度增高区，或表现关节腔增大、髁突或关节凹骨皮质不规则。CT 及磁共振像可见多个软骨结节，关节囊扩张，颞下颌关节上腔和下腔均可受累。极少数患者的软骨突起可延伸至颅腔。

【病理】 肉眼见，关节囊扩张，滑膜厚薄不一，有数量不等的软骨结节状突起，一般结节较小，有光泽，白色或灰白色半透明，散在分布，结节周围有纤维包裹。结节可脱离滑膜，形成独立小体。软骨结节存在于滑膜深部时滑膜外观可表现充血或正常。

镜下见滑膜内层结缔组织中有多个软骨结节，结节内存在大量软骨细胞，细胞的分布疏密不等，有的部位细胞聚集成堆，或分散存在。一般细胞分化较好，无明显异形性（图 17-11）。少数病历可见软骨细胞核浓染、肥大、核形状不规则，或见双核、多核等异形核，这种细胞形态易误诊为软骨肉瘤。常见病变区有钙化或骨化，钙盐的沉积是由于病变缓慢生长的结果。病变的发展过程常分为三个阶段：早期为活动性的滑膜内病变但没有软骨游离体的形成，随后有游离体形成，最后阶段没有滑膜内的病变但有大量骨软骨性的游离体形成。

二、弥漫型巨细胞瘤

弥漫型巨细胞瘤（diffuse-type giant cell tumour）又称色素性绒毛结节性滑膜炎（pigmented villonodular synovitis，PVNS），是一种累及滑膜和腱鞘的有时具有局部侵袭性的病变。以前关于它是肿瘤还是瘤样病变存在争议，目前普遍接受它是肿瘤。

【临床】本病多见于小于40岁的年轻人，女性稍多见，可发生于膝关节，颞下颌关节少见。临床表现，起病缓慢，骨关节区肿胀、轻度疼痛、张口受限，开口时下颌偏向患侧，局部微压痛，关节腔积液，可抽出血性液体。X线示关节旁界限不清的肿块，常伴有相邻骨组织的退行性或囊性改变，关节腔变宽，骨质疏松或破坏。少数颞颌关节部位的病变可向颅底蔓延，手术切除不彻底，容易复发，对放射治疗有一定敏感性。发生于大关节的病变，曾有肺转移和恶变的报导。

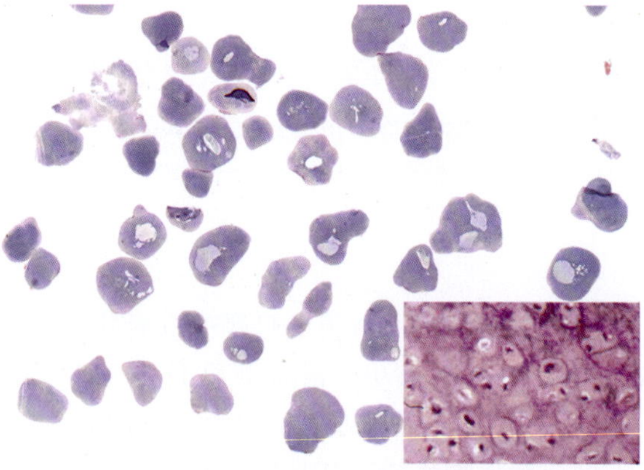

图 17-11 滑膜软骨瘤病

多个软骨结节，细胞分化较好，无明显异形性（插图）

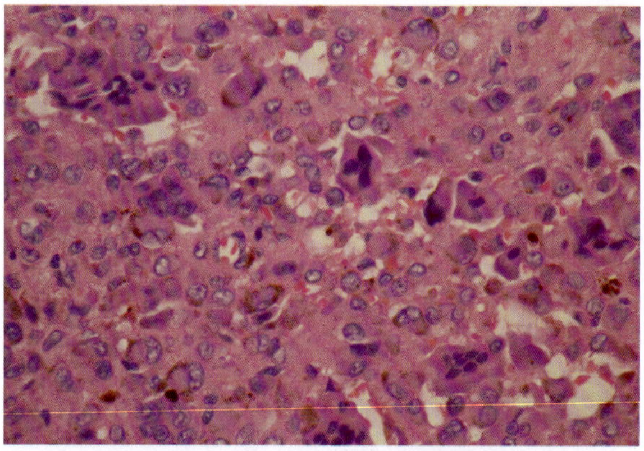

图 17-12 弥漫型巨细胞瘤

可见多核巨细胞和吞噬色素的滑膜细胞

【病理】肉眼见滑膜弥漫性增厚，有多个实性结节状肿物，表面可见绒毛状突起，切面棕黄色或深褐色，呈海绵状。与周围无清楚界限。

镜下见，滑膜组织增生形成绒毛状，绒毛粗细不等，表面覆盖滑膜细胞，滑膜下区有大量增生的滑膜样组织细胞，细胞呈圆形或多角形，胞质淡染，吞噬大量含铁血黄素（图 17-12）。这种细胞常与梭形细胞或成纤维细胞移行。或形成吞噬脂质的黄色瘤细胞。病变区纤维组织增生，并玻璃样变性。毛细血管增生扩张，有数量不等的淋巴细胞、浆细胞浸润，并见多核巨细胞，该细胞的体积较小，核数量少。病变组织中常见大小不等的裂隙，表面覆盖滑膜细胞，形成假腺腔样结构。

三、髁突过长

髁突过长（condyle hyperplasia）又称髁突良性肥大（hypertrophy）通常为单侧性髁突增大，且有自限性。病因不明。髁突过长可分为先天性和后天获得性两种，先天性者可能与基因有关；获得性者可能与外伤、感染和内分泌因素有关。有人认为轻度慢性炎症刺激可导致髁突过长。

【临床】髁突过长临床表现为髁突和髁突颈的缓慢增大，多见于青春后期，青春期以前很少发病，多为单侧髁突病变，可导致面部不对称，下颌体偏向健侧，错殆，一般无症状，可触及增大的髁突，临床易误诊为髁突骨瘤或软骨瘤。根据病变不同，临床可分为两种类型：①患侧下颌骨垂直距离生长较显著，使磨牙、前磨牙区开殆，下颌下缘向下突出，颏部移位不明显；②下颌缓慢歪斜畸形，颏部向健侧偏斜，使健侧呈反合，患侧下颌均匀增大。患侧关节功能障碍，可使运动受限，其严重程度随髁突畸形及关节凹补偿改变程度而异。影像检查见髁状突粗大而长，但骨小梁分布、形态、致密度与邻近正常骨相同，呈延续性，彼此之间无界限，这一点可区别于髁状突的良性肿瘤。髁突骨瘤是髁状突的良性肿瘤，其临床表现与髁突过长相似，但X线显示为局限性瘤体，周界清晰，其骨小梁分布、形态与正常骨不同。

【病理】 镜下见软骨和骨的形成均比较活跃。前软骨层及软骨层总的厚度明显增加，可见增生的软骨下方，较深的部位均可见软骨基质，表明前软骨结缔组织层增生活跃。

四、滑膜囊肿

滑膜囊肿（synovial cyst）又称滑囊囊肿（bursal cyst），常发生于腘窝，颞下颌关节罕见，病因不明，可能与慢性损伤有关，可继发于其他关节疾病，如骨关节病、色素性绒毛结节性滑膜炎或滑膜软骨瘤病。

【临床】 滑膜囊肿可发生于任何年龄，临床表现为局部肿块，可伴有局部疼痛，触之较柔软。

【病理】 镜下见囊肿壁为纤维结缔组织构成，纤维囊壁较致密，常发生玻璃样变性。可见软骨或骨的化生。纤维组织中有小灶性淋巴细胞、浆细胞和单核细胞浸润，偶见多核巨细胞、泡沫细胞及含铁血黄素。囊壁腔面被覆有滑膜细胞，或附有纤维素性渗出物。

五、腱鞘囊肿

腱鞘囊肿（ganglion cyst）是由于关节囊或腱鞘结缔组织的黏液变性或液化形成的囊肿。病因不明，可能与慢性损伤有关，或由于关节过度活动引起结缔组织的退行性变，或滑液外渗于结缔组织中所致。

【临床】 本病多发生于青年人，女性比男性多见，多发生于腕、指、足背等的关节附近。颞颌关节部位罕见。临床表现为囊性肿物可伴有钝疼。

【病理】 肉眼观察，囊肿多为单个，偶见多发病变，呈圆形或卵圆形，囊肿较小，有弹性，囊肿可发生于腱鞘或与关节相同。囊壁较致密，剖面单囊或多囊，囊腔内含胶冻状黏液，囊壁表面较光滑。

镜下见囊壁为黏液性的纤维结缔组织，黏液细胞为梭形或多角形，组织疏松，黏液基质嗜碱性，呈现蓝色。纤维囊壁较致密，很少见到炎症细胞。

六、髁突骨软骨瘤

骨软骨瘤是最常见的骨肿瘤之一。关于它是否是真性肿瘤一直存在争论，有人认为是骨表面的异常软骨过度增生形成。

【病因】 骨软骨瘤的病因不明，以往在长骨肿瘤的研究方面有多种不同意见：①骨膜通过软骨化生而发生肿瘤；②骨膜发育异常形成移位的软骨巢，受到持续刺激，使软骨内骨化；③放射可能是引起肿瘤发生的因素；④可能与局部骨内血管发育异常等有关。

【临床】 骨软骨瘤好发于长管骨骺端的骨表面，以股骨、胫骨多见，也可发生于髁突和喙突。任何年龄均可发生，以20岁青年人多见，女性稍多于男性。多为单侧发生，为无症状的骨性突起，生长缓慢，可引起颜面不对称，开口受限，开口型异常及颌关系紊乱。影像学显示，髁突部有骨皮质向外突出的骨性赘生物。

【病理】 肉眼见肿物呈丘状或蒂状与密质骨相连，剖面从表面至深层可分为三层，表层为软骨膜，是由薄层的纤维结缔组织构成，下方为软骨帽，呈白色或略带蓝色，为透明软骨样，软骨帽的增生情况与软骨细胞生长的活跃程度有关。深部为肿瘤的主体，由松质骨构成，可见骨小梁和骨髓。镜下见，肿瘤表面为纤维组织覆盖，大部为胶原纤维，细胞成分较少。软骨帽由软骨细胞和基质构成，一般软骨中细胞较少，基质较多，有时软骨细胞的排列层次类似于髁突软骨。软骨帽深部的软骨细胞肥大，与钙化层参差交错，通过软骨内化骨，形成骨组织。

Summary
Temporomandibular joint diseases

The most commonly seen temporomandibular joint diseases are temporomandibular disorders (TMD) and inflammatory diseases. Tumor and tumor-like lesions are seldom. Among them, the TMD is the most common one. Its etiology is complex. Clinically, pain in the TMJ area, abnormality in mandibular movement and clickings are usually present. The pathological changes of osteoarthritis include degenerations of the meniscus, condylar cartilage and bony tissues. Rheumatoid osteoarthritis is one of the local manifestation of the systematic joint disease. The synovial chondromatosis is a tumor-like lesion, true tumor lesions are rare in TMJ.

Definition and Terminology

颞下颌关节紊乱病 (temporomandibular disorders): It is the name given to a group of symptoms that cause pain in the head, face, and jaw. The symptoms include headaches, soreness in the chewing muscles, abnormality in mandibular movement, and clicking or stiffness of the joints. They often have psychological as well as physical causes.

骨关节病 (osteoarthrosis): which is also known as osteoarthritis or degenerative joint disease (DJD), is a progressive degenerative disorder of the joints caused by gradual loss of cartilage and resulting in the development of bony spurs and cysts at the margins of the joints.

类风湿性关节炎 (rheumatic arthritis): a chronic systemic disease primarily of the joints, usually polyarticular, marked by inflammatory changes in the synovial membranes and articular structures and by atrophy and rarefaction of the bones. In late stages, deformity and ankylosis develop.

滑膜软骨瘤病 (synovial chondromatosis): Synovial chondromatosis is a benign nodular cartilaginous proliferation arising in the synovium of joints, bursae or tendon sheaths.

弥漫型巨细胞瘤 (diffuse-type giant cell tumour): Diffuse-type giant cell tumour is a destructive proliferation of synovial-like mononuclear cells, admixed with multinucleate giant cells, foam cells, siderophages and inflammatory cells. The extraarticular form is defined by the presence of an infiltrative soft tissue mass, with or without involvement of the adjacent joint.

参考文献

1. 马绪臣. 颞下颌关节的基础与临床 2 版. 北京：人民卫生出版社，2004.

2. 郑麟蕃，吴奇光. 口腔病理学. 上海：上海科技出版社，1994.

3. 马绪臣，邹兆菊，张震康. 颞下颌关节紊乱综合征髁突软骨和关节盘的超微结构观察. 中华医学杂志，1985，65：270.

4. 刘子君. 骨关节病理学. 北京：人民卫生出版社，1996.

5. 武忠弼，杨光华. 中华外科病理学. 北京：人民卫生出版社，2002.

6. 李瑞宗. 色素沉着绒毛性滑膜炎. 中华医学杂志，1989，67：161.

7. 刘昕燕，高岩，吴奇光. 颞下颌关节滑膜软骨瘤病三例. 中华口腔医学杂志，1997，32：179.

8. 谷志远，张震康，孙开华等. 颞下颌关节紊乱综合征与关节盘的电镜和光镜研究. 中华口腔医学杂志，1991，26：18-21.

9. Miles DA，Kaugars GA. Psoriatic involvement of the temporomandibular joint. literature review and report of two cases. Oral Surg Oral Med Oral Pathol，1991，71：770-774.

10. Koorbusch GF，Zeitler DL，Fotos PG et al，Psoriatic arthritis of the temporomandibular joints with ankylosis. Oral Surg Oral Med Oral Pathol，1991，71：267-274.

11. Konomen M，Signs and symptoms of craniomandibular disorders in man with Reiters disease.J Craniomandib Disord，1992，6：247-253.

12. Karlis V，Glickman RS，Zaslow M，Synovial chondromatosis of the temporomandibular joint with intracranial extension. Oral Surg Oral Med Oral Pathol Oral Radiol Endod，1998，86：664-666.

（孙开华　陈　艳）

第十八章　涎腺疾病

Diseases of Salivary Glands

第一节　涎腺发育疾病
Developmental Defects of Salivary Gland

涎腺发育疾病比较少见，头颈部发育畸形时常伴有涎腺发育异常。

一、先天性涎腺缺失或发育不全

先天性涎腺缺失（congenital aplasia of salivary gland）少见。任何单个腺体都可发生先天缺失，大涎腺的先天缺失罕见。病因不明，涎腺缺失可以单侧也可双侧发生，可以导致严重的口干，念珠菌感染，猖獗龋等疾病的发生。

涎腺发育不全（hypoplasia of salivary gland）往往没有症状，有时在影像学检查时偶然发现。

二、涎腺导管异常

涎腺导管异常是先天性导管畸形，比较少见，主要表现为涎腺导管扩张（dilatation of salivary gland ducts），导管壁可形成憩室，呈球状或圆筒状扩张，可以是慢性涎腺感染的潜在因素，多见于颌下腺导管，可在导管开口附近形成小憩室，但常不导致病理改变。腮腺导管扩张比较少见，可发生于单侧或双侧腮腺，其中以双侧腮腺导管扩张多见，有时腮腺末梢导管扩张，腮腺造影表现为点状阴影，且与导管直接相连。本病可能与遗传有关，部分患者有家族史，本病可能是腺体结构异常或免疫缺陷所致。先天性涎腺导管异常，若无继发感染，一般不易发现，多在X线造影时偶然发现。

【病理】 镜下见扩张的导管为单层或复层柱状上皮衬里，管壁和管周结缔组织中可存在炎症细胞，管腔内含嗜酸性、均质性的分泌物。

导管异常还表现为导管开口异常，副导管可位于颊、下颌下缘、上颌窦和颈部。可发生先天性涎瘘，涎瘘可为一个或多个，经常在瘘口流出涎液。涎腺导管先天性闭锁罕见，若导管闭锁时，可形成潴留囊肿，同时可发生严重的口干症。

三、涎腺异位

涎腺异位（heterotopia of salivary gland）是指腺体远离正常位置。涎腺的异位或迷走并非少见。

异位于下颌骨体者称之为发育的下颌舌侧涎腺陷入（developmental lingual mandibular salivary gland depression）又名下颌静止性骨缺损（static bone defect of the mandible ）或静止骨腔，常与颌下腺或舌下腺相连。根据成人颌骨X线片统计患病率为0.4%。多异位于下颌角或稍前方，影像学显示，颌骨内有边界清楚的椭圆形投影区，易被误认为是颌骨囊肿或囊性肿物。

腮腺区淋巴结内常有异位腺体，与淋巴上皮病变和Warthin瘤的发生有密切关系（图18-1）。

此外还常沿咬肌前缘或咬肌下缘发生异位，一般无症状，于涎腺造影时偶然发现。牙龈、颈

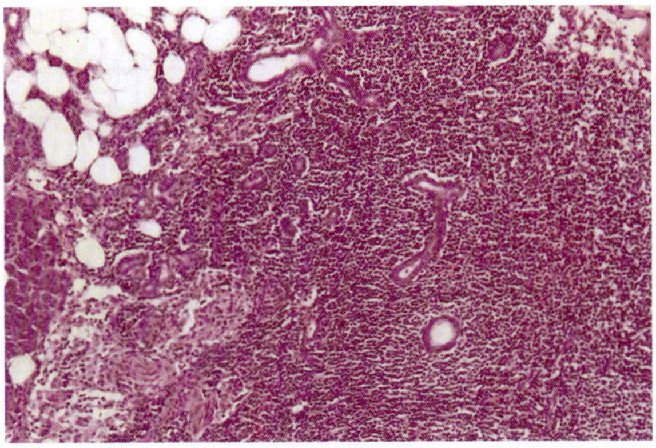

图 18-1 腮腺淋巴结中异位的腺体组织

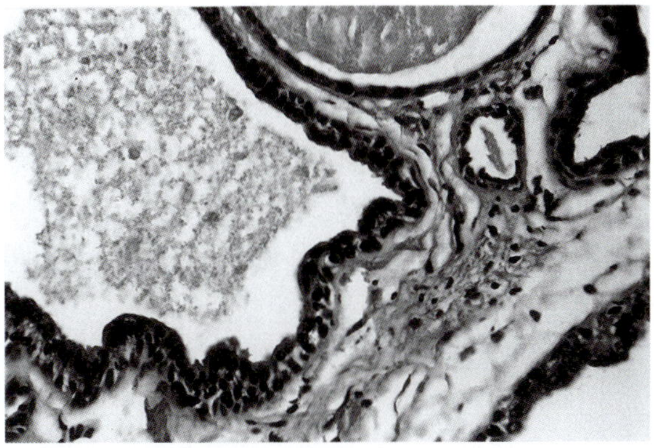

图 18-2 多囊腮腺

大小不等的囊腔，囊壁有立方状或扁平上皮衬里，囊腔内黏液样物质

部、咽部、扁桃体窝、中耳、脑垂体及小脑桥有时可见迷走的涎腺组织。发生于任何部位的异位涎腺组织均可发生涎瘘，继发炎症、囊肿或肿瘤。异位涎腺既无症状，也无瘘管通出皮肤或黏膜面时，临床不易发现，多为尸检中偶然发现。

四、多囊病

多囊病（polycystic disease）是一种少见的涎腺发育性疾病，常发生于单侧或双侧的腮腺，此时又称多囊腮腺（polycystic parotid gland）。本病罕见，其病变类似于身体其他器官发生的多囊性疾病，如肾、肝、胰腺及肺的先天性多发性囊肿。发生于腮腺者临床可出现腮腺无痛性反复肿胀，影像学检查，表现为腮腺点状或球状扩张。

【病理】 腮腺为大小不等的囊腔所代替（图 18-2），囊壁上皮衬里表现多样，可为柱状上皮细胞，细胞核呈圆形，近基底部，胞质丰富，近管腔部可见嗜酸性分泌颗粒，类似于腮腺的纹管，囊壁也可为立方状上皮细胞，胞质嗜酸性，核位于细胞中央，似闰管上皮，也可表现为扁平细胞上皮衬里，为单层细胞，与血管内皮相似。还可表现为胚胎发育期的上皮芽。囊腔内含黏液样沉积物或球状涎石或微小结石。囊肿之间可见残存的腺体，间质中不存在炎症改变。

第二节 涎腺炎症
Sialadenitis

涎腺炎（sialadenitis）主要发生于三对大涎腺，腮腺、颌下腺及舌下腺，小涎腺少见。炎症可局限于导管部分，称为管炎。若腺体同时发炎，则为涎腺炎。涎腺炎主要为细菌或病毒感染所致。

一、急性涎腺炎

急性涎腺炎少见，通常是指急性化脓性腮腺炎（acute suppurative parotitis）。

急性化脓性腮腺炎为细菌感染所致，病原菌主要是金黄色葡萄球菌、草绿色链球菌及溶血性链球菌。多为全身疾病的并发症，由于身体虚弱，免疫力降低或腹部大手术后，引起反射性腮腺功能低下，口腔卫生不良，唾液分泌量减少，口腔内致病菌经涎腺导管进入腮腺，发生逆行感染。涎腺结石或异物等使导管阻塞也是本病的发病因素之一。血源性感染者较少见，与败血症或脓毒血症有关，多见于新生儿的血行感染。

【临床】 多发生于腮腺，其次为颌下腺。多为一侧腮腺，有 20% ～ 25% 发生于双侧，最早出现的症状为腮腺区疼痛、肿大、局部皮肤潮红、硬结，明显触痛，腮腺导管口红肿，唾液分泌量减少，可有开口困难。病变初期为浆液性炎症，当成为化脓性炎症时，挤压腮腺有脓液从导管流出。炎症扩散到腮腺周围组织时，可伴发蜂窝组织炎，患者的全身中毒症状明显，表现为体温升高、呼吸脉搏加快，白细胞升高，血沉加快。唾液检查钠含量增高。急性炎症期禁忌腮腺造影。

【病理】 急性化脓性腮腺炎根据临床表现及化验检查即可诊断，一般不做病理检查。光镜特点是炎症早期涎腺导管的上皮细胞肿胀，管腔狭窄，管腔内有大量中性白细胞及涎液潴留，导管周围及腺体间质中有密集的中性粒细胞浸润。后期腺导管扩张，导管上皮破坏，腺泡消失，涎腺组织坏死，形成多个化脓灶，急性炎症消退后，涎腺组织纤维化。

二、慢性涎腺炎

主要发生于腮腺及颌下腺，以往称为慢性化脓性腮腺炎（chronic suppurative parotitis）。在临床上极为常见，只要患者有腮腺反复肿胀，导管排脓即可诊断此病。实际是包括腮腺的一组病，但其病因、临床过程及预后并不一致。王松林等（1995）根据 291 例的临床、腮腺造影、血清免疫学、核素、组织病理、超微病理及长期随访，提出新的分类。慢性化脓性腮腺炎包括：儿童复发性腮腺炎（recurrent parotitis of children）；成人复发性腮腺炎（recurrent parotitis of adult）；慢性阻塞性腮腺炎（chronic obstructive parotitis）。

（一）慢性复发性腮腺炎

儿童慢性复发性腮腺炎（chronic recurrent sialadenitis）和成人复发性腮腺炎只是发病年龄及病理生理特点不同，后者为前者的延续。其病理变化大致相同。

【病因】 病因尚不清楚，可能与以下因素有关：①逆行感染；②与自身免疫有关，有的作者将儿童复发性腮腺炎、成人复发性腮腺炎、舍格伦综合征均归于自身免疫病，认为儿童、成人复发性腮腺炎为一种不完全的舍格伦综合征；③先天性发育异常，有末梢导管扩张；④病毒感染；⑤与内分泌有关。

【临床】 儿童复发性腮腺炎从婴幼儿至 15 岁均可发生，有 95% 患者发生于 10 岁以前，男性多见，半数以上患者，首次发病有流行性腮腺炎接触史，可突然发病，也可逐渐发生。腮腺反复肿胀，局部轻度水肿，皮肤潮红，挤压腺体可见导管口有脓液或胶冻状液体流出。少数有脓肿形成。随年龄增长，发作次数减少，间隔时间延长，青春期以后一般可自愈。成人复发性腮腺炎有自幼发病史，单侧或双侧腮腺肿胀，导管口有脓样或胶冻样分泌物。涎腺造影显示末梢导管点状、球状扩张。核素检查，排空功能迟缓。

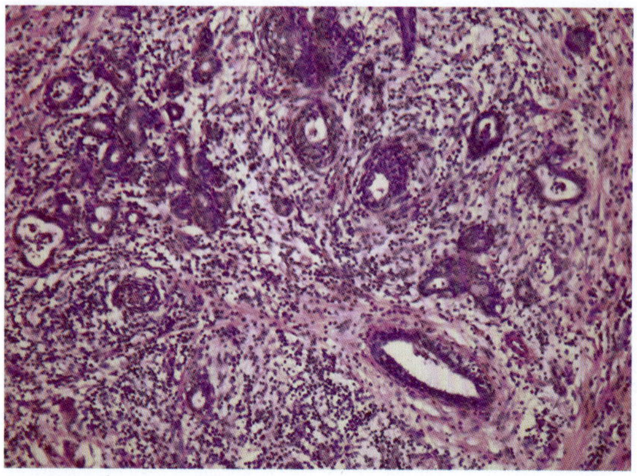

图 18-3 慢性颌下腺炎

腺泡消失，导管增生扩张，腺管内及周围慢性炎症细胞浸润

【病理】 光镜下，小叶间及小叶内导管扩张，有的导管扩张呈囊状，小囊可相互融合，扩张的导管上皮为 1 ～ 2 层扁平或柱状细胞，导管上皮可出现鳞状化生，腺泡消失，为增生的纤维组织代替，导管周围的间充质内有淋巴细胞和浆细胞浸润，可形成淋巴滤泡，管腔内充有慢性炎症细胞、黏液及变性坏死组织（图 18-3）。

电镜下，腺泡细胞排列正常，腺泡邻面之间的指状突起，彼此交叉，并可见桥粒连接，腺泡的胞质内可见大小不等的空泡，形态不规则，互相融合，表现中电子密度或低电子密度，细胞器减少，线粒体扩张。部分细胞核固缩，小叶内导管扩张，管腔面微绒毛减少，部分细胞扁平，细胞间隙扩大。排泄管的部分细胞消失，为纤维组织代替。

【鉴别诊断】舍格伦综合征的病理变化主要为淋巴细胞和组织细胞增生，病变由小叶中心开始，小叶的外形仍然保存，无纤维组织的修复反应。

（二）慢性阻塞性涎腺炎

慢性阻塞性涎腺炎（chronic obstructive sialadenitis）是最常见的慢性涎腺炎，大约占所有慢性涎腺炎的 30%。原因有两个，一是由于涎腺导管结石、异物、瘢痕或肿瘤等压迫所致的导管狭窄，另一个为唾液的电解质紊乱。好发于 30 ~ 60 岁的患者，男性稍多于女性。颌下腺及腮腺多见。小涎腺常累及上唇及颊部的腺体。临床表现为涎腺肿大，有酸胀感，进食时加重，挤压患部有大量浑浊样涎液流出，症状与阻塞的程度密切相关。腮腺造影可见主导管扩张，末梢导管呈点球状，部分腺体不显影。

涎腺结石（salivary stone）或涎腺导管结石（salivary duct stone），是慢性阻塞性涎腺炎主要的病因。以颌下腺结石多见，可能与下列因素有关：①颌下腺分泌的唾液富含粘蛋白，比较黏稠，且含钙量高，约超出腮腺的 2 倍，钙盐容易沉积；②颌下腺导管长而不规则，分泌液易于浓缩；③导管口较大，位于口底，异物容易进入导管内。小涎腺结石患者，常伴有身体其他器官结石，可能与全身代谢有关。

若结石位于导管前部，可触到坚硬的结石，局部可有压痛，而无明显自觉症状。X 线平片即可显示结石的存在，但少数隐性结石则不能显示。小涎腺结石无症状，在黏膜下出现孤立的小结节，触之较硬，黏膜颜色正常。

【病理】组织学可表现为病变发展的不同阶段，早期导管周围有炎症反应，结缔组织水肿，淋巴细胞、浆细胞浸润、血管扩张充血，导管系统扩张，管壁上皮细胞变性，管腔内有嗜伊红唾液沉积物。晚期纤维组织增生，且玻璃样变性导致管腔狭窄，腺泡大部破坏消失，仅存导管，涎腺为修复的纤维组织取代。

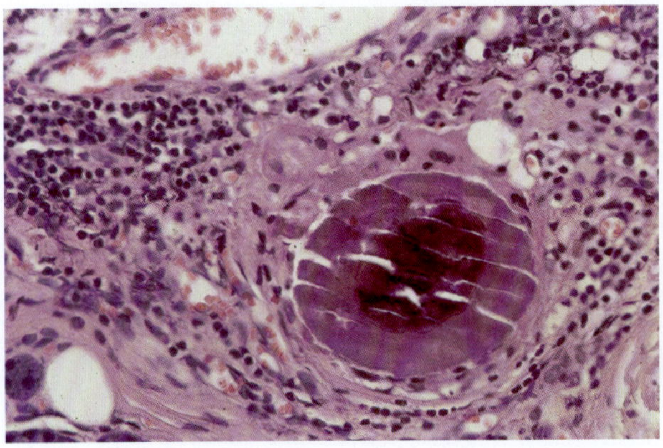

图 18-4　涎腺结石

涎石为单个或多个，以单个多见，呈圆形或长柱形，大小不等，最小直径为 0.1cm，最大可达 5.5cm，有的坚硬，有的呈泥沙状。结石为淡黄色，剖面呈同心圆层板状（图 18-4），中央有一个或数个核心。结石的形成是由于脱落的上皮细胞、细菌或异物等形成核心，继之唾液中的无机盐沉积在核心的周围。

电镜显示，排泄管的部分上皮脱落，上皮细胞间的间隙增宽，桥粒断裂，小叶内导管扩张，导管上皮变性，细胞核固缩，管壁间有白细胞移出，腺泡细胞的胞质内细胞器减少，分泌颗粒消失，细胞间有大量变性细胞和残存的细胞器。

三、慢性硬化性涎腺炎

慢性硬化性涎腺炎（chronic sclerosing sialadenitis）是涎腺炎症性疾病，首先由 Küttner 于 1869 年描述。因为临床上表现为涎腺的硬性肿物，可如石头样硬，不容易与肿瘤区别，所以也称为 Küttner 瘤（Küttner tumor，KT）。KT 几乎均发生在颌下腺。临床易误诊为颌下腺肿瘤，实际本病是炎症性疾病。

【病因】病因尚不完全清楚，近年来，近来越来越多的证据表明 KT 属于 IgG4 相关的硬化病（IgG4-related sclerosing disease，ISD）。IgG4 相关的硬化病是最近形成的针对以前描述的几种器官特异性炎症性病变的统一概念，这些病变有血清 IgG4 增高、含丰富的 IgG4 阳性浆细胞的淋巴浆细胞性炎症，累及一个或数个器官。目前已经注意到部分 KT 伴有一种和一种以上的涎腺外的 IgG4 相关的硬化病。他们之间密切的关系提示至少部分硬化性涎腺炎与其他的以 IgG4 相关系统性硬化性疾病有共同的发病机制。

【临床】 KT 可发生在任何年龄（11 ~ 83 岁），多数为 20 ~ 70 岁，平均 42 ~ 44 岁。病变的绝大部分发生在颌下腺，腮腺和小涎腺偶有累及。病程从数周至数十年。表现为颌下腺实性肿胀。有些患者只是无症状的颌下腺肿大。而有些患者伴反复的进食疼痛的症状。临床上常常误诊为颌下腺肿瘤特别是恶性肿瘤。KT 通常为单侧发病，也有双侧者。双侧颌下腺伴泪腺肿大者也有报道。有的患者伴发 IgG4 相关自身免疫性胰腺炎、腹膜后纤维化和纵隔淋巴结肿大。由于 KT 与 IgG4 相关性硬化病有关，所以 对此类患者应进行系统性检查，以排除 IgG4 相关的系统病。

部分 KT 患者的血清 IgG、IgG4 浓度升高。与舍格伦综合征相关的自身抗体 Ro（SS-A）和 La（SS-B）一般为阴性，但 ANA 可以阳性。超声检查见腺体多数弥漫受累，也可局部受累。 弥漫受累者的颌下腺表现类似于肝硬化。

【病理】 大体上受累腺体增大、实性，但维持其正常的结构。

镜下 KT 的特征是致密的腺小叶内外，特别是导管、腺泡周围的炎症浸润，以淋巴细胞和浆细胞为主（图 18-5）。浸润的淋巴细胞为 T 细胞和 B 细胞的混合，后者聚集形成形态不规则的淋巴滤泡。有人形容这些滤泡的生发中心呈地图样。

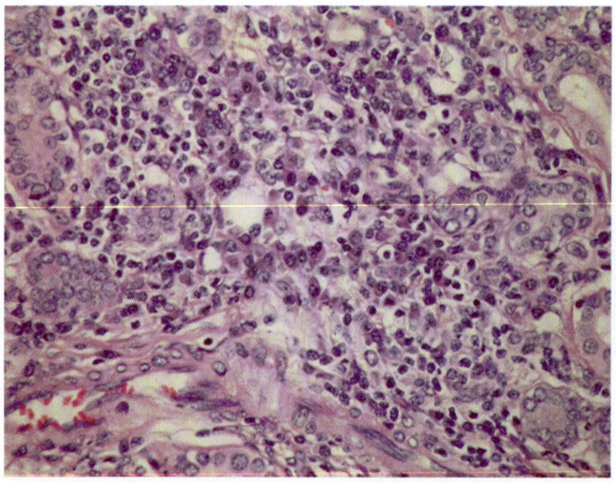

图 18-5 慢性硬化性颌下腺炎

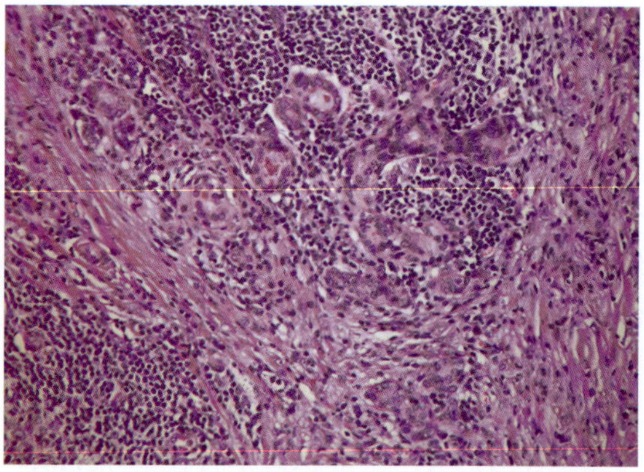

图 18-6 慢性硬化性颌下腺炎

小叶间结缔组织明显增厚

腺体的间质有明显的纤维化和不规则的含浓缩的分泌物的导管扩张。由于炎症浸润使腺 体实质特别是腺泡萎缩消失。病变发展至一定阶段时，可见小叶间结缔组织明显增厚，含活跃的成纤维细胞、淋巴细胞和浆细胞，偶见嗜酸性细胞（图 18-6）。可见闭塞性静脉炎。炎症、纤维化和腺实质受累的程度变化很大。腺小叶结构通常存在。导管周围纤维化，上皮增生，鳞状化生，黏液细胞化生也可见到，但一般很少见上皮岛形成。

四、小涎腺炎

小涎腺炎是口腔内黏膜下腺体的慢性炎症，多种疾病均可累及小涎腺，与自身免疫性疾病关系密切，尤其是舍格伦综合征、结节病及复发性坏死性黏膜腺周围炎等常见小涎腺受损（见相关章节）。烟斗抽烟或倒吸烟者可引起烟草性口炎，腭部黏膜导管开口处，呈现红色小点状充血或局部轻微肿胀。

【病理】 黏膜表面上皮过度角化，延伸至导管口，棘层增生，腺体肿胀，间质中慢性炎症细胞浸润，血管扩张充血。

五、流行性腮腺炎

流行性腮腺炎是病毒感染的一种急性传染病，患者可获得终身免疫。

【病因】 本病为一种副黏膜病毒，由唾液飞沫经呼吸道传播，病毒在口腔黏膜和鼻腔黏膜大量繁殖，进入血液，发生病毒血症，经血液到达腮腺或其他器官而发病，也可直接从腮腺导管口进入腮腺，发生逆行感染。

【临床】 本病为儿童常见的流行病，成人也可发生。局部主要表现为双侧腮腺区对称性肿胀、疼痛、咀嚼和进食时疼痛加剧，腮腺导管口可红肿，唾液分泌减少。单侧腮腺发病少见，少数患者颌下腺及舌下腺可同时受侵犯。全身症状明显，可出现发热、头痛、呕吐等，血液检查，中性粒细胞不高或降低，尿淀粉酶升高可协助诊断。全身其他脏器可同时受累，如脑膜炎、睾丸炎或卵巢炎等。

【病理】 镜下表现为腺泡细胞内含空泡，可见细胞内包涵体，部分腺泡细胞坏死。导管上皮细胞水肿，血管扩张充血。淋巴细胞、浆细胞浸润，并可见巨噬细胞。

六、涎腺包涵体病

【同义名】 巨细胞性包涵体病（cytomegalic inclusion disease）；涎腺病毒病（salivary gland virus disease）。

【病因】 本病为巨细胞病毒感染所致，这种病毒最早是由涎腺组织中分离出来，故称为涎腺病毒。它属于疱疹类病毒，在宿主体内可长期存在，从唾液和尿中排出。感染途径可通过密切接触或通过胎盘、输血感染。

【临床】 本病多发生于新生儿及 2 岁以下的婴儿，成年人也可发病，多在严重疾病的基础上发生，如白血病、恶性肿瘤晚期施用大量抗代谢药物，器官移植或接受免疫抑制的治疗者均易感染，婴儿局灶性病变主要侵犯腮腺，大多无临床症状，常在尸检中发现，死产儿中有 10% 发现患涎腺包涵体病。临床可出现肝、脾大，黄疸、紫癜、溶血性贫血，也可侵犯呼吸系统或神经系统。若为先天性包涵体病，可表现为小颅畸形，可引起智力发育障碍。

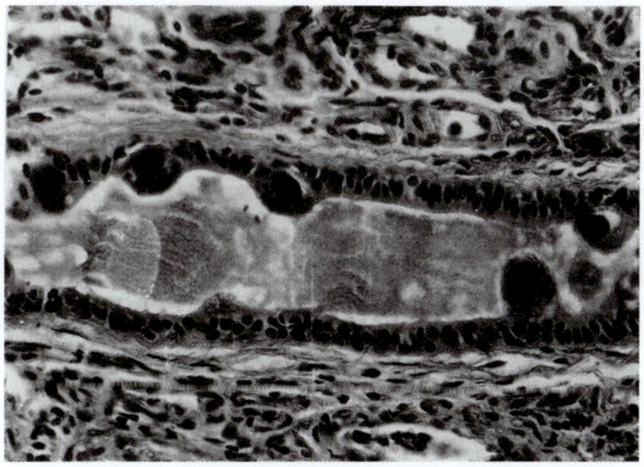

图 18-7　涎腺包涵体病

【病理】 病变主要侵犯腮腺和颌下腺，导管上皮细胞出现包涵体，此种细胞较大，直径可达 30μm 左右，细胞核的直径为 10 ~ 15μm，包涵体位于胞核内或浆内靠近管腔侧，核呈圆形或卵圆形，多嗜酸性，周围有晕环绕。含包涵体的细胞可发生变性、崩解，腺管周围有淋巴细胞、浆细胞及单核细胞浸润，血管扩张充血，并可见出血（图 18-7）。

七、涎腺肉芽肿性病变

涎腺肉芽肿性病变是一组特殊感染导致的涎腺炎症性疾病。

（一）涎腺结核

涎腺结核（tuberculosis of salivary gland）病原菌为结核分枝杆菌，发生于腮腺者，多为腮腺内淋巴结的结核感染累及腺实质。大涎腺结核可分为两型：①浸润传播型，来自血行感染；②局灶结节型，为经淋巴途径感染。

【临床】 涎腺结核以腮腺较多见，颌下腺次之，舌下腺及小涎腺少见。好发于青年人，女性稍多见。临床表现为涎腺区肿块，可有消长史，腮腺淋巴结核无明显症状，肿块有清楚界限，常误诊为良性肿瘤。也可有自发痛或局部压痛，弥漫性肿大，挤压腺体及导管，可有稀薄脓性分泌物流出。肿块软硬不等，有的肿块中心较柔软，触之有波动感，或与皮肤粘连，或形成经久不愈的瘘管，偶伴面瘫。涎腺造影有占位性病变，与良性肿瘤相似，结核波及腺实质，发生干酪样坏死，形成空洞，造影液可外溢，易误诊为恶性肿瘤。

【病理】 病变初期，腺泡间有孤立的结核结节，以上皮样细胞为主，偶见 1 ～ 2 个朗汉斯巨细胞，周围是淋巴细胞。中期，大部分腺泡消失，为结核病变代替，可见残存的导管，但小叶外形依然存在，以纤维组织间隔。后期，小叶外形消失，为结核病变所取代，其间偶见腺管，结核结节中央可见干酪样坏死，或液化形成脓肿，脓肿壁形成结核性肉芽组织。增殖性结核，则不存在或有少量干酪样坏死。应与腮腺类肉瘤病（sarcoidosis）鉴别（见黏膜病章）.

（二）放线菌病

放线菌病（actionmycosis of salivary gland）的病原菌为衣氏放线菌，是一种慢性化脓性肉芽肿性疾病。发生于涎腺者少见，可为原发或继发，二者之间很难鉴别。原发于腮腺的放线菌病比较少见，是经导管逆行感染所致，病变局限于腺体的一部分，继发性是由面颈部放线菌感染波及腮腺。

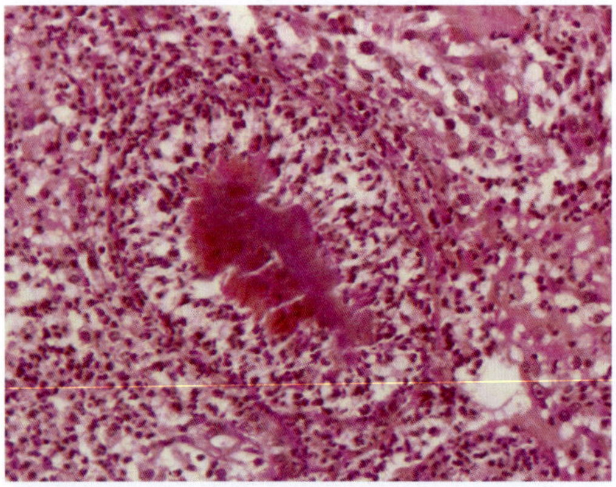

图 18-8　放线菌病

【临床】 发病初期，腮腺区肿胀，皮肤发红，中度疼痛，常规消炎治疗无效。慢性阶段，皮肤呈硬结样改变，呈暗红色，边界不清，浸润块表面破溃，形成多个窦道，排出脓液，脓液内含硫磺颗粒。涎腺导管口发红，硬结。涎腺造影显示腺体和导管存在不规则充盈缺损，形成大小不等、形态不规则的囊性阴影。

【病理】 放线菌侵入组织后，引起组织坏死并形成脓肿，可见硫磺颗粒，病变由菌体和菌丝构成。镜下见嗜碱性不规则团块，中央部分均质状，边缘部有辐射状分枝细丝，细丝顶端常有胶样鞘膜，形成玻璃样杆状体。菌落周围有大量中性粒细胞环境，外围为上皮样细胞、巨细胞、嗜酸性粒细胞和浆细胞，晚期病变可见纤维组织增生。

八、放射性涎腺炎

又称涎腺放射性损伤（salivary radiant impair），是放射治疗时，涎腺组织在放射野内，致使涎腺组织的损伤。

【临床】 急性放射性涎腺炎表现为涎腺迅速肿大，局部皮肤发红，疼痛较重，局部压痛，1 ～ 2 天内症状可自行消失。多数患者表现为慢性炎症过程，放射初期唾液反应性增多，以后逐渐减少，唾液流量比正常减少约 50%，主要为唾液中蛋白含量减少。患者出现口干，口腔黏膜充血水肿，可出现瘀斑，重者，黏膜坏死，形成溃疡。颌下腺可见纤维化，形成较硬的肿块。

【病理】 涎腺的浆液性腺泡对放射反应敏感，因此腮腺反应较重，颌下腺内亦为浆液性腺泡最先出现变性。小涎腺以黏液性腺泡为主，反应较轻。光镜下表现腺泡变性、萎缩，分泌颗粒减少，导管可鳞状化生，管腔内充满黏液及变性细胞。间质中淋巴细胞、浆细胞浸润。重者腺泡全部消失，仅存少量导管，腺体纤维化。

第三节 涎腺非炎症性疾病 Non-inflammatory Diseases of Salivary Gland

涎腺非炎症性病变主要表现为涎腺肿大，但是与肿瘤性增生不同，而是与年龄增长、营养不良、自身免疫性疾病等因素有密切关系。

一、涎腺的增龄性变化

涎腺随年龄的增长，在形态和功能方面均会产生一定变化。以往对唇腺、颌下腺及腮腺进行观察，组织形态明显改变是在 70 岁以后，虽然腺体的部位不同，但其变化大致相同。

（一）组织形态改变：腺泡细胞萎缩、变性，数量减少；腺导管增生扩张，小导管内存留沉积物，局灶性淋巴细胞浸润，上述变化，随年龄增长，有增多趋势，其中 60% ～ 80% 为 T 淋巴细胞，主要是 T 辅助淋巴细胞。间充质中纤维组织及脂肪组织增多。腮腺脂肪组织增生尤为明显。大排泄管和腺小叶内出现大量嗜酸细胞。

（二）计量学分析：对腮腺的定量分析，70 岁以上的老年人与 40 岁以前的腮腺体积比，腺实质减少了约 19%，脂肪增加约 50%，嗜酸细胞检出率为 75%，小导管内唾液沉积物为 63%，黏液细胞检出率 10.7%，间充质中炎症细胞出现率为 50%。腺泡的体积比减少 34.3%。腺导管、脂肪和纤维间质体积比分别增加 76.8%、49.7% 和 81.9%。颌下腺的嗜酸粒细胞检出率为 97%，比腮腺高，导管增生为 31.7%，比腮腺低。尸检标本的定量分析，75 岁以上的老年人与 14 岁以下的儿童相比，颌下腺的平均体积平均减少 1/4。

（三）电镜立体学研究，腺泡细胞的胞质体积随年龄增高而增大，与青年人相比，增加 25.4%，细胞的平均体积增加 21.4%，分泌颗粒数量和大小无明显改变，腺泡细胞的体积增大，可能是代偿反应。

（四）免疫组织化学反应：半定量研究表明，腺泡细胞内的淀粉酶，随年龄增长逐渐降低。溶菌酶分布于腺泡、闰管和结缔组织中的组织细胞内，主要表现为闰管阳性，随年龄增长，溶菌酶阳性率降低。此外腺实质细胞的 RNA 减少，酸性磷酸酶活性增高。

二、涎腺萎缩

增龄时腺泡可发生萎缩，各种全身疾病、涎腺炎、涎石病及囊肿和肿瘤的压迫、放射线局部照射均可发生涎腺的萎缩。临床上会出现口干症状。

【病理】 涎腺组织中腺泡发生萎缩，以浆液性腺泡变化较明显，重者腺泡完全消失，浆液性腺泡黏液样变，导管上皮由柱状变为扁平细胞，腺导管扩张，末梢导管也可增生。腭腺的腺体在增龄性变化时腺泡可萎缩，变小，脂肪组织和结缔组织增生。

三、嗜酸细胞增生症

嗜酸性细胞增生是指腺体组织中有大量嗜酸细胞增生，可能是随年龄增长，细胞代谢改变的结果。嗜酸细胞的大小是正常腺泡细胞的 1 ～ 2 倍，含丰富的嗜酸性颗粒状胞质和位于细胞中心的浓染的细胞核。

Seifert（1991）认为其原因可能是线粒体病变引起细胞内的代谢异常。嗜酸细胞增生症分为弥漫性嗜酸细胞增生（diffuse oncocytosis），局灶性嗜酸细胞腺瘤样增生（focal oncocytic adenomatous hyperplasia）。

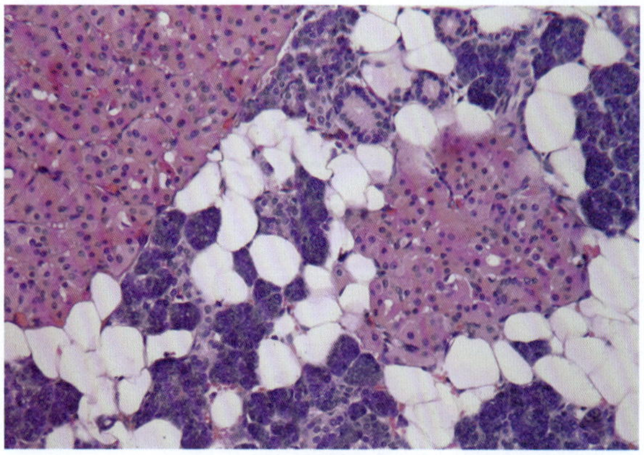

图 18-9 局灶性嗜酸细胞腺瘤样增生

（一）弥漫性嗜酸细胞增生症

已报道的病例中，患者的平均年龄为 67.4 岁。表现为腮腺的无痛性增大。为单侧腮腺肿大，界限不明显，无自觉症状，触之柔软。

【病理】 腺小叶全部的腺泡细胞和导管上皮均发生了嗜酸细胞化生。细胞肿胀，胞质内充满细小的嗜酸颗粒，胞核较小，核仁清晰。间质中可见脂肪细胞，导管周围结缔组织中偶见淋巴细胞、浆细胞浸润。组织化学染色，氧化酶活性增高，脂蛋白染色和 PTAH 染色呈阳性，超微结构显示嗜酸细胞的胞质内有大量肿胀的线粒体，并见晶体及电子致密颗粒。

（二）局灶性嗜酸细胞腺瘤样增生

较弥漫性嗜酸细胞增生症多见。也称为多灶性结节状嗜酸细胞增生（multifocal nodular oncocytic hyperplasia，MNOH），罕见。占腮腺病变的 0.1% 以下。临床上可有腮腺区肿胀和疼痛。多结节病变的大小在 0.1 ~ 1.0 cm。特点是出现多个嗜酸细胞性结节，随小叶分布。结节的边缘可以嵌入周围正常的腺实质。结节出现在腮腺内淋巴结门部时，会给人一种转移性扩散的假象。部分或全部的嗜酸细胞可以有透明的胞质，有人称之为透明细胞嗜酸细胞增生症。MNOH 可伴发嗜酸细胞瘤

四、涎腺症

涎腺症（sialadenosis ）是一种非炎症、非肿瘤性，通常累及双侧腮腺的涎腺肿大性良性疾患。也称变性型涎腺肿大症（degenerative sialosis）；涎腺退行性肿大（degenerative swelling of salivary gland）。病因和发病机制尚不清楚，可能是一些系统病的伴发病。从病因上看，涎腺症有几个主要类型：酒精相关、内分泌病变（特别是糖尿病）相关、营养障碍相关、药物或化学制剂相关和特发性。最常见的病因是糖尿病和酒精滥用。在糖尿病中，涎腺症的发生率为 10% ~ 80%。有硬化症的酒精滥用者中有 30% ~ 60% 发生涎腺症。肥胖、饥饿、神经性厌食、易饿病、腹腔和肝病、肢端肥大症、儿茶酚胺过多、重度金属中毒和药物均与涎腺症的发生相关。对于牙科医师来说认识此病很重要，因为它常常提示未发觉的系统病的存在。

【临床】 多发生于双侧腮腺，颌下腺很少发生。涎腺症可能实际上较我们知道的发病数目更多，因为许多情况下它只是表现为面部肥胖。涎腺症通常无痛，偶有轻度疼痛。性别分布均等。发病的高峰年龄在 40 ~ 60 岁，患者主诉主要为腮腺影响面容的缓慢增大。偶有口干和流涎。肿大的腮腺为弥漫性、柔软，无压痛。导管开口正常，仍有清亮分泌物，有的病例分泌量较少。

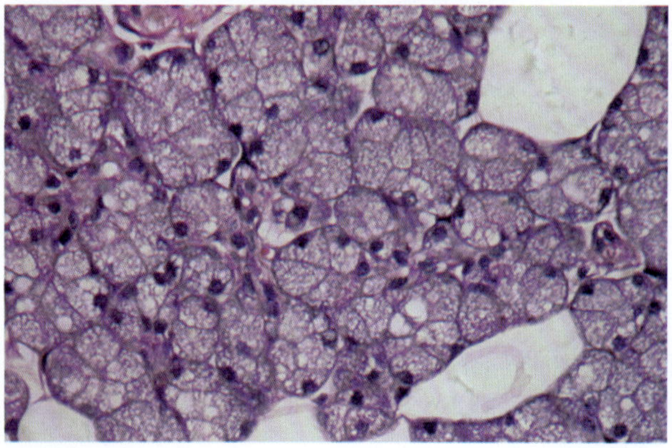

图 18-10 涎腺症

【病理】 涎腺症很少进行活检。镜下有腺泡细胞苍白，腺泡肥大，细胞可为正常大小的 2 ~ 3 倍（图 18-10）。腺泡腔由于受压而不明显。肿大细胞的胞质内可含紧密排列的深染的酶原颗粒（颗粒型）或者胞质透明，腺泡细胞内有许多小空泡，其间有很细的胞质间隔（蜂窝型或空泡型），有时细

胞呈上述两种细胞的混合。细胞核大多位于锥形腺泡细胞的基底部，小于正常者，染色深。闰管和分泌管一般正常，纹管可拥挤。但一般无炎症。病程长的病例可见腺实质的萎缩和脂肪替代。

超微结构：肿胀的腺泡细胞的胞质内含 1 ~ 3μm 的分泌颗粒，可见较多的粗面内质网，高尔基复合体减少。并有许多积聚的空泡。肌上皮细胞核固缩，胞质内含脂滴及均质性聚集物，偶见肌上皮细胞坏死。自主神经变化主要为节后交感神经元，神经内分泌颗粒减少，线粒体破坏，轴突原浆水肿，轴突终末崩解。

五、淋巴上皮性涎腺炎和舍格伦综合征

【概述】 淋巴上皮性涎腺炎是涎腺组织明显的间质淋巴细胞浸润、腺体实质萎缩和淋巴上皮病变（所谓的上皮肌上皮岛）形成特征的涎腺自身免疫性病变。以前也称为良性淋巴上皮病变（benign lymphoepithelial lesion，BLEL）。该病变与舍格伦综合征的关系密切，可以说舍格伦综合征的涎腺改变即为淋巴上皮性涎腺炎，即几乎所有的舍格伦综合征患者均患有 LESA。但是应指出的是近 50% 的 LESA 的患者并无临床上舍格伦综合征表现。

从临床病理学角度看，良性淋巴上皮病变或肌上皮涎腺炎这两个名称并不适当。现在已经明确某些良性淋巴上皮病变按照现在的免疫组化、流式细胞分析和分子遗传学研究结果 看，实际上就是淋巴瘤。而且，与良性淋巴上皮病变交替使用的肌上皮涎腺炎的名称，从形态发生学的角度也是一种误导，因为病变中的非淋巴样细胞主要为分泌管上皮的基底细胞而不是肌上皮细胞。LESA 由 Harris 1999 年提出，似乎能更确切地反映病变的组织病理学特征，已经被大多数人所接受。

舍格伦综合征有原发性和继发性类型。单独的口干和眼干不伴有结缔组织病者称为原发性 SS。即以前所称的 Mikulicz's 病或干燥综合征。继发性 SS 伴有另外的结缔组织病如类风 湿性关节炎、系统性红斑狼疮、硬皮病、多发性肌炎或多动脉炎。有的 SS 伴有 C 型肝炎病毒感染。原发性和继发性 SS 患者均有 SS-A/Ro 和 SS-B/La 自身抗体增加。病毒和遗传易感性可能与舍格伦综合征的发生相关。组织学上 LESA 相似的改变可发生在 HIV 和 C 型肝炎病毒感染者。但是尽管进行了广泛的研究，舍格伦综合征的确切病因和发病机制仍不清楚。

【临床】 90% 的 SS 患者为女性，平均年龄为 50 岁。在大涎腺 85% 的病例累及腮腺。通常是腮腺和颌下腺同时受累。小涎腺肿大罕见，但是在舍格伦综合征患者的唇腺几乎始终能见到亚临床的局灶性导管周围淋巴细胞浸润。舍格伦综合征在普通人群中的发病率在 0.5%，同类风湿关节炎和系统性红斑狼疮一起，是最常见的自身免疫性疾病。受累的泪腺和涎腺由于淋巴细胞的浸润影响泪液和唾液的产生，所导致的临床症状为眼干和口干。患者易发生角结膜炎、语言和吞咽困难，患念珠菌口炎、快速进展性龋和牙周病的危险性增加。很多病变表现为涎腺实性、弥漫性肿大，通常为双侧。病变的早期可能为腺体的非肿大性变硬。通常无痛或只有轻度敏感。继发性舍格伦综合征则常伴有类风湿关节炎，偶有多发性肌炎、结节性多动脉炎、硬皮病及红斑狼疮等。

受累涎腺造影的典型表现是点状腔隙性缺陷，由阻射性造影剂充盈，呈挂果样，无枝树（fruit-laden，branchless tree）样。这种特征性表现可能是由于造影剂自病变涎腺导管溢出所致。

自身抗体 Ro（SS-A）和 La（SS-B）与舍格伦综合征关系密切，在诊断中很重要。临床上，Ro/La 免疫球蛋白 A（IgA）的滴度与干燥症状呈正相关，抗 RO 的水平与伴发的系统病相关。60% 的患者类风湿因子也是阳性。

大多数 LESA 进展缓慢，但 LESA 患者无论伴还是不伴舍格伦综合征，其发生淋巴瘤的危险增加 44 倍，其中 80% 为结外边缘区 B 细胞淋巴瘤（黏膜相关淋巴瘤 MALT 淋巴瘤）。LESA 患者淋巴瘤的发生率大概在 4% ~ 7%，出现单侧的进行性腮腺肿大、淋巴结肿大、脾大、贫血、淋巴细胞减少、外周神经病变、皮肤血管炎和 Ⅱ型混合性单克隆冷球蛋白血症提示可能有淋巴瘤。

所以对于 LESA 和舍格伦综合征患者应密切随访。

【病理】 肉眼观察，腺体呈弥漫性肿大，或呈结节状包块，剖面灰白色，病变与正常腺体之间无明显界限。主要组织学特征是密集的多灶性、进展性淋巴细胞浸润、腺泡萎缩、残存的导管增生形成特征性的淋巴上皮病变即以前所谓的上皮肌上皮岛（图 18-11）。不同的腺小叶病变的严重程度不同。早期病变中，小淋巴细胞浸润限于小叶内的导管周围，以后淋巴细胞浸润不断增加而取代腺实质，导致明显的腺泡丧失或萎缩。严重的病变腺实质绝大部分丧失，只剩下残存的、增生的导管上皮，像大海中的岛屿。尽管病变程度可以很重，但正常腺小叶的结构和小叶间隔结缔组织仍保持（图 18-12）。密集的淋巴细胞浸润区可出现有生发中心的淋巴滤泡。滤泡间的淋巴样细胞浸润由多克隆的小 B 细胞和 T 淋巴细胞构成，其间散在免疫母细胞、组织细胞，有时有相当多的浆细胞。

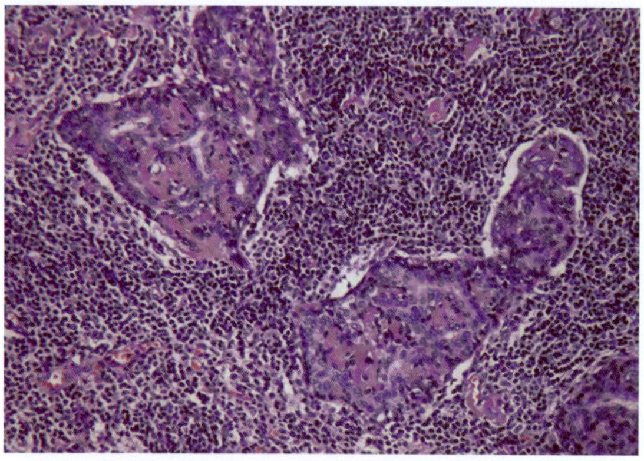

图 18-11 淋巴上皮性涎腺炎中的上皮岛

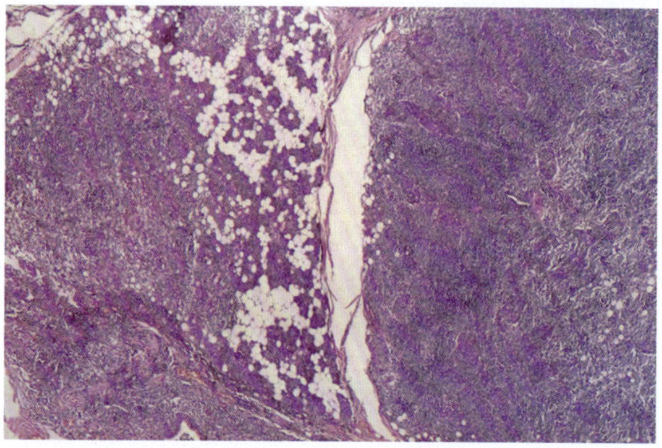

图 18-12 淋巴上皮性涎腺炎

可见小叶间结缔组织间隔，不同小叶病变严重程度不同

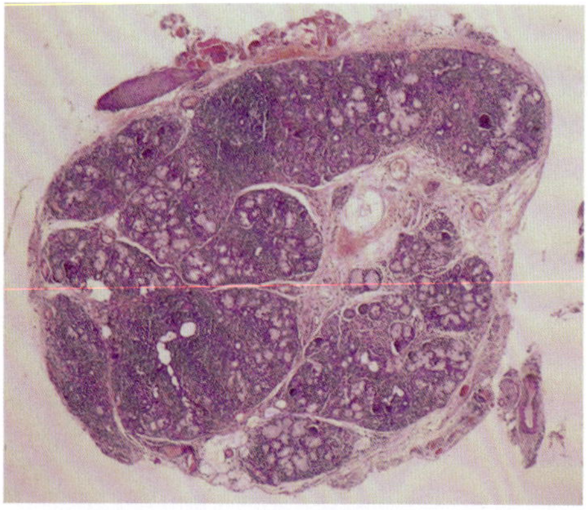

图 18-13 淋巴上皮性涎腺炎的唇腺活检

大涎腺 LESA 的组织学变化也可见于舍格伦综合征患者的小涎腺，但是小涎腺典型的组织学变化是灶性淋巴细胞性涎腺炎，而发生在大涎腺的典型的上皮岛在小涎腺罕见（图 18-13）。唇腺活检的组织学表现对于诊断舍格伦综合征很重要。要求每 4 个平方毫米的小涎腺中大于或等于 1 个淋巴细胞浸润灶（淋巴细胞聚集在 50 个以上）。浸润灶的邻近为表现正常的腺泡。国外学者建议活检中至少需要 4 个腺小叶。

六、HIV 涎腺相关疾病

【概述】 艾滋病（AIDS）源于人免疫缺陷病毒的感染，在全身有多种多样的表现，其中最常见的头颈部表现是 Kaposi 肉瘤、念珠菌感染或疱疹性口咽炎、颈部淋巴结病。HIV 感染在累及涎腺时称 HIV 相关的涎腺病（HIV-associated salivary gland disease），通常指 HIV 感染的患者出现的导致腮腺肿大的淋巴增生性疾患。这类疾患除肿瘤外，在组织学上包括腮腺内或腮腺周围、颌下腺周围淋巴结肿大、淋巴上皮性涎腺炎以及有上皮衬里的伴淋巴组织增生的多囊性病变。其中多数为淋巴上皮性囊性病变，称为 HIV 相关的淋巴上皮囊肿（HIV Associated Lymphoepithelial Cysts，HIV-LEC）。

【临床】 HIV-LEC 在 HIV 感染者中的发病率为 1% ~ 10%，男性多见。多见于母亲为 HIV 感染者的儿童和 25 ~ 50 岁成人。儿童发生的 HIV 感染可表现为慢性腮腺炎，或涎腺肿大。可出现干燥综合征的症状，表现为口干，眼干，Schirmer 试验阳性。成人患者可为腮腺、颌下腺肿大，多为双侧、柔软、弥漫性、无痛性缓慢肿大。大多数病例是由于颈部增大，对容貌有影响才引起注意。口干可有可无。HIV-LEC 通常发生在 HIV 的感染早期，有时是首发临床表现。

HIV-LEC CT 和 MRI 以及超声检查有特征性表现，为腺体的多中心性囊肿或者直径在 0.5-4cm 的较大的囊肿。SS-A、SS-B 抗体阴性，CD_4 阴性，而 CD_8 为阳性。

【病理】 HIV-LEC 以腺体萎缩、滤泡样淋巴增生和伴有鳞状化生的导管囊性扩张为特征（图 18-14）。囊肿主要衬覆非角化复层鳞状上皮，局部见立方形细胞。上皮内有大量的单个核细胞浸润。有的囊肿由于淋巴组织增生而呈裂隙样，类似于扁桃体的隐窝的上皮。囊壁的淋巴样浸润中可见活跃的淋巴滤泡增生，生发中心中见许多的核分裂，生发中心的形态不规则并且有融合的倾向。病变中常常能见到类似于淋巴上皮性涎腺炎中的上皮岛样表现。囊肿壁中通常有组织细胞，可见活跃的吞噬，周围可见免疫母细胞、浆细胞。偶尔可见多核巨细胞，有人认为可能是对角化物的反应。

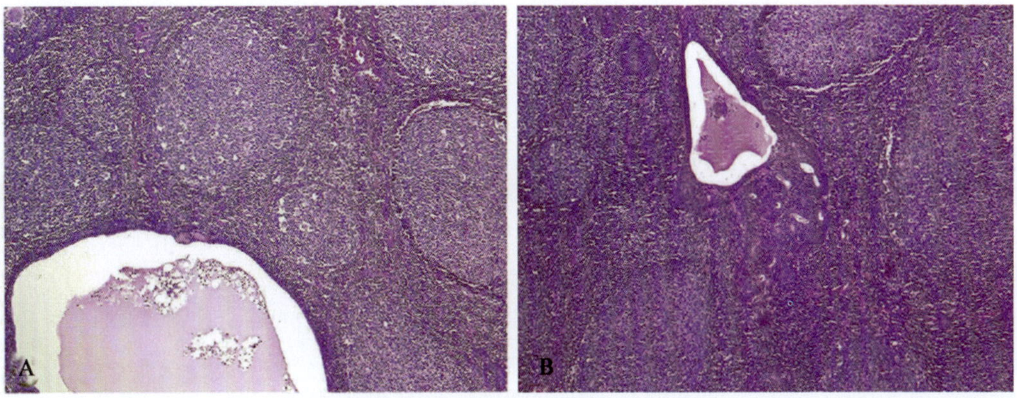

图 18-14 HIV 相关的淋巴上皮囊肿

A. 病变中含囊性扩张的导管和增生的淋巴滤泡；B. 扩张的导管和上皮岛。引自 Kreisel 等。

七、坏死性涎腺化生

【概述】 坏死性涎腺化生（necrotizing sialometaplasia，NSM）为涎腺的良性、自限性、反应性炎症过程。由 Abrams 等于 1973 年首先作为独立的硬腭小涎腺疾病进行描述。临床和病理学上都可能与恶性肿瘤如鳞状细胞癌、黏液表皮样癌混淆。目前认为血液供应障碍引起的腺体组织缺血是最可能的病因。导致涎腺缺血的所有因素均可能诱发本病。

【临床】 NSM 罕见。就诊年龄平均 45.9 岁，男女之比为 2∶1，平均病程 3 周，最长达 6 个月。病变多见于硬腭后部或者软硬腭交界处，偶见于双侧。其他小涎腺也有发生。大涎腺少见。位于腮腺者，多有局部手术史，表现为腮腺区肿块，肿块的出现与以往手术间隔时间为 10 天～ 3 周，肿块 0.6 ～ 1cm 大小，易误认为手术未切净肿瘤或术后复发。

患者最初的症状包括发热、发冷、不适或肿胀。典型的临床表现是腭部类似恶性肿瘤的火山口样的深溃疡，可达骨面。溃疡的界限清楚，边缘红色，可高起，直径在 0.7 ～ 5cm，平均 1.8cm。病变的早期阶段是非溃疡的，有的先出现红斑、结节，再发生溃疡。少数病例就诊时无溃疡，表现为肿物。患者常有疼痛或麻木。偶尔腭黏膜全层受累并累及腭骨。

X 线检查见大多数 NSM 无骨受累，但数例有腭骨变形。

【病理】 在小涎腺，可见溃疡邻近表面黏膜上皮的假上皮瘤样增生。早期病变可见全部或部分小叶坏死，炎症几乎没有或很轻微。偶尔见坏死区出现黏液池和肉芽组织。随着病变的进展，坏死的小叶出现急性和慢性炎症和组织细胞病累及小叶间隔，一般腺小叶的轮廓仍然保存。后

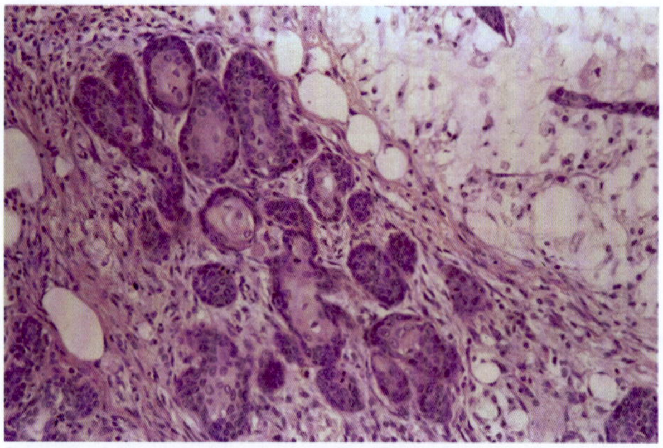

图 18-15 化生性涎腺化生
涎腺导管鳞状化生及吞噬黏液的巨噬细胞

期的病变有明显的鳞状化生，通常伴较重的炎症、水肿和纤维化，坏死灶可能已不存在（可能已经愈合）（图 18-15）。

化生的鳞状上皮一般为较小的圆形的鳞状细胞团。有时为较长的鳞状细胞条索，相当于纵断的导管成分。细胞团的中央有时出现角化，但一般不表现为明显的角化珠。化生的实性鳞状细胞巢中有时仍可见导管的腔面结构和黏液细胞。多数病变的鳞状上皮细胞形态温和，但可出现中至重度的反应性非典型性，而且有时可见较多的核分裂，可误诊为癌，但一般不见病理性核分裂。炎症浸润的细胞主要有中性粒细胞、泡沫状巨噬细胞，其次为淋巴细胞、浆细胞和嗜酸性细胞。光、电镜研究证实发生鳞状化生的涎腺组织为腺泡闰管复合体。

八、硬化性多囊性腺病

硬化性多囊性腺病（sclerosing polycystic adenosis，SPA）是近年来得到认识的罕见涎腺疾病。病理表现类似于乳腺的硬化性腺病。最初认为 SPA 是一个导致纤维化和上皮增生的假瘤样反应性炎症性过程。目前有人提出该病可能属于肿瘤性增生。该病的病因及发病机制不详。

SPA 在临床、影像学和组织学上的表现均可能与肿瘤相像。有些病例最初都被诊断为肿瘤如黏液表皮样癌、腺泡细胞癌、囊腺瘤或多形性腺瘤。

【临床表现】 SPA 罕见。绝大部分发生在腮腺，少数发生在颌下腺，也有发生在小涎腺者。患者平均约 40 岁，女性稍多见。多数病变是原发性的，个别的病例可伴发其他肿瘤如多形性腺瘤和嗜酸细胞瘤。有的病例有慢性复发性腮腺炎的病史。典型的临床表现是缓慢增大的肿物，病程一般小于 2 年，偶有疼痛。临床检查类似于涎腺的良性肿瘤。

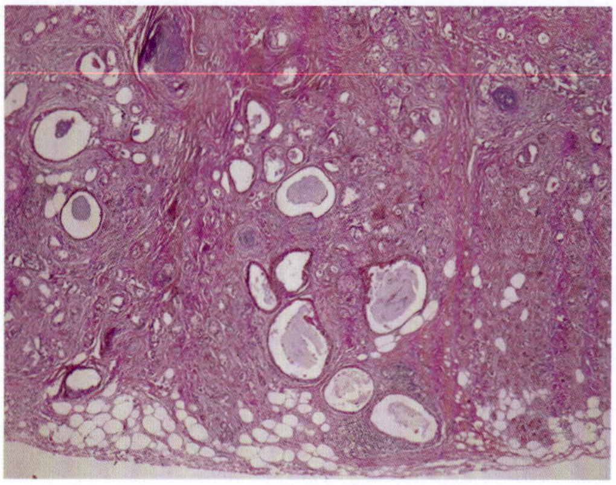

图 18-16 硬化性多囊性腺病
不规则腺小叶内见囊性扩张的导管

【病理】 肉眼见大多数肿物为实性或有弹性、界清，无包膜或者包膜不完整。偶有多灶性结节。病变最大径在 0.3 ~ 7 cm，切面灰白有光泽。可见微小囊肿。

低倍镜下见肿物一般界清，以致密的硬化性纤维组织为背景，内有多个含扩张的导管、导管和腺泡的不规则或模糊的小叶结构（18-16）。小叶中含丰富的玻璃样变的胶原，围绕多个有明显囊性变的导管。导管、腺泡成分的数量和密度在不同病例、在同一病例的不同区域均有不同。

囊性扩张的导管和其他导管的内衬细胞从扁平到立方形，经常出现各种化生，顶浆分泌样细胞、黏液细胞、皮脂细胞、空泡细胞和气球样细胞、嗜酸细胞均可见到。病变的另一个特点是病变中部分腺泡细胞常常含粗大的嗜酸性颗粒，类似于改变的酶原颗粒。

SPA 另一个常见的表现是有的导管内衬细胞增生呈乳头状，或形成筛状结构。筛状结构之间有基底膜样物质。增生的细胞可同时具备轻至重度、直至原位癌的非典型性。偶尔可见明显的腺泡增生灶，类似于腺泡细胞癌。但正常的小叶的结构始终存在。病变小叶内和小叶间常见萎缩的和残余的腺泡。有时见黄瘤样巨噬细胞取代导管内衬上皮细胞。

玻璃样变的间质有不同程度的混合性炎症细胞浸润，有些区域可出现明显的吞噬类脂质的泡沫细胞聚集。

（陈　艳）

第四节　涎腺肿瘤
Tumors of the Salivary Gland

一、概述

涎腺肿瘤包括发生于涎腺实质和间充质的所有肿瘤。本章主要讨论涎腺的原发性上皮性肿瘤。涎腺的肿瘤是口腔颌面部很有特色的肿瘤，组织学类型繁多（表18-1），临床表现多种多样，生物学行为差异大，是口腔医学面临的重要课题之一。

表18-1　WHO涎腺肿瘤组织学分类

恶性肿瘤（malignant epithelial tumours）
腺泡细胞癌（acinic cell carcinoma）8550/3
黏液表皮样癌（mucoepidermoid carcinoma）8430/3
腺样囊性癌（adenoid cystic carcinoma 8200/3）
多形性低度恶性腺癌（polymorphous low-grade adenocarcinoma）8525/3
上皮肌上皮癌（epithelial-myoepithelial carcinoma）8562/3
非特异性透明细胞癌（clear cell carcinoma，not otherwise specified）8310/3
基底细胞腺癌（basal cell adenocarcinoma）8147/3
皮脂腺癌（sebaceous carcinoma）8410/3
皮脂腺淋巴腺癌（sebaceous lymphadenocarcinoma）8410/3
囊腺癌（cystadenocarcinoma）8440/3
低度恶性筛状腺癌（low-grade cribriform cystadenocarcinoma）
黏液腺癌（mucinous adenocarcinoma）8480/3
嗜酸细胞腺癌（oncocytic carcinoma）8290/3
涎腺导管癌（salivary duct carcinoma）8500/3
非特异性腺癌（adenocarcinoma，not otherwise specified）8140/3
肌上皮癌（myoepithelial carcinoma）8982/3
癌在多形性腺瘤中（carcinoma ex pleomorphic adenoma）8941/3
癌肉瘤（carcinosarcoma）8980/3
转移性多形性腺瘤（metastasizing pleomorphic adenoma）8940/1
鳞状细胞癌（squamous cell carcinoma）8070/3
小细胞癌（small cell carcinoma）8041/3
大细胞癌（large cell carcinoma）8012/3
淋巴上皮癌（lymphoepithelial carcinoma）8082/3
成涎细胞瘤（sialoblastoma）8974/1

续表

良性肿瘤（benign epithelial tumours）

多形性腺瘤（pleomorphic adenoma）8940/0
肌上皮瘤（myoepithelioma）8982/0
基底细胞腺瘤（basal cell adenoma）8147/0
沃辛瘤（warthin tumour）8561/0
嗜酸细胞腺瘤（oncocytoma）8290/0
管状腺瘤（canalicular adenoma）8149/0
囊腺瘤（cystadenoma）8440/0
皮脂腺瘤（sebaceous adenoma）8410/0
皮脂腺淋巴腺瘤（sebaceous lymphadenoma）8410/0
非皮脂腺淋巴腺瘤（non-sebaceous lymphadenoma）

导管乳头状瘤（ductal papillomas）

内翻性导管乳头状瘤（inverted ductal papilloma）8503/0
导管内乳头状瘤（intraductal papilloma）8503/0
乳头状涎腺瘤（sialadenoma papilliferum）8406/0

软组织肿瘤（soft tissue tumours）

血管瘤（haemangioma）9120/0

淋巴、血液肿瘤（haematolymphoid tumours）

霍奇金淋巴瘤（hodgkin lymphoma）
弥漫性大 B 细胞淋巴瘤（diffuse large B-cell lymphoma）9680/3
结外边缘带 B 细胞淋巴瘤（extranodal marginal zone B-cell lymphoma）9699/3

继发性肿瘤（secondary tumours）

注：肿瘤名称后的编码为肿瘤学国际疾病分类编码［International Classification of Diseases for Oncology（ICD-O）{4041}）肿瘤名称为医学系统化命名（Systematized Nomenclature of Medicine（http：//snomed.org）］。

生物学行为编码为："/0" 代表良性肿瘤；"/3" 代表恶性肿瘤；"/1" 代表交界性或行为不明的肿瘤。

（一）流行病学

涎腺肿瘤是头颈部常见肿瘤，我国早年的数据显示占全身肿瘤的 2.3%。占头颈部肿瘤的 3% ~ 6%。在美国，涎腺恶性肿瘤占头颈部癌的 6%，全身恶性肿瘤的 0.3%。全球的年发病率为 0.4/10 万 ~ 13.5/10 万人口。恶性肿瘤的发病率为 0.4/10 万 ~ 2.6/10 万人口。

涎腺肿瘤的发病率及肿瘤类型有地域差别。马来西亚的一个关于不同人种的调查显示，马来西亚人较中国人和印度人涎腺肿瘤发病率高。在英国，黏液表皮样癌的发生率低。北美因纽特人淋巴上皮癌的发病率高。在澳大利亚，大涎腺转移性肿瘤所占比例高。

（二）部位、年龄和性别分布

64% ~ 80% 的涎腺原发性上皮性肿瘤发生在腮腺，7% ~ 11% 发生在颌下腺，舌下腺占 1% 以下，9% ~ 23% 发生在小涎腺。涎腺肿瘤中，良性者占 54% ~ 79%，恶性肿瘤占 21% ~ 46%。恶性肿瘤在腮腺占 15% ~ 32%，颌下腺为 41% ~ 45%，在舌下腺为 70% ~ 90%，在小涎腺占 50%。发生在舌、口底和磨牙后区的涎腺肿瘤，有 80% ~ 90% 为恶性。良、恶性肿瘤的平均发病年龄分别为 46 岁和 47 岁，高峰发病年龄多数在 50 ~ 70 岁。在 17 岁以下，多形性腺瘤、黏液表皮样癌和腺泡细胞癌占涎腺上皮性肿瘤的 90%。

多形性腺瘤最常见，约占所有肿瘤的 50%，其次为沃辛瘤；黏液表皮样癌是最常见的恶性肿瘤，其次是腺样囊性癌。多数管状腺瘤和多形性低度恶性腺癌来自于小涎腺，而几乎所有的沃辛瘤都来自于腮腺或腮腺周围淋巴结。

（三）病因学

对于大多数涎腺肿瘤来说，病因是不清楚的。与涎腺肿瘤发生相关的因素包括病毒感染、电离辐射（对广岛和长崎原子弹爆炸幸存者的观察中发现，患涎腺良、恶性肿瘤的相对危险性分别增加了 3.5 倍和 11 倍。其中，黏液表皮样癌和沃辛瘤高发。拍摄牙科 X 线片也可增加患涎腺癌的危险性）、从事某种职业、不良生活习惯（吸烟与沃辛瘤的关系密切）和激素紊乱等。意外和治疗中所受的辐射可增加发生涎腺肿瘤的危险。EB 病毒的慢性感染似乎与淋巴上皮癌有关，但仅限于亚洲和格陵兰因纽特人群。

（四）组织病理学

目前涎腺肿瘤的诊断主要根据肿瘤的组织病理学表现。涎腺肿瘤的类型多而复杂，特别是许多肿瘤都有肌上皮细胞的参与，不同于身体它处的由单一细胞构成的肿瘤。不同的涎腺肿瘤、有时是一个肿瘤的内部，其形态学都可以有明显的变化。杂交瘤的出现、伴有高级别转化的肿瘤及良性肿瘤的恶变也会使涎腺肿瘤的组织病理学诊断复杂化。另外许多肿瘤比较少见，也可造成诊断的困难。肿瘤的影像学表现，针吸活检和冰冻切片的表现在一定程度上可以辅助诊断的确定。

杂交瘤（hybrid tumor）：指同一部位、有相同起源、同时发生的 2 种或 2 种以上组织学类型截然不同的肿瘤，而临床上表现为 1 个肿瘤。发生机制不祥，可能是相同的干细胞起源，但向不同的方向分化所致或者是细胞来源不同所致。杂交瘤中的组织学类型可以是良性 + 良性、良性 + 恶性、恶性 + 恶性，后者也称为杂交癌（hybrid carcinoma）。

高级别转化（high grade transition）：以前称为去分化，指一个已知组织学类型的肿瘤中，肿瘤细胞失去原来的分化特点，朝向较不分化的状态的进展。常常表现为未分化的肿瘤。但在涎腺肿瘤中一些“去分化”的成分仍然还是可识别为癌或腺癌，但是较原来的肿瘤细胞分化程度差，因此目前称高级别转化。高级别转化发生的基础还不清楚，可能是原来低度恶性肿瘤中发生基因改变的蓄积，最终导致高级别癌出现。发生高级别转化的肿瘤的预后较原来的肿瘤差。

在组织病理学中，习惯上将由分化好的细胞构成的肿瘤称为高分化肿瘤，分化不好的细胞构成的肿瘤称为低分化肿瘤。目前在根据肿瘤细胞的分化程度对肿瘤进行分级时，也常用“低级别（low-grade）”和“高级别（high-grade）”的名称，低级别相当于高分化，高级别相当于低分化。

（五）遗传学

涎腺肿瘤分子生物学研究的目的之一是确定一些客观的标志，以取代涎腺肿瘤诊断中的主观性表型评价、生物学行为预测及治疗策略的制定。目前已经取得了一定的进展，一些具有肿瘤特异性的细胞、分子遗传学变化有：

多形性腺瘤中有染色体 3p21、8q12 和 12q13-15 重排和 PLAG-1 和 HMGI-C 基因过表达。

黏液表皮样癌中的 11q21 和 19p13 染色体易位，这个易位形成一个位于 19p13 的 MECT1 和位于 11q21 的 MAML2 融合基因 MECT1-MAML2。

腺样囊性癌中的染色体易位 t（6；9）（q21-24；p13-23），这个易位导致形成肿瘤融合基因 MYB-NFIB，使 MYB 转录抑制丧失，导致 MYB 的靶基因发生转录激活。

非特异性透明细胞癌中出现 EWSR1 重排并形成 EWSR1-ATF1 融合基因。

涎腺乳腺型分泌癌（mammary analogue secretory carcinoma of salivary glands）是最近发现的一种新的涎腺肿瘤，存在染色体易位 t（12；15）（p13；q25），导致 12 号染色体 ETV6（ETS variant 6）基因与 15 号染色体 NTRK3 基因重排，形成融合基因 ETV6-NTRK3。

黏液表皮样癌、涎腺导管癌和腺癌中有过高的 HER-2 基因表达和基因扩增。

（六）涎腺肿瘤的组织发生

涎腺肿瘤的组织学异质性强，因此关于涎腺肿瘤的组织发生即细胞来源一直是争论之中的话题。早期提出的关于涎腺肿瘤组织来源的假说主要有基底储备细胞理论（basal reserve cell theory）、多能单储备细胞理论（pluripotential unicellular reserve cell theory）、半多能双储备细胞理论（semipluripotential bicellular reserve cell theory）和多细胞理论（multicellular theory）。其中得到较为广泛认可的是半多能双储备细胞理论。这个理论认为排泄管和闰管的基底细胞是涎腺的干细胞或储备细胞。涎腺肿瘤属于参与组织或细胞更新的储备细胞的病变。致瘤/致癌因素作用在涎腺的形态发生和细胞分化过程的不同阶段导致不同类型的肿瘤发生。在此假说中，闰管的储备细胞是腺样囊性癌、多形性低度恶性腺癌、基底细胞腺癌、腺泡细胞癌、单形性腺瘤和多形性腺瘤的细胞来源，而唾液腺的鳞状细胞癌、导管癌、黏液表皮样癌等来源于排泄管的基底细胞。

也有人通过研究动物和人的涎腺及涎腺肿瘤的细胞增殖以及超微结构，认为有增殖能力的细胞决非仅限于排泄管的基底细胞及闰管细胞，正常唾液腺的各类细胞均具有增殖能力，均有可能发生肿瘤性转化。

目前随着对涎腺肿瘤认识的深化，有许多研究根据涎腺肿瘤的某些特殊的因子的表达对肿瘤进行分类和组织发生的探索，也有根据涎腺肿瘤的遗传学变化特点来探讨肿瘤的细胞起源。其中后者具有较大的发展潜力，也可能在不远的将来对涎腺肿瘤的分类、诊断和治疗产生较大的影响。这一点也体现在了新版的涎腺肿瘤 WHO 分类中。

二、涎腺良性肿瘤

（一）多形性腺瘤

多形性腺瘤（pleomorphic adenoma）又称混合瘤（mixed tumor），是最常见的涎腺上皮性肿瘤。国内六所口腔医学院校统计的 23010 例涎腺肿瘤中，多形性腺瘤为 10403 例，占涎腺上皮性肿瘤的 45%，占全部良性肿瘤的 72%。

【临床表现】 多形性腺瘤 80% ～ 90% 发生于腮腺，其次为颌下腺。舌下腺罕见。小涎腺以腭腺最多见，其次为唇、磨牙后腺等。肿瘤可发生于任何年龄，30 ～ 60 岁最多见，女性稍多于男性。多形性腺瘤也可发生在口腔邻近部位如鼻腔、鼻旁窦、咽部和皮肤。也可发生在副腺体、颈淋巴结、下颌骨中易位腺体组织。

肿瘤生长缓慢，无自觉症状。多位于腮腺浅叶，表现为耳垂下方或耳屏前的肿物。小肿物可呈圆形，软硬不等，与周围组织无粘连。较大肿物则常为不规则结节状。小部分位于腮腺深叶，活动度小，可以向咽侧壁突出，表现为咽旁肿物。小涎腺的多形性腺瘤常为黏膜下无痛性肿物。覆盖黏膜颜色正常，肿物较大时黏膜表面可形成创伤性溃疡。

【病理】 肿瘤多为圆形或椭圆形，大小不一，可有完整包膜（图 18-17），但也有的虽然界限清楚，但并无完整包膜或无包膜。较大的肿瘤多呈大小不等的结节状。肿瘤剖面多呈灰白或灰黄色，实性，可见切面黏滑、呈半透明的区域，有的可见浅蓝色透明软骨样组织。肿瘤内可见出血和囊性变。

镜下多形性腺瘤由上皮成分、黏液样组织和软骨样组织构成，其中各种组织成分的比例有很大不同，加之细胞形态变化多样，使肿瘤的组织结构复杂，具有多形性的特点。

肿瘤性上皮：肿瘤上皮包括导管上皮（或称腺上皮）细胞和变异肌上皮细胞。前者呈立方形或矮柱状，核圆形或卵圆形，有或无核仁，胞质微嗜酸性，衬覆导管样结构的内层或称腔面上皮（图 18-18）。管腔内有粉染的、PAS 染色阳性物质。管腔大小不一，有的扩张成囊性，腔面细胞受压变扁平。腺上皮有时也可表现为实性团块或索条状。

变异的肌上皮细胞构成肿瘤的大部分。在腺上皮构成的导管外围为一层或多层多角形或星形肌上皮细胞，胞质少，多呈透明状，核染色深。这些肌上皮细胞与管状排列的腺上皮一起构成多形性腺瘤的导管样结构，并且与周围的片状排列的肌上皮细胞或者黏液软骨样组织相互延续、过度，没有截然的界限。导管样结构以外的肌上皮细胞排列成不规则片状、巢状或条索状。变异的肌上皮细胞形态可为浆细胞样、梭形、透明或腺上皮样表现（图 18-20，图 18-21，图 18-22）。浆细胞样肌上皮细胞核偏位，胞质嗜酸性呈均质状。梭形细胞类似于平滑肌细胞，常排列成束。胞质透明的肌上

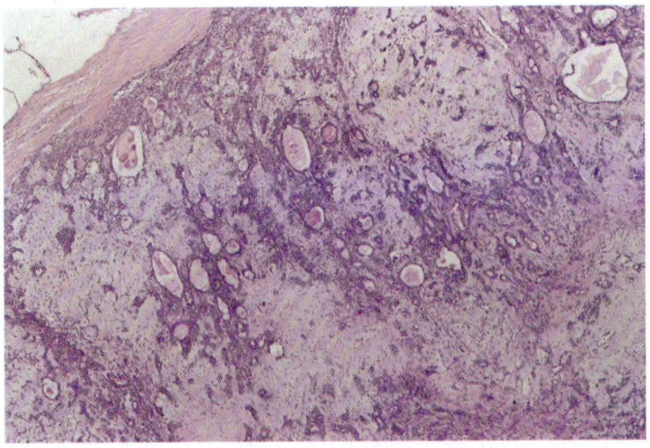

图 18-17　多形性腺瘤

低倍镜下见肿瘤有包膜

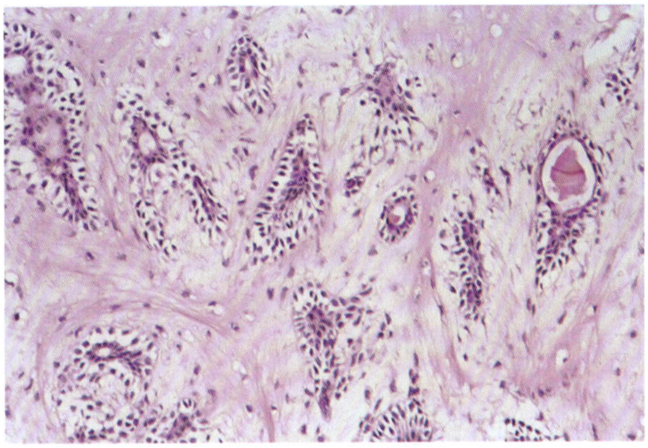

图 18-18　多形性腺瘤

肿瘤中的上皮形成双层导管样结构，其间为黏液样组织和软骨样组织（有陷窝处）

皮细胞偶见。腺上皮样肌上皮细胞的形态与腺上皮相似，但表达肌上皮细胞特征性抗原。肿瘤的细胞成分的多少有较大的变异，上皮成分大致占肿瘤的 80% 以上时可称富于细胞性多形性腺瘤。

黏液、软骨样组织：黏液样组织中的肌上皮细胞呈星形或梭形，借长突起与其他细胞相接触，有时排列成细条索或网状。细胞间为丰富的嗜碱性或弱嗜酸性黏液样物质。软骨样组织常常与黏液样组织过度，似透明软骨。软骨样细胞胞质呈空泡状，位于软骨样陷窝之中（图 18-18），周围基质嗜碱性。少见情况下，软骨样组织可以直接发生软骨内骨化而成骨，或者由间质组织化生而形成骨。黏液样物质和软骨样组织的基质均由肌上皮细胞分泌。

肿瘤包膜为较致密的纤维组织，厚度及是否完整有很大差别。在大涎腺，无包膜区多以黏液样组织为主。包膜内可有肿瘤细胞侵入，但这与肿瘤的多结节性生长有关，并不是恶性的指征，小涎腺多形性腺瘤如在腭部者常常无包膜，肿瘤组织直接与宿主组织接触或局部长入邻近组织。

化生和变异：肿瘤的腔面上皮细胞和肌上皮细胞均可发生鳞状化生，出现明显的细胞间桥，形成角化珠（图 18-19），有的角化区发生钙化。肿瘤的上皮细胞可发生嗜酸性变，即胞质丰富，含嗜酸性细颗粒。还可见汗腺样化生、黏液细胞化生和皮脂样细胞化生。肿瘤上皮团或黏液样组织中有时可见晶状体结构，较常见的是所谓的胶原球，即有胶原纤维形成的球状结构。还可见富于酪氨酸的晶状体等。

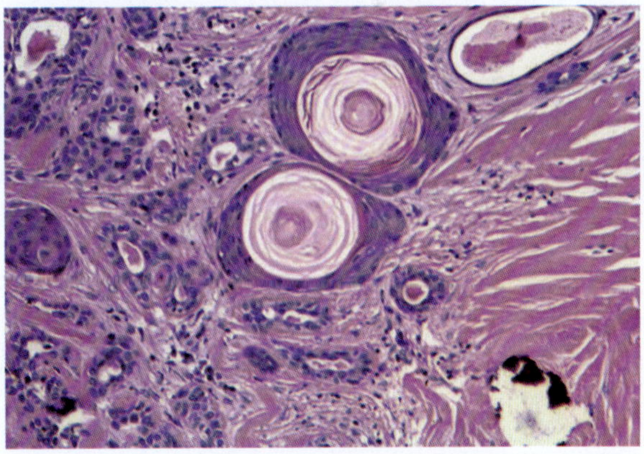

图 18-19　多形性腺瘤

肿瘤中出现鳞状化生

肿瘤中间充质较少，纤维组织常发生玻璃样变性。有时肿瘤中广泛的玻璃样变性类似于瘢痕组织，肿瘤细胞成分减少。在某些情况下肿瘤中可见坏死，如在进行针吸活检的部位。少数肿瘤可发生范围大、甚至导致整个肿瘤大部分坏死的梗死，只有肿瘤的外周部分残留并且常常发生明显的鳞状化生。这样的肿瘤仍具有良性过程。

【免疫组化】 导管样结构的腔面细胞表达多种细胞角蛋白、EMA 和 CD117，溶菌酶和乳铁蛋白在部分肿瘤中阳性。肌上皮细胞常常表达 SMA 和调宁蛋白（calponin）；还表达 p63、S-100、波形蛋白等。不同类型的变异肌上皮细胞在抗原表达上有所不同。黏液软骨样区的肌上皮细胞周围表达许多细胞外基质，提示肿瘤中的细胞外基质由变异的肌上皮细胞形成，肌上皮细胞还参与形成黏液样组织和软骨样组织，与肿瘤的结构多样性有关。

【超微结构】 肿瘤中的腺上皮细胞可为呈柱状的导管样细胞、立方状闰管样细胞和呈锥形内含酶原样颗粒的腺泡状细胞。细胞间有桥粒连接。肌上皮细胞的胞质内含直径 5 ~ 6nm 的肌微丝，细胞与间充质之间有基膜样物。其中导管样细胞和肌上皮细胞有形成正常导管腺泡的倾向。黏液样区的细胞为肌上皮细胞构成。软骨样细胞的胞质内可见直径 6nm 的微丝，粗面内质网扩张，并见囊泡。

【遗传学】 细胞遗传学发现多形性腺瘤有复杂的核型异常，约占 70% 的肿瘤。目前发现 3 种主要遗传学异常：伴 8q12 重排（39%）、伴 12q13-15 重排（8%）、不累及 8q12 或 12q13-15 的散发性、克隆性变化（23%）。累及 8q12 的易位多由于启动子交换导致 PLGA1 激活过表达，使 PLAG 靶基因表达失调。而累及 12q14-15 重排的病例常常存在激活 HMGA2（high mobility group protein gene，HMGA2）基因的融合基因形成。PLGA1 和 HMGA2 融合基因的形成在多形性腺瘤中具有特异性，因此可能作为多形性腺瘤的诊断标志。

【鉴别诊断】 肌上皮瘤由单一的肌上皮构成，不出现腺管样分化，黏液样组织较少，一般不出现软骨样组织。对于小的活检标本应注意与多形性低度恶性腺癌、腺样囊性癌鉴别。富于细胞型多形性腺瘤有时需要与基底细胞腺瘤相鉴别。基底细胞腺瘤的管、团、条索有基底膜，与间质成分界限清楚，无黏液软骨样区。

【组织发生】 多形性腺瘤之所以在以前称为混合瘤是基于肿瘤由上皮和黏液软骨样组织两种不同胚层组织混合构成的特点。研究证实，黏液软骨样组织均来自于肿瘤性肌上皮细胞。该肿瘤为纯的上皮性来源为目前所公认，而且多数人同意其来源于闰管。越来越多的证据显示肿瘤的腺上皮细胞和肌上皮细胞有相同的表型和基因型，支持该瘤起源的"变异肌上皮细胞模式"，如肿瘤中的上皮和肌上皮细胞均携带 PLAG1 的重排。免疫组化研究显示 PLAG1 主要表达在双层管外层变异肌上皮细胞，腔面细胞偶尔阳性。这些结果支持涎腺肿瘤发生的多潜能单细胞理论。

【生物学行为和预后】 多形性腺瘤为良性肿瘤。但常因切除不彻底而复发。复发者常常形成多个肿瘤结节，可能与瘤细胞易种植有关，因此不主张术前活检。WHO 分类中认为肿瘤易复发的自身原因有：①以黏液样物质为主要成分时，易流散；②有或无包膜或包膜厚薄不一及肿瘤侵犯包膜的倾向；③肿瘤出现包膜下裂隙；④肿瘤结节穿破包膜；⑤肿瘤细胞可能的生物学需要，使细胞本身在进入手术部位时可以生存。

多形性腺瘤中的一部分可能发生癌变。目前为止还没有公认的预测恶变倾向的组织学指标。提示可能有恶变倾向的病理学表现有细胞的非典型性、核分裂数增加、大片的玻璃样变或瘢痕化、坏死等。

（二）肌上皮瘤

肌上皮瘤（myoepithelioma）是"几乎全部由具有肌上皮分化特点的细胞构成的良性涎腺肿瘤，肿瘤细胞可以呈梭形、浆细胞样、上皮样或胞质透明样，呈片状、岛或条索状排列"。肌上皮瘤首先由 Sheldon 于 1943 年提出，但目前肌上皮瘤是否属于独立的肿瘤及其诊断标准还有争论。

【临床表现】 肌上皮瘤较少见，占涎腺肿瘤的 0.3% ~ 1.5%。发生于腮腺者占 48%，颌下腺占 10%。小涎腺占 42%，约 2/3 在腭部，也可发生于颌骨内。患者平均年龄 40 ~ 45 岁，男女均等。临床表现与多形性腺瘤相似，为无痛性肿物，缓慢生长，圆形或呈结节状，界清，无粘连。

【病理】 肿物为圆形或结节状，大小不一，周界清楚。质地中等。发生在大涎腺时常有包膜，而在小涎腺常无包膜。剖面灰白色或灰黄色，实性或含半透明胶冻状物。偶见出血灶。

镜下肌上皮瘤的细胞形态、结构多样。肿瘤细胞可呈梭形、浆细胞样（玻璃样）、透明、上皮样、基底样，还可发生嗜酸性变。肿瘤细胞可排列成片、不规则的巢状、相互连接的小梁状，网状和筛状。肿瘤常呈多种细胞类型、多种生长方式混合存在。

肌上皮瘤可根据细胞类型分型，梭形细胞型最常见，常常属于富于细胞性。细胞呈长梭形，通常排列成片、束或交错的旋涡状（图 18-20），偶尔可见到类似于施万细胞核的栅栏状排列；浆细胞样型好发于腭部，肿瘤细胞排列成片，肿瘤细胞团之间为丰富的、疏松的黏液样基质。该型细胞胞质丰富，嗜酸性，胞核偏中心位，似浆细胞（图 18-21）。上皮样细胞型的细胞为多边形，细胞核居中，周围是不等量的嗜酸性胞质，细胞之间有些类似于腺腔的裂隙。透明细胞型少见，其构成细胞为大小一致的上皮样细胞，含中等量的透明胞质，为大量的糖原（图 18-22）。肿瘤中的嗜酸性变成分占 50% 以上时称为嗜酸细胞型肌上皮瘤。

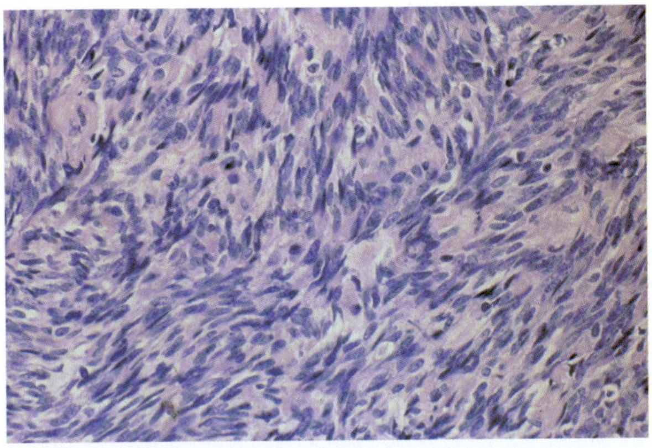

图 18-20 肌上皮瘤

梭形细胞型

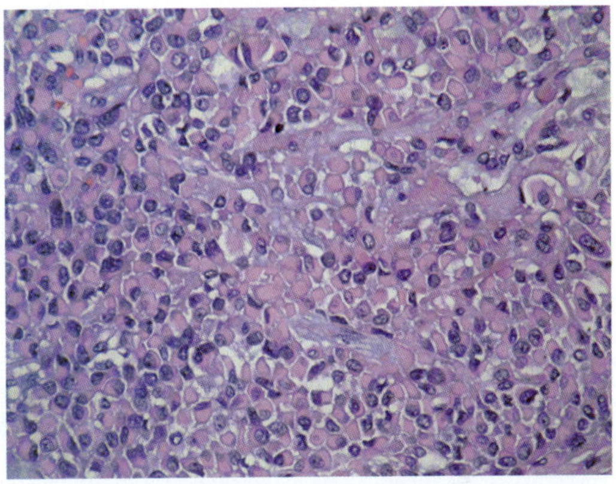

图 18-21 肌上皮瘤

浆样细胞型，肿瘤细胞胞质丰富，细胞核位于细胞一侧

小部分肌上皮瘤中可出现轻至中等程度的细胞核非典型性。肿瘤通常无坏死，核分裂偶见。肿瘤可出现鳞状化生。多数人认为肌上皮瘤中可含数量不等的黏液样组织，但不应有软骨或骨的成分。

肿瘤的间质多少不一，常为黏液样或者纤维性伴玻璃样变。

肌上皮瘤的病理诊断标准尚存争议，有人认为肌上皮瘤中不存在腺管样结构；有人认为腺管样结构低于肿瘤的 5% ～ 10% 时，也可诊断。

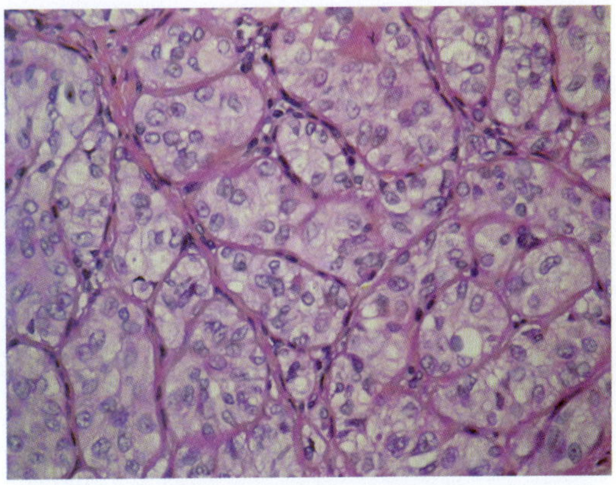

图 18-22 肌上皮瘤

透明细胞型，间质为纤细的纤维组织

【免疫组化、超微结构】 多数肿瘤表达平滑肌肌动蛋白、调宁蛋白和 p63。S100 蛋白、GFAP 和波形蛋白也常为阳性，但不具特异性。目前无适用于所有肌上皮瘤的标志物，诊断时最好同时检测 3 ～ 5 种肌上皮抗原，包括细胞角蛋白、平滑肌肌动蛋白、调宁蛋白、p63 和 S100 蛋白。Ki67 的指数在 10% 以下。

电镜下部分肿瘤的肌上皮细胞含弥散分布肌微丝、微饮泡、致密体和少量张力细丝。细胞之间有少量桥粒连接，肿瘤细胞还可形成基膜结构。

【组织发生】 与多形性腺瘤同源，来源于闰管的储备细胞或导管腺泡复合体。

【鉴别诊断】

多形性腺瘤：如果认为肌上皮瘤中可含少量导管分化的话，其与多形性腺瘤的鉴别往往是主观性的。若以肌上皮瘤不含导管成分为标准，鉴别诊断即容易得多，即多形性腺瘤含导管，而肌上皮瘤不含导管。

肌上皮癌：高分化者与肌上皮瘤的主要区别是浸润性生长。每 10 个高倍镜视野多于 7 个核分裂或 Ki67 指数超过 10% 提示为恶性。低分化者细胞异型性明显，核分裂多，可见肿瘤团中心坏死。

此外，梭形细胞型肌上皮瘤需与各种梭形间充质肿瘤和瘤样病变鉴别；透明细胞型须和其他透明细胞肿瘤鉴别。免疫组化在鉴别肌上皮表型上很有价值。

【预后】 基本上同多形性腺瘤。细胞类型和生长类型一般与预后无关，但透明细胞肌上皮瘤虽然在组织学和细胞学上均较温和，但常复发，偶尔转移。少有恶变为肌上皮癌的报道。

（三）基底细胞腺瘤

基底细胞腺瘤（basal cell adenoma，BCA）是由基底样细胞构成的良性肿瘤，以基底细胞样排列和基底膜物质为特点。由 Kleinsasser 和 Klein1967 年命名。

【临床表现】 国外报道基底细胞腺瘤约占全部涎腺肿瘤的 1% ～ 2%，国内 6 所口腔医学院校 23010 例涎腺上皮性肿瘤中有 629 例，占 2.73%。70% 以上发生在腮腺，颌下腺、舌下腺、小涎腺罕见。患者平均年龄为 57.7 岁。病程一般为 2 ～ 4 年。肿瘤大部分为单发，膜性型可有多发，多发时可伴有多发的皮肤附属器肿瘤。肿物生长缓慢，为无痛肿块，少数伴有疼痛。肿物较小，呈圆形或卵圆形，边界清楚，可活动，中等硬度，常有局部囊性感。临床表现与多形性腺瘤无法区别。

【病理】 肉眼观察肿物较小，圆形或椭圆形，直径为 2 ～ 3cm，表面光滑，有完整包膜，与周围组织有清楚界限。剖面灰白至褐色，较细腻，可见大小不等的囊腔，囊腔内含褐色黏液样物。膜性型可有多中心或多结节生长。

光镜下肿瘤细胞呈基底样，大致有两种。第一种位于肿瘤巢、条索或梁的外围，呈栅栏状排列，立方或柱状，胞体小。细胞核深染，胞质少。第二种细胞较大，细胞界限不清楚，细胞核染色浅（苍白），可见嗜酸性核仁，位于细胞巢、片和梁的中央（图 18-23，图 18-26）。少见情况下可见透明细胞变。肿瘤的巢团或条索与纤维间质之间有明显的基底膜相隔，PAS 染色阳性。肿瘤有如下分型：

实性型：细胞呈实性团块、片状、宽的带状或岛状排列，外围的立方状或柱状细胞呈栅栏状排列。中央细胞排列疏松（18-23），可见旋涡状鳞状分化。此型的导管结构通常不显著。可出现囊性变。肿瘤岛中可见不规则至圆形的透明的基底膜样物质。肿瘤间质少，常有玻璃样变。

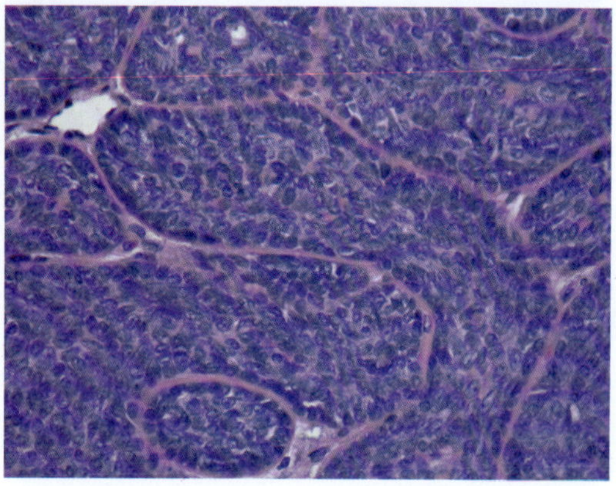

图 18-23 基底细胞腺瘤

实性型，肿瘤细胞排列成实性团，外周细胞排列相对整齐

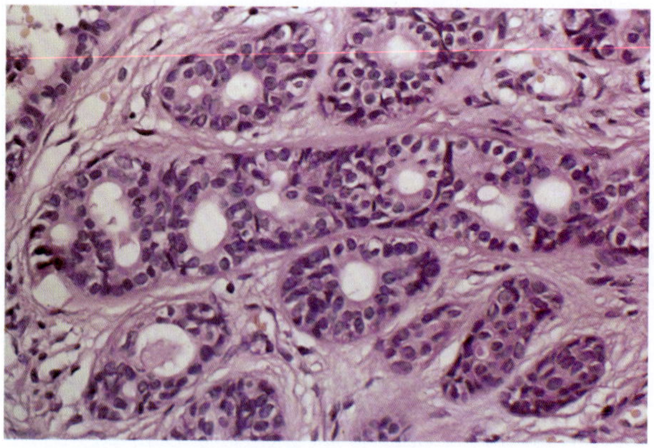

图 18-24 基底细胞腺瘤

管状型，肿瘤细胞形成导管结构

管状型：以立方或柱状细胞排列成管状结构为特点，管腔大小不等，管腔内有嗜酸性黏液（图 18-24），PAS 染色阳性。导管外层细胞为单层或多层。间充质疏松。

小梁型：肿瘤细胞排列成相互吻合的小梁或索条，其间是纤维性间质。此型中常混有管状结

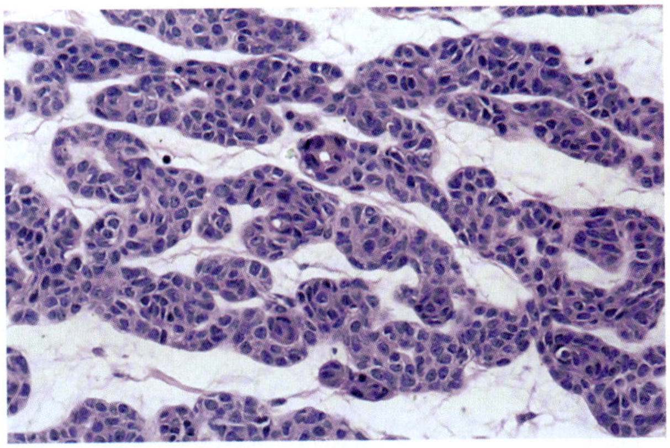

图 18-25 基底细胞腺瘤

梁状型，肿瘤细胞排列成条索状

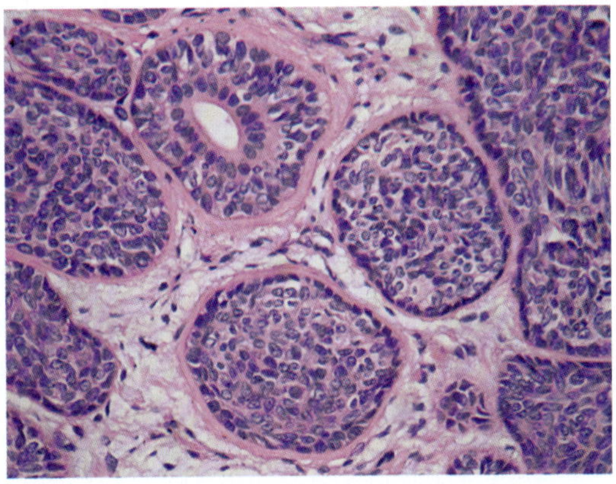

图 18-26 基底细胞腺瘤

膜性型，肿瘤细胞团外形成较厚的基底膜样结构

构（图 18-25），所以可称为梁管状型。

膜状型：又称皮肤原基瘤，为罕见类型。约 40% 膜性型的患者伴多发性皮肤附属器良性肿瘤，可有家族史。膜性型倾向于多结节性，常无包膜，因此复发率较高。肿瘤最有特征的表现是有大量的亮红色、PAS 阳性的透明基底膜样物质沉积（图 18-26）。这些物质呈厚的鞘状围绕上皮岛和血管并且以小滴状沉积在上皮岛内的上皮细胞间，并且可以相互融合。

少数基底细胞腺瘤中可部分或完全为筛孔状结构，与腺样囊性癌的腺样型很相似，但包膜完整（图 18-27），有人称之为腺样囊性型（adenoid cystic pattern），在大量的假囊中常含有奥辛蓝阳性物质。

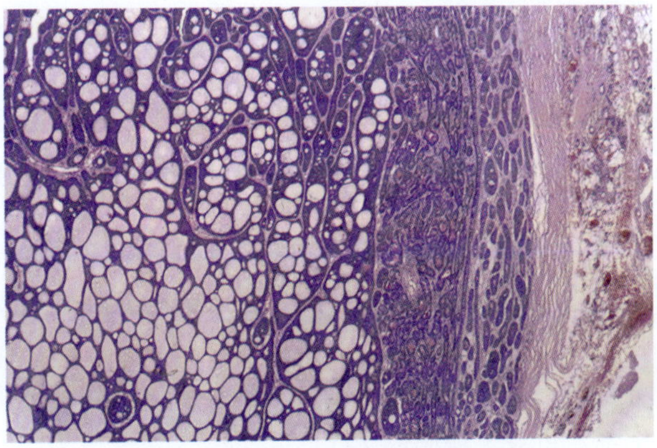

图 18-27 基底细胞腺瘤

腺样囊性型，肿瘤有包膜，形成明显的筛孔样结构

各型 BCA 中核分裂少见，肿瘤无坏死。

肿瘤的包膜厚薄不一，常常见肿瘤的包膜较薄，肿瘤细胞与包膜贴得很近。

【免疫组化、超微结构】 免疫组织化学表现无特异性。肿瘤细胞巢、小梁外围细胞表达肌上皮细胞抗原，管状结构的腔面细胞等 EMA 和 CK 阳性，基底膜样物质表达基底膜蛋白。说明基底细胞腺瘤有肌上皮分化。肿瘤间质细胞 S100 蛋白阳性。

电镜观察 BCA 由数种细胞构成，包括细胞团中心的鳞状细胞、分泌细胞、中间细胞和外围的肌上皮样细胞。

【组织发生】 一般认为此瘤来源于闰管的储备细胞，也有人认为来源于纹管基底细胞的增生。

【鉴别诊断】

1）多形性腺瘤：含多种变异肌上皮细胞、黏液软骨样结构，肿瘤细胞与间质间常无界限。

2）管状腺瘤：是纯上皮性肿瘤，无肌上皮细胞分化，因此免疫组织化学染色有助于鉴别。

3）基底细胞腺癌：肿瘤呈浸润性生长，核分裂象（每 10 个高倍镜视野多于 4 个）、Ki67 指数较高（> 5%）。

4）腺样囊性癌：无包膜，浸润性生长，常侵犯神经。肿瘤团块周边细胞无栅栏状排列，基底膜不明显，肌上皮成分较多。间质细胞 S100 阴性。

【预后】 基底细胞腺瘤为良性肿瘤。切除后很少复发。但膜状型可多发或同时见于双侧腮腺，常伴发其他肿瘤，约有 25% 复发，也有恶变的报道。其他类型如实性型者有恶变的报道。

（四）沃辛瘤

【概述】 沃辛瘤（Warthin tumor）是最具特色的涎腺肿瘤，首先由 Hildebrand 在 1895 年描述。Aldred Scott Warthin 于 1929 年用"乳头状淋巴囊腺瘤"（papillary cystadenoma lymphomatosum）详细描述了此瘤，所以又称为 Warthin 瘤。该瘤是由腺样、常常是囊性结构、有时为乳头状结构构成的肿瘤，衬覆特征性的双层上皮细胞，内层为柱状嗜酸性或大嗜酸细胞、外有较小的基底细胞围绕。间质含有不等量的含生发中心的淋巴样组织。

沃辛瘤的病因不清。公认的最主要的发病因素是吸烟。但沃辛瘤只在一小部分吸烟者中发生，因此吸烟可能只是一个启动因素，而不是主要原因。其他的发病因素包括辐射（原子弹爆炸幸存者中沃辛瘤的发生增加）、病毒感染、激素、自身免疫病、慢性炎症等等。

【临床表现】 沃辛瘤的发病率有地域、国家和种族的差别。在我国可能是仅次于多形性腺瘤的常见肿瘤，多发生于老年人，以 50 ~ 70 岁多见。大部分发生在腮腺或腮腺周围淋巴结，以腮腺后下极多见，占腮腺上皮性肿瘤 15% ~ 25%。腮腺外的沃辛瘤偶见，包括颌下腺、小涎腺等。肿瘤多单发，也见多发或与其他类型涎腺肿瘤同时发生。

肿瘤生长缓慢，病期较长，平均病期三年。肿物呈圆形或椭圆形，有时为结节状，界清可活动，与皮肤无粘连，触之柔软，可有囊性感，直径多在 1 ~ 3cm。可有消长史。少数患者出现疼痛。影像学观察显示沃辛瘤浓聚锝 99，表现为热结节。

【病理】 肿瘤圆形或卵圆形，多数不超过 3cm，质地较软，有薄层包膜。剖面灰红色或暗红色，常有大小不等的裂隙和囊腔，少数为实性。囊腔内可有乳头状突起，囊内容物可为透明、淡黄、黏液样、乳白色或褐色液体，或胶冻样物，有的似干酪样坏死。

光镜下肿瘤由上皮和淋巴样组织两种成分构成。上皮成分形成腺管或衬覆在囊腔和突入囊腔的乳头表面，由双层细胞构成（图 18-28）。表面细胞为高柱状，胞核较小，染色深，近于细胞的顶端，排列整齐，胞质嗜酸性，含细小颗粒。深层细胞立方或锥形，细胞体积较小，核呈空泡状，淡染，可见核仁（图 18-29）。上皮细胞偶见黏液细胞、皮脂腺细胞及鳞状化生。囊腔内有大片粉染无结构物，可有胆固醇结晶裂隙、变性的上皮细胞及少量炎症细胞。肿瘤的淋巴样成分较丰富，可伴淋巴滤泡形成。淋巴样组织中除淋巴细胞外可见浆细胞、嗜酸性粒细胞。纤维间充质不多，常发生玻璃样变性。

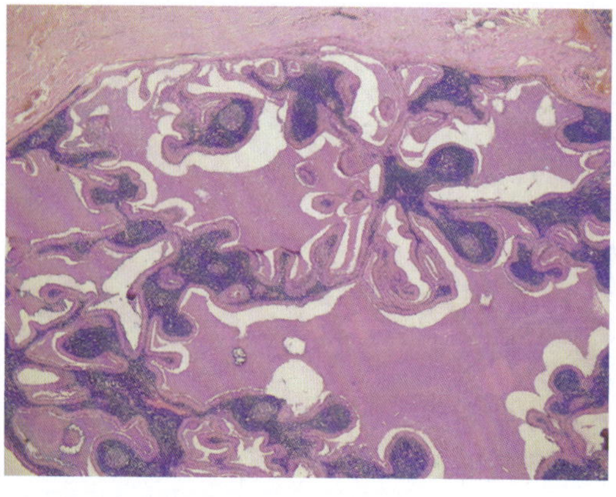

图 18-28 沃辛瘤

肿瘤形成囊性及乳头状结构

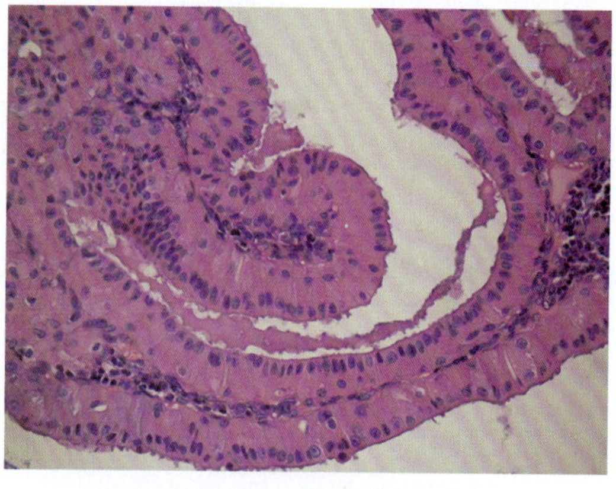

图 18-29 沃辛瘤

肿瘤的乳头状结构衬复双层上皮细胞，表层细胞高柱状，排列整齐，胞质嗜酸性

肿瘤中上皮成分和淋巴样间质成分的比例在不同肿瘤和同一肿瘤的不同区域均有所不同。Seifert（1980）根据上皮成分和淋巴样成分的比例将沃辛瘤分为四种类型：Ⅰ型为典型性，上皮和淋巴样成分各大概占50%，77%的肿瘤为此型；Ⅱ型为间质贫乏型，淋巴样成分在30%以下；Ⅲ型为富于间质型，淋巴样成分在70%以上。该分型并无预后意义。

值得提出的是Seifert分型中的第Ⅳ型并不涉及上皮和间质的比例，为化生型或梗死型，表现为肿瘤大片坏死、鳞状化生、杯状细胞化生等特点。有时伴有细胞的异形性和较多的分裂象，可能引起诊断上的困难。

【免疫组化、超微结构】 沃辛瘤的腔面和非腔面嗜酸细胞都表达线粒体抗原、多种细胞角蛋白；非腔面基底细胞表达p63和某些细胞角蛋白。Ki67指数为0.2%～3%，但在化生型中化生的鳞状上皮较高。淋巴样间质的抗原表达与正常淋巴结或反应性淋巴结的淋巴细胞相似。

电镜下，上皮细胞排列成假复层。柱状细胞自基底膜达腺腔表面，立方或锥形细胞与基底膜相连，镶嵌于柱状细胞之间，但不到达腔面。高柱状细胞的胞质内充满线粒体并且有畸形。总之上皮细胞超微结构的表现类似于纹管上皮细胞。

【遗传学】 X连锁雄性激素受体基因和甲基化导致的基因失活的检测显示沃辛瘤的上皮细胞为多克隆性。提示沃辛瘤为非肿瘤性病变。有些肿瘤有染色体复杂易位如t（11；19；16）（q21；p12；p13.3）、互换t（6；8）（p23；q22）和t（6；15）（p21；q15）。还有6p23重排和11q；19p易位的报道，该易位与CRTC1-MAML2融合基因有关。

【组织发生】 有不同认识。多数人认为来自胚胎发育期间陷入腮腺或腮腺周淋巴结内的涎腺导管上皮。肿瘤的淋巴样成分属于残留的淋巴结组织，不具有肿瘤性。也有人认为来自涎腺导管上皮的增生和嗜酸细胞化生，引起免疫学反应和炎症细胞的浸润再被包绕。还有人认为沃辛瘤实际上是一个伴随淋巴细胞浸润的腺瘤。还有人认为沃辛瘤非真性肿瘤，属于对某些刺激的反应，也可能是淋巴样组织和上皮成分混合的错构瘤。

【鉴别诊断】 沃辛瘤的病理学表现独特，一般容易诊断。只是在少数情况下需要考虑鉴别诊断。包括嗜酸细胞腺瘤、嗜酸细胞型乳头状囊腺瘤、皮脂腺淋巴腺瘤和淋巴上皮囊肿等。

【预后】 沃辛瘤为良性肿瘤。但可在一个腺体内多发，或多个腺体同时发生。所以肿瘤复发可能多为多发所致，并非真正复发。肿瘤可出现鳞状化生，上皮非典型增生，极少数可发生癌变，包括恶变为鳞状细胞癌、黏液表皮样癌、未分化癌和淋巴瘤。

（五）嗜酸细胞瘤

嗜酸细胞以丰富的颗粒样亮嗜伊红胞质为特征，实际上为胞质内增多的线粒体。嗜酸细胞瘤（oncocytoma）是完全由上述的嗜酸细胞构成的良性肿瘤。也称为嗜酸细胞腺瘤（oncocytic adenoma）、嗜酸性腺瘤（oxyphil adenoma）等，首先由Stohr和Risek于1926年描述，为少见的良性肿瘤，占涎腺肿瘤的1%以下。

【临床表现】 嗜酸细胞瘤80%以上发生在腮腺，少数发生于颌下腺、舌下腺及小涎腺。发病年龄多在60岁以上。双侧发生者和多发者约占总例数的7%。肿物无痛，生长缓慢，呈圆形或卵圆形，表面光滑，有时呈结节状，有时局部有囊性感。病程数月至8年。个别病例有间断性疼痛或针刺样痛，有的有腮腺局部反复肿大史。小涎腺的嗜酸细胞瘤常常形成黏膜下界限清楚的肿块。

【病理】 肿物圆形或卵圆形，直径为1～3cm，大者达7cm。表面光滑，偶见小结节状突起，有薄层完整包膜，中等硬度。剖面淡黄色、黄褐色或暗红色，均质性，偶见小囊腔，含透明或褐色液体，可伴出血。肿瘤中央可有纤维化。发生在小涎腺者倾向于无包膜，可以浸润周围组织。

光镜下瘤细胞较大，呈圆形、多边形或立方形，细胞界限清晰。固定好的标本，细胞间的界限清楚；固定不良的组织中，细胞间的连接破坏、彼此分离。胞质丰富，充满嗜酸性细小颗粒。胞核居中或偏位，空泡状，有核仁，偶见双核。这些肿瘤细胞称为“明细胞”（light cell）。瘤细

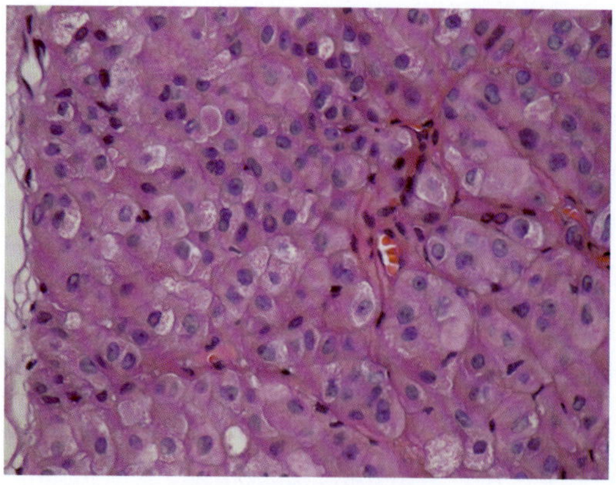

图 18-30 嗜酸细胞瘤

肿瘤细胞内含嗜酸性颗粒，可见明细胞（多）和暗细胞（少）

胞排列成团块、巢或小梁状，偶见腺泡状或导管样，管腔内常空虚。明细胞之间可见一些细胞的核小而深染，胞质浓缩、嗜伊红，称为“暗细胞”（dark cell）或皱缩细胞（pyknocytes），可能是亮细胞的一种变性形式（图 18-30）。肿瘤细胞大小一致。肿瘤间充质较少，可将肿瘤分隔成分叶状。间充质内，常见不等量的淋巴细胞，但不形成滤泡。

由于固定所致的人工假象和细胞内糖原聚集导致的透明细胞变常见，偶尔整个肿瘤均由透明细胞构成，称透明细胞嗜酸细胞瘤。偶尔见非典型性细胞核。局部可见皮脂样和鳞状分化。

【组织化学、免疫组织化学、超微结构】 嗜酸细胞瘤磷钨酸苏木素（PTAH）阳性，氧化酶活性高。瘤细胞表达 CK、EMA、α-1- 抗胰凝乳蛋白酶（α-1-antichymotrypsin）和 CEA；p63 阳性细胞位于肿瘤细胞团的外周细胞。线粒体抗原阳性。

嗜酸细胞瘤的超微结构与腮腺 Warthin 瘤中腺上皮的结构相似。胞质内充满大小不等，形态不一，无定向的线粒体。线粒体嵴增多，成束状，有的为管状。

【组织发生】 嗜酸细胞瘤的组织发生是涎腺导管的嗜酸细胞；也可来自失去酶原颗粒的腺泡细胞。

【鉴别诊断】

1）嗜酸细胞增生症：鉴别结节性嗜酸细胞增生与早期微小嗜酸细胞瘤有一定困难，尤其是在小涎腺，因为即使是嗜酸细胞瘤也常无包膜。多数人认为增生的嗜酸细胞团块如周围有纤维包膜包绕，应视为嗜酸细胞腺瘤；而多发性、无包膜的、沿腺小叶分布的结节适于诊断为结节性嗜酸细胞增生症。

2）嗜酸细胞癌：肿瘤呈浸润性生长、肿瘤细胞有非典型性、核分裂易见，常见侵犯神经和血管，常有淋巴结转移。Ki67 指数较高。嗜酸细胞瘤为 2 倍体 DNA，而嗜酸细胞癌为异倍体。

3）嗜酸细胞乳头状囊腺瘤：有乳头状生长，嗜酸细胞瘤无乳头。

4）Warthin 瘤：由嗜酸性腺上皮及淋巴样组织构成，常形成淋巴滤泡，上皮细胞呈高柱状和立方状，呈现假复层排列，多形成腺腔或囊腔。

5）透明细胞嗜酸细胞瘤应与其他涎腺透明细胞肿瘤鉴别。

【预后】 此瘤良性。复发可能是由于切除不完全或多灶性病变。发生在小涎腺的嗜酸性腺瘤生物学行为较大涎腺者差，可能与发生在小涎腺者常无包膜（腮腺者常有包膜）有关。

（六）管状腺瘤

管状腺瘤（canalicular adenoma）由排列成互相吻合的细条索的珠子样柱状上皮细胞构成，间质水肿、细胞少，血管丰富。管状腺瘤为少见的涎腺良性肿瘤。

【临床表现】 管状腺瘤在西方国家是仅次于多形性腺瘤的第二位常见小涎腺肿瘤。在我国仅有个别报道。此瘤绝大多数发生在上唇小涎腺，其他部位偶见。大涎腺只见于腮腺。患者平均 60 岁（33 ~ 73 岁）。肿瘤生长缓慢，无自觉症状，平均病程为 8.4 年。

肿瘤位于黏膜下，直径常小于 2cm，界限清楚，可活动，与邻近组织无粘连。表面黏膜多正常，较大的肿瘤可发生溃疡。多发者表现为黏膜下多个结节。

【病理】 肿瘤多为圆形或卵圆形，有完整包膜，较小的瘤灶无包膜，但界限清楚。剖面棕黄色，可见大小不等的囊腔，囊腔内含黏液。

镜下，肿瘤细胞呈柱状或立方状，细胞核大，圆形或卵圆形，核染色质细颗粒样。胞质嗜酸性。典型的表现是肿瘤细胞呈平行的双排，排与排之间常常紧密挨近，形成细长的小导管样、相互吻合的索条结构。索条中的两排细胞间断地分开，形成所谓的串珠样表现。瘤细胞为高柱状时，其椭圆形的细胞核的长径与细胞索的方向垂直（图 18-31）。分开的双排细胞也可形成导管样结构，管腔内含 PAS 染色阳性黏液。偶尔可见肿瘤形成囊性腔隙和突入囊腔的乳头。肿瘤细胞大小一致形态温和，异形性不明显，核分裂很少见。肿瘤细胞与间质的分界明显。

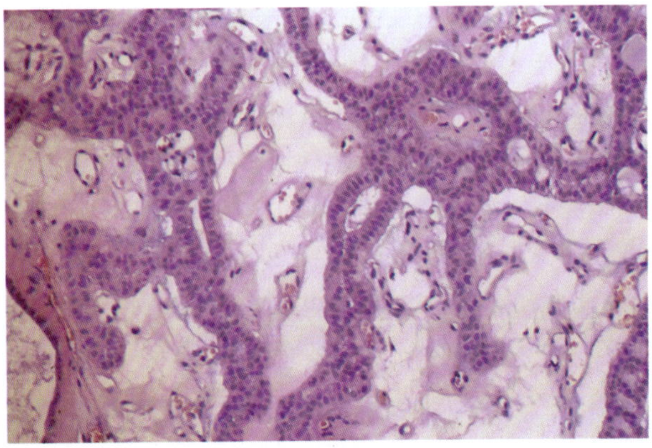
图 18-31　管状腺瘤
肿瘤细胞排列成双层条索，局部有管状结构形成，间质水肿，毛细血管多见

肿瘤的间质常常呈疏松的黏液样、细胞稀少，富含血管，无密集的纤维组织或纤维束。间质内可见出血和含铁血黄素沉积及区域性炎症细胞浸润。

肿瘤细胞为导管细胞，表达 CK（AE1/AE3）、CK7、CK13、S100，不表达肌上皮标志物。

电镜下肿瘤细胞含分泌颗粒。细胞间有很少的桥粒。偶见细胞质内缠绕的张力细丝、局部增厚的基底膜、无核内包涵体、腔面细胞有中等发育的高尔基体。

【组织发生】 可能来自于排泄管，也有人认为来自于闰管。

【预后】 管状腺瘤为好发于小涎腺的良性肿瘤，多有完整包膜，手术后复发罕见。

（七）囊腺瘤

囊腺瘤（cystadenoma）是主要以多囊性生长为特征的涎腺上皮性肿瘤，囊的内衬上皮常呈乳头状腺瘤样增生。少见情况下为黏液性细胞。因此囊腺瘤又分为乳头状囊腺瘤（papillary cystadenoma）和黏液性囊腺瘤（mucinous cystadenoma）两种类型。

多数学者认为囊腺瘤来源于涎腺闰管上皮。有人认为可能来自于分泌管。

【临床表现】 囊腺瘤占涎腺良性上皮性肿瘤的 4.1%。主要发生在腮腺，其次是颌下腺。小涎腺以唇、颊部多见，其次是腭、舌等。发病年龄在 12 ~ 91 岁，平均 57 岁。女性多见。肿瘤生长缓慢，无痛，界线清楚，发生于腮腺者可活动。发生在小涎腺者直径通常小于 1cm。

【病理】 肿物为圆形或结节状，大小不等，中等硬度，局部有囊性感。剖面为灰白色或淡黄色，可见大小不等的囊腔，有的囊腔内有白色胶冻样物，囊腔内可有小的乳头突起。肿瘤有包膜或包膜不完整。

镜下肿瘤为多囊性、界限清楚膜。囊的数量和上皮衬里表现不同，上皮为一列或数列立方细胞、柱状细胞、黏液细胞，少见情况下为扁平细胞，甚至是鳞状细胞，细胞核大小一致，温和（图 18-32）。核分裂罕见。常见囊腔内乳头状突起。立方细胞胞质嗜酸，胞核较大，有核仁；柱状细胞似 Warthin 瘤的柱状细胞；黏液细胞呈柱状、胞质透明，胞核多位于细胞的基部。上皮表面常为黏液细胞或柱状细胞，深面为数层立方细胞。上述上皮细胞也可混合存在。较大囊腔内较大的乳头表面上皮细胞可呈腺瘤样增生。内衬上皮以黏液细胞为主时可称为黏液性囊腺瘤。嗜酸细胞囊腺瘤（oncocytic cystadenoma）由单层或双层嗜酸细胞性上皮呈乳头状囊性增生构成。

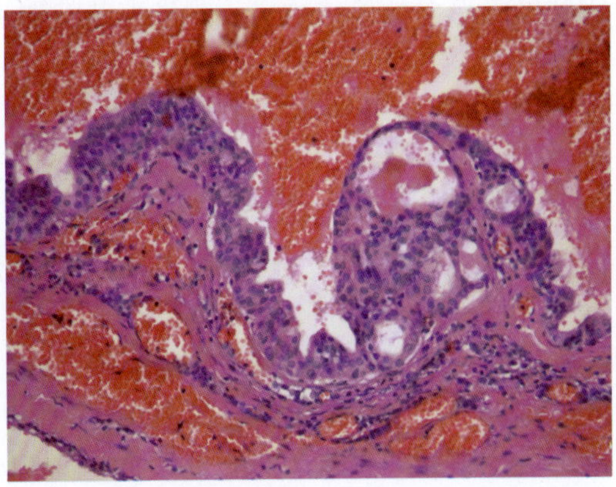
图 18-32　囊腺瘤
囊性结构的内衬上皮为复层，呈乳头状

肿瘤的囊腔内可含有嗜酸性蛋白物质，有时见一些上皮细胞和炎症细胞。部分较大囊腔上皮衬里消失，形成纤维结缔组织环绕的黏液池。间充质数量不等，可发生玻璃样变性。有时有密集的淋巴细胞，偶见淋巴滤泡形成。

【免疫组织化学、超微结构】 肿瘤内衬上皮表达细胞角蛋白。立方细胞中有各种细胞器，基底细胞较小，有细胞核旁的张力细丝；双层的嗜酸细胞见主要的细胞器为背靠背的线粒体。其他细胞器少。

【鉴别诊断】 Warthin 瘤间质为密集的淋巴组织，常见淋巴滤泡。乳头状囊腺癌的细胞有明显异型性，无包膜，呈浸润性生长。

【治疗和预后】 治疗应彻底切除。本瘤为良性肿瘤。复发一般可能是由于肿瘤的多囊性结构、包膜常不完整或包膜内有瘤细胞生长所致。

（八）皮脂腺瘤

涎腺皮脂腺瘤（sebaceous adenoma）罕见，占涎腺肿瘤的 0.1%。目前约有 30 多例报道。患者平均年龄 57 岁（2 ~ 90 岁）。大小涎腺均可发生。

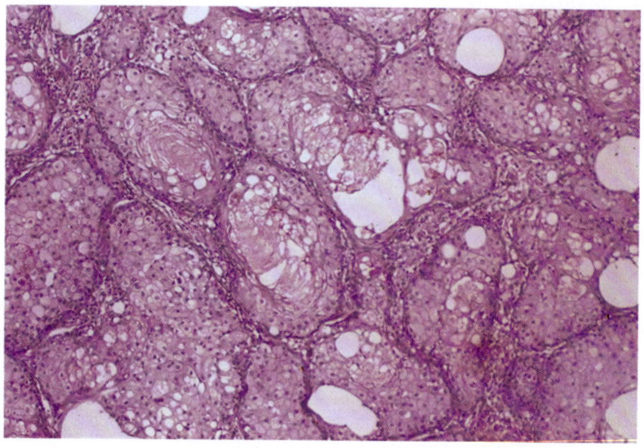

图 18-33 皮脂腺瘤

肿瘤由皮脂样细胞团构成

【病理】 肿物直径在 0.4 ~ 6cm。肉眼肿瘤常有包膜或者界限清楚，颜色从灰白、粉白至黄灰、黄色）。镜下肿瘤由皮脂细胞巢构成，类似于不完全分化的皮脂小叶。位于肿瘤细胞巢中央的细胞体积较大，有丰富的蜂窝状胞质。细胞界限清楚。细胞核较大，可见核仁。有的巢团中央为均质或丝网状嗜酸性物质。细胞巢周边部细胞胞质少，细胞体积较小（图 18-33）。肿瘤中常常伴有鳞状分化区。肿瘤间质为纤维性。局部可见组织细胞和异物巨细胞。

免疫组化染色见 EGF 在细胞质、细胞膜阳性；EGFR 在细胞膜阳性，EGF 和 EGFR 阳性。细胞核表达雄性激素受体。

【组织发生】 皮脂腺瘤的组织发生不明确，可能来自涎腺异位皮脂腺。

【预后】 良性肿瘤，手术切除后不复发。

（九）皮脂腺淋巴腺瘤

皮脂腺淋巴腺瘤（sebaceous lymphadenoma，SLA）罕见，由不同大小和形态、高分化的皮脂腺和导管形成的巢团构成，背景为淋巴细胞和淋巴滤泡，肿瘤界限清楚。最近研究提示免疫状态可能与肿瘤的发生有关。

【临床表现】 患者年龄在 50 ~ 80 岁。多数发生在腮腺或腮腺周围。其他的发生在颈前部中线、上唇、颊部、上颌中线。临床表现为无痛性肿块。

【病理】 肿瘤直径在 1 ~ 6cm，通常有包膜。可以为实性、多囊性或单囊性。切面黄色、黄白色至粉褐色或灰色。囊内常为皮脂样或奶酪样物质。

镜下肿瘤含大小不同的皮脂腺，夹杂以涎腺导管，间质为弥漫的淋巴样组织。基底细胞、腺细胞、鳞状细胞和皮脂细胞呈实性巢、梁、索、腺样和管状排列。多数肿瘤细胞巢的外围都有基底细胞。管腺样结构由外层的基底细胞和内层的立方或低柱状腔面细胞构成。皮脂细胞可独立构成细胞团或衬复管、囊样结构。囊内含角化物和嗜酸性蛋白样物或皮脂样物。鳞状细胞常见角化。组织细胞、异物巨细胞炎症性反应常见。所有肿瘤都有淋巴样间质，可见淋巴滤泡。淋巴细胞间质为 T、B 淋巴细胞混合。淋巴细胞可浸润至上皮内。此外，肿瘤中可见小区域可识别的残留的淋巴结。

上述组织结构中如不存在皮脂细胞，可称为非皮脂腺淋巴腺瘤（nonsebaceous lymphadenomas）。

【组织发生】 可能来自淋巴结内迷走的皮脂腺组织。

【预后】 皮脂腺淋巴腺瘤为良性肿瘤。有报道该瘤可变为皮脂腺淋巴腺癌，也有恶变为皮脂腺癌、基底细胞腺癌的报道。

（十）导管乳头状瘤

导管乳头状瘤（ductal papilloma）是局限在导管内的涎腺导管原发性乳头状肿瘤，很少见。WHO 分类中将导管乳头状瘤分为三种类型。

（1）内翻性导管乳头状瘤（inverted ductal papilloma）：是涎腺排泄管的基底样、表皮样细胞和柱状细胞向管腔内乳头状增生形成的肿瘤，位于导管和口腔黏膜表面的交界处。该瘤的组织发生不详，可能来自于排泄管储备细胞、排泄管细胞，也有人对储备细胞理论持怀疑态度。

【临床表现】 该瘤发生在成人小涎腺，平均年龄 50 岁（28 ～ 77 岁）。下唇多见、其次见于颊、腭、前庭沟、口底。表现为无症状、实性黏膜下结节，个别的表现为乳头状、皱褶样、息肉样。病程长短不定。直径通常小于 1.5cm。通常位于涎腺导管的开口附近，黏膜表面常常有小的凹陷或扩张的小孔。

【病理】 肿物界清、实性或囊性，位于黏膜上皮下方。囊性时与表面相通。

镜下见肿物位于黏膜固有层，界清，借排泄管与表面上皮相联通，也可见直接位于黏膜上皮以下。内翻性乳头状瘤表现为排泄管内的腺管上皮和鳞状上皮呈球根样、乳头状向管腔内增生，充斥于腔内，并且向黏膜固有层膨胀（图 18-34）。肿瘤的基底样或鳞状细胞通常无角化。柱状导管细胞一般被覆在增生的鳞状上皮的腔面侧。可见散在的黏液细胞。肿瘤细胞分化好。

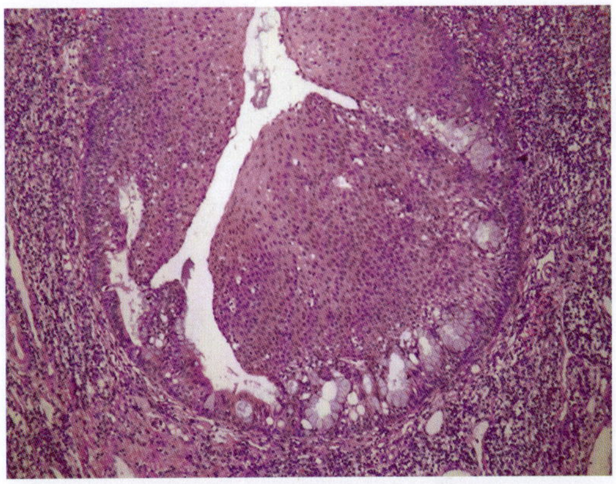

图 18-34 内翻性导管乳头状瘤

鳞状细胞向导管内呈实性增生，部分区域见黏液细胞分化

【免疫组化】 内翻性乳头状瘤表达细胞角蛋白和 EMA，Ki67 见少许基底细胞阳性。平滑肌标志物阴性。

【治疗和预后】 切除可治愈，不复发。

（2）导管内乳头状瘤（intraductal papilloma）：是排泄管内衬上皮向腔内的乳头状增生形成的肿瘤，导管囊性扩张。

组织发生：最可能来自排泄管上皮。

【临床表现】 患者大于 30 岁，平均 54 岁（8 ～ 77 岁）。大小涎腺均可发生，是导管乳头状瘤中的多发者。肿瘤位于排泄管距离口腔上皮较远的水平。临床表现为小而无症状的黏膜下肿块。病程数月至数年。最大直径可达 2cm。

【病理】 界限清楚或有包膜的单囊性肿物，腔内有乳头状突起，完全或部分充填于扩张的排泄管或小叶间导管。囊腔含有碎的颗粒样组织和黏液。

镜下见肿瘤在扩张的涎腺导管的表面，偶尔可见排泄管与该囊腔相通。通常有许多分支的乳头突起，自囊壁延伸至囊腔内。乳头状突起一般有细的纤维血管轴，乳头表面衬覆 1 ～ 2 层大小一致、温和的立方或柱状细胞，细胞核位于细胞的基底部（图 18-35）。偶尔有黏液性上皮和灶性皮脂腺化生。病变的外侧有厚的纤维组织围绕。纤维性囊壁常常见炎症细胞浸润。

【免疫组化】 肿瘤细胞表达 CK、EMA、S-100 蛋白。淀粉酶、乳铁蛋白阳性。肌上皮抗原 SMA、p63、和 CK14 阴性。Ki67 指数为 1.1%。

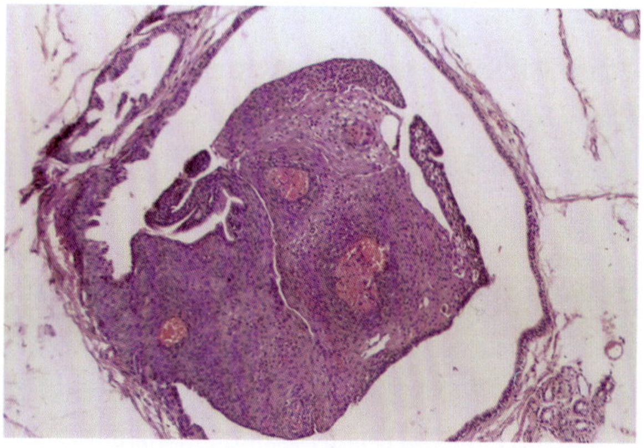

图 18-35 导管内乳头状瘤

导管扩张呈囊性，导管内衬上皮乳头状增生

【超微结构】 对少数病例的电镜研究见导管内乳头状瘤由单层、双层或多层柱状至立方细胞构成。肿瘤细胞的腔面部分胞质内含很多分泌颗粒。腔面细胞常常有纤细的微绒毛或顶浆分泌的特点。细胞内含粗面内质网、高尔基体和线粒体也提示其分泌功能。肿瘤细胞内还见环状板（annulate lamellae），可能与细胞增生有关。有人认为该瘤有腺泡细胞分化倾向。

【鉴别诊断】 导管内乳头状瘤为单囊性，如果病变累及一个以上的导管，最好归为囊腺瘤。内翻性乳头状瘤开口于表面上皮，常常含有鳞状上皮成分，不见于导管内乳头状瘤。

【治疗和预后】 切除彻底一般不复发。有发生在大涎腺病例恶变的报道。

（3）乳头状涎腺瘤（sialadenoma papilliferum）：是黏膜表面复层鳞状上皮外生性乳头状增生、深部涎腺导管内生性腺瘤样增生而构成的肿瘤。多数人同意该瘤是来自于排泄管上皮细胞（储备细胞）的肿瘤。

【临床表现】 该瘤少见。患者年龄 18 ～ 87 岁。男女之比为 1.6：1.。最常见于腭部，其他部位有颊、唇、磨牙后区、舌、口底和大涎腺等。肿瘤直径 0.3 ～ 2cm。该瘤发生在涎腺排泄管开口邻近，界限清楚、生长缓慢。表现黏膜表面的无痛性、外生性、乳头状肿块。临床上常常误诊为鳞状上皮乳头状瘤。

【病理】 外生性或疣状病变，界限清楚直径在 0.3 ～ 2cm。

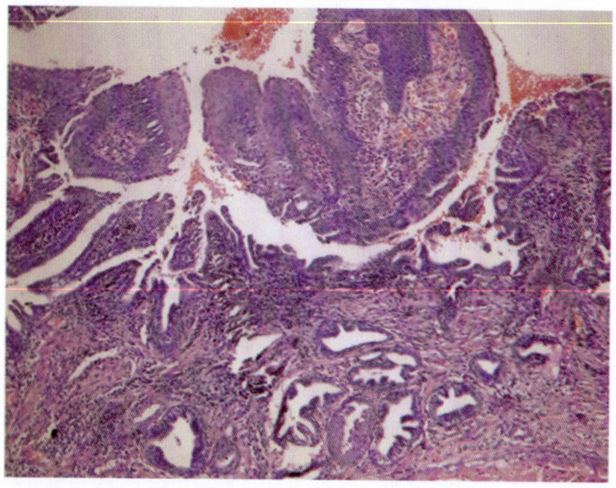

图 18-36 乳头状涎腺瘤

肿瘤表面鳞状上皮乳头状增生，与深部增生的导管上皮相连接

低倍镜下，肿瘤往往位于涎腺导管在口腔黏膜的开口附近，有外生性和内生性成分。外生性部分为典型的乳头状瘤表现。乳头状伸展至高出邻近黏膜表面，表面为分化好的角化性复层鳞状上皮。常见炎症细胞浸润。内生性部分由腺管或分支状、偶尔迂曲的导管构成，与外生性部分的乳头间的裂隙相联通。导管可扩张，导管内形成乳头。导管通常衬覆双层细胞，腔面细胞呈高柱状，基底部的细胞为立方或扁平状。导管腔面的外形常常不规则，呈分支的裂隙样（图 18-36）。间质常见炎症细胞浸润。

【免疫组化】 鳞状部分和导管腔面细胞表达 CK、EMA 和 S-100 蛋白。非腔面基底细胞也表达肌上皮标志物。

【鉴别诊断】 包括鳞状细胞乳头状瘤、尖锐湿疣、疣状癌、乳头状囊腺瘤和粘表。前 3 者无乳头状涎腺瘤的深部腺体或导管成分，而后 2 个肿瘤无乳头状涎腺瘤的表面部分。

【治疗和预后】 本肿瘤有较高的复发倾向，治疗应为完整切除。个别病例可恶变。

三、涎腺恶性肿瘤

（一）腺泡细胞癌

腺泡细胞癌（acinic cell carcinoma，AcCC）是至少有部分细胞向浆液性腺泡细胞分化、胞质含酶原颗粒的涎腺上皮性恶性肿瘤，首先由 Nasse 在 1892 年描述。国内 6 院校的 23010 例涎腺上皮性肿瘤中有 472 例，占 2.1%，占涎腺癌的 5.6%。

腺泡细胞癌的病因不清。个别病例可能与辐射有关。一般认为此瘤来源于“多潜能”储备细胞。

【临床表现】 腺泡细胞癌 80% 以上发生于腮腺，偶见于双侧。其他的病例见于小涎腺、颌下腺、颌骨内。女性多见（女∶男= 1.46 ∶ 1）。发病年龄 3 ～ 91 岁，平均 50 岁。约 16% 的患者年龄在 30 岁以下；平均病程 3 年。肿物生长缓慢，部分患者有疼痛和（或）压痛。少数生长较快、伴面神经麻痹。偶见肿物活动度差，与皮肤和深部组织固定。个别病例有明显的囊性感。

【病理】 肿物为圆形或卵圆形，界限清楚或外形不规则，偶见结节状，大小不一。包膜大多数不完整。剖面灰白或浅粉红色，易碎，均质、坚实或柔软。多为实性，偶见囊腔及坏死区。可出现大的囊性变。

腺泡细胞癌的细胞类型多，包括腺泡样细胞、闰管样细胞、空泡细胞、透明细胞和非特异性腺细胞。这些细胞组成多种组织类型。细胞类型和组织学类型均可在肿瘤中混合存在。镜下最突出的特征是肿瘤细胞质内的酶原颗粒。典型病变由浆液性腺泡样细胞构成，胞质内含丰富嗜碱性颗粒并具有圆形嗜碱性细胞核，因而被称为蓝点瘤（blue dot tumor）。

1）腺泡样细胞（浆液性细胞）：多分布于肿瘤中心，为大多边形细胞，胞质含丰富的嗜碱性颗粒，即酶原颗粒，PAS 阳性且抗淀粉酶消化。细胞核较小、圆形。常呈片状排列。

2）闰管样细胞：似正常闰管细胞，立方或矮柱状，体积小。核圆形，可见核仁，核质比例大。胞质较少，微嗜酸性或双嗜性。细胞常围绕成小腺腔。

3）空泡细胞：细胞大小不一，细胞核固缩，常在细胞一侧，胞质含大小不一的空泡。有的细胞仍见胞质。

4）透明细胞：细胞呈圆形，核小居中，胞质透明，内含细丝网状物，细胞之间境界清楚。胞质不染色，成片排列，PAS 阴性。

5）非特异腺细胞：圆形至多边形，细胞核圆形，细胞边界不清楚，常呈合胞体样片状。细胞核轻度增大、泡状。可出现细胞非典型性和分裂象。PAS 阴性。多数肿瘤中可见此种细胞。

腺泡细胞癌可分为以下组织学类型：

1）实性型：占 50%，以腺泡样细胞为主，细胞排列呈腺泡状或片状（图 18-37）。细胞团中可出现微腔隙、坏死、出血和钙化小体。可出现一些非特异腺细胞、空泡细胞。

2）微囊型：占 30%，细胞间有大量的微小囊状间隙，特点是显著的细胞空泡变和细胞间囊性变，呈特征性的格子样或多孔样（图 18-38）。可见闰管细胞、腺泡样细胞和较多的空泡细胞。

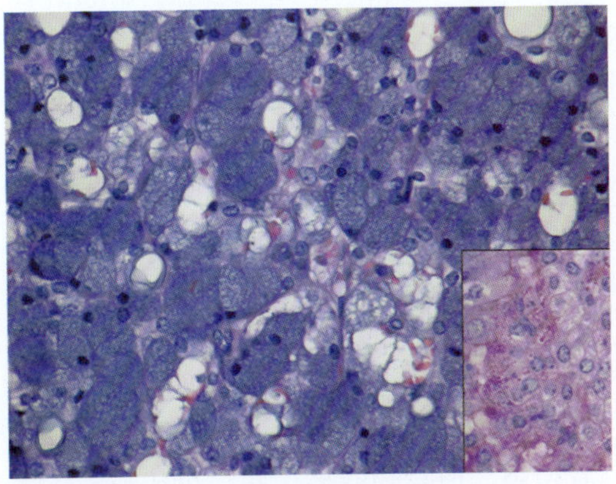

图 18-37 腺泡细胞癌

实性型，肿瘤细胞排列成片，细胞核较小，深染；部分胞质不同程度嗜碱性，含颗粒。插图显示部分胞质内含 PAS 染色阳性颗粒

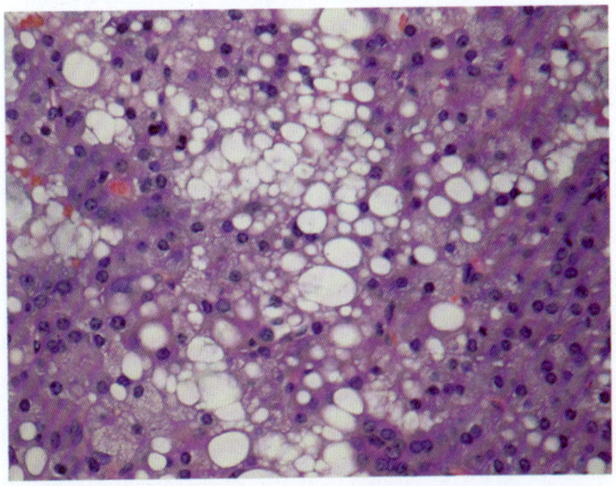

图 18-38 腺泡细胞癌

微囊型，细胞内、外见大量的微囊样空泡

微囊间隙由细胞内空泡互相融合、细胞破裂、液体潴留形成。微囊和空泡细胞可含黏液卡红阳性物质。

3）乳头状囊性型：占5%，以闰管样细胞和空泡细胞为主，形成单个或多个较大的囊腔，囊腔面有增生的上皮，并形成乳头突入囊腔（图18-39）。乳头表面衬覆的细胞排列成墓碑样。囊腔之间为大量纤维结缔组织间隔。

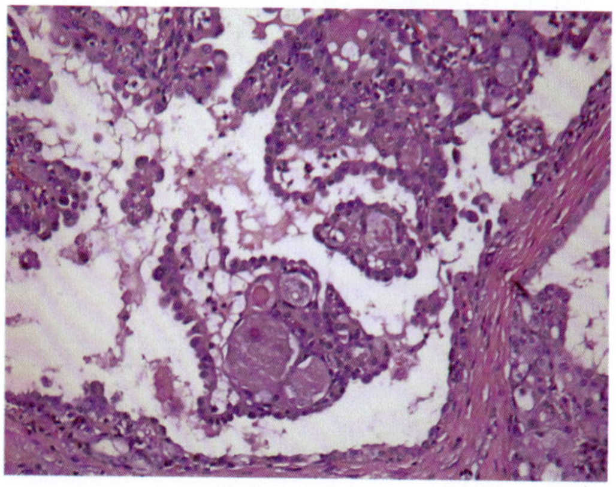

图18-39 腺泡细胞癌

乳头状囊性型 肿瘤形成囊性结构内含乳头，乳头表面衬复的肿瘤细胞呈“墓碑样”排列

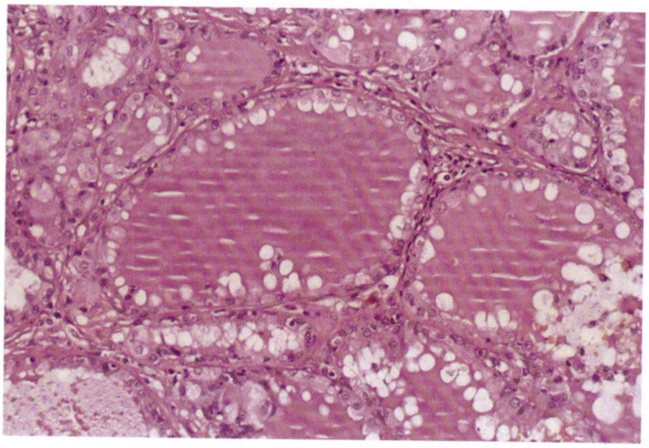

图18-40 腺泡细胞癌

滤泡型 肿瘤细胞形成类似甲状腺滤泡样结构

4）滤泡型：占15%，肿瘤细胞立方状或矮柱状，形成类似甲状腺滤泡的结构，属闰管样细胞。滤泡内含嗜酸性蛋白样物质，类似于甲状腺滤泡中的胶状物（图18-40）。

肿瘤的大部分发生透明细胞变时称为透明细胞型。透明细胞并不含糖原，本身无预后意义。还有部分肿瘤间质中含丰富的淋巴样间质并可形成淋巴滤泡，此类肿瘤界限清楚，有假包膜，预后较普通腺泡细胞癌好。

AcCC的肿瘤间充质多少不一，偶见胶原纤维玻璃样变性，间充质内可见钙化，部分病例可见砂砾体。有时肿瘤内有出血和明显的含铁血黄素沉积。

【免疫组化】 淀粉酶只是偶尔阳性。癌细胞CK、CEA阳性。肌上皮细胞标志物阴性。

【超微结构】 电镜见腺泡细胞癌具有向腺泡、闰管和肌上皮分化的特点。腺泡样细胞胞质内含大量中电子密度的圆形颗粒，聚集于细胞的一端或细胞核附近，类似于正常浆液性腺泡的酶原颗粒。闰管样细胞异染色质丰富，细胞器少。透明细胞较大，粗面内质网扩张成囊状。非特异性细胞核较大，占据细胞大部，核形态不规则，异染色质丰富，胞质呈高电子密度，细胞器少。个别病例见肌上皮细胞，位于肿瘤细胞团与基膜之间，呈三角形或梭形，胞质内可见肌微丝。

【遗传学】 一项对25例腺泡细胞癌的分析中，21例至少出现一处染色体改变，常见的位于4p、5q、6p和17p。其中4p15-16、6p25-qter和17p11有较高频率的LOH。腺泡细胞癌常发生抑癌基因RASSF1和RARβ2的甲基化。

【鉴别诊断】 实性型在结构和细胞学上可与正常腺体很相像，但含有正常的导管系统是主要鉴别点。乳头状囊腺癌与乳头状囊腺瘤应与此瘤的乳头囊状型鉴别，前者瘤细胞有明显异型性，常见核分裂象；后者多为多囊性，有的为类似于无淋巴样间质的Warthin瘤。滤泡型应与甲状腺肿瘤鉴别。后者甲状球蛋白免疫组化染色阳性。

【预后】 此瘤是低度恶性肿瘤，生长缓慢，部分可有包膜。但呈浸润性生长，可致死，病情可蔓延很多年。手术彻底切除预后良好。临床包膜外扩展、面神经损伤、淋巴结转移预示预后不佳。发生高级别转化的病例预后不佳。

（二）黏液表皮样癌

黏液表皮样癌（mucoepidermoid carcinoma，MEC）是由不同比例的黏液细胞、中间细胞、表皮样细胞构成的恶性肿瘤。

MEC 相关的最常见的病因因素是辐射。一般认为 MEC 来源于排泄管的储备细胞或闰管 - 腺泡的储备细胞。发生于颌骨中央者，可来自陷入下颌骨中的磨牙后腺组织、骨内异位腺体及颌骨含牙囊肿上皮衬里中的黏液细胞。

【临床表现】 此瘤常见，我国 6 所医学院校统计的 23010 例涎腺上皮性肿瘤中有 2214 例，占 9.6%，占 8478 例涎腺癌的 26.1%，仅次于腺样囊性癌。在多数西方国家，黏液表皮样癌是最常见的涎腺恶性肿瘤，占 30% 左右。约 1/3 的黏液表皮样癌发生在大涎腺，80% 以上在腮腺，颌下腺及舌下腺少见。发生在小涎腺者以腭部多见，约占 50%。磨牙后腺、颌骨中枢性涎腺肿瘤的大多数为此瘤。

女性比男性多见，男女之比约为 2∶3。任何年龄均可发生，最小者 1 岁，中年或中年以上为发病高峰，是儿童最常见的涎腺恶性肿瘤。高分化者（低级别）临床表现相似于多形性腺瘤，但肿瘤形态不规则，活动度较差，部分区域有囊性感。在小涎腺，肿瘤为蓝色至紫红色、实性至波动、表面光滑或呈乳头状肿物，症状包括吞咽困难、疼痛、感觉异常等。发生于磨牙后腺者，常为囊性且黏膜呈浅蓝色，易误诊为囊肿。低分化（高级别）肿瘤生长迅速，病期短。瘤体较大，活动度差，与周围组织之间缺乏清楚界限。常出现疼痛及面瘫。颌骨中枢性 MEC 多发生在下颌骨，位于下颌角或升支。肿胀、疼痛、开口困难是常见症状。X 线表现为颌骨低密度透射性影像，极个别的病例也可表现为透射阻射混合表现。

【病理】 高分化黏液表皮样癌与多形性腺瘤相似，但常无包膜，或见假性包膜，直径一般不超过 5cm。剖面灰白或粉红，有散在的小囊腔，含淡黄色黏液，偶见血液，还可见半透明区。个别病例类似于囊肿。低分化者无包膜，与周围组织之间无清楚界限，剖面灰白色，实性，囊腔少。

镜下 MEC 由黏液样细胞、表皮样细胞和中间型细胞以不同比例构成。黏液样细胞体积大，立方、柱状或杯状，胞质呈泡沫状或网状，染色浅，黏液卡红和奥辛蓝阳性，有清楚的胞膜，胞核小，位于基部。表皮样细胞为多边形，可见细胞间桥，但很少发生角化。中间型细胞似基底细胞，多边形，体积小，胞质少，核圆形，大小一致。还可见体积较大的胞质透明的细胞和胞质内含嗜酸颗粒的嗜酸细胞。

黏液表皮样癌的分化程度与预后关系密切，因此肿瘤的分级显得很重要。根据三种主要细胞类型的相对比例、肿瘤细胞的分化程度和肿瘤的结构，可将其分为高分化、低分化及中分化三种。

1）高分化（低级别）型：黏液细胞和表皮样细胞占 50% 以上，中间型细胞较少。肿瘤通常界限清楚，细胞排列成巢状或片状（图 18-41），常形成大小不等、衬覆黏液细胞的囊腔，可见乳头突入囊腔，腔内有粉染的黏液。黏液细胞的外层可见中间细胞，再外侧为表皮样细胞。中间细胞和表皮样细胞的层数不定。大的囊腔囊壁可破裂，黏液在间质中形成黏液湖，引起炎症反应。肿瘤细胞核分裂少，一般无神经侵犯、坏死和细胞非典型性。

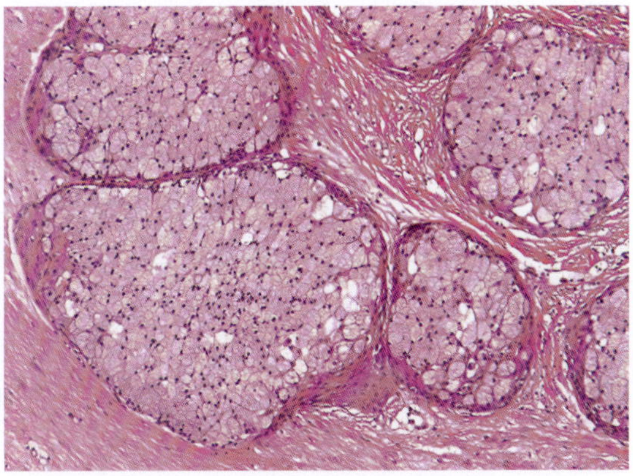

图 18-41　黏液表皮样癌

高分化，肿瘤细胞团主要由黏液样细胞构成，肿瘤岛的外周细胞有表皮样细胞分化

2）低分化（高级别）型：以表皮样细胞和中间型细胞为主，排列成片或实性上皮团，黏液细

胞低于10%，肿瘤细胞大小不一，核浓染，有核异型性、多核巨细胞，浸润周围组织包括血管神经等（图18-42）。核分裂、坏死常见。

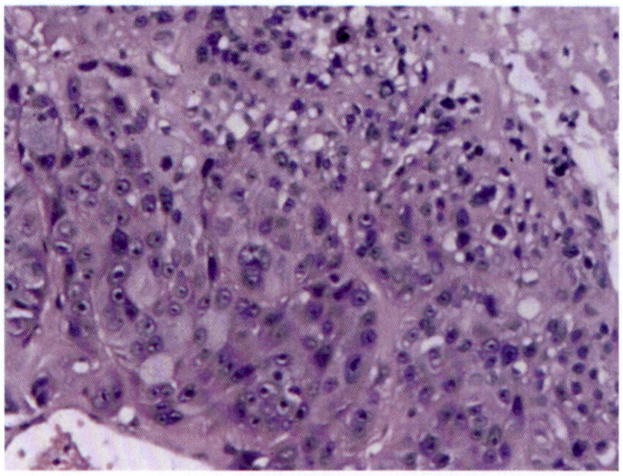

图18-42 黏液表皮样癌

低分化，肿瘤主要由表皮样细胞构成，细胞核较大，核仁明显；黏液细胞少见。肿瘤中见坏死（右上方）

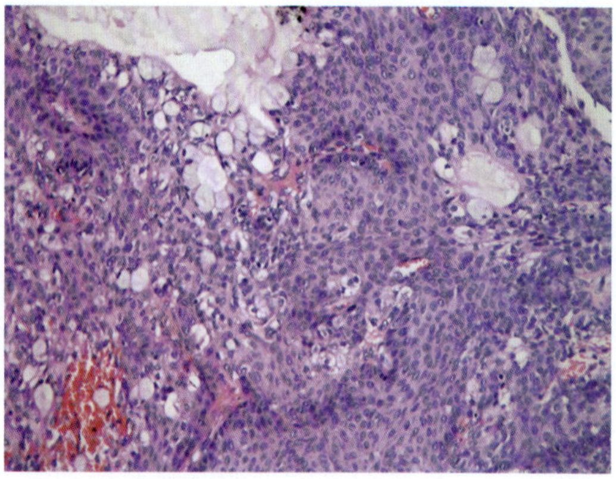

图18-43 黏液表皮样癌

中分化，肿瘤主要由表皮样细胞和中间细胞构成，黏液细胞成分较少

3）中分化型：介于上述两型之间，黏液细胞多于10%，中间型细胞和表皮样细胞也很显著，囊性成分少，主要为不规则鳞状细胞团，偶见细胞异型性及核分裂象，常见浸润性生长区（图18-43）。

上述分级的主观性较强，WHO建议使用相对定量的分级方法（如表18-2）。

表18-2 黏液表皮样癌的组织学特点，分级的记分方式和评分方法

组织病理学特点	分值
囊性成分少于20%	2
神经侵犯	2
坏死	3
4个以上的核分裂/10个高倍视野	3
退行发育（anaplasia）	4
肿瘤分级	分数
低度恶性	0～4
中度恶性	5～6
高度恶性	7分以上

除了上述经典的组织学特点外，黏液表皮样癌还可有组织学的变异，多为高分化表现，主要有硬化性黏液表皮样癌伴嗜酸细胞浸润、嗜酸细胞型黏液表皮样癌 、透明细胞型黏液表皮样癌和梭形细胞黏液表皮样癌。

【组织化学】 黏液细胞及囊腔内黏液显示PAS染色、黏液卡红或奥辛蓝染色阳性反应，透明细胞则显示阴性。在低分化肿瘤中，黏液细胞较少时，组织化学染色可作为鉴别诊断的重要手段。

【免疫组化】 各种肿瘤细胞可表达细胞角蛋白、EMA等。细胞增殖标志物Ki67的表达与肿瘤的分级及预后相关。有研究显示Ki67低于10%者预后良好；高于10%者多发生复发和转移。肿瘤细胞一般不表达肌上皮标志物。

【超微结构】 电镜下见肿瘤细胞既向腺上皮分化，又向鳞状上皮分化。在光镜水平 MEC 无肌上皮细胞分化，有的电镜研究见有肌上皮细胞出现。低级别和中级别 MEC 电镜检查发现其与多形性腺瘤在许多结构和细胞方面相似，结果提示 MEC 中中间细胞相当于 PA 中的变异肌上皮细胞。有研究认为 MEC 有 2 种基本细胞：变异腔面上皮细胞和肌上皮细胞。腔面细胞可有不同程度的黏液形成并形成腺腔，这些细胞的变异可形成表皮样细胞。第二种细胞是位于腔面细胞外的具有增生能力的中间细胞（相当于肌上皮细胞），形成中间细胞区。

【遗传学】 MEC 较重要的遗传学改变是约 30% ～ 70% 的病例出现染色体易位 t（11；19）（q21；p13），这个易位形成一个位于 19p13 的 MECT1 和位于 11q21 的 MAML2 融合基因 MECT1-MAML2。融合基因作为 Notch 和 cAMP/CREB 通路的转录因子，打破正常细胞周期和细胞分化过程，导致肿瘤发生。而且存在该基因融合的肿瘤多为高分化，其复发、转移和致死性均较不存在融合者低。患者生存率较高，因此可能作为判断患者预后的标志。

【鉴别诊断】

1）低分化的黏液表皮样癌：易与鳞状细胞癌混淆，但后者不存在黏液细胞，PAS 染色或奥辛蓝染色阳性有助于黏液表皮样癌的诊断。MUC5AC 免疫组织化学染色在低分化黏液表皮样癌阳性。

2）含透明细胞的肿瘤：如腺泡细胞癌，透明细胞肌上皮癌，皮脂腺癌、转移性肾透明细胞癌：上述肿瘤采用抗淀粉酶、S-100 蛋白、肌动蛋白抗体免疫组化染色、脂肪染色等方法有助于鉴别。

3）坏死性涎腺化生：有时类似于高级别 MEC，但它保留正常腺小叶的轮廓和正常腺泡的外形。鳞状上皮巢外形平滑，没有低级别 MEC 典型的囊性表现，无中间细胞。

【预后】 黏液表皮样癌的预后病理分级密切相关。高分化者为低度恶性，预后较好，5 年生存率可达 95%；中分化者为中度恶性，局部复发率为 20%，少数发生转移，5 年生存率为 80% ～ 90%；低分化者为高度恶性，肿瘤生长快，侵袭性强，术后有 80% 复发，常发生远处转移，预后较差，5 年生存率仅有 25% ～ 30%。

与预后相关的临床指标有临床分期、手术切除是否彻底（切缘是否阳性）等，其他相关的因素还有患者的年龄如儿童的 MEC 预后较成人者好，女性较男性预后好。远处转移的部位主要为肺、骨、脑，也见于肝、卵巢、腹膜、皮肤。

（三）腺样囊性癌

腺样囊性癌（adenoid cystic carcinoma）是以腺上皮、肌上皮细胞双相分化、具有管状、腺样和实性结构为特点的、病程缓慢但长期预后不佳的涎腺恶性肿瘤。

根据国内 6 所医学院校统计，约占涎腺上皮性肿瘤 10%、涎腺癌的 25%。是最多见的涎腺癌。多数人认为来自涎腺闰管的储备细胞。

【临床表现】 腺样囊性癌可发生于任何年龄（1 ～ 90 岁），多见于中年或中年以上，小涎腺发病比大涎腺多。较大样本的统计显示，该肿瘤的性别分布差别不是很大，女性稍多见。最常见的部位是腮腺，以后依次为腭腺、颌下腺、舌和口底、唇、颊、舌下腺、磨牙后区、牙龈。极少数可发生于下颌骨中央。

肿瘤生长缓慢，病期较长，呈圆形、结节状或不规则形，较硬。腮腺肿瘤可出现面瘫，在颌下腺常侵犯舌神经和舌下神经，出现舌麻木及舌下神经麻痹等症状。在舌下腺肿瘤生长可出现舌下腺、颌下腺导管阻塞现象。发生在腭部者，黏膜表面血管扩张，可见溃疡甚至穿孔。早期引起疼痛和麻木是该瘤的特征，可先于肿块出现。舌部肿瘤可引起舌运动障碍。颌骨中枢性 ACC 可类似于牙根尖病变。肿瘤侵犯下颌骨的骨膜后，可沿骨膜生长，使对侧下颌骨发生破坏。涎腺造影可显示为导管中断及碘油外溢等恶性肿瘤表现；也可显示导管移位，占位性病变等良性肿瘤表现。肿瘤侵犯颌骨时可出现溶骨性、囊性病变，肿瘤细胞也可沿骨髓生长，但骨小梁无改变。有的肿瘤发生颅内侵犯，在临床和影像学上类似于脑膜瘤。个别病例呈隐匿性生长，初期难以发现。还有的病例有特殊的临床表现如海绵窦综合征、进展性三叉神经麻痹、首发症状为转移性病变等。

ACC 可以是涎腺多原发性肿瘤的类型之一。

【病理】 肿瘤呈圆形或结节状，平均直径约 3cm，剖面为灰白色，多为实性。肿瘤无包膜，侵犯周围组织，有时表现为不明显的瘢痕样病变。小的肿瘤可有较清楚的界限，罕见情况下有部分包膜。肿瘤有沿神经扩展倾向。远离主肿瘤部位相当远的距离可见跳跃式病变。隐匿性沿腺小叶间隔浸润生长者无明显的肿块。

ACC 的构成细胞有导管细胞和肌上皮细胞。肿瘤细胞大小一致，形态较温和，有椭圆形嗜碱性深染的细胞核，染色质分布均匀。胞质很少，双嗜性或透明。肿瘤性肌上皮的细胞核常常是有角的，多见于实性型、高级别者。导管细胞呈立方状、卵圆形，大小较一致，胞质少，核呈圆形或卵圆形，着色较深，核分裂象少见。肌上皮细胞占肿瘤的大部分，扁平状或不规则形，排列在导管细胞周围。上述两种细胞可排列成多种组织结构，可分为管状型、筛状（腺样）型和实性型。筛状型最常见，实性型最少见。

1）管状型（高分化或Ⅰ级）：肿瘤细胞排列呈小管状或索条状和腺样结构为主。小管由 2 ～ 3 列细胞形成，导管结构的内层为小立方状细胞，其外围绕以肌上皮细胞（图 18-44）。管腔内有粉染黏液，PAS 染色呈强阳性。索条周围常为大量玻璃样变性的间充质。

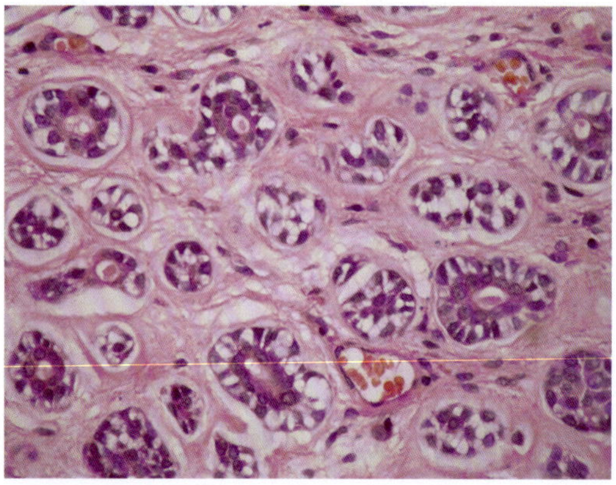

图 18-44 腺样囊性癌

管状型，肿瘤中见较多的管状结构，管状结构的内层为胞质嗜酸性的导管上皮细胞，外层为肌上皮细胞

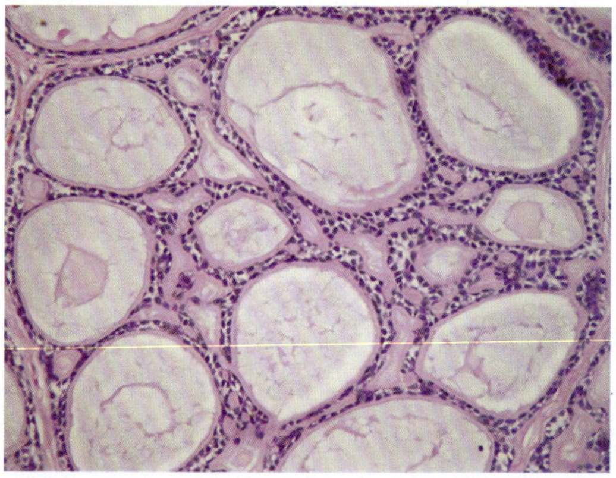

图 18-45 腺样囊性癌

腺样型，肿瘤形成明显的筛状结构，筛孔外侧为基底膜样物质。肿瘤细胞的胞核不规则，部分呈角状，胞质透明

2）筛状型（腺样型，中分化或Ⅱ级）：是 ACC 最具特征的类型。占该瘤的 44%、管状型占 35%。细胞排列成大小不等的侵袭性团块，其间有许多排列成“瑞士奶酪”样或筛孔状的囊样腔隙，与藕的断面相似，称为假囊肿或假腺腔。假腺腔含有致密的粉红色基底膜物质形成的外壳，中央为蓝色的形成网状的糖氨聚糖物质或者完全被基底膜物质充满（图 18-45）。这些腔隙没有微绒毛和细胞顶端的连接复合体。囊腔内的嗜碱性糖氨聚糖为奥辛蓝阳性，嗜酸性基底膜物质为 PAS、Ⅳ型胶原阳性。围成假腺腔的细胞为肌上皮细胞。真正的腺腔即管状结构分散在假囊肿之间，外围绕以肌上皮细胞。这些真腺腔较假囊肿小得多，由类似于闰管的小立方细胞构成。

3）实性型（低分化或Ⅲ级）：占 ACC 的 21%。肿瘤细胞大片状排列，主要是肌上皮细胞，内含不多见的腺上皮导管样孔隙。偶尔含筛状型中的假囊肿。有时见单个细胞坏死或有粉刺样坏死。肿瘤细胞形成的实性团中常有较多的核分裂。此型细胞核可增大，染色质稀疏，有核仁出现，呈泡状核（图 18-46）。胞质少，嗜碱性。虽然此型主要由肌上皮细胞构成，但研究表明，实性型中的肿瘤细胞有向腔面细胞分化的趋向。

在同一肿瘤中常出现两种以上的排列方式，但可以分出以某一类型为主。但是如果肿瘤中的

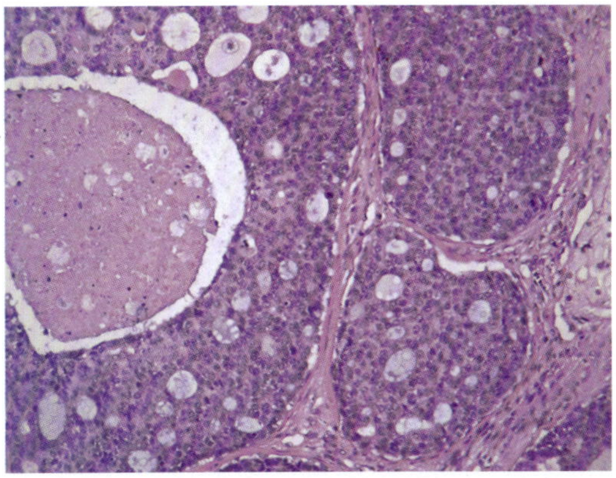

图 18-46 腺样囊性癌

实性型，肿瘤形成较大的实性团块，团块中央见坏死；构成团块的肿瘤细胞核大，胞质少

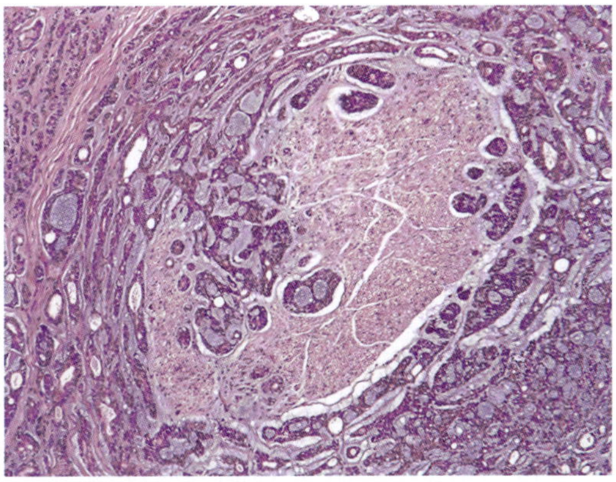

图 18-47 腺样囊性癌

肿瘤细胞侵犯神经

实性部分超过 30% 时即应为实性型，因实性生长具有较强的侵袭性行为。

腺样囊性癌的侵袭性较强，常围绕或侵犯神经和血管，而不伴随间充质反应。神经周扩展在各型中均常见（图 18-47，图 18-48）。

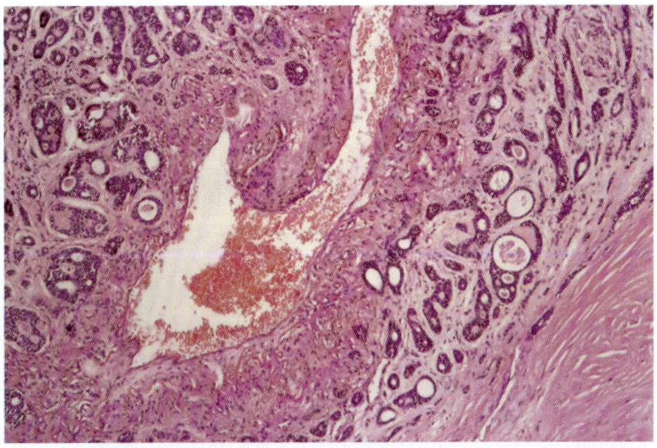

图 18-48 腺样囊性癌

肿瘤组织侵犯血管壁

有时可见到腺样囊性癌伴高级别转化、与其他肿瘤一起形成杂交瘤的情况。

【免疫组化】 腺样囊性癌导管样结构的内衬细胞表达 CK、CEA 和 EMA。肌上皮细胞表达 p63、SMA 和调宁蛋白等。Ki67 指数在实性型者较高，在管状型和腺样型较低。

【遗传学】 该肿瘤的遗传学异常较多。最近发现了涉及该染色体的易位 t（6；9）（q21-24；p13-23），约在 1/3 的 ACC 中存在。这个易位导致形成肿瘤融合基因 MYB-NFIB，使 MYB 转录抑制丧失，导致 MYB 的靶基因发生转录激活。

表观遗传学改变包括：CKI 基因常发生甲基化，包括 P16 启动子甲基化、p15、p18、p19、p21、p27 的甲基化、E 钙粘蛋白启动子甲基化。

【鉴别诊断】

1）多形性低度恶性腺癌：与腺样囊性癌不同的是结构的多形性，乳头状结构、单列和单个细胞浸润。大多数肿瘤细胞 EMA 阳性，而在腺样囊性癌只在导管细胞阳性。

2）基底细胞腺瘤：个别的基底细胞腺瘤几乎全部由筛状结构构成，与 ACC 非常相似，但 ACC 有浸润性生长和神经周侵犯，而基底细胞腺瘤有包膜，无神经侵犯。

【预后】 腺样囊性癌的特征是侵袭性强，易侵犯神经和发生远处转移（30% ～ 40%），而淋巴结转移率低，为 10% ～ 30%。腺样囊性癌血行转移多见至肺、肝、骨及脑等，有的患者发生多次、多脏器转移。影响生存率的因素有肿瘤大小、局部和颈部复发、淋巴结累及和远处转移。

组织类型与预后密切相关，腺样型、管状型的复发和转移率为 14% ～ 36%，8 年生存率为 57% ～ 100%；实性型的复发率为 70%，8 年生存率仅有 30%。肿瘤发生部位与预后有一定关系，小涎腺肿瘤的预后比大涎腺好。

（四）多形性低度恶性腺癌

多形性低度恶性腺癌（polymorphous low-grade adenocarcinoma，PLGA）是以细胞学的一致

性、形态结构的多样性，浸润性生长、低转移潜能为特征的唾液腺肿瘤。此瘤可能来自于腺泡闰管处的向肌上皮细胞和导管上皮细胞分化的多潜能细胞或储备细胞。

【临床表现】 多形性低度恶性腺癌绝大多数多发生于小唾液腺，腭腺最多见，占 50% ~ 60%，其次为颊、上唇、磨牙后腺、舌、下唇等。偶见大唾液腺。在欧美国家占小唾液腺癌的第二位（26%），而在亚洲国家少见。患者平均年龄 50 ~ 60 岁，男女比例为 1：2。肿块生长缓慢，多无痛，活动度差。约 10% 的患者感觉不适，偶有疼痛、出血，表面黏膜有毛细血管扩张或溃疡。

【病理】 肿瘤无包膜但常较局限。很少超过 6cm，平均 2cm。切面均质性，浅黄色至褐色，表面光滑，质地实性。

镜下多形性低度恶性腺癌以浸润性生长、细胞形态的单一性和组织结构的多样性为特征。肿瘤的细胞学表现平和，细胞较小，呈圆形、椭圆形或梭形。胞质少而淡染，细胞边界不清楚。细胞核大小一致，染色质分散细致或呈毛玻璃样，很少有核分裂象。嗜酸性细胞、透明细胞、鳞状化生、黏液化生的区域也可见到。

肿瘤细胞排列多样，包括实性、梁状、腺样、筛状、束状、索条和乳头状，典型表现是肿瘤中心部分多为实性，腺样和索条结构多见于肿瘤的浸润缘。导管常较小，单层细胞构成，类似于闰管（终末导管）。类似于腺样囊性癌中的筛状结构常见，但只限于局部。也见灶性乳头状囊性结构。神经周侵犯常见，可呈特征性的靶样浸润（图 18-49）。在瘤周围区可见肿瘤细胞呈单列的串珠样（图 18-50）。肿瘤含丰富的黏液样或胶原性间质。肿瘤无包膜，但界限可较清楚，浸润性生长。

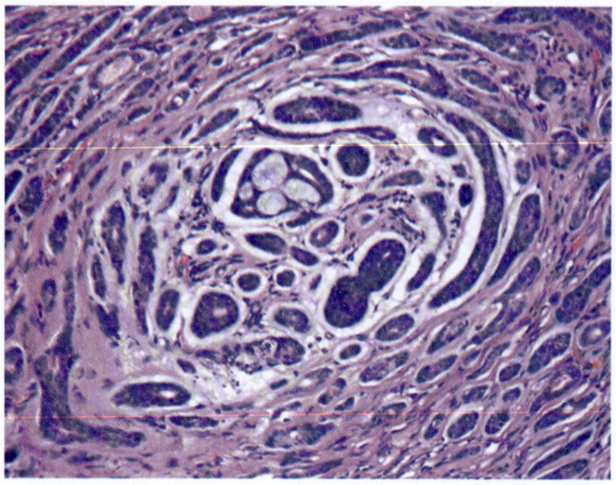

图 18-49 多形性低度恶性腺癌

肿瘤细胞条索呈旋涡状浸润神经纤维

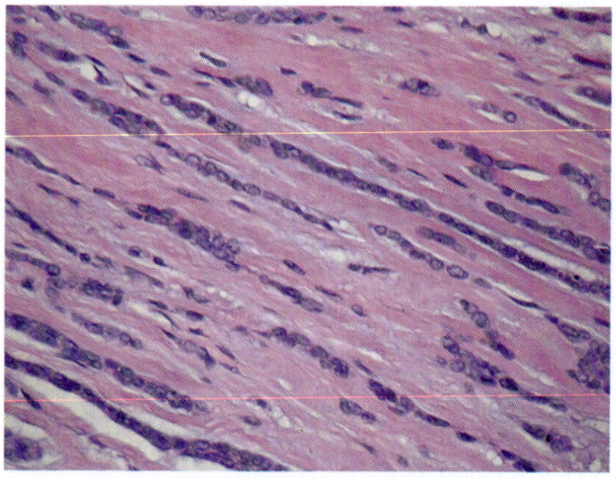

图 18-50 多形性低度恶性腺癌

单列肿瘤细胞呈溪流样排列

【免疫组化、超微结构】 肿瘤细胞表达多种角蛋白，EMA、S-100 蛋白和波形蛋白，而 CK20 阴性。部分肿瘤表达肌上皮标志物如 MSA、SMA、p63 等。Ki67 的阳性率多在 5% 以下。超微结构研究见有的肿瘤中只有腔面细胞分化，有的有肌上皮细胞分化。

【鉴别诊断】

1）腺样囊性癌：如果肿瘤以筛状结构为主，则应为腺样囊性癌。靶样神经周围侵犯、局部性乳头状结构、细胞核染色浅，毛玻璃样是多形性低度恶性腺癌的特点，腺样囊性癌的细胞核呈角状。

2）基底细胞腺瘤：肿瘤有包膜，无浸润性生长。多形性低度恶性腺癌浸润性生长，具有更多的细胞排列变化。

3）乳头状囊性癌：乳头状结构为主，而多形性低度恶性腺癌只有少数局部的乳头状结构。

【预后】 属于低度恶性肿瘤。淋巴结转移率低，远处转移很少见。生存率较高。局部复发率超过 10%。死于肿瘤的患者的平均生存时间为 71.5 个月。

（五）上皮 - 肌上皮癌

上皮 - 肌上皮癌（epithelial-myoepithelial carcinoma，EMC）是上皮、肌上皮细胞以不同比例构成的低度恶性肿瘤，典型者形成导管样结构，内层衬复上皮细胞，外层为透明的肌上皮细胞。此瘤来自闰管。病因不明。

【临床表现】 国内 6 所院校 23020 例涎腺上皮性肿瘤中有 102 例，占 0.44%。患者平均年龄 60 岁（8 ~ 103 岁），女性占 60%。60% ~ 80% 发生在腮腺，也见于颌下腺、小涎腺（腭部、舌、颊部最常见），舌下腺罕见。肿物生长缓慢，偶出现疼痛或面瘫，结节状，边界不清。发生于小涎腺者，可见黏膜溃疡。

【病理】 肿物呈分叶或结节状，可为多结节性肿物，平均直径 2 ~ 3cm。包膜不完整或无包膜，但常常有较清楚的界限。剖面呈实性，灰白或灰黄色，可见囊性腔隙，可见出血灶和坏死。发生在小涎腺者肿瘤界限不清。

低倍镜观察见肿瘤常常有较清楚的界限，单灶或多灶性生长，可有部分纤维包膜。常见肿瘤巢浸出包膜至周围软组织。最典型的是分散的管腔结构。管腔呈双套层导管样，内层细胞呈立方状或柱状，胞质少，嗜酸或嗜双色性，细胞核圆形或椭圆形，染色质致密。类似于正常闰管上皮。外层细胞为透明的肌上皮细胞，单层或多层排列。细胞呈多边形，胞体较大，胞质透明（图 18-51）。双层管结构的外层为致密的、不同厚度的基底膜。导管形态大小不等，形态不规则，有的导管可扩张形成囊腔，囊腔内有乳头突入。肿瘤中两种细胞成分的比例可不同，由于肌上皮细胞通常较大而且数量多，会使肿瘤表现为实性透明细胞巢或片，团块间为玻璃样变性的纤维组织间隔，双层导管结构只在局部出现。肿瘤间质较少，但可见丰富的透明的基底膜物质。核分裂象少见。偶见坏死、神经周和血管侵犯。

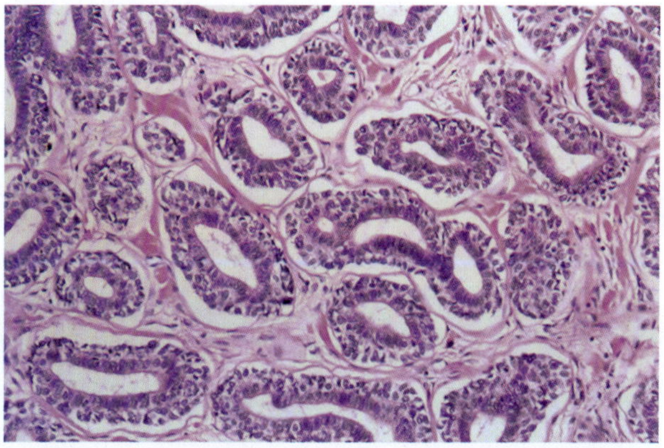

图 18-51 上皮 - 肌上皮癌

肿瘤细胞形成双层管状结构，内层为腺上皮细胞，胞质嗜酸性；外层细胞为胞质透明的肌上皮细胞

肿瘤可出现广泛的嗜酸细胞变，称嗜酸细胞型，导管结构内层细胞也发生透明细胞变时，形成所谓的双透明型。肿瘤也可以发生高级别转化。

【免疫组化】 导管内衬细胞表达低分子量细胞角蛋白如 CK7、CK8、CK18 和 CK19。AE1/AE3 和 CAM 5.2 的染色呈强阳性。透明细胞对肌源性抗体（平滑肌肌动蛋白、HHF35、p63 和（或）调宁蛋白反应阳性，肌动蛋白、肌球蛋白、波形蛋白阳性（图 18-52）。Ki67 阳性细胞主要位于肌上皮部分。

【鉴别诊断】 典型的上皮肌上皮癌容易诊断。但当肌上皮成分占肿瘤的大部分，呈实性透明细胞样时，应与其他透明细胞性涎腺肿瘤鉴别，它们多数不表达肌上皮细胞标志物。腺样囊性癌的管状型也为双层导管样结构，但可找到典型的筛孔样结构，并且更具侵袭性，常见神经周侵犯。

【预后】 EMC 的恶性程度相对较低，也有人认为是低至中等恶性程度的肿瘤。首选治疗为彻底手术切除。手术后局部复发率为 30% ~ 40%，也有报道局部复发率达 50%。区域淋巴结转移率从 5% ~ 18% 不等，远处转移率为 2% ~ 10%，主要为肺。5 年和 10 年疾病特异性生存率分别为 87% ~ 93.5% 和 67.5% ~ 81.8%。

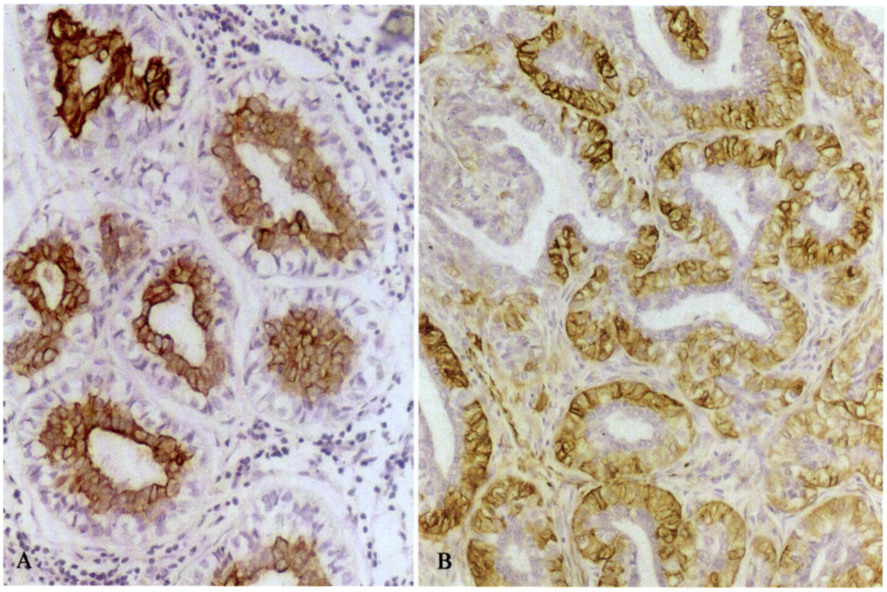

图 18-52 上皮 - 肌上皮癌

A．肿瘤双层管状结构的内层细胞表达细胞角蛋白；B．外层细胞表达平滑肌肌动蛋白

（六）非特异性透明细胞癌

非特异性透明细胞癌（clear cell carcinoma，not otherwise specified）是一种由单一透明细胞构成的恶性上皮性肿瘤，无其他含透明细胞涎腺肿瘤的特征。一些其他类型的涎腺肿瘤也有透明细胞性或某些情况下为透明细胞性的，所以用“非特异性”以示区别。

部分超微结构研究认为该肿瘤有涎腺导管上皮分化，无肌上皮参与。也有人提出了此瘤为原发性鳞状分化，并且与黏液表皮样癌关系密切的观点。

【临床表现】 透明细胞癌较少见，占涎腺上皮性肿瘤的 1.2%。多数发生在 50 至 80 岁，平均 54.8 岁。男女之比约 1∶1.5。三分之二发生在小涎腺，主要为腭、舌根、口底、颊、腮腺。患者通常无症状。有的引起表面黏膜溃疡。肿瘤固定不活动。一些腭部肿瘤可发生骨侵蚀。病程为数月至数年。

【病理】 肿瘤直径通常在 3cm 以下，界限不清并且浸润邻近涎腺、黏膜、软组织、骨和神经。切面灰白色或瘢痕样。

低倍镜下见肿瘤无包膜，浸润性生长。肿瘤由圆形、多边形富含糖原的透明细胞构成，细胞的体积一般较腺泡细胞大。肿瘤细胞排列成巢、片、梁状，之间为致密的玻璃样变的胶原带分隔，有的纤维分隔很细（图 18-53）。个别病例为黏液样间质。肿瘤细胞核位于细胞中央，有轻至中度多形性和不明显的核仁。分裂象少见，一般每 10 个高倍镜视野少于 2 个。有时肿瘤细胞可有淡嗜酸性胞质。极个别的区域可出现鳞状分化，但真性导管不存在。肿瘤中可以出现明显的淋巴样浸润。可见神经周侵犯（图 18-54）。有些肿瘤有中等程度的细胞核多形性。

【组织化学、免疫组织化学和超微结构】 透明细胞癌的胞质 PAS 染色阳性，可以被淀粉酶消化，证明其为糖原。肿瘤细胞表达上皮性标志细胞角蛋白 5、6、7、8、14、17 和 18（CK20 除外），不表达肌上皮标志物。Ki67 指数一般低于 5%。

电镜见肿瘤细胞有紧密连接、桥粒附着、张力细丝和基板等导管细胞分化的特点。Dardick 和 Leong 认为电镜下透明细胞癌的特点符合鳞状细胞分化，应属于透明细胞鳞状细胞鳞癌。

【遗传学】 最近的一项研究显示：EWSR1 重排见于 22 例透明细胞癌中的 18 例；EWSR1-ATF1 基因融合见于 14 例 EWSR1 重排病例的 13 例。提出 EWSR1 重排和 EWSR1-ATF1 融合可能是透明细胞癌的特异性表现，有助于与其他涎腺肿瘤的鉴别诊断。

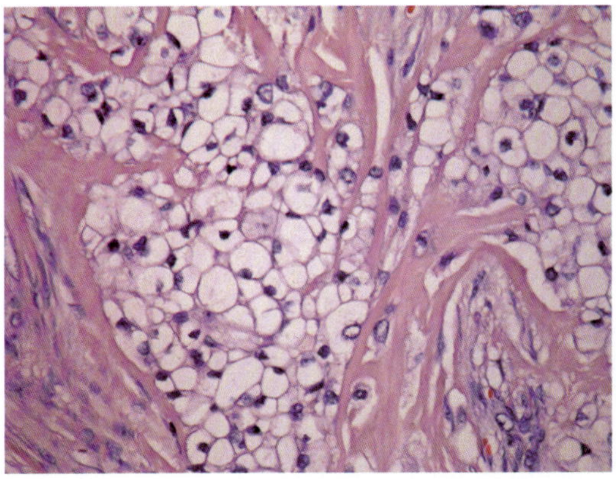

图 18-53 非特异性透明细胞癌

肿瘤细胞胞质透明，间质中有明显的胶原纤维束

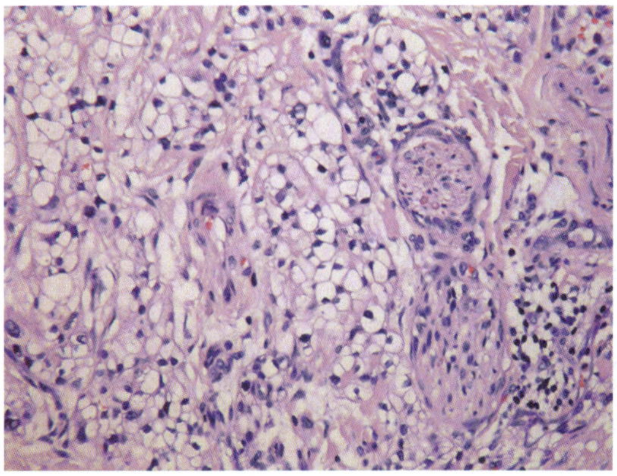

图 18-54 非特异性透明细胞癌

肿瘤细胞侵犯神经纤维

【鉴别诊断】 鉴别诊断包括唾液腺含透明细胞肿瘤，转移性透明细胞肿瘤和牙源性含透明细胞肿瘤如牙源性透明细胞癌和牙源性钙化上皮瘤。

上皮肌上皮癌有导管结构分化，透明细胞位于导管细胞的外层，免疫组化表达肌上皮标志；常见于腮腺，而透明细胞癌常见于小涎腺。肌上皮癌恶性程度较高，免疫组化检查见肿瘤细胞表达肌上皮标志物。转移性肾透明细胞癌根据病史，以及肿瘤细胞表达 CD10、波形蛋白可以鉴别。

【预后】 该肿瘤为低级别、浸润性生长，治疗一般为局部彻底切除，加或不加术后放疗。多数人认为该瘤预后良好。少数肿瘤转移至颈淋巴结，罕见情况下转移至肺、骨，也有转移至甲状腺的报道。一项对 52 例的研究发现该肿瘤就诊时 25% 的病例有转移，认为此瘤不像以前认为的那样不活跃。

（七）基底细胞腺癌

基底细胞腺癌（basal cell adenocarcinoma，BCAC）少见，是由基底样细胞构成、组织学形态上与基底细胞腺瘤相似，但有浸润性生长和转移潜能的恶性肿瘤。基底细胞腺癌来自闰管细胞或涎腺导管的基底细胞，也可由基底细胞腺瘤癌变而来。

【临床表现】 基底细胞腺癌占涎腺肿瘤的 1.6%，涎腺恶性肿瘤的 2.9%。90% 发生于腮腺。其余的发生在颌下腺、舌下腺及小涎腺，发生在小涎腺者罕见。任何年龄均可发病，但多见于老年人，平均 60 岁。约 1/4 的病例来自于基底细胞腺瘤恶变。临床表现为缓慢生长的无痛性肿物，偶有疼痛和敏感，临床易误诊为涎腺良性肿物。病程数周至 10 年。有些患者同时患有皮肤附属器肿瘤。

【病理】 肿瘤大小不一，平均直径 2.7cm，结节状或不规则形。剖面呈实性，灰白色或褐色，偶有肿瘤为局部囊性。包膜常不完整或无包膜，呈浸润性生长。

光镜下肿瘤由 2 种细胞构成，一种细胞较小，有深染的细胞核、胞质少；第二种细胞较大，多边形，胞质嗜酸或双嗜性，细胞核苍白色浅。肿瘤细胞的排列可分为四种类型：①实性型：最常见，较大肿瘤细胞融合成团，较小细胞位于细胞团的周边呈栅栏状（图 18-55）。中央的细胞可见鳞状化生，有的细胞排列成星网状。②膜状型：肿瘤细胞团被嗜伊红的 PAS 阳性基底膜样物质围绕。③小梁型：肿瘤细胞呈索条或带状，彼此吻合（图 18-56）。④管状型：肿瘤细胞形成腺腔和假性腺腔或小的囊状裂隙。上述四种类型常可混合。与基底细胞腺瘤相比，细胞核质比例较高，核分裂较多，呈浸润性生长。可见神经周、血管内浸润。病理诊断主要靠浸润性生长或血管和神经周侵犯。每 10 个高倍镜视野 4 个以上的核分裂提示为恶性。

【免疫组化、超微结构】 与基底细胞腺瘤的特点相似。波形蛋白和 SMA 在肿瘤细胞团的外围细胞表达，提示基底样细胞的肌上皮分化。大多数细胞为 CK14 阳性。CK7、CK8、CK18 和

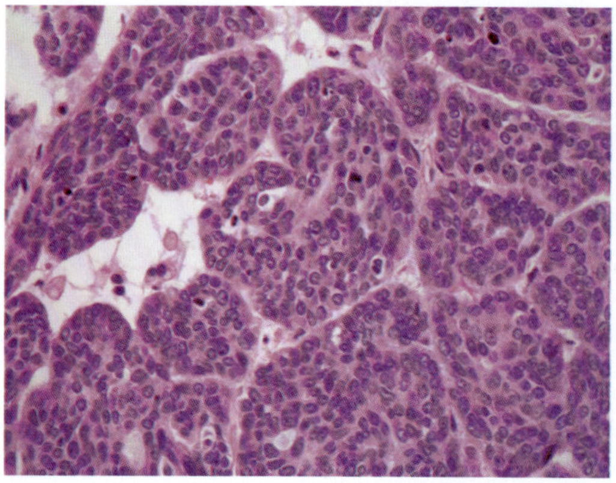

图 18-55 基底细胞腺癌

实性型，肿瘤细胞形成实性团块，细胞的核质比例大

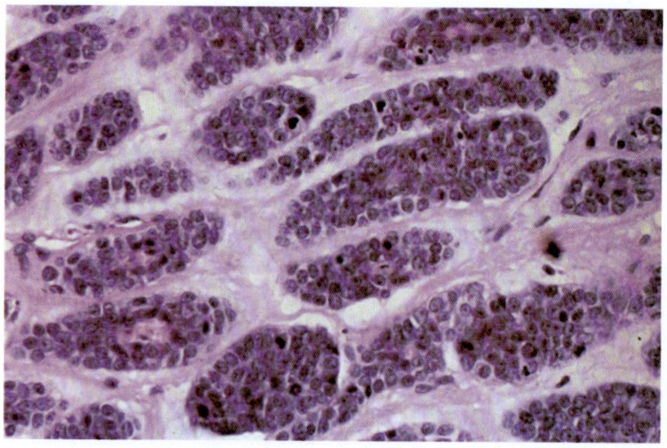

图 18-56 基底细胞腺癌

梁状型，肿瘤细胞形成条索和小梁

CK19 通常在部分细胞阳性。Ki67 指数通常＞5%。

超微结构研究见肿瘤有导管和肌上皮细胞分化，类似于基底细胞腺瘤。

【鉴别诊断】

1）基底细胞腺瘤：见本肿瘤病理部分。

2）腺样囊性癌的实性型：可出现筛状结构，不出现鳞状化生。有坏死，有带角的细胞核。这些表现与基底细胞腺瘤不同。

3）小细胞癌：核分裂多、坏死明显，肿瘤细胞表达神经内分泌标志物。

4）多形性低度恶性腺癌：多发生在小涎腺，多种多样的生长方式如列兵样排列，乳头状结构，旋涡状侵犯神经一般不出现在基底细胞腺癌。

【预后】 基底细胞腺癌为低度恶性肿瘤，相对预后较好，主要是局部复发，亦可发生区域淋巴结转移，远处转移极少。但俞光岩等的研究认为此瘤有较多的复发和转移，应属于中度恶性肿瘤。

（八）皮脂腺癌

皮脂腺癌（sebaceous carcinoma）是向皮脂细胞分化的恶性肿瘤，肿瘤细胞呈片或巢排列，有不同程度的异形性及侵袭性。皮脂腺癌主要发生在眶区特别是眼睑，眶外区以腮腺最为常见。涎腺皮脂腺癌可能来自涎腺中化生的皮脂腺细胞或 Fordyce 腺。有人认为皮脂腺癌来自于多潜能导管细胞。

【临床表现】 大小涎腺均可发生，多数发生在腮腺。发病年龄有两个峰即 20 ~ 30 岁和 60 ~ 70 岁。病程 1 个月至 5 年。常表现为疼痛性肿块伴不同程度的面神经麻痹，偶尔固定于皮肤或与皮肤粘连。有些患者为无痛性肿块。

【病理】 肿瘤大小不等，剖面灰白、黄色或褐黄色，可有包膜，但常不完整。

肿瘤由分化程度不等的皮脂腺细胞组成，排列成巢状、片块状或条索。肿瘤细胞团的外围细胞呈基底样，胞质少，细胞核圆形，位于细胞中央。肿瘤团中央的细胞体积较大，胞质透明呈空泡状，可见脂滴。多数肿瘤细胞界限清楚，有核仁。肿瘤中可有导管结构和不同大小的囊性腔隙，衬复不同分化层次的肿瘤细胞，腔内含嗜酸性黏液样物质。罕见情况下有散在的黏液细胞。肿瘤中常见鳞状分化、基底样细胞，主要在肿瘤岛的周边。细胞的非典型性程度不一，可见核分裂象（图 18-57）。肿瘤坏死和间质纤维化常见。可见神经周侵犯。

【组织化学、免疫组织化学和超微结构】 肿瘤细胞内含脂质，故苏丹Ⅲ或苏丹黑染色呈阳性。肿瘤细胞表达细胞角蛋白，皮脂细胞表达 EMA 和嗜脂素（adipophilin）。肿瘤细胞岛的外层（单层）基底细胞 CK14 阳性。基底细胞和皮脂样细胞呈雄性激素受体阳性。电镜见皮脂细胞和腺细胞混合分化。上皮细胞可见桥粒、少量中间丝。空泡细胞胞质内含脂滴。

【鉴别诊断】 伴透明细胞的鳞状细胞癌为糖原聚集，PAS 阳性，邻近上皮异常增生、皮脂分化罕见。雄性激素受体阴性。转移性皮脂腺癌可根据患者的病史鉴别。

【预后】 治疗和预后：低级别、低临床分期的病变选择广泛手术切除，对高级别和高临床分期者建议加辅助性放疗。肿瘤可复发，也可局部淋巴结转移或远处转移，但罕见。

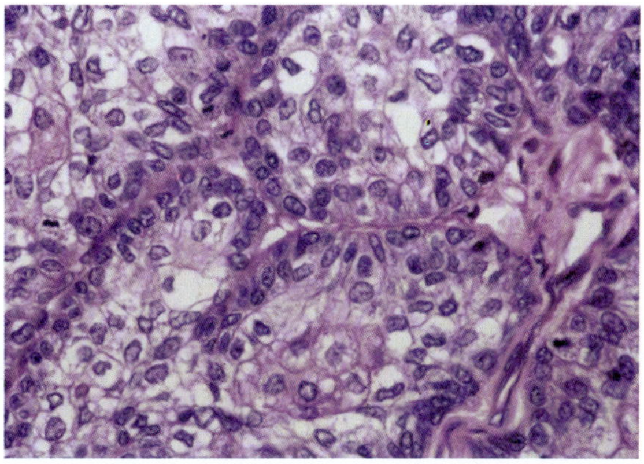

图 18-57 皮脂腺癌

肿瘤细胞团中有皮脂样细胞分化，可见较多核分裂

皮脂腺淋巴腺癌（sebaceous lymphadenocarcinoma）为皮脂腺淋巴腺瘤的恶性型，非常罕见。仅见于腮腺或腮腺周淋巴结。

镜下见肿瘤有部分包膜，呈局部浸润性生长，间杂有皮脂腺淋巴腺瘤灶，或为有不同程度侵袭性的多形性癌细胞成分。恶性成分可表现为鳞状细胞癌至皮脂腺癌，可有片状未分化癌，伴有区域性导管分化，还可见腺样囊性癌区或上皮肌上皮癌样灶。神经周侵犯可见。皮脂腺淋巴腺瘤部分未见细胞非典型性。

皮脂腺癌和皮脂腺淋巴腺癌在来源和免疫组化特点上均不同。根据现有的研究，皮脂腺淋巴腺癌的肿瘤细胞表达 SMA；另一个不同是皮脂腺淋巴腺癌来自于皮脂腺淋巴腺瘤恶变，而皮脂腺癌是原发的。

（九）囊腺癌

囊腺癌（cystadenocarcinoma）是以囊性生长为主并常见囊内乳头的恶性肿瘤。无其他类型伴囊性生长的涎腺肿瘤的病理学特点，是囊腺瘤的恶性型，也称乳头状囊腺癌（papillary cystadenocarcinoma）。此瘤少见，国内的统计资料显示占涎腺上皮性肿瘤的 0.87%。肿瘤起源于闰管上皮或排泄管基底细胞。

【临床表现】 约 65% 发生在大涎腺，腮腺最常见。35% 发生在小涎腺，依次为唇、颊、腭、舌、磨牙后区和口底。平均就诊年龄 59 岁（20 ～ 86 岁），70% 以上大于 50 岁。多数表现为缓慢生长的肿物，无症状或偶有疼痛和溃疡。有的可发生面瘫。发生于小涎腺者黏膜表面常完好，可似黏液囊肿。腭部肿瘤表面常形成溃疡，可侵及骨、鼻腔和上颌窦。

【病理】 肿瘤大小不等，有的肿瘤界限清楚，但大多无包膜或包膜不完整，剖面粉红或灰白，实性或有大小不等的囊腔，较大的囊腔内有乳头状突起，囊内有豆渣样物或含透明至褐色、有时为黏液的液体。有的剖面见出血坏死。

镜下肿瘤细胞形成囊状或腺样结构，大小不一的囊常相互联通，腔内有许多分支乳头突入，乳头表面及囊壁被覆的肿瘤细胞排列紊乱。乳头轴心的结缔组织血管丰富。有乳头不含结缔组织轴，由肿瘤细胞增殖形成乳头状（图 18-58）。实性肿瘤区也可见到，部分病例见局部粉刺样坏死。囊腔内可有脱落的肿瘤细胞，并可见胆固醇结晶裂隙，有的囊腔内含红染的黏液。许多囊可破裂，伴炎症反应。

衬覆囊腔的肿瘤细胞可以为单层、双层和假复层，细胞体积较大，胞质丰富，多为嗜酸性，胞核有不同程度的异形性，核分裂象多少不一。也可见柱状上皮、单层鳞状上皮和黏液细胞（图 18-59）。肿瘤间质含丰富的胶原纤维，常见玻璃样变性和炎症细胞浸润。瘤组织可侵犯神经、血管和其他组织。

【免疫组化、超微结构】 肿瘤细胞表达 CK、EMA、CEA。电镜下肿瘤表现为向导管细胞分化的特点。

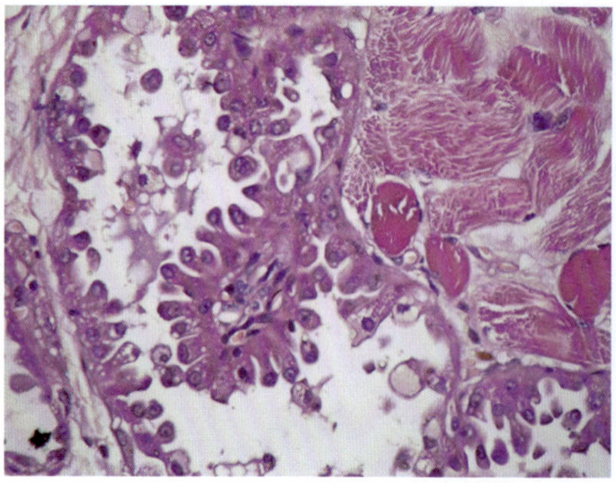

图 18-58 囊腺癌

浸润至肌组织中的肿瘤上皮细胞形成囊性结构，内含乳头状突起

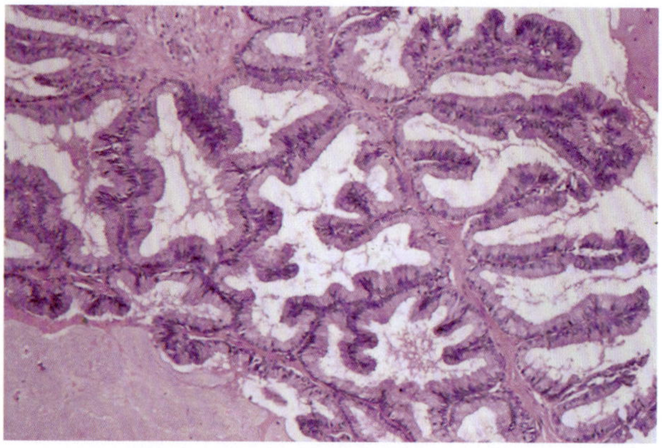

图 18-59 囊腺癌

胞质丰富的黏液样肿瘤细胞形成多个深入囊内的乳头状突起

【鉴别诊断】 乳头状囊腺瘤的细胞分化好，无浸润性生长。转移的乳头状甲状腺癌的肿瘤细胞核呈毛玻璃样，可见核沟和核内假包涵体，肿瘤细胞表达甲状腺球蛋白和甲状腺转录因子 1。低分化黏液表皮样癌有实性巢，由表皮样细胞、黏液细胞和中间细胞构成。涎腺导管癌常常形成筛状结构、明显的粉刺样坏死。

【预后】 虽然 WHO 将囊腺癌分类为低度恶性肿瘤，但的确有个别病例为高级别的，易侵犯邻近组织，手术后容易复发、发生淋巴结转移，少数患者可有远处转移，转移部位常为肺和骨。预后取决于肿瘤分级和临床分期。低级别和低临床分期的预后较高级别和高临床分期者好得多。因此治疗应根据组织学分级和临床分期。

（十）低级别筛状囊腺癌

低级别筛状囊腺癌（low-grade cribriform cystadenocarcinoma）以前称为低级别涎腺导管癌（low-grade salivary duct carcinoma），是类似于乳腺的非典型性导管增生至微乳头状和筛状低度恶性导管原位癌的一种囊性增生性癌。本瘤罕见，其命名和分类仍有争议。组织来源尚不清楚，根据电镜观察和免疫组织化学特点有人认为来自于闰管。

【病理】 肿瘤无包膜，表现为 1 至多个囊肿，伴随邻近的导管内上皮增生。囊肿内衬上皮为多层增生的小而温和的导管上皮细胞，形成纤细的、相互吻合的微乳头，或者疏松的筛状。外围导管内的上皮增生呈乳头状至筛状（图 18-60）。细胞核染色质分散，有小核仁，细胞界限不清。囊和导管的腔面细胞为柱状，胞质含 PAS 阳性分泌泡或细小的黄褐色色素。细胞核位于基底部，有多个细的缺口。管腔内有中性或嗜碱性黏液物质。大多数病例调宁蛋白免疫组化显示肌上皮围绕囊肿外周。个别病例（10% ~ 20%）可见明确的间质浸润。

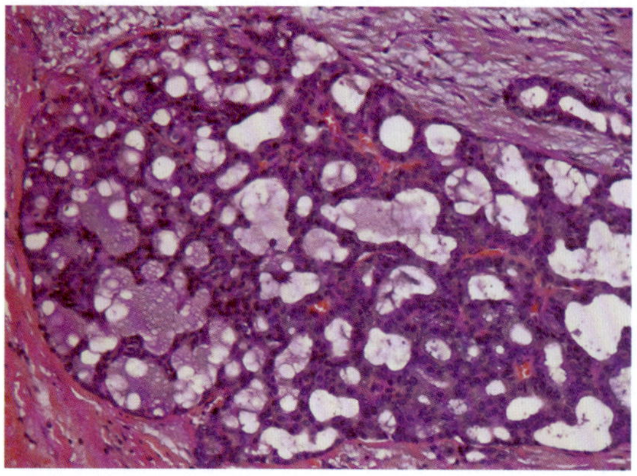

图 18-60 低级别筛状囊腺癌

分化较好的细胞形成筛状结构

【免疫组化、超微结构】 肿瘤细胞表达 S-100 蛋白。围绕囊性腔隙的细胞表达肌上皮细胞标志。电镜下，肿瘤由导管细胞构成，细胞巢外围的肌上皮细胞有长的纤细的突起。有些细胞内含脂滴，导致这些细胞的细胞核出现缺口。

【鉴别诊断】 应与腺泡细胞癌的乳头状囊性型和囊腺癌等鉴别。发生在小涎腺者需与舌筛状腺癌鉴别。

【预后】 一般认为该肿瘤属低度恶性，彻底手术切除复发少见。

（十一）黏液腺癌

黏液腺癌（mucinous adenocarcinoma）是伴有大的细胞外黏液池的上皮性恶性肿瘤，黏液成分通常占肿瘤的大部分。有人称之为胶样癌（colloid carcinoma）。此瘤的组织学发生不明，可能来自于涎腺的黏液性腺泡或者导管的储备细胞，个别部位如舌根的病例也不能排除来自于迷走的胃肠道上皮。

【临床表现】 黏液腺癌多发生在小涎腺，腭部较常见。大涎腺在腮腺较多见。肿瘤多发生在50岁以上，平均年龄约65岁，男性稍多见。最常见的症状是无痛性肿物，口腔内发生者常见溃疡形成。

【病理】 肿物无包膜，表面可呈结节状，中等硬度。肿瘤直径多在2～4cm。剖面实性，可见似胶冻样区，肿物较大者见出血。

此瘤的特点是肿瘤细胞产生大量黏液，形成多个黏液池，黏液成分占肿瘤的50%以上。黏液池之间有粗大的胶原纤维间隔。肿瘤细胞往往被包埋在黏液中（图18-61）。肿瘤细胞形态单一，可见细胞内黏液。细胞核从温和至高度多形性。分化较差者细胞核深染，核质比例大，异型性明显，核分裂易见。

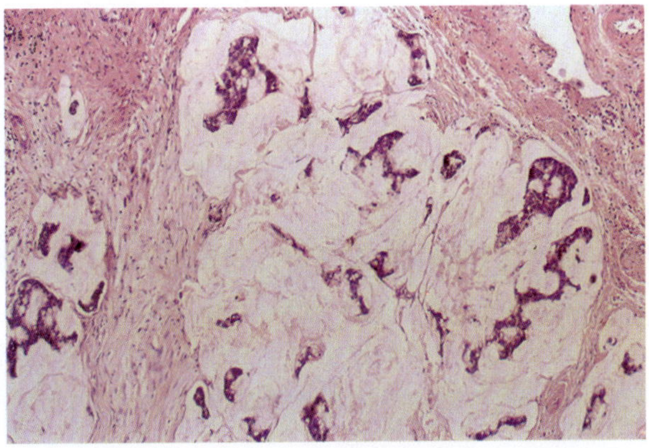

图 18-61 黏液腺癌

肿瘤细胞分泌大量的细胞外黏液，形成黏液池，肿瘤细胞位于黏液池中

肿瘤细胞可以形成腺样、实性巢、单个细胞生长。可见腺泡样结构，还可形成不完整腺样结构或小团块飘浮在黏液池中，可见印戒样细胞。细胞内、外黏液为PAS、Alcin蓝和黏液卡红阳性。肿瘤呈浸润性生长，可见神经周侵犯。偶见血管内瘤栓。

【免疫组化】 肿瘤细胞AE1/AE3、CK7、CK8、阳性，CK13/10阴性；PCNA阳性细胞为28%～44%，平均34%。波形蛋白阴性。

【遗传学】 少数研究显示1q21～q31和20q13染色体拷贝数量增加，7p增加和4号染色体丧失；荧光原位杂交分析见MDM2（12q15）和AURKA（20q13）扩增。DNA分析见1例黏液腺癌为异倍体核型。

【鉴别诊断】 黏液表皮样癌中有表皮样细胞分化，黏液细胞分化好，呈杯状，核分裂少见。腺泡细胞癌无黏液池形成。脊索瘤的肿瘤细胞同时表达S-100蛋白、波形蛋白和角蛋白。根据病史可以排除转移性黏液腺癌。

【预后】 有50%的病例出现淋巴结转移和复发。在有随访的13例中，复发者占46%，发生在治疗后6个月至5年。4人死于复发或转移。从上述可以看出黏液腺癌是有高复发和转移危险的侵袭性肿瘤，因此应属于高级别癌。

（十二）嗜酸细胞癌

嗜酸细胞癌（oncocytic carcinoma）是细胞形态学上恶性的嗜酸细胞的增生，有腺癌的结构特点、具有侵袭性的涎腺肿瘤。嗜酸细胞癌可以原发，也可来自于多形性腺瘤恶变。原发性者来自于闰管储备细胞。个别病例有局部放疗史。

【临床表现】 大小涎腺均可发生，腮腺多见（80%）。平均年龄约60岁（25～91岁）。男女之比＝2∶1。多数肿瘤生长缓慢，部分生长较快。部分病例有局部疼痛或麻木，可出现面瘫。肿物较硬，不活动，无明显界限。来自于嗜酸细胞瘤的癌可有肿瘤近期迅速增大的病史。

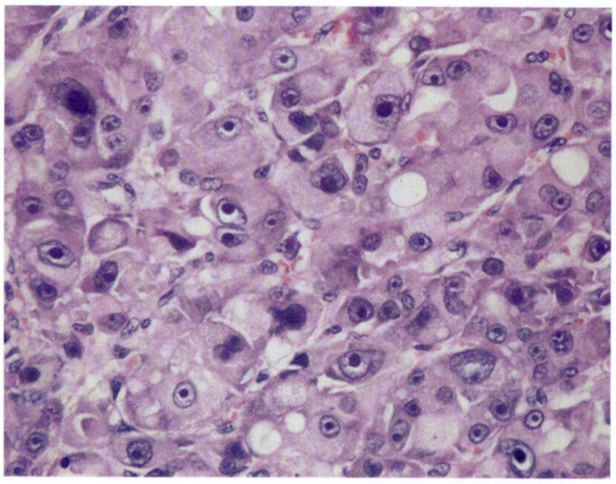

图 18-62 嗜酸细胞癌

肿瘤细胞体积大，胞质嗜酸性，胞核有异形性

【病理】肿瘤无包膜，大小不等，质地较硬，呈浸润性生长。有些病例见不完整包膜。剖面实性，呈红褐色或灰褐色。可见区域性坏死。

肿瘤细胞较大、圆形或多边形，胞质呈嗜酸性细颗粒状。细胞核位于细胞中央，常有大而不规则的核仁。偶见细胞的非典型性不明显。核分裂散在，可见非典型性核分裂（图 18-62）。偶尔可见多核细胞。肿瘤细胞通常排列成片、梁或腺泡状结构。神经周、血管侵犯常见。部分病例见局部坏死。肿瘤常常广泛浸润正常腺体和周围组织。有时见分散的单个细胞浸润正常腺体组织。

【组织化学、免疫组化和超微结构】PTAH 或 BAAF 组织化学染色或电镜观察证实胞质内充满线粒体。PAS 阳性。肿瘤细胞表达 CK、EMA、线粒体抗原。Ki67 指数常大于 5%。

【鉴别诊断】嗜酸细胞瘤有包膜，无明显非典型性、核分裂和浸润性生长、无神经周侵犯、血管侵犯。多形性腺瘤可发生嗜酸细胞性变，但还存在黏液软骨样结构。涎腺导管癌有导管样结构，腔内常有乳头状增生突入的囊性乳头状结构、筛状结构，PTAH 阴性，常常表达雄性激素受体。嗜酸细胞增生症表现为不同大小的嗜酸细胞灶，沿腺小叶分布，腺体结构无改变、细胞无明显非典型性。

【预后】此瘤为侵袭性较强的恶性肿瘤，局部复发率高，常发生区域淋巴结转移。死亡率较高。有人认为远处转移是重要的预后因素。还有人认为肿瘤的大小与预后有关。

（十三）涎腺导管癌

涎腺导管癌（salivary duct carcinoma，SDC）是导管样细胞形成多灶性、界限清楚的囊性团块、常有粉刺样坏死和小的中至高度非典型性肿瘤细胞巢为特征的恶性肿瘤。由 Kleinsasser 等 1968 年首先报告，其组织结构与乳腺的导管癌极为相似。占涎腺上皮性肿瘤的 0.4%。一般认为涎腺导管癌的组织来源是涎腺排泄管的储备细胞。

【临床表现】大小涎腺均可发生，80% ~ 90% 发生在腮腺。多见于男性，男女之比为（3 ~ 4）: 1。患者年龄多在 50 岁以上（22 ~ 91 岁）。肿瘤生长迅速，病期短，多在发现肿瘤后 3 个月到 1 年来就诊。偶尔病史较长。肿瘤可出现疼痛或无痛性生长，发生于腮腺者，常侵犯面神经，引起面瘫。颌下腺发生的肿瘤，可出现舌部麻木或舌运动障碍。三分之二患者就诊时为 T3/T4 期。

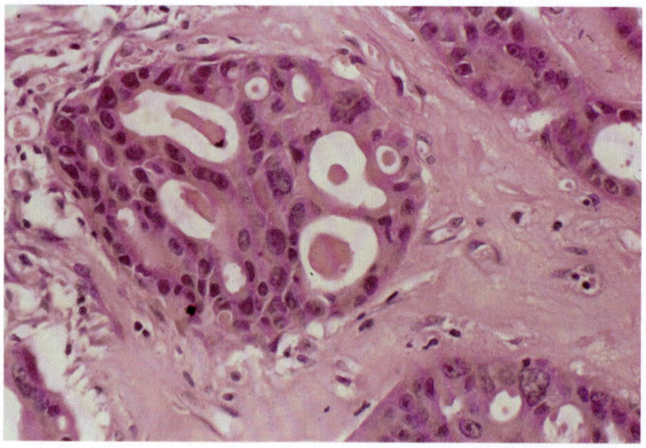

图 18-63 涎腺导管癌

导管上皮增生形成桥样结构

【病理】肿物多为圆形或结节状，大小不一、质地较硬，无包膜，剖面实性，褐色或灰白色，偶见囊腔形成，囊内为黏稠液体。通常明显侵犯周围组织，但偶尔有肿瘤较局限。可见坏死、钙化。

镜下见大小不同的圆形囊性或实体性肿瘤结节位于致密的胶原性间质中。小结节常为筛状和乳头状、大结节为囊性、外形不规则。内衬上皮可表现为顶浆分泌，导管上皮形成的乳头突起彼此连接成筛状（图 18-63）。特征性表现是肿瘤细胞团中心的粉刺样坏死（图 18-64）。肿瘤结节周围常见小的肿瘤细胞

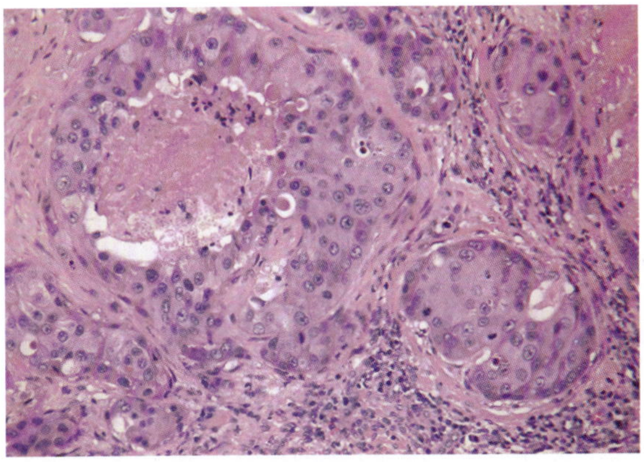

图 18-64 涎腺导管癌

肿瘤中的粉刺样坏死

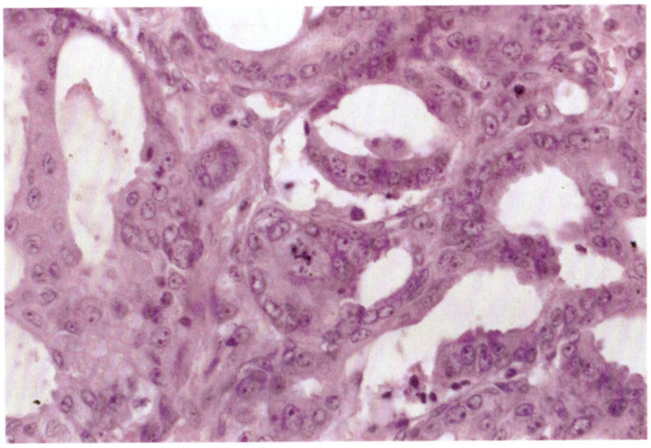

图 18-65 涎腺导管癌

肿瘤形成筛网状结构，肿瘤细胞体积大，可见异常核分裂

巢。上述各种结构常在同一肿瘤中出现。肿瘤细胞呈立方状或多角形，胞质多嗜酸性。细胞核染色质粗，核仁显著。有中等至明显的细胞多形性，核分裂多见（图 18-65）。间充质为增生的纤维组织，常见玻璃样变性。神经和血管易受肿瘤侵犯。

涎腺导管癌有如下组织学亚型：

肉瘤样型（sarcomatoid variant）：除典型的导管癌成分外，可见肉瘤样成分，由梭形细胞、多核巨细胞、横纹肌样细胞偶尔还有骨肉瘤样细胞构成，这些细胞常常有局部上皮分化。

富于黏液型（mucin-rich variant）：除典型的导管癌成分外，现黏液腺癌的区域。有人认为富于黏液性 SDC 的临床预后较差。

侵袭性微乳头型（invasive micropapillary variant）：以桑葚样肿瘤细胞团、无纤维血管轴的乳头样结构为特点。每个乳头周围有透明的空隙。微乳头亚型常见淋巴血管和神经浸润和淋巴结转移。

【免疫组化】 肿瘤细胞表达 CK7、EMA、CEA 和顶浆分泌标志物大囊病液体蛋白 15。Ki67 平均为 43%。多数肿瘤表达 HER2 和雄性激素受体。

【组织化学、超微结构】 AgNORs 计数结果显示 SDC 的增殖指数明显高于多形性腺瘤和黏液表皮样癌。电镜下见肿瘤细胞可形成导管结构，无肌上皮分化。

【遗传学】 细胞遗传学异常包括染色体 9p21 的 LOH、6q 高频率 LOH、7 号染色体多体，HER-2/neu 基因扩增。染色体 9q21 位点含 CDKN2A/p16 肿瘤抑制基因。TP53 基因的突变和蛋白过表达常见。一些抑癌基因甲基化明显。DNA 异倍体常见。

【鉴别诊断】 乳头状囊腺癌 乳头多，呈分枝状，多有纤维血管轴，无筛孔状及粉刺样结构。细胞异型性不明显。嗜酸细胞腺癌 有较圆的细胞核和更多的胞质，胞质嗜伊红颗粒粗大且丰富，呈实性团块生长。细胞内含大量线粒体，磷乌酸苏木素染色或者电镜观察有助于鉴别。转移性乳腺导管癌 临床病史有重要的参考价值。

【预后】 此癌恶性度高，是涎腺肿瘤中最具侵袭性的肿瘤之一，应该广泛切除加颈淋巴结清扫，并且辅助以放疗。62% 的患者诊断后 5 个月至 10 年死于肿瘤（45% ~ 77%），通常在诊断后 4 年内。临床过程的特点是早期发生远处转移。

发生于颌下腺者，手术后易早期复发，且生存时间比发生于腮腺者短。

（十四）非特异性腺癌

非特异性腺癌（adenocarcinoma，not otherwise specified；adenocarcinoma，NOS）有导管分化，但在组织学上不能归入涎腺其他已知癌的类型中。国内 23010 例涎腺上皮性肿瘤中有 1284 例，占 5.6%，占涎腺癌的 15.14%。

目前一般认为涎腺的非特异性腺癌来自于排泄管基底细胞。

【临床表现】 就诊平均年龄 58（10 ~ 93）岁。约 60% 位于大涎腺，其中 90% 在腮腺，10% 颌下腺。小涎腺依次为腭、颊、口底和唇。约 20% 病例有疼痛。常固定，不活动。有的生长迅速，有麻木等症状。发生于腮腺者可有面瘫，发生在腭部可破溃，并侵犯骨组织。

【病理】 肿瘤大小不一，界限不清。切面实性，褐色至灰白色，出血和坏死灶常见。

肿瘤细胞可为立方、柱状、多边形、透明、黏液样、嗜酸细胞样和皮脂细胞样等。细胞排列也是各种各样，特点是不同程度地形成腺样或导管结构（图 18-66），浸润周围组织。除导管结构外，还可见实性、乳头、囊性、筛状、索条和梁状等结构，常混合存在，但可以某种结构为主。肿瘤坏死、神经周侵犯及淋巴结转移常见。间质多少不等。根据导管形成、细胞的非典型性程度、核分裂数和肿瘤坏死等可将非特异性腺癌分成低、中和高级别。高级别者导管形成少。多数病例为高级别。该肿瘤没有可归入其他类型涎腺肿瘤的组织学表现。

【免疫组化】 肿瘤细胞通常表达全角蛋白，不表达肌上皮标志物。电镜下见肿瘤含肌上皮和导管上皮。提示肿瘤细胞向类似于闰管的结构分化。

【预后】

多数非特异性腺癌属高度恶性肿瘤。有研究显示，小涎腺肿瘤的预后（10 年生存率 76%）好于腮腺（26%）和颌下腺。肿瘤级别对预后有重要影响。复发更常见于高级别肿瘤。低、中、高级别的 5 年生存率分别为 69%，46% 和 8%。

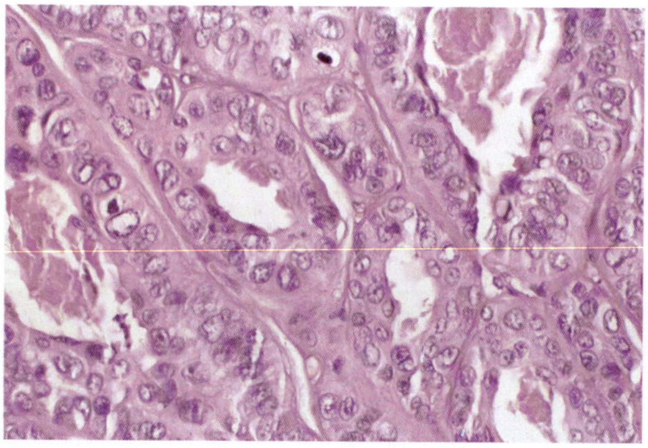

图 18-66 非特异性腺癌

肿瘤中的腺样结构

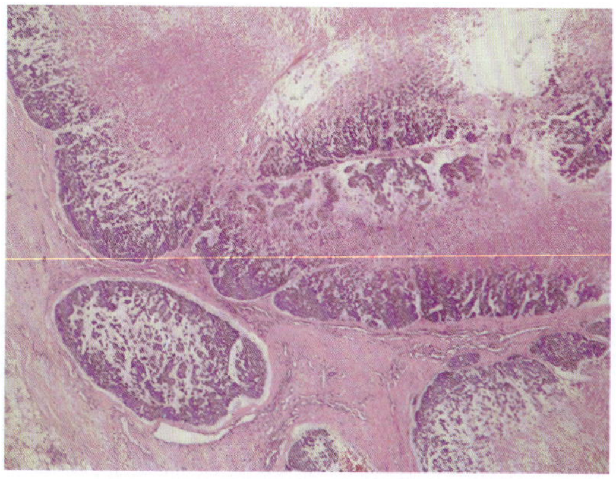

图 18-67 肌上皮癌

肿瘤由大小不一的细胞团块构成，较大的团块中央坏死

（十五）肌上皮癌

肌上皮癌（myoepithelial carcinoma）又称恶性肌上皮瘤（malignant myoepithelioma），是几乎全部由肌上皮分化的细胞构成的肿瘤，由 Stromeyer 等于 1975 描述。有人认为肌上皮癌应该完全由肌上皮细胞构成，而有人认为可有少于 5% 的含导管区域。肌上皮癌约占涎腺肿瘤的 0.1% ~ 0.5%。组织发生可能与肌上皮瘤和多形性腺瘤同源。

【临床表现】 大小涎腺均可发生，最常见于腮腺和腭。患者平均年龄 55 岁（14 ~ 81 岁）。肿物缓慢增大，少数病例可有敏感、疼痛。病期长短不一。肿瘤大小不等。早期类似于多形性腺瘤，较大时，在腭部可破溃，在腮腺可发生面瘫。有些肿物有近期生长加快表现。

【病理】 发生在大涎腺者常有不完整包膜，而发生在小涎腺时无包膜。多呈结节状，直径一般在 2 ~ 5cm。质软至较韧的实性、切面灰白至褐色，有些病例可见明显的胶冻样区。有时见出血、坏死和囊性变。

镜下肿瘤有明显的浸润缘。多数肿瘤呈多结节样生长，并伸出舌样突起向周围组织扩展，结节中心常见坏死（图 18-67）。肿瘤细胞的成分与肌上皮瘤相似，但细胞有异型性、无包膜、浸润性生长等恶性肿瘤的特征。肿瘤细胞可分为上皮样细胞、透明细胞、浆细胞样细胞和梭形细胞。多数肿瘤以一种细胞类型为主，可根据这种细胞命名肿瘤的亚型。肿瘤内含两种以上主要细胞成分时可称为混合细胞型。肿瘤细胞常见鳞状化生，表现为漩涡状排列、有角质颗粒的细胞团。细胞的多形性程度和核分裂数均有不同（图 18-68），也可见神经周或血管淋巴管侵犯。间质常见玻璃样变或为黏液样。

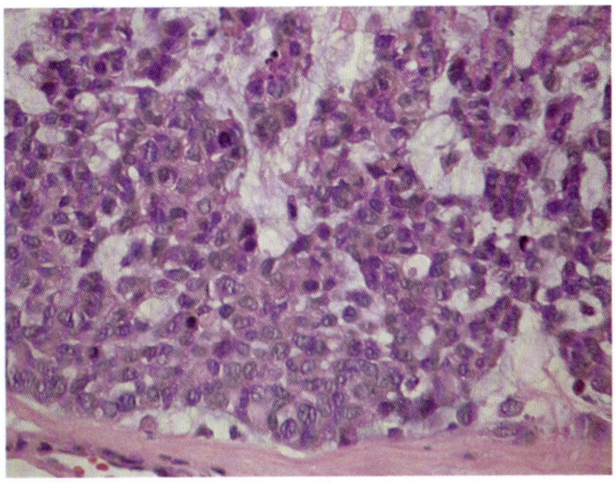

图 18-68 肌上皮癌

肿瘤细胞大小较一致，可见核分裂及细胞间的黏液样物质

【免疫组化、超微结构】 肿瘤细胞表达 CK 和至少一种肌上皮标志物如 SMA、调宁蛋白和波形蛋白。肌上皮标志物在不同形态的细胞表达不同，因此对可疑病变可检测 3 ~ 5 种肌上皮标志物。Ki67 指数超过 10% 可能有诊断价值。电镜下肿瘤细胞有肌上皮分化如胞质致密体、中间丝、细胞外基底膜物质、连接复合体，但肌动蛋白丝很少。

【遗传学】 部分研究发现，肌上皮癌常见 8q12.1-q22.1 增加，此区包括的候选基因有 FGF17，20、FGFR1 和 MMP16。p53 和 EZH2 高表达。部分病例为异倍体 DNA。

【鉴别诊断】 肌上皮瘤无浸润性生长，Ki67 指数低于 10%。肌上皮癌表达上皮和肌上皮标志物的特点可与其他多数软组织肿瘤、黑色素瘤和含透明细胞涎腺肿瘤鉴别。

【预后】 WHO 新分类中认为死于肿瘤、复发并带瘤生存和无瘤生存的病例各占 1/3。有人认为来自 PA 恶变者恶性程度低，有人认为其生物学行为属高度恶性。

（十六）癌在多形性腺瘤中

癌在多形性腺瘤中（carcinoma ex pleomorphic adenoma）也称恶性多形性腺瘤（malignant pleomorphic adenoma）、恶性混合瘤（malignant mixed tumour）和多形性腺瘤恶变。来自于多形性腺瘤恶变。国内资料显示占涎腺上皮性肿瘤的 3.3%；占涎腺癌的 9.0%。

组织来源与多形性腺瘤相同，可能来自闰管。

【临床表现】 大小涎腺均可发生，多见于腮腺，其次为腭部、颌下腺等，也见于颌骨内。患者年龄 7 ~ 95 岁，平均 50 ~ 60 岁，较多形性腺瘤大 10 岁。病程长短不一，可表现为存在多年的肿物生长突然加快，伴有疼痛，出现面瘫。肿物较硬，癌变可固定、侵犯深部组织；皮肤或黏膜可发生破溃。少数患者也可开始即表现为恶性肿瘤的特征。

多数病例是原发性肿瘤恶变。有 7% ~ 16% 来自于多形性腺瘤复发后。

【病理】 肿瘤一般较大。腮腺及腭部者一般直径可达 5cm 以上。肿瘤形状不规则，表面呈结节状，可有部分包膜，部分侵入邻近组织。良性部分剖面为乳白色或灰白色，组织致密，富有弹性。癌变部分污灰色或鱼肉状，组织松软易碎。个别肿瘤可有完整包膜。

肿瘤的组织学表现复杂。多数病例可见到部分良性多形性腺瘤结构，另一部分可为各种涎腺癌的成分。癌成分中肿瘤细胞有明显的异形性，核深染、可见核分裂象，呈浸润性生长。瘤组织坏死常见。癌的组织类型可表现为多种多样，最多见的是非特异性腺癌和涎腺导管癌。实际上各种组织学类型均可见到（图 18-69，图 18-70）。癌的成分多为低分化的，高分化者占 15% 以下。恶变成分为肌上皮癌者的恶性程度也较高。容易复发。

良性和恶性成分之间常见明显的玻璃样变、坏死区，存在一些核固缩的肿瘤细胞或导管样结构。同时可见出血或钙化。

WHO 建议，对多形性腺瘤恶变应再分为非侵袭性、微侵袭性（恶性成分侵入包膜外等于或小于 1.5 毫米）和侵袭性（肿瘤侵入邻近组织的深度大于 1.5 毫米）。

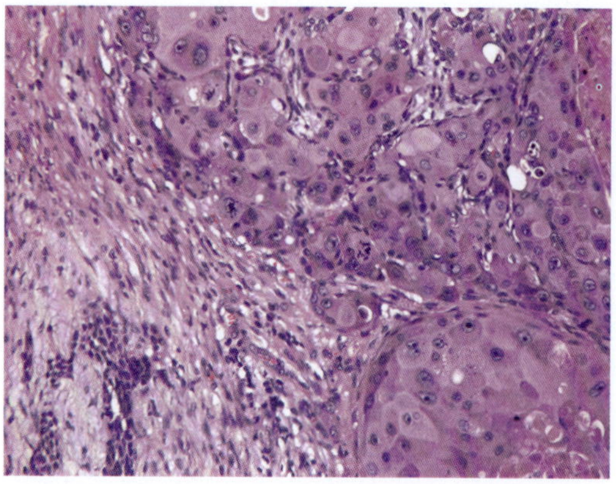

图 18-69 多形性腺瘤恶变

恶变成分为低分化腺癌，多形性腺瘤成分位于左下角

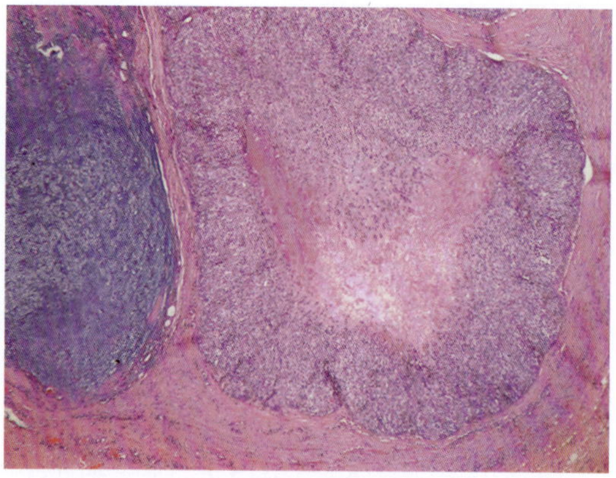

图 18-70 多形性腺瘤恶变

恶变成分为肌上皮癌，多形性腺瘤成分位于左侧

非侵袭性癌也称为多形性腺瘤中的原位癌、包膜内癌或多形性腺瘤伴重度非典型性变。典型改变是不同比例的癌组织代替了良性成分。早期常是癌细胞取代导管的内层细胞，而外围的肌上皮细胞仍完整。有人认为只有在此时才是真正意义上的原位癌。此后肿瘤细胞可进一步增生，突破肌上皮的围绕而侵入间质，但仍然局限在肿瘤包膜内。

【免疫组化】 肿瘤细胞的增殖较良性多形性腺瘤和同一肿瘤内的非癌变区活跃，表现为Ki67 指数增高，多大于 5%。癌成分中生长因子及受体如 EGFR、TGF-α 的表达也较良性成分强。c-erbB-2、COX-2、p21、beta-catenin 和 HER-2/neu 的过表达与腺上皮癌变有关。癌变早期腺管样结构的腔面细胞常常过表达 p53 蛋白且伴 p53 的突变。

【遗传学】 8q12 的基因重排常见，染色体 6q 缺失和 8q 重排和伴 HMGIC 和 MDM2 基因扩增的 12q13-15 的改变也有报道。上述两个基因可能与多形性腺瘤的恶性变有关。均染区和双微体（homogeneously stained region and double minute）扩增见于 40% 的肿瘤。其他异常包括 8q 和 17pLOH、9p21 上的 p16 基因的纯合性缺失、P53 基因突变，HMGA2 、MDM2 、ERBB2 和 HER-2/neu 基因扩增，p16 等抑癌基因启动子甲基化等。

【鉴别诊断】 癌在多形性腺瘤中的恶变部分组织学类型多样，应与相应的癌鉴别，特别是与腺样囊性癌、多形性低度恶性腺癌和涎腺导管癌鉴别。同时具有多种癌组织成分者要和杂交瘤鉴别，主要依据肿瘤中残留的多形性腺瘤的成分。

【预后】 生物学行为及预后与肿瘤的大小、癌变部位和癌变的组织学类型等因素有关。非侵袭性和微侵袭性肿瘤易于完整切除，预后良好。但也有发生转移的病例报道。侵袭性癌的生物学行为与原发癌一致，恶性程度较高，可发生区域淋巴结转移或远处转移。

（十七）癌肉瘤

涎腺癌肉瘤（carcinosarcoma）又称为真性恶性混合瘤，以前归类于癌在多形性腺瘤中，2005 年 WHO 分类中将其独立分类。癌肉瘤占涎腺上皮性肿瘤 1% 以下。

【临床表现】 常为突发的疼痛性肿块，生长较快，有时伴面神经麻痹。溃疡也较常见。部分病例有多形性腺瘤或多形性腺瘤复发的病史。有的病例发生在多形性腺瘤放射治疗后。

【病理】 肿瘤一般直径大于 3cm，无包膜，浸润周围组织，有时呈界限较清楚的分叶状肿块。切面灰白色，肿瘤内钙化、坏死和出血常见。

约半数有多形性腺瘤病史者镜下可见多形性腺瘤结构。不见任何多形性腺瘤成分者称为原发性癌肉瘤。癌成分可为各种涎腺癌，肉瘤成分最多见的是软骨肉瘤、骨肉瘤、纤维肉瘤等，常以肉瘤成分为主，癌与肉瘤成分相互混杂，也有二者相邻的排列方式。同一肿瘤中有多种癌成分或者多种肉瘤成分混杂的现象并不少见。

【免疫组化】 癌成分除表达上皮性抗原外，还可能表达 S100、Vimentin。肉瘤成分表达 Vimentin，也常表达 S100 蛋白。还可表达 SMA 和 p63。偶见肉瘤成分表达 CK。癌和肉瘤成分有时会有抗原表达的重叠。

【遗传学】 最常见的基因缺失位点是 p53（17p13，nm23-H1（17q21，和 DCC（18q21）。17q21 和 9p21 的 LOH 只见于肉瘤部分。其他的染色体异常包括 10p12.2（含原癌基因 BMI-1）和 MUC20 基因（位于 3q29）的扩增。

【组织发生】 关于癌肉瘤的两种形态不同的成分是来自于一个共同的前体细胞还是属于不同来源的肿瘤的碰撞有争论。目前的一些研究结果提示两种肿瘤成分属于单克隆来源。癌及肉瘤成分可能来自于变异的肌上皮细胞前体。但有的病例无肌上皮细胞分化，所以还需进一步研究。

【鉴别诊断】 鉴别诊断包括多形性腺瘤、癌在多形性腺瘤中以及各种癌和肉瘤。关键要识别两种恶性成分的同时存在。肉瘤成分为主时可能忽视癌成分，免疫组织化学有助于鉴别。

【预后】 该肿瘤恶性程度高，多数患者死于局部复发和（或）转移（肺、骨、中枢神经系统），两种成分均可发生转移。血行播散及颈淋巴结转移较常见。

（十八）转移性多形性腺瘤

转移性多形性腺瘤（metastasizing pleomorphic adenoma）是罕见的、组织学上表现为良性却发生转移的多形性腺瘤。以前归类于恶性多形性腺瘤，2005 年 WHO 将其独立分类于涎腺恶性肿瘤中。

【临床特点】 转移性多形性腺瘤罕见。患者平均年龄 33 岁（8 ~ 73 岁）。绝大多数患者有多形性腺瘤病史，转移前常有肿物复发。原发瘤多见于腮腺（75%）、颌下腺（15%）和小涎腺。原发肿瘤诊断与发生转移的间隔为 3 ~ 52 年；最常见的转移部位是骨、头颈部和肺。同一患者可出现多部位转移。

多数患者因转移部位症状就诊。部分病例是在对肿瘤复发检查时发现或者是偶尔发现的。

【病理】 转移瘤多为类圆形肿物，有的呈结节样外观。剖面实性、灰白色。有包膜或者界限清楚。

转移瘤为良性多形性腺瘤的表现，黏液软骨样组织丰富，无恶性肿瘤特点。常有局部包膜不完整、伪足样结节、卫星结节。转移瘤的组织学亚型可能与原发性不同，多为富于细胞性或者以肌上皮细胞为主。有的转移灶核分裂较原发灶多，也可出现一定的细胞核的异形性。

【免疫组化】 与普通多形性腺瘤无不同。

【细胞遗传学】 个别转移性多形性腺瘤的 DNA 含量为异倍体。个别病例的染色体研究见有较多的改变，但与普通的多形性腺瘤的 8q12、3p21 和 12q13-15 发生改变的遗传学特点不同。

【转移机制】 不清。目前对该肿瘤转移机制的认识有 2 种：一是机会性或者可以称为被动转移，一是真正的恶性肿瘤性质的或者称之为主动转移。前者的观点认为在手术处理过程中，肿瘤细胞进入淋巴道或静脉扩散至远隔脏器。后者则认为其可能是未被认识和分类的恶性肿瘤，为一个低级别、有潜在致死性的肿瘤。

【预后】 虽然组织学上为良性表现，但仍可致命。5 年疾病特异性生存率和无瘤生存率分别为 58% 和 50%。总死亡率大概在 20% ~ 40%。

（十九）鳞状细胞癌

涎腺鳞状细胞癌（squamous cell carcinoma）又称表皮样癌，是指原发于涎腺的鳞状细胞癌，极为少见。占涎腺肿瘤的 0.3%。可来源于排泄管的基底细胞或涎腺导管的鳞状化生。病因因素可能与辐射暴露相关。

【临床表现】 此瘤主要发生于腮腺和颌下腺，腮腺多见。罕见情况下鳞状细胞癌可来自于 Stensen 管或舌下腺。50 ~ 70 岁男性较多见。肿物生长较快，病期短，多在半年以内，无症状或伴有疼痛。腮腺肿瘤多出现面瘫，皮肤表面可出现溃疡，浸润性生长，边界不清，与皮肤和深部

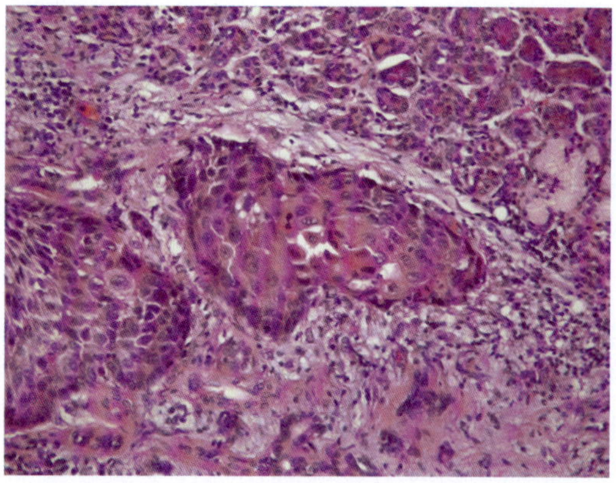

图 18-71 鳞状细胞癌

肿瘤细胞团中央细胞角化

软组织固定。常发生区域淋巴结转移。发生在涎腺导管处的肿瘤由于部分或全部阻塞导管，可导致腮腺间断性疼痛性腮腺肿大，类似于炎症表现。

【病理】 肿瘤形态不规则，质地较硬，无包膜，与周围组织无界限。剖面实质性，灰白色，易碎。镜下与黏膜发生的鳞状细胞癌相同。有时可见涎腺导管的原位癌样的改变。浸润癌为增生的鳞状上皮团块，细胞大小不等，有核浓染及核分裂象，有的细胞巢可见角化珠或细胞间桥（图 18-71）。肿瘤也有高、中及低分化。原位导管异常增生有助于原发性 SCC 诊断的确立。

细胞遗传学研究较少，结果不一。有 6q 缺失的报道（许多其他涎腺肿瘤也有），但在头颈部其他部位的 SCC 少见。

【鉴别诊断】

转移性 SCC 鳞状细胞癌的临床病史及检查有助于鉴别。低分化黏液表皮样癌可能发现黏液细胞分化区域。坏死性涎腺化生常见于腭部，有腺小叶坏死、黏液外溢。化生的鳞状细胞分化较好。

（二十）小细胞癌

小细胞癌（small cell carcinoma）是以胞质少、核染色质细腻、核仁不明显，体积小的间变性细胞为特征的恶性上皮性肿瘤。也称燕麦细胞癌、低分化神经内分泌癌、小细胞未分化癌等。该瘤在涎腺罕见。

组织发生不明。可能来自涎腺闰管的储备细胞或干细胞。

【临床表现】 小细胞癌多发生于腮腺及腭部。40 ~ 70 岁多见（5 ~ 86 岁）。肿瘤生长迅速，病期短。肿瘤浸润性生长，可引起开口受限，常伴面瘫及颈淋巴结肿大，部分患者出现远处转移。

【病理】 肿瘤形态不规则，大小不一。边界不清，质地较硬，剖面实性，灰白色，出血和坏死常见。

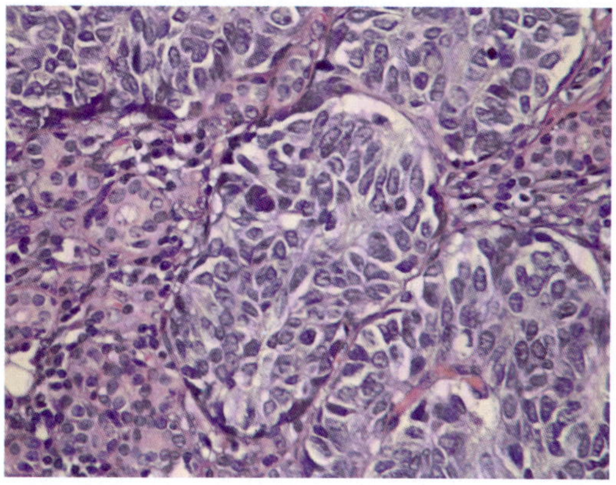

图 18-72 小细胞癌

肿瘤细胞排列成不规则小团块

肿瘤细胞的体积类似于淋巴细胞或稍大，圆形或卵圆形，胞质少、嗜酸性，偶尔可见梭形细胞和较大的多边形细胞。核浓染，染色质均匀分布，呈细颗粒至粗块状。核仁不明显。核分裂可以很多。肿瘤细胞排列成片、梁状和巢状（图 18-72）。纤维性间质数量不等。有些肿瘤有区域性导管分化、鳞状分化。肿瘤可侵犯血管和神经。

【免疫组化】 肿瘤细胞表达角蛋白 AE1/AE3，为点状细胞核旁染色。多数肿瘤表达 CAM5.2、NSE 和 EMA。肿瘤细胞至少表达一种神经内分泌标志物如突触素、嗜铬素、神经丝、CD56、CD57 等。

【鉴别诊断】 首先应该排除转移性肿瘤。病史有助于排除转移性小细胞癌或梅克尔细胞癌和其他转移性肿瘤。实性型 ACC 无 CK 核旁阳性、无嗜铬素和突触素表达，有肌上皮分化。CK 阳性和 CD45 阴性可排除恶性淋巴瘤。

【预后】 涎腺小细胞癌是高度侵袭性肿瘤，可转移至颈淋巴结和远处包括肝、骨、脑和纵隔。就诊时局部转移也达 50%。大涎腺的小细胞癌的 5 年生存率是 13% ~ 46%。

（二十一）大细胞癌

大细胞癌（large cell carcinoma）也称大细胞未分化癌（large cell undifferentiated carcinoma）是由胞质丰富的多形性细胞构成的、无其他类型肿瘤特征、罕见的高级别肿瘤。包括涎腺大细胞神经内分泌癌。涎腺大细胞癌占涎腺癌的 1% 以下，组织发生尚不清楚。有人推测该肿瘤来自于闰管细胞或者肌上皮细胞。也有人认为可能来自于导管上皮干细胞的异常分化。

【临床特点】 大小涎腺均可发生，腮腺多见。患者平均年龄 56 岁。肿瘤生长快、病期短。浸润性生长，不活动。皮肤浸润和溃疡常见。1/3 患者有疼痛或压痛。就诊时 50% 以上患者有颈淋巴结肿大。腮腺肿物常同时累及深叶、浅叶及邻近软组织。偶有进行性面神经麻痹。

【病理】 肿瘤通常界限不清，实性，切面灰白色。肿瘤通常较大，大小 1.5 ~ 10cm。坏死和出血易见。常明显侵犯邻近组织。

肿瘤细胞大（大于 30 微米），约为小细胞癌的 2 倍。胞质丰富、嗜酸或双嗜性，偶尔透明。细胞边界通常清楚。有些肿瘤细胞分散，相似于淋巴瘤。细胞核呈圆形、椭圆形、多边形或梭形，有显著的核仁，染色质粗，呈泡状分布。核质比例中至低。分裂象易见（图 18-73）。肿瘤细胞排列成片、梁状或细索状，之间为纤维血管性间质，可发生玻璃样变性。有些肿瘤细胞有器官样、玫瑰花环样和肿瘤细胞团外周细胞栅栏样排列的特点。肿瘤中也可出现梭形细胞和瘤巨细胞。可见出血、坏死、血管和神经周侵犯。

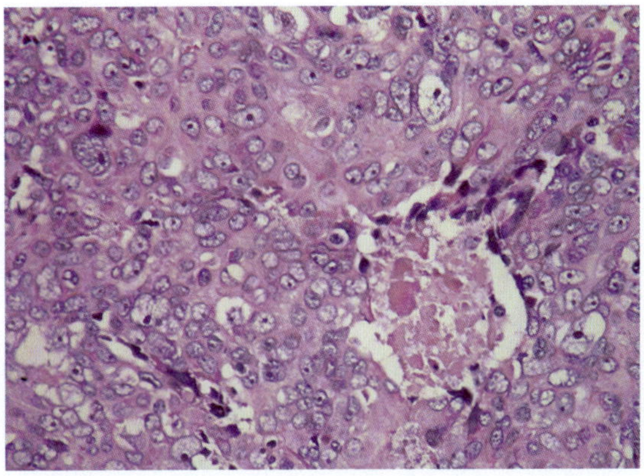

图 18-73　大细胞癌

肿瘤细胞体积大，片状排列

【免疫组化、超微结构】 肿瘤细胞表达细胞角蛋白等上皮性标志物，但 CK20 阴性。肿瘤可表达神经内分泌标志物。Ki67 标记指数常高于 50%。电镜观察肿瘤细胞偶尔有鳞状分化和腺样分化，可见肿瘤细胞内含神经内分泌颗粒。

【遗传学】 目前发现的异常有 p53 突变、染色体 17p 和 9p21 的 LOH。

【预后】 该肿瘤生长迅速、病程短，颈淋巴结转移常见，预后较淋巴上皮癌差。文献报道 2 年生存率为 36%，5 年生存率在 0% 至 35%。预后不良的指标有颈淋巴结转移、肿瘤大于 6cm、年龄大于 50 岁。肿瘤有无神经内分泌分化似乎对预后无影响。

（二十二）淋巴上皮癌

涎腺的淋巴上皮癌（lymphoepithelial carcinoma，LEC）也称伴淋巴样间质的未分化癌、恶性淋巴上皮病变、未分化癌、癌在淋巴上皮病变中和淋巴上皮瘤样癌，是一种伴明显的非肿瘤性淋巴浆细胞浸润的未分化癌。与鼻咽癌一样，涎腺淋巴上皮癌与 EBV 感染有关。发病情况有地域差别。

【临床表现】 患者平均年龄 44 岁，大小涎腺均可发生，多见于腮腺，颌下腺和小涎腺。表现为腺体肿胀，伴或不伴疼痛。晚期肿瘤可与深部组织或皮肤固定，面神经麻痹。就诊时可有广泛颈淋巴结累及。

【病理】 肿瘤大小不一，多结节表现，有局部包膜或者或者浸润周围组织。肿瘤为实性、切面灰白、灰黄至灰褐色。可有出血灶、坏死灶。

镜下，致密的淋巴样间质是最突出的特征，常常见淋巴滤泡。肿瘤可以呈小叶状或者为弥漫性。肿瘤细胞呈多边形至轻微的梭形不等。胞质双嗜性或弱嗜酸性，胞核大、泡状，常有明显的

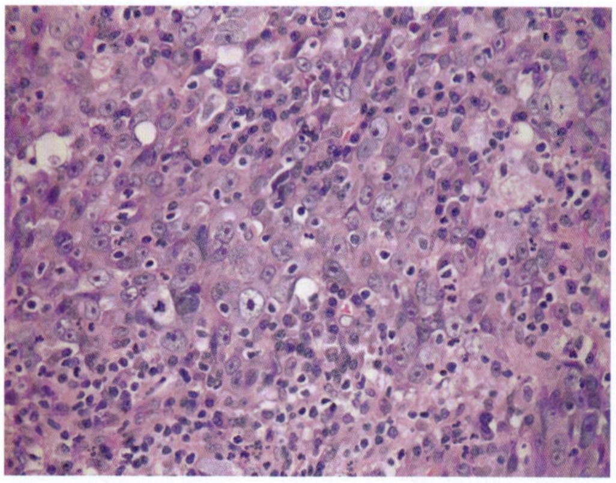

图 18-74 淋巴上皮癌

肿瘤细胞片状排列，其间有淋巴样细胞浸润。肿瘤细胞大小不一，核仁明显

核仁。肿瘤细胞聚集成各种不规则形状。间质含大量淋巴细胞、浆细胞，常浸润至肿瘤细胞团中（图 18-74）。梭形细胞占肿瘤大部分时称为梭形细胞淋巴上皮癌。癌组织浸润性生长。胶原性间质的量多少不等。核分裂、坏死易见。局部鳞状分化偶见。少数肿瘤同时伴有淋巴上皮性涎腺炎。

【免疫组化、超微结构】 肿瘤细胞表达细胞角蛋白和上皮膜抗原。淋巴样细胞为 B 和 T 细胞的混合。肿瘤细胞过表达 p53 蛋白，Ki67 指数高。原位杂交显示 EB 病毒 DNA 阳性。电镜下肿瘤细胞有鳞状分化特点。

【鉴别诊断】 包括转移性未分化癌包括鼻咽癌、恶性淋巴瘤、淋巴上皮性涎腺炎、淋巴腺瘤和大细胞癌。

【预后】 口腔和涎腺的淋巴上皮癌与鼻咽癌有相似的生物学行为，如较高的颈淋巴结转移率、对放疗敏感。预后相关因素包括肿瘤临床分期和组织学特点。核分裂多、肿瘤细胞间变、坏死和转移预示预后不佳。有研究显示 5 年生存率为 70.66%。

（二十三）成涎细胞瘤

成涎细胞瘤（sialoblastoma）是罕见的先天性或围生期婴儿发生的涎腺肿瘤。也称胚组织瘤（embryoma）、先天性基底细胞腺瘤（congenital basal cell adenoma）等。

推测该肿瘤来自于残留的胚细胞而不是基底储备细胞。

【临床表现】 多数肿瘤为先天性或出现在生后不久。偶见 2 岁后诊断者。男女之比为 2∶1。腮腺、颌下腺多见。有的病例伴发肝母细胞瘤、先天性痣如器官样痣和皮脂腺痣。个别病例在出生前超声检查时即被诊断。多数表现为颊部或颌下区肿块。皮肤可发生溃疡。X 线检查见肿瘤为膨胀性分叶状肿物。

【病理】 肿瘤为大小不一的单个结节或多结节性。常常有部分包膜，可有局部的浸润性生长。肿瘤剖面黄白色、实性，偶有出血、坏死区。

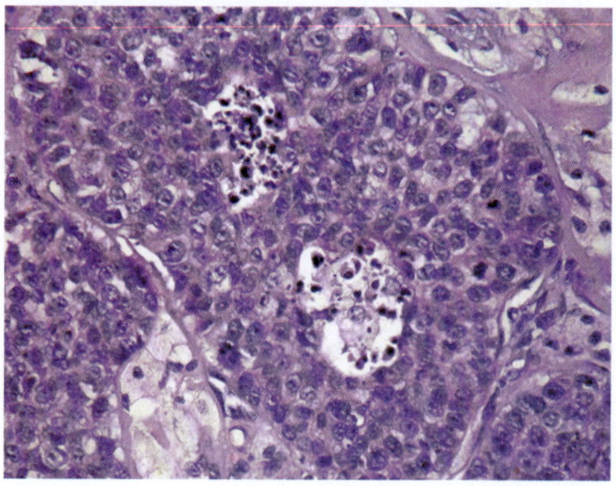

图 18-75 成涎细胞瘤

基底样肿瘤细胞排列成团，中央见坏死

镜下，成涎细胞瘤主要由基底样上皮细胞构成，肿瘤细胞胞质少，核圆形或椭圆形，可有核仁，核染色质细。可见稍成熟的有粉红色胞质的立方性上皮细胞。有的肿瘤细胞大小一致，分裂象少；也有的分裂象较多，细胞核多形性较明显，有坏死、血管、神经及周围组织浸润等（图 18-75）。肿瘤结构表现为重复大涎腺的胚胎发育过程的各个阶段，包括实性、多结节的巢和片状聚集的上皮细胞，可形成导管样结构、蕾状结构和实性器官样巢，周围细胞可呈栅栏状排列，类似基底细胞腺瘤。肿瘤间质为不等量的疏松、黏液样结缔组织。肿瘤邻近的腺体组织有发育异常的改变。

【免疫组化】 肿瘤细胞表达角蛋白，还可表达 S-100 蛋白和部分肌上皮细胞标志物。肌上皮细胞已得到电镜的证实。Ki67 指数从 3% ~ 80% 不等。

【遗传学】 染色体异常包括 47，XX、3 号染色体长臂缺失、环形染色体形成。

【预后】 成涎细胞瘤有复发潜能（约 20%），偶尔发生区域淋巴结转移，即使其组织学表现为良性者也可发生。也有发生血行转移和致死的报道。

（二十四）涎腺转移性肿瘤

涎腺转移性肿瘤（metastasis to major salivary glands）可通过淋巴管和血行转移。个别人认为大涎腺邻近组织的肿瘤直接累及也可包括在内。大涎腺的转移性肿瘤中，累及腺体或腺体邻近的淋巴结最常见。大涎腺中只有腮腺内含有淋巴结，所以转移性肿瘤中发生在腮腺者占 80% 以上。另外腮腺区的淋巴管网密集，与引流腮腺区、眶区、鼻、上唇、外耳道、咽鼓管及皮肤的淋巴管网相连。

转移性肿瘤占涎腺肿瘤的 0.99% ～ 4% 不等。在澳大利亚和新西兰的研究中，涎腺恶性肿瘤的 77% 为转移性肿瘤，绝大多数为黑色素瘤和鳞状细胞癌。我国关于涎腺转移性肿瘤的文献及数据较少。

腮腺转移性肿瘤的原发灶的 80% 以上位于头颈部，其中大多数（84% ～ 89%）为皮肤肿瘤，包括鳞状细胞癌、恶性黑色素瘤、基底细胞癌、皮脂腺癌、神经内分泌癌（梅克尔细胞癌）和汗腺癌。日本的一项研究则显示，腮腺的转移性鳞状细胞癌多来自于口腔癌，发生率为 2.5%。转移至腮腺的肿瘤除头颈部皮肤肿瘤外，还包括甲状腺癌、鼻咽癌，视网膜神经母细胞瘤、颅内肿瘤如胶质母细胞瘤、少突胶质瘤、星形细胞瘤、恶性室管膜瘤和外周恶性神经鞘瘤。原发部位位于锁骨水平以下的多见于肺、肾和乳腺，其他的部位依次包括结直肠、前列腺、头颈部以外的皮肤、胃、肝、子宫和胰腺。其中大部分为上皮性肿瘤（各种腺源性癌包括神经内分泌癌），也有少数肉瘤包括脂肪肉瘤、平滑肌肉瘤、血管肉瘤、横纹肌肉瘤、软骨肉瘤、恶性间皮瘤、精原细胞瘤和肾上腺神经母细胞瘤等。

与腮腺不同，颌下腺转移性肿瘤的原发部位多为锁骨下区，最常见的是肾、乳腺和肺。有关于肾细胞癌转移至颌下腺主导管的报道。

涎腺转移瘤可发生在任何年龄。多数（85%）大于 50 岁，男女之比 = 2 ∶ 1，多为单侧肿物，临床上常表现为界限清楚的涎腺肿块。发生在腮腺者可导致面神经麻痹。临床上常常诊断为涎腺原发性肿瘤。有些病例有原发性恶性肿瘤病史，偶尔转移是恶性肿瘤的首发症状。罕见情况下有双侧转移。有些肿瘤可同时转移至涎腺及涎腺以外的部位。有的肿瘤自原发肿瘤术后至转移发生的时间较长，如在肾透明细胞癌可达 19 年。

【组织病理和鉴别诊断】 转移灶与原发病变的组织病理学表现几乎一致。最主要的是鉴别诊断。其中除组织病理学特点外，原发性肿瘤的病史在鉴别中很有帮助。病理医师对转移性肿瘤的鉴别意识也起相当重要的作用，特别是在转移灶为肿瘤的首发症状时。

转移性鳞状细胞癌包括鼻咽癌和涎腺本身的原发性鳞状细胞癌和淋巴上皮癌需要鉴别，主要应根据患者的原发性肿瘤的病史，而对于以涎腺鳞状细胞癌为首发症状的转移性口腔黏膜鳞状细胞癌的鉴别可能非常困难，需要对患者进行全面检查及综合分析。

黑色素瘤特别是无色素性者可能与涎腺低分化癌或梭形细胞涎腺肿瘤相似。鉴别诊断应该应用黑素 A 和 HMB45 免疫组织化学染色。虽然多数黑色素瘤表达 S100 蛋白，但涎腺原发性肌上皮肿瘤也为阳性。

涎腺的肾细胞癌转移需与涎腺透明细胞肿瘤鉴别。与大多数涎腺原发性肿瘤相比，肾细胞癌为 CK7 阴性，而 CD10 在大多数肾细胞癌为阳性，而 CD10 只在有肌上皮分化的涎腺肿瘤阳性。但是最好的排除方法是肾的影像学检查。

神经内分泌癌转移至涎腺很少见，可能与涎腺原发性神经内分泌肿瘤的鉴别造成困难。患者的病史对于鉴别诊断很重要。

乳腺的导管癌和小叶癌在形态上分别与涎腺导管癌和多形性低度恶性腺癌相似。但它们的免疫组化特点不同。

前列腺癌转移误诊为原发性涎腺肿瘤的病例也存在，通常误诊为腺泡细胞癌。前列腺癌的前列腺特异性抗原和前列腺特异性酸性磷酸酶阳性，涎腺导管癌也有阳性表达，但涎腺导管癌表达CK7，与前列腺癌不同。

滤泡型腺泡细胞癌几乎与滤泡型甲状腺癌一样，但不表达甲状腺球蛋白和甲状腺转录因子1。

【预后】 对于不同原发部位、不同类型的肿瘤的预后判断不可能一致。对于大多数转移性涎腺肿瘤来说预后较差。如果原发肿瘤来自于锁骨以下区，涎腺转移瘤为许多广泛转移瘤之一的，预后特别差。单个转移灶则较易达到局部控制。

转移病变累及到腺体实质者的预后较只转移至腺内淋巴结差，局部复发为79%：8%。皮肤鳞状细胞癌转移至腮腺2年和5年生存率分别为83%和72%。原发灶位于头颈部黏膜的转移瘤的预后差。

（高　岩）

Summary

The diseases of the salivary glands are common in oral and maxillofacial regions including development disorders, inflammations, non-inflammation diseases, tumors and tumor-like lesions. In this chapter, the chronic sialadenitis, sialolithiasis, chronic sclerosing sialadenitis, lymphoepithelial sialadenitis, Sjögren's syndrome, sclerosing polycystic adenosis are emphasized.

Chronic sclerosing sialadenitis is a fibroinflammatory disease of the salivary glands, characteristically of the submandibular gland. Now it is proposed that chronic sclerosing sialadenitis is a part of the spectrum of IgG4-associated disease. Lymphoepithelial sialadenitis is found in virtually all patients with Sjögren's syndrome but may occur without Sjogren's syndrome. It is associated with lymphoid infiltration of salivary gland tissue, producing atrophy and destruction of the acini. Lymphoepithelial lesions form as the result of atrophy of the columnar ductal epithelium and proliferation of basal epithelial cells, associated with intraepithelial infiltration of marginal zone B cells. Sclerosing polycystic adenosis (SPA) is a rare lesion of salivary glands with a striking resemblance to fibrocystic disease of the breast. Even though SPA has satisfied the criteria for monoclonality, the debate as to whether SPA represents a true neoplasm or a pseudoneoplastic inflammatory sclerosing process, with low-grade neoplastic potential continues.

The epithelial tumors of salivary gland are lesions with unique characteristics and are frequently encountered. In addition to the three big salivary glands, tumors may develop in the minor salivary glands. The pathological features are cellular pleomorphism, complex histological structures, various types and subtypes. Similar tissue structures may be present in different kinds of neoplasms. Tumors of the same type may have different histological features, such as pleomorphic adenoma that may contain gland epithelium, squamous epithelium, chondromucous-like tissues and others. In neoplasm of the same type, there is no special demarcation between the benign and malignant nature, such as basal call adenoma and basal call carcinoma, oncocytoma and oncocytocarcinoma, etc.

The commonly seen salivary gland tumors are pleomorphic adenoma, mucoepidermoid carcinoma and adenoid cystic carcinoma. Their histological behaviors are different. The pleomorphic adenoma is readily to be implanted with high risk of malignant transplantation. The mucoepidermoid carcinoma may be subdivided into high, moderate and low malignant grades according to their differentiation. The adenoid cystic carcinoma is a neoplasm with high invasive nature, readily nerve and vascular involvement and high metastatic rate through circulation.

Although the salivary duct carcinoma is seldom, it is a high grade malignant tumor of extreme poor prognosis. In the chapter, other tumors such as mucinous carcinoma, sialoblastoma, clear cell carcinoma and other are also introduced.

Definition and Terminology

涎腺异位 (heterotopia of salivary gland): The heterotopic salivary gland is defined as growth of otherwise normal salivary gland found in an abnormal location.

涎 腺 结 石 (salivary stone): Tiny, pebblelike mass of calcified saliva that forms in the major salivary ducts or glands. Mainly happens in the submandibular gland and its ducts. May cause a ranula or mucocele. Also called sialolith.

Küttner 瘤 (Küttner tumour): Also known as Chronic sclerosing sialadenitis, it is a benign tumor-like lesion predominately affecting the submandibular gland first recognized by Kuttner in 1896. As a result of chronic inflammation, the presenting masses are often indurated and masquerade as carcinoma.

舍格伦综合征 (Sjögren's Syndrome): Sjögren syndrome, also known as "sicca syndrome", is a systemic autoimmune disease in which immune cells attack and destroy the exocrine glands that produce tears and saliva. It is named after Swedish ophthalmologist Henrik Sjögren.

硬化性多囊性腺病 (sclerosing polycystic adenosis): Sclerosing polycystic adenosis is a recently described, extremely rare, reactive, sclerosing, inflammatory process somewhat similar to fibrocystic changes and adenosis tumor of the breast.

高级别转化 (high-grade transformation): High-grade transformation of a salivary gland carcinoma refers to the transformation of a salivary gland carcinoma to a high-grade carcinoma in which the original line of differentiation is no longer evident.

杂交瘤 (hybrid tumor): A hybrid tumor is a single lesion that arises at a single site but that is composed of 2 or more distinct benign or malignant entities, each of which conforms to a defined tumor category. When a hybrid tumor is composed of histologically different types of carcinoma, it is called hybrid carcinoma.

参考文献

1．郑麟蕃，吴奇光．口腔病理学．上海：上海科技出版社，1994.
2．俞光岩．涎腺疾病．北京：北京医科大学，中国协和医科大学联合出版社，1994.
3．武忠弼，杨光华．中华外科病理学，北京：人民卫生出版社，2002.
4．马大权．涎腺疾病，北京：人民卫生出版社，2002.
5．于世凤．口腔组织病理学 7 版．北京：人民卫生出版社，2012：282-324.
6．Barns L，Eveson JW，Reichart P，et al. World Health Organization Classification of Tumors. Pathology and Genetics of Head and Neck Tumors.2005：209-281.
7．Chandana SR，Conley BA. Salivary gland cancers：current treatments，molecular characteristics and new therapies. Expert Rev. Anticancer Ther. 2008，8：645-652.
8．Seethala RR. An Update on Grading of Salivary Gland Carcinomas. Head and Neck Pathol，2009，3：69-77.
9．McHugh JB，Visscher DW，Barnes EL. Update on Selected Salivary Gland Neoplasms. Arch Pathol Lab Med，2009；133：1763-1774.
10．Cheuk W，Chan JKC. Advances in salivary gland pathology. Histopathology，2007，51，1-20.
11．Gnepp DR，Henley JD，Simpson RHW，Eveson J. Salivary and Lacrimal Glands. In：Gnepp DR. ed. Diagnostic surgical pathology of the head and neck．Second edition. Saunders Elsevier Inc. Philadelphia 2009：413-562.
12．Eveson JW，Nagao T. Diseases of the Salivary Glands. In：Barnes L ed. Surgical Pathology of the head and neck. Third Edition. Informa Healthcare，New York 2009：475-648.

第十九章　口腔颌面部囊肿
Cysts of the Oral and Maxillofacial Region

囊肿是一种非脓肿性病理性囊腔，内含囊液或半流体物质，通常由纤维结缔组织囊壁包绕，绝大多数囊肿的囊壁有上皮衬里，少数无上皮衬里者又称为假性囊肿（pseudocyst）。由于特殊的解剖学结构和复杂的胚胎发育特点，口腔颌面部好发囊肿，其中颌骨为人类骨骼中最好发囊肿的部位。根据发生部位的不同，口腔颌面部囊肿一般可分为颌骨囊肿和软组织囊肿两大类，其中颌骨囊肿又可根据其组织来源不同而分为牙源性和非牙源性囊肿。2005 年 WHO 对牙源性肿瘤的新分类中未包含牙源性囊肿，除将以往的牙源性角化囊肿更名为牙源性角化囊性瘤，并归类为牙源性良性肿瘤外，其余未作改动。因此，本章在未改动 1992 年 WHO 有关颌骨上皮性囊肿分类的基础上（牙源性角化囊肿除外），将常见的口腔颌面部囊肿分类如表 19-1。为便于叙述，本章分为牙源性囊肿、非牙源性囊肿、假性囊肿和口腔及面颈部软组织囊肿四节。

表 19-1　口腔颌面部囊肿

一、颌骨上皮性囊肿（epithelial cysts of the jaws）
（一）发育性（developmental）
1．牙源性（odontogenic）
（1）婴儿“龈囊肿”（Epstein 珠）[“gingival cysts” of infants（Epstein pearls）]
（2）含牙（滤泡）囊肿 [dentigerous（follicular）cyst]
（3）萌出囊肿（eruption cyst）
（4）发育性根侧囊肿（lateral periodontal cyst）
（5）成人龈囊肿（gingival cyst of adults）
（6）腺牙源性囊肿（glandular odontogenic cyst）
2．非牙源性（non-odontogenic）
（1）鼻腭管（切牙管）囊肿 [nasopalatine duct（incisive canal）cyst]
（2）鼻唇（鼻牙槽）囊肿 [nasolabial（nasoalveolar）cyst]
（二）炎症性（inflammatory）
（1）根尖周囊肿（radicular cyst）
（2）根尖侧囊肿（apical and lateral cyst）
（3）残余囊肿（residual cyst）
（4）牙旁（炎症性根侧，下颌感染性颊）囊肿 [paradental（inflammatory collateral，mandibular infected buccal）cyst]
二、口腔、面颈部软组织囊肿
（1）皮样或表皮样囊肿（dermoid or epidermoid cyst）
（2）鳃裂囊肿（branchial cleft cyst）
（3）甲状舌管囊肿（thyroglossal tract cyst）
（4）畸胎样囊肿（teratoid cyst）
（5）黏液囊肿（mucocele）
（6）舌下囊肿（ranula）

第一节 牙源性囊肿
Odontogenic Cyst

牙源性囊肿（odontogenic cyst）是指牙齿形成器官的上皮或上皮剩余发生的一组囊肿。一般可分为发育性和炎症性两大类。前者由牙齿发育和/或萌出过程中的某些异常所致，后者则与颌骨内存在的炎症灶有关。作为牙髓炎症的一种后续病变，颌骨炎症性囊肿（如根尖周囊肿等）的发生一般经历了牙齿龋坏、牙髓炎症和坏死、根尖周组织的炎症和/或免疫反应、马氏（Malassez）上皮剩余增殖以及增殖上皮团块中央液化、囊性变等一系列可预测的病理过程，但目前人们对于发育性牙源性囊肿（如发育性根侧囊肿、含牙囊肿等）的组织来源和发病机制的认识尚不深入，许多理论仍建立在推测的基础之上。一般认为，牙源性囊肿的衬里上皮来源于牙源性上皮剩余，而不同囊肿可能来源于不同的上皮剩余：①牙板上皮剩余或 Serres 上皮剩余可发生发育性根侧囊肿和牙龈囊肿；②缩余釉上皮发生的囊肿有含牙囊肿、萌出囊肿以及炎性牙旁囊肿；③ Malassez 上皮剩余发生根尖周囊肿、残余囊肿和炎性根侧囊肿。需要强调的是，各种类型牙源性囊肿的诊断应综合考虑其临床、X 线和组织病理表现。

一、发育性牙源性囊肿

（一）含牙囊肿

含牙囊肿（dentigerous cyst）又称滤泡囊肿（follicular cyst），是指囊壁包含一个未萌牙的牙冠并附着于该牙的牙颈部的囊肿。因此含牙囊肿可表现典型的 X 线特点，即环绕一未萌牙冠的透射影像。然而这种 X 线表现并非为含牙囊肿所独有，其他牙源性病损也可能表现类似的含牙关系，如牙源性角化囊性瘤、牙源性腺样瘤和单囊性成釉细胞瘤等。因此对含牙囊肿的诊断不能仅仅依据 X 线表现。

【临床】 含牙囊肿多发生于 10 ~ 39 岁患者，男性比女性多见；发病部位以下颌第三磨牙区最常见，其次为上颌单尖牙、上颌第三磨牙和下颌前磨牙区，可能与这些部位的牙齿易于阻生有关；含牙囊肿内所含的牙齿大多数为恒牙，偶见含乳牙或额外牙；囊肿生长缓慢，早期无自觉症状，往往因牙齿未萌、缺失或错位而行 X 线检查时被发现。囊肿发育较大时可引起颌骨膨隆或面部不对称、牙齿移位及邻近牙的牙根吸收；X 线表现为圆形透射区，边界清楚，囊腔内可含一个未萌的牙冠（图 19-1），少数较大的病变也可呈多房性改变。

【病理】 肉眼见囊壁较薄，囊腔内含有牙冠，囊壁附着于牙颈部，囊液多呈黄色；镜下见纤维结缔组织囊壁内衬较薄的复层鳞状上皮（图 19-2），仅由 2 ~ 5 列扁平细胞或矮立方细胞构成，

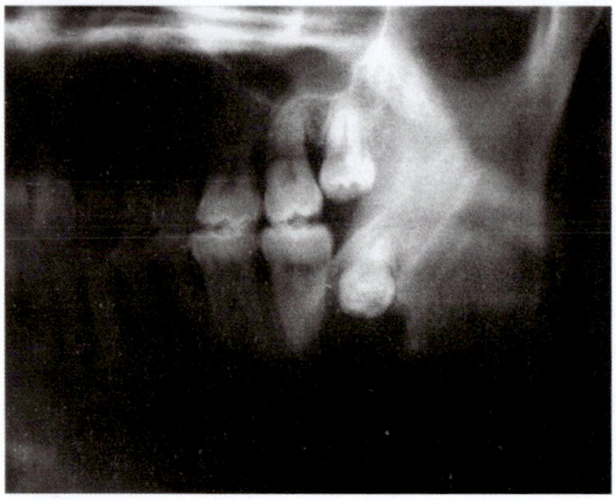

图 19-1 含牙囊肿

X 线示一圆形透射区内含一未萌牙冠

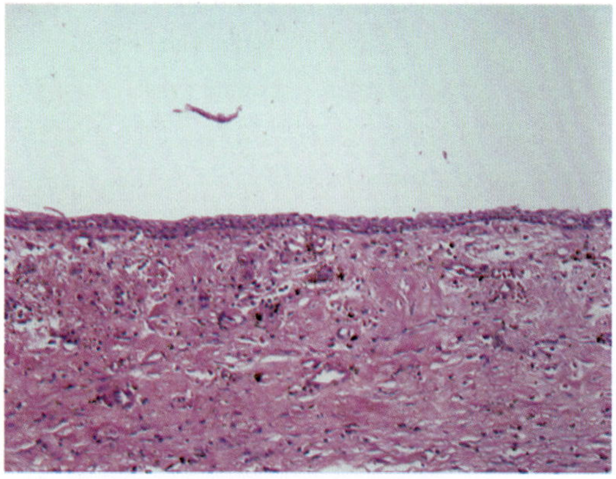

图 19-2 含牙囊肿

衬里上皮较薄，类似于缩余釉上皮

无角化，没有上皮钉突，类似于缩余釉上皮；纤维囊壁内炎症不明显，含丰富的糖蛋白和粘多糖；囊肿继发感染时，上皮增生，上皮钉突明显，囊壁组织内见大量炎症细胞浸润；约 40% 囊肿的衬里上皮可发生黏液化生，含产黏液细胞或纤毛柱状细胞，少数情况还可见皮脂腺细胞；某些病例的衬里上皮还可发生区域性角化，一般为正角化；纤维囊壁中有时可见牙源性上皮岛。

含牙囊肿一般发生于牙冠形成后，缩余釉上皮和牙面之间液体蓄积而成囊肿。若囊肿发生于釉质完全形成之前，所含牙齿可表现釉质发育不全。

含牙囊肿手术治疗后很少复发，预后较好。

（二）婴儿龈囊肿

婴儿龈囊肿（gingival cyst of infants）又称新生儿牙板囊肿（dental lamina cyst of the newborn）。来自牙龈内断离的牙板剩余，上皮中央角化、脱落形成囊肿。多发于新生儿或出生后 1 ~ 2 个月的婴儿，3 个月以后者极为罕见。临床上表现为牙槽黏膜的多个白色或浅黄色结节，又称为 Bohn 结节，似粟米大小，多少不等。其确切发生率不详，但上颌较下颌多见。镜下见多个小囊肿位于紧贴上皮下方的固有层内，囊肿衬里上皮为薄层角化鳞状上皮，基底细胞扁平，与牙源性角化囊性瘤上皮衬里的柱状基底细胞不同。囊腔内充满脱落的角化物，偶见炎症细胞，有的囊肿与表面黏膜上皮粘连。其生长缓慢，可自行退变或脱落至口腔，故不需治疗。

（三）成人龈囊肿

成人龈囊肿（gingival cyst of adults）不常见，与发育性根侧囊肿在组织发生、临床行为和组织学表现等方面均很相似，因此二者易混淆。但成人龈囊肿发生于牙龈软组织，不侵犯骨组织或仅导致局部牙槽骨表面的压迫性吸收，而发育性根侧囊肿则发生于牙槽骨内。

成人龈囊肿可发生于任何年龄，但以 40 岁以上较多见；多发生于颊侧和唇侧牙龈，以尖牙和前磨牙区最常见，下颌多于上颌；临床上多表现为生长缓慢、无痛性、圆形肿大，大小一般在 1 cm 以下，有波动感，颜色与正常牙龈相同或呈淡蓝色；由于囊肿位于软组织，X 线片常无异常，当囊肿较大时可压迫骨皮质，导致其表面侵蚀性吸收。

成人龈囊肿的衬里上皮厚薄不一，较薄的区域仅由 1 ~ 2 层扁平或立方细胞组成，类似缩余釉上皮，较厚者为复层鳞状上皮，无钉突，无角化；可见局灶性上皮增厚形成所谓上皮斑（epithelial plaque），细胞呈水样透明状，与发育性根侧囊肿的病理所见有相似之处。

成人龈囊肿可能发生于牙板上皮剩余，局部切除后无复发。

（四）发育性根侧囊肿

发育性根侧囊肿（lateral periodontal cyst）是指发生于活髓牙根侧或牙根之间的牙源性发育性囊肿，与炎症刺激无关。该囊肿应与发生于根侧的牙源性角化囊性瘤、成人龈囊肿和位于根侧的炎症性囊肿相鉴别。

发育性根侧囊肿可发生于任何年龄，患者平均年龄为 50 岁；约 70% 发生于下颌，以尖牙和前磨牙区最多见；临床多无症状，常在 X 线检查时偶然发现。X 线片见圆形或卵圆形边界清楚的透射区，一般有硬化的边缘，病变直径多小于 1 cm。

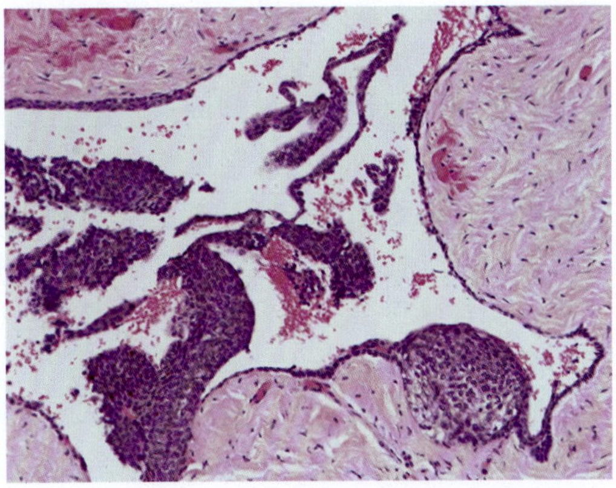

图 19-3　发育性根侧囊肿

衬里上皮较薄，可见局灶性上皮增厚（上皮斑）

发育性根侧囊肿的衬里上皮为较薄、无角化的鳞状或立方状上皮，由 1 ~ 5 层细胞组成，胞核较小，呈固缩状；局灶性上皮增厚常形成上皮斑，主要由梭形或卵圆形透明细胞组成（图 19-3）；囊壁的结缔组织为成熟的胶原纤维，炎症不明显，有时可见牙源性上皮条索或上皮岛。

鉴别诊断应与根侧型的根尖周囊肿和成人龈囊

肿相鉴别，前者是由牙髓感染所致的炎症性囊肿，与囊肿相邻的牙齿为失活牙，镜下根尖周囊肿的上皮衬里较厚，纤维组织囊壁内炎症明显。

该囊肿可能来源于缩余釉上皮、残余牙板或 Malassez 上皮剩余。手术摘除后一般无复发倾向。发育性根侧囊肿有时表现为多房性，手术标本呈葡萄状，又称为葡萄状牙源性囊肿（botryoid odontogenic cyst）。

（五）萌出囊肿

萌出囊肿（eruption cyst）发生于覆盖在一个正在萌出的乳牙或恒牙牙冠表面的黏膜软组织内，是发生于骨外软组织内的含牙囊肿，即萌出牙的缩余釉上皮与釉质之间液体潴留而形成的囊肿。它主要发生于 20 岁以前的患者，偶见于成人；临床上表现为正在萌出牙齿上方的光滑肿物，呈淡蓝色或粉红色，质柔软且有波动感。肉眼见囊肿内含清亮液体或血性液体。镜下见囊肿上方为牙龈黏膜所覆盖，囊肿衬里上皮具有缩余釉上皮特征；继发炎症时，上皮增生，结缔组织囊壁内有慢性炎症细胞浸润（图 19-4）。

（六）腺牙源性囊肿

腺牙源性囊肿（glandular odontogenic cyst）又称牙源性产黏液囊肿（mucus producing odontogenic cyst）或涎腺牙源性囊肿（sialo-odontogenic cyst），是一种罕见的颌骨囊肿。Gardner 等于 1988 年报告了 8 例，并对其组织病理表现进行了详细描述。

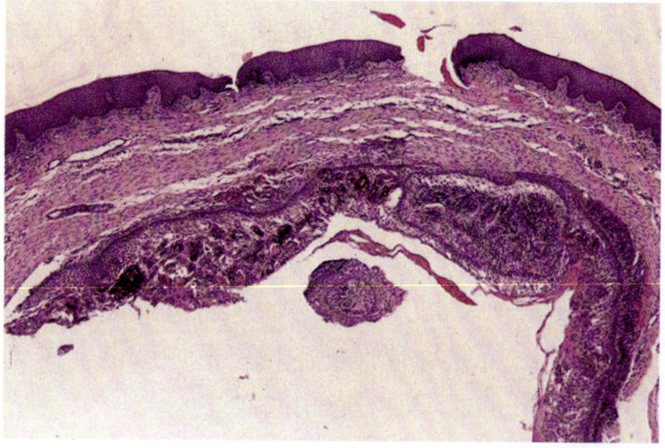

图 19-4 萌出囊肿

牙龈黏膜下方软组织内囊肿，因继发感染，衬里上皮呈不规则增生

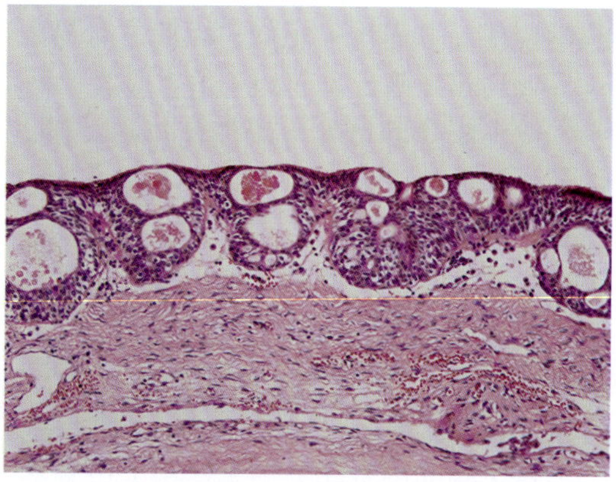

图 19-5 腺牙源性囊肿

衬里上皮内形成囊性小腔隙，内含黏液或分泌物，表层为纤毛柱状细胞，呈嗜酸性染色

此囊肿患者年龄分布较广，男女均可发病；临床上多表现为颌骨局部膨大，无痛，术后有复发倾向。X 线表现为边界清楚的单囊或多囊性透射区。

镜下纤维组织囊壁内无明显炎症细胞浸润，其衬里上皮部分为复层鳞状上皮，部分为无明显特征的上皮，但在相当区域内，复层上皮的表层细胞呈嗜酸性立方或柱状，常形成不规则的乳头状突起，含不同数量的纤毛细胞和产黏液细胞；在衬里上皮内常可形成隐窝或囊性小腔隙，内含黏液，形成黏液池，内衬这些小腔隙的细胞为类似于表层的嗜酸性立方细胞（图 19-5）；衬里上皮可发生局灶性增厚，形成类似于发育性根侧囊肿和成人龈囊肿中所见的上皮斑。值得强调的是多种牙源性囊肿（如：含牙囊肿、发育性根侧囊肿等）可表现局部区域的黏液或纤毛细胞化生，但不具有上述典型的组织学特点者，不应诊断为腺牙源性囊肿。

腺牙源性囊肿之所以被归类为牙源性发育性囊肿是因为其发生于颌骨内，其衬里上皮的上皮斑结构与发育性根侧囊肿和牙源性腺样瘤内所见的上皮斑类似。

二、炎症性牙源性囊肿

（一）根尖周囊肿

根尖周囊肿（radicular cyst）是颌骨内最常见的牙源性囊肿，属于炎症性囊肿，一般经历了牙齿龋坏、牙髓炎症和坏死、根尖周组织的炎症和免疫反应、Malassez 上皮剩余增殖以及增殖上皮团块中央液化、囊性变等一系列病理过程，因此根尖周囊肿常发生于一死髓牙的根尖部。相关牙拔除后，若其根尖炎症未作适当处理而继发囊肿，则称为残余囊肿（residual cyst）。

【临床】 根尖周囊肿多发生于 20 ～ 49 岁患者，尽管 10 岁以下儿童龋病发生率不低，但根尖周囊肿并不常见。男性患者多于女性，约 60% 的囊肿发生于上颌，以上颌切牙和单尖牙为好发部位。囊肿大小不等，常与末期龋、残根或变色的死髓牙相伴随。较大的囊肿可导致颌骨膨胀，常引起唇颊侧骨壁吸收变薄，扪诊时有乒乓感。X 线片显示根尖区有一圆形或卵圆形透射区，边缘整齐，界限清晰（图 19-6），部分病例透射区周围有薄层阻射线，这与囊肿发展减缓、周围骨组织修复改建有关。

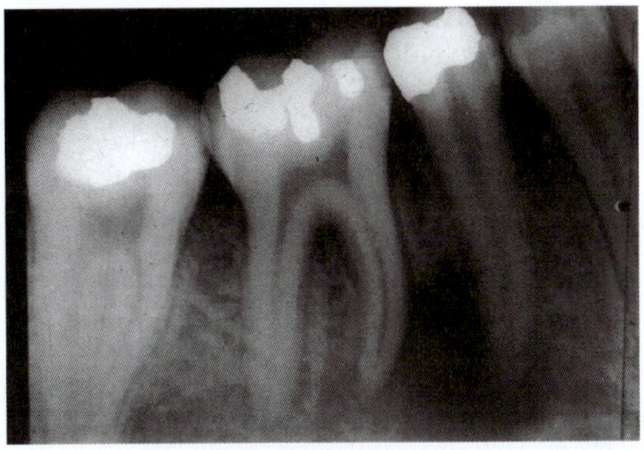

图 19-6　根尖周囊肿

X 线片示根尖区有一卵圆形透射区，相关牙有治疗史

【病理】 肉眼见囊肿大小和囊壁厚薄不一，囊肿较小时可随拔除之残根或患牙一起完整摘除，为附着于患牙根尖部的软组织囊性肿物。多数情况下，囊壁已破裂，送检物为散碎囊壁样组织。镜下见囊壁的囊腔面内衬无角化的复层鳞状上皮，厚薄不一，上皮钉突因炎性刺激发生不规则增生、伸长，相互融合呈网状，上皮表现明显的细胞间水肿和以中性粒细胞为主的上皮内炎症细胞浸润，炎性浸润致密区常导致上皮的连续性中断。纤维组织囊壁内炎症明显，炎性浸润细胞主要为淋巴细胞、浆细胞，也混杂有中性粒细胞浸润以及泡沫状吞噬细胞。囊壁内可见含铁血黄素和胆固醇晶体沉积，胆固醇晶体在制片过程中被有机溶剂溶解而留下裂隙，裂隙周围常伴有多核巨细胞反应。晶体也可通过衬里上皮进入囊腔，故穿刺抽吸的囊液中有闪闪发亮的物质，涂片镜下可见长方形缺一角的晶体，即胆固醇晶体。有时衬里上皮和纤维囊壁内可见透明小体（Rushton body），为弓形线状或环状的均质状小体，呈嗜伊红染色。由于这种透明小体仅见于牙源性囊肿中，因此有人认为它是一种由上皮细胞分泌的特殊产物，也有人认为它可能来源于某种角蛋白或来自血液。

（二）牙旁囊肿

牙旁囊肿（paradental cyst）是一种特殊类型的炎症性根侧囊肿（inflammatory collateral cyst），发生于阻生下颌第三磨牙的颊侧或远中颊侧，患者常有冠周炎反复发作史，牙齿为活髓；X 线显示部分阻生的下颌第三磨牙远中有边界清楚的透射区，有时病变可延伸至根尖部。镜下见囊壁内衬无角化的复层鳞状上皮，厚薄不一，结缔组织囊壁内有大量炎症细胞浸润，部分囊壁可见胆固醇结晶裂隙和异物巨细胞反应。虽然其镜下表现与根尖周囊肿相似，但根尖周囊肿的患牙为死髓牙，而牙旁囊肿的伴随牙为活髓；在临床上，牙旁囊肿还易与发育性根侧囊肿相混淆，但后者一般不伴有炎症。该囊肿常累及根分叉区，检查见大多数受累牙有所谓釉突（enamel spur）延伸至根分叉处，提示囊肿的发生可能与炎症刺激导致该处的结合上皮增生有关。

所谓下颌感染性颊囊肿（mandibular infected buccal cyst）可能也属于牙旁囊肿的一型，但主要发生于初萌的下颌第一和第二磨牙颊侧，因此多见于 6 ～ 8 岁儿童。其组织学表现类似于牙旁囊肿或根尖周囊肿。

第二节 非牙源性囊肿 Non-odontogenic Cysts

非牙源性囊肿是指与牙发育无关的囊性病损，颌骨内非牙源性上皮性囊肿的种类较多，分类不一。现将较常见的病损分述如下。

一、鼻腭管（切牙管）囊肿

鼻腭管（切牙管）囊肿 [nasopalatine duct (incisive canal) cyst] 来源于切牙管内的鼻腭导管上皮剩余，可表现为切牙管囊肿和龈乳头囊肿，前者发生于骨内，后者则完全位于切牙乳头的软组织内。这组囊肿约占所有非牙源性囊肿的 73%，为最常见的非牙源性囊肿。

【临床】 鼻腭管囊肿可发生于任何年龄，其中高发年龄为 30 ~ 60 岁。男性较多见。临床上常无明显症状，仅在 X 线检查或戴义齿时偶然被发现。最常见的表现为腭中线前部的肿胀，有时可伴疼痛或瘘管形成。X 线照片上，常常难以区分鼻腭管囊肿和较大的切牙窝（incisive fossa）。X 线片上的切牙窝宽度在 6mm 以下为正常范围，即使切牙窝前后径达 10mm 但无其他症状者，仍可能为正常，可定期复查而不必急于手术治疗。囊肿较大时，可见囊肿位于上颌骨中线，呈卵圆形放射透射区（图 19-7A）。

【病理】 鼻腭管囊肿的衬里上皮变异较大，可内衬复层鳞状上皮、含黏液细胞的假复层纤毛柱状上皮、立方上皮或柱状上皮（图 19-7B），这些上皮类型可单独或联合存在。邻近口腔部的囊肿常内衬复层鳞状上皮，而近鼻腔部者常为呼吸性上皮。结缔组织囊壁内可含有较大的血管和神经束，为通过切牙管的鼻腭神经和血管结构，囊壁内有时可见小灶性黏液腺和散在的慢性炎细胞浸润。

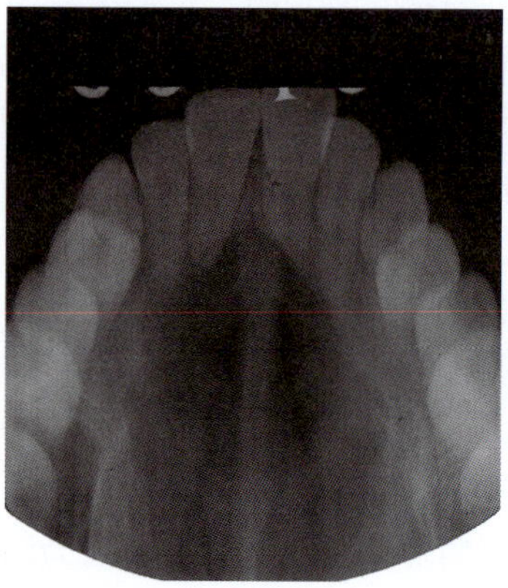

A

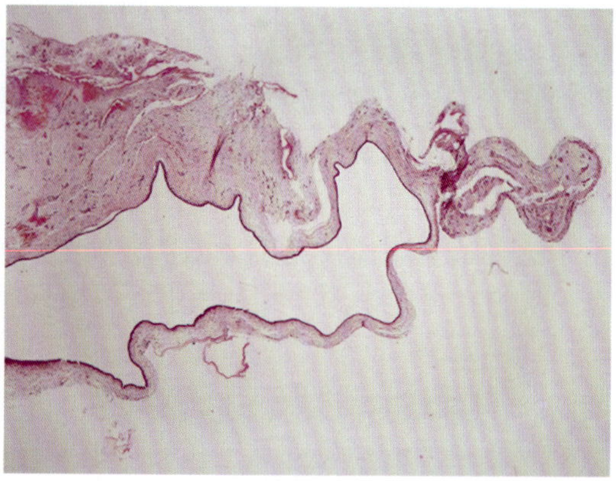

B

图 19-7 鼻腭管（切牙管）囊肿

A. X 线片示腭中线前部卵圆形透射病损；B. 衬里上皮为复层或假复层纤毛柱状上皮

二、鼻唇（鼻牙槽）囊肿

鼻唇（鼻牙槽）囊肿 [nasolabial (nasoalveolar) cyst] 是一种发生于牙槽突表面近鼻孔基部软组织内的囊肿，较为少见。发病年龄以 30 ~ 49 岁多见，女性多于男性。肿胀是常见的症状，囊肿增大可致鼻唇沟消失，鼻翼抬高，鼻孔变形。此囊肿可双侧发生。X 线片不易发现，有时可见上颌骨表面的浅表性骨吸收。镜下，囊壁多呈皱折状，衬里上皮一般为无纤毛的假复层柱状上皮，含黏液细胞和杯状细胞，也可见复层鳞状上皮或立方上皮。

鼻唇囊肿可能来源于胚胎性鼻泪管剩余或成熟管的下前部结构。采用口内切口单纯摘除囊肿，一般无复发。

三、球状上颌囊肿

球状上颌囊肿（globulo -maxillary cyst）较为少见，发生于上颌侧切牙和单尖牙牙根之间。X线表现为边界清楚的梨形放射透光区，常导致相邻牙牙根的移位。

以往认为球状上颌囊肿是由中鼻突的球状突和上颌突融合处的上皮残余所发生，属于面裂囊肿。然而现代胚胎学概念不支持这种论点。事实上，除腭中缝外，面突仅仅是一些高起或隆起，这些隆起处是间充质生长中心，随着生长中心的生长发育，各隆起间的浅凹逐渐变平而成为平整的表面，不存在面突融合。近来研究表明，所谓的球状上颌囊肿并不是一种独立的囊肿，而可能是发生在“球状上颌”部位的牙源性囊肿，如根尖周囊肿、发育性根侧囊肿、甚至牙源性角化囊肿等；但也有人认为球状上颌囊肿的名称还应保留，诊断球状上颌囊肿的标准是：囊肿位于上颌恒侧切牙和单尖牙之间，且邻牙为活髓牙；X线片表现为倒梨形放射透光区；组织学上不能诊断为其他囊肿，球状上颌囊肿的衬里上皮不一，多为复层鳞状上皮和（或）纤毛柱状上皮。

四、下颌正中囊肿

下颌正中囊肿（median mandibular cyst）极少见，位于下颌中线联合处，X线表现为边界清晰的圆形、卵圆形或不规则形透射区，一般无临床症状，继发感染时有疼痛感，囊肿区的下颌中切牙有活力。

传统观点认为该囊肿属于面裂囊肿，是由两侧下颌突融合时陷入中缝区的上皮增殖、囊性变所致。然而现代胚胎学认为下颌突是以一个单一的整体发育形成下颌骨，不发生融合，从而没有上皮结构的内陷。因此目前多数学者认为下颌正中囊肿可能是由额外牙牙蕾或牙板上皮剩余发生的始基囊肿，部分病损也可表现其他类型囊肿的形态特点。

第三节　假性囊肿 Pseudocyst

一、动脉瘤性骨囊肿

动脉瘤性骨囊肿（aneurysmal bone cyst）是一种膨胀性溶骨性病损，虽然X线显示为囊性病变，但组织学检查无上皮衬里，故称为假性囊肿。1942年Jaffe和Lichtenstein首先描述其临床特征，直到1958年Bernier和Bhaskar才报告发生于颌骨的病例。

【病因】虽然有关动脉瘤性骨囊肿的病因尚不完全清楚，但一般认为它是一种反应性病变。某些原发于骨的先存病变可能引起血管畸形和局部血流动力学变化，继而发生囊肿性改变。颌骨纤维异常增殖症、中心性巨细胞肉芽肿、骨化纤维瘤、纤维肉瘤和骨肉瘤等均可成为引发动脉瘤性骨囊肿的原发性病损。

【临床】一般发生于30岁以下，高峰年龄10 ~ 19岁。性别差异不大，主要发生于长骨及椎骨，发生于颌骨者下颌多见，多累及颌骨后份（如下颌角、升支、磨牙区等），上颌骨病变易扩展至上颌窦内。临床上表现为颌骨膨隆，局部可有自发痛或压痛，囊腔内充满新鲜血液。病变发展较快，可在数周或数月内增大的一定体积，引起面部不对称。X线表现为囊性透射区，大多呈蜂窝状或肥皂泡样改变（图 19-8）。

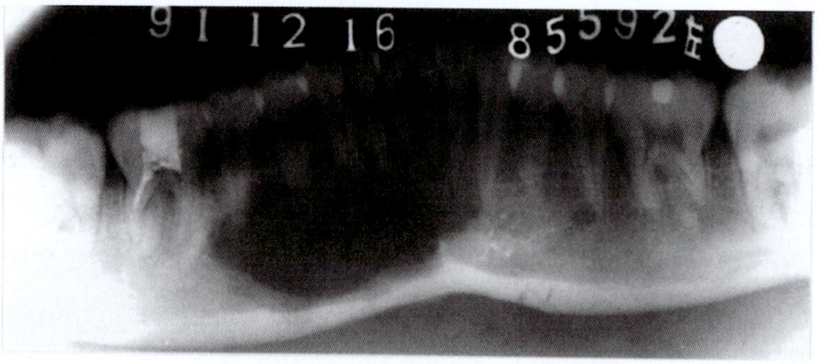

图 19-8 动脉瘤性骨囊肿的 X 线表现

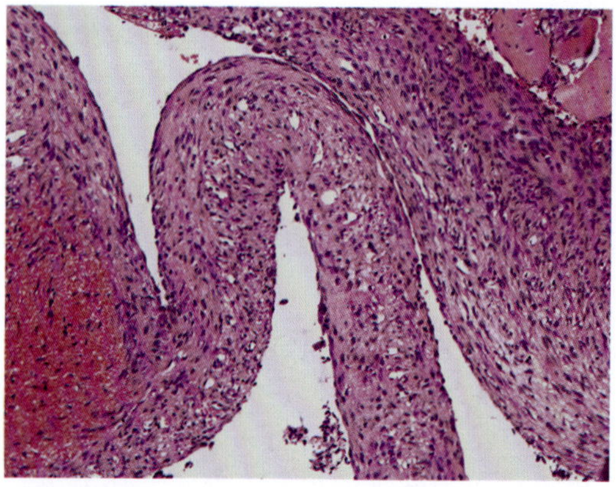

图 19-9 动脉瘤性骨囊肿组织学表现
囊肿由许多大小不一的血窦或血腔构成，无衬里上皮

【病理】 肉眼可见多数大小不等的囊腔，呈蜂窝状或海绵状，腔内充有血液。镜下见囊肿由许多充满红细胞的、大小不一的血窦或血腔构成，囊腔面无衬里上皮或内皮细胞，腔内可有血栓形成和机化（图 19-9）。囊壁为纤维结缔组织，含毛细血管和大量成纤维细胞，在出血灶附近有多核巨细胞，囊壁中常伴有类骨质或反应性新生骨。有时在囊性病变的周围可见骨纤维异常增殖症、骨化纤维瘤或巨细胞肉芽肿等病变，这些病变可能是引起动脉瘤性骨囊肿发生的原发病损。

二、单纯性（外伤性）骨囊肿

单纯性骨囊肿（simple bone cyst）是无内衬上皮的骨囊肿，由 Lucas 于 1929 年首先报告。又可被称为外伤性骨囊肿（traumatic bone cyst）、孤立性骨囊肿（solitary bone cyst）和出血性骨囊肿（hemorrhagic bone cyst）等。

【临床】 本囊肿好发于长骨，颌骨少见，其发生率约占颌骨囊肿的 1%。多发生于青年人，75% 患者在 10 ~ 20 岁，男性多见。颌面部多发于下颌骨的双尖牙和磨牙区，上颌极为少见。大多数囊肿为单发，也可发生于颌骨双侧。临床上多无症状，常在 X 线检查时偶然发现，有时可表现颌骨膨胀及疼痛，邻近牙是活髓牙。X 线表现为境界较清楚的单房性透射区，边缘较薄的硬化带（图 19-10）。牙根吸收和牙移位少见，病变区牙周膜和硬骨板完整。

【病理】 肉眼见囊肿为卵圆形或不规则，囊腔内有少量液体，呈淡黄色或棕色，囊壁很薄。镜下见囊壁由纤维结缔组织构成，厚薄不一，无上皮衬里。囊腔内含凝血性物质和肉芽组织。

一般认为本病是由于外伤引起骨髓内出血，骨髓内血肿未发生机化，血块变性、降解，使骨内形成空腔。

三、静止性骨囊肿

静止性骨囊肿（static bone cyst）实际上是发生于下颌骨后份舌侧的解剖切迹，它是由于发育过程中，涎腺和其他软组织的增殖或迷入而引起的下颌骨局限性缺损。X 线片上可表现为囊肿样透射区。有时还可双侧同时发生。这型假性囊肿一般无症状，多在 X 线检查时偶然发现。好发于下颌磨牙及下颌角区，多位于下齿槽神经管的下方，X 线表现为边缘致密的卵圆形透射区。组织学观察，骨缺损区不存在明显的囊肿，可见到涎腺组织、脂肪组织、纤维结缔组织和肌肉等。

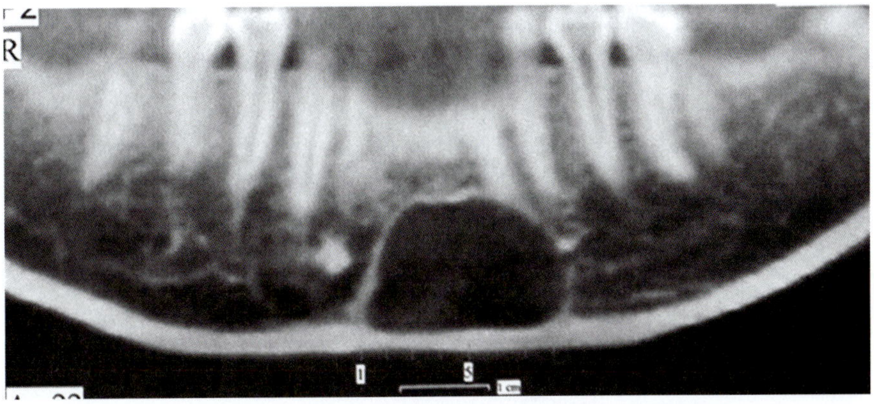

图 19-10 单纯性（外伤性）骨囊肿

X 线示边界清楚的透射影

第四节 口腔、面颈部软组织囊肿
Soft Tissue Cysts of Oral、Facial and Neck Regions

一、皮样和表皮样囊肿

皮样或表皮样囊肿（dermoid or epidermoid cyst）好发于颌面部，口底为口内最常见的部位，其次是舌。发生于口底较表浅者位于颏舌骨肌与口底黏膜之间（舌下位），较深在者位于颏舌骨肌与下颌舌骨肌之间（颏下位）。囊肿表面光滑，为圆形或卵圆形无痛性包块，生长缓慢，界限清楚，触之有生面团样柔韧感，波动感不明显，压迫之后可出现凹陷。

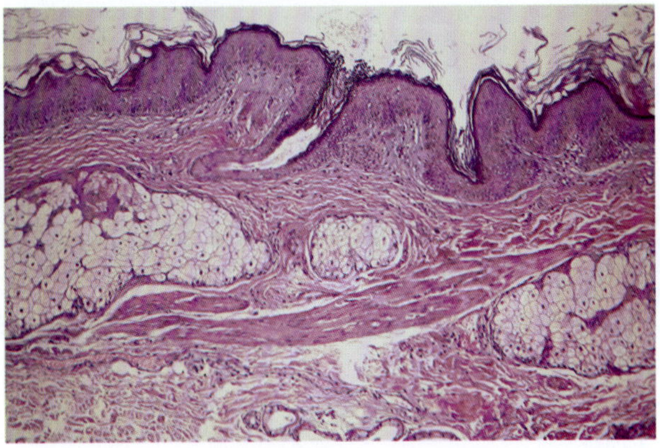

图 19-11 皮样囊肿

囊肿的纤维囊壁内含有皮肤附属器

肉眼见囊壁较薄，囊腔内有灰白色豆腐渣样物质。镜下见囊壁为角化的复层鳞状上皮衬里，结缔组织囊壁内没有皮肤附属器者称为表皮样囊肿；若囊壁内含有皮肤附属器，如毛发、毛囊、皮脂腺、汗腺等结构，则称为皮样囊肿（图 19-11）。囊腔内为排列成层的角化物质，偶见钙化。角化物质破入周围纤维组织内时，可见异物巨细胞反应、炎症细胞浸润及胆固醇结晶。

多数人认为皮样囊肿和表皮样囊肿发生于胚胎发育性上皮剩余，或是外伤植入上皮所致。发生于口底的囊肿可能是由第一、二对鳃弓融合时残留的上皮所发生的。

二、鳃裂囊肿

鳃裂囊肿（branchial cleft cyst）又称为颈部淋巴上皮囊肿（cervical lymphoepithelial cyst）常位于颈上部近下颌角处，胸锁乳突肌上 1/3 前缘。一般认为鳃裂囊肿来自鳃裂或咽囊的上皮剩余，但也有人认为其发生可能与胚胎时期陷入颈淋巴结内的涎腺上皮囊性变有关。约 95% 的腮裂囊肿为第二鳃裂来源，发生于约相当肩胛舌骨肌水平以上和下颌角以下；其余 5% 分别来源于第一、第三和第四腮裂，其中发生于下颌角以上和腮腺者常为第一鳃裂来源，发生于颈根区者为第三、第四鳃裂来源。该囊肿好发于 20 ～ 40 岁的年轻患者，囊性肿物柔软，界限清楚，可活动，无明显症状，继发感染时可伴疼痛。囊肿一般发生于单侧颈部，少数情况下，双侧颈部可同时发生囊肿。囊肿内含物为黄绿或棕色清亮液体，或含浓稠胶样、黏液样物。组织学上，90% 以上的囊壁内衬复层鳞状上皮，可伴或不伴角化，部分囊肿可内衬假复层柱状上皮，纤维囊壁内含有大量淋巴样组织并形成淋巴滤泡（图 19-12）。第一鳃裂囊肿的囊肿壁内缺乏淋巴样组织，与表皮样囊肿相似。

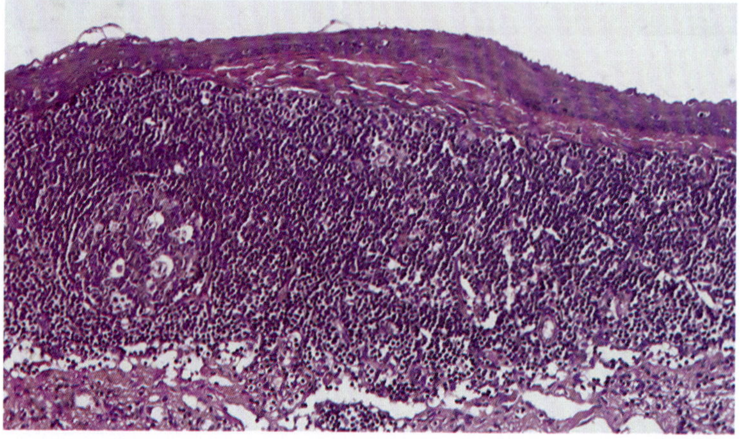

图 19-12 鳃裂囊肿

囊壁内衬复层鳞状上皮，纤维囊壁内含有大量淋巴样组织并形成淋巴滤泡

鳃裂囊肿手术摘除后，几乎无复发。但文献中有鳃裂囊肿上皮癌变的零星报道，这些病例应与原发于鼻咽部恶性肿瘤的转移瘤相鉴别。

另有一类发生于口腔内的、具有与腮裂囊肿相似组织学特点的囊肿，称为口腔淋巴上皮囊肿（oral lymphoepithelial cyst），这类囊肿发生于口腔内构成所谓 Waldeyer 环的淋巴组织内，与胚胎发育时内陷于这些区域的涎腺上皮成分的增殖和囊性变有关。好发部位包括口底、舌、软腭等处。近年来有研究显示人类免疫缺陷病毒（HIV）感染者中，腮腺淋巴上皮囊肿的发生率有所增高，这可能与 HIV 感染所致的腮腺内淋巴结病变有关。

三、甲状舌管囊肿

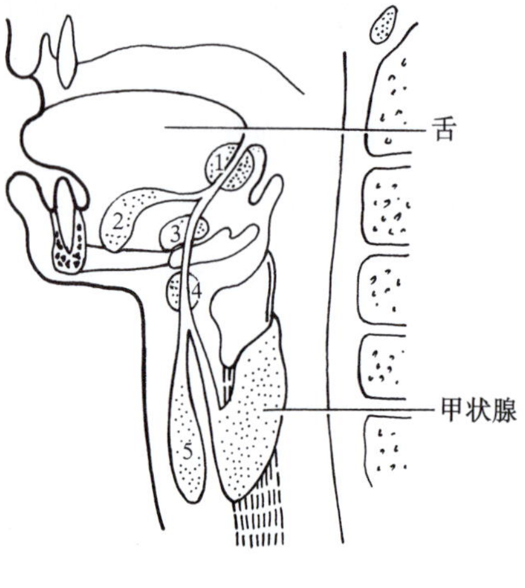

图 19-13 甲状舌管囊肿

1 ～ 5 示囊肿发生的部位

甲状舌管囊肿（thyroglossal tract cyst）是甲状舌导管残余上皮发生的囊肿。胚胎第 4 周时，原始咽底部，第一和第二鳃弓之间，内胚层上皮增殖内陷形成一向下行的袋状突出物即甲状腺始基，这个部位就是以后的舌盲孔处。甲状腺始基下行过程带有中空的管即甲状舌导管。胚胎第 6 周时此管开始退化，第 10 周时此管消失。如甲状舌导管不消失或发育异常可导致各种病损，如甲状舌管囊肿、甲状舌管瘘或甲状腺迷走组织等。甲状舌管囊肿可发生在舌盲孔与甲状腺之间导管经过的任何部位，以甲状舌骨区发生者最多见（图 19-13）。可发生于任何年龄，但青少年较多见。男女性别之比为 2 : 1。囊肿常位于颈部中线或近中线处，直径一般为 2 ～ 3cm，表面光滑，边界清楚，触之

有波动感，能随吞咽上下活动。囊内容物为清亮黏液样物质，如继发感染则为脓性或黏液脓性内容物。囊壁可内衬假复层纤毛柱状上皮或复层鳞状上皮，常见二者的过渡形态，邻近口腔处的囊肿衬里多为复层鳞状上皮，而位置靠下方者多为纤毛柱状上皮衬里。纤维性囊壁内偶见甲状腺或黏液腺组织。甲状舌管囊肿偶有癌变的报道，仅占所有甲状舌管囊肿病例的1%以下，多数恶性者表现为为乳头状甲状腺癌。

四、畸胎样囊肿

口腔畸胎样囊肿（teratoid cyst）又称为异位口腔胃肠囊肿（heterotopic oral gastrointestinal cyst），是一种罕见的发育性囊肿。多发于婴儿和少年，最常见于舌体部，其次是口底部，颈部少见。临床上无特殊症状，与表皮样囊肿或皮样囊肿不易区别。囊肿大小不一，直径为数厘米，生长缓慢，囊肿较大时可引起语言及吞咽困难。组织学上，囊肿衬里上皮主要为复层鳞状上皮，部分上皮为胃肠道黏膜上皮，可类似于胃体和胃底黏膜，含壁细胞、主细胞、胃腺和肌膜等，有时囊肿衬里还可含肠黏膜或阑尾黏膜上皮（图19-14）。

口腔畸胎样囊肿的发病机理尚不清楚，一般认为其组织来源为异位的原始胃胚胎残余。胎儿发育至3～4mm长时，未分化的原始胃位于颈中区，与舌始基相邻。外胚层上皮与内胚层上皮在口腔舌下区、舌体和舌尖区融合过程中，可残余一些多潜能细胞，这些胚胎残余可增生分化形成多种胚叶成分，从而形成畸胎样囊肿。

口腔畸胎样囊肿为良性病损，手术切除后预后良好。

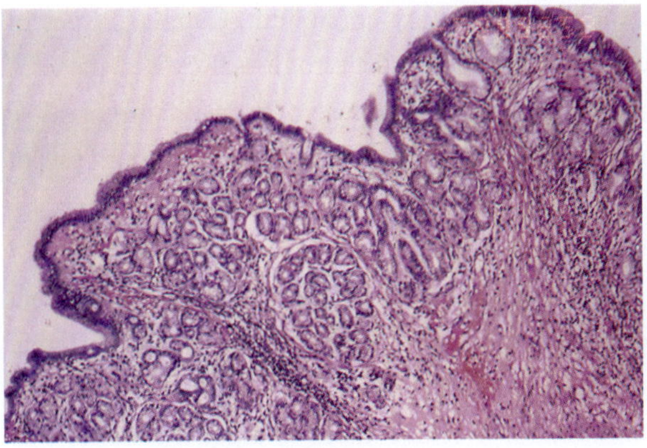

图19-14 畸胎样囊肿

衬里上皮部分为胃肠道黏膜上皮

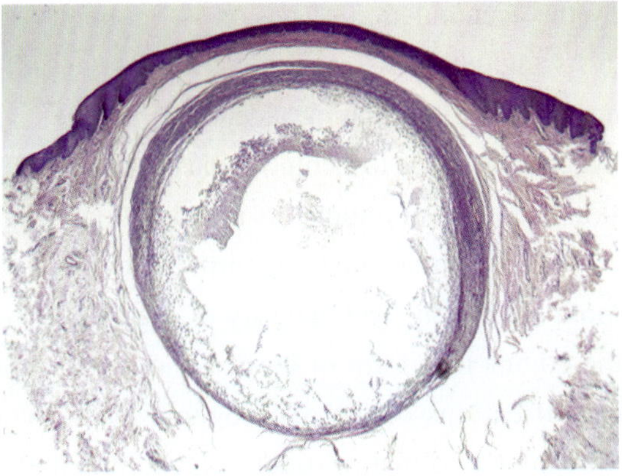

图19-15 黏液囊肿

外渗性黏液囊肿无衬里上皮

五、黏液囊肿

黏液囊肿（mucocele）是黏液外渗性囊肿和黏液潴留囊肿的统称，是一类由于小涎腺导管破裂或阻塞所致的黏液外渗或潴留而发生软组织囊肿。它常发生于下唇黏膜，其次为颊、口底、舌和腭部。黏液囊肿位于组织内的深度不同，可以为浅在性黏液囊肿，也可是深在性的，大小不等，直径可由几毫米至1cm。浅在者其病变表面呈淡蓝色，透明易破裂；深在者表面黏膜与周围口腔黏膜颜色一致。黏液囊肿可自行消退或破溃，其黏液性内容物可以排出或不排出，故可反复发作。浅在型黏液囊肿更易复发。

外渗性黏液囊肿（mucous extravasation cyst）通常是机械性外伤致涎腺导管破裂，黏液外溢进入结缔组织内，黏液池被炎性肉芽组织和结缔组织包绕或局限，没有衬里上皮（图19-15）。邻近的涎腺组织呈非特异性慢性炎症。

潴留性黏液囊肿（mucous retention cyst）被认为是涎腺导管阻塞，涎液潴留致导管扩张而形成囊性病损。发生于口腔的潴留性黏液囊肿相对少见，多见于50岁以后的患者，以口底、腭、颊和上颌窦部常见。囊腔内含有浓稠液物质，衬以假复层、双层柱状或立方状上皮细胞。部分潴留性黏液囊肿衬里中可见嗜酸性上皮细胞。

六、舌下囊肿

舌下囊肿又称蛤蟆肿（ranula），是一种特指发生于口底的黏液囊肿，舌下囊肿病变中的黏液成分多来自舌下腺，但有些囊肿也可发生于颌下腺的导管。大多数舌下囊肿较为表浅，位于下颌舌骨肌以上的舌下区，少数深在的潜突型囊肿（plunging ranula）可穿过下颌舌骨肌位于颌下区或颏下三角。

舌下囊肿多见于青少年，男性稍多见。浅在的囊肿位于口底的一侧，生长缓慢，无痛。囊肿较大时，表面黏膜变薄，呈浅蓝色。深在的囊肿表现为颌下或颏下的柔软、无痛性肿物，可伴或不伴口底的肿物。舌下囊肿是一种临床名称，组织学上，它可表现为外渗性黏液囊肿，也可表现为潴留性黏液囊肿，但大多数舌下囊肿为外渗性囊肿，因此无上皮衬里，少数潴留性囊肿可内衬立方状、柱状、假复层柱状或复层鳞状上皮。

Summary

A cyst is a pathological cavity having fluid, semifluid or gaseous contents and which is not created by the accumulation of pus. It is frequently, but not always, lined by epithelium. Common types of cysts include those resulting from congenital defects like branchial and thyroglossal cysts, those of neoplastic origin like cystadenomas and cystadenocarcinomas of ovary, those of parasitic origin, like hydatid cysts due to Echinococcus in liver, so called 'retention' cysts like epidermoid and pilar cysts of skin and those of traumatic 'implantation' origin.

The odontogenic cysts form a group of lesions which have in common an origin from the tissues of tooth formation. The majority of them occur within the jaw bones. Indeed odontogenic cysts represent the commonest form of cystic lesions that affect the human skeleton. There have been many different classifications of the odontogenic cysts over the years. However, almost without exception, all recognise two main groups, developmental and inflammatory. Thus, there is a general belief that different types of these lesions arise either from disturbances of normal tooth development and eruption or from acquired factors, of which the presence of foci of inflammation in the bones of the jaws and their overlying soft tissues is of the most importance. However, many developmental cysts contain infiltrates of inflammatory cells within their walls to a greater or lesser degree, thus perhaps making the distinction between the two categories of cyst less definite. Nevertheless, it is widely believed that the stimulus to the initial epithelial hyperplasia is different in the two groups and that the distinction is therefore valid. The most widely quoted classification of odontogenic cysts is that proposed in the WHO booklet, Histological Typing of Odontogenic Tumours, Jaw Cysts and Allied lesions, first published in 1971 and later revised in 1992.

It is thought that the epithelial lining of different odontogenic cysts is derived from odontogenic epithelial remnants formed at different stages of normal tooth development. The potential for further proliferation and differentiation of these epithelial remnants during formation of a cyst is different and thus leads to variations of their epithelial expression and biological behaviour. The three commonest types of odontogenic cysts are thought to differ in the origin of their epithelial linings. The epithelium lining radicular cysts is thought to arise from proliferating root sheath residues (epithelial rests of Malassez), that of dentigerous cysts from reduced enamel epithelium and that of odontogenic keratocysts from the dental lamina or its remnants (glands of Serres).

Definition and Terminology

囊肿 (cyst): A cyst is defined as a pathologic epithelium-lined cavity usually containing fluid or semisolid material.

牙源性囊肿 (odontogenic cyst): The odontogenic cysts form a group of lesions which have in common an origin from the tissues of tooth formation. The majority of them occur within the jaw bones and they represent the commonest form of cystic lesions that affect the human skeleton.

参考文献

1. Barns L., Eveson J.W., Reichart P., et al. World Health Organization Classification of Tumors. Pathology and Genetics of Head and Neck Tumors [M]. 2005: 70-72.
2. 于世凤. 口腔组织病理学 [M]. 第 7 版. 北京：人民卫生出版社，2012：325-337.
3. 李铁军. 口腔病理诊断 [M]. 北京：人民卫生出版社，2011：131-137.
4. Liu H.G., Zhong M., et al. Head and Neck Diagnostic Pathology [M]. 1st ed. Beijing: People's Medical Publishing House, 2008: 274-275.
5. Shear M. Cysts of the oral regions [M]. 3rd ed. Oxford: Wright, Butterworth-Heinemann, 1992.
6. Li T-J. Odontogenic keratocyst: A cyst, or a cystic neoplasm? [J] J Dent Res, 2011; 90: 133-142.
7. Shafer WG, Hine MK, Levy BM. A textbook of oral pathology [M]. 4th ed. Philadelphia: W.B.Saunders, 1983: 258-317.

（李铁军）

第二十章　牙源性肿瘤和瘤样病变

Odontogenic Tumors and Tumor-like Lesions

牙源性肿瘤（odontogenic tumor）是由成牙组织（tooth-forming tissue），即牙源性上皮、牙源性间充质或牙源性上皮和间充质共同发生的一组肿瘤。它们主要发生于颌骨内，少数情况下也可发生于牙龈组织内（外周性肿瘤）。与机体其他部位发生的肿瘤一样，牙源性肿瘤无论在细胞形态和组织结构上，都与其来源的正常细胞或组织有不同程度的相似，因此牙源性肿瘤中可含类似于成釉器或牙髓的软组织，也可含釉质、牙本质、牙骨质、或它们的混合结构或沉积物等硬组织。这组病损中包括发育异常、良性肿瘤和恶性肿瘤，生物学行为各异。以往根据肿瘤的组织来源、上皮 - 间叶组织诱导特征以及生物学行为等，对牙源性肿瘤这组复杂的病损有过多种分类意见。1971 年，WHO 对牙源性肿瘤及其相关病损的组织学分类正式出版，从此对牙源性肿瘤的命名和诊断才有了国际统一的标准。1992 年的第二版分类对前一版进行了修改和补充，并得到了更为广泛地应用。2005 年 WHO 在前两版分类的基础上，根据近年来的研究成果又对牙源性肿瘤进行了新分类（表 20-1），本章对各类牙源性肿瘤和瘤样病变的描述将主要依据这一新分类。

表20–1　WHO牙源性肿瘤的组织学分类（2005）

恶性肿瘤
牙源性癌
转移性（恶性）成釉细胞瘤
成釉细胞癌 - 原发型
成釉细胞癌 - 继发型（去分化），骨内型
成釉细胞癌 - 继发型（去分化），外周型
原发性骨内鳞状细胞癌 - 实性型
发生于牙源性角化囊性瘤的原发性骨内鳞状细胞癌
发生于牙源性囊肿的原发性骨内鳞状细胞癌
牙源性透明细胞癌
牙源性影细胞癌
牙源性肉瘤
成釉细胞纤维肉瘤
成釉细胞纤维 - 牙本质肉瘤和成釉细胞纤维 - 牙肉瘤
良性肿瘤
牙源性上皮性肿瘤，具有成熟的纤维性间质， 不含牙源性外胚间充质成分
成釉细胞瘤，实性 / 多囊型
成釉细胞瘤，骨外 / 外周型
成釉细胞瘤，促结缔组织增生型
成釉细胞瘤，单囊型
牙源性鳞状细胞瘤

续表

牙源性钙化上皮瘤
牙源性腺样瘤
牙源性角化囊性瘤
含牙源性上皮和牙源性外胚间充质成分的肿瘤，伴或不伴硬组织形成
成釉细胞纤维瘤
成釉细胞纤维牙本质瘤
成釉细胞纤维 - 牙瘤
牙瘤
牙瘤，混合型
牙瘤，组合型
牙成釉细胞瘤
牙源性钙化囊性瘤
牙本质生成性影细胞瘤
间叶性和 / 或牙源性外胚间充质来源的肿瘤，含或不含牙源性上皮
牙源性纤维瘤
牙源性黏液瘤 / 黏液纤维瘤
成牙骨质细胞瘤
与骨相关的病变
骨化纤维瘤
纤维结构不良
骨结构不良
中心性巨细胞病变（肉芽肿）
巨颌症
动脉瘤样骨囊肿
单纯性骨囊肿
其他肿瘤
婴儿黑色素神经外胚瘤

第一节 上皮性牙源性肿瘤 Epithelial Odontogenic Tumors

一、成釉细胞瘤

成釉细胞瘤（ameloblastomas）是一种较常见的牙源性上皮性肿瘤，约占牙源性肿瘤的60% 以上。肿瘤内主要含成釉器样结构，但无釉质或其他牙体硬组织形成。大多数肿瘤发生于颌骨内，常导致颌骨的膨大和面部变形。虽属良性肿瘤，但其生长具有局部侵袭性（locally aggressive），术后复发率较高，也有恶变、甚至远处转移的零星报道。

我们对成釉细胞瘤的认识已有 100 多年的历史。1879 年 Falkson 首先描述本病。1929 年 Churchill 正式命名为成釉细胞瘤。成釉细胞瘤组织学表现多样，历来有经典的滤泡型、丛状型、棘皮瘤型、基底细胞型以及颗粒细胞型等组织学亚型之分，但这些组织学分型与肿瘤的临床行为之间并无明确的相关关系。WHO 新分类不再将成釉细胞瘤作为一种单一肿瘤来描述，而是以成釉细胞瘤的复数形式“ameloblastomas”涵盖 4 种临床病理行为不同的变异型，包括：实性 / 多囊型、骨外 / 外周型、促结缔组织增生型和单囊型。这些亚型在患者年龄、部位、影像学表现以及临床预后等方面均存在差异，因此应采用不同的处置方法。以下将分别叙述这四型成釉细胞瘤的临床病理特点。

（一）实性或多囊型成釉细胞瘤

实性或多囊型成釉细胞瘤（solid or multicystic ameloblastoma）是指经典的骨内型成釉细胞瘤（classic intraosseous ameloblastoma），这型肿瘤可沿松质骨的骨小梁间隙向周围浸润，其波及范围往往超越 X 线所示的肿瘤边缘，若手术不充分极易复发。

【临床】 这型成釉细胞瘤常见于 30 ～ 49 岁，平均年龄 40 岁。男女性别无明显差异。肿瘤可发生于上、下颌骨的不同部位，下颌较上颌多见，其中下颌磨牙区和下颌升支部为最常见的发病部位。发生在上颌者，以磨牙区多见。骨内肿瘤生长缓慢，平均病程 6 年左右。临床上表现为无痛性、渐进性颌骨膨大，膨胀多向唇颊侧发展。骨质受压则吸收变薄，压之有乒乓球样感。肿物的覆盖黏膜一般光滑而无特殊改变，偶见对颌牙的咬痕。肿瘤区可出现牙松动、移位或脱落。肿瘤较大时可致面部变形。疼痛区牙根可吸收，可见埋伏牙。下颌升支和上颌磨牙区肿瘤可直接扩展至颅底。X 线可表现为单房或多房性透射影，边界清楚，可见硬化带。肿瘤生长可导致牙移位、牙根吸收。伴有埋伏牙者可表现类似于含牙囊肿的 X 线特点（图 20-1）。

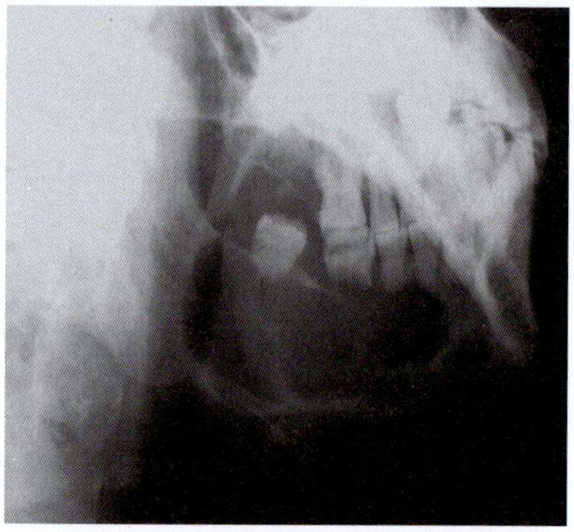

图 20-1 成釉细胞瘤的 X 线表现

为单房或多房性透射影，边界清楚

【病理】 肉眼见肿瘤大小不一，可由小指头至小儿头般大。剖面常见有囊性和实性两种成分，通常在实性肿瘤的背景下，可有多处囊性区域，故也称多囊型。囊腔内含黄色或褐色液体。实性区呈白色或灰白色。

组织学上，典型成釉细胞瘤的上皮岛或条索由两类细胞成分构成，一种为瘤巢周边的立方或柱状细胞，核呈栅栏状排列并远离基底膜，类似于成釉细胞或前成釉细胞；另一种位于瘤巢中央，排列疏松，呈多角形或星形，类似于星网状层细胞。但成釉细胞瘤的组织结构和细胞形态变异较大，可有多种表现，现分述如后。

1．滤泡型（follicular pattern）（图 20-2A） 肿瘤形成孤立性上皮岛，上皮岛中心部由多边形或多角形细胞组成，这些细胞之间彼此疏松连接，类似于成釉器的星网状层，上皮岛周边围绕一层立方状或柱状细胞，类似于成釉细胞或前成釉细胞（preameloblast），细胞核呈栅栏状排列并远离基底膜，即极性倒置（reversed polarity）。上皮岛中央的星网状区常发生囊性变，形成小囊腔，囊腔增大时周边部细胞可被压成扁平状。滤泡之间的肿瘤间质为疏松结缔组织。

2．丛状型（plexiform pattern）（图 20-2B） 肿瘤上皮增殖呈网状连结的上皮条索，其周边部位是一层立方或柱状细胞，被周边细胞包围的中心部细胞类似于星网状层细胞，但其含量较滤泡型者少。这型肿瘤发生囊性变是在肿瘤间质内，而不是上皮内囊性变。

3．棘皮瘤型（acanthomatous type）（图 20-3A） 是指肿瘤上皮岛内呈现广泛的鳞状化生，有时见角化珠形成。常出现在滤泡型成釉细胞肿瘤内。

4．颗粒细胞型（granular cell type）（图 20-3B） 肿瘤上皮细胞有时还可发生颗粒样变性，颗粒细胞可部分或全部取代肿瘤的星网状细胞。颗粒细胞大，呈立方状、柱状或圆形。其胞质丰富，充满嗜酸性颗粒，在超微结构和组织化学上类似于溶酶体。

5．基底细胞型（basal cell type） 肿瘤上皮密集成团或呈树枝状，细胞小而一致，缺乏星网

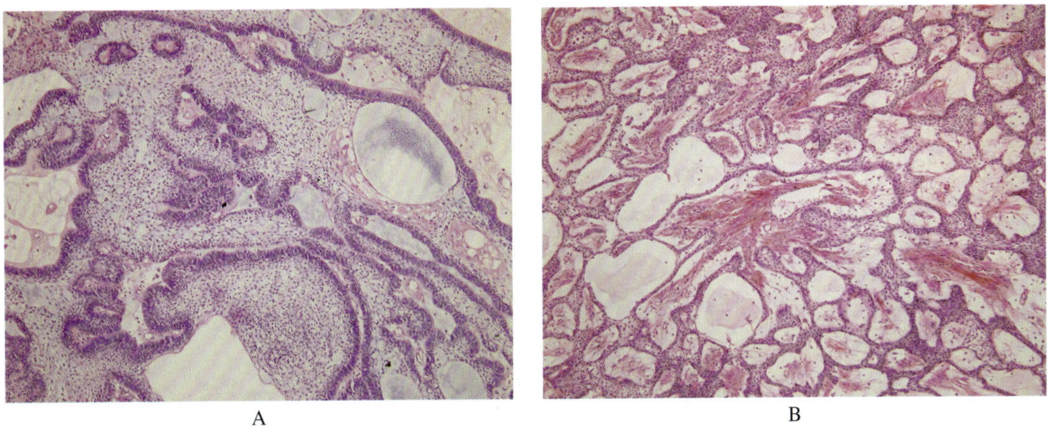

图 20-2　成釉细胞瘤的组织学表现

A．滤泡型：类似于成釉器的上皮岛；B．丛状型：由呈网状连结的上皮条索组成

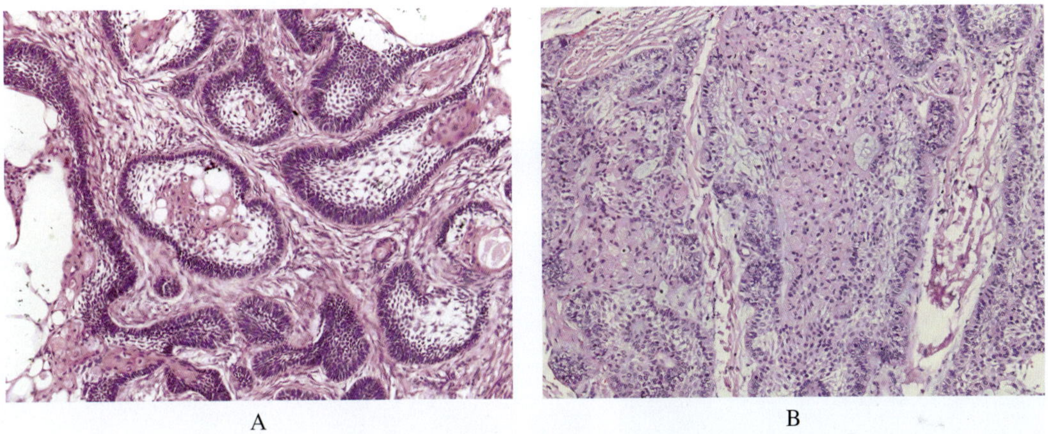

图 20-3　成釉细胞瘤的组织学表现

A．棘皮瘤型：上皮岛内呈现广泛的鳞状化生；B．颗粒细胞型：上皮细胞呈颗粒样变性

状细胞分化，较少见，需与基底细胞癌和颌骨内腺样囊性癌相鉴别。

6．角化成釉细胞瘤（keratoameloblastoma）是一种罕见的组织学亚型，肿瘤内出现广泛角化。镜下肿瘤由多个充满角化物的微小囊肿构成，衬里上皮以不全角化为主，并伴有乳头状增生，因此又称为乳头状角化成釉细胞瘤（papilliferous keratoameloblastoma）（图 20-4）。

上述组织学亚型中以滤泡型和丛状型最为常见，其中有些亚型往往混合出现。

（二）骨外或外周型成釉细胞瘤

骨外或外周型成釉细胞瘤（extraoseous or peripheral ameloblastoma）是指发生于牙龈或牙槽黏膜而未侵犯颌骨的一类亚型（图 20-5），占所有成釉细胞瘤的 1.3% ～ 10%，患者平均年龄（男：52.9 岁；女：50.6 岁）显著高于骨内型成釉细胞瘤。组织学表现与骨内型成釉细胞瘤相同，肿瘤可完全位于牙龈的结缔组织内，与表面上皮无联系，有些病变却似乎与黏膜上皮融合或来源于黏膜上皮。由于其生长局限于牙龈，易于早期发现和手术切除，因此，术后无复发。

（三）促结缔组织增生型成釉细胞瘤

促结缔组织增生型成釉细胞瘤（desmoplastic ameloblastoma）是成釉细胞瘤的一种变异型，具有特殊的临床、X 线和组织学表现。上下颌发生率相同，常发生于颌骨前部，仅有 6% 发生于下颌磨牙区。X 线片上常见肿瘤边界不清，约 50% 的肿瘤表现为投射 / 阻射混合影，类似骨纤维性病损（图 20-6A）。大体观，肿瘤实性、质地韧，有沙砾感。镜下肿瘤以间质成分为主，挤压牙

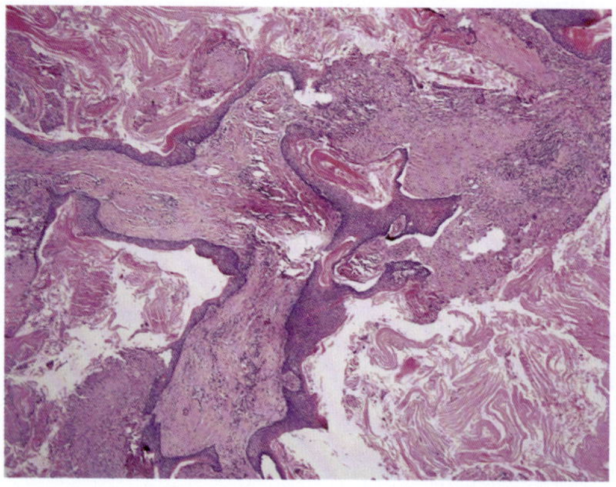

图 20-4 角化成釉细胞瘤

由多个充满角化物的微小囊肿构成，衬里上皮呈不全角化

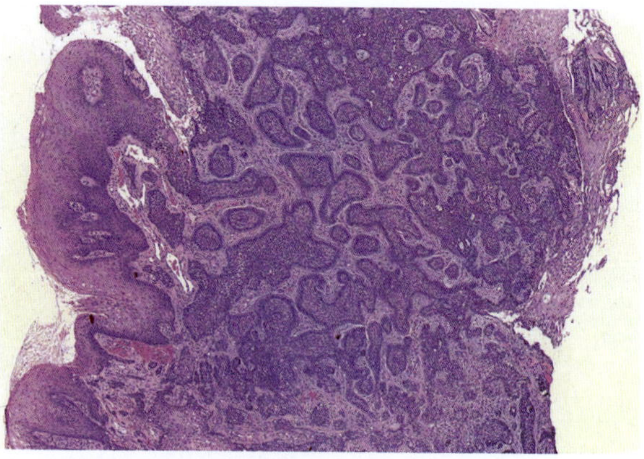

图 20-5 外周型成釉细胞瘤

肿瘤完全位于牙龈的结缔组织内

源性肿瘤上皮成分。肿瘤内结缔组织显著增生，胶原丰富，排列成扭曲的束状，可见玻璃样变，肿瘤性上皮岛或条索位于纤维束之间，上皮岛或条索周边细胞呈扁平状、排列紧密（图 20-6B）有时中心呈漩涡状。邻近上皮的间质常发生黏液变性，间质内有时可见类骨小梁形成。目前认为其治疗方法应与实性或多囊型成釉细胞瘤相同。

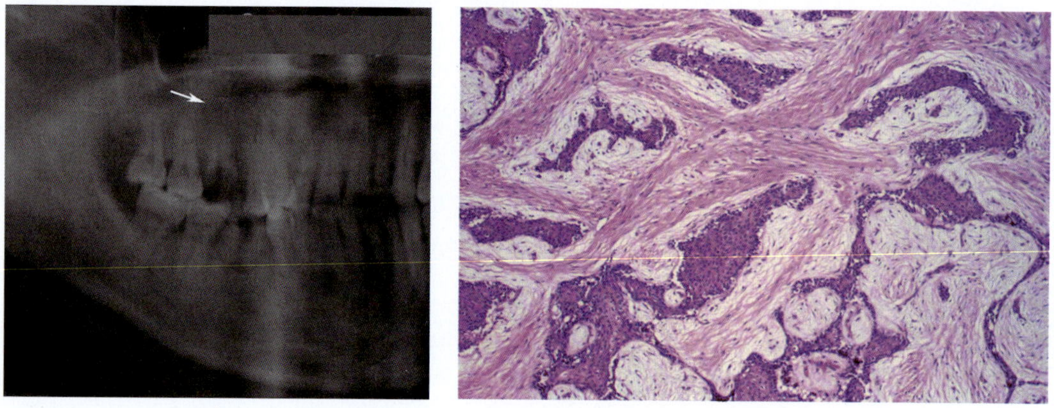

A　　B

图 20-6 促结缔组织增生型成釉细胞瘤

A．X 线表现：病变呈磨玻璃样改变（箭头）；B．组织学表现肿瘤间质的胶原纤维丰富

（四）单囊型成釉细胞瘤

单囊型成釉细胞瘤（unicystic ameloblastoma）由 Robinson 和 Martinez 于 1977 年首先报道，随后曾先后被称为壁性成釉细胞瘤（mural ameloblastoma）、囊肿源性成釉细胞瘤（cystogenic ameloblastoma）、囊型成釉细胞瘤（cystic ameloblastoma）和丛状单囊型成釉细胞瘤（plexiform unicystic ameloblastoma）等。它是指临床和 X 线表现单囊性颌骨改变，类似于颌骨囊肿（图 20-7），但组织学检查见其囊腔的衬里上皮可表现成釉细胞瘤样改变，增生的肿瘤结节可突入囊腔内和 / 或浸润纤维组织囊壁。该型成釉细胞瘤多见于青年人，年龄在 10 ～ 29 岁，平均年龄 25 岁左右。好发于下颌磨牙区。采用刮治术后复发率较低（约为 10%），明显低于实性或多囊型成釉细胞瘤（50% ～ 90%）。

依据肿瘤的组成成分和结构不同，单囊型成釉细胞瘤又可分为 3 种组织学亚型（图 20-8）：第 I 型为单纯囊性型，囊壁仅见上皮衬里，表现成釉细胞瘤的典型形态特点，包括呈栅栏状排列的柱状基底细胞（核深染且远离基底膜）和排列松散的基底上细胞，即所谓的 Vickers-Gorlin 标准（图 20-9A）；第 II 型伴囊腔内瘤结节增殖，瘤结节多呈丛状型成釉细胞瘤的特点（图 20-9B）；

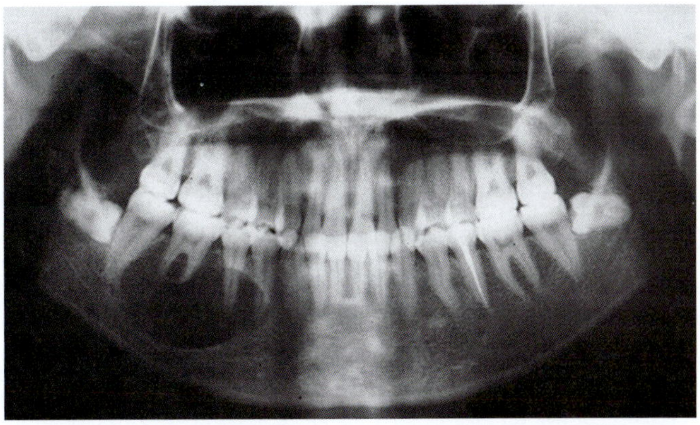

图 20-7　单囊型成釉细胞瘤 X 线表现为单房透射影

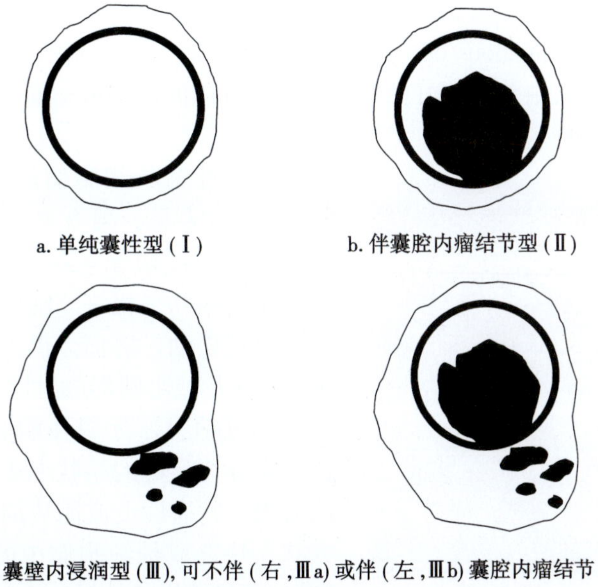

图 20-8　单囊型成釉细胞瘤组织学亚型的示意图

A．单纯囊性型（Ⅰ）；B．伴囊腔内瘤结节型（Ⅱ）；C．囊壁内浸润型（Ⅲ），可不伴（右）或伴（左）囊腔内瘤结节

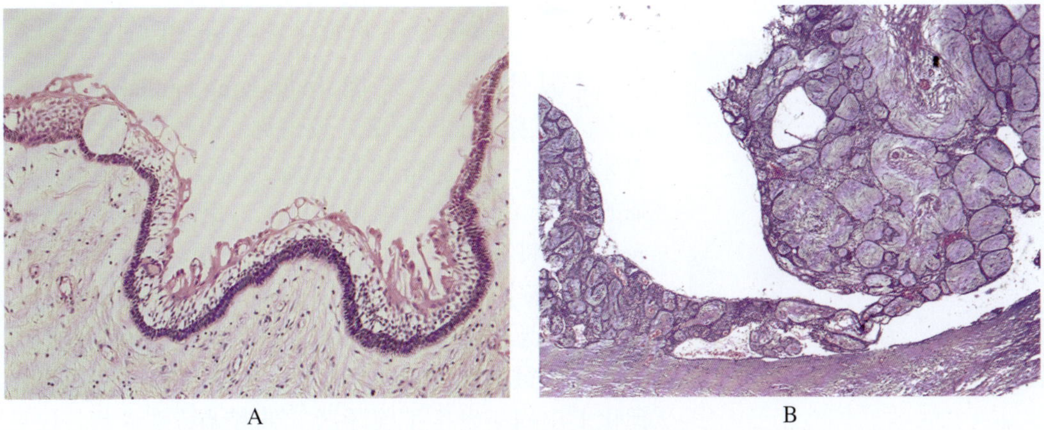

图 20-9　单囊型成釉细胞瘤的组织学表现

A．衬里上皮表现成釉细胞瘤特点；B．囊腔内的肿瘤结节

与前两型不同，第Ⅲ型肿瘤的纤维囊壁内有肿瘤浸润岛，可伴或不伴囊腔内瘤结节增殖。囊壁衬里上皮并非均一地表现成釉细胞瘤特点，局部区域可见较薄的、无特征的非角化上皮，伴感染区域上皮较厚，上皮钉突呈不规则状增殖。在纤维囊壁内常常可见程度不一的上皮下玻璃样变或透明带。

由于Ⅰ、Ⅱ型肿瘤仅表现囊性或囊腔内生长，其生物学行为类似于发育性牙源性囊肿，故单纯刮治后一般不复发；但Ⅲ型肿瘤因其纤维囊壁内存在肿瘤浸润，局部侵袭性可能类似于实性型成釉细胞瘤，因此其治疗原则应与后者相同。另外，有报道单囊型成釉细胞瘤可于术后多年复发，有的复发间隔甚至长达20余年，因此对术后患者作长期随访是必要的。

成釉细胞瘤的病因不明，它可能来源于牙源性上皮或牙源性上皮剩余，包括成釉器、Malassez上皮剩余、Serres上皮剩余、缩余釉上皮以及牙源性囊肿的衬里上皮。还有人认为此瘤可发生于口腔黏膜上皮。

二、牙源性鳞状细胞瘤

牙源性鳞状细胞瘤（squamous odontogenic tumor）是一种少见的良性牙源性肿瘤。1975年Pullon等首先报告此瘤。它由分化良好的鳞状上皮和纤维间质构成，通常发生于骨内，可能来自Malassez上皮剩余或牙板剩余。

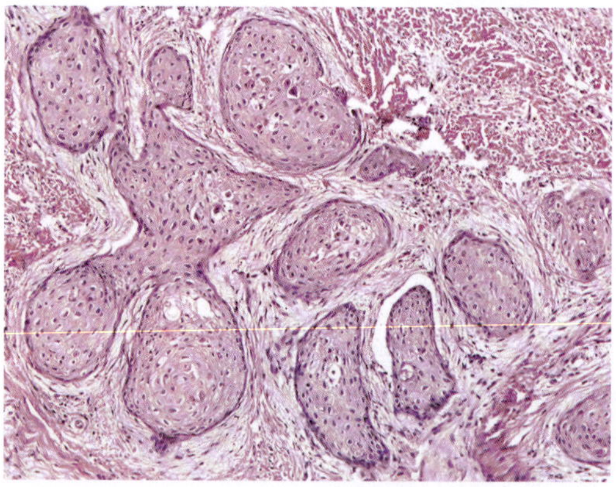

图20-10 牙源性鳞状细胞瘤

肿瘤由分化良好的鳞状上皮岛构成

牙源性鳞状细胞瘤的患者年龄分布较广，以20～29岁多见。男女之间无明显差异。肿瘤发生部位，以上颌切牙-尖牙区和下颌前磨牙区多见，上下颌发病几乎相等。临床上无明显症状，有时受累牙出现松动，疼痛。偶见多发性病损。X线片表现为三角形或半圆形放射透光区，边界清楚。

组织学上，牙源性鳞状细胞瘤的主要组织学特点是分化良好的鳞状上皮岛位于成熟的结缔组织间质内，肿瘤性上皮团块周边部的细胞呈扁平或立方状，缺乏成釉细胞瘤中的典型柱状细胞（图20-10），不呈栅栏状排列并且其胞核不远离基底膜；细胞团块中央区细胞也缺乏星网状分化。某些病变中可见钙化和退变。

本病为良性肿瘤。有些病例具有局部浸润生长能力，但术后很少复发。

三、牙源性钙化上皮瘤

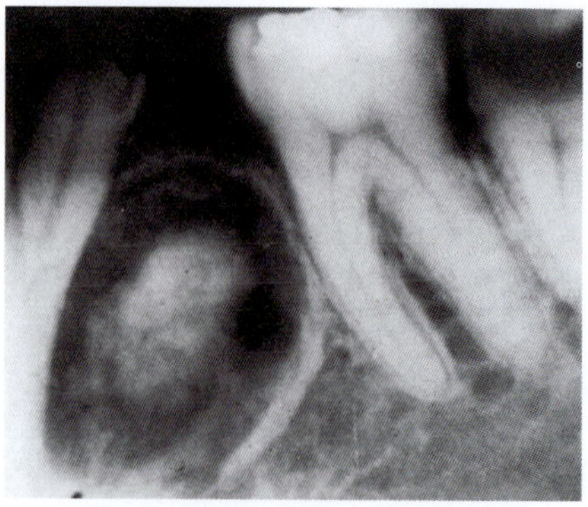

图20-11 牙源性钙化上皮瘤

X线表现为不规则透射区内含大小不等的阻射性团块

牙源性钙化上皮瘤（calcifying epithelial odontogenic tumor）又称Pindborg瘤，较少见。以往认为是成釉细胞瘤或牙瘤的一型。1956年Pindborg首先对此瘤进行了较为详细的描述，此瘤之所以备受重视，是由于其独特的组织学表现可能将其误诊为低分化癌。

【临床】 患者的年龄分布较广，20～60岁均有发病，平均年龄为40岁左右。男女性别无差异。下颌比上颌多见（2∶1），最常见的部位是双尖牙和磨牙区。外周型牙源性钙化上皮瘤多发生于前牙区。患者无特殊症状，仅见颌骨逐渐膨胀。X线照片表现为不规则透射区内含大小不等的阻射性团块（图20-11），这些不透光团块常与未萌牙的牙冠部相邻近。病变透射区的周边与正常骨的分界较清楚，但骨硬化带不明显。

【病理】 肉眼观病变区颌骨膨大，切面呈灰白或灰黄色，实性。可见埋伏牙，镜下见肿瘤由多边形上皮细胞组成，并常见清晰的细胞间桥。纤维性间质常见退变。上皮细胞排列呈片状或岛状，偶呈筛孔状。瘤细胞边界较清晰，胞质微嗜酸性。胞核圆形或卵圆形，核仁清楚。有的胞核较大，直径可达 100μm。有时见双核或多核。核多形性明显，但核分裂罕见，这一点可与恶性肿瘤相鉴别。有时瘤细胞胞质透明，呈灶性聚集。肿瘤组织内常见一种特征性圆形嗜酸性均质物质，分布于细胞之间，特殊染色（如硫代黄色 T、刚果红等）证实这种物质为淀粉样物质（amyloid）。淀粉样物质内常发生钙化，钙化物呈同心圆沉积（图 20-12）。但牙源性钙化上皮瘤可有较多的组织学变异型，包括无钙化型（此型在骨外型中更常见）、透明细胞型、朗格汉斯细胞型、色素型及恶性型等。

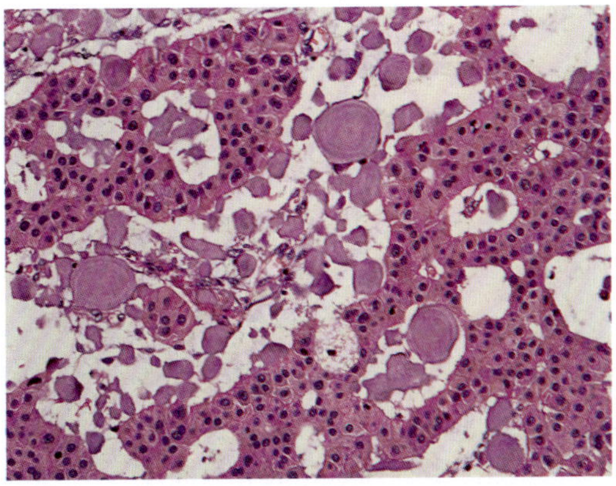

图 20-12　牙源性钙化上皮瘤

肿瘤上皮细胞排列呈片状或岛状，瘤细胞边界较清晰，胞核圆形或卵圆形

牙源性钙化上皮瘤属良性肿瘤，但其生长具有局部浸润性。手术治疗后有复发的病例报告。

关于牙源性钙化上皮瘤的组织发生，Pindborg 认为它可能来自埋伏牙的缩余釉上皮，但也有人认为来自成釉器的中间层细胞。

四、牙源性腺样瘤

牙源性腺样瘤（adenomatoid odontogenic tumor）曾被认为是成釉细胞瘤的一型，由于肿瘤内存在导管样或腺样结构，曾被称为腺样成釉细胞瘤（adenoameloblastoma）。但因其在临床、病理和生物学行为上均有别于成釉细胞瘤，现已被作为一种独立的牙源性肿瘤。

【临床】 牙源性腺样瘤生长缓慢，一般无明显症状。其发病年龄多为 10 ~ 19 岁。女性比男性多见，男女之比为 1∶1.9。病损部位是上颌比下颌多见，上颌单尖牙区为好发部位，常伴阻生牙。肿瘤一般较小，直径 1 ~ 3cm。大多数发生与骨内，少数情况下也可发生于牙龈（外周型）。X 线多表现为边界清楚的、单房性透射影，常围绕一个阻生牙的牙冠，因此其 X 线特点与含牙囊肿相似（图 20-13A）。病变一般呈 X 线透射区，但有时可见不透光的钙化颗粒。

【病理】 肉眼观肿瘤较小，包膜完整。切面呈囊性或实性。实性部分呈灰白色；囊性部分

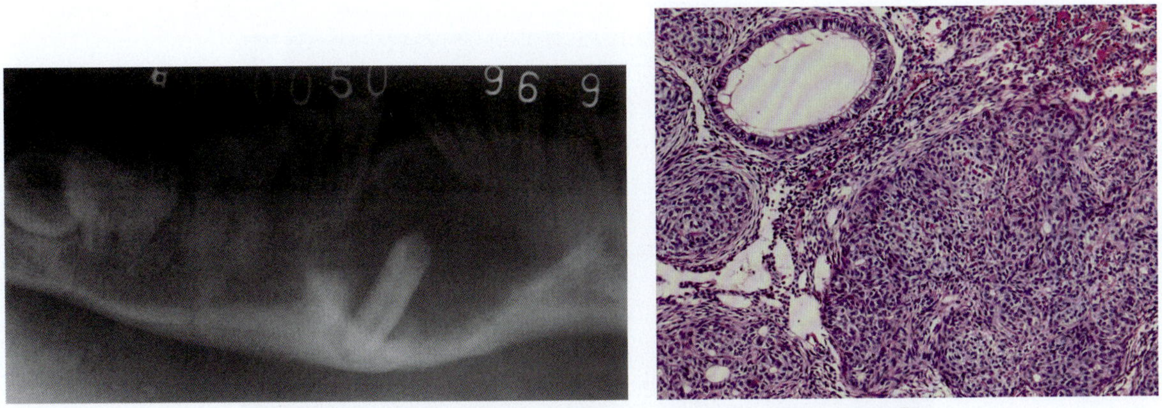

A　　　　B

图 20-13　牙源性腺样瘤

A．X 线表现为边界清楚的单房性透射影；B．镜下肿瘤由腺管样和玫瑰花样结构组成

大小不等，腔内含淡黄色胶冻状物质或血性液体，腔内可含牙。镜下见肿瘤上皮可形成不同结构。一是结节状实性细胞巢，由梭形或立方状上皮细胞组成，形成玫瑰花样结构（rosette-like structure）。上皮细胞之间以及玫瑰花样结构的中心部可见嗜酸性物质沉积。二是腺管样结构，立方状或柱状细胞形成环状的腺管样结构，胞核远离腔面。管状腔隙内可含有嗜酸性物质和细胞碎屑（图 20-13B）。第三种结构是梁状或筛状结构，见于肿瘤的周边部或实性细胞巢之间。细胞呈圆形或梭形，核着色深。常常是 1 ～ 2 层的细胞条索形成筛状。有时肿瘤中可见第四种结构，由多边形、嗜酸性鳞状细胞组成的小结节。小结节内鳞状细胞核呈轻度多形性，细胞间见有细胞间桥和钙化团块以及淀粉样物质沉着。这些结构与牙源性钙化上皮瘤相似，因此称为"牙源性钙化上皮瘤样区"。此外，肿瘤内有时还可见发育不良的牙本质或骨样牙本质。肿瘤间质成分较少。

牙源性腺样瘤是一种包膜完整、生长局限的良性肿瘤，有人甚至认为它是一种错构瘤。刮治后一般不复发。它可能发生于成釉器、缩余釉上皮或含牙囊肿的衬里上皮。

五、牙源性角化囊性瘤

牙源性角化囊性瘤（keratocystic odontogenic tumor）是一种良性、单囊或多囊、发生于颌骨内的牙源性肿瘤。其特征为不全角化的复层鳞状上皮衬里，具有潜在的侵袭性和浸润性生长的生物学行为。其传统的命名为牙源性角化囊肿（odontogenic keratocyst），由 Philipsen 于 1956 年最先描述。由于其生长方式特殊，术后有较高的复发倾向，且有时可与痣样基底细胞癌综合征（naevoid basal cell carcinoma syndrome）并发，多年来，不断有作者提出这型颌骨囊肿可能代表一种良性囊性肿瘤，而不属囊肿。在 2005 年的 WHO 新分类中，已将其归属为良性牙源性肿瘤，并提出牙源性角化囊性瘤的命名。尽管目前国际上对这一新命名还存在诸多争议，支持方与反对方各执一词，很难达成共识。但本教科书希望对牙源性肿瘤的描述与 WHO 新分类保持一致。

【临床】 牙源性角化囊性瘤患者的年龄分布较广，但多数资料显示患者好发年龄在 10 ～ 29 岁，也有 40 ～ 50 岁为第二发病高峰的报道。男性较女性多见，病变多累及下颌骨，特别是磨牙及升支部，发生于上颌者以第一磨牙后区多见。可单发或多发，多发者约占 10% 左右，其中部分多发性患者可伴发痣样基底细胞癌综合征。牙源性角化囊性瘤的生长方式特殊，主要沿颌骨前后方向生长，病变较大时仍不引起明显的颌骨膨大，因此临床上多数病人无明显症状，多在常规 X 线检查时偶然发现。有症状者主要表现为颌骨膨大，肿瘤继发感染时可出现疼痛、肿胀，伴瘘管形成时有脓或液体流出，有时甚至引起病理性骨折或神经麻木等症状。X 线表现为单房或多房性透射区，边缘呈扇形切迹（图 20-14）。总的来说，牙源性角化囊性瘤的 X 线表现较为多样，缺乏特异性，可表现类似于成釉细胞瘤、含牙囊肿、发育性根侧囊肿或根尖周囊肿等的 X 线特点。因

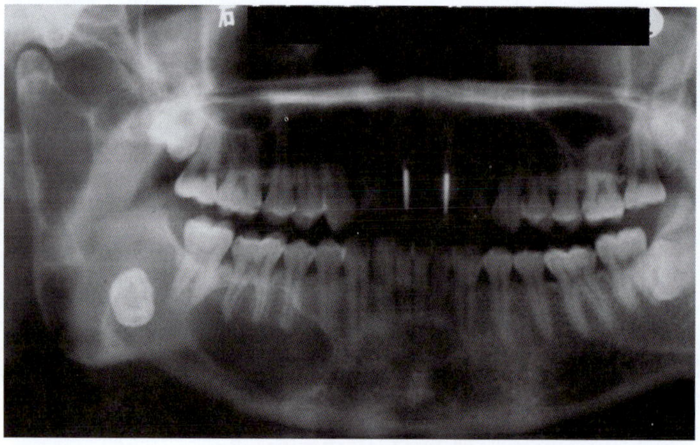

图 20-14 牙源性角化囊性瘤 X 线呈多房性透射影

此，对其诊断应基于病变的组织病理学特点。

【病理】 肉眼见囊肿壁较薄，囊腔内常含有黄白色发亮的片状物或干酪样物质，有时囊液较稀薄，呈淡黄色或血性液体。与其 X 线表现的多样性不同，牙源性角化囊性瘤具有独特的组织学特点（图 20-15）：①衬里上皮为较薄的、厚度一致的复层鳞状上皮，常由 5 ～ 8 层细胞组成，一般无上皮钉突，上皮 - 纤维组织界面平坦，衬里上皮常与其下方的结缔组织囊壁分离，形成上皮下裂隙；②上皮表面呈波浪状或皱折状，表层角化多呈不全角化（图 20-15A）；③棘细胞层较薄，与表面角化层的移行过渡较突然，棘细胞常呈细胞内水肿；④基底细胞层界线清楚，由柱状或立方状细胞组成，胞核着色深且远离基底膜，呈栅栏状排列；⑤纤维性囊壁较薄，一般无炎症，但合并感染时，增厚的囊壁内有大量炎症细胞浸润，上皮可发生不规则增生，出现上皮钉突，角化消失；⑥纤维组织囊壁内有时可见微小的子囊和 / 或上皮岛（图 20-15B）。

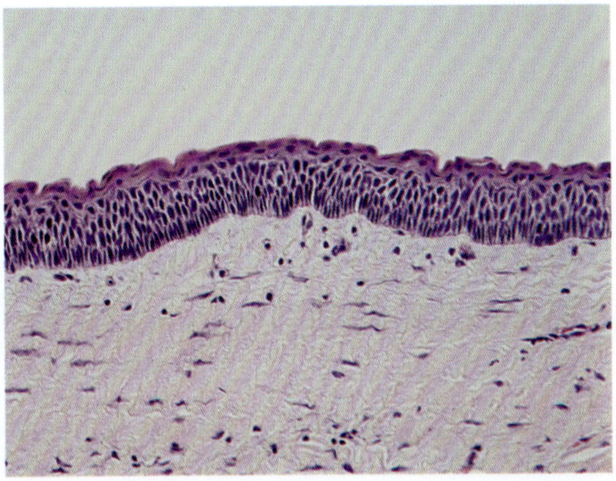

A

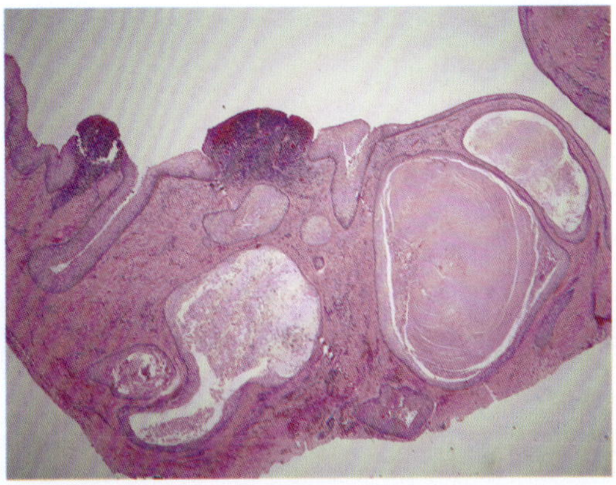

B

图 20-15　牙源性角化囊性瘤

A．典型衬里上皮为较薄的、厚度一致的复层鳞状上皮构成；B．纤维囊壁内的多个微小子囊

采用增殖细胞核抗原（PCNA）和 Ki67 的定量分析证实：牙源性角化囊性瘤上皮内的增殖细胞数显著高于含牙囊肿和根尖周囊肿，而且 90% ～ 95% 的增殖细胞位于副基底层或基底上层，提示牙源性角化囊性瘤的衬里上皮具有较高的增殖活性，而且表现独特的分化特点。电镜观察发现胞质内细胞器的数目从上皮基底层到表层呈递减趋势，但张力原纤维则逐渐增加，然而，细胞的这些移行性改变不如口腔黏膜上皮的规则，近表面层的细胞变化不一致，提示该衬里上皮的鳞状上皮分化程度低于口腔黏膜；在出现衬里上皮下裂隙的区域，附着于基底细胞的基板结构尚完好，即基底膜仍附着于上皮侧，说明上皮与结缔组织分离的结构弱点在纤维囊壁的内侧面，超微结构观察提示这可能是由于固定原纤维（anchoring fibrils）的破坏所致，这种改变似乎与炎症细胞无关，而很可能与囊壁内胶原溶解酶的活性相关。

牙源性角化囊性瘤具有较高的术后复发倾向，文献中所报道的复发率多大于 20%（表 20-2）。关于复发原因，目前主导性意见认为牙源性角化囊性瘤的囊壁薄、易破碎、手术难以完整摘除，而残留囊壁的上皮具有高度增殖能力，因而易引起复发。组织学和上皮增殖细胞计数等观察均未发现复发与无复发肿瘤之间存在明确差异，提示复发肿瘤并不代表一组生长更为活跃的病变。术前采用 Carnoy 固定液或冷冻制剂处理囊肿衬里上皮，使其失活，可有效降低术后复发率。此外，还有一些因素可能与复发相关，如牙源性角化囊性瘤的囊壁内可含有微小子囊或卫星囊（特别是伴发痣样基底细胞癌综合征的病变），若手术残留，可继续长大形成囊肿；该肿瘤的生长具有局部侵袭性，在颌骨内可沿抗性较小的骨小梁之间呈指状外突性生长，其波及范围可能超出了 X 线所示的病变边缘，若手术不彻底则易复发；有学者认为至少部分牙源性角化囊性瘤可能来源于口腔黏膜上皮的基底细胞增殖，手术时如未将与囊肿粘连的口腔黏膜一并切除，具有高度增殖能力的基底细胞可引起复发；另外，有学者将以正角化为主的颌骨囊肿（图 20-16）与典型牙源性角化囊性瘤（不全角化）进行比较，发现二者在组织学和免疫组化表达等方面均存在明显差异，且正角化囊肿术后复发率极低，至今尚无伴发痣样基底细胞癌综合征的报导。因此，由正角化上皮衬里的颌骨囊性病损应与牙源性角化囊性瘤相鉴别。

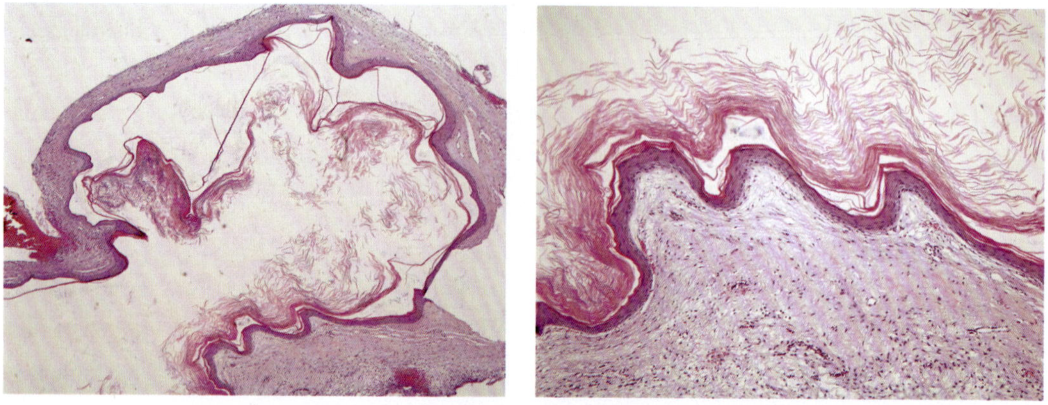

A　　　　B

图 20-16　正角化型颌骨囊肿

A. 衬里上皮表面角化呈正角化；B. 高倍镜表现

表20-2　牙源性角化囊性瘤的复发率*

作者（发表年份）	例数	复发率（%）
Hansen（1967）	52	52
Toller（1967）	55	51
Browne（1970）	85	25
Brannon（1976）	283	12
Hodgkinson 等（1978）	79	39
Vedtofte 和 Praetorius（1979）	75	51
Forssell（1980）	121	40
Ahlfors 等（1984）	116	26
Reff-Eberwein 等（1985）	82	56
Niemeyer 等（1985）	64	36
Forssell 等（1988）	75	43

* 本表中所收集文献报道的病例数均超过 50 例。

关于牙源性角化囊性瘤的组织来源，多数人认为来自牙板上皮剩余或 Serres 上皮岛，还有人认为可能来自口腔黏膜，特别是下颌磨牙升支区邻近的黏膜上皮。

痣样基底细胞癌综合征又称为颌骨囊肿 - 基底细胞痣 - 肋骨分叉综合征或 Gorlin 综合征，最早由 Gorlin 和 Goltz（1960）系统描述。此综合征表现复杂，可累及多种组织或器官，其症候群主要包括：①多发性皮肤基底细胞癌；②颌骨多发性牙源性角化囊性瘤；③骨骼异常，如肋骨分叉和脊椎骨异常等；④额部和颞顶部隆起，眶距过宽和轻度下颌前凸，构成特征性面部表现；⑤钙、磷代谢异常，表现脑膜钙化和服用甲状旁腺激素之后缺乏磷酸盐尿的排出。综合征患者较年轻，常有家族史，具有常染色体显性遗传特点。颌骨多发性囊肿为本综合征较常见的表现之一，见于 65% ~ 75% 的患者。组织学和免疫组化观察发现伴综合征的牙源性角化囊性瘤的囊壁内见较多的卫星囊和上皮岛，其衬里上皮的核分裂活性和 Ki67 标记细胞数目均显著地高于不伴综合征的、散发性牙源性角化囊性瘤。这种差异可能反映了综合征患者的遗传性异常。Gailani 等（1992）证实该综合征患者表现染色体 9q22-31 的等位基因缺失，遗传连锁分析（genetic linkage）发现综合征患者所发生的皮肤基底细胞癌、成神经管细胞瘤和卵巢纤维瘤均表现上述相同区域频繁的杂合性丢失（loss of heterozygosity），提示 9 号染色体长臂上存在一个与综合征发病相关的肿瘤抑制基因，综合征家族成员可能携带该综合征相关基因一个拷贝的遗传性突变，此时并不具有表型效应；而当另一个等位基因通过缺失、有丝分裂期不分离或重组等方式丢失（即两个等位基因同时失活）时，患者则可发生肿瘤。目前该综合征相关基因已被克隆，为果蝇体节极性基因（Drosophila segment polarity Patched gene，Ptch）的人类同系物（PTCH），并被准确定位于 9q22.3-q31。PTCH 基因（5.1kb）编码一种跨膜蛋白（1,447 个氨基酸），通过 HH 信号通路（Hedgehog signaling pathway）调控细胞周期，可抑制某些转化生长因子 -b 家族成员的基因转录，在神经管、骨骼、颅面和皮肤等结构或组织的正常发育中起重要作用。最近的研究表明：散发性或伴发综合征的基底细胞癌和成神经管细胞瘤等均可发生 PTCH 基因的突变，该基因突变的不同类型（如点突变、无义或错义突变以及移码突变等）及其表达差异可能是决定综合征发生各类发育异常和不同类型肿瘤的直接原因。

第二节　混合性牙源性肿瘤
Mixed Odontogenic Tumor

一、成釉细胞纤维瘤

成釉细胞纤维瘤（ameloblastic fibroma）是一种较少见的牙源性肿瘤，其主要特征是牙源性上皮和间叶组织同时增殖，但不伴牙本质和牙釉质形成。因此它是一种真性混合性牙源性肿瘤。

【临床】 成釉细胞纤维瘤多见于儿童和青年成人，平均年龄为 15 岁。男女性别无明显差异。最常见的部位是下颌磨牙区。肿瘤生长缓慢，除颌骨膨大外，无明显症状。X 线表现为界限清楚的放射透光区，有时与成釉细胞瘤不易区别（图 20-17）。

【病理】 肉眼观肿瘤在颌骨内呈膨胀性生长，有包膜而无局部浸润。切面呈灰白色，与纤维瘤相似。镜下见肿瘤由上皮和间充质两种成分组成。肿瘤性上皮呈条索状或团块状排列。上皮条索或团块的周边层为立方或柱状细胞，中心部细胞类似于星网状层，这种形态与成釉细胞瘤相似，但星网状细胞量很少。上皮囊性变亦少见。有些病例内，上皮细胞主要是圆形或立方状，呈细长条索排列，类似于牙板结构（图 20-18）。间叶成分由较幼稚的结缔组织组成，细胞丰富，呈圆形或多角形，颇似牙胚的牙乳头细胞。在上皮与结缔组织之间的界面，有时可见狭窄的无细胞带，有时为呈玻璃样变的透明带，这类似于牙发育过程中所见的牙源性上皮和间叶组织之间的诱导现象。

有学者提出成釉细胞纤维瘤实际上可能是幼稚的、正处发育中的混合性牙瘤，如果不予治疗，该瘤最终可发育成熟为牙瘤。这种观点认为成釉细胞纤维瘤可继续发育形成牙本质和釉质，从而发展为成釉细胞纤维 - 牙本质瘤和成釉细胞纤维 - 牙瘤，最终形成牙瘤。也就是说成釉细胞纤维瘤、成釉细胞纤维 - 牙本质瘤和成釉细胞纤维 - 牙瘤实际是代表同一疾病过程的不同阶段。但这一“连续变化谱”学说未被多数学者接受，首先因为在大多数复发或残余成釉细胞纤维瘤病变中，未观察到该瘤可继续发育成熟的现象；其次，成釉细胞纤维瘤患者年龄一般高于成釉细胞纤维 - 牙瘤患者，不符合上述推测的病程发展顺序。而且，有相当一部分成釉细胞纤维瘤患者的

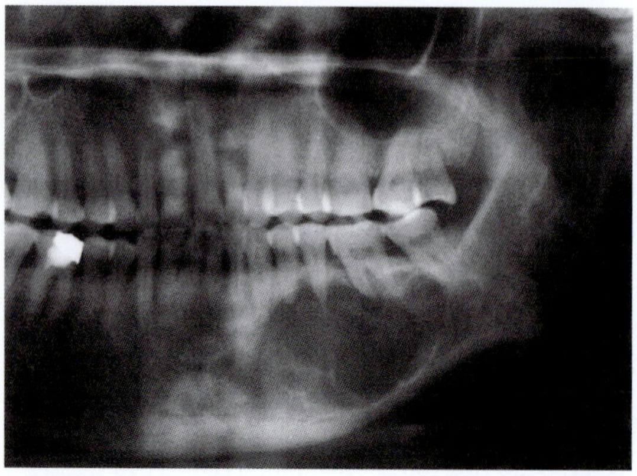

图 20-17 成釉细胞纤维瘤

X 线表现为界限清楚的透射区

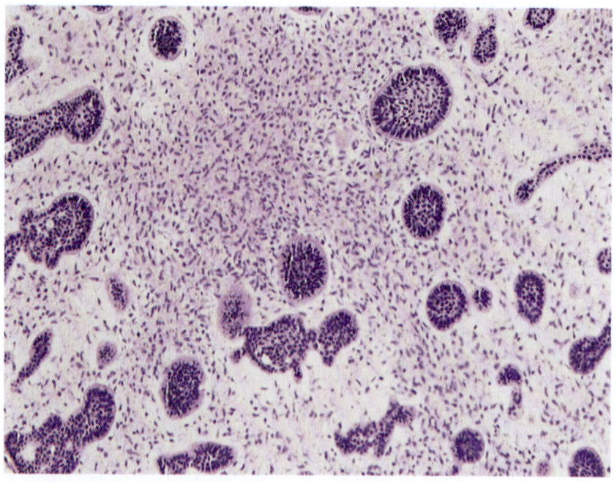

图 20-18 成釉细胞纤维瘤

镜下肿瘤性上皮呈条索状或团块状排列，间叶成分由较幼稚的结缔组织组成，颇似牙胚的牙乳头细胞

发病年龄超过了 20 岁，这时牙发育已基本完成，因此认为成釉细胞纤维瘤是一种牙发育异常 - 牙瘤的初期表现是难以令人信服的。有关成釉细胞纤维瘤时有复发、甚至恶变的报道，也进一步支持该瘤的性质属真性肿瘤。不过，成釉细胞纤维瘤不表现沿骨小梁间隙向周围浸润的特点，因此其临床行为较成釉细胞瘤好，复发少见，预后良好。

二、成釉细胞纤维 - 牙本质瘤和成釉细胞纤维 - 牙瘤

成釉细胞纤维 - 牙本质瘤（ameloblastic fibrodentinoma）和成釉细胞纤维 - 牙瘤（ameloblastic fibro-odontoma）是与成釉细胞纤维瘤相似，但病变中上皮 - 间叶组织的诱导作用导致牙本质的形成，在成釉细胞纤维 - 牙瘤中还有牙釉质形成。

成釉细胞纤维 - 牙本质瘤 X 线表现为界限清楚的透光区，其中可见多少不一的阻射性物质。其组织学表现与成釉细胞纤维瘤极为相似，由细长的上皮条索和类似于牙乳头的间叶组织所构成，所不同的是病变中有牙本质或牙本质样物质沉积。牙源性上皮条索与牙本质的沉积关系密切，有时上皮结构可陷入其中。所形成的牙本质矿化不良，间质细胞也可内陷其中。

成釉细胞纤维 - 牙瘤与成釉细胞纤维 - 牙本质瘤十分相似，X 线表现为界限清楚的透光区，含有数量不等的阻射性物质（图 20-19），只是肿瘤中除有牙本质形成之外，还有牙釉质形成（图 20-20）。成釉细胞纤维 - 牙瘤较成釉细胞纤维瘤更为少见，且发生于更年轻的患者，约 62% 的患

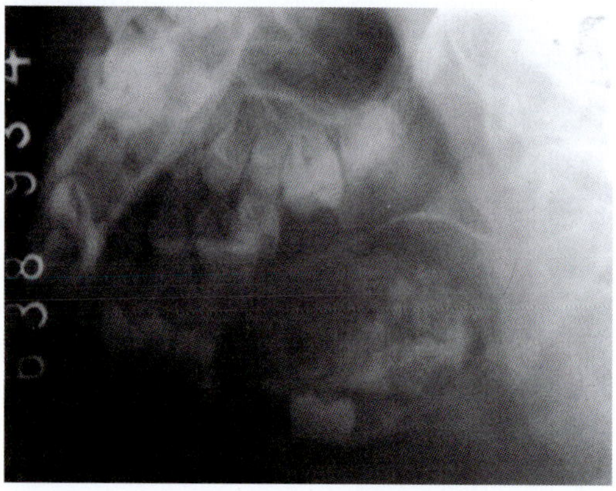

图 20-19 成釉细胞纤维 - 牙瘤

X 线示在界限清楚的透光区内有不规则阻射性物质

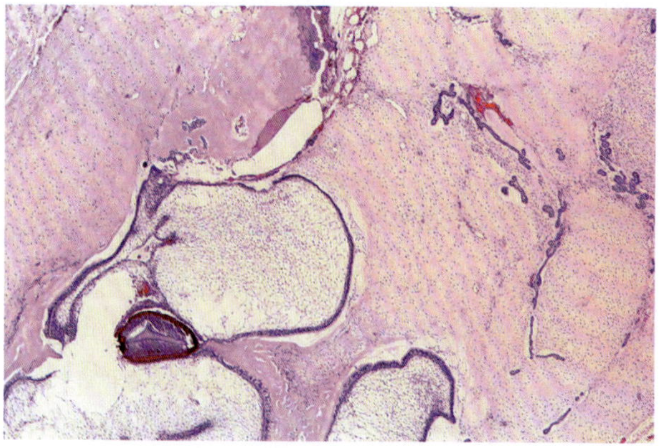

图 20-20 成釉细胞纤维 - 牙瘤

镜下与成釉细胞纤维瘤相似，但肿瘤中有牙本质（或牙本质样物质）以及釉质（或基质）沉积

者小于 10 岁，平均发病年龄为 8.1 岁。男女性别差异不大。

本节所描述的病损都应与发育中的牙瘤相鉴别。除了组织学观察以外，还应注意患者年龄和病损部位，例如发生于儿童、位于一未萌牙牙冠上方的病变很可能是发育中的牙瘤。

三、牙瘤

牙瘤（odontoma）是成牙组织的错构瘤（hamartoma）或发育畸形（malformation），不是真性肿瘤。与牙的发育类似，当牙瘤完全钙化后，其生长也随之停止。肿物内含有成熟的牙釉质、牙本质、牙骨质和牙髓组织。根据这些组织排列结构不同，可分为混合性牙瘤和组合性牙瘤两种。

（一）混合性牙瘤（complex odontoma） 多发生于儿童和青年，上下颌骨均可发生，以下颌前磨牙区和磨牙区多见。活动性生长期可引起颌骨膨大。X 线片表现为境界清楚的放射透光区，其中可见放射阻射性结节状钙化物（图 20-21A）。镜下见肿物内牙体组织成分排列紊乱，相互混杂，而无典型的牙结构（图 20-21B）。发育期的混合性牙瘤，与成釉细胞纤维瘤或成釉细胞纤维 - 牙瘤不易区别。肿物生长有自限性，预后良好。

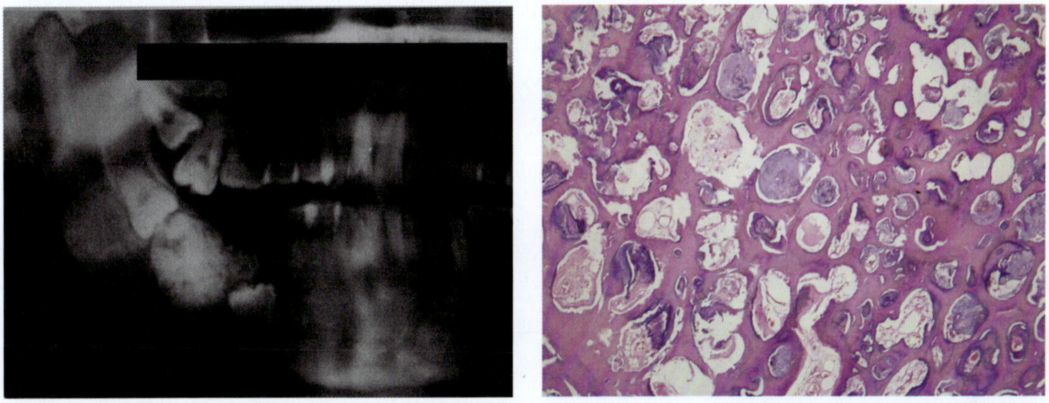

A　　　　B

图 20-21　混合性牙瘤

A. X 线示放射阻射性结节状钙化物；B. 镜下示排列紊乱的成熟牙体组织

（二）组合性牙瘤（compound odontoma） 患者年龄较小，好发于上颌切牙 - 尖牙区。X 线显示形态及数目不一的牙样物堆积在一起（图 20-22A）。镜下见肿物由许多牙样结构所组成，这些牙样结构虽然不同于正常牙，但牙釉质、牙本质、牙骨质和牙髓的排列如同正常牙的排列方式（图 20-22B）。

四、牙源性钙化囊性瘤

牙源性钙化囊性瘤（calcifying cystic odontogenic tumor）是一种囊性的牙源性良性肿瘤，含类似于成釉细胞瘤的上皮成分和影细胞，后者可发生钙化。这型肿瘤以往被称为“牙源性钙化囊肿（calcifying odontogenic cyst）”，最早由 Gorlin 等（1962）作为一种独立的颌骨囊肿进行描述，但后来大量的临床病理观察表明：所谓“牙源性钙化囊肿”除大多数以囊性改变为主外，部分病例表现为实性病损或伴发其他牙源性肿瘤（如成釉细胞瘤、成釉细胞纤维瘤等），其中少部分病例还可表现恶性特征。因此，2005 年的 WHO 新分类中，将这几种变异型分别进行命名（见后），本节所描述的牙源性钙化囊性瘤实际是指以往称为囊肿型牙源性钙化囊肿的一组病损。

【临床】 患者高峰年龄为 10 ~ 19 岁，男女性别差异不大。好发部位上颌前磨牙区，病变多较为局限，有时也可发生于颌骨外的软组织内。X 线片表现为界限清楚的放射透光区，单房或多

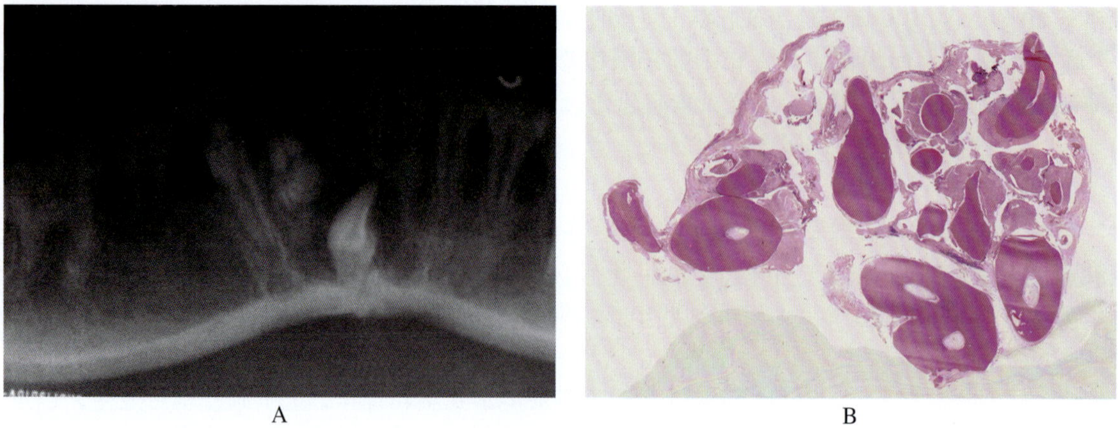

图 20-22 组合性牙瘤

A．X 线示形态及数目不一的牙样物；B．镜下见肿物由牙样结构所组成

房，有时可伴有牙瘤发生（图 20-23A）。

【病理】 病变呈囊性，衬里上皮的基底细胞呈立方状或柱状，胞核远离基底膜，其浅层由排列疏松的星形细胞构成，与成釉器的星网状层相似。在衬里上皮和纤维囊壁内可见数量不等的影细胞（ghost cell）灶，并有不同程度的钙化（图 20-23B）。影细胞呈圆形或卵圆形，细胞界限清楚，胞质红染，胞核消失而不着色，在胞核部位出现阴影，故称影细胞。邻近上皮基底层下方可见带状发育不良牙本质。有些病例中见有广泛牙齿硬组织形成，类似于组合性或混合性牙瘤。

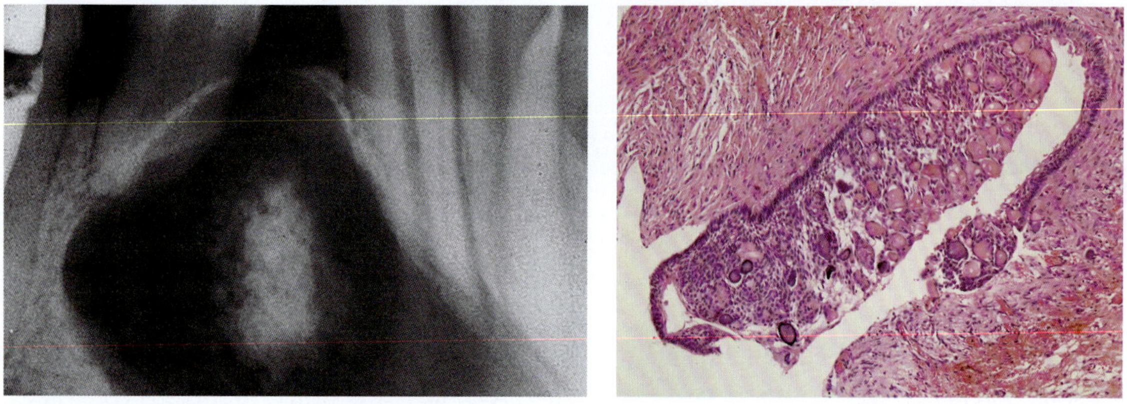

图 20-23 牙源性钙化囊性瘤

A．X 线示界限清楚的透射区内有阻射性物质；B．镜下见衬里上皮和纤维囊壁内有数量不等的影细胞灶，并可钙化

牙源性钙化囊性瘤摘除术后较少复发，骨外型未见复发报道。文献中报道多种牙源性肿瘤中可出现牙源性钙化囊性瘤样结构。

五、牙本质生成性影细胞瘤

牙本质生成性影细胞瘤（dentinogenic ghost cell tumor）实际是指以往称为肿瘤型牙源性钙化囊肿的一组病损，2005 年 WHO 新分类将其定义为：一种具有局部侵袭性的肿瘤，在成熟的结缔组织间质中可见成釉细胞瘤样上皮岛、影细胞和伴有数量不等的发育不良的牙本质形成。

【临床】 牙本质生成性影细胞瘤又称为牙源性影细胞瘤（odontogenic ghost cell tumor），大多数发生于颌骨内，骨外型较少见。发病年龄 10 ～ 89 岁不等，男性稍多于女性。可发生于颌骨承牙区的任何部位，上下颌发病率无明显差异，尖牙至第一磨牙区常见。由于钙化程度不同，X线可表现为透射或透射/阻射混合影，边缘较清楚，大多数病损为单房性，邻近牙的根吸收较常见。

【病理】 在成熟的结缔组织间质中，可见牙源性上皮巢和成釉细胞瘤样上皮团块，病变内可见影细胞和钙化灶，间质内有成片的发育不良的牙本质形成（图20-24）。如上皮基底层细胞转化为影细胞，基底膜可消失，影细胞突入纤维结缔组织内引起异物反应。

有报道这型肿瘤的临床行为与成釉细胞瘤类似，生长具有局部侵袭性，术后易复发。文献中有牙本质生成性影细胞瘤恶变为牙源性影细胞癌的报道。

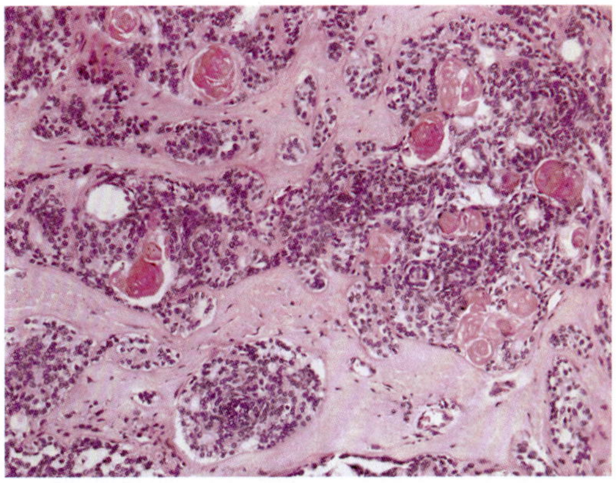

图20-24　牙本质生成性影细胞瘤

肿瘤上皮团块表现成釉细胞瘤样特点，可见影细胞灶，间质内有成片的发育不良的牙本质形成

第三节　间叶性牙源性肿瘤 Mesenchymal Odontogenic Tumor

一、牙源性纤维瘤

牙源性纤维瘤（odontogenic fibroma）较少见，约占牙源性肿瘤的5%左右。根据其发生部位，可分为中心性（骨内性）和外周性（骨外性）两种类型。

（一）中心性牙源性纤维瘤

中心性牙源性纤维瘤（central odontogenic fibroma）是指发生于颌骨内的纤维瘤，其中含有数量不等的非活跃性牙源性上皮。2005年WHO新分类根据肿瘤含上皮成分的多少，将其分为“上皮缺乏型（epithelium-poor）”和“上皮丰富型（epithelium-rich）”分别取代以往的“单纯型”和“WHO型”。

【临床】 患者年龄分布9～80岁，平均年龄为30岁。有报道女性较男性多发，上颌前部为常见部位。临床表现为颌骨渐进性膨大，生长缓慢、无痛。X线表现为界限清楚的、单房或多房透射影像，可导致牙移位和牙根吸收。

【病理】 肉眼观肿物界限清楚，有包膜，中等硬度，切面呈浅粉色。镜下见肿瘤由细胞丰富的纤维性结缔组织构成，梭形的成纤维细胞形态、大小一致，上皮丰富型肿瘤的胶原纤维之间散在着牙源性上皮岛或条索（图20-25），这些细胞体积小、呈立方状、胞质少而透亮、核深染、排列紧密，似牙周膜中的上皮剩余。肿物中可见似发育不良牙本质或牙骨质小体的钙化物。黏液样变明显的区域，细胞数量少、呈星状。有时肿瘤纤维成分中数目不等的细胞可含嗜伊红胞质颗粒，构成所谓牙源性纤维瘤的颗粒细胞变异

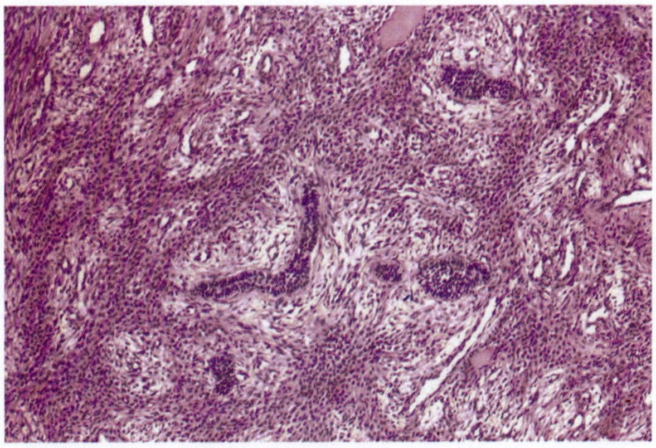

图20-25　牙源性纤维瘤

肿瘤由细胞丰富的纤维性结缔组织构成，可见牙源性上皮岛或条索

型（granular cell variant），这些颗粒细胞不表达 S-100 蛋白，因此与颗粒细胞瘤（肌母细胞瘤）细胞的组织来源不同。

颌骨内增生的牙滤泡（hyperplastic dental follicle）有时可被误诊为牙源性纤维瘤，增生的牙滤泡通常包绕一个未萌牙冠（多为第 3 磨牙），X 线表现类似含牙囊肿，镜下见牙滤泡有纤维结缔组织构成，可致密，也可呈疏松的黏液样，可含或不含牙源性上皮岛。

中心性牙源性纤维瘤为良性肿瘤，不浸润周围骨组织，仅引起压迫性吸收。刮治后极少复发。

（二）外周性牙源性纤维瘤

外周性牙源性纤维瘤（peripheral odontogenic fibroma）常被误诊为纤维性龈瘤，组织学观察有牙源性上皮剩余的存在才能协助确诊。

【临床】 好发于 20 ~ 29 岁，女性稍多于男性。可发生于任何部位，其中以下颌尖牙 - 前磨牙区和上颌前部较多见。临床上与纤维性龈瘤无法鉴别，为发生于附着龈的质硬包块，有蒂或无蒂，一般为单发、局限性病损。X 线片常见软组织包块中存在钙化物质，但其下方的骨质无破坏。

【病理】 镜下见肿瘤无包膜，界限不清，纤维组织以胶原为主、或细胞丰富、或呈黏液样改变，牙骨质、骨样或牙本质样物质可沉积于基质中，有时还可见多核巨细胞。数量不一的牙源性上皮岛或条索可分布于纤维组织之中，这些上皮岛缺乏高柱状基底细胞和星网状细胞的分化，其周围常有透明、无形物质环绕。

所谓牙源性龈上皮错构瘤（odontogenic gingival epithelial hamartoma）是一种特殊的龈病损，由牙源性上皮岛和条索组成，间质为成熟的纤维性组织，包块直径在 1cm 以下，不引起肿瘤下方的骨吸收。这种病损以上皮增殖为主，不是真性肿瘤。

外周性牙源性纤维瘤生长较局限，局部切除可治愈。

二、牙源性黏液瘤 / 黏液纤维瘤

牙源性黏液瘤（odontogenic myxoma）又称为黏液瘤（myxoma）或黏液纤维瘤（myxofibroma），是一种良性但有局部浸润的肿瘤，较牙源性纤维瘤多见。有关颌骨黏液瘤的组织来源，目前尚无直接证据。但累及骨骼的黏液瘤几乎仅限于颌骨、发生于颌骨的黏液瘤与牙源性间叶组织在形态学上的相似以及肿瘤中有时可见的牙源性上皮剩余，均提示该瘤是牙源性的。

【临床】 多发于 20 ~ 39 岁，10 岁以前和 50 岁以后较少见。性别无明显差异，下颌比上颌多见，常位于下颌双尖牙和磨牙区，偶可发生于髁突。肿瘤生长缓慢，可导致颌骨膨大、变形，有时可伴疼痛，下颌病例可伴有下唇麻木，常见牙松动、移位和阻生。X 线片显示为多房性透射影，由大小不等的蜂窝状或囊状阴影组成，相互之间有薄的骨隔，界限不清（图 20-26）。牙根吸收常见。

【病理】 肉眼观肿瘤边界不清，剖面为灰白色，半透明，质脆，富有黏液，常无包膜。镜下见瘤细胞呈梭形或星形，排列疏松，核卵圆形，染色深，偶见不典型核，大小形态不一，但核分裂罕见。瘤细胞间有大量淡蓝色黏液基质，肿瘤有时生长加快，可能是黏液基质堆积的结果。肿瘤内有时见有少量散在的牙源性上皮剩余（图 20-27）。肿瘤内纤维成分多者，又称为纤维黏液瘤。

此瘤生长缓慢，但可浸润骨组织，甚至穿破骨皮质进入邻近软组织。由于肿瘤呈局部浸润性生长，加之肿瘤本身质脆呈胶冻状，手术不易完全切除，术后易复发，但一般不发生转移。

颌骨黏液瘤的组织来源与牙源性纤维瘤一样，可能来源于牙源性间叶组织。

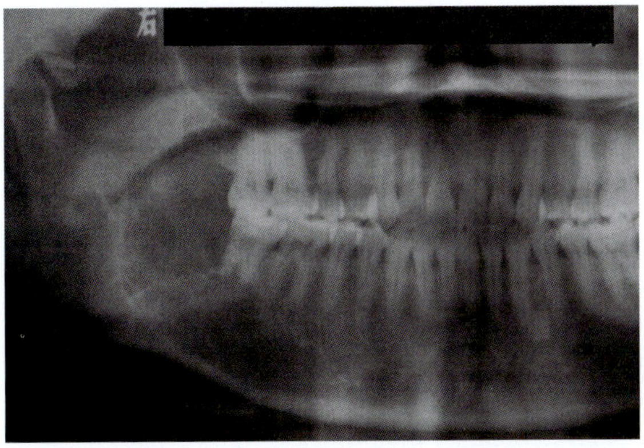

图 20-26　牙源性黏液瘤的 X 线表现

呈多房性透射影，其中有薄的骨隔

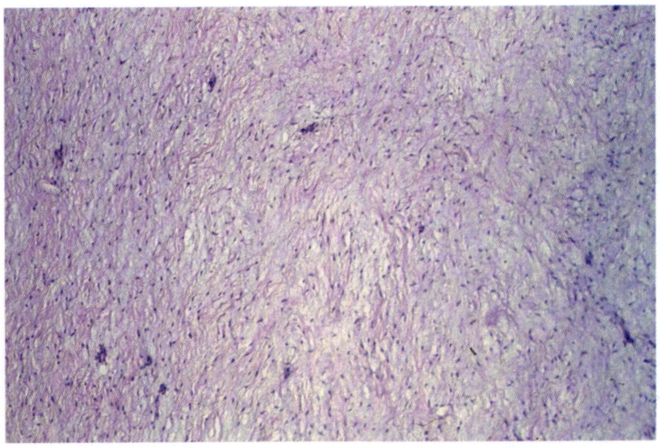

图 18-27　牙源性黏液瘤

瘤细胞呈梭形或星形，排列疏松，瘤细胞间有大量淡蓝色黏液基质

三、成牙骨质细胞瘤

成牙骨质细胞瘤（cementoblastoma）又称为真性牙骨质瘤（true cementoma），是一种以形成牙骨质样（cementoid）组织为特征的肿瘤，常与一颗牙的牙根相连，较少见。

【临床】 肿瘤多发生在前磨牙或磨牙区，下颌较上颌多见。男性较常见。大部分病例的年龄在 10 ~ 29 岁。肿瘤常围绕牙根生长。X 线片显示肿物为界限清楚的致密钙化团块，在钙化团块的周围有一带状放射透光区环绕（图 20-28A），提示为未矿化组织和细胞丰富区域。通常相关牙的牙根吸收而变短，并与肿瘤性硬组织融合。

【病理】 肿瘤由牙骨质样组织所组成。有的呈片状排列，类似于有细胞牙骨质，可见较多嗜碱性反折线（reversal line），与 Paget 病所见相似；有的呈圆形或卵圆形矿化团块，似牙骨质小体。在上述矿化组织的周边区或其他生长活跃区，可见嗜酸性、未矿化的牙骨质样组织和呈一列

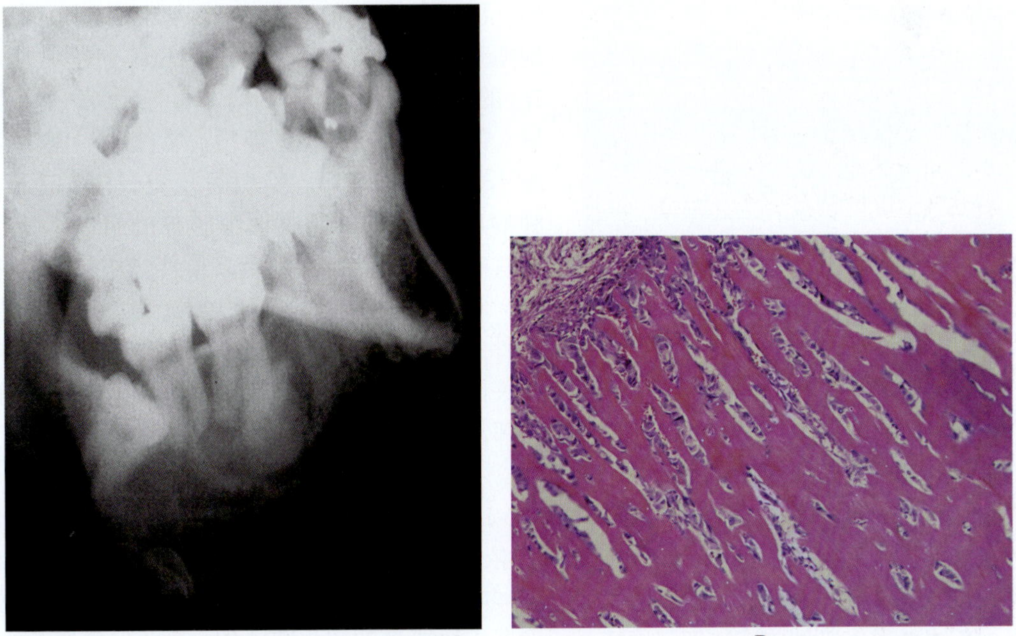

A　　B

图 20-28　成牙骨质细胞瘤

A．X 线显示肿物为界限清楚的致密钙化团块；B．镜下肿瘤由呈片状排列的牙骨质样团块组成，可见嗜碱性反折线，生长活跃区可见增生的成牙骨质细胞

或数列排列的成牙骨质细胞（图 20-28B）。成牙骨质细胞有时大小不一，胞核浓染，可与成骨细胞瘤或非典型骨肉瘤中所见相似，但一般没有骨肉瘤中常见的核异型或核分裂。肿瘤间质为富于血管的疏松纤维结缔组织。肿瘤周围有包膜。

本病为良性肿瘤，容易摘除，术后很少复发。

第四节 恶性牙源性肿瘤 Malignant Odontogenic Tumor

一、牙源性癌

大部分颌骨内的癌瘤是由口腔黏膜癌或上颌窦黏膜癌侵犯颌骨所致，少数可由身体其他部位的恶性肿瘤转移至颌骨内。另外，还有一组原发于颌骨的、被称为牙源性癌（odontogenic carcinoma）的病损，它们可以是由先存的成釉细胞瘤恶变而来、也可直接发生于牙源性上皮剩余、可以是其他牙源性肿瘤的恶性型、或是由牙源性囊肿衬里上皮的恶变而来。牙源性癌较少见，约占所有牙源性肿瘤的 1.6%。

（一）转移性（恶性）成釉细胞瘤

转移性（恶性）成釉细胞瘤 [metastasizing（malignant）ameloblastoma] 是指具有良性组织学表现、但发生了转移的成釉细胞瘤。其"恶性"主要表现在临床行为，而不在组织学特点。在组织学上，原发瘤和转移瘤均与通常的成釉细胞瘤无明显区别，应与所谓成釉细胞癌（ameloblastic carcinoma）相区别。这型肿瘤极为少见，其转移灶主要见于肺，但其他部位也有报道。

（二）成釉细胞癌 - 原发型

成釉细胞癌 - 原发型（ameloblastic carcinoma-primary type）是一种少见的原发性牙源性恶性肿瘤，肿瘤具有成釉细胞瘤的某些组织学特征，但表现明显分化不良、细胞异型性和核分裂增加。将近 2/3 的成釉细胞癌发生于下颌，男女发病率没有差异，颌骨前部是最常见部位。X 线为界限不清或边缘不整齐的透射影，有时可侵犯骨皮质造成穿孔。肿瘤在整体上表现成釉细胞瘤的组织学特点，细胞具有恶性特点，如细胞多形性、核分裂、局部坏死、神经周浸润及核深染（图 20-29）。发生于上颌骨的成釉细胞癌约有 1/3 以上的病例出现与肿瘤相关的死亡或肺转移，下颌骨病变常在转移前出现局部复发。

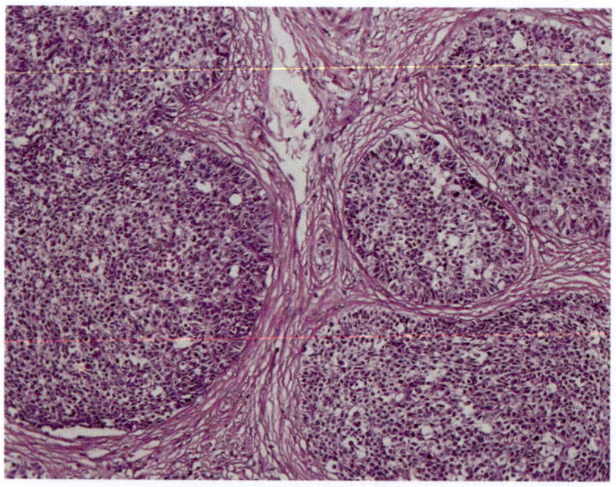

图 20-29 成釉细胞癌

镜下表现成釉细胞瘤的组织学特点，但细胞呈多形性、核深染、核分裂多见

（三）成釉细胞癌 - 继发型（去分化）

成釉细胞癌 - 继发型（去分化）[ameloblastic carcinoma - secondary type（dedifferentiated）] 由先存的良性成釉细胞瘤发展而来的成釉细胞癌。依据本病定义，最初必须存在一个良性成釉细胞瘤，继而出现恶性转变。通常在恶变前，患者有多次局部复发和 / 或放疗史，大多数病例发生于老年人。X 线表现从典型的成釉细胞瘤特点，发展为快速骨破坏，穿透骨皮质并侵犯邻近软组织。组织学上也具有从良性成釉细胞瘤转变为成釉细胞癌的证据。继发型的成釉细胞癌还有发生于骨外的报道，即由先存的外周型成釉细胞瘤恶变而来。

（四）原发性骨内鳞状细胞癌

原发性骨内鳞状细胞癌（primary intraosseous squamous cell carcinoma）是原发于颌骨内的一种鳞状细胞癌，与口腔黏膜没有原始联系，可能由牙源性上皮剩余发展而成。2005 年 WHO 新分类对原发性骨内鳞状细胞癌作了进一步规定，其亚类应包括：①侵犯骨髓腔并导致骨吸收的实性肿瘤（实性型）；②发生于牙源性囊肿的鳞状细胞癌；③与其他良性牙源性上皮性肿瘤相关的鳞状细胞癌。

原发性骨内鳞状细胞癌较少见，可发生于各年龄组，但多见于 45 岁以上的中老年人，男性较女性多发；下颌后份为常见部位；颌骨肿大、疼痛、牙齿移位及松动为早期症状，以后可穿破骨皮质，侵犯软组织，口腔黏膜可出现溃疡；X 线表现颌骨的弥漫性透射影像，与其他恶性肿瘤相似。

镜下肿瘤一般表现为无角化的鳞状细胞癌（图 20-30A），癌细胞排列呈团块或丛状癌巢，癌巢的周边细胞呈栅栏状排列，核远离基底膜，有时可发生角化（图 20-30B）；少数发生角化的鳞状细胞癌与发生于口腔黏膜的鳞癌难以鉴别，往往需结合临床和放射学检查来确诊。如组织学上可证实颌骨中心性癌发生于牙源性囊肿的衬里上皮，可确定颌骨为原发部位。黏液表皮样癌也可发生于牙源性囊肿的衬里上皮，应包括在鉴别诊断之中。

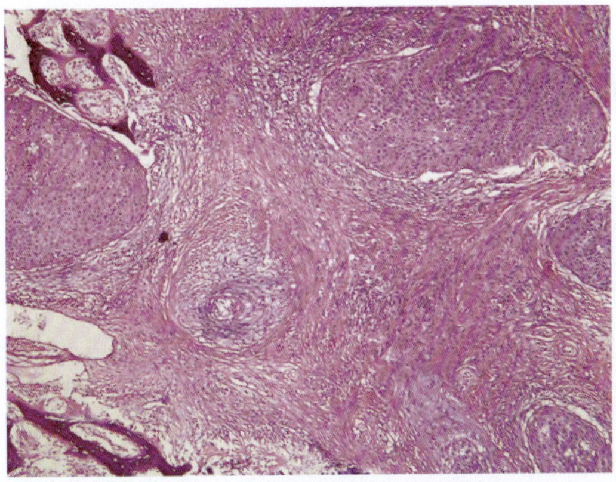

A

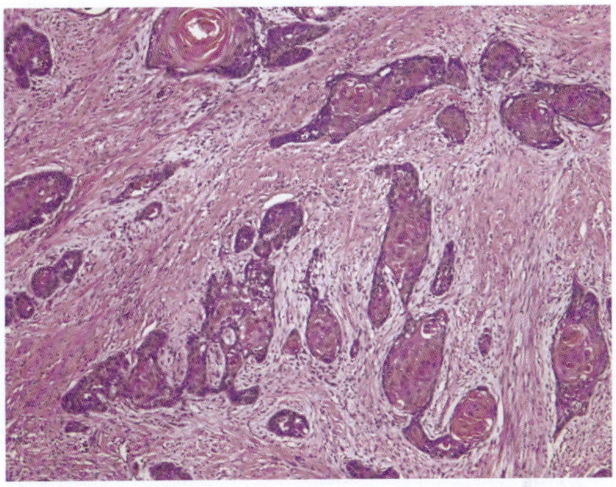

B

图 20-30 原发性骨内鳞状细胞癌

A．可表现为无角化的鳞状细胞癌；B．也可表现为角化的鳞状细胞癌

原发性骨内鳞状细胞癌预后较差，应与颌骨中心性黏液表皮样癌以及牙源性囊肿恶变相鉴别。

（五）牙源性透明细胞癌

牙源性透明细胞癌（clear cell odontogenic carcinoma）是一种少见的由空泡状或透明细胞为主组成的牙源性肿瘤。尽管 WHO（1992）牙源性肿瘤组织学新分类中认为它是良性肿瘤，并将其命名为牙源性透明细胞瘤，但从目前报道的病例看，约 40% 病例可发生局部淋巴结或远处转移，并常穿破骨皮质向软组织浸润，已有多例致死病例报告。因此，2005 年 WHO 新分类将其归类为牙源性癌，并命名为牙源性透明细胞癌。

【临床】 该肿瘤较少见，多发于中年以上女性。下颌多于上颌，可位于下颌角区或下颌前牙区。病期分别为数月至数年不等。主诉为颌骨肿胀，并累及邻近牙，引起牙松动。拔牙后有肿物长出或牙龈溃疡。X 线片示颌骨较广泛的骨质破坏。

【病理】 肉眼见肿瘤无被膜，切面实性、色灰白，可浸润骨组织。镜下见肿瘤由片状、岛状、条索状排列的上皮细胞构成（图 20-31A）。大部分肿瘤细胞胞质透明，PAS 染色阳性，细胞界限明显。胞核位于细胞中心或偏向细胞一侧，较深染，可见分裂象。肿瘤中还可见少量基底样细胞，胞质少，弱嗜酸性，与透明细胞有形态上的过度（图 20-31B）。间质为成熟的结缔组织。肿瘤呈浸润性生长，常发生局部淋巴结转移。肿瘤中无腺样结构，无钙化物沉积。

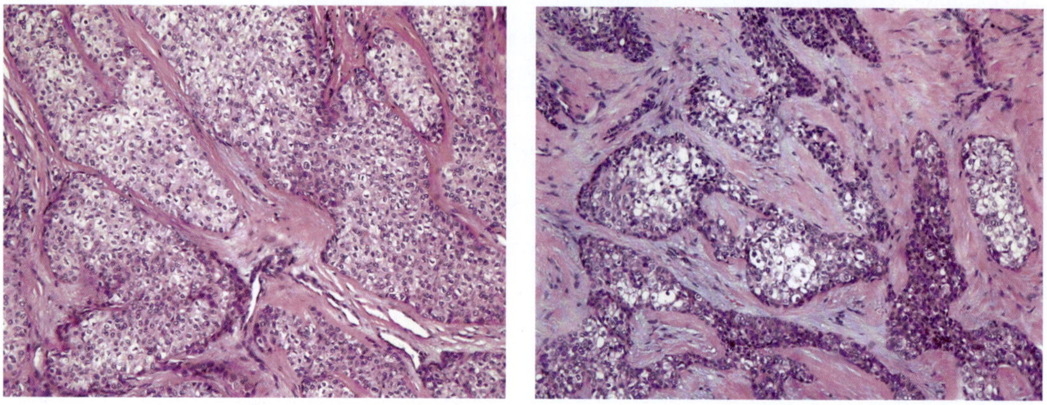

A　　B

图 20-31　牙源性透明细胞癌的组织学表现

A．肿瘤由片状、岛状、条索状排列的上皮细胞构成；B．肿瘤巢中还可见少量基底样细胞，胞质少，弱嗜酸性

【鉴别诊断】本肿瘤应同口腔颌面部可能出现的透明细胞性肿瘤相鉴别。首先是涎腺肿瘤中可出现透明细胞，可根据肿瘤的原发部位、黏液成分化学染色（涎腺肿瘤的透明黏液细胞阳性）、淀粉酶或 / 和溶菌酶的免疫组织化学染色（腺泡细胞癌阳性）、S-100 及 actin 染色（透明细胞肌上皮瘤阳性）来鉴别。其次是部分牙源性钙化上皮瘤、成釉细胞瘤中也可出现透明细胞。前者肿瘤中有钙化物，牙源性透明细胞癌中无钙化物；后者透明细胞占小部分，主要区域为典型的成釉细胞瘤图像。另外，还应做全身检查以排除转移性肾透明细胞癌的可能。

牙源性透明细胞癌来自牙板残余或 Malassez 上皮剩余。此瘤属低度或中度恶性肿瘤，易出现局部淋巴结转移，切除不彻底易复发。

（六）牙源性影细胞癌

牙源性影细胞癌（odontogenic ghost cell carcinoma）是指具有牙源性钙化囊性瘤（或牙本质生成性影细胞瘤）特征（包括含量不等的影细胞或发育不良的牙本质），又具有恶性细胞学特征和呈浸润性生长的肿瘤。它可以由先存的良性病变恶变而来，也可为原发的恶性肿瘤。可以表现为囊性肿物，也可为实性。患者年龄范围在 13 ~ 72 岁，平均年龄 38.4 岁，男性多见，上颌骨好发。颌骨膨大为常见症状，上颌肿瘤最终可侵犯上颌窦和鼻腔。X 线表现为界限不清的透射影，其中可见不规则阻射物质。肿瘤可导致唇颊侧骨板破坏。镜下表现牙源性钙化囊性瘤或牙本质生成性影细胞瘤的某些特征，如肿瘤上皮岛具有排列规则的基底细胞，并含数量不等的影细胞和中央的星网状细胞。但肿瘤表现细胞和胞核的多形性，核分裂象多见，有时可见肿瘤坏死以及周围组织侵犯（图 20-32）。肿瘤中还可见邻近上皮的牙本质样物质（juxtaepithelial dentinoid）。肿瘤呈浸润性生长，术后易复发，有肺转移甚至致死的病例报道。

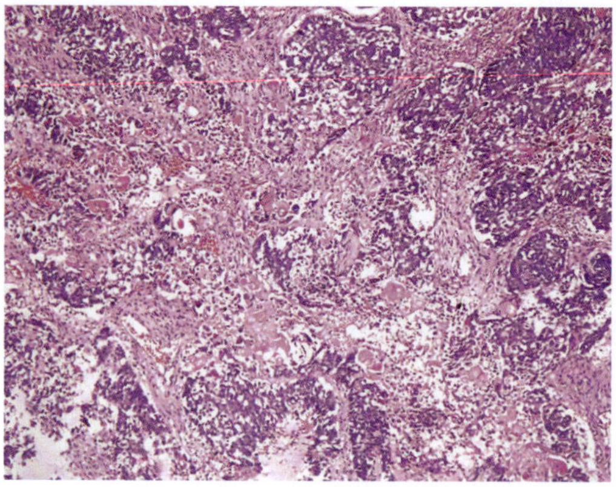

图 20-32　牙源性影细胞癌

镜下表现牙本质生成性影细胞瘤的某些特征，含数量不等的影细胞，但肿瘤表现细胞和胞核的多形性，核分裂象多见

二、牙源性肉瘤

（一）成釉细胞纤维肉瘤

成釉细胞纤维肉瘤（ameloblastic fibrosarcoma）具有类似于成釉细胞纤维瘤的组织结构，但其间叶成分表现肉瘤的特征。

【临床】 该肿瘤极为少见，好发于中青年人，平均年龄在 30 岁左右，下颌比上颌多见，性别无差异；肿瘤生长较快且伴疼痛，大多数患者疼痛发生在肿胀之前，此为诊断要点；X 线显示颌骨边界不清的透射区，并伴骨组织破坏。

【病理】 肉眼见肿物为分叶状，质较软，剖面为淡粉红色，无明显纤维束，无包膜；镜下见上皮成分较少，呈团块状或条索，上皮分化较好；间叶成分表现明显间变，细胞密集，呈多形性，瘤细胞大小不一，有核浓染、异型，核分裂多见（图 20-33），且可有瘤巨细胞。

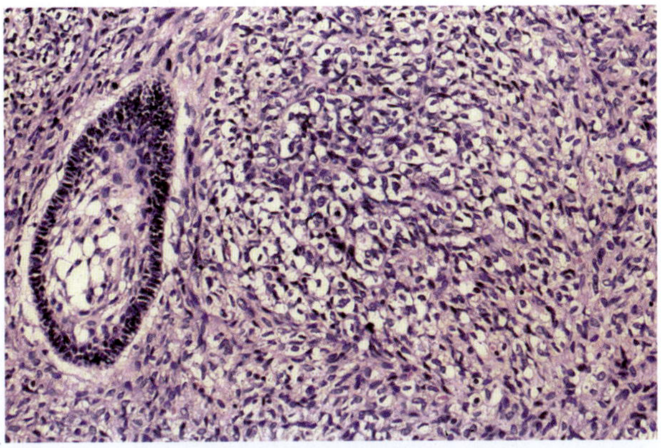

图 20-33　成釉细胞纤维肉瘤

上皮成分较少，分化较好；间叶成分表现明显间变，瘤细胞大小不一，核浓染、核分裂多见

此瘤具有混合性来源，即成釉上皮和牙乳头或牙囊。大约 1/3 的病例由成釉细胞纤维瘤的间叶成分恶变而来，往往与成釉细胞纤维瘤术后复发有关。成釉细胞纤维肉瘤呈局部高度浸润性生长，较少发生远处转移。

（二）成釉细胞纤维 - 牙肉瘤

成釉细胞纤维 - 牙肉瘤（ameloblastic fibro-odontosarcoma）较少见，好发于青年人，肿物生长较快，且伴疼痛；X 线可见不规则且边界尚清楚的透射区，其中有小块阻射灶。镜下特点类似于成釉细胞纤维肉瘤，其主要区别在于该肿瘤伴发育不良的牙本质、釉质和牙骨质形成。肿瘤中仅有发育不良的牙本质成分而无釉质形成者，又称为成釉细胞纤维牙本质肉瘤。肿瘤中牙源性上皮虽然不是恶性成分，但对诱导牙本质形成和釉基质形成具有一定作用，但决定肿瘤性质的是肉瘤性间质。

此瘤为低度恶性，术后易复发，但极少远处转移。

第五节　与骨相关的病变
Bone Related Lesions

一、骨化纤维瘤

骨化纤维瘤（ossifying fibroma）是一种边界清楚、由富于细胞的纤维组织和表现多样的矿化组织构成的病变。2005 年 WHO 新分类简化了“骨相关病变”的分类和命名，其主要特点是将以往命名中所使用的“牙骨质”一词全部略去。由于发生于颌骨的多种骨相关病变中存在类似于牙骨质的沉积物，长期以来对这些牙骨质样结构的本质存在争议。新分类中明确指出：由于牙骨质是指覆盖于牙根表面的矿化物质，而在牙根以外的部位，牙骨质与骨组织并没有明显差异，区分二者的临床意义不大。因此，以“骨化纤维瘤”代替了“牙骨质 - 骨化纤维瘤（cemento-ossifying fibroma）”，并将“青少年小梁状骨化纤维瘤（juvenile trabecular ossifying fibroma，JTOF）”和“青少年沙瘤样骨化纤维瘤（juvenile psammomatoid ossifying fibroma，JPOF）”作为骨化纤维瘤的两种组织学变异型。

【临床】 骨化纤维瘤主要发生于 10 ~ 39 岁，女性多见。不同组织学亚型的发病年龄有差异，JTOP 发病年龄较小（8.5 ~ 12 岁），JPOF 患者平均年龄约 20 岁左右，而经典的骨化纤维瘤为 35 岁。骨化纤维瘤主要见于下颌后部，JTOF 好发于上颌，而 JPOF 主要发生于鼻旁窦的骨壁。临床早期无症状，随着肿瘤增大，可由于颌骨膨隆引起牙移位、关系紊乱和颌面部变形。X 线表现为境界清楚的、单房性密度减低区，由于伴有硬组织形成，在病变的中央区域常见不透光区（图 20-34）。

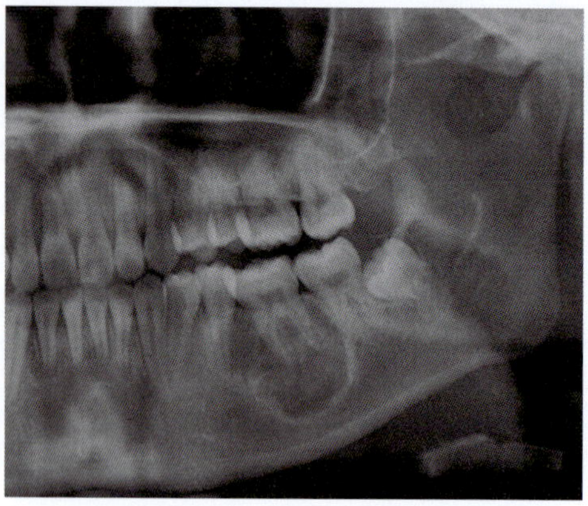

图 20-34 骨化纤维瘤

X 线示界限清楚的密度减低区，其中伴有硬组织形成

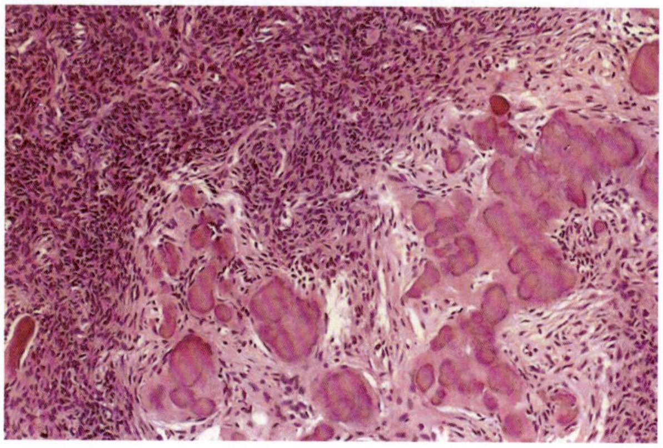

图 20-35 骨化纤维瘤

镜下由富含成纤维细胞的结缔组织构成，可见嗜碱性类牙骨质沉积

【病理】 肉眼观肿瘤界限清楚，有包膜，剖面呈黄白色、呈实性。骨化纤维瘤镜下由富含成纤维细胞的结缔组织构成，其细胞丰富程度可有较大差异。肿瘤中的钙化结构很多样，小梁状编织骨（trabeculae of woven bone）较常见，其周围绕成排的成骨细胞，这些骨小梁可相互连接成网；有时可见宽大的板层骨（lamellar bone）结构和营养不良性钙化；肿瘤中常可见无细胞的嗜碱性类牙骨质沉积物，呈圆形或卵圆形，周界光滑，类似于牙骨质小体（cementicle）（图 20-35）。JTOF 由含丰富细胞的纤维组织构成，其中可见含细胞的带状类骨质，另外可见纤细幼稚的骨小梁，内有骨陷窝和骨细胞，骨小梁外周密集围绕一排较大的成骨细胞。这些骨小梁相互吻合成网状，细胞丰富区域可见核分裂。JPOF 的特征是在成纤维性间质内含有丰富的沙瘤样骨小体，这些卵圆形或弯曲的骨小体中可无细胞，也可见散在细胞，与牙骨质小体不同，骨小体边缘没有放射状的胶原纤维，骨小体本身可相互融合形成具有反转线的小梁结构。

【鉴别诊断】 在组织学上，骨化纤维瘤与纤维结构不良有时很难鉴别，主要依据其 X 线及临床特点。骨化纤维瘤好发于下颌，界限清楚，有包膜，同时所形成的骨小梁周围常见到成排的成骨细胞，以此可与纤维结构不良相区别（详见第 14 章）。

一般认为，骨化纤维瘤来自于牙周韧带，如不治疗可持续生长，治疗应完整切除。尽管青少年小梁状骨化纤维瘤在形态学上表现极为活跃，但保守性手术后一般无复发。

二、骨结构不良

骨结构不良（osseous dysplasia）是一组发生于颌骨承牙部位的根尖周区域，以纤维组织和化生性骨取代正常骨组织的特发性病变。以往被称为"牙骨质 - 骨结构不良"，2005 年 WHO 新分类主张略去"牙骨质"。骨结构不良好发于中年黑人女性，只发生于颌骨的承牙区。病变有多种临床表现形式，并具有不同的名称。发生于下颌前部、仅累及少数牙时，称为根尖周骨结构不良（periapical osseous dysplasia），发生于颌骨后牙区的类似局限性病变称为局灶性骨结构不良（focal osseous dysplasia）。另外两型弥漫性骨结构不良常发生于双侧下颌骨，甚至可累及颌骨的四个象限。其中一型为繁茂性（florid）骨结构不良，主要发生于中年黑人妇女。另外一型发生于年轻人，可导致明显的颌骨膨胀，称为家族性巨大型牙骨质瘤（familial gigantiform cementoma），是一种表现形式各异的常染色体显性遗传病。

根尖周和局灶性骨结构不良通常在行X线检查时偶然发现（图20-36），受累牙活力正常。繁茂性骨结构不良可在继发感染后出现症状。除了家族性巨大型牙骨质瘤外，颌骨膨胀不是骨结构不良的常见表现。骨结构不良可以透射影为主、阻射影为主或透射/阻射混合影，随病变时间的推移，阻射影改变有逐渐增加的趋势。

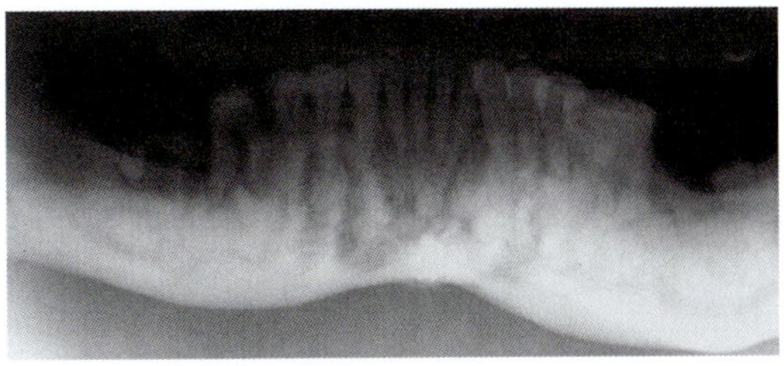

图20-36　根尖周骨结构不良的X线表现

各型骨结构不良均由富于细胞的纤维组织构成，其中含有层板骨和牙骨质样物质。病变无包膜。大多数病变中的硬组织成分与受累牙牙根表面不融合，但与其周围的骨组织相连。繁茂性骨结构不良和家族性巨大型牙骨质瘤可发生继发感染。

骨结构不良发生于牙周膜。除非病变继发感染（常见于繁茂性骨结构不良）或造成面部畸形（多见于家族性巨大型牙骨质瘤），各型骨结构不良一般不需要治疗。

第六节　其他肿瘤
Other Tumor

婴儿黑色素神经外胚瘤

婴儿黑色素神经外胚瘤（melanotic neuro-ectodermal tumor of infancy）曾被称为黑色素釉质上皮瘤（melanotic adamantinoma）或黑色素突变瘤（melanotic progonoma）。由于其与牙关系密切，曾认为该瘤为牙源性肿瘤。根据胚胎学、超微结构和生化研究，目前认为此瘤来自神经嵴细胞。

【临床】婴儿黑色素神经外胚瘤见于1岁以下婴儿。典型的发生在上颌骨，但也可发生于下颌骨或头颅骨。病损表现为非溃疡性黑色或黑色素性龈部和骨内包块。X线片显示为界限不清的透光区，可以含有发育牙并可导致牙移位。

【病理】肉眼见肿物表面黏膜无溃破，边界不清，无包膜。切面呈灰或深黑色。镜下见肿瘤由上皮样细胞和淋巴细胞样细胞组成。上皮样细胞和淋巴细胞样细胞可单独各自组成灶性聚集，但多是两种细胞混杂在一起呈巢状。上皮样细胞体积较大，呈立方状或多边形，核大而淡染，胞质丰富，含黑色素或色素不明显。上皮样细胞排列不一，呈片块状、索状、裂隙样或导管状（图20-37）。导管或裂隙内可含淋巴细胞样细胞。淋巴细胞样细胞的变异较大，有些病例中它们类似于小淋巴细胞，伴致密圆形核，胞质很少。

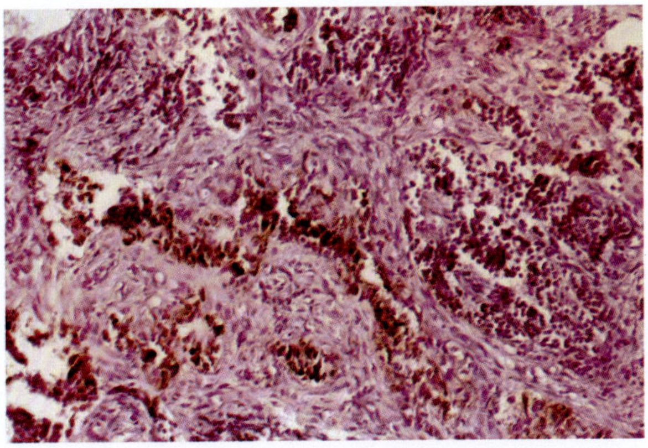

图20-37　婴儿黑色素神经外胚瘤

肿瘤由上皮样细胞和淋巴细胞样细胞组成。上皮样细胞可含黑色素

在另外病例中，胞核较大，伴有发育较好的染色质。在肿瘤周边部，瘤组织可延伸至骨内，似乎呈浸润性生长。

一般来说，治疗选择完整局部切除，除非有转移证据，应避免放疗和化疗。虽然多数病例属良性肿瘤，但局部切除不全，常可出复发，约 7% 的病例可发生淋巴结、肝、骨、肾上腺和软组织等部位的转移。

Summary

Odontogenic tumors are lesions derived from the tooth-forming tissues (epithelial or mesenchymal elements, or both). They are found exclusively in the mandible and maxilla (and gingiva on rare occasions). They comprise a complex group of lesions of diverse histopathologic types and clinical behavior. Some of these lesions are true neoplasms and may rarely exhibit malignant behavior. Others may represent tumor-like malformations (hamartomas).

Odontogenic tumors tend to mimic the cell or tissue of origin. Thus, they may histologically resemble soft tissues of the enamel organ or dental pulp, or contain hard tissue elements of enamel, dentin, or cementum. Odontogenic tumors, like normal odontogenesis, demonstrate varying inductive interactions between odontogenic epithelium and odontogenic ectomesenchyme. This ectomesenchyme was thought to be derived from the mesodermal layer of the embryo. It is now accepted that this tissue differentiates from the ectodermal layer in the cephalic portion of the embryo. Tumors of odontogenic epithelium are composed only of odontogenic epithelium without any participation of odontogenic ectomesenchyme. Other odontogenic neoplams, sometimes referred to as mixed odontogenic tumors, are composed of odontogenic epithelium and ectomesenchymal elements. Dental hard tissue may or may not be formed in these lesions. A third group, tumors of odontogenic ectomesenchyme, is composed principally of ectomesenchymal elements. Although odontogenic epithelium may be included within these lesions, it does not appear to play any essential role in their pathogenesis. In addition, based on the biological behavior, odontogenic neoplasms can be divided into benign and malignant categories.

Ameloblastoma is the most common form of odontogenic tumors but only accounts for approximately 1 % of all oral tumors. It is a true neoplasm of enamel organ-type tissue which does not undergo differentiation to the point of enamel formation. Ameloblastoma is a benign but locally aggressive tumor which often produces marked facial deformaty and recurs after insufficient surgery. Particular emphasis of this chapter is therefore placed on this unique neoplasm. Other odontogenic tumors of clinicopathological significance also include calcifying epithelial odontogenic tumor (also known as Pindborg's tumor), adenomatoid odontogenic tumor, calcifying odontogenic cyst, ameloblastic fibroma, odontogenic fibroma, odontogenic myxoma and odontoma.

Definition and Terminology

牙源性肿瘤 (odontogenic tumor): Odontogenic tumors are tumors derived from the tooth-forming tissues. They are almost found exclusively in the mandible and maxilla (and gingiva on rare occasions). Odontogenic tumors are generally classified into those of epithelial, mesenchymal, or both origins.

参考文献

1. Barns L., Eveson J.W., Reichart P., et al. World Health Organization Classification of Tumors. Pathology and Genetics of Head and Neck Tumors［M］. 2005：70-72.
2. 于世凤. 口腔组织病理学［M］. 7版. 北京：人民卫生出版社，2012：338-366.
3. 李铁军. 口腔病理诊断［M］. 北京：人民卫生出版社，2011：105-130.
4. Liu H.G., Zhong M., et al. Head and Neck Diagnostic Pathology［M］. 1st ed. Beijing：People's Medical Publishing House，2008：274-275.
5. Shear M. Cysts of the oral regions［M］. 3rd ed. Oxford：Wright，Butterworth-Heinemann，1992.
6. Li T-J. Odontogenic keratocyst：A cyst，or a cystic neoplasm?［J］J Dent Res，2011；90：133-142.
7. Shafer WG，Hine MK，Levy BM. A textbook of oral pathology［M］. 4th ed. Philadelphia：W.B. Saunders，1983：276-317.
8. Li T-J，Wu Y-T，Yu S-F，Yu G-Y：Unicystic Ameloblastoma：A Clinicopathological Study of 33 Chinese Patients［J］. Am J Surg Pathol 2000；24：1385-1392.
9. Luo H-Y，Li T-J. Odontogenic tumors：a study of 1309 cases in a Chinese population［J］. Oral Oncol，2009；45：706-711.

（李铁军）

第二十一章　口腔颌面部其他组织来源的肿瘤和瘤样病变

Tumors and Tumor-like Lesions of Other Tissue Origin in The Oral and Maxillofacial Region

口腔颌面部肿瘤除牙源性肿瘤和涎腺肿瘤外，还存在各种其他组织发生的肿瘤。本章仅就口腔多发并具有一定特征的肿瘤分良性（包括瘤样病变）和恶性两节叙述。本章中所称的肿瘤或新生物是指“一种异常的组织肿块，其生长超过正常组织并与之不协调，而且当诱发的刺激因素停止后，仍然继续其过度的生长”(R.A.Willis)。瘤样病变是指具有肿瘤的某些特征，但其本质是炎症或增生性疾病。对口腔瘤样病变的认识，不仅需要组织学诊断，也须熟知其临床表现和生物学行为。许多瘤样病变与刺激因素有关，消除刺激因素有助于防止切除后的复发。

第一节　良性肿瘤和瘤样病变
Benign Tumor and Tumor-like Lesions

一、鳞状细胞乳头状瘤

鳞状细胞乳头状瘤（squamous cell papilloma）是口腔颌面部常见的良性上皮性肿瘤。国内六所口腔医学院口腔病理教研室统计的资料显示其占所有口腔颌面部肿瘤的 3.8%。

【临床】 口腔乳头状瘤大小不等，大多数直径仅几毫米，也有达几厘米者。男性稍多见，各年龄组均可发病。可发生于颊、腭、唇和舌部。肿物常为单发，多发者少见。肿瘤呈疣状或乳头状生长，表面呈白色或淡红色。

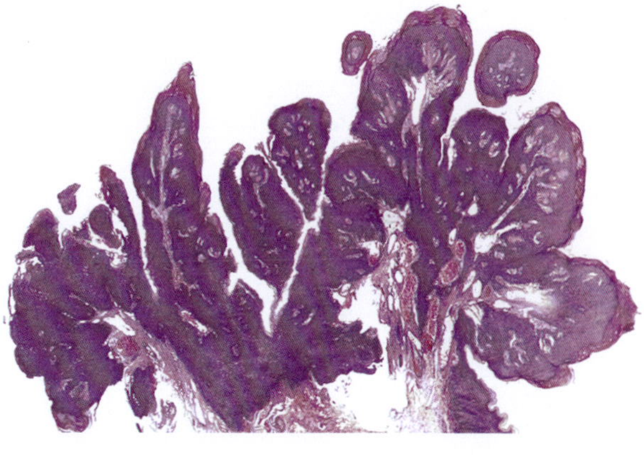

图 21-1　鳞状细胞乳头状瘤

【病理】 增殖性复层鳞状上皮呈指状突起，其中心有血管结缔组织支持。上皮表层角化，棘层增生，基底层细胞内可见核分裂，但无上皮异常增殖（图 21-1）。鳞状细胞乳头状瘤无恶变报告，亦不是癌前病变。

病毒性疣在口腔少见，常与手指和唇部疣自体接种（autoinoculation）有关。组织学上，上皮钉突向病变中心倾斜，颗粒层和棘层上部出现大空泡细胞，以及细胞核或胞质内包涵体样小体等提示为病毒病因。艾滋病（AIDS）患者的多发性乳头状瘤可能为病毒病因。

二、乳头状增生

乳头状增生（papilliferous hyperplasia）患者常有不良修复义齿和口腔卫生差等情况。最常见于腭部，病损为多发、柔软、小（直径 2 ~ 4cm）、无蒂的乳头状突起。乳头表面覆盖复层鳞状上皮，上皮表层为不全角化或正角化。乳头中心为结缔组织，并可见较多的炎性细胞浸润。邻近小涎腺常呈慢性涎腺炎，可见导管、腺泡上皮发生鳞状化生。此类病变可能由病毒或念珠菌感染所致。治疗上，首先应除去不良修复的托牙，改善口腔卫生，仍不消退者可考虑外科手术切除。

三、纤维上皮息肉

纤维上皮息肉（fibro-epithelial polyp）是一种常见病损，发生于各年龄组。病损多发生于颊部，特别是沿咬合线处，以及唇、舌等部位。

【临床】 本病为坚实、粉红色、无痛、有蒂或无蒂性息肉样肿物。大小不等，直径几毫米至几厘米。当病损发生在腭部托牙下方时，病损变扁呈分叶状常称为分叶状纤维瘤（leaf-fibroma）。病损形成之后，肿物可以维持多年无明显增大。轻微创伤可能是始发因素，表面之白色为摩擦性过度角化所致。溃疡少见。

【病理】 病变由致密、相对无血管和少细胞的纤维组织构成，类似一种瘢痕。粗大胶原纤维束的交错排列是其明显特点并且与邻近正常组织之间无明显分界。因此可与真性纤维瘤相区别。成纤维细胞少，呈卵圆形或多边形。偶见多核型成纤维细胞。表面覆盖一层复层鳞状上皮（图 21-2）。通常无炎症细胞浸润。本病性质上是一种修复性瘢痕组织的过度增生。

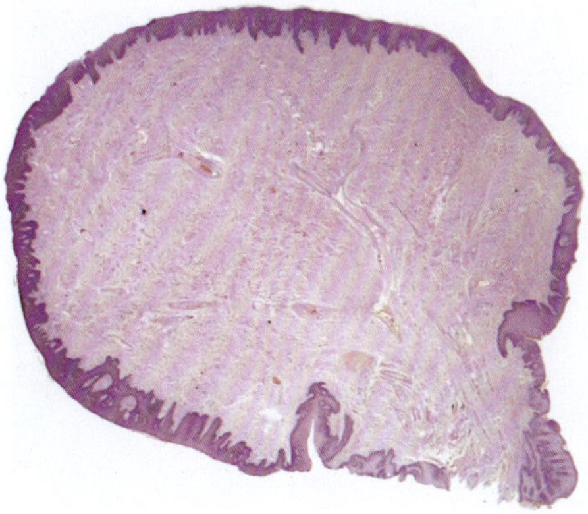

图 21-2　纤维上皮息肉

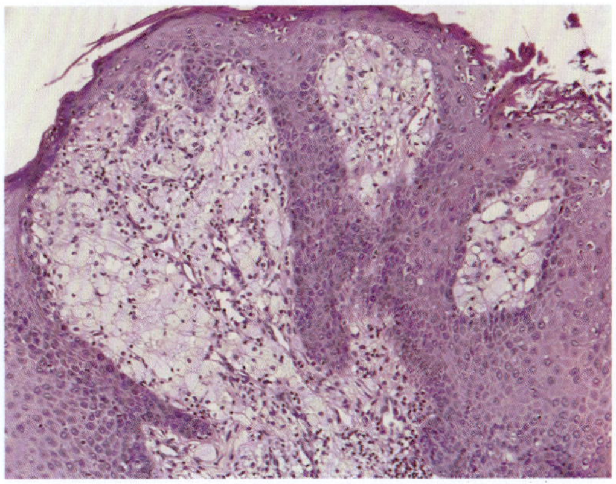

图 21-3　疣状黄瘤

四、疣状黄瘤

疣状黄瘤（verruciform xanthoma）是一种少见的增生性病变，Shafer（1971）首先报道，随后 Neville 和 Weathers（1980）作了综合报道。

【临床】 病变表面呈发白的疣状或发红的溃疡状，直径在 0.15 ~ 2.0cm。女性稍多于男性，中年以上者居多。发病部位最多见于牙龈，也可发生于腭、口底、唇、龈颊皱裂等处。临床上可能与乳头状瘤、白斑甚至癌相混淆，但组织学可予以鉴别。

【病理】 本病的特征是在上皮钉突之间的结缔组织乳头中充满泡沫样黄瘤细胞，这些黄瘤细胞位于上皮钉突之间，一般不超过钉突末端（图 21-3），少数情况下黄瘤细胞可进入上皮层。病变表面呈疣状，覆以不全角化上皮。泡沫黄瘤细胞含脂质，PAS 染色可见阳性胞质颗粒，且不被淀粉酶所消化，泡沫细胞可表达巨噬细胞的标记。病变结缔组织中小血管周围常见玻璃样变。本病可能与局部刺激有关，单纯切除后无复发。

五、血管瘤

血管瘤（hemangioma）是口腔颌面部常见的良性肿瘤，据六所医学院校统计占口腔颌面部肿瘤的 9.4%。这是一种分化较成熟的血管构成的血管畸形或良性肿瘤。好发于面颈部皮肤、唇、舌、颊、龈和腭等处。深部肌肉及颌骨内者较少见。血管瘤多发于婴儿和儿童。女性稍多见。临床上，除有些血管瘤（如幼年性血管瘤）可自发性消退外，大多数血管瘤如不治疗，可持续存在。

根据血管瘤的临床表现、血管瘤的血管口径大小和结构特点可区分为不同类型，其中以毛细血管瘤最多见，其次为海绵状血管瘤，其他类型较少见。

（一）毛细血管瘤

毛细血管瘤（capillary hemangioma）又称为幼年性血管瘤或草莓色痣。常见于婴幼儿，女性较男性多见。大多位于真皮或黏膜固有层以及皮下组织。大小不等，直径从数毫米到 2 ~ 3cm。光镜见，肿物无包膜，由大小不等的毛细血管组成，被纤维组织分隔成小叶状。毛细血管由单层内皮细胞组成，腔小壁薄，有的尚无管腔形成，腔内可见红细胞（图 21-4A）。

（二）海绵状血管瘤

海绵状血管瘤（cavernous hemangioma）好发于颊、唇、舌或口底，位置深浅不一，深则颜色正常，浅则呈蓝色或紫色。触之柔软，可被压缩，有时可扪及静脉石。低头时局部充血而膨大，复位后，局部可恢复原状。镜下由衬有内皮细胞的无数血窦所组成，其间见菲薄的结缔组织间隔（图 21-4B）。当窦内有血栓形成时，可发生钙化和（或）机化。

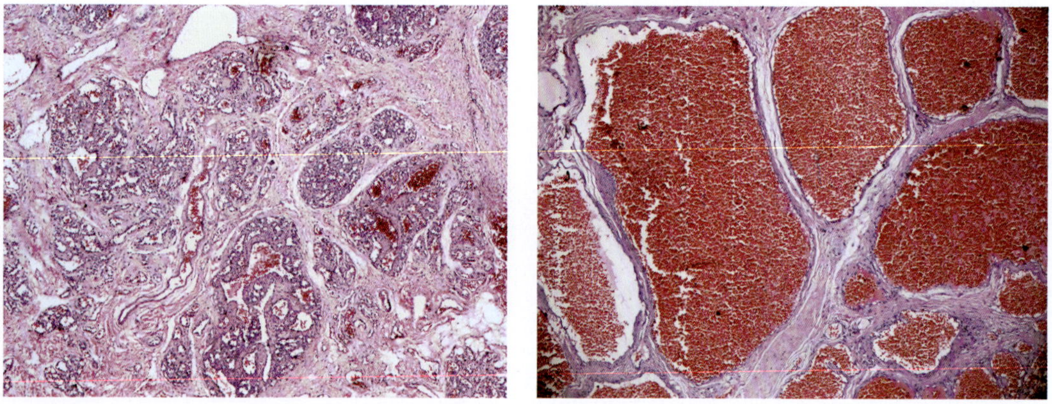

A B

图 21-4 血管瘤

A．毛细血管瘤；B．海绵状血管瘤

（三）肉芽组织型血管瘤

肉芽组织型血管瘤（化脓性肉芽肿）[hemangioma of granulation tissue type（pyogenic granuloma）] 常发生于皮肤或口腔黏膜，以牙龈、口唇、面部多见。呈息肉状，有蒂。组织学上为毛细胞血管瘤，常伴有明显炎症，表面上皮多受压萎缩，或有溃疡，可有炎性肉芽组织形成。

（四）蔓状血管瘤

蔓状血管瘤（cirsoid hemangioma）好发于头颈部，肿瘤高起呈念珠状，有搏动感。由口径较大迂迴扭曲的小静脉和小动脉构成，如由动脉和静脉异常交通形成的厚壁血管，称为蔓状血管瘤。它是血管畸形而非真性肿瘤。

六、淋巴管瘤

淋巴管瘤（lymphangioma）多为先天性，是淋巴管早期发育阶段所产生的组织畸形，常见于小儿及青少年。好发于舌、唇、颊及颈部。在皮肤或黏膜面上可见孤立的或多发散在的小圆形结节。切面见多数小囊腔，腔内流出澄清淡黄色液体。有的淋巴管瘤由数个大囊腔构成，称为囊性淋巴管瘤或囊性水瘤（cystic hygroma），多见于颈部。另一型淋巴管瘤发生在舌、唇部，其中淋巴管弥散扩大，形成所谓的“巨舌症”或“巨唇症”。镜下由管腔扩张的淋巴管组成，内衬一层内皮细胞，腔内含淋巴液及少数淋巴细胞（图 21-5）。囊性水瘤由囊状扩张的淋巴管构成，囊之间有数量不等的纤维结缔组织。

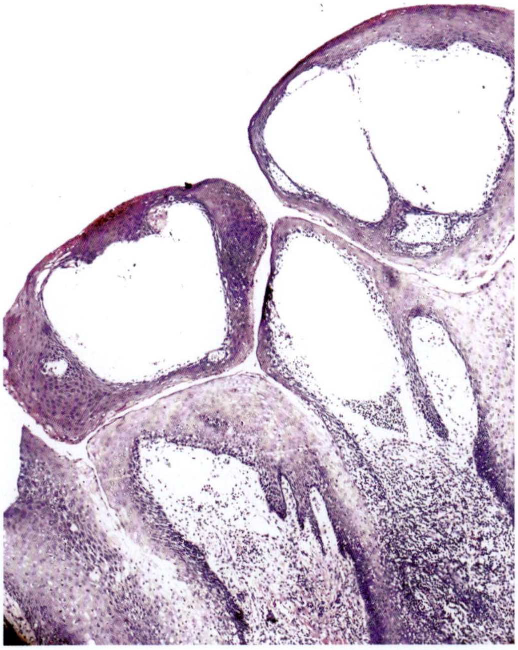

图 21-5　淋巴管瘤

七、牙龈瘤

牙龈瘤（epulis）这一名词由希腊文而来，原意为“龈上包块”（on the gum）。目前在应用“牙龈瘤”这一名词时，至少有两种意见：①牙龈瘤为龈上包块，这是一种临床名称，没有组织病理或病变性质的内涵。②目前较多学者认为所谓牙龈瘤是指牙龈局限性慢性炎性增生，少见的新生儿龈瘤除外。本节内容中有关牙龈瘤的概念采纳第二种观点。

临床上，牙龈瘤表现为牙龈局限性肿大，常发生于牙间组织。创伤和慢性刺激，特别是龈下菌斑和结石是牙龈瘤的主要病因。女性较男性多见，血管性龈瘤中更是女性常见。约 80% 病例的部位在前牙区，50% 以上病例发生在尖牙区，但上颌与下颌之间无明显差异。牙龈瘤术后有复发倾向。据统计，纤维性龈瘤的复发率为 14%，血管性龈瘤为 6%，外周性巨细胞肉芽肿的复发率为 17%。统计学上，组织学特点与复发之间无明显相关关系。大部分病例中，复发的主要原因是局部菌斑和结石去除不全和（或）手术切除不完全。

牙龈瘤在组织病理学上可分为四型，即肉芽肿性龈瘤、纤维性龈瘤、血管性牙龈和巨细胞性龈瘤。也有学者认为，肉芽肿性和血管性龈瘤在组织学上非常相似，难以区分，因此常合并为一种类型，称为血管性龈瘤。

（一）血管性龈瘤

血管性龈瘤（vascular epulis）可以是化脓性肉芽肿（pyogenic granuloma）或妊娠性牙龈瘤（pregnancy epulis）。病损表现为质软、红紫色包块，常伴有溃疡和出血。出血可以是自发性或轻伤之后。肉芽肿性龈瘤和妊娠性龈瘤是临床名称，组织学上，这两种病变是一致的。妊娠性龈瘤是妊娠患者发生的化脓性肉芽肿。内分泌改变对此瘤有影响。妊娠性龈瘤可发生于妊娠期的第 1 个月至第 9 个月的任何时间，以妊娠前 3 个月发生者多见。分娩之后，妊娠性龈瘤可以自发消退或缩小而表现为纤维性龈瘤。妊娠性龈瘤手术治疗时容易出血且难以控制，术后也易复发。

组织学上，化脓性肉芽肿和妊娠性龈瘤的特点是血管内皮细胞增生呈实性片块或条索，也可是小血管或大的薄壁血管增多。间质常水肿。炎症细胞浸润不等，但溃疡下区炎症明显（图 21-6A）。

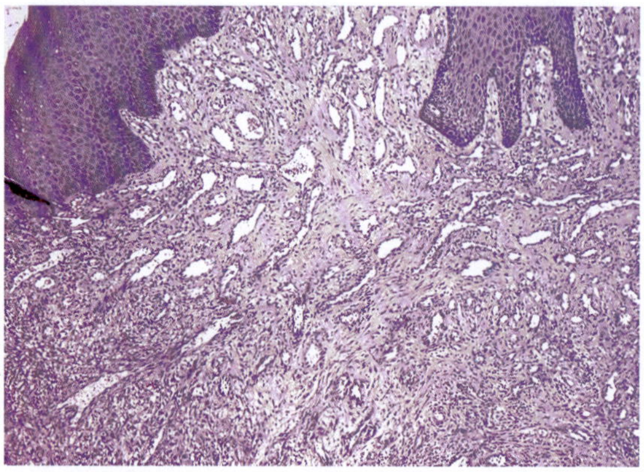

A

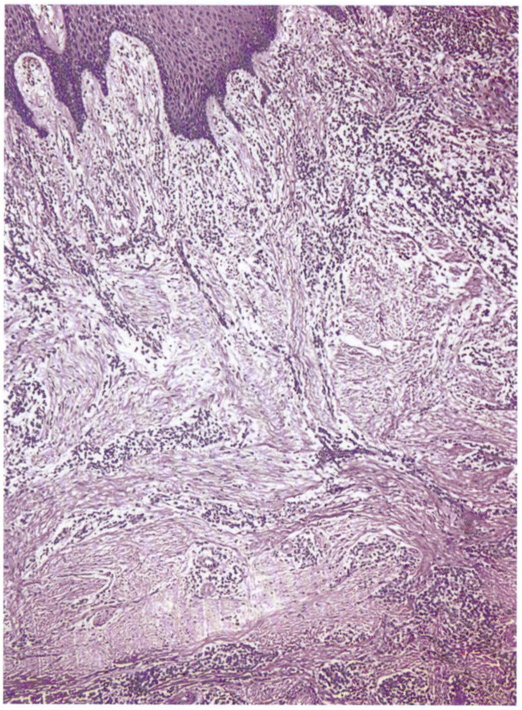

B

图 21-6 牙龈瘤

A．血管性龈瘤；B．纤维性龈瘤

（二）纤维性龈瘤

纤维性龈瘤（fibrous epulis）为有蒂或无蒂包块，质地坚实。颜色与附近牙龈相同，如有炎症或血管丰富者则色泽较红。如果表面溃疡则可覆盖黄色纤维素性渗出物。纤维性龈瘤可发生于各年龄组，但 10 ~ 40 岁者多见。

组织学上，纤维性龈瘤由富于细胞的肉芽组织和成熟的胶原纤维束组成。含有多少不等的炎性细胞，以浆细胞为主。炎性细胞多在血管周围呈灶性分布于纤维束之间。约 1/3 的病例中，可见无定形的钙盐沉着和（或）在成纤维组织出现化生性骨小梁，溃疡区下方的骨化生多见（图 21-6B）。伴有钙化或骨化的龈瘤不必另作一型，因为它没有特殊的临床意义。

（三）巨细胞性龈瘤

巨细胞性龈瘤（giant cell epulis）又称外周性巨细胞肉芽肿（peripheral giant cell granuloma）。较为少见，以 30 ~ 40 岁多见，也可发生于青年人和老年人。部位以前牙区多见，上颌较下颌多，位于牙龈或牙槽黏膜。女性较男性多见。包块有蒂或无蒂，呈暗红色，可发生溃疡。病变发生在牙间区者，颊和舌侧肿物与牙间狭窄带相连形成一种时漏状（hour-glass shape）外观。镜下见，富于血管和细胞的间质内含有多核破骨细胞样细胞，呈灶性聚集。巨细胞灶之间有纤维间隔。病变区与覆盖的鳞状上皮之间也有纤维组织间隔。巨细胞数量多，大小和形态不一。巨细胞周界清楚或与邻近巨细胞或与周围的单核间质细胞混合不分。毛细血管丰富，常见出血灶及含铁血黄素沉着（图 21-7）。单核间质细胞呈卵圆形或梭形，

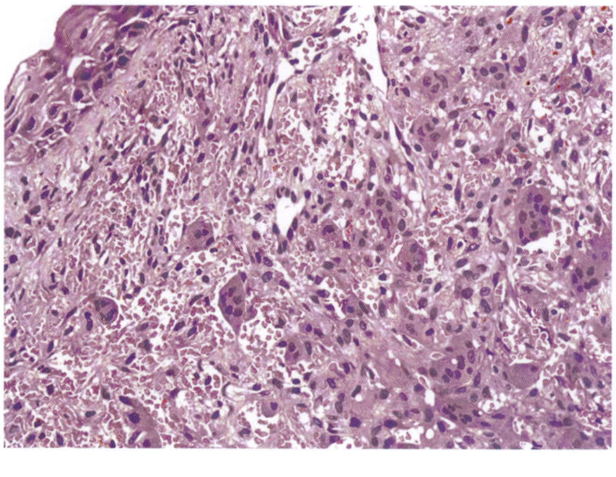

图 21-7 巨细胞性龈瘤

在超微结构上与成纤维细胞、巨噬细胞和未分化间充质细胞相似，病变内偶见少许骨小梁或骨样组织。巨细胞龈瘤的发病机制不清，但一般认为它是一种反应性增生，损伤可能是重要的病因。组织发生上，可能来源于骨膜而不是牙龈，因为病损可引起骨表面缺损（erosion），且可发生于无牙的颌骨区。巨细胞的来源不明，可能来自周围间质内单核细胞前体的融合。也有人认为它是破骨细胞。

八、先天性龈瘤

先天性龈瘤（congenital epulis）见于新生儿口腔中，发生率极低，以女性为多。发生于上、下颌的牙龈部，但以上颌切牙区多见。肿物大小从几毫米至数厘米。镜下瘤细胞呈片块状，紧密排列。细胞体积大，胞质丰富，含嗜酸性颗粒，核呈圆形或卵圆形，大小一致，不见核分裂（图21-8）。间质少，但血管丰富。有的病例可见许多牙板上皮剩余。

此瘤组织形态与颗粒细胞“肌母细胞瘤”相似，但此瘤表面上皮没有假上皮瘤样增生。超微结构上，先天性龈瘤的瘤细胞内没有棱形小体（angulate body），免疫组化S-100蛋白阴性，这与颗粒细胞瘤不同，因此此瘤不是神经源性的，而可能来源于周皮细胞（pericyte）或与平滑肌分泌有关的细胞。此瘤切除后不复发。

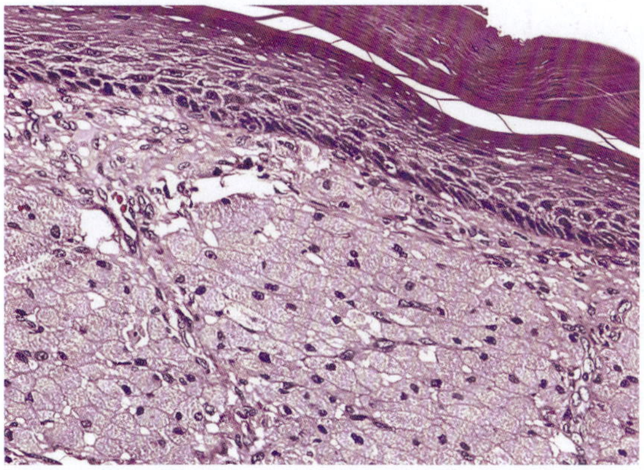

图21-8　先天性龈瘤

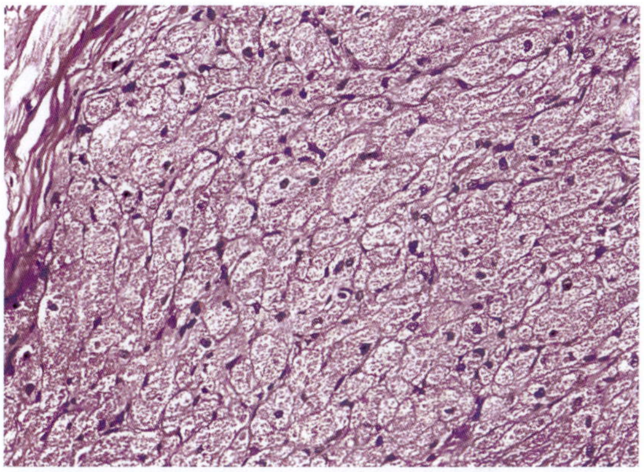

图21-9　颗粒细胞瘤

九、颗粒细胞瘤

颗粒细胞瘤（granular cell tumor）过去称为颗粒细胞“肌母细胞瘤”（granular cell “myoblastoma”），为一少见的肿瘤，好发于舌部。通常单发，也可见多发性生长。任何年龄均可发生，女性较男性多见。

肉眼见肿瘤体积一般较小，直径在2cm以下，周围无真正包膜。切面呈均质，灰白或黄色，质硬，呈圆形或分叶状。镜下见瘤细胞较大，呈多角形或圆形。胞质丰富，内含均匀分布的嗜伊红颗粒。核小而圆，均匀一致，多居中央，少数偏位。瘤细胞排列紧密，被纤维组织分隔为大小不一、形状不规则的巢状或索状（图21-9）。有时可见横纹肌纤维与颗粒细胞紧密相关。但电镜见这两种细胞之间有基板分隔，瘤细胞内有自噬小泡和棱形小体。肿瘤表面的覆盖上皮常呈假上皮瘤样增生。

颗粒细胞瘤可能由施万细胞发生，免疫组化染色显示颗粒细胞瘤可表达神经相关抗原，如S-100蛋白、CD57和Ⅳ型胶原。此瘤为良性，切除后无复发。

十、神经鞘瘤

神经鞘瘤（neurilemmoma）又称施万细胞瘤（Schwanoma），为来源于神经鞘细胞（或施万细胞）的良性肿瘤。在颅内多见于第八对颅神经；而颅外，常发生于头部和四肢的皮肤。

【临床】任何年龄性别均可发病，口腔软组织的神经鞘瘤常见于舌部，其次是上颈部、颊部腮腺区、口腔、腭、下唇及咽侧等处。一般无症状，但有些病例中，可出现疼痛和神经功能障碍等症状。颌骨内病损可导致骨破坏，并引起疼痛和麻木。

【病理】肉眼观肿瘤包膜完整，切面呈灰白或灰黄色，可见黏液变性或囊性区域。本瘤在组织学上具有明显特征，肿瘤由梭形细胞组成，细胞核呈漩涡状或栅栏状排列，呈极性排列的胞核之间为无核的均质红染区，有些成簇聚集的施万细胞形成细胞漩涡，称为维罗凯体（Verocay body）。这些细胞较致密的区域构成所谓 Antoni A 型区域（图 21-10）；有些区域肿瘤细胞稀少，排列成疏松的网状结构，即所谓 Antoni B 型结构。神经鞘瘤中缺乏神经纤维，这与神经纤维瘤不同。

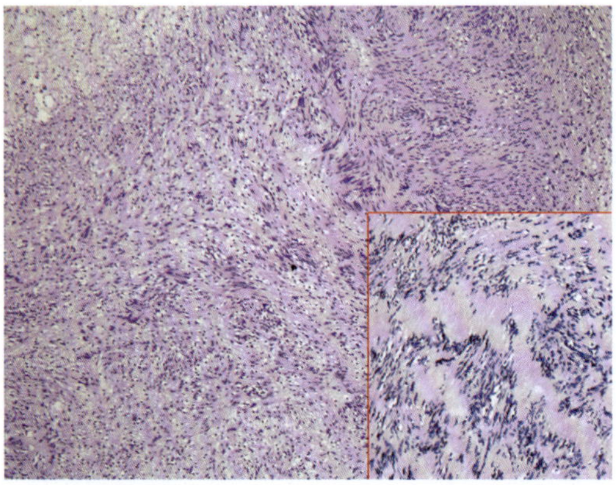

图 21-10 神经鞘瘤的 Antoni A 型区域

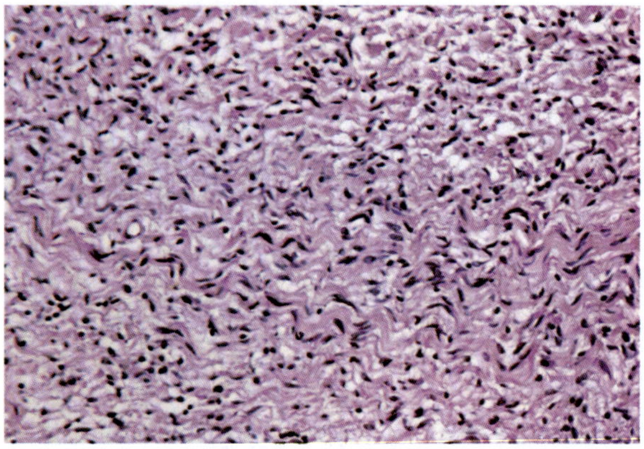

图 21-11 神经纤维瘤

十一、神经纤维瘤

口腔孤立性（单发性）神经纤维瘤（neurofibroma）较神经鞘瘤少见，如发现口腔神经纤维瘤，应注意排外神经纤维瘤病（neurofibromatosis）。

【临床】任何年龄均可发病，生长缓慢，一般无症状。瘤体一般不大，界限清楚，往往沿末梢神经缓慢长大，形成圆形或梭形肿物。

【病理】肿瘤一般无被膜，质软而有弹性。镜下见肿瘤由长梭形细胞组成，其胞核细长并弯曲，由大量纤细、弯曲的胶原纤维分隔。细胞核不呈栅栏状排列，没有维罗凯体（图 21-11）。神经纤维瘤易发生黏液性变，形成黏液样神经纤维瘤。

皮肤粘膜多处发生神经纤维瘤者为神经纤维瘤病，又称为雷克令病（von Recklinghausen’s disease）。患者常伴皮肤褐斑、多毛、性早熟、骨骼异常以及中枢神经系统肿瘤。口腔中舌是好发部位。镜下所见与神经纤维瘤相同。此病可转变为神经纤维肉瘤。

十二、平滑肌瘤

平滑肌瘤（leiomyoma）是由平滑肌细胞组成的良性肿瘤，好发于子宫及胃肠道。口腔平滑肌瘤较少见，主要来自于小血管壁的平滑肌。

口腔平滑肌瘤可发生于舌、龈、唇、腭等处，生长缓慢，瘤体小，无痛。表现为单一的黏膜下圆形结节。镜下见肿瘤由平滑肌细胞组成，细胞细长，胞核杆状，两端钝圆或略带波形。肌纤维平行排列或交织成束，呈漩涡状（图 21-12）。肿瘤中可见散在分布的小血管，特别是来自于血管壁的平滑肌瘤中，血管较多。平滑肌瘤为良性肿瘤，切除后不复发。

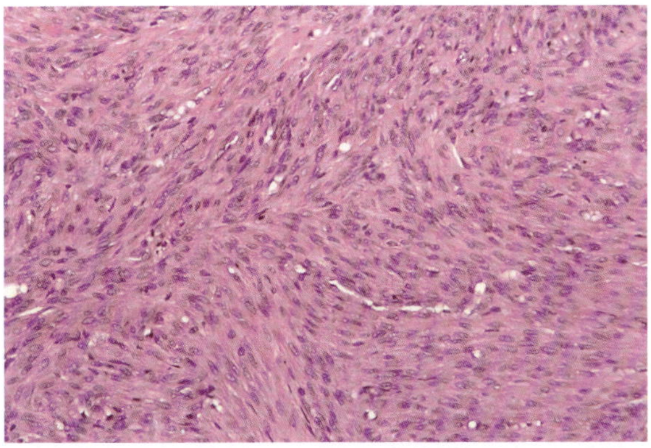

图 21-12　平滑肌瘤

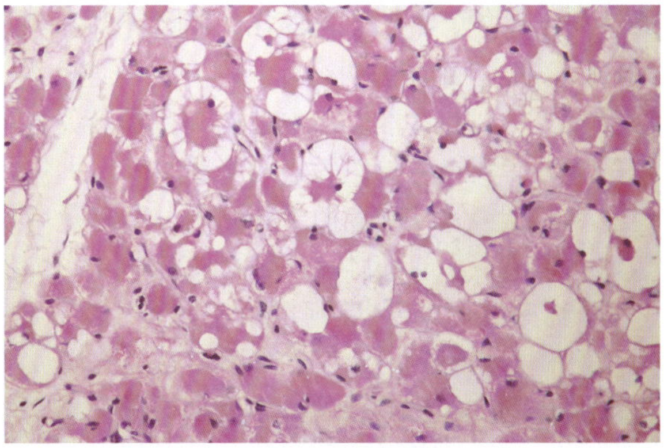

图 21-13　横纹肌瘤

十三、横纹肌瘤

横纹肌瘤（rhabdomyoma）在心脏较常见，与结节性硬化病（tuberous sclerosis）有关。但心肌以外的横纹肌瘤较少见，口腔横纹肌瘤更少见。好发年龄在 50 ~ 60 岁，男性较女性多发，好发部位为舌和口底，软腭、颊部也可发生。横纹肌瘤为生长缓慢、无痛性包块，界限清楚。镜下见肿瘤由大的圆形细胞组成，这些细胞界限清楚，胞质呈嗜酸性、颗粒状着色，可见横纹（图 21-13）。该瘤易完整切除，术后无复发。

十四、脂肪瘤

脂肪瘤（lipoma）可发生于口腔，特别是颊脂垫或唇部，有时也可发生于腮腺或其他大涎腺内。颈部皮下也是好发部位。约有 5% 的脂肪瘤患者可以多发，可表现常染色体显性遗传的特点。脂肪瘤生长缓慢，无症状，为圆形或分叶状柔软包块，有蒂或无蒂。镜下见肿瘤由大量成熟的脂肪细胞构成，胞核被脂肪颗粒挤压到一边，脂肪细胞间有纤维分隔（图 21-14），混杂较多成纤维细胞成分的脂肪瘤又称为纤维脂肪瘤（fibrolipoma）。手术切除可治愈，尚无脂肪瘤恶变的报道。

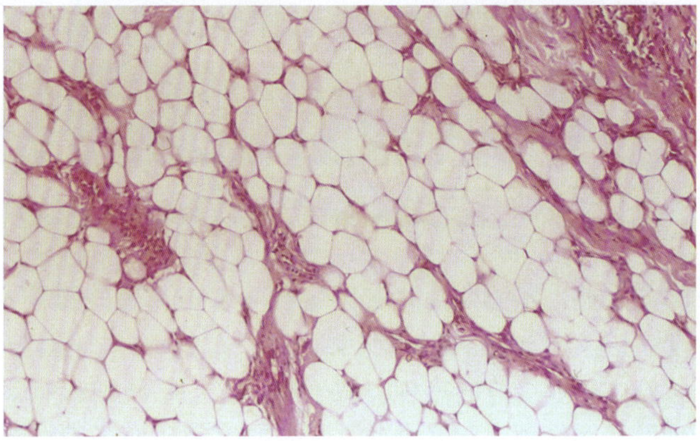

图 21-14　脂肪瘤

第二节　恶性肿瘤
Malignant Tumor

一、口腔黏膜癌

口腔黏膜癌（carcinoma of oral mucous membrane）为发生于口腔黏膜的恶性肿瘤，绝大多数为鳞状细胞癌，简称口腔癌（oral cancer）。口腔癌约占口腔恶性肿瘤的 90%，包括发生于颊、舌、口底、腭、龈、唇等黏膜的癌瘤。唇红癌在过去的概念较混乱，被列入口腔癌的范畴。1977年后才明确地认为唇红癌应称为唇癌，而发生在唇内侧黏膜者，应称为唇黏膜癌，属口腔癌的范畴。国际抗癌联盟（UICC）规定，唇癌还包括发生于口角联合黏膜的癌，即以从口裂向后1cm处为界，在其后部发生的癌为颊黏膜癌，在其前方发生的为唇癌。

【发病】 研究表明，口腔癌主要的危险因素是吸烟和酗酒，烟酒之间具有很强的协同作用。在欧洲、美洲和日本，75% 口腔和口咽癌的患者有烟酒嗜好，不饮酒的吸烟患者的危险性较不吸烟的饮酒者明显增长。无烟烟草是印度次大陆、东南亚、中国台湾省以及有这些国家移民的国家口腔和口咽鳞状细胞癌的主要原因，尤其是用含槟榔壳和氢氧化钙的烟。目前研究表明，人类乳头瘤病毒是一小部分口腔癌和40% 以上的口咽癌的病因学因素。

【临床表现】 口腔癌早期经常是无症状或症状不明显，因此对小病损的诊断，尤其当患者有烟酒嗜好的时候更应注意。患者可能出现红色病损、红白相间的病损或者白色病损（图21-15、图21-16），与白斑共存的时候经常会发现癌，虽然在不同的人群中变化很大，但仍意味着与白色病损有一定的关系。除早期外，口腔癌主要的临床表现为溃疡和较硬边缘。口腔各部黏膜病损的特点如下：

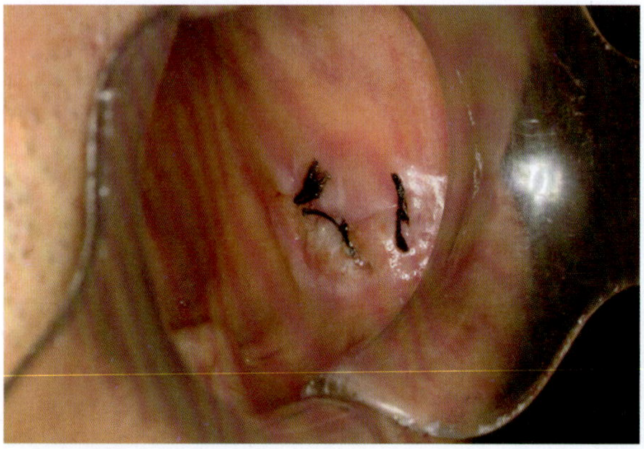

图 21-15 颊黏膜癌临床呈白色斑块表现

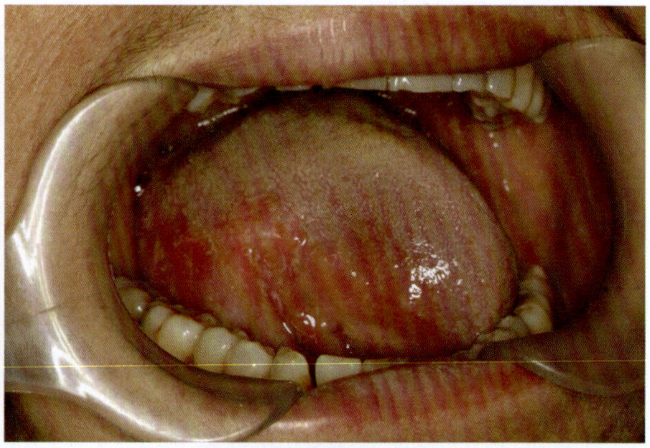

图 21-16 舌癌呈红、白斑块表现

唇癌：下唇癌通常起于唇红，表现为唇红缘狭窄、苍白、硬结或溃疡。患者多为男性老人，发病因素与年龄和日光照射有关，光照性或老年性角化病和弹力纤维病（elastosis）患者易发生唇癌。唇红缘癌的表现类似于皮肤癌，基底细胞癌不发生在口腔黏膜，但邻近皮肤的基底细胞癌可累及唇红部。唇联合处黏膜癌的癌前病变多为结节性白斑且常伴白色念珠菌感染。上唇癌较少见，常起于皮肤，向黏膜扩散。

颊癌：颊癌主要位于颊黏膜后部，常延伸至上、下前庭沟。表现为一个周边隆起的溃疡，或者表现为外生性或疣状增生或者其原发部位在咀嚼或放置槟榔的部位。在病变晚期可累及到邻近的骨和皮肤。

口底癌：口底癌多位于口底前部近中线处，常为一片红色区域，小的溃疡或者乳头状病损，进展期病例中常扩展至舌。口底或舌下白斑或红斑的癌变危险性较高。

舌癌：常为外生性生长伴发溃疡。舌癌表现为散在有小结节的红色区域，或表现为浸润很深的溃疡，导致舌活动受限。有时白斑是舌癌的唯一表现。舌癌多发生在舌前2/3的侧缘和舌腹面，约25% 左右的舌癌发生在舌后1/3处。舌根癌就诊时往往处于病变的晚期，表现为溃疡，疼痛和硬结。

腭癌：硬腭癌较少见，常表现为乳头状或外生性生长，较少向深部生长。溃疡常位于硬腭中线的一侧。倒吸烟者腭癌发生率较高。软腭和腭垂癌多为边缘隆起的溃疡或者像真菌状生长的团块。

牙龈癌：牙龈和牙槽突的癌统称牙龈癌，牙龈癌通常表现为溃疡性增生性病损，常类似于炎性病损。牙槽嵴的肿瘤偶尔表现为修复体佩戴困难，或是疼痛和刷牙出血相关的牙位。

口腔癌的症状轻重不一，多数患者就诊时为局部晚期症状和体征。耳部的牵涉性疼痛，口臭、语言、张口和咀嚼困难、吞咽困难和疼痛、出血、消瘦、颈部肿大是常见的口腔癌晚期的症状。下唇唇红缘癌较少发生转移，舌癌和口底癌，即使病变较小，也常发生颈淋巴结转移。淋巴结转移通常在同侧，但病变位于中线或蔓延至中线者可转移至对侧或双侧。少数病例中，颈部淋巴结转移是口腔癌的第一体征。

【病理】

（一）鳞状细胞癌

鳞状细胞癌（squamous cell carcinoma）是具有不同程度鳞状分化的上皮性侵袭性的肿瘤，有早期、广泛淋巴结转移的倾向，且主要发生在 40 ~ 60 岁的烟酒嗜好者。口腔和其他部位的鳞状细胞癌在光镜水平上基本一致。为了预测鳞状细胞癌的侵袭性，估计其预后和选择有效的治疗方法，常常对鳞状细胞癌进行分级。分级是一种主观评价法，主要内容是评价其角化程度、细胞和胞核的多形性以及细胞分裂活性。世界卫生组织（WHO，2005）根据肿瘤的恶性程度、细胞和细胞核的多形性以及细胞分裂活性等将口腔鳞状细胞癌分为高、中、低分化三级：

一级：高分化鳞状细胞癌组织学和细胞学特点与正常口腔黏膜鳞状上皮颇类似，即含有数量不等的基底细胞和具有细胞间桥的鳞状细胞，角化明显，核分裂象少，非典型核分裂和多核细胞极少，胞核和细胞多形性不明显（图 21-17）。

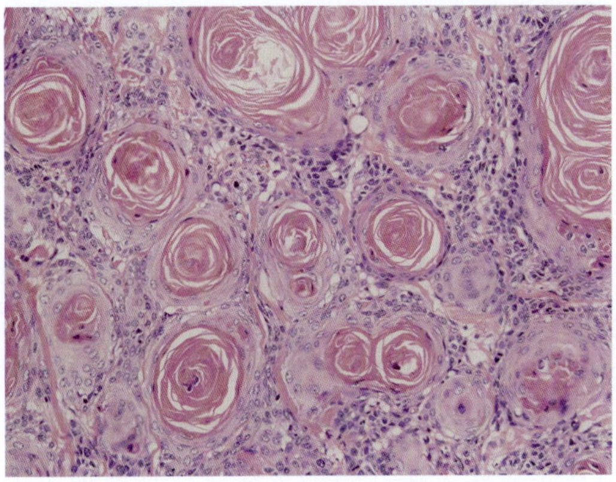

图 21-17　一级鳞状细胞癌组织学表现

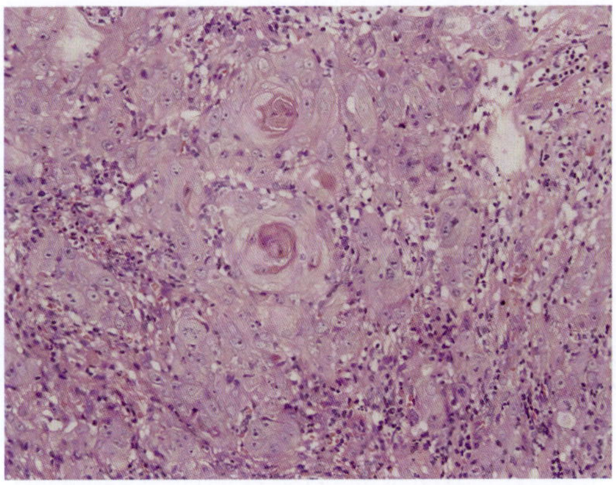

图 21-18　二级鳞状细胞癌组织学表现

二级：中度分化鳞状细胞癌，形态学表现介于高分化与低分化之间。具有独特的核的多形性和核分裂，包括非正常核分裂，角化不常见，细胞间桥不显著（图 21-18）。

三级：低分化鳞癌状细胞以不成熟的细胞为主，组织学和细胞学方面稍似口腔黏膜的正常复层鳞状上皮。有大量的正常或不正常的核分裂，角化非常少，细胞间桥几乎不能发现（图 21-19）。角化在高或中分化鳞状细胞癌中均可出现，但并不能作为鳞状细胞癌分级的重要组织学标准。绝大多数的鳞状细胞癌都是中分化的，因此与侵袭方式相比，分化

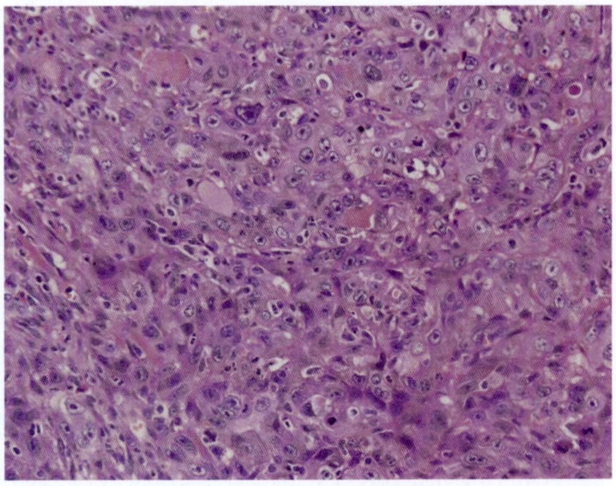

图 21-19　三级鳞状细胞癌组织学表现

程度对预后的价值是有限的。

口腔鳞状细胞癌分级对判断治疗效果或反应方面作用有限，这可能受多种因素影响，如肿瘤的部位和范围影响预后。组织分级也存在许多不足之处：评价组织和细胞学特征方面存在主观性；肿瘤组织存在异质性，小块活检组织难以判断其全貌；组织固定和保存不良；评价的依据是瘤细胞的结构特征而不是功能特征；而且在评价癌细胞特征时，未对其周围支持组织评价。1992 年以来，Bryne 等提出的口腔癌浸润前沿学说（invasive-front hypotheses）或称肿瘤浸润前沿（invasive tumour front，ITF）日益受到重视。ITF 涉及的内容主要有口腔癌的异质性（heterogeneity），浸润前沿的组织病理分级、分子病理学以及肿瘤细胞和间质细胞之间相互作用等，国内外学者在 ITF 方面已有不少研究。癌细胞的异质性，一方面是指同一肿瘤的不同部分，如癌瘤的中心部、浅表部与深层浸润部的癌细胞的增殖活性和浸润能力等方面不一致；另一方面也表现在细胞中间丝、染色体、癌基因、转移潜能、抗药性等方面的异质性。Fidler 等早在 1973 年就采用小鼠体内反复接种筛选的方法，从单一肿瘤中得到具有不同转移能力和不同器官亲和力的癌细胞亚群，证实了即使单一细胞起源的肿瘤也是一个异质性群体，具有转移潜能的癌细胞只是这个群体中的一部分，从而奠定了肿瘤转移异质性的理论基础。与 ITF 学说有关分子生物学研究报告有细胞增殖标记物和细胞周期调节因子、转移相关基因和转移抑制基因、细胞黏附分子和胞外基质。ITF 的分级的根据是：①角化程度 ②核多形性 ③浸润方式 ④淋巴细胞浸润等。另外，浸润前沿间质的研究，特别是成纤维细胞的异质性，如迁徙刺激因子分泌性成纤维细胞（MSF-secretting fibrast）和血管生成增加，在 ITF 中的作用正受到人们的重视。

口腔鳞癌与身体他处鳞癌相比，在浸润和转移方面没有明显差异。由于许多口腔黏膜与颌骨邻近，因此口腔癌易侵犯骨，特别是累及下颌管时，除神经症状外，无明显表现。浸润性癌细胞呈实性片块状、条索或岛状甚至为单个癌细胞浸润。基底膜不完整或完全缺失。如果癌细胞浸润范围较表浅，仅限于基底膜下方时可称为微浸润性鳞状细胞癌（microinvasive squamous cell carcinoma）。

（二）疣状癌

疣状癌（verrucous carcinoma）1948 年首先由 Ackerman 作为一型独立的肿瘤加以描述。现已明确为一种非转移性的高分化鳞癌的亚型，以外生性、疣状缓慢生长和边缘推压为特征。长期使用烟草可能是口腔疣状癌的主要病因学因素。人类乳头瘤病毒亚型 16 和 18 感染占口腔疣状癌的 40%。疣状癌以老年男性多见，75% 的疣状癌发生在口腔，其中以下唇多见，颊、舌背、牙龈、牙槽黏膜均可发生。病变开始时为边界清楚、细的白色角化斑块，迅速变厚，发展成钝的乳头状或疣状，表面突起（图 21-20）。此肿瘤通常表现为宽的基底或者无蒂，一般无症状，不出现溃疡和出血。

疣状癌由厚的棒状乳头和具有明显角化的分化良好的鳞状上皮呈钝性突入间质内构成（图 21-21）。鳞状上皮缺乏一般恶性肿瘤的细胞学改变，细胞较鳞状细胞癌中的细胞大，核分裂象少见，且仅位于基底层，有时可见上皮内微小脓肿。疣状癌呈推进式侵犯间质，无浸润边缘。密集的淋巴、浆细胞是宿主的常见反应。癌周上皮下陷呈杯状包围在疣状癌的周边，这是进行深部活检的理想部位。

疣状癌中含有传统的鳞状细胞癌的病灶时则称为杂交瘤。约 1/5 的肿瘤与鳞状细胞共存。认识疣状癌的这种变异非常重要，因其具有更易局部复发和转移的潜能。目前，对于口腔疣状癌尚无分子或其他标志物具有预测性意义。

疣状癌的鉴别诊断包括外生性鳞状细胞癌、杂交瘤疣状癌、乳头状鳞癌、角化性鳞状细胞乳头状瘤和寻常疣。疣状癌以缓慢的局部侵袭性生长为特征，如不治疗，可引起局部广泛破坏。广泛的外科切除而不做颈清手术，5 年无病存活率是 80% ～ 90%。单纯的疣状癌不转移。相反，杂交瘤疣状癌具有转移潜能。

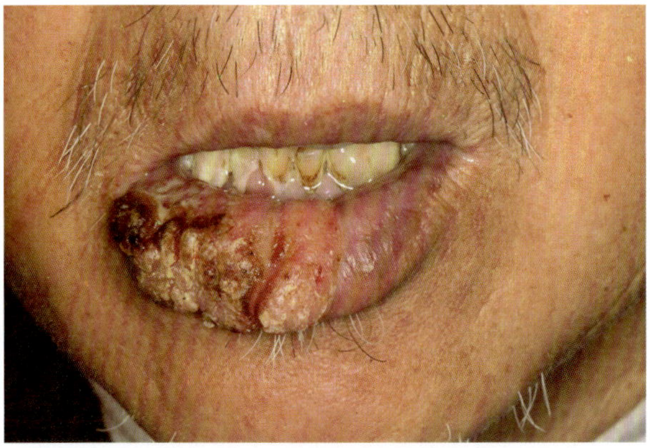

图 21-20　疣状癌临床表现

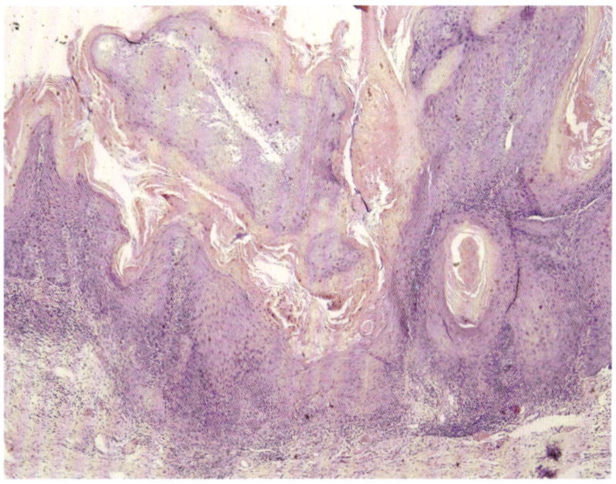

图 21-21　疣状癌组织学表现

（三）基底细胞样鳞状细胞癌

基底细胞样鳞状细胞癌（basaloid squamous cell carcinoma，BSCC）亦称基底样癌（basaloid carcinoma）、腺样囊样癌（adenoid cystic-like carcinoma），是一种侵袭性的、高级别的鳞状细胞癌的亚型，同时具有基底细胞样和鳞状细胞的成分。烟酒的滥用已被证实为强的危险因素。病变多发生在喉、咽下和舌根部，男女均可发病，但以 60 ～ 80 岁的男性为主。生长迅速，病变外观表现为中央溃疡性肿块，伴黏膜下广泛的硬结，常与小涎腺肿瘤或其他软组织肿瘤混淆。

肿瘤由基底样细胞和鳞状细胞两部分组成。基底样细胞小，核浓染，没有核仁，胞质少，排列紧密，分叶状实性排列。在一些病例中小叶周边细胞呈栅栏状排列（图 21-22）。多见粉刺样 非常突然。此外也可伴有梭形细胞成分。常需与神经内分泌癌、腺样囊性癌、腺鳞癌等相鉴别。基底细胞样鳞状细胞癌的前驱细胞可能来源于表皮基底层或小涎腺近端导管的全能原始细胞。虽然还有争议，但一般认为在分期相同的情况下，较鳞状细胞癌更具有侵袭性。

（四）乳头状鳞状细胞癌

乳头状鳞状细胞癌（papilary squamous cell carcinoma）是鳞状细胞癌的一个独特亚型，以外生性乳头状生长和预后良好为特征。主要发生于 60 ～ 70 岁的男性。烟酒的滥用是其致病因 素，报道的人类乳头瘤病毒感染率的变化范围在 0 ～ 48%。

乳头状鳞癌表现为柔软、质脆的、外生性、息肉样的肿瘤，常发自一个较细的蒂。肿瘤以显著的乳头状生长为特点，这些乳头有纤细的纤维血管轴心，表面覆以肿瘤性的、不成熟的基底样或多形性的细胞（图 21-23）。常见坏死和出血。间质侵袭由单个或多个癌巢构成，在肿瘤 - 间质界面有大量的淋巴浆细胞浸润。如未见间质浸润，则将病变称为非典型乳头状增生或原位乳头状癌。肿瘤可以转移至局部淋巴结，但很少有远处转移。虽然报道结果不一，但乳头状鳞癌的患者预后一般要比鳞状细胞癌患者好。

（五）梭形细胞癌

梭形细胞癌（spindle cell carcinoma）是一种双相性肿瘤，由原位或侵袭性的鳞状细胞和恶性的梭形细胞构成。主要见于 70 岁左右的男性，与烟酒滥用有关，也可继发于辐射暴露后。常表现为不同大小的息肉样外观。表面常有溃疡。梭形细胞成分常构成肿瘤的大部分，有时只见梭形细胞（图 21-24），可被误认为真性肉瘤。肿瘤细胞可表达上皮和间叶两种标记（图 21-25）。在 40% ～ 85% 的病例中梭形细胞可表达细胞角蛋白。25% 的病例转移至局部淋巴结，远处播散少见。据报道 5 年生存率为 65% ～ 95%。

（六）棘层松解性鳞状细胞癌

棘层松解性鳞状细胞癌（acantholytic squamous cell carcinoma）也称腺样鳞状细胞癌（adenoid squamous cell carcinoma），是鳞状细胞癌的一个少见的亚型，特征是肿瘤细胞的棘层松解、形成

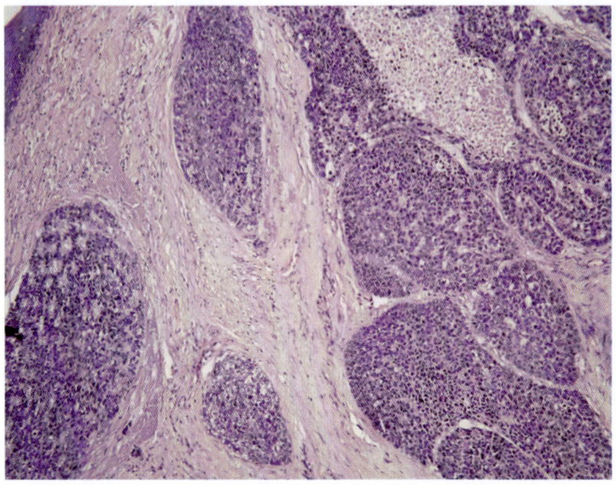

图 21-22 基底细胞样鳞癌组织学表现

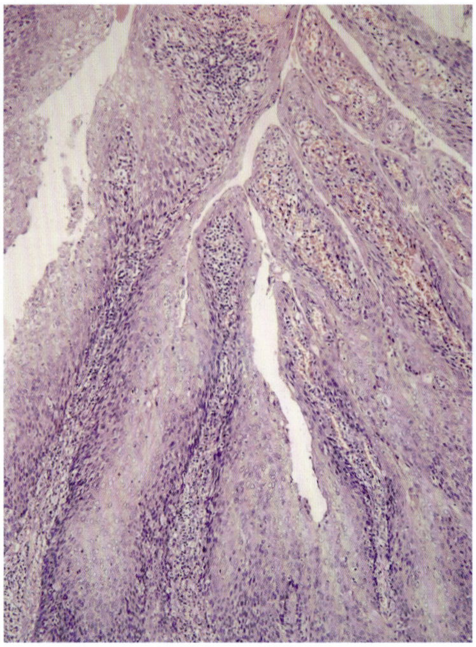

图 21-23 乳头状鳞状细胞癌组织学表现

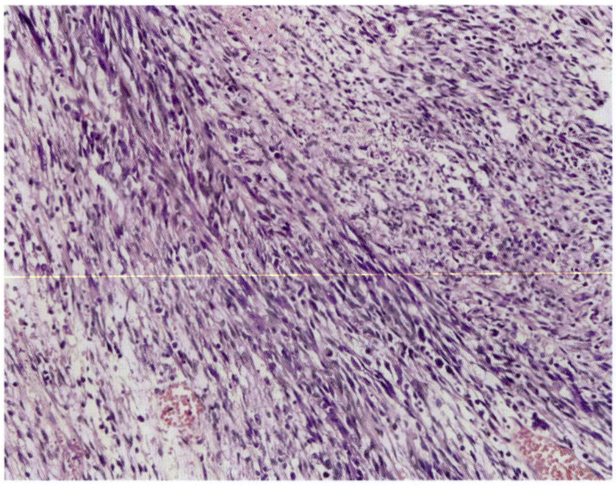

图 21-24 梭形细胞癌组织学表现

假的腔隙和假的腺管分化的外观（图 21-26）。它是鳞状细胞癌癌巢内发生棘层松解和退变的结果，没有腺分化或分泌活动。该肿瘤无特殊的临床特点，生物学行为与鳞状细胞癌相似，来源于表层的鳞状上皮。

（七）腺鳞癌

腺鳞癌（adenosquamous carcinoma）是罕见的来源于表层上皮的侵袭性肿瘤，由鳞状细胞癌和腺癌两种成分构成。好发于男性，多发生在 60 ~ 70 岁年龄。外观为外生性或息肉状的肿块，或边界不清的黏膜硬结，常有溃疡形成。鳞癌部分可以是原位癌或浸润癌，腺癌成分多见于肿瘤的深部，为腺

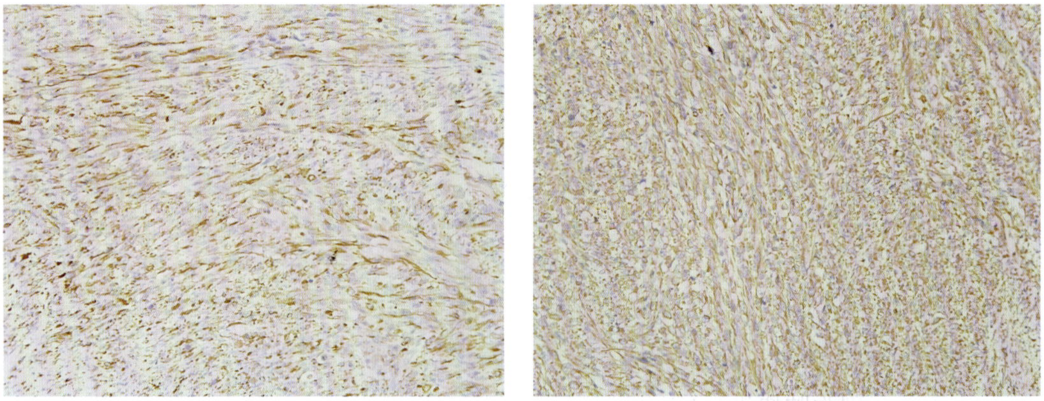

A B

图 21-25 梭形细胞鳞癌

A．角蛋白阳性；B．vimentin 阳性

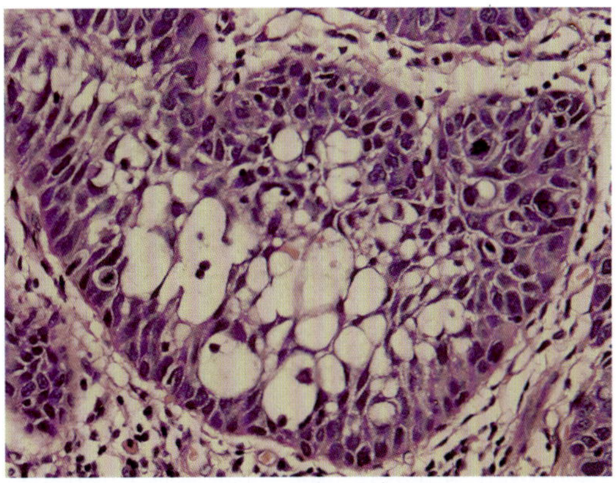

图 21-26　棘层松解性鳞状细胞癌组织学表现

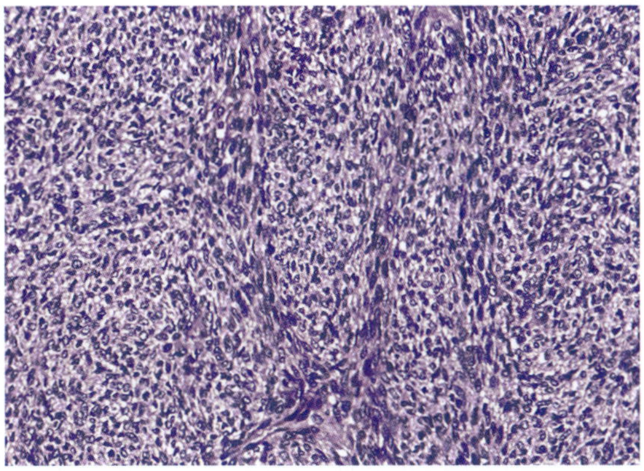

图 21-27　纤维肉瘤的组织学表现

结构，其衬里细胞为基底样细胞、柱状或产黏液细胞。腺鳞癌与高度恶性的黏液表皮样癌的区别是较困难的，前者的腺癌与鳞癌成分相互较易分辨，而高度恶性黏液表皮样癌中主要为中间细胞，其中少见孤立性产黏液细胞。腺鳞癌还应与棘层松解性鳞状细胞癌相区别。腺鳞癌来源于表皮具有多向分化的基底细胞。据报道腺鳞癌比鳞状细胞癌更具有侵袭性，且 75% 的患者有局部淋巴结转移，25% 的患者有远处转移，5 年生存率 15% ~ 25%。

二、纤维肉瘤

纤维肉瘤（fibrosarcoma）是纤维结缔组织的一种恶性肿瘤，有梭形成纤维细胞排列成人字形或鱼骨状结构，细胞核有一定程度多形性和核分裂象，能复发和转移，瘤细胞无其他特异性分化证据。过去认为纤维肉瘤是最常见的软组织肉瘤。近年来，随着技术进步和经验的积累，发现过去诊断为纤维肉瘤的肿瘤中，实际上是能形成胶原的其他肉瘤，如恶性纤维组织细胞瘤、恶性神经鞘膜瘤等，真正的纤维肉瘤并不多见。

【临床】 口腔纤维肉瘤可见于颊、腭、唇、颌骨的骨外膜、骨内膜和牙周膜。纤维肉瘤可发生于任何年龄，但大多数在 30 ~ 50 岁，中位年龄 45 岁。发生在 5 岁以上者称为成人型纤维肉瘤（adult fibrosarcoma ）。发生于新生儿和婴儿，年龄不超过 5 岁者称为先天性或婴儿型纤维肉瘤（congenital or infantile fibrosarcoma）。成人型多见。

【病理】 肿瘤由恶性梭形成纤维细胞和胶原纤维组成。瘤细胞交织成束状，束状排列的细胞方向一致，形成所谓“人”字形或“鱼骨”状结构（图 21-27）。间质为较丰富的胶原纤维和网状纤维，分化差的纤维肉瘤，其细胞丰富、异形明显、核分裂多见。肿瘤边界不清，常浸润至周围组织。纤维肉瘤的免疫表型通常只表达波形蛋白，不表达 S-100 蛋白或角蛋白。

纤维肉瘤的预后与瘤细胞分化程度、肿瘤发生部位和治疗方法有关。

三、恶性纤维组织细胞瘤

恶性纤维组织细胞瘤（malignant fibrous histocytoma）是一种由成纤维细胞样细胞和组织细胞样细胞为主要成分的多形性肉瘤，肿瘤无明确的分化特征（如平滑、横纹肌、脂肪和神经等），肿瘤内常出现车轮状或席纹状结构。

【临床】 恶性纤维组织细胞瘤可发生于任何年龄，但以中老年多见。男性多于女性。常发生在四肢、腹膜后以及头颈部。虽然主要发生在软组织，但也发生在骨。口腔各部以及上下颌骨均有病例报告。主要表现为肿块进行性增大，可有疼痛和面瘫。

【病理】 恶性纤维组织细胞瘤的组织学变化范围很大，其主要成分是成纤维细胞样细胞和组织细胞样细胞，伴有数量不等的单核和多核巨细胞、黄色瘤细胞、未分化间充质细胞和各种炎性

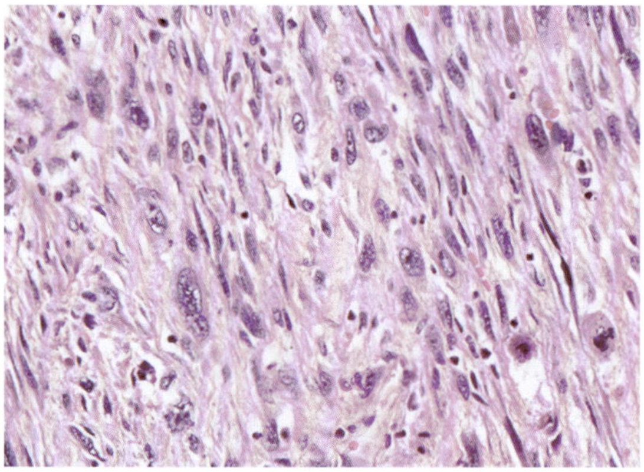

图 21-28 恶性纤维组织细胞瘤的组织学表现

细胞（图 21-28）。各种瘤细胞的核和胞质变异很大，奇形怪状，构成多形性表现。有些区域，梭形细胞排列以车轮状结构为主，其他病损中可以是黏液样带、巨细胞、急性炎性细胞、黄色瘤细胞和血管为主。根据这些不同的组织结构，可以分为 5 种亚型：①车轮状 - 多形性（storiform-pleomorphic）；②黏液型（mucoid）；③巨细胞型（giant cell type）；④炎症型（inflammatory type）和⑤血管瘤样型（angiomatoid type）。电镜下，瘤细胞显示成纤维细胞、成肌纤维细胞、组织细胞和间充质细胞特点。免疫组化方面无特异性标记物。

恶性纤维组织细胞瘤的治疗以广泛手术切除为主，辅以放疗和化疗。5 年存活率为 20% ～ 60%。口腔病损影响了进食其预后更不利。复发率和转移率约为 40%。

四、恶性黑色素瘤

恶性黑色素瘤（malignant melanoma）又称黑色素瘤（melanoma），以下简称恶黑。近年来，恶黑发病率在世界范围内有上升趋势，可能成为常见的致死肿瘤之一。头颈部发生的恶黑占全部恶黑的 20%。

恶性黑色素瘤病因不明，目前已知危险因素有：家庭与遗传、日光照射、色素痣及外伤性刺激。口腔黏膜恶黑较皮肤少见，但发病年龄较大。皮肤恶黑以头颈部日光易照区多见，而口腔黏膜者最常见于腭部和牙龈。恶黑生长的特点是具有两个生长相或期（growth phase），即水平（或放射状）生长和垂直生长。恶黑分为原位恶黑和侵袭性恶黑两类。

（一）原位恶性黑色素瘤

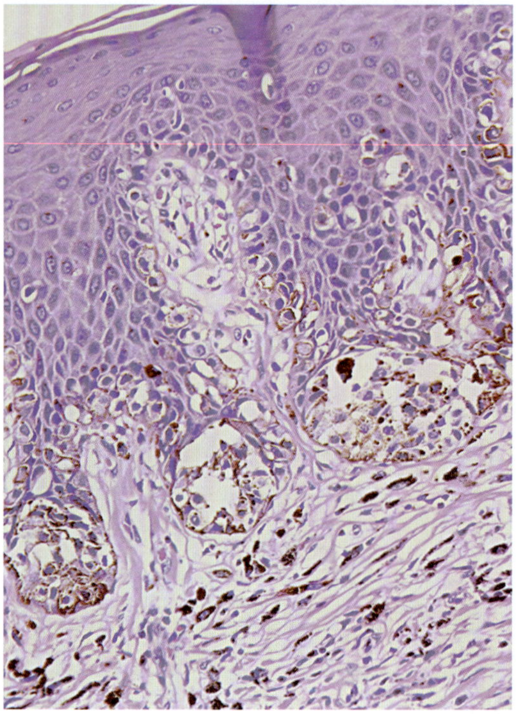

图 21-29 原位恶黑

原位恶性黑色素瘤（malignant melanoma in situ）又名表皮内恶黑，指恶黑病变限于表皮内。黑色素瘤细胞最初见于表皮（上皮）基底层，向两侧水平方向在基底层内扩展，以后亦向上散布上皮各层，但整个瘤体限于上皮内，不穿过基底膜（图 21-29）。原位恶黑可分为三型。

1．恶性雀斑样痣（lentigo melanoma） 好发于老年人面部暴露部位，开始出现一个黄褐色雀斑，以水平状生长占优势的阶段，可持续数周至数年。本病生长缓慢，一般经 10 ～ 15 年后，才约有 1/3 损害侵犯真皮，形成硬结。5 年生存率为 80% ～ 90%。

2．Paget 样原位恶黑（Paget malignant melanoma in situ） 又名浅表扩散性原位恶黑。好发于中年人，多见于非暴露部位。病损略高起，呈褐色或棕色，直径很少超过 2.5cm。早期呈水平相发展，1 ～ 2 年内即可侵袭真皮，出现溃疡、出血。5 年生存率为 70%。

3．肢端雀斑样原位恶黑（acral lentiginous

melanoma in situ） 本病在 1975 年才被认为是恶黑的一种新型。是指发生于掌跖、指趾末端、甲皱襞或甲床的一种特殊类型的恶黑。此瘤原位时间较短，很快发生侵袭性生长。

（二）侵袭性恶性黑色素瘤

侵袭性恶黑（invasion malignant melanoma）典型者又称结节性恶黑（nodular malignant melanoma）。典型结节性恶黑既向下侵袭真皮深层和皮下组织，又向上累及表皮，只有垂直生长。由恶性雀斑样痣及 Paget 样原位恶黑发展而来者，瘤细胞常向周围表皮扩展，真皮内瘤结形成。

恶黑在临床上需与多种色素性损害鉴别。在鉴别中，有一个 ABCD 规律（Howard，1991），A 为损害不对称（asymmetry），B 为边缘不规则（border irregularity），C 为颜色不均匀（color variegation），D 为直径大于 0.6cm（diameter greater than 0.6cm ）。符合这四条标准者临床上倾向诊断为恶黑。

病理上诊断恶黑的主要指征是瘤细胞间变和真皮内见到核分裂；瘤细胞突破基底膜（图 21-30A，B），以及复发和转移的出现。

典型恶黑诊断一般不难，不典型者临床和病理均难以鉴别。针对恶黑的单克隆抗体 HMB-45 可在常规石蜡包埋标本中应用，对恶黑有 100% 的特异性和 93% 的敏感性。S-100 蛋白对恶黑几乎普遍呈阳性反应。AgNOR 计数可作为鉴别黑色素细胞肿瘤良恶性的指标，方法简便，适用于常规石蜡切片。

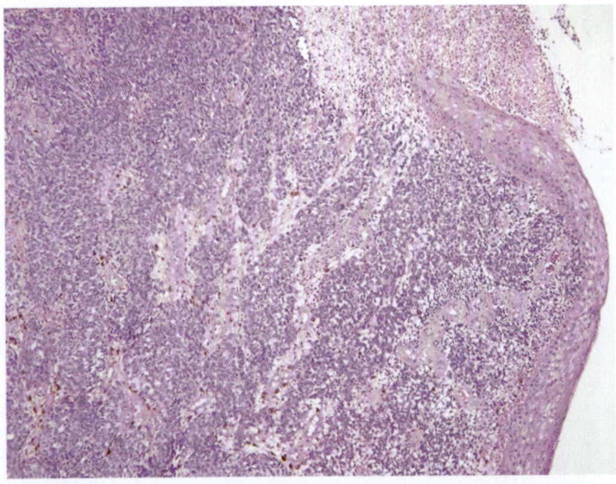
A

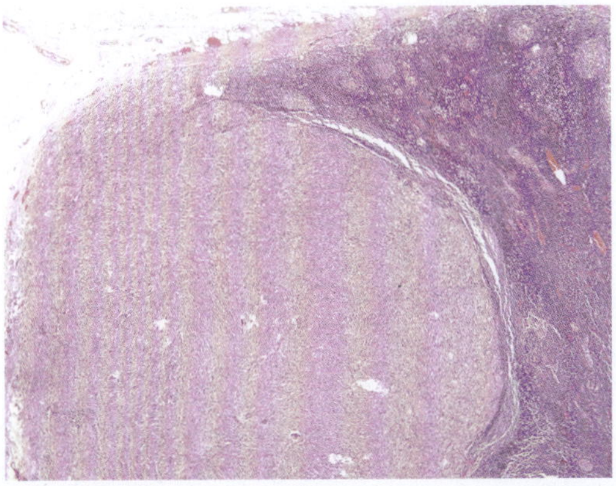
B

图 21-30 侵袭性恶性黑色素瘤

A．组织学表现；B．淋巴结转移

五、血管肉瘤

血管肉瘤（angiosarcoma）是内皮细胞源性恶性肿瘤。

【临床】 血管肉瘤最常见的表现是老年人头皮或面部出现进行性红斑。肿瘤致死的原因常常是肿瘤的扩展而不是转移。男性多见。好发生在白种人和亚洲人。病损呈红斑或暗色斑块并可发展为结节或溃疡。最常见的部位是头皮和面中部或上部。

【病理】 肿瘤由异形程度不等的内皮细胞组成。非典型内皮细胞围成不规则、互相吻合的血管腔。内皮细胞较肥胖，呈梭形、立方形或不规则形。核有明显异形，核分裂象易见（图 21-31）。分化良好的区域，血管腔明显，或呈裂隙，或扩张成窦状，内皮细胞扁平，但仍有异形，深染，核分裂少见。增生的内皮细胞可达数层，甚至阻塞管腔或呈乳头状突入腔内。分化差的区域，内皮细胞呈实性巢或弥漫性排列，血管腔不明显，内皮细胞异形明显，分裂象多，瘤细胞可呈梭形似纤维肉瘤，也可呈上皮样，难以与癌区别。肿瘤常有明显坏死。免疫组化显示瘤细胞表达 F8，UEA-1 和 CD34。

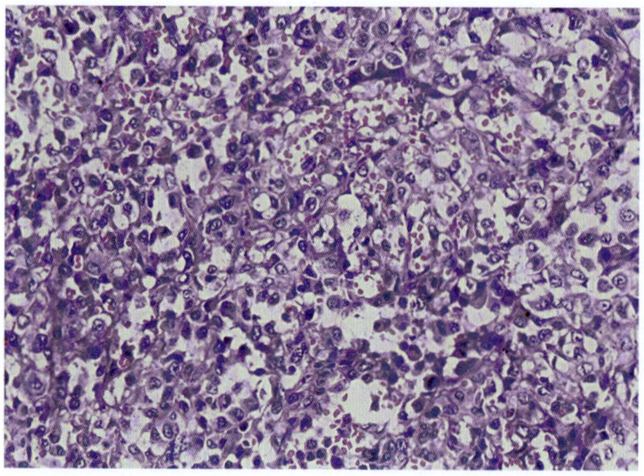

图 21-31 血管肉瘤的组织学表现

血管肉瘤恶性程度高，局部复发率可高达75%，约 1/3 病例发生转移。

六、滑膜肉瘤

滑膜肉瘤（synovial sarcoma）多见于四肢关节，以下肢关节最为常见。头颈部滑膜肉瘤约占全身的 9%，舌、软腭以及颞下颌关节周围组织均可发生。

【临床】 滑膜肉瘤发病隐匿，早期无明显症状。随着肿瘤增大，可出现疼痛或感觉异常，发生于颞下颌关节附近的肿瘤还可引起运动受限。X 线片可见骨质破坏，约 40% 肿瘤出现不同程度的钙化或骨化。

【病理】 肉眼观肿瘤呈结节或分叶状，无被膜。切面灰红色，质软鱼肉状。镜下肿瘤细胞具有双向分化的特点（图 22-17），包含梭形细胞和上皮细胞成分，梭形细胞为成纤维细胞样细胞，上皮细胞呈立方状或柱状，表达上皮细胞标记。梭形细胞是肿瘤的主要成分，细胞一致，胞核肥硕，排列交织呈束状，类似于纤维肉瘤（图 21-32A）。梭形细胞区常见较多的肥大细胞。上皮细胞可排列成裂隙样、腺样、巢状或乳头状（图 21-32B），少数情况下可见鳞状上皮分化，并形成上皮岛。肿瘤中有些区域还可见胶原形成、黏液样变性或钙化灶形成。所谓单相型滑膜肉瘤是指上皮成分少或缺如，肿瘤仅由梭形细胞成分构成。

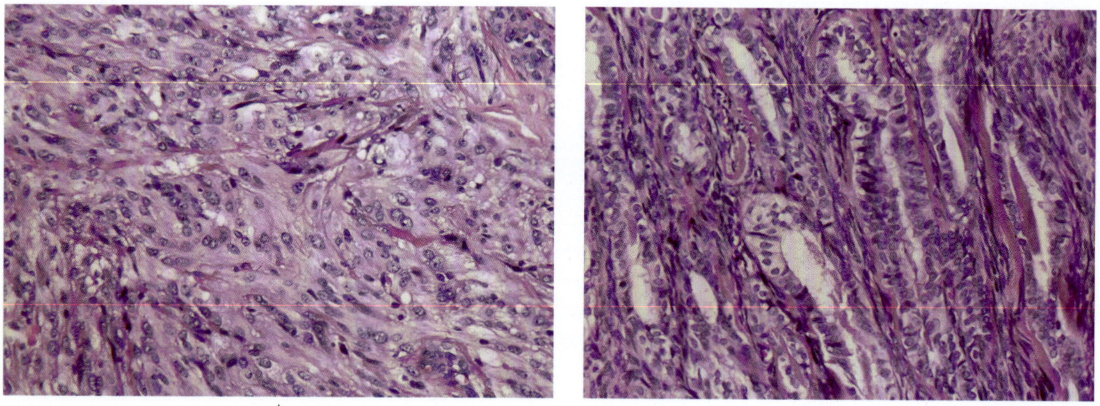

A B

图 21-32 滑膜肉瘤

A. 梭形细胞成分；B. 呈裂隙样、腺样的上皮细胞成分

尽管肿瘤生长较缓慢，但患者预后较差，5 年生存率为 25% ~ 50%。远处转移（多见于肺）可发生于 50% 的病例，可于术后 10 年或更晚才发生转移，淋巴结转移仅见于 10% ~ 20% 的病例。

七、平滑肌肉瘤

平滑肌肉瘤（leiomyosarcoma）较少发生于口腔，约一半以上的病例累及颌骨，其次为颊、舌等部位。患者年龄 10 个月 ~ 88 岁，男性多发。镜下肿瘤由交织成束的梭形细胞构成，这些细胞胞质红染，具有细长、两端圆钝的细胞核，细胞具有异形性、核深染以及核分裂增多等恶性指征。分化高者，瘤细胞呈梭形，排列成漩涡状、栅栏状，胞质丰富、红染（图 21-33）。分化低者，瘤细胞异形性明显，有瘤巨细胞及形态奇异的细胞。平滑肌肉瘤与其他梭形细胞肉瘤的区别在于胞质红染，有肌原纤维，瘤细胞核呈杆状或栅栏状排列，网状纤维与瘤细胞平行等。

39% 口腔平滑肌肉瘤发生转移，常为肺转移，淋巴结转移见于 15% 患者，一般伴有远处转移。5 年生存率仅 30% 左右。

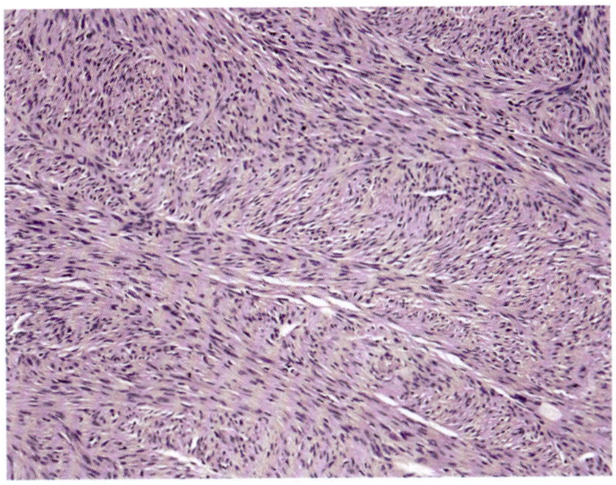

图 21-33　平滑肌肉瘤

八、横纹肌肉瘤

横纹肌肉瘤（rhabdomyosarcoma）是骨骼肌来源的恶性肿瘤，是一种最常见的儿童软组织肉瘤，头颈部为好发部位，约占所有横纹肌肉瘤的 40%。组织学上可分为：胚胎性（embryonal）、腺泡状（alveolar）和多形性（pleomorphic）三种类型。

【临床】 好发于儿童及年轻成人，45 岁以后很少发病，男性较女性多见。胚胎性横纹肌肉瘤多发于 10 岁以前，约占 60% 的病例；腺泡状横纹肌肉瘤常见于 10 ~ 25 岁患者，占所有病例的 20% ~ 30%；多形性横纹肌肉瘤仅占 5% 的病例，高发年龄一般大于 40 岁。头颈部最常见的类型为胚胎性和腺泡状横纹肌肉瘤，多形性横纹肌肉瘤主要发生于四肢。肿瘤常为无痛、生长较快的浸润包块，头颈部以眶部为好发部位，其次为鼻腔和鼻咽。腭部是口内最常见部位。有些发生于体腔内（如阴道、口咽等处）的胚胎性横纹肌肉瘤可呈外生性、息肉状生长，外形类似一串葡萄，因此这种类型被称为葡萄状（botryoid）横纹肌肉瘤。

【病理】 组织学上可表现三种类型。

胚胎性横纹肌肉瘤的瘤细胞相似于骨骼肌胚胎发育期不同阶段的细胞，低分化肿瘤由小的圆形或卵圆形细胞组成，胞核深染，胞质较少，类似淋巴细胞，常给诊断带来困难。有时还可见细胞丰富区和黏液样区。分化较高的肿瘤由较大的圆形或卵圆形成横纹肌细胞组成，胞质丰富、红染，胞核周围可见丝状物质（图 21-34），偶尔可见横纹。胚胎性横纹肌肉瘤的葡萄状亚型细胞成分较稀疏，黏液样间质较明显，在表面黏膜下方可见细胞较致密区域，称为新生层（cambium layer）。结蛋白、肌动蛋白和肌球蛋白等的免疫组化染色可辅助诊断。

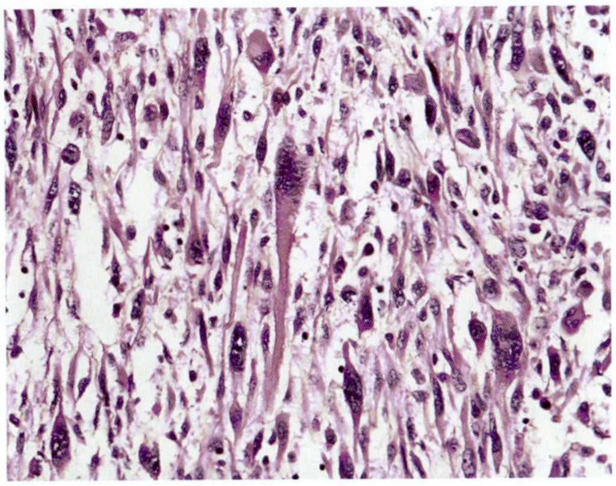

图 21-34　横纹肌肉瘤

腺泡状横纹肌肉瘤的瘤细胞小、圆形或卵圆形、核深染，肿瘤细胞聚集呈巢并由纤维分隔，细胞巢周围细胞呈单层附着于纤维分隔上，而中央细胞附着丧失，漂浮于有空隙的腺泡样结构中。核分裂多见，也可见多核巨细胞。

多形性横纹肌肉瘤的瘤细胞排列松散、无定向、形态各异、大小不一，瘤细胞多形性明显，部分细胞胞质红染。多形性横纹肌肉瘤呈结蛋白和肌球蛋白染色阳性可与其他多形性肉瘤相鉴别。

【生物学行为】 横纹肌肉瘤的预后较差，常发生局部复发和远处转移，转移发生率可达 50%，常见部位为骨和肺。根治手术结合放疗和化疗，可大大改善疗效和预后。

九、脂肪肉瘤

脂肪肉瘤（liposarcoma）是脂肪组织来源的恶性肿瘤，它是成人第二常见的软组织肉瘤，仅次于恶性纤维组织细胞瘤。好发于大腿、腹膜后腔和腹股沟等部位，头颈部较为少见。

【临床】 脂肪肉瘤主要发生于成人，高峰年龄为 40 ~ 60 岁，男性多于女性。表现为缓慢生长、柔软、界限不清的肿物，一般晚期肿瘤才出现疼痛。在头颈部，脂肪肉瘤好发于颈部，最常见的口腔部位为颊部，其次为舌。

【病理】 肿瘤无完整被膜，由脂肪细胞及成脂肪细胞组成，瘤细胞呈圆形、梭形或星形，胞核大小不一，胞质内常有由脂滴占据的圆形空泡，间质内常有黏液样物及脂滴空泡。根据组织病理学特征，脂肪肉瘤可为以下五种类型。

黏液样脂肪肉瘤（myxoid liposarcoma）为最常见的类型，约占所有病例的 50%。病理特点是增殖的成脂肪细胞位于富于毛细血管的黏液样间质中。

圆形细胞脂肪肉瘤（round cell liposarcoma）为侵袭性较强的一型黏液样脂肪肉瘤，肿瘤细胞分化程度较低，呈圆形。

高分化脂肪肉瘤（well-differentiated liposarcoma）类似于良性脂肪瘤，但可见散在的成脂肪细胞，这些细胞有深染和异形的胞核。

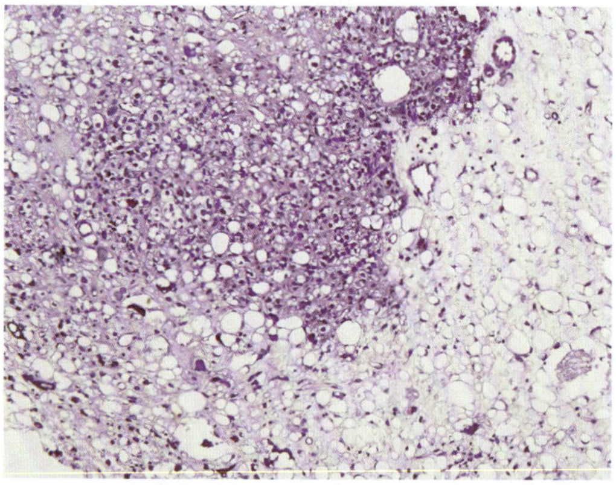

图 21-35 脂肪肉瘤

去分化脂肪肉瘤（dedifferentiated liposarcoma）通常由分化良好的脂肪肉瘤和未分化、或呈非脂源性肉瘤改变的两种肿瘤成分混合组成（图 21-35），这些病理特点可以同时存在于原发肿瘤中，或者去分化性改变发生于复发或转移肿瘤内。

多形性脂肪肉瘤（pleomorphic liposarcoma）具有显著的细胞多形性和怪异的多核巨细胞。

上述组织学亚型与预后有关，黏液样和高分化脂肪肉瘤较圆形细胞和多形性脂肪肉瘤预后好。由于口腔脂肪肉瘤主要为黏液样和高分化类型，且发现时肿瘤一般较小，因此与身体其他部位相比，发生于口腔的脂肪肉瘤预后较好。

十、恶性淋巴瘤

恶性淋巴瘤（malignant lymphoma）是一组起源于淋巴结或其他淋巴组织的恶性肿瘤，可分为霍奇金淋巴瘤（Hodgkin lymphoma）和非霍奇金淋巴瘤（non-Hodgkin lymphoma，NHL）两大类。霍奇金淋巴瘤主要为淋巴结的病损，原发于结外的罕见。口内出现时，常见于 Waldeyer 环，尤其是腭扁桃体。多数患者为局限性病损（Ⅰ/Ⅱ期），症状表现外慢性扁桃体炎或扁桃体肿大，伴有或不伴有颈部淋巴结肿大。口咽部，下颌牙槽嵴和上颌牙龈亦有报道。淋巴瘤中绝大多数为非霍奇金淋巴瘤，其中 85% 以上的是成熟的 B 细胞肿瘤，而大 B 细胞淋巴瘤和滤泡性淋巴瘤，占所非霍奇金淋巴瘤的 50%。现就口腔颌面部较常见或有某些特征的几种淋巴瘤简要介绍如下：

（一）弥漫性大 B 细胞淋巴瘤

弥漫性大 B 细胞淋巴瘤（diffuse large B-cell lymphoma，DLBCL）是一类由大 B 淋巴样细胞构成的肿瘤，呈弥漫性生长模式，肿瘤细胞的胞核相当于、甚至超过正常巨噬细胞的胞核，或为正常淋巴细胞胞核的 2 倍以上。

【临床表现】 该型肿瘤在西方国家占成人非霍奇金淋巴瘤 30% ~ 40%，在发展中国家还要高，发病年龄的范围较宽，中位年龄 60 ~ 70 岁，但也可见于儿童；男性比女性稍多。可发生在结内和结外，原发结外的可高达 40%。可发生在结外的任何部位，如皮肤、中枢神经、骨、各脏器、软组织、腮腺和 Waldeyer 环。原发于骨髓和 / 或累及到血液的情况罕见。典型的表现是患者出现结内或结外迅速长大的肿块，可伴有症状，随着病情的发展常常扩散。

【病理变化】 淋巴结结构大部或全部被均质鱼肉状的瘤组织取代。偶尔病变仅局部生长。可出现出血坏死。结外弥漫性大 B 细胞淋巴瘤常形成瘤块，伴有或不伴有纤维化。典型的表现是正常的淋巴结结构或结外组织被弥漫性的淋巴组织取代（图 21-36A）。病变可累及整个或部分淋巴结，也可以仅见于滤泡间区，但累及淋巴窦不常见。淋巴结周围组织常有浸润，可见宽窄不一的硬化性纤维条带。弥漫性大 B 细胞淋巴瘤是由转化的大淋巴样细胞组成。该瘤在细胞形态学上有不同的变异型，但在实际工作中要准确地区分这些变异型有时存在一定难度。除少数病例外，免疫表型和遗传学参数都无助于区别形态学上的变异。

肿瘤细胞表达广泛的 B 细胞抗原标记物（图 21-36B）。50% ～ 70% 的病例表达免疫球白表面和 / 或胞质抗原。

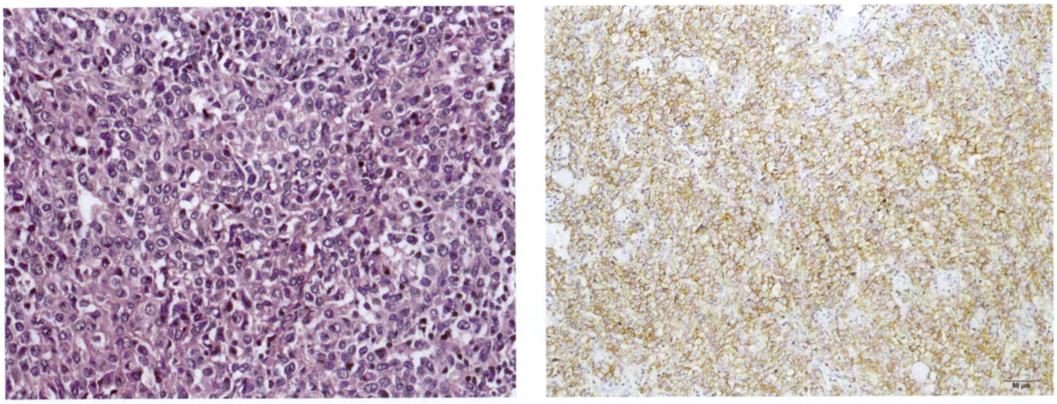

A　　B

图 21-36　弥漫性大 B 细肥淋巴瘤

A．组织学表现；B．免疫组化 CD20 阳性

弥漫性大 B 细胞淋巴瘤属于侵袭性淋巴瘤，但采用联合化疗有治愈的可能性。肿瘤增殖率高，则预后较差。Bcl-2、p53（+）是预后不好的指标。

（二）黏膜相关淋巴组织结外边缘区 B 细胞淋巴瘤

黏膜相关淋巴组织结外边缘区 B 细胞淋巴瘤（extranodal marginalzone B-cell lymphoma of mucosa-associated lymphoid tissue，MALT lymphoma），是一种结外淋巴瘤。肿瘤由形态多样的小 B 细胞组成，其中可有边缘带（中心细胞样）细胞、单核样细胞、小淋巴细胞和散在的免疫母细胞及中心母细胞样细胞。部分病例中，可见到细胞质细胞样分化。肿瘤细胞可位于反应性滤泡的边缘带，并可扩展到滤泡间区。当肿瘤细胞浸润上皮时，可形成典型的淋巴上皮病变。

MALT 淋巴瘤占所有 B 细胞淋巴瘤的 7% ～ 8%，占原发性胃淋巴瘤的 50%，多数为成人。大多数 MALT 淋巴瘤病例有慢性炎症性疾病病史，常常是自身免疫性疾病，引起结外淋巴组织增生。例如，幽门螺杆菌相关的慢性胃炎、舍格伦综合征（SjögrenS syndrome）、桥本甲状腺炎。有研究显示，患有自身免疫性疾病的患者如舍格伦综合征、桥本甲状腺炎，发生 MALT 淋巴瘤的危险性增加。患有舍格伦综合征和淋巴上皮性唾液腺炎的患者 4% ～ 7% 发生明显的淋巴瘤，发生淋巴瘤的危险性较普通人群增加 44 倍。这些患者发生的淋巴瘤大约 85% 是 MALT 淋巴瘤。

【临床表现】 MALT 淋巴瘤最好发的部位是胃肠道，占所有病例的 50%，其中 85% 为胃部受累。其他较常见的部位为肺、眼附属器处、皮肤、甲状腺、乳腺、唾液腺等。绝大多数患者表现Ⅰ～Ⅱ期疾病，约 20% 的患者骨髓受累，但是检出率因原发部位不同有所变化。原发于胃的病例骨髓受累较少，原发在眼附属器或肺的病例骨髓受累较多。多个结外部位受累的情况可达 10%。多部位淋巴结受累的情况较少见。应用结内淋巴瘤分级系统可能对 MALT 淋巴瘤造成误导。由于多处结外部位受累，特别是在同一器官（如腮腺、皮肤），并不能真实地反映肿瘤的扩散。

【病理变化】瘤细胞先浸润反应性滤泡周围，然后扩展至滤泡套区，在边缘带扩散，形成融合的区域，取代部分或全部滤泡。典型的边缘带 B 细胞是小到中等细胞，核轻微不规则，染色质中等，核仁不明显，近似于中心细胞，胞质相对丰富、淡染。淡染的胞质增多时，可出现单核细胞样表现。另一种情况，边缘带细胞可近似于小淋巴细胞。浆细胞样分化可见大约 1/3 的胃 MALT 淋巴瘤，在甲状腺 MALT 淋巴瘤中浆细胞样分化更明显。在腺体组织中上皮常常受累及破坏，形成所谓的淋巴上皮病变（图 21-37A）。淋巴上皮病变是指变形或破坏的上皮内有 3 个以上的边缘区细胞，常伴有上皮细胞嗜碱性变。MALT 淋巴瘤特指主要由小细胞组成的淋巴瘤，MALT 淋巴瘤中可见少量转化的中心母细胞或免疫母细胞样的大细肥，但是当转化的大细胞形成实性或片状的区域时，应诊断为弥漫性大 B 细胞淋巴瘤伴有 MALT 淋巴瘤的表现。

MALT 淋巴瘤呈 CD20（图 21-37B）和 CD79a（+）。瘤细胞表达边缘区细胞相关抗原 CD21 和 CD35。现在还没有特异的标记来确定 MALT 淋巴瘤。在与良性淋巴细胞浸润病变鉴别时，证明轻链的单一性（克隆性）非常重要。

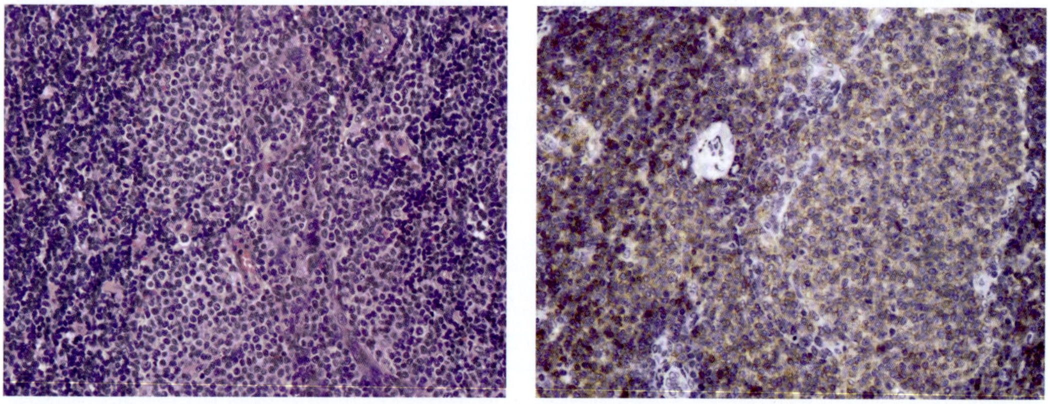

A B

图 21-37 黏膜相关淋巴组织结外边缘区 B 细胞淋巴瘤

A．组织学表现；B．免疫组化 CD20 阳性

MALT 淋巴瘤具有惰性的临床过程，缓慢扩散。多年后可复发，复发时可累及到其他部位。该瘤对放疗敏感。局部治疗后可获长期无瘤生存。结外多部位受累，甚至骨髓受累也不一定意味着预后不好。该瘤有可能发生大 B 细胞淋巴瘤转化。

（三）结外 NK/T 细胞淋巴瘤，鼻型

结外 NK/T 细胞淋巴瘤，鼻型（extranodal NK/T-cell lymphoma，nasal type），鼻型主要发生在结外，以血管浸润和破坏、显著坏死、表达细胞毒性分子和 EBV 感染为特点。该瘤曾有多种名称，如血管中心性 T 细胞淋巴瘤、恶性中线网状细胞增生症、多形性中线网状细胞增生症、致死性中线肉芽肿、血管中心性免疫增殖性病变。

【临床表现】结外 NK/T 细胞淋巴瘤常见于成年男性。该瘤好发于鼻腔、鼻咽部、腭部、皮肤、软组织、胃肠道等。部分病例可累及到淋巴结。发生在鼻部的肿瘤，患者表现鼻阻、鼻出血，这是由于肿块及其所造成的中面部结构破坏所致（所谓的致死性中肉芽肿）。肿瘤可侵及周围相邻组织如鼻咽部、鼻旁窦、眼眶、口腔、腭部和口咽部。肿瘤最初常常局限于上呼吸道，很少累及骨髓，但很快扩散到不同部位，如皮肤、胃肠道、颈部淋巴结。发生在鼻腔外的鼻型 NK/T 细胞淋巴瘤依不同累及部位各有不同的表现。

【病理变化】各种部位的结外 NK/T 细肥淋巴瘤的形态基本相似。发生黏膜部位的常有溃疡形成。瘤细胞呈弥散性浸润，并以血管中心浸润和血管破坏现象常见。凝固性坏死和凋亡小体很

常见，这是由于瘤细胞造成血管梗阻所致。

结外 NK/T 细胞淋巴瘤细胞形态很广泛。细胞可能是小、中、大或间变细胞。多数病例为中等细胞或大小混合细胞（图 21-38A）。胞核可不规则或变长。染色质呈颗粒状，但很大的细胞核呈泡状。通常核仁不明显或有小核仁。胞质中等，淡染至透亮，核分裂象易见，即使在小细胞为主的病例也是如此。

NK/T 细胞淋巴瘤，特别是小细胞和混合细胞为主的淋巴瘤，可见大量反应性炎性细胞，如淋巴细胞、浆细胞、组织细胞、嗜酸性粒细胞（因此，曾称多形性中线网状细胞增生症）。这些病例很像炎性疾病。这种淋巴瘤有时伴有假上皮瘤增生，类似于鳞癌。

最典型的免疫表型是 CD2 和 CD56（+）（图 21-38B），多数病例也表达细胞毒性颗粒相关蛋白。其他 T 细胞和 NK 细胞相关抗原呈（–）。

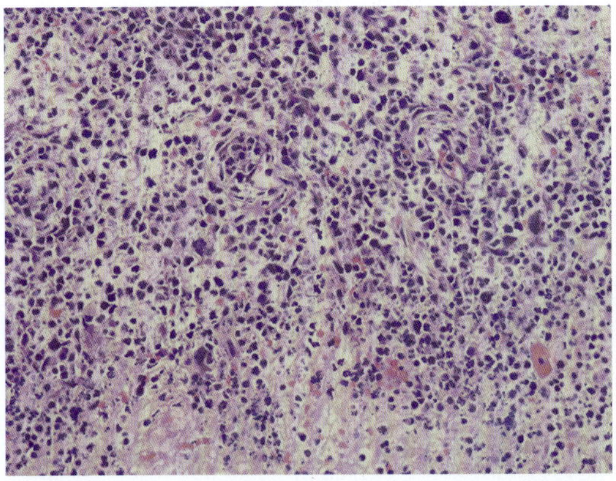

A

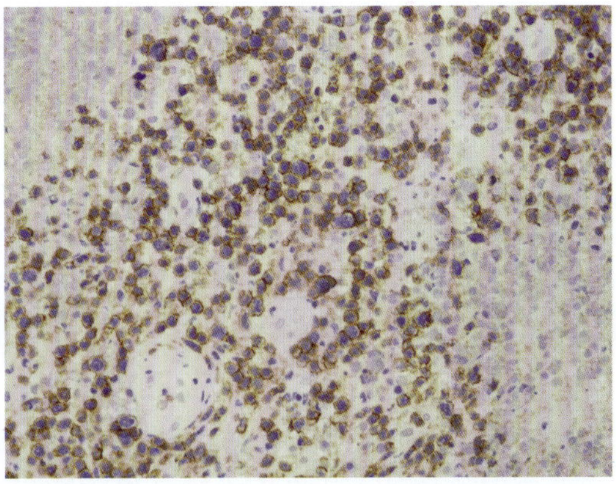

B

图 21-38　结外 NK/T 细肥淋巴瘤，鼻型

A．组织学表现；B．免疫组化 CD56 阳性

NK/T 细胞淋巴瘤，鼻型的预后情况变化较大，部分患者对治疗反应较好，而其余的病例即使使用了高强度化疗效果也不好，患者多死于肿瘤扩散。发生在鼻腔外的 NK/T 细胞淋巴瘤，鼻型具有高度侵袭性，对治疗反应差，存活时间短。多种耐药基因表达是多数病例预后差的原因。

（四）Burkitt 淋巴瘤

Burkitt 淋巴瘤是一种倍增生时间特别短的 B 细胞的淋巴瘤，好于结外或以急性白血病形式出现，肿瘤由单一、中等大小的转化 B 细胞组成。Burkitt 淋巴瘤可分为 3 种临床变异型，即地方性、散发性和免疫缺陷相关性 Burkitt 淋巴瘤，每一型都具有不同的临床表现、形态学和生物学特点。结外是最常受累及的部位，3 种临床变异型均可累及中枢神经。

【临床表现】　地方性 Burkitt 淋巴瘤发生在中非一带，是该地区儿童最常见的恶性肿瘤，发病高峰为 3 ~ 8 岁，男女之比为 2∶1。该型 50% 累及颌骨和面部骨（眼眶）。散发性 Burkitt 淋巴瘤见于世界各地，主要发生在儿童和青年，发病率低，且不常累及颌骨。免疫缺陷相关性 Burkitt 淋巴瘤与 HIV 感染有关，多发生在 AIDS 患者。此型病例的 25% ~ 40% 有 EBV 感染，该型淋巴瘤常累及淋巴结和骨髓。颌骨病损发生于颌骨后部，常累及所有四个象限。上颌较下颌多见。肿瘤快速生长可形成较大包块而使面部变形。上颌肿瘤可扩展至鼻窦、鼻腔和眼眶。受累牙可松动、移位或脱落。X 线照片可表现为虫蛀状，边缘不清。骨皮质穿破后可累及软组织。

【病理变化】　病变部位表现为肿块，瘤组织呈鱼肉状、伴出血坏死。经典 Burkitt 淋巴瘤，细胞单型一，中等大小，弥漫浸润。固定后细胞有时呈铺路石或镶嵌样排列。核圆形、染色质粗，副染色质相对清晰，核中等大小、居中，嗜碱性。胞质深嗜碱、常伴有脂质空泡。肿瘤核分裂多见、增殖率很高，并且细胞自发性死亡率高（凋亡）。“星空”现象常见（图 21-39），这是巨

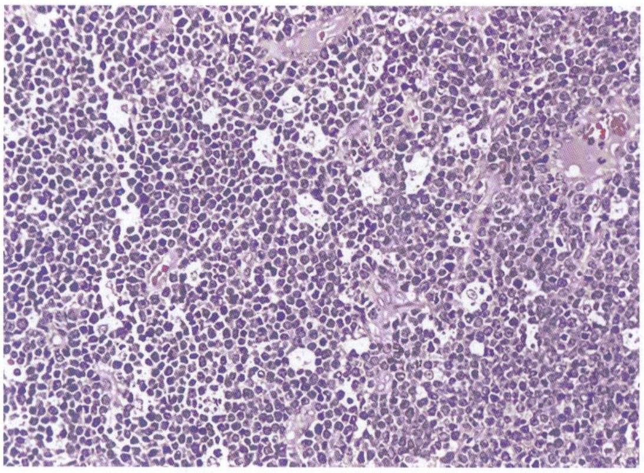

图 21-39 Burkitt 淋巴瘤

噬细胞吞噬凋亡的肿瘤细胞所致。肿瘤细胞核的大小近似于“星空”中的组织细胞核。

浆细胞样分化 Burkitt 淋巴瘤，细胞核偏位、单个中位核仁。胞质嗜碱性，含单一的大小和形态呈多形性，类似于非典型 Burkitt 淋巴瘤 / Burkitt 淋巴瘤样变异型。该型可见于儿童，但多见于免疫缺陷的患者。非典型 Burkitt 淋巴瘤 / Burkitt 淋巴瘤样变异型，主要由中等大 Burkitt 淋巴瘤细胞组成，并表现出大量的细胞凋亡和很高的核分裂指数。该型的细胞大小、形态有明显的多形性。核仁不明显、数量不多。

肿瘤细胞表达 B 细胞相关抗原，但 CD5、CD23、TdT 呈阴性。不表达 Bcl-2，因此，有助于鉴别滤泡型淋巴瘤和滤泡的反应性增殖。

地方性和散发性 Burkitt 淋巴瘤都具有高度侵袭性，但也具有潜在的可治愈性。地方性 Burkitt 淋巴瘤对化疗高度敏感。高强度的联合化疗可使分期低的病例治疗率达到 90%，进展期（晚期）病例达到 60% ～ 80%。对儿童的治疗效果好于成人。复发常发生在诊断后一年内。患者 2 年不复发可视为治愈。然而，也可见少数患者发生第二个 Burkitt 淋巴瘤的情况。

十一、口腔软组织转移性肿瘤

口腔软组织转移性肿瘤（metastases to the oral soft tissues）原发身体其他部位的肿瘤可以转移至口腔软组织或颌骨内，发生率虽少但不能忽视，有统计约占口腔恶性肿瘤的 1%。其重要意义在于有时原发瘤因无明显症状而未被发现，往往口腔内转移瘤的发现先于原发肿瘤。如绒毛膜上皮癌有时可由口腔科医生首先发现。颌骨转移性肿瘤已在其他章节介绍，本节着重讨论口腔软组织转移性肿瘤。

口腔软组织转移性肿瘤最常发生于牙龈，约占一半以上的病例，发生于舌部的转移性肿瘤约占 25%。病变常表现为类似于增生性或反应性生长的结节状包块，有时表面可发生溃疡。若其下方牙槽骨破坏，可引起相邻牙松动。转移肿瘤之所以好发于牙龈，可能于牙龈常因发炎而富含血管、有利于肿瘤细胞生长有关。男性较女性多见，多为中年和中年以上患者。几乎身体所有部位的任何恶性肿瘤均可转移至口腔，在文献报告的男性患者中，约有三分之一以上的口腔软组织转移肿瘤为肺癌（图 21-40A、B），其次为肾癌和恶性黑色素瘤。前列腺癌为男性常见癌肿，但它

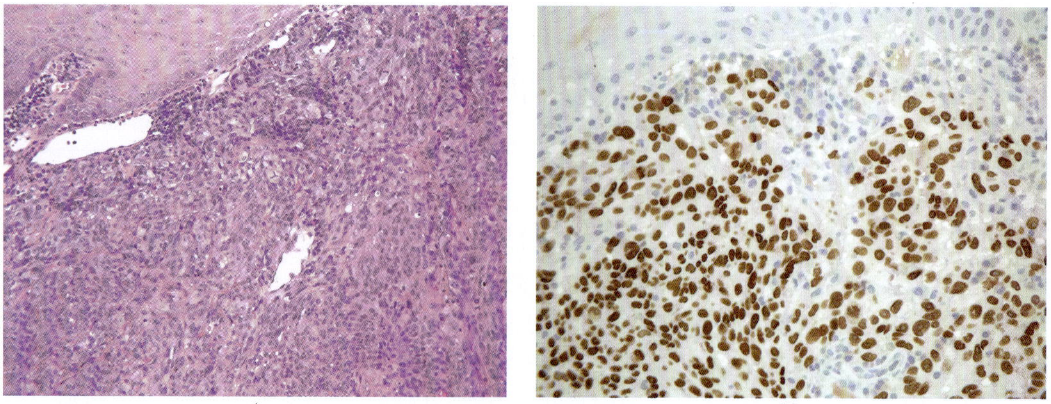

A B

图 21-40 肺癌牙龈转移

A．组织学表现；B．免疫组化甲状腺转录因子 -1（TTF-1）阳性

易转移至骨组织，软组织转移较少见。女性患者中，乳腺癌转移约占 25% 的病例，其次为生殖器官、肺、骨以及肾等部位的恶性肿瘤。

转移肿瘤的镜下特点应与原发肿瘤相似。大多数病例为癌，头颈部转移性肉瘤较为少见。

Summary

The study of tumors and tumor-like lesions of the oral cavity and adjacent structures constitutes an important phase of dentistry because of the role which the dentist plays in the diagnosis and treatment of these lesions. Although tumors constitute only a small minority of the pathologic conditions seen by the dentist, they are of great significance since they have the potential ability to jeopardize the health and longevity of the patient. Many of the great variety of oral tumors will seldom be seen by the general practitioner of dentistry. Yet it is of utmost importance that he be familiar with them so that when one does present itself, he may either institute appropriate treatment or refer the patient to the proper therapist.

A tumor, by definition, is simply a swelling of the tissue; in the strict sense, the word does not imply a neoplastic process. Many of the lesions discussed in this section are called tumors only because they are manifested as swellings; they are in no way actually related to true neoplasms.

Neoplasia is a poorly understood biologic phenomenon which, in some instances, cannot be clearly differentiated from other processes or tissue reactions. Although no precise definition of a neoplasm exists, particularly one without exception, a neoplasm is often considered an independent, uncoordinated new growth of tissue which is potentially capable of unlimited proliferation and which does not regress after removal of the stimulus which produced the lesion.

参考文献

1. Barns L., Eveson J.W., Reichart P., et al .World Health Organization Classification of Tumors. Pathology and Genetics of Head and Neck Tumors [M]. 2005: 70-72.
2. 于世凤. 口腔组织病理学 [M]. 7 版. 北京：人民卫生出版社，2012：367-394.
3. 李铁军. 口腔病理诊断 [M]. 北京：人民卫生出版社，2011：162-200.
4. Liu H.G., Zhong M., et al. Head and Neck Diagnostic Pathology [M]. 1st ed. Beijing: People's Medical Publishing House, 2008: 274-275.
5. Shafer WG, Hine MK, Levy BM. A textbook of oral pathology [M]. 4th ed. Philadelphia: W.B.Saunders, 1983: 86-229.

（李铁军）

中英文专业词汇索引

D

E

H

I

K

L

M

Q

R

S

T

W

Y

Z